食と微生物の事典

北本勝ひこ
春田　伸・丸山潤一・後藤慶一　［編集］
尾花　望・齋藤勝晴

朝倉書店

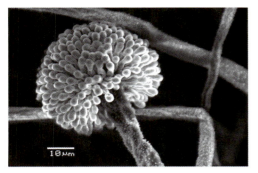

口絵1 黄麹菌（*Aspergillus oryzae* RIB40）（大田　民氏撮影）［本文 p.4 参照］

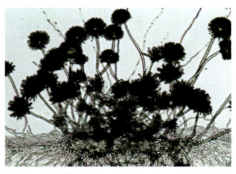

口絵2 　焼酎麹菌（*Aspergillus luchuensis*）の菌糸と黒色の分生子［本文 p.18 参照］

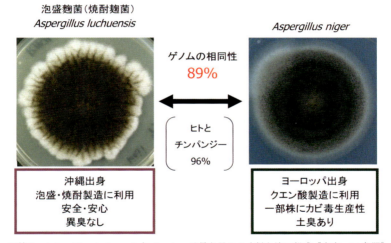

口絵3　*Aspergillus luchuensis* と *A. niger* は見た目のごく似た遠い親戚［本文 p.24 参照］

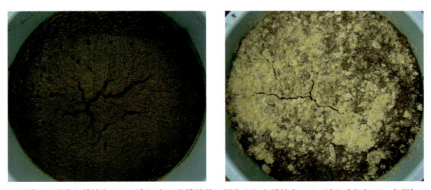

口絵4　正常な醤油もろみ（左）と，産膜酵母に汚染された醤油もろみ（右）［本文 p.35 参照］

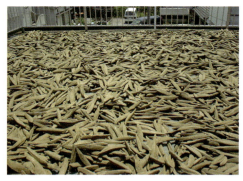

口絵5 かつお節天日干し風景［本文 p.44〜45 参照］

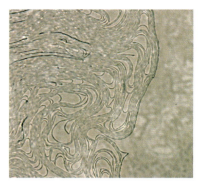

口絵6 スウォーミングによって活発に面的増殖をする納豆菌（Kimura *et al.*, manuscript in preparation）［本文 p.50 参照］

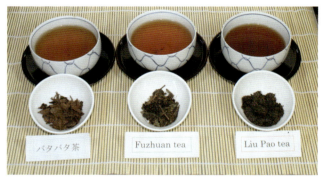

口絵7 さまざまな後発酵茶［本文 p.60〜61 参照］

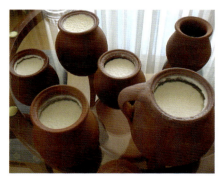

口絵8 伝統的なブルガリアヨーグルト（ブルガリアで株式会社明治の齋藤明敏氏が撮影）［本文 p.89 参照］

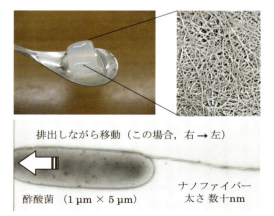

口絵9 ナタデココの外観と電子顕微鏡写真（上）および，セルロースを合成している酢酸菌（下）［本文 p.96 参照］

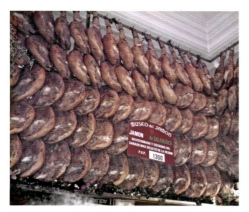

口絵 10　スペインのセラーノハム（店頭のようす）
　　　　［本文 p.150〜151 参照］

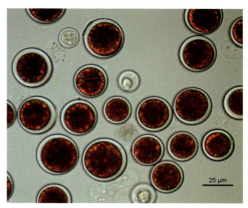

口絵 11　赤色色素アスタキサンチンを生成するヘマトコッカス藻（京都大学 澤山茂樹氏・浦口裕介氏提供）［本文 p.168 参照］

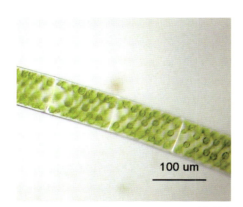

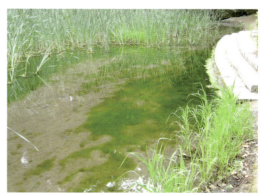

口絵 12　アオミドロの一例（左）および池に繁茂するようす［本文 p.185 参照］

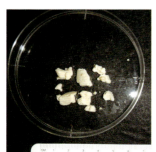

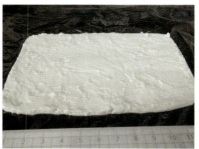

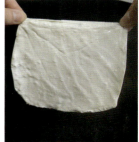

口絵 13　豆乳凝固酵素による凝固物の圧延［本文 p.207 参照］
グルコノデルタラクトンによる凝固物を脱水すると圧延できず小さな塊となったが（左），酵素による凝固物を脱水後圧延すると，シート状に伸展できた（中・右）．

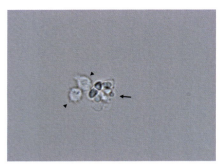

口絵14 クドア胞子と胞子原形質（矢印：胞子，矢頭：胞子原形質）［本文 p.235 参照］

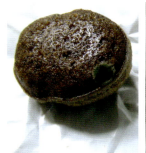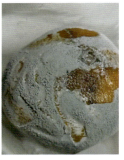

口絵15 ケーキ菓子のかび（左）とミカンのかび（右）［本文 p.238〜243 参照］

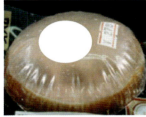
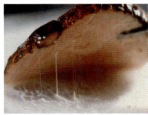

口絵16 真空包装スライスハムの膨張現象（上）と焼豚での糸引き状ネトの発生［本文 p.266〜267 参照］

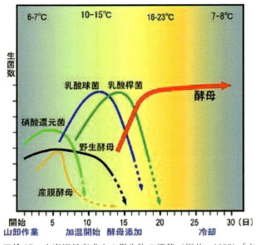

口絵17 山廃酒母育成中の微生物の遷移（坂井，1993）［本文 p.274 参照］

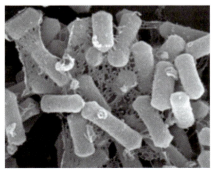

口絵18 微生物が作る EPS（細胞外重合体物質）［本文 p.317 参照］

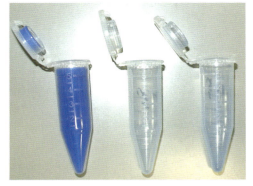

口絵 19 う蝕（虫歯）を引き起こすミュータンスレンサ球菌 *Streptococcus mutans* のバイオフィルムの染色像［本文 p.327 参照］
（左）スクロース添加培地で培養した野生株，（中）グルコース添加培地で培養した野生株，（右）スクロース添加培地で培養した不溶性グルカン非産生株．

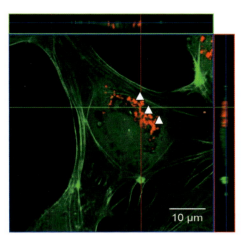

口絵 20 *Streptococcus mutans* の血管内皮細胞への付着（矢頭）（共焦点レーザー顕微鏡像）［本文 p.342 参照］

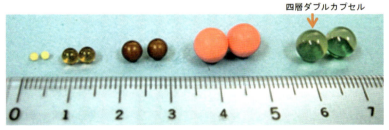

口絵 21 シームレスカプセルの例［本文 p.356 参照］

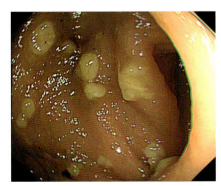

口絵 22 偽膜性腸炎の内視鏡像（鈴木英雄氏提供）［本文 p.365 参照］

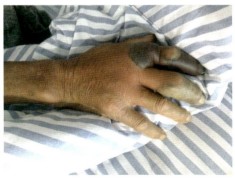

口絵 23 *Vibrio vulnificus* 蜂巣炎（H. Zhao *et al.* 2015. *PLoS One.* **10**：e0136019）［本文 p.370〜371 参照］
手指を中心に壊死，手背にも感染が波及している．

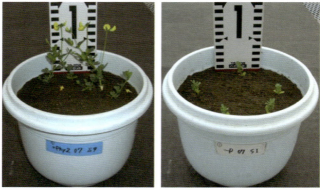

口絵 24　ミヤコグサのフィチン酸添加栽培試験［本文 p.399 参照］
左：添加区，右：無添加区.

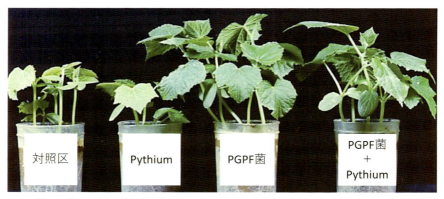

口絵 25　植物生育促進根圏微生物（PGPF）によるキュウリの生育促進効果［本文 p.402 参照］
PGPF である *Phoma* 菌，および病原性の *Pythium* 菌を接種した土壌で成長を比較した結果．

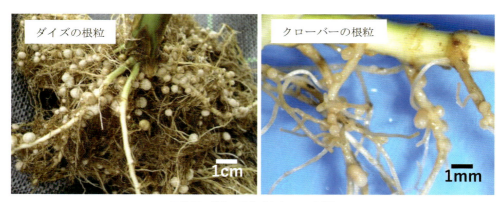

口絵 26　根粒の形状［本文 p.404 参照］

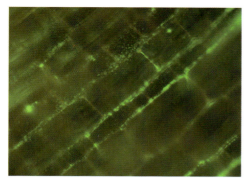

口絵27 サトウキビの茎に減圧浸透法で接種した窒素固定エンドファイト（*Herbaspirillum* sp. B501 gfp1）の蛍光顕微鏡写真（宮崎大学 山本昭洋氏提供）［本文 p.440 参照］
茎の細胞間隙で菌体が増殖している．

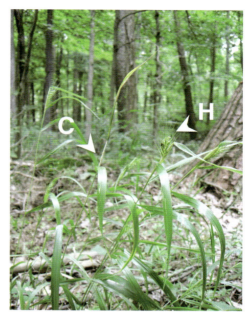

口絵29 グラスエンドファイトの祖先と考えられる「がまの穂病菌」による病徴［本文 p.412 参照］
出穂茎（止め葉基部〜幼穂）を取り巻く形で病原菌の繁殖器官（子座；choke disease，白色の菌糸塊）が形成され，穂の形成が妨げられる（矢印C）．矢印H：同じ群落に見られる健全（無病徴）の穂．米国ケンタッキー州・Berr.heim Arboretum & Research Forest にて撮影したイネ科野草．

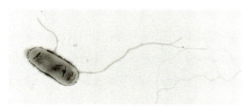

口絵28 サツマイモの塊根から分離された窒素固定エンドファイト（*Bradyrhizobium* sp. AT1）の電子顕微鏡写真（ネガティブ染色法）［本文 p.411 参照］

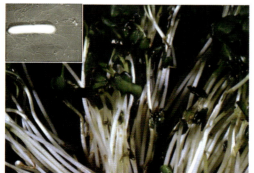
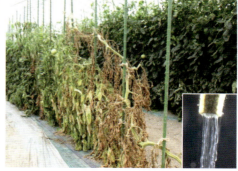

口絵30 貝割れ大根の軟腐病（*Erwinia* 菌）（左）およびトマト青枯病（菌泥の溢出）（右）［本文 p.418〜419 参照］

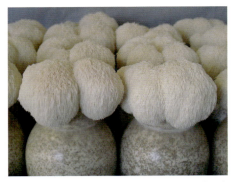

口絵 31 ヤマブシタケの菌床栽培(長野県林業総合センター 増野和彦氏提供)[本文 p.432 参照]

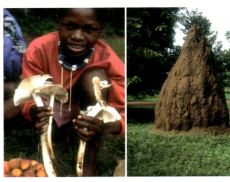

口絵 32 オオシロアリタケ属の子実体とシロアリの塚(マラウィ共和国で撮影)[本文 p.433 参照]

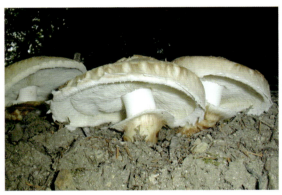

口絵 33 傘の開いたマツタケ子実体(長野県で撮影)[本文 p.435 参照]

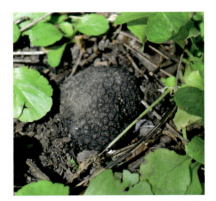

口絵 34 トリュフ(*Tuber indicum*)近縁種の子実体(長野県で撮影)[本文 p.436 参照]

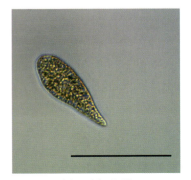

口絵 35 代表的な赤潮原因藻 *Chattonella marina* var. *antiqua*(バーの長さ 100μm)[本文 p.458 参照]

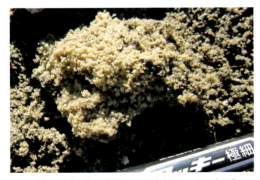

口絵 36 「天狗の麦飯」の一例[本文 p.466 参照]

序

　私たちは，日々食事をしている．この「食」という活動は，生命の維持に必要不可欠である．
　さて，私たちが口にしているものが，どのような過程を経て作られているのか，どのくらい想像できるだろうか？
　牧場や牧舎で飼育されているウシ・ブタ・ニワトリなどの家畜，漁船に引き揚げられる大量の魚，田畑にて収穫される米・野菜・果物など，多くはその由来を容易に想像することができる．
　それでは，私たちの食に関わるものすべてが，程度の差はあるものの，微生物により支配されていることを，どのくらい意識しているだろうか．約35億年前より地球上に存在している微生物は，多種多様な進化を遂げてきた．その後かなりの時間が経ち，ようやく10万年前に誕生した現在の人類は，食という生命活動に伴い，すでに存在していた微生物と対峙し共存する関係を築いてきたのである．
　食と微生物の関係で最もよく知られているものとして，発酵食品が挙げられる．ワインやビールなどのアルコール発酵，ヨーグルトなどの乳酸発酵に代表されるように，その歴史は非常に古い．発酵に食品の長期にわたる保存から偶発的に起こったと考えられるが，現在では気候風土の異なる世界各地の文化の一端を担うまでに発展している．日本では，日本酒・醤油・味噌・みりん・酢・納豆などがあり，これらは和食の味を特徴づける代表的なものである．
　また，現在，人類は微生物を利用して機能性成分を産業的に生産する技術を完成させている．健康によい物質が見つかれば，これを作る微生物を新たに探し出すことは比較的容易であり，「微生物に頼んで裏切られたことはない」との言葉を裏付けている．このような微生物の発展的な利用によって，近年，新たな付加価値をもつ多種多様な食品が開発されている．
　一方，微生物は食に関して利益をもたらす反面，食品の腐敗などにより人類を悩ませてもきた．微生物が産生する毒素はしばしば食中毒を引き起こし，ときには人の命を奪うこともある．食品加工や食品保存の過程において殺菌や汚

染菌の検出等の様々な努力がなされ，食品の安全が保証されていることも忘れてはならない．

　私たちヒトの体は約37兆個の細胞からなるが，腸内には千種類，数百兆個にも及ぶ細菌類が生息しており，その重量は1.5～2.0 kgにもなるといわれている．すなわち，細胞の数で比べれば，ヒトは自分の細胞よりはるかに多い微生物と常に共生している生き物ということができる．実際，腸内細菌叢の健全な状態が健康維持に重要であり，細菌叢の破たんは重篤な疾患にもつながることもわかってきた．いわゆる「善玉菌」と呼ばれる微生物は腸内環境を改善し，免疫系を適切に活性化することで私たちの健康維持に働いている．腸内環境を整えるという観点から，プロバイオティクスやプレバイオティクスという概念が定着し，ヒトの体に良い作用をする微生物を積極的に摂取しようとする試みも盛んである．

　食料生産にも，微生物が介在している．農業において微生物は農作物と共生し栄養分を供給してその生育に大きな役割を果たしており，一方で病害をもたらすこともある．家畜動物は微生物との共生関係をもち，特にウシでは餌として食べた草を胃に生息する微生物が分解して消化を助けている．魚の腐敗が早いのは微生物の増殖が関係しており，漁業に被害を与える赤潮は微生物の異常増殖によるものである．

　本書は，「食」と「微生物」の関係にスポットを当て，「発酵食品をつくる微生物（第1章）」，「食材に付加価値をつける微生物（第2章）」，「食品の腐敗と微生物（第3章）」，「食とヒト常在微生物（第4章）」，「食料生産と微生物（第5章）」という5つの観点でまとめた事典である．これまで，微生物に関する書籍は数多くあるが，本書は微生物がもつ"光と影"の両面を網羅的にまとめており，この点ユニークなものとなっている．幅広い領域であるが，それぞれ，その分野の第一線の研究者に最新の研究成果をもとにわかりやすく解説していただいた．最近急激に発展したゲノム科学の成果も随所に反映されており，身近な「食」の背景にある見えざる微生物の世界を実感していただけるものと確信している．

　2017年6月

『食と微生物の事典』編集代表　北本勝ひこ

編 集 者

北本 勝ひこ	日本薬科大学特任教授 東京大学名誉教授	[編集代表]
春田　　伸	首都大学東京大学院理工学研究科	[編集幹事, 第2章]
丸山　潤一	東京大学大学院農学生命科学研究科	[第1章]
後藤　慶一	東海大学海洋学部	[第3章]
尾花　　望	筑波大学生命環境系	[第4章]
齋藤　勝晴	信州大学農学部	[第5章]

執　筆　者（五十音順）

相野　公孝	兵庫県立農林水産技術総合センター		入江　元子	月桂冠株式会社
赤尾　　健	酒類総合研究所		岩下　和裕	酒類総合研究所
赤坂　直紀	マルカン酢株式会社		岩橋　　均	岐阜大学
秋山　博子	農研機構 農業環境変動研究センター		岩渕　博史	神奈川歯科大学
浅田　雅宣	甲子園大学		上　　真一	広島大学
阿部　哲也	協和発酵バイオ株式会社		上田　賢志	日本大学
荒木恵美子	前 東海大学		上野　　豊	信州大学
有江　　力	東京農工大学		浦嶋　泰文	農研機構 中央農業研究センター
有原　圭三	北里大学		海野　佑介	環境科学技術研究所
安藤　晃規	京都大学		江口　　充	近畿大学
飯田　貴俊	神奈川歯科大学		遠藤　明仁	東京農業大学
池田　成志	農研機構 北海道農業研究センター		及川　　寛	水産研究・教育機構
石田　光晴	宮城大学		大澤　　朗	神戸大学
石見　佳子	医薬基盤・健康・栄養研究所		大旺ゆかり	海洋研究開発機構
何森　　健	香川大学		大西　貴弘	国立医薬品食品衛生研究所
磯谷　敦子	酒類総合研究所		岡田　早苗	木曽町地域資源研究所 東京農業大学名誉教授
五十部誠一郎	日本大学		小川　　順	京都大学
伊藤考太郎	キッコーマン株式会社		奥田　賢一	東京慈恵会医科大学
稲津　康弘	農研機構 食品研究部門		奥田　　徹	山梨大学
井村　　誠	興人ライフサイエンス株式会社		小田　耕平	京都工芸繊維大学名誉教授

尾花　　　望	筑波大学	
金井　隆典	慶應義塾大学	
金内　　　誠	宮城大学	
椛穀　　　豊	アヲハタ株式会社	
岸　　　光男	岩手医科大学	
岸野　重信	京都大学	
岸本　宗和	山梨大学	
木田　晴康	不二製油株式会社	
北岡本　光	農研機構 食品研究部門	
北澤　春樹	東北大学	
北村　真一	愛媛大学	
木下　英樹	東海大学	
木村啓太郎	農研機構 食品研究部門	
清野　　　宏	東京大学	
清本　邦夫	清本鐵工株式会社	
桐村光太郎	早稲田大学	
楠本　憲一	農研機構 食品研究部門	
國頭　　　恭	信州大学	
小池　一彦	広島大学	
幸田　　　徹	味の素株式会社	
髙屋　朋彰	小山工業高等専門学校	
後藤　慶一	東海大学	
後藤　奈美	酒類総合研究所	
後藤　正利	佐賀大学	
駒木　　　勝	日本缶詰びん詰レトルト食品協会	
齋藤　勝晴	信州大学	
齋藤　雅典	東北大学	
阪本　龍司	大阪府立大学	
佐古田久雄	マルカン酢株式会社	
佐々木　健	広島国際学院大学	
指原　紀宏	株式会社明治	
指原　信廣	前 キユーピー	
佐藤　敦史	キッコーマン株式会社	
佐藤　　　順	東洋大学	
佐藤　　　孝	秋田県立大学	
里見　正隆	水産研究・教育機構	
佐分利　亘	北海道大学	
鮫島　　　隆	株式会社つくば食品評価センター	
鮫島　玲子	静岡大学	
重松　　　亨	新潟薬科大学	
島　　　　　純	龍谷大学	
島原　義臣	株式会社ニチレイ	
清水　将文	岐阜大学	
下地　善弘	農研機構 動物衛生研究部門	
下山田　真	静岡県立大学	
朱　　　　　琳	江蘇大学（中国）	
小路　博志	ニッカウヰスキー株式会社	
新谷　政己	静岡大学	
菅原　幸哉	農研機構 畜産研究部門	
菅原　達也	京都大学	
杉田　　　隆	明治薬科大学	
杉田　治男	日本大学	
杉本　真也	東京慈恵会医科大学	
鈴木　　　聡	農研機構 食品研究部門	
鈴木　　　徹	東京海洋大学	
鈴木　英雄	筑波大学	
瀬戸　泰幸	雪印メグミルク株式会社	
泉福　英信	国立感染症研究所	

髙木 和広	農研機構 農業環境変動研究センター
髙木 忍	ノボザイムズ ジャパン株式会社
高鳥 浩介	NPO法人 カビ相談センター
高橋 俊成	菊正宗酒造株式会社
武内 博朗	鶴見大学
竹下 徹	九州大学
竹中 慎治	神戸大学
田島 健次	北海道大学
田代 陽介	静岡大学
田中 昭光	ヒゲタ醤油株式会社
田中 幸一	サントリーMONOZUKURIエキスパート株式会社
田中 孝	株式会社明治
田中 優	九州大学
田畑 和彦	協和発酵バイオ株式会社
千葉 明生	東京慈恵会医科大学
塚原 正俊	株式会社バイオジェット
辻井 良政	東京農業大学
土屋 健一	九州大学
堤 浩子	月桂冠株式会社
寺本 祐司	崇城大学
土居 幹治	マルトモ株式会社
塔野岡(寺門) 純子	佐賀大学
戸上 敬子	サントリーMONOZUKURIエキスパート株式会社
外内 尚人	味の素株式会社
豊福 雅典	筑波大学
中井 裕	東北大学
中尾 龍馬	国立感染症研究所
長岡 誠二	株式会社明治
中島 俊治	サントリースピリッツ株式会社

中西 弘一	ナノ・マイクロバイオ研究所―中西技術事務所
中根 修平	Green Earth Institute 株式会社
仲野 和彦	大阪大学
仲原 丈晴	キッコーマン株式会社
中村 剛	サッポロホールディングス株式会社
中屋敷 徹	Green Earth Institute 株式会社
中山 二郎	九州大学
中山 亨	東北大学
仲山 英樹	長崎大学
中山 素一	九州産業大学
西尾 俊幸	日本大学
西野 直樹	岡山大学
野田 衛	国立医薬品食品衛生研究所
野村 良太	大阪大学
橋本 渉	京都大学
蓮見 基充	花王株式会社
秦田 勇二	埼玉工業大学
八村 敏志	東京大学
花島 大	農研機構 北海道農業研究センター
花田 智	産業技術総合研究所
濱野 吉十	福井県立大学
林 幹朗	協和発酵バイオ株式会社
春田 伸	首都大学東京
半田 豊	株式会社シーエーエフラボラトリーズ(前 テクノスルガ・ラボ)
平山 和宏	東京大学
福田 真嗣	慶應義塾大学
二神 泰基	鹿児島大学
鮒 信学	静岡県立大学
古畑 勝則	麻布大学

執筆者一覧

北條 研一	株式会社明治
堀 貫治	広島大学
本多 大輔	甲南大学
本田 倫子	九州大学
前田 智子	株式会社日清製粉グループ本社
増田 哲也	日本大学
松井 徳光	武庫川女子大学
松﨑 茂展	高知大学
松村 吉信	関西大学
真鍋 祐樹	京都大学
丸山 潤一	東京大学
水落 慎吾	日水製薬株式会社
三森 眞琴	農研機構 畜産研究部門
三鍋 昌春	サントリースピリッツ株式会社
南 博道	石川県立大学
宮下 英明	京都大学
宮本 敬久	九州大学
牟田口 祐太	秋田県立大学
茂木 瑞穂	東京医科歯科大学
森 清人	済生会宇都宮病院
森田 友岳	産業技術総合研究所
安田 源太郎	CALPIS AMERICA, Inc.
山﨑 浩司	北海道大学
山下 裕輔	株式会社ファーマフーズ
山田 明義	信州大学
山田 修	酒類総合研究所
山本 麻寿紗	雪印メグミルク株式会社
山本 茂貴	前 東海大学
湯川 英明	株式会社CO2資源化研究所
尹 載宇	啓明大学（韓国）
横山 正	東京農工大学
吉井 悠	東京慈恵会医科大学
吉田 明弘	松本歯科大学
吉田 健一	神戸大学
吉田 聡	キリン株式会社
吉田 滋樹	筑波大学
吉田 康夫	愛知学院大学
米澤 英雄	杏林大学
米本 圭吾	東京慈恵会医科大学
鷲尾 純平	東北大学
渡部 潤	ヤマサ醤油株式会社
渡邉 泰祐	日本大学
渡辺 大輔	奈良先端科学技術大学院大学
渡 淳二	サッポロホールディングス株式会社
鰐川 彰	アサヒビール株式会社

目　　次

第1章　発酵食品をつくる微生物

1-1	日本酒	〔丸山潤一〕	2
1-2	麹菌	〔岩下和裕〕	4
1-3	麹菌のゲノムと系統	〔岩下和裕〕	5
1-4	清酒酵母	〔渡辺大輔〕	6
1-5	清酒酵母の系統と進化	〔赤尾　健〕	8
1-6	日本酒の吟醸香を生む酵母の働き	〔堤　浩子〕	10
1-7	清酒の老香とその生成に関わる酵母遺伝子	〔磯谷敦子〕	12
1-8	清酒醸造で活躍する乳酸菌	〔高橋俊成〕	14
1-9	焼酎	〔二神泰基〕	16
1-10	焼酎麹菌	〔後藤正利〕	18
1-11	焼酎生産での液体麹の利用	〔小路博志〕	20
1-12	泡盛	〔渡邉泰祐〕	22
1-13	泡盛麹菌	〔山田　修〕	24
1-14	焼酎と泡盛における酵母	〔塚原正俊〕	26
1-15	醤油の歴史と製法	〔仲原丈晴〕	28
1-16	醤油麹菌とゲノム	〔佐藤敦史〕	30
1-17	醤油のうまみと麹菌酵素	〔伊藤考太郎〕	32
1-18	醤油酵母の性と産膜	〔渡部　潤〕	34
1-19	醤油と乳酸菌	〔田中昭光〕	36
1-20	味噌	〔鈴木　聡〕	38
1-21	みりん	〔楠本憲一〕	40
1-22	酢の醸造法と酢酸菌の生態	〔佐古田久雄・赤坂直紀〕	42
1-23	かつお節	〔竹中慎治・土居幹治〕	44
1-24	糀・塩麹	〔重松　亨〕	46
1-25	甘酒	〔丸山潤一〕	48
1-26	納豆菌	〔木村啓太郎〕	50
1-27	漬物	〔岡田早苗〕	52
1-28	なれずし	〔岩橋　均〕	54
1-29	日本の魚醤	〔里見正隆〕	56
1-30	沖縄の発酵食品	〔渡邉泰祐〕	58

1-31	発酵茶	〔吉田滋樹〕	60
1-32	ビール	〔渡　淳二・中村　剛〕	62
1-33	ビール酵母	〔吉田　聡〕	64
1-34	パン酵母	〔島　純〕	66
1-35	サワーブレッドと微生物	〔島　純〕	67
1-36	ワイン	〔奥田　徹〕	68
1-37	ワイン酵母	〔岸本宗和〕	70
1-38	ワインと乳酸菌	〔後藤奈美〕	72
1-39	ウイスキー	〔三鍋昌春〕	74
1-40	ウイスキーと酵母	〔渡辺大輔〕	78
1-41	ウイスキーでの乳酸菌の働き	〔鰐川　彰〕	80
1-42	世界の蒸留酒	〔中島俊治〕	82
1-43	乳酸菌の種類と分類	〔遠藤明仁〕	84
1-44	チーズと微生物	〔瀬戸泰幸〕	86
1-45	ヨーグルト	〔北條研一・長岡誠二〕	88
1-46	世界の発酵乳	〔安田源太郎〕	90
1-47	ケフィア	〔増田哲也〕	94
1-48	ナタデココ	〔田島健次〕	96
1-49	韓国の酒	〔尹　載宇・丸山潤一〕	98
1-50	韓国の発酵食品	〔尹　載宇・丸山潤一〕	100
1-51	中国の酒	〔朱　琳・丸山潤一〕	102
1-52	中国の発酵食品	〔朱　琳・丸山潤一〕	106
1-53	東南アジアの発酵食品	〔里見正隆〕	108
1-54	世界の希少酒と伝統酒	〔寺本祐司〕	110
【コラム】	つぼ酢醸造の不思議—並行複式三段発酵—	〔春田　伸〕	114

第2章　食材に付加価値をつける微生物

2-1	細菌による生理活性イノシトール生産	〔吉田健一〕	116
2-2	乳酸菌がつくる多糖類の免疫調節機能	〔北澤春樹〕	118
2-3	酵母がつくる機能性脂質—マンノシルエリスリトールリピッド	〔森田友岳〕	120
2-4	微生物がつくる多様な増粘安定剤	〔橋本　渉〕	122
2-5	乳酸菌による機能性脂肪酸生産	〔岸野重信〕	126
2-6	糸状菌による高度不飽和脂肪酸生産	〔安藤晃規〕	128
2-7	藻類がつくるレクチンの機能性	〔堀　貫治〕	130
2-8	清酒醸造過程で生成する機能性ペプチド	〔入江元子〕	132
2-9	グルタミン酸—微生物探索から工業化まで	〔阿部哲也〕	134
2-10	オルニチン—生産微生物と生理活性	〔林　幹朗〕	136
2-11	リジンをつくる微生物	〔林　幹朗〕	138

2-12	ヒスチジンをつくる微生物	〔阿部哲也〕	140
2-13	GABAを含む食品とつくる微生物	〔小田耕平〕	142
2-14	その他のアミノ酸をつくる微生物／酵素	〔田畑和彦〕	144
2-15	D-アミノ酸の生産微生物と生理機能	〔牟田口祐太〕	148
2-16	発酵食肉製品－微生物が引き出す風味と機能	〔有原圭三〕	150
2-17	5-アミノレブリン酸（ALA）をつくる微生物	〔佐々木健〕	152
2-18	プリン体を分解する乳酸菌	〔小川　順〕	154
2-19	うま味性ヌクレオチド―イノシン酸，グアニル酸―をつくる微生物	〔外内尚人〕	156
2-20	食品に添加する有機酸をつくる微生物	〔桐村光太郎〕	158
2-21	植物ポリフェノールを微生物でつくる	〔鮒　信学〕	160
2-22	女性ホルモン様物質をつくる微生物	〔石見佳子〕	162
2-23	生薬成分を微生物でつくる	〔南　博道〕	164
2-24	ビタミンをつくる微生物	〔上田賢志〕	166
2-25	色素をつくる微生物	〔真鍋祐樹・菅原達也〕	168
2-26	保存料をつくる微生物	〔濱野吉十〕	170
2-27	DHAをつくる微生物	〔本多大輔〕	172
2-28	担子菌による食品加工	〔松井徳光〕	174
2-29	コク味成分をつくる微生物	〔幸田　徹〕	176
2-30	食品製造・加工に利用される微生物酵素①―微生物酵素の基礎	〔髙木　忍〕	178
2-31	食品製造・加工に利用される微生物酵素②―食品用酵素の応用	〔髙木　忍〕	180
【コラム】	アオミドロを食べる	〔宮下英明〕	185
2-32	食品製造・加工に利用される微生物酵素③―遺伝子組換え技術の応用	〔髙木　忍〕	186
2-33	オリゴ糖製造へのホスホリラーゼの利用	〔北岡本光〕	188
2-34	機能性甘味料―エチル-α-グルコシド―をつくる	〔辻井良政〕	190
2-35	希少糖をつくる	〔何森　健〕	192
2-36	寒天（アガロース）からオリゴ糖をつくる	〔秦田勇二・大田ゆかり〕	196
2-37	希少オリゴ糖―エピラクトース―をつくる	〔佐分利亘〕	198
2-38	グリコシダーゼで機能性オリゴ糖をつくる	〔西尾俊幸〕	200
2-39	食品系未利用バイオマスから有用物質をつくる	〔阪本龍司〕	202
2-40	リパーゼを用いた油脂食品加工	〔木田晴康〕	204
2-41	豆乳の新たな活用	〔金内　誠・下山田真・石田光晴〕	206
2-42	酵素法によるアスパラギン酸生産	〔中根修平・中屋敷徹・湯川英明〕	208
2-43	タンナーゼ―生産微生物と食品への利用	〔大澤　朗〕	210
2-44	ゴマから抗酸化物質セサミノールを引き出す	〔中山　亨・清本邦夫〕	212
2-45	食用酵母からうま味を引き出す	〔井村　誠〕	214
【コラム】	微生物に期待される機能性成分	〔春田　伸〕	216

第3章　食品の腐敗と微生物

3-1	食品の腐敗・変敗	〔山﨑浩司〕	218
3-2	食品の変色・異臭・軟化と微生物	〔花田　智〕	222
3-3	食中毒細菌	〔山本茂貴〕	226
3-4	食中毒ウイルス	〔野田　衛〕	232
3-5	食中毒原虫	〔大西貴弘〕	234
3-6	衛生指標菌	〔山本茂貴〕	236
3-7	かびによる食品腐敗・品質異常	〔高鳥浩介〕	238
3-8	食品の腐敗を引き起こす耐熱性菌	〔中西弘一〕	244
3-9	水の微生物	〔古畑勝則〕	246
3-10	清涼飲料水と腐敗微生物	〔後藤慶一〕	248
3-11	ジャムと腐敗微生物	〔根穀　豊〕	250
3-12	乳および乳製品と微生物腐敗・食中毒	〔田中　孝〕	252
3-13	缶詰・びん詰・レトルト食品の微生物	〔駒木　勝〕	254
3-14	果汁飲料の微生物的品質異常	〔後藤慶一〕	258
3-15	茶と微生物	〔中山素一・宮本敬久〕	260
3-16	冷凍・チルド食品と微生物	〔島原義臣〕	262
3-17	水産食品のアレルギー様食中毒	〔荒木惠美子〕	264
3-18	食肉およびその加工品と微生物腐敗	〔鮫島　隆〕	266
3-19	卵加工品の変敗と微生物	〔指原信廣〕	268
3-20	野菜，果物およびその加工品の腐敗	〔稲津康弘〕	270
【コラム】	コンドルはなぜ腐った肉を食べるのか？	〔春田　伸〕	273
3-21	酒類の微生物腐敗	〔田中幸一〕	274
3-22	惣菜類の腐敗	〔前田智子〕	276
3-23	漬物の腐敗	〔中山素一・宮本敬久〕	278
3-24	HACCPに基づく衛生管理	〔荒木惠美子〕	280
3-25	ハードルテクノロジー	〔佐藤　順〕	282
3-26	殺菌・滅菌・除菌	〔松村吉信〕	284
3-27	洗剤の微生物	〔蓮見基充〕	286
3-28	微生物細胞死滅の反応速度論	〔松村吉信〕	288
3-29	非加熱殺菌法	〔五十部誠一郎〕	290
3-30	微生物由来の保存料	〔山﨑浩司〕	292
3-31	最新迅速検査法	〔戸上敬子〕	294
3-32	食中毒微生物の検出	〔水落慎吾〕	298
3-33	遺伝子の塩基配列を利用した微生物の同定法	〔半田　豊〕	302
3-34	凍結融解と微生物	〔鈴木　徹〕	304
3-35	圧力と微生物	〔重松　亨〕	306

3-36	酸に強い微生物	〔中西弘一〕	308
3-37	好塩微生物	〔仲山英樹〕	310
3-38	休眠細胞	〔田代陽介〕	312
3-39	内生胞子，芽胞	〔尾花　望〕	314
3-40	バイオフィルム	〔尾花　望〕	316

第4章　食とヒト常在微生物

4-1	ヒト常在微生物	〔尾花　望〕	320
4-2	食生活と口腔微生物	〔吉田明弘〕	322
4-3	年齢によって変化する口腔微生物叢	〔岸　光男〕	324
4-4	う蝕（虫歯）と口腔バイオフィルム	〔吉田康夫〕	326
4-5	歯周病	〔中尾龍馬〕	328
4-6	口腔微生物叢と口腔微生物の相互作用	〔竹下　徹〕	330
4-7	子どもの口腔微生物	〔茂木瑞穂〕	332
4-8	摂食嚥下障害と誤嚥	〔飯田貴俊・岩渕博史〕	334
4-9	食品添加物の代謝と口腔微生物	〔鷲尾純平〕	336
4-10	食と口腔保健	〔武内博朗〕	338
4-11	口腔における免疫	〔泉福英信〕	340
4-12	う蝕病原性細菌と全身疾患	〔野村良太・仲野和彦〕	342
4-13	食と胃内微生物—胃の中に棲む微生物	〔米澤英雄〕	344
4-14	腸内常在細菌叢	〔平山和宏〕	346
4-15	腸内微生物の代謝	〔岸野重信〕	348
4-16	世界各国に暮らす人々と腸内常在細菌叢	〔本田倫子・中山二郎〕	350
4-17	腸内微生物の年齢による変化	〔山本麻寿紗・田中　優・中山二郎〕	352
4-18	プロバイオティクスとプレバイオティクス	〔髙屋朋彰〕	354
4-19	プロバイオティクスを生きたまま腸まで届けるシームレスカプセル	〔浅田雅宣〕	356
4-20	腸内微生物と免疫	〔八村敏志〕	358
4-21	腸内細菌叢と食品の作用	〔八村敏志〕	359
4-22	腸内微生物と健康	〔福田真嗣〕	360
4-23	ストレスと腸内微生物	〔指原紀宏〕	362
4-24	抗生物質と腸内微生物叢	〔鈴木英雄〕	364
4-25	腸内のウイルス	〔松﨑茂展〕	366
4-26	無菌動物とノトバイオート動物	〔平山和宏〕	368
4-27	傷口の微生物	〔米本圭吾・杉本真也〕	370
4-28	鼻腔と咽頭の微生物	〔吉井　悠・奥田賢一・杉本真也〕	372
4-29	ヒトに常在する真菌	〔杉田　隆〕	374
4-30	常在微生物の付着機構	〔木下英樹〕	376

4-31	耐性菌と耐性獲得機構	〔新谷政己〕	378
4-32	クオラムセンシング	〔豊福雅典〕	380
4-33	食べる抗体	〔山下裕輔〕	382
4-34	飲むワクチン	〔清野 宏〕	384
4-35	食べる微生物叢	〔金井隆典・森 清人〕	386
4-36	手洗いと表皮常在微生物	〔千葉明生・杉本真也〕	388
【コラム】	腸内でアルコール発酵？	〔春田 伸〕	390

第5章　食料生産と微生物

5-1	農業に関わる微生物	〔齋藤雅典〕	392
5-2	土壌バイオマスと土壌呼吸	〔浦嶋泰文〕	394
5-3	農地の窒素循環に関わる微生物反応	〔鮫島玲子〕	396
5-4	リン溶解菌によるリンの利用性向上	〔海野佑介〕	398
5-5	食品と植物共生微生物	〔池田成志〕	400
5-6	植物生育促進微生物の働き	〔清水将文〕	402
5-7	マメ科作物と根粒菌との共生	〔佐藤 孝〕	404
5-8	作物と菌根菌との共生	〔齋藤勝晴〕	406
5-9	「エンドファイト」とは？─歴史とともに変わった「ファイト」の含意と植物共生菌への認識		
		〔菅原幸哉〕	408
5-10	窒素固定を行うエンドファイト	〔塔野岡（寺門）純子〕	410
5-11	エンドファイトによる植物への耐虫性賦与─グラスエンドファイトの特徴と功罪		
		〔菅原幸哉〕	412
5-12	微生物資材の利用	〔横山 正〕	414
5-13	植物の病原真菌	〔有江 力〕	416
5-14	植物の病原細菌	〔土屋健一〕	418
5-15	連作障害と土壌微生物群集	〔浦嶋泰文〕	420
5-16	微生物農薬	〔相野公孝〕	422
5-17	農地から排出される温室効果ガス	〔秋山博子〕	424
5-18	微生物による環境修復	〔國頭 恭〕	426
5-19	難分解性農薬分解に関わる微生物	〔髙木和広〕	428
5-20	きのこ─食べられる菌類	〔山田明義〕	430
5-21	菌根性の食用きのこ	〔山田明義〕	434
5-22	畜産と微生物	〔三森眞琴〕	438
5-23	発酵飼料に関わる微生物	〔西野直樹〕	440
5-24	反芻動物と微生物の共生	〔上野 豊〕	442
5-25	家畜感染症	〔下地善弘〕	444
5-26	微生物を利用した家畜排泄物処理	〔中井 裕〕	446
【コラム】	複雑微生物系の利用─合成微生物生態学─	〔春田 伸〕	449

5-27	堆肥化に関わる微生物	〔花島　大〕	450
5-28	水産と微生物	〔杉田治男〕	452
5-29	プランクトンと漁業	〔上　真一〕	454
5-30	増養殖環境における微生物	〔江口　充〕	456
5-31	赤潮と被害	〔小池一彦〕	458
5-32	魚病被害と微生物	〔北村真一〕	460
5-33	貝毒と原因微細藻類	〔及川　寛〕	462
5-34	食べられるシアノバクテリア	〔宮下英明〕	464
【コラム】	天狗の麦飯	〔宮下英明〕	466

索　引

（事項索引）　　467

（学名索引）　　481

資 料 編　　491

第 1 章

発酵食品をつくる微生物

1-1 日本酒

歴史，種類，製法

● 日本酒の特色と歴史

日本酒は清酒とも呼ばれ，日本で独自に発展したアルコール飲料である．麴菌が生産する酵素によるデンプンの糖化，酵母によるアルコール発酵を同時に行う並行複発酵が特色である．日本酒で使用する麴菌はかびの一種であり，中国など東アジアの酒造りでかびを使用する点では同様である．一方で，日本酒では蒸米に麴菌を生育させる撒麴（ばらこうじ）に対し，中国では生の粉砕穀類を水で固めたものにかびを生やす餅麴（もちこうじ）である点が異なる．

日本酒の製造は，稲作の伝来に伴って行われるようになったと推測されている．10世紀に編纂された『延喜式（えんぎしき）』の記述からは，酒の製造を担当する造酒司（みきのつかさ）が設置され，米を原料とした酒が製造されていたことがわかる．室町時代に書かれた『御酒（ごしゅ）之日記』『多門（たもん）院日記』では日本酒の製法法の記述が見られる．江戸時代には寒造りが行われるようになり，現在に近い製法になった．

● 日本酒の原料と分類

日本酒の原料は主に米と水である．粒が大きく心白の割合が高い米が酒造好適米とされ，精米して使用する．日本酒の種類は，精米歩合および醸造アルコール添加の有無によって分類されている．

精米歩合が50%以下の場合は純米大吟醸酒，60%以下は純米吟醸酒，それ以外は純米酒に分類される．また，醸造アルコールを添加した際には，精米歩合が50%以下で大吟醸酒，60%以下で吟醸酒，70%以下で本醸造酒に分類される．

● 日本酒の製造工程（図1）

麴 蒸米に麴菌を生育させたものが麴であり，使用する麴菌は *Aspergillus oryzae* である．種麴と呼ばれる麴菌の胞子（分生子）を蒸米にまく．その後，麴菌は増殖するとともに，デンプン糖化酵素を生産する．

種麴は玄米を粗く精米した蒸米に木灰を混ぜ，麴菌を生育させて胞子が多数着生したものである．麴菌の各々の株は日本酒製造に適した性質だけでなく，褐変化しやすいなどの欠点も併せもつことから，種麴には性質の異なった株を複数混合することが多い．

酒母 水，麴，蒸米を混合した中で酵母を培養したもので，酛（もと）ともいわれる．酵母は *Saccharomyces cerevisiae* のうち，清酒酵母と呼ばれる日本酒製造に適した株が使用されている．酒母つくりには主に以下3つの方法があり，共通するのは乳酸存在下で酵母を生育させることである．

生酛：古くからの方法である．蒸米と麴に

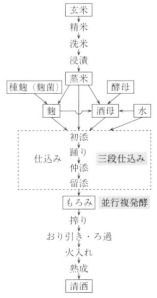

図1 日本酒の製造工程

水を加え，桶の中ですりつぶし，微生物が増殖しやすい環境をつくる．この作業は「酛すり」または「山卸し（やまおろし）」という．硝酸還元菌が最初に生育し，硝酸から亜硝酸を生成する．次いで，乳酸菌が生育して乳酸を生産する．低pHとなり雑菌が生育しにくい環境になってから，酵母を増殖させる．

山廃酛：生酛の山卸しの作業を廃した方法で，その代わりに乳酸菌を植菌して，乳酸を生成させてから，酵母を生育させる．

速醸酛：乳酸を直接添加してから，酵母を生育させる．現在では酒母つくりの主流となっている方法である．

仕込み　酒母に水，麹，蒸米を投入する工程である．これらの原料は一度に入れず，3回に分けて仕込む「三段仕込み」を行う．その目的は，乳酸の濃度を維持し雑菌が生育するのを防ぐのと，酵母が薄まらず優勢に生育するのを助けるためである．

第1日目の仕込みは初添という．第2日目は踊りといい，仕込みを休み酵母の増殖を待つ．3日目は仲添，4日目は留添で，それぞれ2段目，3段目の仕込みを行う．仕込み温度は例えば，初添で12℃，仲添で10℃，留添で8℃というように下げていく．

もろみ　仕込みが終わって発酵をしている状態のものを，もろみと呼ぶ．麹菌が生産した酵素がデンプンを糖化してグルコースを生成する．同時に，酵母がグルコースを資化してアルコール発酵を行い，エタノールを生成する．このような並行複発酵により，アルコール濃度は20％にまで達することができる．

もろみの温度は毎日1℃ずつ上昇させる．15℃程度に達してからは1週間程度維持し，その後，温度を下げて熟成させる．このような低温発酵は，糖化と発酵のバランスに重要である．その利点は，蒸米が徐々に糖化されることで，酵母に対する濃糖圧迫が緩和されるとともに，アルコール発酵が進みすぎることによる酵母の生育阻害が低減されることにある．

搾り・製成　一般にアルコール濃度が18％前後にまで達したところで発酵を終え，もろみを搾る作業を行う．搾った後は1週間程度置き，デンプン粒子や酵母が沈殿するのを待って（おり引き），濾過を行う．

火入れ・熟成　火入れと呼ばれる60℃の低温殺菌を行い，貯蔵熟成してできあがる．

火入れは室町時代には行われていたことが記されている．ワインでも同様の低温殺菌法として，1865年にパスツール（L. Pasteur）が開発したパスツラリゼーション（pasteurization）がある．すなわち，日本酒ではワインよりも300年ほど早く低温殺菌を始めていたことになる．

日本酒の腐敗の原因は，火落（ひおち）菌と呼ばれる乳酸菌の一種であり，この細菌は日本酒を加えると生育することが知られていた．1956年に田村學造は火落菌の生育必須因子を麴菌の培養液より同定し，火落酸と命名した．のちに，この物質は同時期に発見されたメバロン酸と同一であり，コレステロールなどを構成するイソプレノイドの生合成中間体であることがわかった．

以上のように，日本酒の製造は，古くから現在へとつながるバイオテクノロジーの源流といえる技術である．　〔丸山潤一〕

参考文献
1) 坂口謹一郎．1964．日本の酒．岩波書店．
2) 大塚謙一編著．1981．醸造学．養賢堂．
3) 秋山裕一．1994．日本酒．岩波書店．

1-2 麴菌

国菌，麴菌の発見，麴菌利用の歴史

　麴菌は，日本を代表する微生物「国菌」であることが，2006年に日本醸造学会により認定されており，黄麴菌（*Aspergillus oryzae, A. sojae*）とその白色変異株，黒麴菌（*A. luchuensis*），白麴菌（*A. luchuensis* mut. *kawachii*）のことをいう[1]．本項では黄麴菌について述べ，黒麴菌，白麴菌については焼酎麴菌，泡盛麴菌の項を参照していただきたい．

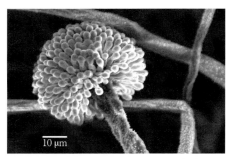

図1　黄麴菌（*Aspergillus oryzae* RIB40）（大田民氏撮影）

　黄麴菌は1876（明治9）年に東京医学校（東京大学医学部の前身）のHermann Ahlburgにより発見され，本人の客死によって，1878年に松原新之助らにより発表された[2]．しかし，我々日本人が麴菌を使用してきた歴史はこれよりはるかに古く，「麴」として利用してきた．その起源には諸説あるが，文献上の初見は6世紀中期の中国の農業技術書『斉民要術』で，穀醤の製造での記述となっている．

　「麴」は，穀物に麴菌を生育させたもので，清酒や味噌，醤油，米酢の製造に利用される．この点から，麴菌は我が国の食文化の根幹を支える重要な微生物であるといえる．これらの発酵食品の製造過程では，麴は原料穀物を分解する酵素の供給源として利用されている．また，その後の酵母などの発酵を促進するビタミンなどの供給源としても重要な役割を果たしている．米麴に塩と水を加え熟成させた「塩麴」も調味料として利用されている．これらの産業では，麴菌は「種もやし」として供給され，製品の目的により様々な特徴をもった麴菌が開発・供給されている．

　高峰譲吉は麴菌のこの高い酵素生産性を利用して，世界初の生物系特許といわれるタカジアスターゼを発明する（1894年）．このタカジアスターゼは，現在でも消化薬の中に配合されている．これ以外にも，麴菌は「酵素の宝庫」として，インベルターゼやグルコースオキシダーゼなど，様々な酵素の供給源として医療や食品加工で広く利用されている．

　1987年に飯村等により麴菌の遺伝子組換え系が開発されると[3]，異種タンパク質生産の優れた宿主としても利用されるようになった．麴菌により生産された代表的な異種タンパク質酵素は *Humicola* のリパーゼがあげられ，洗濯洗剤に広く利用されている．麴菌は酵素だけでなく，美白作用を有するコウジ酸などの二次代謝物の供給にも使用されている．また，酵素と同様に異種の機能性代謝物生産にも応用が進もうとしている．このような産業上の重要性から，2005年に麴菌RIB40株の全ゲノムシーケンスが公開され[4]，様々な角度から産業利用のための研究が進んでいる．

〔岩下和裕〕

参考文献
1) http://www.jozo.or.jp/koujikinnituite2.Pdf
2) 松原新之助．1878．東京医事新誌．**24**：12．
3) Y. Iimura *et al.* 1987. *Agri. Biol. Chem.* **51**：323-328.
4) M. Machida *et al.* 2005. *Nature.* **438**：1157-1161.

1-3 麹菌のゲノムと系統

ゲノム解析，系統解析，性質

　麹菌（*Aspergillus oryzae*）は産業上の重要性から，日本の産官学研究コンソーシアムにより RIB40 株の全ゲノム配列が解析され，2005 年に公開され[1]，CAoGD など，様々なデータベースで公開されている．解析の結果，麹菌 RIB40 株は，8 本の染色体 37 Mbps の染色体を有することが明らかとなっている．麹菌の予測遺伝子は 12,074 個で，他の *Aspergillus* 属の糸状菌より多く，糖質分解系の酵素や，タンパク質分解系の酵素遺伝子などを多く有している．

　麹菌は，フラブス菌（*A. flavus*）と形態がよく似ており，フラブス菌は発がん性物質であるアフラトキシンなどかび毒を作ることから，分類学的な研究が行われてきた．村上らは 1950 年より大々的に麹菌株を収集・整理し，438 株について 20 種類の形態的，生理的指標により分類を行っている[2]．その結果，麹菌とフラブス菌は明確に分別できることを示している．

　麹菌の全ゲノム配列が公開され，様々なゲノム解析ツールが開発されると，ゲノム情報を利用した麹菌の系統進化的な解析がなされるようになってきた．8 株の麹菌と 8 株のフラブス菌を解析した例では，フラブス－麹菌群は大きく 3 つの系統に分かれ，麹菌はそのうちの 1 系統を形成する[3]．麹菌はフラブス菌と起源を同じくするものの，独自の進化をたどり，フラブス菌とは明確に区別できる．また，麹菌の進化の過程では，他の系統と分岐する際に，一次代謝，二次代謝系のリモデリングが生じ，その後，無毒化やアミラーゼの高生産化などが生じていることが示されている．醸造環境という，他の微生物との競争が少なく，穀物を利用する環境に適するようにゲノムが進化し，家畜化の道をたどったと示唆されている．

　清酒や味噌，醤油用など，様々な由来の実用麹菌株を用いて，系統的な解析を行った例では，麹菌群は 13 系統に分かれ，清酒用／味噌用の麹菌が集積した系統（酒／味噌系統），醤油用麹菌が集積した系統（醤油 1, 2, 3, 4 系統），シーケンス株である RIB40 株を含む系統（RIB40-1, 2 系統），最近清酒用に使用されている系統（新清酒 1, 2, 3 系統）など，系統と用途との関連がみられる[4]．

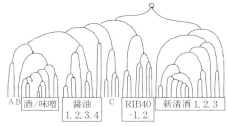

図1　実用麹菌の系統樹

　酒／味噌系統は昭和 30 ～ 40 年代によく使用されていたと考えられ，デンプン分解酵素活性が高い．一方，最近主に使用されている新清酒系統はこれらの活性がやや低いが，香気生成が高い．清酒は，当初は大量生産が求められ，現在では高品質化が重要となっており，その需要に合わせた麹菌が選抜使用されている．同様に，醤油用麹菌では，デンプン分解活性は低く，タンパク質分解活性がやや高い．このように麹菌株の系統と，性質や用途に非常によく一致している．〔岩下和裕〕

参考文献

1) M. Machida *et al.* 2005. *Nature.* **438**：1157-1161.
2) H. Murakami. 1971. *J. Gen. Appl. Microbiol.* **17**：281-309.
3) J. G. Gibbons *et al.* 2012. *Curr Biol.* **22**：1403-1409.
4) 岩下和裕．2013．第 65 回日本生物工学会大会．3S-Ca04.

1-4 清酒酵母

蔵付き酵母，きょうかい酵母，泡なし酵母，
醸造特性，アルコール発酵

● 清酒酵母の歴史

　清酒酵母は，清酒の醸造に適した酵母菌株群の総称であり，清酒もろみにおけるアルコールおよび様々な香味成分の生成において必要不可欠な役割を果たしている．このような発酵の主役としての酵母の存在が知られていなかった近世以前においては，酒蔵に棲みついたいわゆる「蔵付き酵母」による自然発酵などによる造りが行われていたとされるが，望ましくない微生物の繁殖（腐造）のリスクや，高品質の清酒の安定的な生産が困難という課題が常に立ちはだかっていた．19世紀に，パスツール（L. Pasteur）によってアルコール発酵が酵母の働きによるものであることが発見され，近代微生物学が黎明期を迎える中，日本においても，1895（明治28）年に矢部規矩治博士により初めて清酒もろみから清酒酵母が単離された．さらに，1910（明治43）年に江田鎌治郎技師によって酵母の大量純粋培養法の一種である速醸酒母が確立されたことと相まって，清酒醸造技術が飛躍的に向上するための重要な契機となった．

　その後，全国各地の酒蔵から優れた醸造特性を示す菌株が分離・収集され，醸造協会（現在の公益財団法人日本醸造協会）から頒布されるようになったことで，培養酵母の添加に基づく現代流の造り方が普及した．このような清酒酵母は「きょうかい酵母」と呼ばれ，現在に至るまで広く用いられている．また，様々な地方自治体も，自然条件や酒米などの地域の個性に合わせた菌株の探索に取り組んでおり，清酒酵母の多様化に貢献している．時代が進むにつれて，酒蔵に加え，自然界（植物，海洋など）から清酒醸造に適した菌株を分離する試みも多く行われるようになり，独自性の高い菌株が得られている．さらに近年では，単に既存の菌株の中から優れたものを選抜するだけでなく，バイオテクノロジーの発展に伴う育種技術の向上（突然変異導入，薬剤耐性を指標にしたスクリーニング，異なる特性をもつ菌株どうしの交配，ヘテロ接合性の消失など）により，新しい清酒酵母が続々と生み出されている．

● 清酒酵母の醸造特性と多様性

　清酒酵母は，分類学上，パン酵母や多くのワイン酵母などと同様に，出芽酵母 *Saccharomyces cerevisiae* に属しているが，いずれの清酒酵母菌株も，清酒もろみにおいて旺盛なアルコール発酵力を示し，清酒らしい香味成分をバランスよく生産することができる．これらは，長年にわたって清酒醸造に適した菌株の選抜が繰り返されてきた結果として獲得された形質であり，その背景には人間にとって有用な突然変異が数多く蓄積されていると推測される．近年のゲノムワイドな解析手法の登場に伴い，清酒酵母の醸造特性を決定づける原因が遺伝子レベルで同定され始めている．例えば，代表的な清酒酵母の1つであるきょうかい7号系統の菌株にのみ特異的に分布している，*RIM15* 遺伝子（真核生物に広く保存された Greatwall プロテインキナーゼの一種で，炭素代謝に関連した遺伝子発現の調節に重要な役割を果たす）上の機能欠

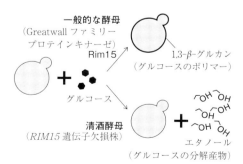

図1　清酒酵母において見出された Rim15 の機能欠損を介した高発酵メカニズム

変異が,細胞の保護に必要な糖質(細胞壁の主要構成成分である1,3-β-グルカンなど)の合成を妨げることで高い発酵力をもたらすことが明らかになり(図1)[1],文字通り身を削ってアルコールを高生産する「働き者」の酵母菌株を選び抜いた先人たちのたゆまぬ努力の一端を垣間見ることができる.

また,清酒酵母には,酒蔵や消費者のニーズに応じた様々な菌株が存在しており,個性に応じて使い分けられている.まず,最も代表的なタイプの1つとして「泡なし酵母」[2] があげられる(図2).オリジナルな清酒酵母の多くは,発酵過程において高泡(発酵により生じる二酸化炭素の気泡の表面に酵母が吸着することで高く盛り上がる泡)を形成することが知られている.伝統的な清酒醸造においては,泡の状貌の詳細な観察により健全な発酵の進行をモニターするという意義を有していたが,現代では,発酵タンクの容量を奪う,消泡のための設備や労力を要するなど,生産効率を低下させる要因となっていた.高泡を形成しない突然変異株を解析した結果,泡なし株は気泡への吸着性が低く,細胞表層の親水性が高いことが解明された.さらに,高泡の原因として,清酒酵母に特異的に存在し,細胞表層の親水性を低下させる細胞壁タンパク質が見出され,これをコードする遺伝子は,日本語の「泡」にちなんで*AWA1*と名づけられた.以上の知見に基づいて泡なし変異株を効率的に取得するための様々な選抜法も開発され,多様な清酒酵母の泡なし変異株が実用化され,効率的な清酒醸造に貢献している.

他にも,高品質でフルーティーな芳香を有する吟醸酒の製造に用いられる「カプロン酸エチル高生産性酵母」および「酢酸イソアミル高生産性酵母」や,清酒に酸味を付与することのできる「リンゴ酸高生産性酵母」,低アルコール清酒製造時に発生しやすいオフフレーバーを抑制する「ピルビン酸低生産性酵母」,発酵後半においても酵母が死滅しにくい

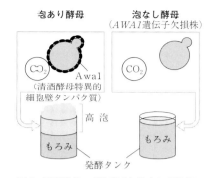

図2 清酒酵母の高泡形成と泡なし変異株に関与する細胞壁タンパク質Awa1

ため長期間の発酵に適した「アルコール耐性酵母」,健康への懸念が指摘されているカルバミン酸エチルという物質の生成を抑制する「尿素非生産性酵母」,天然の色素を生成することで桃色を呈した清酒を醸造する「アデニン要求性酵母」などのタイプが知られている.このような菌株の多様性は清酒の多様化そして進化に直結するものであり,今後も,清酒酵母のより深いレベルでの理解と新規な育種技術の開発を通して,未知なる潜在能力を見出し,それを発揮させることが,醸造研究者にとっての重要な使命の1つであると考える.

〔渡辺大輔〕

参考文献

1) D. Watanabe, H. Takagi and H. Shimoi. 2015. *Stress Biology of Yeasts and Fungi: Application for Industrial Brewing and Fermentation* (H. Takagi and H. Kitagaki eds.), pp. 59-76. Springer.
2) 大内弘造. 2010. 日本醸造協会誌. **105**: 184-187.

1-5 清酒酵母の系統と進化

清酒酵母, K7 グループ, 進化（系統分化）, loss of heterozygosity

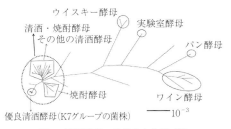

図1 清酒酵母の系統的な位置づけ

● **清酒酵母の菌株と系統関係**

清酒酵母は，分類的には *Saccharomyces cerevisiae* に属する菌株群であるが，元々は清酒製造環境（酒母，もろみ，新酒など）から分離された，いわゆる「蔵付き酵母」である．しかし，これらすべてが必ずしも清酒醸造に適しているわけではない．今日，清酒醸造に用いられる菌株は，これらのうち特に清酒醸造に適したものとして選抜，育種されたもので，優良清酒酵母と呼ばれる．優良清酒酵母の多くは，現在日本醸造協会から頒布されるきょうかい6号（K6：以下同様），K7，K9，K10 およびそれらの派生株であり，便宜上，K7 グループと呼び習わされている．また，優良菌株以外の多くは，特に野生清酒酵母と呼ばれる．

近年，次世代シーケンサーを用い，多数の日本産の優良および野生清酒酵母，焼酎酵母，ワイン酵母などを対象とした網羅的なゲノム変異解析が進められ，これに対する各菌株の塩基多型のリストが作成された（リファレンス配列は，従来法で決定された K7 ゲノムのコンセンサス配列[1]）．これらを基に *S. cerevisiae* 種内でのゲノムワイドな系統関係が明らかになっている（図1）[2]．この系統樹において，対象とした清酒酵母と焼酎酵母のほぼ全菌株を含む系統群が形成され，さらに，それぞれ K7 グループ，K7 グループ以外の清酒酵母，焼酎酵母から成る3つのより小さな系統群が形成されている．ワイン酵母の系統群は，清酒・焼酎酵母系統群から大きく離れていた．K7 グループ群には今日実用に供されている優良清酒酵母菌株のほとんどが含まれるが，これらの菌株間の遺伝的な多様性が他の菌株群と比較して非常に小さいことがわかる．このことは，K7 グループの清酒醸造への適性の高さが，これらが共有する遺伝的背景に起因することを示唆しており興味深い．

しかし一方では，今後の清酒の品質の多様化という点からは，K7 グループとは異なる系統の酵母の探索と実用化を図っていく必要性も指摘されている．概ね 2000 年以降，自然界からの酵母の分離と清酒醸造へ利用の試みが盛んになりつつあることは，新たな酵母へのニーズが少なくないことの現れといえるが，K7 グループを超える醸造特性を有する菌株はまだ得られていない．

なお，*S. cerevisiae* の分離源と系統の関係性について，様々な観点から議論がなされているが[3,4]，清酒酵母に関しても清酒製造環境への適応や近縁の菌株の地理的分布などの面からの詳細な検討が期待される．

● **清酒酵母の進化**

上記のように，清酒酵母の主要な系統群である K7 グループは，互いに極めて近縁であるが，各菌株はそれぞれに個性的な醸造特性を有し，清酒醸造の現場でも目的とする酒質などにより使い分けられていることは非常に興味深い．では，これらの菌株の遺伝的な差異はどのようなもので，いかにして共通祖先から進化（系統分化と言い換えてもよい）してきたのか．

K7 も含め，清酒酵母は異質2倍体であり，K7 グループの菌株間の多型もヘテロ接合型（同一菌株の相同染色体の両者の塩基が同じ）とホモ接合型（両者の塩基が異なる）のもの

がある．近縁な関係からもわかるように相互の多型は少なく，K7に対してホモ接合型SNP（一塩基多型）は200〜500個，ヘテロ接合型SNPは1,500個〜2,000個程度である[2]．また，これらのSNPの大部分は，染色体上の一部の領域に偏って分布し，多くの菌株で共通である．ただし，これらの偏ったSNP群の接合型は，菌株・領域ごとにホモとヘテロの場合があり，結果的に菌株により固有のSNP分布パターンが生じている．分布パターンの違いは，ヘテロ接合性の喪失（loss of heterozygosity：LOH）によってよく説明できる．同じ原株からの継代で生じたことが明らかなK7の複数の保存株で，共通の多型領域で接合型が異なり，SNP分布パターンが菌株固有となっている例がみられ，このことを大きく支持している[2]．

これらをふまえると，K7グループの各系統の形成には，次のようなシナリオが有望である．まず，LOHの繰り返しや自家交配により，ヘテロ接合部位が虫食い痕のように染色体上に不均一に残った株が生じた．次に，これを共通祖先として，そこから順次各系統が隔離後，系統ごとに独立にLOHが起こり，SNP分布領域は共通だが，ホモとヘテロの組み合わせで固有のパターンをもつK7グループの主系統（K6，K7，K9，K10）が形成された．当然ながら，その過程にはLOH以外にも点レベルの突然変異（塩基置換，挿入，欠失）の蓄積の寄与もある．なお，K7グループ以外の清酒酵母菌株についても，K7とはパターンこそまったく異なるものの一部領域に偏ったヘテロ接合領域の分布を示し，K7グループと同様のメカニズムにより進化してきたと考えられる[2]．

● **清酒酵母の進化における点突然変異とLOHの意義**

これらはいずれも細胞レベルで遺伝子型の変化を伴うが，その意味合いは本質的に異なるものである．点突然変異の頻度は塩基・世代当たり10^{-9}と低いが，新たな遺伝子型が導入されるため，系統に固有な性質をもたらす可能性がある点に意義がある．一方，LOHはヘテロな領域で生じる遺伝子変換，アレル間交叉，染色体分配の異常などがもたらす領域レベルの遺伝子型の変化であり，自発頻度は遺伝子座・世代当たり10^{-5}と，点突然変異より高い値が見積もられている．LOHは，本質的には，ゲノム中の多型の喪失による再構成である．醸造特性などの表現型への影響も，点突然変異よりも，頻度および規模の面から大きいと考えられる．また同じ領域でもどちらの対立遺伝子が失われるかにより，結果的な対立遺伝子の組み合わせは異なる．清酒酵母の醸造特性が継代や保存によって変わりやすいこと，意外とすんなりと自然変異株が取られていることなども，LOHが原因の一端を担うとすれば合点がいく．

ところで，K7グループのような有性生活環をほぼ失った系統にとって，LOHは交配に代わる対立遺伝子の組み合わせの再構成の手段であり，菌株の多様化，進化を促す推進力といえる．今後，清酒酵母の各系統で，LOHが進行すれば，集団のさらなる系統分化とホモ接合度の増加も進む．究極的には純系と同じ状態になると予想される．そこから，優良菌株を選抜していくことは，菌株の家畜化と捉えることもできるだろう．〔赤尾　健〕

参考文献

1) T. Akao *et al.* 2011. *DNA Res.* **18**：423-434.
2) 赤尾　健．2014．化学と生物．**52**：223-232.
3) 後藤奈美．2008．醸造協会誌．**103**：418-425.
4) G. Liti *et al.* 2009. *Nature.* **458**：337-341.

1-6 日本酒の吟醸香を生む酵母の働き

吟醸香,清酒酵母,カプロン酸エチル,酢酸イソアミル

清酒に含まれる成分の中でも香り成分は清酒を特徴づける重要な成分であり,清酒の味と香りが体系化されたフレーバーホイール[1]では,花様,果実様,ナッツ様,カラメル様,脂質様と様々な香り成分のバランスにより香りが構成されている.フルーティーな香りとして知られる吟醸香の代表的な成分には,バナナ様の香りとして酢酸イソアミルとリンゴ様の香りのカプロン酸エチルがあげられる.酵母の育種方法が開発されるまでは,それらの香りの高い清酒を安定して醸造することは容易ではなかった.しかしながら,清酒酵母での各香気成分生合成経路や代謝制御が明らかになるとともに,各エステル成分を高生産させる酵母の育種方法が開発されたことで実用化に至っている.

● カプロン酸エチル生合成経路

カプロン酸エチルはリンゴ様の香りを有し,カプロン酸を前駆体として,エステル化することで生成される.カプロン酸は,主に清酒酵母の脂肪酸合成経路で生合成(図1)され,脂肪酸合成酵素は*FAS1*遺伝子産物(Fas1p)と*FAS2*遺伝子産物(Fas2p)からなりFas1pはβサブユニット六量体,Fas2pはαサブユニット六量体からなる多量体($\alpha 6\beta 6$サブユニット)の酵素である[2].この酵素は,アセチルCoAとマロニルCoAを基質として脂肪酸の鎖長を伸ばしながらアシルCoAを生合成する.生合成されたアシルCoAは*EHT1*,*EEB1*にコードされO-アシルトランスフェラーゼによりアシルCoAとエタノールからカプロン酸エチルを含む,脂肪酸エチルエステルを生合成する[3].

● カプロン酸高生産酵母育種

このような生合成経路を利用してカプロン酸エチルを高生産させるための方法として,前駆体であるカプロン酸を高生産させる育種方法が開発されている[4].*Cephalosporium caerulens*が産生する抗真菌剤セルレニンは脂肪酸合成酵素のβ-ケトアシル-ACP合成を阻害し,セルレニンを含有する培地で酵母を選択することで,実用酵母育種が行われている.セルレニン耐性となる酵母は多剤耐性酵母を除いて,Fas2pのGly1250Ser変異により脂肪酸合成の長鎖脂肪酸への生合成から長鎖脂肪酸合成が減少し,カプロン酸を多量に生成する酵母である.親株とセルレニン耐性を表現型に有する酵母の細胞内のカプロン酸量を比較すると,セルレニン耐性酵母の脂肪酸合成はカプロン酸を含む短鎖脂肪酸が多く,長鎖脂肪酸が減少する(図2).

● 酢酸イソアミル生合成

酢酸イソアミルはバナナ様の香りを有し,イソアミルアルコールを前駆体として,6位の炭素鎖がアセチル化され酢酸イソアミルとなる.イソアミルアルコールはロイシン生合成経路で生合成され,この合成経路ではロイシンによるフィードバック制御が存在している(図3).この2つの酵素は,ロイシンによりフィードバック制御され,ロイシンなどのアミノ酸生成量が調節されるとともにイソアミルアルコールの生成量も調節されている.イソアミルアルコールから酢酸イソアミルへの変換は,*ATF1*と*ATF2*にコードされる2種類のアルコールアセチルトランスフェラーゼ(AATFase)が関与している.いずれそのKmは25 mMと高くイソアミルアルコールを基質とすることができる[5].清酒醸造では,イソアミルアルコールから酢酸イソアミルへの変換は,主にAtf1pによるものである[5].Atf1pはエタノールを基質とし酢酸エチルを生成してしまうのに対し,Atf2pは基質としないことが明らかである.また,*ATF1*,*ATF2*の発現調節も異なり*ATF1*は酸素と不飽和脂肪酸による発現抑制を受け,*ATF2*は酸素のみの発現抑制を受けるが,不

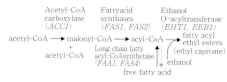

図1　酵母の脂肪酸生合成経路と関与遺伝子

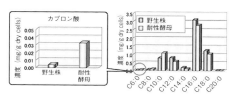

図2　セルレニン耐性酵母の細胞内脂肪酸含有量

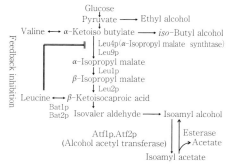

図3　イソアミルアルコールおよび酢酸イソアミルの生合成経路

飽和脂肪酸では逆に発現が促進されるという違いがある[6]．

● イソアミルアルコール高生産酵母育種

　酢酸イソアミル生成を増加させる方法として，前駆体であるイソアミルアルコールの生産を増加させた株を取得することで，実現可能である．そこで，細胞内の代謝経路を変換させることを行うため，ロイシンアナログである，5′,5′,5′-トリフルオロロイシン（TFL）耐性株を取得することで，ロイシンによるフィードバックが解除された変異株を取得できる．詳細には Leu2，Leu9 がコードする酵素 α-イソプロピルリンゴ酸シンターゼに変異が生じることで3倍以上のイソアミルアルコール生産性が上昇し，結果として酢酸イソアミル量が多くなる．しかしながら，イソアミルアルコールを多く含む清酒は，溶媒様臭や酸化によりイソバレルアルデヒドに変換されるオフフレーバーと変化する[7]ことからも，酢酸イソアミルへの変換率であるE/A比（酢酸イソアミル量／イソアミルアルコール量×100）が上昇した酵母はオフフレーバーが低減される利点がある．

● 酢酸イソアミル高生産酵母

　酢酸イソアミル高生産酵母を育種するためには，E/A比が上昇した酵母育種が望ましい．そのためには，イソアミルアルコールから酢酸イソアミルに変換する AATFase に着目し ATF1，ATF2 の調節機構の違いによる酵母育種方法がある．ATF2p のみがステロイドホルモンの前駆体であるプレグネノロンをエステル化し無毒化することが報告されている[8]．そこで，プレグネノロンの耐性となる酵母を取得することで，ATF2p 高発現株の育種が可能である[9]．

〔堤　浩子〕

参考文献

1) 宇都宮仁．2006．日本醸造協会誌．**101**：730．
2) J．K．Stoops *et al*．1981．*J．Biol．Chem*．**256**：8364．
3) W．Runguphan *et al*．2014．*Metab．Eng．Jm*．**21**：103．
4) E．Ichikawa．*et al*．1991．*Agric．Biol．Chem*．**55**：2153．
5) A．B．Mason and J．P．Dufour 2000．*Yeast*．**16**：1287．
6) 藤井敏雄，長澤　直．2004．清酒酵母研究―90年代の研究（清酒酵母・麹研究会編），p.111．日本醸造協会．
7) S．Ashida *et al*．1987．*Agric．Biol．Chem*．**51**：2016．
8) G．Cauet *et al*．1999．*Eur．J．Biolchem*．**261**：317．
9) 堤　浩子．特開 2002-191355．

1-7
清酒の老香とその生成に関わる酵母遺伝子

老香, ジメチルトリスルフィド, メチオニン再生経路

● 清酒の貯蔵による香気成分の変化

清酒を貯蔵すると, 時間の経過とともに色や味, 香りが変化する. 変化により劣化したと感じられる香りを専門家は「老香（ひねか）」と呼ぶ.

清酒の貯蔵中には様々な化学反応が起こり, 多数の香気成分が生成する[1]. 清酒の貯蔵による香気成分の変化を以下に大まかにまとめる.

① アミノ酸の分解や, 還元糖とアミノ酸によるメイラード反応, およびそれに伴うストレッカー分解では, ソトロン, フルフラール, アルデヒド類といったカルボニル化合物を生じる. なお, ソトロンは, 天然物では初めて貯蔵した清酒より単離・同定されたものである.

② 糖の分解などにより酢酸やギ酸といった揮発酸が増加する.

③ 有機酸や脂肪酸とエタノールによるエステル化が進行する. 一方で, 酢酸イソアミルなどの酢酸エステルは減少する.

④ トリプトファンの分解により, 3-メチル-1H-インドールやハルマンなどのインドール化合物が生成する. これらの成分は, 光照射下で特に顕著に増加する[2].

⑤ 含硫化合物の分解などによりジメチルジスルフィド (dimethyl disulfide: DMDS) やジメチルトリスルフィド (dimethyl trisulfide: DMTS) といったポリスルフィドが生成する.

これらの成分のうちにおいに寄与する成分を明らかにするため, GC-olfactometry により貯蔵した清酒（古酒）の分析を行うと, ソトロン, フルフラール, アルデヒド類, エチルエステル類, DMTS などが強く検出され た. 検出された成分について定量分析を行った結果, ソトロン（カラメル様の香り）, イソバレルアルデヒド（ナッツ様）, DMTS（たくあん漬け様）は古酒中の濃度がにおいの閾値を大きく上回り, 古酒の香りに大きく寄与することが示唆された[3].

● 老香? 熟成香?

通常, 老香は劣化臭と捉えられるが, 数年, 数十年の単位で貯蔵し意図的に熟成を進ませた清酒（長期熟成酒）の場合, その香りは「老香」でなく「熟成香」と呼ばれ, 特徴香と捉えられる. では, 「老香」と「熟成香」は違うのか? 国税庁が行う全国市販酒類調査で専門家の官能評価により老香を指摘された清酒（老香清酒）の香気成分分析を行った結果, 老香清酒のうち 65% のものは DMTS の濃度が閾値以上であった. しかし, ソトロンの濃度が閾値を上回ったのは 5% のみだった. また, 老香清酒, 老香のない清酒, および長期熟成酒の香気成分を分析し多変量解析を行ったところ, 老香清酒は DMDS や DMTS といったポリスルフィドが相対的に多い傾向がみられた（図1）. 一方長期熟成酒は貯蔵により増加する成分が全体的に多いが, 特に貯蔵期間の長いものはソトロンやアルデヒド類といったカルボニル化合物が相対的に多い傾向がみられ, 両者の香気成分組成の違

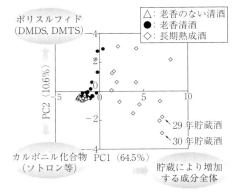

図1　老香清酒と長期熟成酒の香気成分の違い

いが示唆された．以上の結果から，DMTS は一般の清酒にみられる「老香」を，ソトロンは「長期熟成酒の香り（熟成香）」を特徴づける主要成分であると考えられる[3]．

● **DMTS 前駆物質とその生成に関与する酵母遺伝子**

著者らは，清酒における DMTS の生成機構を明らかにするため，その前駆物質を探索した．方法としては，クロマトグラフィーにより清酒成分を分画し，得られた画分を貯蔵して生じる DMTS の量（DMTS 生成ポテンシャル）を指標として前駆物質を絞り込んだ．分画の過程で複数の前駆物質の存在が示唆されたが，そのうち最もポテンシャルの高かった物質 DMTS-P1 について構造解析を行った結果，1,2-ジヒドロキシ-5-（メチルスルフィニル）ペンタン-3-オンという新規化合物であることが明らかとなった[3]．

では DMTS-P1 はどこからくるのか？ DMTS-P1 は清酒の発酵中に増加することから，主に酵母の代謝産物として生成すると考えられる．酵母を含む多くの生物は，S-アデノシルメチオニンからポリアミンを合成する際に副産物として生じる 5'-メチルチオアデノシンを，メチオニンへリサイクルする経路（メチオニン再生経路）を備えている（図2）．この経路の代謝中間体の構造が DMTS-P1 と類似していたことから，DMTS-P1 との関連が推察された．そこで，実験室酵母の遺伝子破壊コレクションを利用して，メチオニン再生経路遺伝子の破壊株による清酒醸造試験を行った．その結果，$\Delta meu1$，$\Delta mri1$ および $\Delta mde1$ 株では DMTS-P1 の生成がほとんどみられず，DMTS-P1 の生成にはこれらの遺伝子が必須であることが明らかとなった．また，このうち $\Delta mri1$ および $\Delta mde1$ 株については，DMTS 生成ポテンシャルも親株に比べて大きく減少した．

清酒酵母の場合でも同様の効果がみられるか確認するため，*MRI1* および *MDE1* 遺伝子について清酒酵母の破壊株を構築した．清

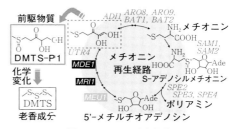

図2　DMTS の生成機構

酒醸造試験の結果，実験室酵母の場合と同様に，破壊株では清酒中の DMTS-P1 濃度，DMTS 生成ポテンシャルともに親株に比べて大きく減少した．また，この清酒を貯蔵したところ，破壊株では親株に比べて官能評価による老香強度が減少した．発酵経過やアルコール濃度などの一般成分については親株と破壊株とで違いはみられなかった．以上の結果から，清酒酵母の *MRI1* もしくは *MDE1* 遺伝子を欠損させることにより，老香を低減できる可能性が示された[4]．今後，産業利用が可能な方法でこれらの欠損株を育種することができれば，清酒の品質保持に大きく寄与すると期待される．

〔磯谷敦子〕

参考文献

1) 高橋康次郎．1980．醸造協会誌．**75**：463-468．
2) 小泉亜希子ら．2003．醸造協会誌．**98**：125-131．
3) 磯谷敦子．2011．生物工学会誌．**89**：720-723．
4) K. Wakabayashi *et al.* 2013. **116**：475-479．

1-8
清酒醸造で活躍する乳酸菌

清酒醸造，乳酸菌，生酛

清酒醸造において「一麹，二酛（もと），三造り」という格言がある．醸造工程で最も重要な工程は米のデンプンの糖化に関与する米麹を造る工程，すなわち，麹菌を固体培養する工程である．次に重要な工程は，米と米麹を原料として，アルコール発酵を担う酵母を純粋培養する工程である．最後は，麹菌と酵母による並行複発酵の場としての清酒もろみ（醪）である．このように清酒醸造においては麹菌と酵母が主役であることは間違いない．しかし，これらの微生物の陰に隠れてひっそりと仕事をこなす微生物がいる．その代表格が乳酸菌である．本項では清酒醸造における乳酸菌の役割とその由来について紹介する．

● 生酛における乳酸菌の役割

現在の清酒醸造の原型ができあがったのは江戸時代である．微生物の存在すら知らない時代にどうやって酵母を純粋培養することができたのであろうか．その秘密が「生酛（きもと）」である．酛は酒母とも呼ばれ，米と米麹を原料として酵母を純粋培養する工程であり，その製造工程で乳酸をどのように得るかで，生酛系酒母と速醸系酒母の2種類に大別される（図1）．速醸系酒母では，仕込み時に原料である蒸米，米麹，水に加え，市販の乳酸と酵母を添加する．仕込み時に乳酸を添加することでpHを下げ，雑菌汚染を防止しながら酸性環境に強い清酒酵母を生育させる酒母製造方法である．したがって速醸系酒母では酵母以外の微生物はほとんど増殖しない．一方，生酛系酒母では仕込み時に乳酸を添加せず，酒母の中で乳酸菌の生育を誘導し，乳酸菌がつくり出す乳酸によってpHを下げる．このような環境下で清酒酵母を生育させるのが生酛系酒母である．

生酛では，蒸米，米麹，水を半切り桶に仕込んだ後，数時間おきに物料を均一にするために混ぜ合わせる手酛（てもと）という作業を行う．翌日，しっかり水を吸った状態の物料を櫂棒などですり潰す作業を行う．これらの作業は，蒸米，米麹が水をしっかり吸って山のように盛り上がった状態を崩すことから山卸し（やまおろし）作業と呼ばれる．この工程は生酛独特の工程であり，山廃酛（やまはいもと）とは，この山卸し作業を廃止した酛のことである．山卸し作業が終了すると，半切り桶の物料を1つのタンクに集める．その後，3～4日間，6～7℃の低温に保つことにより野生酵母などの汚染微生物の活動を抑える．この期間が打瀬（うたせ）である．打瀬期間にはまず硝酸還元菌が生育し，硝酸を還元して亜硝酸を生成する．一方，低温増殖性の乳酸菌も活動を開始する．そして，打

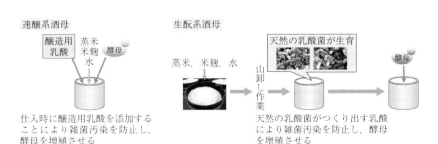

図1 　生酛と速醸酛の違い

瀬期間後に暖気樽（だきだる）と呼ばれる樽に温湯を詰めて温度を徐々に上昇させ，蒸米の溶解と乳酸菌の生育を促すと，乳酸菌の中でも球状の形をした *Leuconostoc mesenteroides* が勢力を強めるが，その後，細長い形状の乳酸菌 *Lactobacillus sakei* が次第に勢力を強め，やがて *L. sakei* が酒母中の優占菌となる．この頃になると，乳酸菌がつくり出す乳酸と亜硝酸により野生酵母は淘汰される．このような乳酸酸性環境下において，乳酸に強い清酒酵母を添加すると，増殖とともにエタノールをつくり出す．生酛で生育する乳酸菌はエタノールに弱いため死滅し，やがて清酒酵母のみが増殖することになる．このように生酛で生育する乳酸菌は酵母が増殖するための環境をつくり出す役割を演じている．

さて，乳酸菌の役割とは酵母の増殖環境をつくり出すことだけなのであろうか．かつての清酒醸造では，冬場の酒造期間の最初に，仕込みに用いるすべての酒母（生酛）を仕込んだ．したがって最後の仕込みに用いられる酒母は，2か月近く保存されたものだったが，醸造に支障はなかった．すなわち，生酛で育成された酵母は長期間保存しても元気な状態を保ち続けることが可能である．では，なぜ生酛で育成された酵母は長期間の保存に耐えうるのであろうか．この点については生酛で育成された酵母はエタノールが存在する環境下で死ににくいという性質に起因する．

生酛では酵母の生育に先立ち乳酸菌が生育する．乳酸菌は米に由来する主要な脂肪酸であるパルミチン酸とリノール酸のうち，リノール酸を優先的に消費する．そのような環境で酵母が育つと，パルミチン酸を豊富に含んだ酵母となる．一方，速醸酛では乳酸菌の増殖はなく，仕込み時に乳酸を添加するため，酵母はリノール酸とパルミチン酸の両方を取り込むことになる．この酵母の脂肪酸組成の違いがアルコール耐性に影響していることが明らかとなった[1]．パルミチン酸を添加した培地で培養した酵母はアルコール耐性能が向上したのである．乳酸菌が酵母に先んじて増殖することで酵母の力を引き出したわけである．

● **生酛乳酸菌の由来**

生酛製造において乳酸菌が生育してくるが，人為的に乳酸菌を添加しない生酛において，乳酸菌ははたしてどこからやってくるのだろうか．かつての蔵付き酵母のように乳酸菌も酒造蔵内に生態的地位を築いて生酛の菌叢形成に関わっているのだろうか．

生酛より分離した乳酸菌の遺伝学的類似性に関する Pulse-field Gel Electrophoresis 解析結果によれば，*L. mesenteroides* では，分離年の異なる乳酸菌が同一系統グループに分類されたが，*L. sakei* では，分離年の異なる乳酸菌で同一系統グループに属することはなかった．さらに *L. mesenteroides* は生酛の仕込みに使用している半切り桶からも分離され，20年前に生酛から分離された乳酸菌と同一系統グループに分類された．これらのことから *L. mesenteroides* は酒造蔵内の木製道具類などを棲みかにし，酒造年度をまたいで現れる，いわゆる蔵付き乳酸菌のような挙動を示すのに対し，*L. sakei* は酒造蔵内で生き延びることができず，米麹などの原材料を介して，酒造年度ごとに多様な菌株が生育してくるものと推察された[2]．生酛を安定的に製造するためには，木製道具を使用することに意味があると考えられる．

以上のように生酛は江戸時代に確立された世界に冠たる日本のバイオテクノロジーであるが，いまだにその技術の全容は解明に至っていない．今後のさらなる研究の発展によりその全容が解明されることを期待したい．

〔高橋俊成〕

参考文献
1) H. Mizoguchi and S. Hara. 1997. *J. Ferment. Bioeng.* 83：12-16.
2) 増田康之ら．2012．生物工学．**90**：1-7.

1-9 焼酎

蒸留酒，本格焼酎，二次仕込み法

● 焼酎の歴史

焼酎（shochu）は日本の蒸留酒である．その起源は中国の雲南一帯を発祥とする蒸留機がもたらされたことに始まると考えられている[1]．蒸留機は，13世紀初めに雲南一帯から近隣地域に広まり，15世紀後半から16世紀前半に日本に伝わったとされる．伝来経路として，3つのルートが考えられている．1つ目は14世紀頃，シャム（現在のタイ王国）との交易により琉球王国にラオロンという蒸留酒の製造法が伝わって泡盛がつくられるようになり，それが南九州に伝わったという説．2つ目は，15世紀頃に朝鮮の蒸留酒である高麗酒が対馬にもたらされていたという記録があることから，朝鮮を経て伝わったという説．3つ目は，倭寇の活動によって中国から直接もたらされた可能性があるという説である．

焼酎の存在を示す最古の記録が，ポルトガルの貿易商人ジョルジュ・アルヴァレスがフランシスコ・ザビエルに送った『日本報告』に見られる．それによると，1546年の鹿児島県にオラーカ（米からつくられた焼酎）が存在したことが示唆されている．また，日本最古の「焼酎」の文字が，鹿児島県の伊佐市にある郡山八幡神社に隠されていた木片に落書きとして残っている．「其時座主は大キナこすてをちゃりて一度も焼酎ヲ不被下候　何共めいわくな事哉　永禄二歳　八月十一日　作次郎　鶴田助太郎」という文章で，これは永禄2（1559）年の神社改修の際に，施主がけちで焼酎を飲ませてくれなかったという大工の恨み言であった．

● 焼酎の分類

焼酎は，酒税法により連続式蒸留焼酎（焼酎甲類）と単式蒸留焼酎（焼酎乙類）に分けられる[2]．前者は，連続式蒸留機を用いて製造した焼酎でアルコール分36度未満のもの，後者は，その他の蒸留機を用いて製造した焼酎でアルコール分45度以下のものである．連続式蒸留機は，明治時代末期に焼酎造りに導入された技術であり，純度の高いエタノールを得ることができる．したがって，原料由来の香味がほとんどないライトなものとなる．一方，単式蒸留焼酎は，原料由来の揮発成分を多く含み，それぞれの原料に特徴的な香味をもつ．

単式蒸留焼酎の中で特定の原料のみで造られたものを本格焼酎と称する．その原料として，米，麦などの穀類，芋類，清酒粕，黒糖，およびその他に49品目が国税庁長官により定められている．なお，黒糖のような含糖質物を使用した蒸留酒は通常，スピリッツ類となるが，鹿児島県奄美群島において黒糖と米麹を併用して製造したものに限り，本格焼酎となる．

焼酎は，その主原料や産地に基づいて，様々な呼称がある．例えば，鹿児島県や宮崎県などの南九州における，サツマイモ（主要な原料品種は「コガネセンガン」）を用いた芋焼酎，奄美群島の黒糖焼酎，熊本県球磨地方の米焼酎があげられる．また，長崎県壱岐は米麹を用いた麦焼酎，大分県は大麦麹を用いた麦焼酎の産地として知られている．現在，世界貿易機関のTRIPS協定に基づく産地表示の保護指定として，球磨，壱岐，薩摩の表示が認められている．

● 焼酎の製造法

連続式蒸留焼酎は，糖蜜，あるいはタピオカやトウモロコシなどの糖質原料を麹菌により糖化したものを原料として，酵母（*Saccharomyces cerevisiae*）によるエタノール発酵を行い，それを連続式蒸留機により蒸留して得られる．

一方，単式蒸留焼酎は，二次仕込み法により製造されている（図1）[3]．二次仕込み法は，まず米や大麦を原料とする麹造りから始まる．

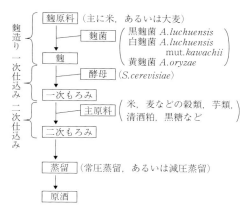

図1　単式蒸留焼酎の製造工程

麹菌の役目は，原料に含まれるデンプンを糖化して酵母が資化できるグルコースに変える酵素を生産することである．次に，麹と酵母を混ぜて，酵母を大量培養して一次もろみとする．

さらに，米，大麦，サツマイモなどの主原料を加えて二次もろみとする．もろみ中では，麹菌の酵素による主原料の糖化と酵母によるエタノール発酵が同時に行われる並行複発酵が進行する．酵母によるエタノール生産は，米や大麦を原料とする場合で，約18度，芋を原料とする場合で約14度に達する．なお，黒糖焼酎の場合は原料にスクロースを多く含むため糖化をする必要はない．麹は，それに含まれる栄養で酵母の増殖を促進して正常な発酵を導き，さらに香味の由来となる．

最後に二次もろみは蒸留されて，原酒となる．蒸留方法には常圧蒸留と減圧蒸留の2種類がある．常圧蒸留は，濃厚な香味になる傾向がある．それに対して，減圧蒸留では，蒸留タンク内の気圧を下げて低温での蒸留を進行させる．加熱による化学反応が抑制され，かつ，高沸点化合物の揮発が少なくなることによって軽快な香味となる．一般的に，原酒はブレンドにより香味を整えられた後，割り水によってアルコール度数が調整されて販売される．焼酎は新酒のほか，甕や樽に貯蔵させた熟成酒としても飲用される．

焼酎製造に用いられている麹菌は，ほとんどが白麹菌（*Aspergillus luchuensis* mut. *kawachii*），または黒麹菌（*Aspergillus luchuensis*）である．過去には清酒，味噌，醤油などの製造に用いられる黄麹菌（*Aspergillus oryzae*）が用いられていたが，明治時代末期から黒麹菌，昭和20年代頃から白麹菌が使用されるようになった．白麹菌は，黒麹菌の白色変異体である．白麹菌と黒麹菌は，黄麹菌と異なりクエン酸を高生産する性質をもち，一次もろみのpHを約3まで下げて雑菌増殖による腐造を防ぎ，安定した焼酎製造を可能にした．焼酎用麹菌は，種麹メーカーから各種販売されている．

これに対して，焼酎用の酵母は，麹菌の生産するクエン酸による酸性pHと高い発酵温度（約35℃）に耐える性質が特徴である．日本醸造協会や各県の酒造組合から焼酎酵母として配布されている．

〔二神泰基〕

参考文献
1) 鮫島吉廣．2000．鹿児島の本格焼酎，pp.42-57．春苑堂出版．
2) 髙峯和則．2015．焼酎講義，pp.6-9．鹿児島大学．
3) 西谷尚道ら編．1991．本格焼酎製造技術．財団法人 日本醸造協会．

1-10

焼酎麴菌

白麴菌, 黒麴菌, ゲノム解析, 糖質分解酵素, クエン酸生産

焼酎製造に用いられる麴菌は, 当初は清酒の製造に影響を受け黄麴菌 (*Aspergillus oryzae*) が用いられていたが, 温暖な九州地域で主に製造される焼酎には, より生酸能力の高い焼酎麴菌が用いられている. 焼酎麴菌として, 黒色の分生子を形成する黒麴菌 (泡盛麴菌, *Aspergillus luchuensis*), およびそのアルビノ (白色変異株) である白麴菌 (*A. luchuensis* mut. *kawachii*) が知られている[1]. 焼酎麴菌は, 原料 (米, 大麦, サツマイモ) のデンプンを加水分解するのに必要なα-アミラーゼやグルコアミラーゼを高生産することに加え, クエン酸を高生産して, 製造時のもろみのpHを低く保ち雑菌の増殖を防ぐ役割がある.

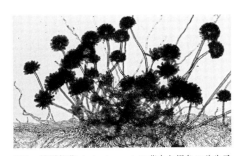

図1 焼酎麴菌 *A. luchuensis* の菌糸と黒色の分生子
[巻頭カラー口絵2参照]

近年のゲノム解析やオミックス解析により, 白麴菌が焼酎製造に利用されている遺伝的要因が明らかにされつつある. 白麴菌の主な特徴は, ①分生子が非黒色である, ②かび毒を生産しない, ③クエン酸の高生産性, ④多様な糖質加水分解酵素をもつことである.

白麴菌の名前の由来である分生子の白色化は, 白麴菌の分生子色素の合成に関与する *pksP* (ポリケチド合成酵素) 遺伝子に, 黒麴菌や黒かび (*A. niger*) の同遺伝子にはない点変異があることに起因する. 変異によりPksP酵素のC末端の機能性領域が失われた結果, 白麴菌では分生子の色素合成能が低下もしくは消失している.

● かび毒非生産性

焼酎麴菌が醸造微生物として利用されるには, 安全性が担保されている必要がある. 焼酎麴菌に近縁の黒かびには, オクラトキシンやフモニシンといったかび毒を生産する菌株が存在する. 白麴菌は, オクラトキシン合成に関与する遺伝子を含む遺伝子クラスターの一部21 kbpを欠失している. また, フモニシンの合成遺伝子群のほとんどを保有していない. すなわち, 白麴菌では両マイコトキシンが遺伝子レベルで合成できない[2].

● クエン酸高生産能

焼酎製造時の原料中のデンプンは白麴菌が菌体外に分泌するアミラーゼやグルコアミラーゼによってグルコースへと変換される (糖化過程). グルコースは, 白麴菌自身が独占利用するだけではなく, そのほとんどは焼酎酵母菌によってエタノールに変換される (発酵過程). この糖化過程と発酵過程が同時進行する並行複発酵によって高濃度のエタノールを含む焼酎もろみとなる. グルコースの一部は白麴菌自身の生育や酵素生産に利用されるとともに, 解糖系でピルビン酸へと変換され, ミトコンドリアでのトリカルボン酸 (TCA) 回路によるクエン酸生産に利用される. 焼酎製造現場では, 製麴時の前半の30時間程度は40℃程度の高温経過をとりアミラーゼを生成させ, 後半に35℃程度の低温を維持してクエン酸を生成させる品温管理が実践されている[3]. 製麴前半の40℃程度の高温経過は, 耐酸性α-アミラーゼの活性化に重要であるが, クエン酸の生産にとっては適していない. 白麴菌と黄麴菌で同様の条件で作成した大麦麴の有機酸生産量を比較すると, 白麴菌では,

クエン酸の量が特に多く，黄麹菌では，全体的に有機酸量は白麹菌に比べ少ないが，コハク酸，フマル酸，リンゴ酸の量が多い傾向にあった．黄麹菌は白麹菌の6％程度のクエン酸量しか蓄積しない．

● ゲノム解析とマイクロアレイ解析

近年，様々な糸状菌のゲノム情報が明らかになり，それらの遺伝子構造を比較することが可能となった．白麹菌ゲノムはおよそ37 Mbpからなり，11,472個の遺伝子で構成される．クエン酸を高生産する白麹菌，黒かびと高生産しない黄麹菌の3菌株間で相同性70％以上を示す共通の遺伝子は3,797個存在するが，クエン酸高生産菌間で保存されるが黄麹菌では保存されていない遺伝子は4,852個存在する．これらの遺伝子がクエン酸の高生産性と関係する可能性がある[2]．

白麹菌がクエン酸を高生産する要因を明らかにするために，白麹菌のクエン酸を高生産する条件（通常製麹）と高生産しない条件（高温製麹）での麦麹中での遺伝子発現が調べられている[2]．クエン酸生産誘導条件下において発現量が上昇した566遺伝子および低下した548遺伝子が同定された．TCA回路中で働く代謝酵素の遺伝子においては，発現変動するものはなかったが，12の推定ミトコンドリア膜局在輸送タンパク質をコードする遺伝子に発現変動が見出された．クエン酸生産誘導条件下において発現量の低下した遺伝子は，ペントースリン酸経路，グリセロール経路，トレハロース経路などで働く遺伝子が多く見られた．また，アミノ酸輸送に関わる遺伝子群が発現上昇していた．一方，タンパク質の折りたたみプロセスに関与する各種遺伝子が発現低下した遺伝子群に多く見られた．これらの発現変動遺伝子全体の挙動から，糖化酵素の分泌生産を促すための製麹初期の高温培養は白麹菌にとってはストレスであり，白麹菌は熱ストレス対応を行っている．すなわち，自身の細胞を熱ダメージから保護するため，熱変性タンパク質の再折りたたみに関する機能の強化，ストレス保護剤として働くトレハロースやグリセロール生産の活性化，細胞壁構造の強化を行っている．また，製造現場で経験的に行われているクエン酸高生産条件である麹の低温培養への移行により，高温培養で活性化した代謝系の抑制に伴う代謝系の変換（解糖系，TCA回路への変換）がクエン酸の高生産に関係していることがわかってきた[2]．

● 多様な糖質加水分解酵素

白麹菌（麹菌）のもう1つの特徴的な性質は，多様な糖質加水分解酵素（GH）をもつことである．白麹菌ゲノム中には，少なくとも253のGHをコードする遺伝子が存在し，それらはCAZy[4]データベース中の55のGHと未分類のファミリーにわたる．白麹菌わずか1つの生物種で，全生物中の135 GHファミリーの約4割のGHファミリーをカバーしている．白麹菌の253のGHの中には，白麹菌が麹中での糖化過程に重要な耐酸性α-アミラーゼ（GH13），非耐酸性α-アミラーゼや2種のグルコアミラーゼ（GH15）が含まれる．これらに加えて，3つの機能未同定の推定α-アミラーゼも存在する．白麹菌の100種以上のGHの基質特異性は未解明であり，GHの遺伝子資源としての焼酎麹菌の利用に期待がもてる． 〔後藤正利〕

参考文献
1) S. B. Hong *et al.* 2014. *Appl. Microbiol. Biotechnol.* **98**：555-561.
2) T. Futagami *et al.* 2015. *Appl. Environ. Microbiol.* **81**：1353-1363.
3) T. Omori *et al.* 1994. *J. Ferment. Bioeng.* **78**：27-30.
4) www.cazy.org

1-11 焼酎生産での液体麹の利用

麹菌，液体麹，焼酎，玄大麦，サツマイモ

麹菌の培養方法には，蒸煮などの処理後の原料に麹菌の分生子を接種して培養する固体培養法と，水に原料およびその他の栄養素を添加して液体培地を調製し，麹菌の分生子または菌糸などを接種し培養する液体培養法がある．それぞれの培養物を固体麹および液体麹と呼ぶ．固体培養法は伝統的に用いられてきた製造法であり，醸造に必要な多種類の酵素を大量に生成できる優れた培養方法である．これに対して，液体培養法は効率的な生産に適した培養方法である一方，アミラーゼ，セルラーゼなどの酵素生産性が低下することが知られている．そのため，醸造産業では固体麹を用いるのが一般的であった．

● 大麦を用いた新規液体麹

焼酎の醸造工程では腐造防止のために低pH環境下にて発酵が進められる．液体麹が含有すべき酵素活性として，グルコアミラーゼ（GAase）活性と，当時液体培養法での生産は困難であると結論づけられていた耐酸性α-アミラーゼ（ASAAase）活性を指標とし，培養法を検討した．

穀類を糖化する際に重要なデンプン分解酵素であるα-アミラーゼやGAaseは，デンプンやマルトオリゴ糖により遺伝子発現誘導されることがよく知られている．そのため，デンプン分解酵素の高生産を目的とした麹菌の液体培養では，デンプンが培地原料として用いられるのが一般的であるが，デンプン分解酵素が生産され始めると，デンプンが分解されグルコース濃度が上昇し始める．グルコースはデンプン分解酵素遺伝子の発現を抑制するため，相反する効果をいかにコントロールするのかが重要となる．

焼酎原料となる大麦などは通常，利用しやすいように穀皮をとう精工程で除去してあるが，穀皮にある程度覆われた原料は，酵素により分解されにくくデンプン溶出速度が抑制されるのでないかと予想した．精麦度の異なる大麦を調製し，無菌液中で糖質分解酵素と反応させた場合のグルコース生成量を比較したところ，精麦度が小さくなる（穀皮が削られる割合が大きくなる）に従い，酵素により分解されやすくなった（図1）．次に，精麦度の異なる大麦を原料として *Aspergillus luchuensis* mut. *kawachii* NBRC4308株を振とう培養したところ，上述のグルコース生成量が低かった100％精麦（玄大麦）～90％程度の精麦を用いた液体麹では，GAaseが高生産されたのみならず，ASAAase活性が10 units/ml以上と目標値を超えた（図1）．液体培養法にて，ASAAase活性がこのような簡便な方法により高生産されたのは初めてであった[1]．

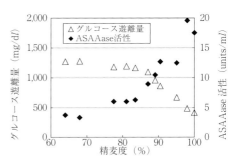

図1 各種精麦のグルコース遊離量および液体麹ASAAase活性比較

● 玄大麦液体麹の酵素高生産機構解析

著者らは上述の玄大麦液体麹に関するアミラーゼ系酵素高生産機構を解析するため，玄大麦および粉砕玄大麦を用いた液体麹，一般的な麦固体麹の培養経過中における，酵素活性，糖濃度，遺伝子発現および菌の形態などに関する詳細な解析を行った[2]．図2に，玄大麦液体麹のアミラーゼ系酵素高生産機構の推定モデルを示す．培養初期においては菌の

形態変化が生じ，また培養初期から中期において翻訳後修飾に関する遺伝子が発現上昇する．翻訳後修飾に関する遺伝子の高発現は固体培養でも観察されている．また，培養期間を通じてグルコースが低濃度で維持されることでCreAによるグルコース抑制が解除され，同時に酵素生産に関わる誘導性糖が持続的に供給されることでAmyRによる誘導によりアミラーゼ系酵素遺伝子が発現上昇し，酵素生産へとつながる．さらに栄養成分の供給が持続されるので酵素生産が続く．これらのことが複合的に関与しながら，アミラーゼ系酵素高生産へとつながっていることが推察された．

同様の手法を用い，黒麹菌，黄麹菌，紅麹菌の液体麹酵素高生産も達成している[1]．

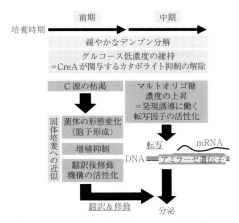

図2 玄大麦液体麹におけるアミラーゼ系酵素高生産機構の推定モデル

● **玄大麦液体麹を用いた麦焼酎製造**

今回開発した玄大麦液体麹と一般的な麦固体麹を用いて焼酎小仕込み試験を行ったところ，発酵終了もろみのアルコール度数，主要な高級アルコールおよびエステル類の含有量に大差はなかった．さらに，専門パネルにより定量的記述分析法による調査を行った結果，硫黄臭，油臭，酸臭，こげ臭，エステル，原料香，スッキリ感について有意差はなく，似たタイプであることが判明した[1]．

● **サツマイモを用いた新規液体麹**

サツマイモに乾燥処理などを加え，芋固体麹をつくる方法が報告されている．通常の芋焼酎に比べ芋特有の香味が強く，差別化された酒質として評価されている．サツマイモを用いた液体培養法を検討した結果，サツマイモ濃度を高めることによって酵素活性が上がり，産業利用が可能な活性値が得られた[3]．芋焼酎でよく使われるコガネセンガンの肉質部を用いた場合，サツマイモ濃度が20〜30％の場合に最も高いGAaseおよびASAAase活性が得られた．また，芋焼酎製造の際に苦味の原因になりやすいため切除されることが多いサツマイモ先端部を用いても，ASAAase活性およびGAase活性ともに肉質部とほぼ同様な酵素活性が得られることが確認できた．

固体麹でしか得られない醸造に重要な酵素活性があったため，醸造の世界で液体麹を利用することは極めてまれであった．今回開発した新規液体麹は両培養法のハイブリッドタイプともいえ，固体麹特有と考えられていたASAAaseの生産にも成功しており，仕組みが簡単であることもふまえ，より多くの分野で展開されていくことを期待する．

〔小路博志〕

参考文献

1) 小路博志，杉本利和，舛田 晋ら．2013. 生物工学会誌. **91**：73-79.
2) T. Sunagawa, S. Masuda and H. Shoji. 2014. *J. Agr. Sci. Technol. A.* **4**：13-26.
3) S. Masuda and H. Shoji. 2012. *J. Inst. Brew.* **118**：346-351.

1-12 泡盛

歴史，製法，種類

● 泡盛の歴史

泡盛は沖縄県を代表する伝統的な酒類であり，日本最古の蒸留酒である．泡盛の原型と考えられる蒸留酒は，14～15世紀に初めて沖縄（当時の琉球王国）に輸入されたと考えられている．琉球王国は中国や東南アジアの国々と貿易を行っていたことから，輸入品の中にこれらの国々からの蒸留酒が含まれていて，その後蒸留酒に加えて基本的な蒸留技術や醸造技術が琉球に伝わり，さらに得られた情報に基づいて琉球独自の試行錯誤が行われた結果，泡盛の製法が確立されたものと考えられる．それ以降，泡盛は亜熱帯気候である琉球に合うように，さらに改良，洗練され，貴重な輸出品として重要な役割を果たすようになった．

泡盛の蒸留技術の伝来ルートには，2説がある．1つは南ルート説であり，交易が盛んであったシャム（現在のタイ）から伝来したという説である．タイの米焼酎である「ラオ・ロン」の風味が泡盛と似ていること，醸造に用いられた甕や蒸留器が，泡盛を製造する際に使用されていたものと似ていたというのが根拠となっている．もう1つは北ルート説である．中国貴州省を経由して，福建省に米焼酎が存在すること，泡盛と同様に泡立ちでアルコール度数を計測する方法があること，進貢貿易による交流が盛んであったこと，食文化が類似していることなどが，その根拠になっている．

一方，泡盛の醸造では，「黒麹の散麹（ばらこうじ）」が用いられ，この手法は世界的にみても独特な方法である．泡盛をはじめ，焼酎，日本酒の製麹では，「撒麹」という蒸米1粒ごとに麹菌を生育させた麹を用いるのに対して，東アジアや東南アジアの多くの地域では，生デンプンに麹を生育させる「餅麹（もちこうじ）」という製法が用いられている．中国では餅麹を用いた手法が主流であるものの，福建省の北側に位置する浙江省では，醸造酒である黄酒の醸造に「烏衣紅曲（ういこうきょく）」と呼ばれる散麹が用いられており，日本の製法と同様に蒸米で麹が製造される．烏衣紅曲は，紅麹菌，酵母，黒麹菌の混合培養麹であり，黒麹菌が分離された報告がある[1]．烏衣紅曲の製法が，琉球王国との交流が盛んであった福建省から浙江省に伝えられた方法であることから，泡盛黒麹菌の起源は福建省にあるのではないかと考察されている．黒麹菌のみの散麹を醸造に使用している例は中国にはないことから，散麹を使う醸造技術は，日本から中国に移入した可能性が高いが，*Aspergillus luchuensis* を使用した「黒麹の散麹」を使う醸造技術は，琉球王国で誕生した可能性がある．すなわち，麹を使用する醸造技術は，最初は蒸留技術とともに伝来した可能性が高いが，沖縄の気候風土に合うよう改良を重ねた結果，「黒麹の散麹」を使用するようになったと考えられる．

● 泡盛の製法

泡盛は，米（主にタイ産のインディカ種）のみを原料とし，醸造微生物として黒麹菌および酵母を用いる．泡盛醸造では黄麹菌ではなく *A. luchuensis* が製麹に用いられる．この黒麹菌を用いる点が泡盛製造における最も代表的な特徴であるといえる．黒麹菌が大量に生産するクエン酸によって，もろみ中の雑菌の増殖が抑制され，高温多湿の沖縄地方での酒類醸造を可能にするとともに，後の九州における焼酎醸造技術の発展につながった．

また，泡盛の醸造では九州地方の焼酎や清酒の製造などでみられる原料の二次添加（段仕込み）は行われない．すなわち，用いられる発酵原料のすべてが黒麹に起因していることから，泡盛は他の酒類と比較してその風味が黒麹菌株や麹の品質に強く影響されると考

えられる.一方,アルコール生成を担う酵母は,古来より Saccharomyces cerevisiae であったと考えられ,現在も泡盛もろみから分離,育種された株が醸造に用いられている.

シー汁浸漬法は,泡盛醸造で昭和30年代まで広く行われていた伝統的な原料米処理法である.「シー汁」とは"酸っぱい汁"を意味する.原料米を水に浸漬させ,その浸漬液の一部を"シー汁種"として次回の浸漬に用いるというのが,基本的な方法である.浸漬液中には,原料米や醸造環境由来の生酸菌が増殖し,これらの細菌が産生する有機酸によって,原料米表面が軟化し,その後の蒸煮,製麹工程や酒質に対する好影響があると経験的に考えられてきた.しかし,主に衛生面の問題から,シー汁浸漬法は昭和40年代前半に廃止された.角田らは,シー汁浸漬法を活用した新規醸造方法を検討するために,新たにシー汁を調製し,この諸性質を調べた[2].その結果,有機酸の90%以上が乳酸であり,Lactobacillus 属などの乳酸菌が検出されたことから,乳酸菌による乳酸生成が示唆された.また,酸性プロテアーゼ,セルラーゼ,ヘミセルラーゼ活性が認められ,これらの活性は浸漬初期にはみられなかったことから,微生物由来の酵素が原料米細胞壁の軟化に作用していると考えられる.一方,本浸漬法は泡盛中に含まれる複数の香気成分に対して影響を与えており,官能評価でもその差異が認められている.これらの研究を通して,シー汁浸漬法は伝統的な醸造手法として見直されており,本浸漬法を用いた泡盛が複数市販されている.

● 泡盛の種類

泡盛は一般酒と古酒(クース,通常3年以上熟成したもの)に大別される.特に沖縄では古くから古酒,すなわち熟成の手法があった点において,清酒や焼酎とは一線を画している.古酒を維持する優れた手法として"仕次ぎ"(複数の異なる熟成段階の甕を用いて順次古酒を移し替えていく手法)が知られてい

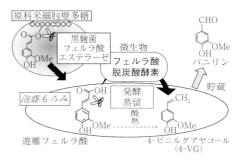

図1 泡盛醸造におけるバニリン生成機構

る.古酒化とは,泡盛の貯蔵中に進行する香味の品質向上(熟成)を指すが科学的には明確に定義されていない.熟成過程において,生成量が増加する代表的な香気成分としてバニリン(バニラ香の原因物質)が知られている.泡盛古酒におけるバニリン生合成機構は図1のように示されている.バニリンの出発物質は,原料米の細胞壁多糖に結合しているフェルラ酸である.フェルラ酸は黒麹菌が生産する酵素フェルラ酸エステラーゼによって,泡盛もろみ中に遊離される.この遊離フェルラ酸の一部が,発酵中の酸や蒸留時の熱,あるいは発酵槽中の微生物酵素によって脱炭酸され4-ビニルグアヤコール(4-VG)に変換され,これが貯蔵中にバニリンに変化すると考えられている.

〔渡邉泰祐〕

参考文献
1) 利久 豊ら.1996.醸協.**91**:290.
2) 角田潔和ら.1998.醸協.**93**:897.
3) 渡邉泰祐ら.2012.生物工学.**90**:311.

1-13
泡盛麴菌

分類，学名，*Aspergillus luchuensis*

● **泡盛麴菌とは**

　沖縄産の蒸留酒「泡盛」醸造に利用されている *Aspergillus* 属の有用糸状菌である．清酒醸造に使われる黄麴菌（*Aspergillus oryzae*）と近縁であるが，分生子（胞子）の色が黒色であることから黒麴菌とも呼ばれる．泡盛麴菌の大きな特色の 1 つとして，黄麴菌と同様に糖質分解酵素を供給するだけではなく，クエン酸を菌体外に多量に分泌することがあげられる．これにより泡盛もろみの酸度を高く維持することで雑菌の繁殖を抑え，酵母による健全なアルコール発酵に寄与している．もともと九州地方の焼酎製造は黄麴菌により行われていたが，明治時代に沖縄から泡盛麴菌が導入されるとその品質のよさから広く普及し，また新技術による焼酎としてハイカラ焼酎と呼ばれたという．その後，泡盛麴菌の白色変異株である白麴菌（*A. luchuensis* mut. *kawachii*）が見出され，焼酎製造で広く使われていたが，最近では泡盛麴菌も再び使われるようになっている．

● **泡盛麴菌の由来**

　泡盛麴菌の由来については，よくわかっていない．江戸時代の儒学者，新井白石の『南島志』には，泡盛の製法として，「米を蒸して麴をまぶした後，甑（こしき）を以て蒸してその滴露をとる」とあり，すでに麴菌が使われていたことが記載されているが，これが泡盛麴菌であったかは不明である．タイや韓国，中国などの東南アジアではクモノスカビやケカビなどを使うことが一般的であり，また，中国福建省には「烏衣紅曲（ういこうきょく）」という黒麴菌と紅麴菌，酵母の混合培養麴があるが，泡盛麴菌のみを使うのは沖縄だけであり，そのルーツには興味がひかれ

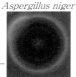

泡盛麴菌
Aspergillus luchuensis ゲノムの相同性 89% 人とチンパンジー 96% *Aspergillus niger*

| 沖縄出身 泡盛・焼酎製造に利用 安全・安心 異臭なし | ヨーロッパ出身 クエン酸製造に利用 一部株にかび毒生産性 土臭あり |

泡盛麴菌とニガーは見た目のよく似た遠い親戚
図 1　泡盛麴菌［カラー口絵 3 参照］

る．

● **泡盛麴菌学名の変遷**

　泡盛麴菌は，1901 年乾により泡盛麴から単離され *Aspergillus luchuensis* として初めて報告された．その後，1913 年に中澤がわずかな形態の違いより *A. luchuensis* を否定し *Aspergillus awamori* を記載するなど，泡盛麴菌として複数の学名が報告され混乱がみられていた[1, 2]．しかし，1979 年，村上は多数の黒色 *Aspergillus* について菌学的性質を用いた多変量解析を行い，主な泡盛麴菌を *A. awamori* としそのうち分生子頭がオリーブ色のものを *A. luchuensis* とすることで整理された[3]．

　ところが，海外においては，中澤の *A. awamori* が入手できなかったのか，その標準株としてブラジル由来の *Aspergillus niger* に近い NRRL 4948 株が用いられたため，泡盛麴菌は *A. niger* およびその変種であると記載されるなど，泡盛麴菌をめぐる新たな混乱が巻き起こされた．しかし，2013 年，韓国の Hong らは，広範な黒色 *Aspergillus* 標準株の表現型観察，シーケンス解析などから，泡盛麴菌は日本を中心に韓国，中国の醸造に重要な糸状菌であること，*A. niger* とは違う独立した種であること，優先権からその学名は *A. luchuensis* とすべきであることを報告し，新たな学名の混乱も解決をみた．また，*A.*

awamori とされていた株には *A. luchuensis* だけでなく *A. niger* も含まれることから，分類学上の混乱を避けるためにもこの学名を廃止することが好ましいとした．これにより国際的に泡盛麴菌の学名として琉球にちなんだ *A. luchuensis* が認められることとなった[4]．

なお，一部の *A. niger* において，生産が確認されているかび毒オクラトキシン A およびフモニシン B2 について *A. luchuensis* は，その生合成系遺伝子を欠失していることも確認されている（図1）．

● 主な泡盛麴菌

これまで泡盛麴菌として報告され，*A. luchuensis* に該当すると確認された主な菌株として以下のものがある．

NBRC 4281（RIB 2642）　1901年に乾により単離され泡盛麴菌として最初に報告され *A. luchuensis* と命名された菌株．メトレの記述がなかったことから初期の学名が混乱することとなった．2013年，Hong らによりメトレのある標準由来株として再記載された．

NBRC 4314（RIB 2604）　乾による報告と同年，宇佐見により泡盛麴中より分離され「黒色糸状菌第一」として記載された菌株．泡盛麴菌ゲノム解析対象株．

JCM 2261（IAM 2112）　1911年，中澤が泡盛麴から分離し *A. awamori* と命名された菌株．この菌株が入手できなかったことから，海外ではブラジル由来の *A. niger* に近い菌株が *A. awamori* の基準とされ，泡盛麴菌学名の混乱が巻き起こされた．

JCM 22320（IAM 2351）　1949年，坂口らが，沖縄，八丈島，九州南部より分離した1,000株を超える黒色 *Aspergillus* のうち喜屋武酒造（現・瑞泉酒造）から単離されて60年間東京大学で保存されていた株．戦禍を超えた黒麴菌として注目された．現在，この菌株を使用して泡盛の製造が行われている．

ISH1 および ISH2　現在，沖縄県内で泡盛の商業生産に最も広く用いられている泡盛麴菌，アワモリ菌およびサイトイ菌と呼ばれている．通常，両菌を混合した「複菌麴」として利用されているが，混合比を変化させることで泡盛の風味が変化すると報告されている．

〔山田　修〕

参考文献

1) 乾　環．1901．工業化学雑誌．4：1357-1361．
2) 中澤亮治．1913．台湾総督府研究所報告第2回．pp.93-97．
3) 村上英也．1979．醸造協会誌．74：849-853．
4) S. Hong *et al.* 2013. *PLOS ONE*. 8：e63769．

1-14
焼酎と泡盛における酵母

酵母の種類・性質，ゲノム解析，
新たな酵母の開発

● 焼酎および泡盛の発祥と酵母

日本の蒸留酒の歴史は，約600年前の15世紀頃に複数のアジア地域（タイや中国の福建など）から伝来した複数の技術を基としてまず泡盛の醸造技術が確立し，これが16世紀頃に九州地方に渡ることで焼酎の醸造技術となったと考えられている．これらの醸造に不可欠な酵母は，発祥初期から近代に至る約500年もの間，微生物として直接的な認識がなされず，もろみなどの発酵過程の産物として，あるいは発酵技術の潜在的対象として受け継がれてきた．伝統的に用いられてきたこれらの酵母のルーツについて，海外から伝来したものか，各地固有のものかについては明らかになっていないものが多い．

● 焼酎および泡盛酵母の発見

焼酎および泡盛醸造において酵母を直接の対象とした研究は，1901（明治34）年に乾環による Saccharomyces awamori Inui，および同年に宇佐美桂一郎による S. awamori の同定が最初である．その後，1917年に中沢が糖蜜もろみから台研396号，1951年に日高が芋焼酎もろみから宮崎酵母，1952年に角田らが泡盛もろみから鹿児島酵母，1965年に菅間らが球磨焼酎もろみから後の協会焼酎酵母2号（SH-4）など，日本を含む東南アジア諸国の様々な醸造物から酵母が分離された．これらの優良実用菌株が広く用いられることにより安定した高品質な焼酎および泡盛の醸造が実現した．

焼酎および泡盛酵母研究の歴史については西谷による一連の報告[1~6]に詳しいので参照されたい．

● 焼酎および泡盛醸造に用いられる酵母

焼酎および泡盛製造で用いる黒麹菌および白麹菌は多量のクエン酸を生成するためもろみは酸性となる．また，温暖地域での発酵であるためもろみが高温になりやすい．このため焼酎および泡盛酵母は，低pHかつ高温というストレス環境下で効率的にアルコール発酵を行う能力を有する必要がある．さらに，焼酎では米や麦，芋などそれぞれの原料を用いたもろみで効率的に発酵しうる特性が求められる．

これまで，焼酎酵母としては鹿児島2号（K2）や宮崎酵母（MK021），熊本酵母など，泡盛酵母としては泡盛101号が広く用いられてきた．一方，近年の嗜好の多様化への対応や付加価値の付与の目的で様々な酵母が開発され利用が進められている．現在頒布されている酵母を大別すると，日本醸造協会系，および鹿児島，宮崎，熊本，沖縄などの各県を中心に開発された系統がある．

日本醸造協会系の酵母としては，焼酎用酵母2，3，4号の3種類が頒布されている．2号（SH-4）は焼酎もろみから，3号は焼酎麦麹から分離され，4号は育種と交配によって得られている．それぞれ香気バランスに特徴のある焼酎醸造が可能で，特に4号はカプロン酸エチルを多く生成する焼酎用酵母として開発された株である．

鹿児島系の酵母には，もろみから分離された鹿児島酵母Ko，Koを親株とした鹿児島2号（K2）や，4号（C4），5号（H5）[7]，BAW-6などがある．C4は二次もろみの立ち上がりが良好で，軽く華やかな焼酎，H5はアルコール収量が高く，甘くこくのある焼酎となる．BAW-6はアルコール生産性が高く，大麦焼酎製造に使われている．

宮崎系の酵母では，宮崎酵母MK021が広く用いられ，その後，焼酎もろみから平成宮崎酵母MF062が分離され差しもと（仕込み時に，前回仕込んだ発酵中のもろみを酵母の種として使用すること）の安定性，良好な香気成分のバランスなどの特徴を有することが報告されている[8]．

熊本系の酵母は，異なる3タイプの酵母株として①昔ながらのこく味のあるタイプ，②華やかな香りのあるタイプ，③すっきりした酒質で香りの高いタイプがそれぞれ分譲されている．

沖縄県では，以前は泡盛もろみから分離された泡盛1号が用いられ，現在は泡盛1号を親株として育種された泡盛101号[9]が広く用いられている．101号は，親株と比較してもろみ初期における品温の上昇および日本酒度のキレが速く，アルコールの上昇も早いなどの特徴がある．近年，さらに泡盛101号を親株として香気成分バランスが異なる泡盛醸造が可能な101H酵母が実用化されている[10]．一方，泡盛酵母は泡盛1号系以外にも，古酒香成分であるバニリンの前駆体4-ビニルグアヤコール（4-VG）含有量を高める特性をもつマンゴー酵母，4-VGとともに古酒香成分1-オクテン-3-オール（マツタケオール）を高める特性を有する芳醇酵母，高4-VGながらすっきりしたバランスのハイビスカス酵母など特徴ある新たな酵母が開発され，これらを用いた泡盛が商品化されている．

● 焼酎および泡盛酵母の分子生物学的解析

近年の技術革新により，焼酎および泡盛酵母においても遺伝子レベルでの評価や応用が進められている．株間のゲノム配列における多型解析については，RAPD法やAFLP法などPCRを利用した方法が用いられていたものの，近縁種が多い酵母群の分別にはITS（Inter Transcribed Spacer）領域などの塩基配列を用いる方法が適していると報告された．さらに近年，次世代シーケンサーにより酵母の全ゲノム（約1,200万塩基）迅速解析が可能になり，焼酎および泡盛酵母を対象とした解析が進められている．これまでに，SH-4やBAW-6，泡盛101号酵母を対象とした解析が行われている．これらの技術により，醸造酵母との比較による焼酎および泡盛酵母の特徴についての評価，株の機能性を特徴づける配列の特定など，これまでにない応用が進みつつある．

今後に，各菌株の詳細な解析や系統分類とともに，新たな菌株の育種やアルコール生産性を含む遺伝子発現解析への応用，麹や他の微生物（およびそれらの生産物）との相互作用への応用が進むことで，焼酎および泡盛の生産性向上や商品開発に活用されることが期待される．

● 新規焼酎および泡盛酵母の開発

新規焼酎および泡盛酵母の開発は，醸造技術の発祥から微生物としての認識はなく伝統技術で継承された「第1期」，酵母が特定され優良菌株の分離・開発・利用により生産性および風味の安定化が飛躍的に進んだ「第2期」を経て，現在は付加価値の付与を目指して新たな酵母の分離・育種を進める「第3期」に入っている．新たな酵母の分離では，当初は受け継がれてきたもろみを分離源とする取り組みが多かったものの，その後，付加価値や新たな特徴を有する酵母の取得を目指して花，果実，海洋，土壌など自然界からの分離が多くの地域で進められている．最近では，目的に合わせた特徴の獲得を意図した交配や育種技術が実用化されている．今後は，伝統的に受け継がれた酵母や醸造技術を維持向上するとともに，これらの伝統を基盤とした新たな技術により様々な酵母の利用が進むと考えられる．

〔塚原正俊〕

参考文献

1) 西谷尚道．1982．醸協誌．77：599-605．
2) 西谷尚道．1982．醸協誌．77：648-655．
3) 西谷尚道．1982．醸協誌．77：872-880．
4) 西谷尚道．1983．醸協誌．78：38-43．
5) 西谷尚道．1983．醸協誌．78：120-123．
6) 西谷尚道．1983．醸協誌．78：193-203．
7) 高峯和則ら．1994．鹿児島県工業技術センター．8：1-6．
8) 山本英樹ら．2013．醸協誌．108：45-51．
9) 新里修一ら．1989．醸協誌．84：121-123．
10) H. Takagi et al. 2015. J. Biosci. Bioeng. 119：140-147．

1-15 醤油の歴史と製法

歴史，製法，原料，微生物

● 歴 史

醤油のルーツとして歴史上最初に登場するのは，約3,000年前の中国の醤（ショウ，ジャン）である[1]．当初は動物肉に雑穀麹と塩を混合して発酵させた保存食だった．大豆などの穀物を主原料とした醤が作られるようになったのは約2,000年前と考えられている．6世紀の中国の農業技術書『斉民要術』には醤の詳細な製法や，豉（シ）という大豆発酵食品も記録されており，これらが現在の醤油や味噌の共通の祖先である．

我が国への伝来時期については明確な記録はないが，古くからの中国・朝鮮との交易の中で度々伝わってきたものと考えられ，701年の大宝律令には大豆を原料とした醤（ひしお）が作られていたことが記載されている．なお，中国の麹は *Rhizopus* 属や *Mucor* 属が主体であったが，日本に伝来した後，現在と同じ *Aspergillus* 属主体の麹に変わったと考えられる[2]．

室町時代には，醤や未醤（味噌）を水で薄めて，ざるや布で濾した「垂れ味噌」が液体調味料として使用される時代を経て，現在の醤油（たまり醤油）の原型が完成した．16世紀後半から龍野，湯浅，尼崎などで醤油醸造家が創業した記録があり，各地に広まっていった．1597年の『易林本 節用集』に辞書として初めて「醤油」の語が登場した[3]．その後も各地で製法の改良が重ねられ，江戸時代後期には現在の濃口や淡口などの本醸造醤油の製法が確立した．

ところで，13世紀半ばの湯浅で経山寺（径山寺）味噌のたまり汁を液体調味料として使い始めたのが醤油の発祥という伝承が知られているが，客観的な記録が残っておらず諸説の異論もある[2,3]．

● 製 法

醤油（本醸造方式）の一般的な製法を図1に示す．主原料は大豆，小麦，食塩である．

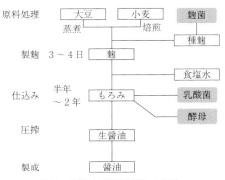

図1 醤油（本醸造方式）の製法

大豆は，大豆油を取り除いた脱脂加工大豆，もしくは大豆をそのまま用いる丸大豆が使用される．一般的には吸水後に加圧加熱処理を行う蒸煮によって，タンパク質の変性や細胞壁多糖の可溶化を行う．小麦は，一般的には焙煎によってデンプンをα化した後，割砕する．タンパク質の変性やデンプンのα化を行うことにより，後の工程で麹菌由来酵素による分解を受けやすくなる．

種麹は，製麹の際の麹菌スターターとなるもので，小麦ふすま，精白押麦，割砕小麦，砕米などに散水し，蒸煮殺菌を行ったものに特定の麹菌株の分生子を植菌，培養し，分生子を十分着生させたものである．なお，醤油麹において純粋培養した種麹を製麹ごとに毎回接種するようになったのは20世紀に入ってからといわれている[4]．それ以前は品質のよかった麹の一部を取り分けて，次回の製麹の際に種麹として添加する共麹（友麹）法が主流であった．

製麹工程では，原料処理した大豆と小麦，種麹を混合し，約25～40℃，湿度約85～95％の範囲で適宜調節しながら3～4日かけ

て麹菌を生育させる．この過程で麹菌がプロテアーゼ，アミラーゼ，セルラーゼなどの多様な酵素を生産することにより，後の仕込み工程で原料の溶解・分解が進む．さらに，麹菌の菌株や生育度合いによって得られる醤油の味や香りが異なることが知られており[4]，良質な麹を作る工程は良質な醤油を得るうえで非常に重要である．

次に仕込み工程では，麹に食塩水を混合してもろみを調製する．清酒や味噌で麹と未製麹原料を混合して仕込まれるのとは異なり，醤油では原料の全量を製麹する全麹仕込みが主流である．

もろみの食塩濃度は13〜18%（w/v）程度であり，耐塩性のない微生物は速やかに死滅するため，腐敗することなく長期間の発酵熟成が可能となる．麹菌も死滅するが，麹菌が生産した酵素の活性は残り，原料のタンパク質や多糖類の分解が進む．これらがグルタミン酸をはじめとしたアミノ酸や糖類となって醤油の味を形作るものとなる．

仕込み後数週間〜数か月の間に，耐塩性を有する乳酸菌 *Tetragenococcus halophilus* や酵母 *Zygosaccharomyces rouxii* が生育し，乳酸などの有機酸類やエタノール，香気成分を生成する．これらが過不足なく，最適なタイミングで行われることが優れた風味の醤油を作るうえで重要である．そのためにもろみの温度や通気量の調節が行われる．

伝統的には，乳酸菌や酵母は仕込み桶に付着していたものが増殖し発酵していたが，近年では発酵状態の安定化やアミン類の低減などを目的として，優良選抜した菌株を純粋培養したスターターをもろみに添加することが多くなっている[4]．

仕込みの後半では，微生物の活動が穏やかとなり，アミノ酸と糖が結合するアミノカルボニル反応や，それに伴う一連の化学反応（メイラード反応）により，醤油らしい色を呈する成分（メラノイジン）や香気成分が生成する．しかしながら，仕込み期間が長すぎると濃色化が過度に進行し，香りも華やかさを失う．さらに，グルタミン酸が「うま味」を呈さないピログルタミン酸に徐々に変化するため，適度な期間で仕込みを終了し圧搾するのが好ましい[4]．

圧搾工程では，もろみを布で包み，加圧濾過を行うことにより，不溶性固形分（醤油粕）が除去された生醤油を得る．

次に製成工程では，油分の分離や珪藻土濾過を行って清澄度を高め，加熱殺菌（火入れ）を行う．火入れによりタンパク質が変性して凝集沈殿し，澱（おり）となる．澱を含まない上清のみを醤油として使用する．火入れの際に加熱による褐変反応が起こり，メラノイジンが増加して濃色化するとともに，火入れ特有の香気成分が生成する．一方最近になって，加熱殺菌を行わず膜濾過によって除菌を行った生醤油が広く流通するようになった．色がうすく，香りが穏やかという特徴があり，市場で増加傾向にある．

以上が本醸造方式醤油の一般的な製造法である．なお，大豆や小麦に塩酸を加えて加熱分解後，水酸化ナトリウムで中和した「アミノ酸液」を使用したものも，国内では混合方式醤油として，海外では soy sauce として用いられているが，微生物による発酵食品とは異なるものである．

〔仲原丈晴〕

参考文献

1) 坂口謹一郎．1979．世界，pp.252-266．岩波書店．
2) 茂木孝也，松若昭夫．1996．日本醤油研究所雑誌．**22**：1-12．
3) 川田正夫．1991．日本の醤油，pp.35-111．三水社．
4) 栃倉辰六郎．1998．醤油の科学と技術，pp.45-243．財団法人 日本醸造協会．

1-16
醤油麹菌とゲノム

Aspergillus oryzae, Aspergillus sojae,
ゲノム解析

● 醤油麹菌に求められる性質

醤油醸造用の麹菌に求められる主な性質を以下に記す[1].

①醤油醸造に必要な酵素生産能が高いこと.
醤油醸造では, 生産性向上のためには原料の可溶化 (窒素利用率) が, うま味向上のためには分解 (アミノ酸化率) が重要である. 醤油の品質は, 全窒素分とうま味成分であるグルタミン酸の含量が多いものが優良と考えられているため, 醤油醸造ではタンパク質を分解する能力と, グルタミン酸を生産する能力が高い麹菌が優れた麹菌とみなされる.

②芳香生産が旺盛で, 醤油の香味が優れていること. 醤油の香味には, 酵母だけでなく, 麹菌が産生する有機酸, 有機酸がもろみ中でアルコールと反応してできるエステル, 麹菌自己消化物なども大きく影響すると考えられている.

③生育が旺盛で分生子着生能が高いこと. 種麹調製を容易にさせ, 製麹中の汚染を低減させる.

④もろみの粘度が適度に低く, 圧搾が容易であること. 圧搾効率は生産性に大きく影響する. もろみが固すぎると自然垂れが少なく押し切れず, 緩すぎても押し切れない.

⑤火入れ垽 (おり) の生成量が少ないこと. 過剰な垽は清澄工程の生産性を低下させ, 醤油収量にも大きく影響する.

⑥遺伝的に安定であること. 品質の安定のため, 優れた性質を安定してもつことが重要である.

⑦かび毒を生産しないこと.

● *A. oryzae* と *A. sojae* のゲノム解析

醤油醸造に用いる麹菌は, *Aspergillus oryzae* と *A. sojae* であり, これら2種はそれぞれ全ゲノム解読されている. 麹菌の醸造特性と安全性についてゲノム解析の観点を加え解説する.

醸造特性 醤油醸造では「一麹, 二櫂, 三火入れ」といわれ, 醤油の品質に麹の出来が最も重要であると考えられている. 麹の出来は麹菌により決まるため, ゲノム解読以前から麹菌の種と醤油品質について研究されており, *A. oryzae* と *A. sojae* はいくつかの主要な醤油醸造特性において統計学的な差異があることが報告されている[2]. *A. oryzae* と *A. sojae* の麹を比較すると, *A. sojae* の麹はグルコース量が多く, pHが高い. *A. sojae* の麹のpHが高い原因は *A. oryzae* よりクエン酸資化能が高いためと考えられる. 麹のpHはもろみ初期の酵素作用や醤油乳酸菌の生育に関与するため醤油品質に影響する. 麹の各種酵素活性では, *A. oryzae* は酸性プロテアーゼ, 酸性カルボキシペプチダーゼ, α-アミラーゼ活性が高い. 一方, *A. sojae* はグルタミナーゼ, エンドポリガラクチュロナーゼ活性が高い. *A. sojae* の熟成もろみは *A. oryzae* のそれより粘度が低いが, これはエンドポリガラクチュロナーゼ活性が高いことに起因すると考えられる. また, *A. sojae* のもろみ濾過液汁は火入れ垽が少ないことが知られているが, これは麹中での酸性プロテアーゼ, 酸性カルボキシペプチダーゼ, α-アミラーゼ生産量が少ないためと考えられている.

ゲノム解読後, 麹菌と他の *Aspergillus* 属糸状菌の比較ゲノム解析により, *A. oryzae* と *A. sojae* は他の *Aspergillus* 属糸状菌より多くのプロテアーゼ遺伝子をもつことがわかった[3,4]. 醤油醸造では麹菌に高いタンパク質分解能が求められる. プロテアーゼ遺伝子を多くもつことが, *A. oryzae* と *A. sojae* が醤油醸造に利用される主な理由の1つと考えられた. また, *A. oryzae* と *A. sojae* のプロテアーゼ総遺伝子数に大きな差はなかったが, プロテアーゼの種類によって配列相同性に違

いがあった[4]．セリンカルボキシペプチダーゼは2種間で高度に保存されていたのに対し，アスパラギン酸プロテアーゼは保存度が低く多様性があった[4]．これら配列保存度の違いが醸造特性にどう関与するのか，詳細は解明されていない．また，A. oryzae は α-アミラーゼ遺伝子を3つもつが，A. sojae は1つしかもたないことがわかった[4]．A. sojae が A. oryzae より α-アミラーゼ活性が低い原因の1つとして，遺伝子数が少ないことが考えられた．

このように，比較ゲノム解析により A. oryzae と A. sojae が醤油醸造に利用されてきた理由や，2種の醸造特性の違いが遺伝子レベルで明らかになってきている．

安全性　Aspergillus 属糸状菌の分類は形態学と生理学に基づいて行われ，A. oryzae と A. sojae はともに Aspergillus 属の Flavi 節に分類される．Flavi 節にはアフラトキシンなどのマイコトキシンを生産する A. flavus と A. parasiticus も属する．A. oryzae と A. sojae がアフラトキシンを生産しないことは，全ゲノム解読前に遺伝子レベルで証明されている．

Aspergillus 属糸状菌において，多くのマイコトキシンは二次代謝産物生合成遺伝子クラスター（以下 SMGC と略）で合成される．全ゲノム解読後，A. oryzae の SMGC が予測され，これらの遺伝子について網羅的な発現解析が実施された．その結果，これらの SMGC のほとんどは生産能がない，あるいはあっても極めて少ないと推測された[3]．A. flavus が生産するマイコトキシンとして知られるシクロピアゾン酸の SMGC について，A. flavus, A. oryzae, A. sojae の比較解析結果を図1に示す．シクロピアゾン酸の生合成には pks-nrps が必須であり，その他にも mao1, dmaT が関与していることが報告されている[5]．解析の結果，A. oryzae では pks-nrps の一部を含むクラスターのテロメア側がすべて欠失し，A. sojae では mao1,

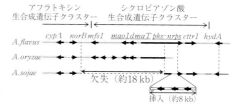

図1 A. flavus, A. oryzae, A. sojae のシクロピアゾン酸生合成遺伝子クラスター比較

dmaT, pks-nrps の一部を含む約18 kb が欠失していた[4]．A. oryzae と A. sojae がシクロピアゾン酸非生産である理由は，これらの遺伝子欠失が原因と推測された．

麹菌が安全であることは長い食経験により知られているが，その安全性を遺伝子レベルで証明する意義は食品業界にとって極めて大きい．ゲノム情報をもつことにより，既知マイコトキシンの非生産性を効率的に遺伝子レベルで証明できることに加え，未知なマイコトキシンについても SMGC の予測から生産可能性を推測することができ，予防的に安全性を担保できるようになる．〔佐藤敦史〕

参考文献

1) 栃倉辰六郎．1998．醤油の科学と技術，pp.152-170．財団法人 日本醸造協会．
2) 林　和也．1981．日本醤油研究所雑誌．**7**：165-172．
3) M. Machida et al. 2008. DNA Res. **15**：173-183.
4) A Sato et al. 2011. DNA Res. **18**：165-176.
5) P. K. Chang et al. 2009. Fungal Genet Biol. **46**：176-182.

1–17
醤油のうま味と麴菌酵素

旨味，ペプチダーゼ，グルタミナーゼ

醤油は，日本を代表する発酵食品であり，万能調味料（all-purpose seasoning）として世界各国に広まっている．醤油のおいしさは，「味」「香り」「色」の三位一体から生まれる．その1つである醤油の「味」は，「甘味」「塩味」「酸味」「苦味」「うま味」の基本5味がすべて含まれ，渾然一体となり形成される．これらの味に関わる成分は，原料に含まれるタンパク質やデンプンが麴菌（Aspergillus oryzae, Aspergillus sojae）の生産する酵素によってアミノ酸やグルコースに分解され，さらに，グルコースが乳酸菌によって乳酸などの有機酸に，酵母によって糖アルコールへと代謝されてつくられる．「甘味」はグルコースなどの糖類，「塩味」は原材料である食塩，「酸味」は乳酸や酢酸といった有機酸が主体であるが，「甘味」「苦味」「うま味」には，アミノ酸やペプチドといった原料タンパク質の分解物が少なからず関わっている[1]．「甘味」は，グリシンなどの甘味アミノ酸，「苦味」は，ロイシンなどの分岐鎖アミノ酸やペプチド，そして「うま味」には約20種類のアミノ酸，その中でもグルタミン酸，アスパラギン酸といった酸性アミノ酸やリジン，アラニンなどが大きく働く[1]．このようにアミノ酸やペプチドは，醤油の呈味に深く関わるため，不溶性の原料タンパク質の分解・可溶化（窒素利用率という）は，醤油醸造で重要視される．大豆や小麦の不溶性のタンパク質は，もろみの中で麴菌のタンパク質分解酵素（ペプチダーゼ）によりペプチドを経て各種アミノ酸にまで分解され可溶化する．このペプチダーゼには，エンド型とエキソ型が存在し，前者によりペプチドに，後者によってアミノ酸にまで分解される．これらエンド型，エキソ型ペプチダーゼはともに活性中心の構造などから，いくつかの種類に分類される．ゲノム配列が解読された麴菌 A. oryzae RIB40 には，エンド型が65個，エキソ型が69個のペプチダーゼが存在する[2]．このようなペプチダーゼの多様性は，互いに基質特異性が異なり，多種類のペプチド結合を分解できるため，高分子のタンパク質を分解・可溶化するうえで有効である．

醤油の「うま味」に関わる成分のうち，中心的に働くのがグルタミン酸である．醤油のグルタミン酸は，原料タンパク質に含まれるグルタミン酸がペプチダーゼによる分解過程で直接遊離する（図1①）だけでなく，同じく分解によって生じたグルタミンがグルタミン酸へと変換されて生成される．原料タンパク質中に含まれるグルタミンとグルタミン酸の割合はおよそ等量であり，グルタミンは比較的速やかに非呈味性のピログルタミン酸へと化学的に変換されるため，醤油のグルタミン酸含量を高めるためには，グルタミンをグルタミン酸に変換することが重要である．グルタミンからグルタミン酸への変換には，グルタミナーゼという酵素が関わる．このグルタミナーゼは，様々な生物種に存在するが，醤油醸造では，麴菌に由来するグルタミナーゼが働く．麴菌のグルタミナーゼは，4つのタイプ（I–Ⅳ）に分かれて，A. oryzae RIB40株には12個，A. sojae NBRC4239株には10個の遺伝子がゲノム中に存在する（表1）．タイプⅣ以外は，複数の相同性を有する遺伝子が存在する．A. oryzae および A. sojae ともに，タイプⅠのGahBが，醤油麴（固体麴）における主要なグルタミナーゼ活性を示す[3]．醤油醸造で作用するグルタミナーゼは，タイプⅠのGahAとGahB，タイプⅡのGgtA，タイプⅣのGlsの4種である[3]．どのタイプのグルタミナーゼも遊離のグルタミンをグルタミン酸に変換するが（図1②），酵素学的な解析から，タイプⅠのGahAとGahBはペプチドのC末端に位置す

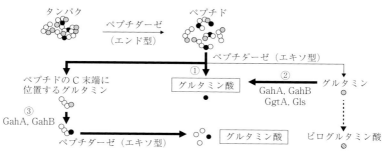

図1 醤油中のグルタミン酸の生成．○は各種アミノ酸を表し，⬤はグルタミンを，●はグルタミン酸を，◉はピログルタミン酸を表す．

表1 麴菌のグルタミナーゼ遺伝子

	Gene ID（*A. oryzae* RIB40）	*A. sojae* NBRC4239におけるオルソログ遺伝子の有無
Type I	*gahA* AO090003001406	+
	gahB AO090011000310	+
	gahC AO090011000138	−
	gahD AO090701000634	+
Type II	*ggtA* AO090005000169	+
	ggtB AO090023000537	−
	ggtC AO090113000029	+
	ggtD AO090009000211	+
Type III	*gtaA* AO090020000289	+
	gtaB AO090003000638	+
	gtaC AO090001000625	+
Type IV	*gls* AO090010000571	+

るグルタミンやアスパラギンを脱アミド化するペプチドグルタミナーゼ・アスパラギナーゼ活性ももち（図1③），タイプIIのGgtAは，グルタミンを他のアミノ酸などに転移させるγ-グルタミルトランスペプチダーゼ活性ももつ．タイプIVのGlsは，遊離のグルタミンをグルタミン酸に変換する活性のみしか示さないが，耐塩性という特徴を有する[3]．タイプIのGahAとGahBを同時に失活させると，グルタミン酸含量が高い醤油が得られない[3]．一方，GgtAやGlsが失活しても，GahAまたはGahBのどちらか一方が残存すれば高いグルタミン酸含量が得られる[3]．このことから，醤油醸造におけるグルタミン酸は，①原料タンパク質の分解による直接的な遊離，②遊離グルタミンの加水分解に加え，③ペプチドのC末端に位置するグルタミンの脱アミド化反応後，エキソ型ペプチダーゼによる分解によって生成するモデルが提唱されている（図1）[3]．

グルタミン酸が醤油のうま味の主体であるが，そのうま味を増強する成分が醤油中から見出されている．ピログルタミルペプチド（pGlu-Gln，pGlu-Gly）やアマドリ化合物（N-（1-deoxyfructose-1-yl）-アミノ酸：Fru-Met，Fru-Val，Fru-Glu）などがあげられる[4,5]．これらは麴菌のペプチダーゼによるタンパク質分解と化学反応との融合によって，醸造過程で生成する．このように麴菌の酵素反応を軸に生成される様々な成分が，複合的に働き，醤油の深い「うま味」を作り出している．

〔伊藤考太郎〕

参考文献

1) 河野友美．1990．生活の科学シリーズ（24），pp. 6-11．財団法人　科学技術教育協会．
2) T. Kobayashi *et al.* 2007 *Biosci. Biotechnol. Biochem.* **71**：646-670．
3) 伊藤考太郎．2015．発酵・醸造食品の最前線，pp. 143-150．シーエムシー出版．
4) 金子　秀．2014．醤研．**40**：33-40．
5) K. Shiga *et al.* 2014. *J. Agric. Food. Chem.* **62**：7317-7322．

1-18
醤油酵母の性と産膜

主発酵酵母，熟成酵母，生活環，接合型，産膜

乳酸菌の働きにより乳酸が生成し，醤油もろみのpHが5付近まで低下すると醤油酵母が活躍を始める．醤油酵母は主発酵酵母 *Zygosaccharomyces rouxii* と熟成酵母 *Candida etchellsii* および *Candida versatilis* とに大別される．

● **主発酵酵母**

Z. rouxii は高度な塩耐性や浸透圧耐性を有する酵母であり，保存性が高い高塩濃度食品（醤油，味噌）や高糖濃度食品（ジャム）などからしばしば分離される．前者において *Z. rouxii* は発酵を担う重要な微生物であるのに対し，後者では変敗原因微生物となりうる．このような食品産業上の重要性から *Z. rouxii* CBS732株（1倍体）のゲノム解析が実施された[1]．ところが近年，主発酵酵母はゲノム解析株のCBS732株とは大きく異なり，CBS732株に類縁の株とNCYC3042株（非公式に *Z. pseudorouxii* とも呼ばれる）に類縁の株とが交雑した異質2倍体であることが示唆されている[2]．

● **主発酵酵母の役割**

主発酵酵母は，エタノールや，醤油の特徴香の1つといわれる4-ヒドロキシ-2（または5）-エチル-5（または2）-メチル-3（$2H$）-フラノン（HEMF）などの香気成分を生成する役割を担っている．特に，エタノールの多寡は醤油の品質や製造コストに影響するため重要である．乳酸発酵過多な醤油もろみでは酵母の生育が阻害され，エタノール生成が不十分となる．その結果，基質である糖が過剰に残存し，アミノカルボニル反応により着色しやすいもろみとなる．また，ボトリング後の醤油の色沢安定性も低下する．さらに，不足するエタノールを醸造アルコール添加で補う必要が生じ，コストアップを招く．このような問題を避けるため，発酵能が高い主発酵酵母がスターターとして醤油もろみに添加される．

● **主発酵酵母の育種**

主発酵酵母の育種としては，選抜育種，変異育種，交雑育種などの手法が利用可能である．これまでに，高アルコール発酵性株，アルコール耐性株，酢酸耐性株，低温発酵性株，2-デオキシグルコース耐性株，アミノ酸アナログ耐性株などが育種されてきたが，一部を除き，実用には至っていない．醤油の品質は多くの香気成分のバランスで成り立っており，特定の香気成分を増やすだけでは良質な醤油とはなりえないところが，実用株の育種における障壁となっている[3]．

● **主発酵酵母の生活環**

醤油の主発酵酵母の生活環は1970年代に明らかにされた．主発酵酵母は主に1倍体として増殖し，接合型の異なる細胞どうしによる接合を経て，2倍体となる．2倍体での栄養増殖，胞子形成を経て1倍体に戻る，という生活環を有する[3]．しかし，先にふれた通り，かつて1倍体と考えられていた主発酵酵母は，異質2倍体である可能性が高い．なぜ主発酵酵母は異質2倍体でありながら，さらに接合することが可能なのだろうか．最近実施された *Z. rouxii* NBRC110957株のドラフトゲノム解析によれば，この株はCBS732株のゲノムに99％相同なサブゲノムと80〜90％相同なサブゲノムとを，ゲノムのほぼ全領域において保持しており，先行知見の通り異質2倍体であることが確認された．この株は祖先から3つずつ受け継いだ，計6つのMating-Type-Like遺伝子座を保持していたが，そのうちの1つのみが接合型を決定するMating-Type（*MAT*）遺伝子座として機能していた．つまり，一方の祖先から受け継いだ *MAT* 遺伝子座が何らかの理由で働きを失いa型もしくはα型の異質2倍体となっている．そのため，接合型が異なる株としか接合

しないヘテロタリックな1倍体酵母のように振る舞うことが可能になっているようだ[4].

● **主発酵酵母の産膜**（図1）

Z. rouxii の特定の株はもろみ表面，あるいは醤油液面に産膜を形成し，イソ吉草酸やイソ酪酸などの不快臭成分を生成することで醤油の品質を著しく損う．産膜性の株は細胞表層に発現するタンパク質をコードする遺伝子 FLO11D を1-3コピー保持している．この遺伝子の発現が，グルコース飢餓と浸透圧により誘導されると細胞は疎水的となる．疎水的となった細胞が液面で増殖することにより産膜が形成される．産膜を形成した細胞は，自身が生成したエタノールを好気呼吸により資化することが可能となるため，産膜形成は酵母の生存戦略において大変合理的である．そのため，FLO11D を多コピー有する株は，産膜形成が可能な環境下において，高い適応度を示す[5].

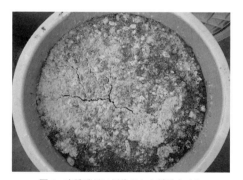

図1　産膜酵母に汚染された醤油もろみ
〔カラー口絵4参照〕

イソ吉草酸やイソ酪酸は，醤油中の分岐鎖アミノ酸がエーリッヒ経路を介して代謝されることで生成する．産膜は自らを好気条件におくことによって，エーリッヒアルデヒドからアルコールではなく酸を生成する方向に代謝を傾ける役割を果たしているが，それ自体は不快臭の生成に必須ではない．したがって，エーリッヒ経路を遮断することで，産膜を形成するが，不快臭成分の生成は著しく低下した酵母を造成可能である[6].

● **熟成酵母**

熟成酵母は主発酵酵母と同時かやや遅れて醤油もろみ中で活躍する．熟成酵母は主発酵酵母とともに，醤油の香気成分の生成に寄与しており　特に揮発性フェノール化合物代謝についてよく研究されている．原料処理における加熱処理や麹菌酵素の作用により，フェルラ酸や p-クマル酸が主に小麦ふすまから遊離する．これらのフェノール化合物が熟成酵母により代謝され，それぞれ4-エチルグアイヤコールや4-エチルフェノールになる．揮発性フェノール化合物は醤油に重厚な香りを与えるが，過剰量存在すると，薬品臭として嫌われる原因となる．HEMF も熟成酵母によって生成されるが，その量は主発酵酵母と比較して少ない．熟成酵母をもろみに添加する場合には，主発酵酵母と拮抗することが知られているため，添加時期に注意を払う必要がある．

熟成酵母の研究は主発酵酵母と比較して遅れていたが，2016年に C. versatilis のゲノム解析結果が報告された[7]．今後，遺伝子組換え系の確立などにより，理解が深まることが期待される．　　　　　　〔渡部　潤〕

参考文献

1) Génolevures Consortium. 2009. *Genome Res.* **19**：1696-1709.
2) J. Gordon and K. Wolfe. 2008. *Yeast.* **25**：449-456.
3) 栃倉辰六郎．1998．醤油の科学と技術．pp.152-227．財団法人 日本醸造協会．
4) 渡部　潤ら．2015．生物工学会講演要旨集，pp.125.
5) J. Watanabe *et al.* 2013. *Genetics.* **195**：393-405.
6) J. Watanabe *et al.* 2015. *Appl. Microbiol. Biotechnol.* **99**：7685-7697.
7) L. Hou *et al.* 2016. *J. Ind. Microbiol. Biotechnol.* **43**：1131-1138.

1-19
醤油と乳酸菌

乳酸菌，ファージ，乳酸発酵

醤油もろみ中では，初期のpHが乳酸菌（以下，醤油乳酸菌）の至適pHに近いため，まず，醤油乳酸菌の生育が先行する．その後，乳酸発酵後期になるともろみpHの低下に伴い，醤油乳酸菌は死滅に向かい，代わってアルコール発酵の主役である酵母 Zygosaccharomyces rouxii が増殖しアルコール発酵が始まる（図1）．

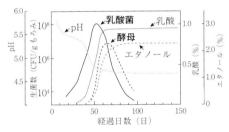

図1 醤油もろみ中での微生物の挙動

醤油乳酸菌 Tetragenococcus halophilus は，1907年にもろみから分離され，その後の研究で，その性質が明らかにされた[1]．一般的な乳酸菌と異なる点は耐塩性であり，生育に最も適した食塩濃度は5～10%であるが，24%の食塩濃度でも生育が可能である．また乳酸発酵はホモ型であり，グルコースからL-乳酸を生成するが，グルコース以外の様々な糖類も乳酸発酵に利用できる（以下，「糖の発酵性」と呼ぶ）．

醤油乳酸菌の活動は，醤油の品質や生産性に重大な影響を与えることが知られている．醤油の原料である大豆や小麦のタンパク質やデンプンは，製麹時に麹菌が生産するプロテアーゼやアミラーゼなどの酵素の作用により，もろみ中でアミノ酸や糖にまで分解される．乳酸発酵が旺盛でもろみpHが急激に低下すると，麹菌酵素の早期失活を招き，その結果，窒素利用率が低下してしまう．逆に，乳酸発酵が弱くもろみpHが高めで推移すると，窒素利用率は向上するが，香味や色が悪く，かつ防黴力が低くなることが知られている．

● **醤油乳酸菌の多様性と品質への影響**

醤油乳酸菌は，アミノ酸の分解性，有機酸の代謝[2]，もろみの還元力[3]や菌の凝集性などが菌株間で大きく異なる．さらに，もろみ中での菌数やもろみpH推移も菌株ごとに異なっており[4]，中には「もろみでの乳酸発酵にほとんど寄与しない」と思われるような菌株ももろみ中から分離されることがある．そのため，メインで活動した菌株の性質によっては，醤油の品質が大きな影響を受ける場合がある[5]．

例えば，アミノ酸分解株の中には，塩基性物質の生成や酸性物質の分解によって周辺環境のpH低下を抑制することで，もろみ中で長期間にわたって生残するものが存在する．このような株が働くと，pHは低くないにもかかわらず，乳酸量が高いもろみとなる．また，もろみpHが高めで推移したことで，窒素利用率が高くなる可能性がある．さらに，醤油乳酸菌が長期にわたって生残することで，酵母の生育が阻害され，その結果，アルコールと芳香が低い醤油となる場合がある．醤油のアミノ酸組成も変化する．アスパラギン酸分解株は，アスパラギン酸／アラニン変換系を有し，アスパラギン酸を脱炭酸することで，アラニンを生成する[5]．そのため，アスパラギン酸分解菌が働くと，「アパラギン酸量が低く，アラニン量が高い」醤油となる．また，アルギニン分解株は，アルギニンデイミナーゼ経路（ADI経路）を有しており，アルギニンをオルニチンまで分解し，アンモニアを生成するため，「アルギニンが低く，オルニチンが高い」醤油となる場合がある．

● **乳酸発酵の安定化のために**

このように，醤油乳酸菌の活動は醤油の品

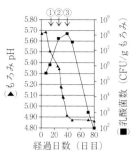
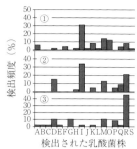

図2 発酵過程「仕込み後，13日目（①），25日目（②）および40日目（③）」での醤油乳酸菌フローラの変化

質に大きな影響を与えるため，品質の安定した醤油を製造するためには，乳酸発酵の安定化が不可欠である．ところが，もろみ中でのフローラ（菌叢）が複雑なうえ，仕込み初期にメインに存在していた醤油乳酸菌株が，必ずしも乳酸発酵最盛期にメインになるとは限らない（図2）．さらに，フローラやその変化はもろみごとで異なっている可能性もあるため，乳酸発酵の安定化は非常に難しい．

このような，醤油乳酸菌株の複雑なフローラとその変化は，醤油乳酸菌株の性質の違いやファージの影響によると考えられる．そこで近年では，性質の明らかな菌株の添加によって，乳酸発酵の安定化を図る試みもなされているようである．ただし，使用する菌株によっては，これまで製造してきた醤油の品質が大きく変化する場合もあるため，添加する菌株の選定には最大限の注意を払う必要がある．さらに，醤油乳酸菌には，多種多様なファージが存在しているため，仮に優良な菌株を添加しても，ファージによって添加した菌株の生育が阻害される可能性がある．そのため，ファージに対する対策も重要である．

● 今後への期待

醤油乳酸菌に関する研究は，非常に少ない．しかし，近年，ゲノム解析が行われたことで，今後，耐塩性などの醤油乳酸菌の基本的な性質の解明以外に，「ファージ感染／耐性機構の解明」に関する研究などが加速することが期待される．そして，それらの研究成果を

より発展させることで，乳酸発酵のよりいっそうの安定化が図れると考えられる．

最後に，醤油乳酸菌の新しい機能について紹介する．近年，乳酸菌の機能性が注目され，それを応用した機能性食品が数多く開発・商品化されている．醤油乳酸菌でもその機能性が研究されており，醤油乳酸菌の中から抗アレルギー作用の指標であるインターロイキン12（IL-12）の高い産生誘導能を示す株が発見されている．さらに，この菌株は臨床試験においても抗アレルギー効果およびその安全性が確認されている．今後は，醤油醸造だけでなく，機能性食品の素材としても醤油乳酸菌は注目される．

〔田中昭光〕

参考文献
1) 内田金治．1983．日本醤油研究所雑誌．**9**：29-35．
2) 吉沢 学ら．1979．日本醤油研究所雑誌．**5**：15-20．
3) 神戸千幸ら．1984．日本農芸化学会誌．**58**：487-490．
4) 藤元秀雄ら．1978．日本醤油研究所雑誌．**4**：191-195．
5) 内田金治ら．1987．日本醤油研究所雑誌．**13**：251-258．

1-20
味　　噌

麹菌，大豆，菌叢解析

● 歴　史

我が国における味噌の原型は大和政権の時代に律令制とともに中国から伝わった「醬」や「豉」ではないかと推測されている．当初は公家や貴族向けの高級品であったが，鎌倉・室町時代には庶民に広がり，戦国武将が領国の味噌を保護奨励したため，全国各地でそれぞれの気候風土に適した味噌が造られるようになった[1]．

● 種　類

「みその品質表示基準」および「みその表示に関する公正競争規約」では，使用する麹原料により，米味噌，麦味噌，豆味噌の3種類に分類し，さらにそれらを混合したものを調合味噌としている（表1）．

表1　味噌の分類

原料による分類	味や色による分類		産地
米味噌	甘味噌	白	近畿，広島，香川など
		赤	東京
	甘口味噌	淡色	静岡，九州地方
		赤	徳島，その他
	辛口味噌	淡色	関東甲信越を中心に全国各地
		赤	関東甲信越，東北を中心に全国各地
麦味噌	甘口味噌		九州，四国，中国地方
	辛口味噌		九州，四国，中国，関東地方
豆味噌			東海地方
調合味噌	米と麦の合わせ味噌		九州，四国，中国，関東地方
	赤だし，桜味噌		中京，関西地方

（社団法人中央味噌研究所より抜粋）

一方で微生物の働きからは，発酵型味噌と分解型味噌に分けられる．発酵型味噌とは，熟成中に生きた微生物による発酵が起こり，原料の分解やアルコール，香気成分などが生じる味噌であり一般的な米味噌などがこの分類に含まれる．分解型味噌とは，麹菌由来の各種消化酵素による原料の分解反応を熟成の主とする味噌であり，近畿，瀬戸内地方の白味噌や東海地方の豆味噌がこの分類に含まれる．

● 製　法

各種味噌製法の詳細については優れた文献がいくつかあるのでそちらを参照されたい[2]．ここでは，食品微生物学の観点から，微生物の働きに注目しつつ，例として発酵型味噌の製法を述べる．

製麹　蒸米に麹菌を培養し，種々の消化酵素群を生産させる工程を製麹という．麹菌とは，我が国の醸造産業に用いる麹の発酵に用いる糸状菌であり，味噌の醸造には主として *Aspergillus oryzae* が用いられる．2005年に A. oryzae の全ゲノム配列が明らかになり，その中には100種以上のプロテアーゼ様配列の情報が存在することがわかった．その中で，ペプチド鎖からアミノ酸を遊離するペプチダーゼは味噌の呈味性に関与する重要な酵素と想像されている．

近年，家事の省力化の流れの中で出汁入り味噌の需要が増えている．しかし，生味噌にそのまま核酸系うま味成分を添加すると麹菌由来のホスファターゼにより分解を受け，うま味を消失してしまう．ゲノム情報より麹菌は13種のホスファターゼをもつことがわかっている．これらホスファターゼによるうま味成分の分解を防止するため，出汁入り味噌メーカーでは，加熱によりホスファターゼの失活を行った後にうま味成分の添加を行っている．加熱のコストや加熱により生味噌の風味が損なわれることから，熟成後の加熱工程によらず，製麹段階で麹菌ホスファターゼを低減化する技術の開発が望まれている．この

ように味噌の品質に重要な役割を果たす製麴工程における麴菌の働きについては，ゲノム情報より多くのことが明らかになりつつある．

混合仕込み　麴，蒸煮大豆，食塩および種水を均一に混合し所定量ずつ熟成容器に詰める．種水は水分調整のための食塩水で，ここに後述する耐塩性酵母 Zygosaccharomyces rouxii，耐塩性乳酸菌 Tetragenococcus halophilus を添加しておく．

踏込み　原料混合後熟成容器に仕込む際には，味噌内部を半嫌気的にするため均一かつ間隙のないように詰め込む．その後，密着密閉し，押し蓋，重石をのせる．

発酵熟成　現代の香り高い味噌の醸造には培養酵母の添加が必須といわれているが[2]，培養酵母を添加せず，香気成分に乏しい味噌には Pichia 属酵母が優占するとの報告がある[3]．培養酵母として添加される Z. rouxii は味噌の品質に影響を与える重要な香気成分として 4-ヒドロキシ-2（または-5）-エチル-5（または-2）-メチル-3（2H）-フラノン（HEMF）を多く産生するが，Pichia 属酵母は HEMF をあまり産生しない．HEMF はカラメル様の甘い匂いの香気成分で，HEMF 含量と官能評価には正の相関があるといわれている．Z. rouxii はアルコール発酵を行い，各種アルコール，さらにそれらが変化して生じたエステル，アルデヒドも味噌の香気成分となる．発酵熟成期間が長い味噌では，さらに後熟酵母として Candida 属酵母が増殖し長期熟成味噌に特徴的な香気成分である 4-エチルグアイヤコール（4EG）などが生成する．これら酵母による発酵に先立ち，仕込み後 1～2 週程度で耐塩性乳酸菌 T. halophilus による乳酸発酵が起こるといわれている．これにより味噌の pH が約 5.5 まで低下し，雑菌汚染が低減され酵母による発酵が促進される．また，この時生産された乳酸には塩馴れをよくし，味噌の着色を抑え，原料臭のマスキング効果もある．

● **味噌中の菌叢**

それでは，実際の製品味噌の中にはどのような微生物が存在するのであろうか．近年食品などの混合物中の微生物を DNA レベルで判定する技術が開発され多くの発酵食品に応用されている．味噌においても，汚染菌の検出や，有用発酵微生物の菌叢解析に応用されている．筆者らは全国味噌鑑評会にて好成績を収めた各種味噌の出品時における酵母の DNA を時間温度勾配電気泳動法（TTGE）にて分離した[4]．その結果，興味深いことに味噌の菌叢と味噌の種類・製法には関連がみられた．例えば分解型味噌である甘味噌および豆味噌では酵母由来の DNA 量は痕跡程度であった．また，すべての発酵型味噌では Z. rouxii 由来 DNA が強く検出されたが，これは鑑評会出品記録に記載の Z. rouxii の培養酵母添加を反映していると考えられる．さらに，米味噌のみに検出される（したがって麦味噌では検出されない）ある種の DNA が米麦調合味噌にも検出されること，長期熟成型の味噌のみに，ある種の Candida 属の DNA が検出されるなど，それぞれの味噌の菌叢が製法を反映した結果と考察される結果が得られた．今後は味噌の菌叢とおいしさの関係の解明が期待される．

以上のように，味噌は，麴菌による麴の発酵と，酵母・乳酸菌の協働により製造されるすばらしい食品である．　　　　〔鈴木　聡〕

参考文献
1) 山本　泰．2007．日本の伝統食品事典，pp.248-258．朝倉書店．
2) 今井誠一ら．2006．新・みそ技術ハンドブック，全国味噌技術会．
3) I. N. Sujaya et al. 2003. J. Biosci. Bioeng. **96**：438-447．
4) S. Suzuki et al. 2015. 食品総合研究所研究報告．**79**：1-7．

1-21 みりん

調味料，麹，酵素

● 起源と種類

みりんには本みりんのほか，みりん類似調味料がある．本みりんは，もち米と米麹を醸造アルコール（焼酎）に混合して熟成させた，約14％のアルコールを含んだ甘い調味料である．本直しは柳蔭（やなぎかげ）とも呼ばれ，本みりんよりもアルコール度数が高い．これらは酒類であり酒税法で規定される．

みりんは，もともと甘味飲料として生まれ，防腐効果の高い焼酎を使った甘い酒として，製造技術が進歩してきた．日本発生説と中国伝来説があるが，日本では戦国時代の頃に調味料としての最初の記述に，『駒井日記』（1593年）がある．

昭和30年頃，みりん類似調味料として，発酵調味料，みりん風調味料が開発された．発酵調味料は，酒類醸造を食塩存在下で行うことにより，発酵・熟成させた調味料であり，酒税法により規制されない．主に食品加工用として使用されている．みりん風調味料は，アルコール分1％未満，糖分60％で，発酵工程がないため醸造調味料には入らない．みりん類の比較を表1にまとめた．

● 原料

本みりんの主原料は，もち米，製麹用のうるち米，焼酎または醸造アルコールである．もち米としては，主に水稲もち米が用いられる．もち米は掛け米として用いる．もち米はデンプンの中でも枝分かれ構造の多いアミロペクチンのみを含んでいるため，高濃度のアルコール存在下でデンプンが老化せず，米麹由来の糖化酵素群の作用に支障がない．一方，うるち米は枝分かれ構造のないアミロースを含み，デンプンの老化により酵素で十分に分解されないため，敬遠される．

表1 みりん類の種類と特徴

種類	発酵の有無	原料
本みりん	あり	米麹，もち米，焼酎（乙類，甲類）
本なおし	あり	本みりんに同じ（アルコール度高い）
発酵調味料	あり	食塩（不可飲措置），米麹，各種デンプン，タンパク質，加水分解物など
みりん風調味料	なし	各種糖質，酸味料，香料，甘酒など

アルコールとして，江戸時代以前は醸造酒，江戸時代になると焼酎が使用されるようになった．本格焼酎（乙類焼酎）の香りが強いことと高価なため，近年では新式焼酎（甲類焼酎）が用いられる．本みりんは微生物による発酵工程がなく，麹の酵素によりデンプンやタンパク質の分解が進む．したがって，麹の品質は本みりん製造にとって極めて重要である．

● 原料処理

もち米とうるち米は精白歩合を80〜85％程度とする．清酒醸造と比較して精白度が低いのは，うま味成分や香気成分の前駆物質であるフェノールカルボン酸配糖体や，麹菌由来のプロテアーゼにより分解を受けてアミノ酸やペプチドになるタンパク質が米表層部に多く含まれるためである．同様の理由で米麹の原料であるうるち米も同等の精白歩合とする．このような低精白米で製造された米麹は菌体重量が多くなり，プロテアーゼやアミラーゼの酵素力価も高くなる．その結果，香味の高い本みりんができる．

精白後の米は水で浸漬の後，蒸し釜，あるいは連続式蒸米機により15〜40分程度蒸煮する．これは米のデンプンを糊化し，タンパク質を変性することにより，麹菌の酵素を効率よく作用させるためである．

● 製造法

　蒸し米（もち米）と米麹を焼酎に混合して仕込み（これを，もろみと呼ぶ），これを20～30℃に保温しながら40～60日間，糖化・熟成を行う．この工程では，アルコールのために微生物が繁殖することがなく，麹に由来する各種酵素の作用で，デンプンが分解されてグルコースやそのオリゴ糖類が生成する．この反応には，α-アミラーゼ，α-グルコアミラーゼ，トランスグルコシダーゼが関与する．同時にプロテアーゼやペプチダーゼの作用によりタンパク質が分解され，アミノ酸やペプチドが生成する．また，麹菌菌体は高濃度のアルコール下で溶菌し，細胞成分であるタンパク質，核酸，アミノ酸，有機酸が溶出する．この溶菌過程において，核酸の約90％，タンパク質の約75％，糖分の約20％が分解される．仕込み後20日程度で糖濃度，アルコール濃度はほぼ一定となる．

　生成した低分子化合物は，約15％のエタノール存在下，43～47％の高い糖分が蓄積されることにより，非酵素的にエチルエステル化される．また，糖とアミノ酸によるアミノカルボニル反応により，本みりん特有の黄褐色の色調となる．風味もアルコールによる刺激臭が低下し，特有のまろやかで甘い風味が形成される．コク味に関与する糖アルコールは米麹から溶出される．

　糖化・熟成工程を経たもろみは，圧搾濾過装置により固形分が除去される．副生物であるみりん粕は，みりん自身が水分として残っており，かつては漬物などに利用されていたが，現在は機械的に圧搾するため，みりん成分は少なく，家畜飼料として利用されている．濾過後の液体部である本みりんは，さらに微小な沈殿を除去後，熱殺菌にかけて，生成する未分解タンパク質などの沈殿を除去した後，ペットボトルやガラス容器に入れられ，流通する．本みりんは酒類として取り扱うため，酒類販売免許が必要となるが，1997年に本みりんの小売免許が申請性となって容易に取得できるようになったため，量販店でも取り扱いが可能となった．

● 本みりんの調理上の特徴

　本みりんは料理に上品な甘味とうま味，香りを与える．また，加熱することによりてりやつやを出し，焼き色を与え，肉や魚の生臭さなどの不快な風味を抑制する「マスキング効果」を有する．アルコールが約14％含まれるため，食材への調味成分の浸透性が高く，煮崩れの防止，食材からのエキス分の漏出防止効果がある．また，本みりんは業務用として，かまぼこなどの水産練り製品，蕎麦などのつゆに使う「かえし」に醤油，砂糖とともに使われている．

　みりん風調味料はアルコール分をほとんど含まないため，本みりんのようにアルコールを揮発させる「煮切り」をする必要がない．そこで，手軽に利用できる調味料として，あるいはアルコールに敏感な人のためのみりん代替調味料として，利用が拡大している．

〔楠本憲一〕

参考文献
1) 森田日出男．2010．醸造・発酵食品の事典，pp.478-495．朝倉書店．
2) 舘　博．2007．日本の伝統食品事典，pp.271-273．朝倉書店．

1-22
酢の醸造法と酢酸菌の生態

酢酸菌,静置発酵,共生

　健康志向も相まって,日本料理は海外においても人気が高まり,幅広い人たちに受け入れられている.代表的な和食「すし」は,多彩で豊かな日本の食文化を想起させる.今日の「すし」は,酢の生産技術が確立した江戸時代に考案されたものが多い.

　日本では古代より,米を原料とする酢が造られてきた.奈良時代に編纂された『養老律令』(718年)には,「造酒司」の職掌として,酒・甘酒とともに酢の醸造が記されているが,生産規模は小さく,酢は貴重な高級調味料であった.江戸時代,醤油や酒と同様に,酢の醸造を生業とする業者も現れ[1],『本朝食鑑』(1697年)などには,酢の醸造法が記述されている.また,酢を用いた料理の種類も増え,飯に酢を混ぜて味つけした「すし」に関しては,『料理塩梅集』(1668年)が初出文献とされている.

● 酢の製法

　静置発酵法(static fermentation process)は,伝統的な酢の醸造法である.原料を混合した液(仕込み液)には酢酸,エタノールおよび酢酸菌の栄養源が含まれている.酢酸濃度2%,エタノール濃度3.5%程度に調製し,酢酸発酵に供する.活発に発酵している酢の発酵槽から酢酸菌(acetic acid bacteria)の菌膜をすくい取り,仕込み液の表面に浮かせることによって植菌する.1週間程度で液面全体に薄い菌膜の形成が認められ,液温も上昇する.発酵が進むに従って,発酵液に含まれるエタノール濃度は徐々に低下し,代わって酢酸濃度が上昇する.酢酸菌の植菌後,20日間程度で発酵は完了する.

　静置発酵では上部開放型の発酵槽が使用され,外部からの微生物の侵入を防ぐ構造にはなっていないが,発酵液面に形成される菌膜から分離される細菌は単一の酢酸菌 *Acetobacter pasteurianus* に集約している.酢の醸造が企業化されてからの長期間にわたる静置発酵の継続によって,酢の生産環境に適した酢酸菌が選抜されたと推定される.醸造場において受け継がれてきた酢の醸造に適した酢酸菌は,発酵液に含まれる高濃度の酢酸とエタノールがつくる厳しい環境に,順応と適応を果たした特殊な酢酸菌の一群であろう.

　一方,市販されている酢の多くは通気発酵法(submerged fermentation process)によって生産されている.酢酸発酵に適した深部酢酸発酵装置であるアセテーター(acetator)が国内外の生産工場で広く用いられている.アセテーターの通気攪拌構造は,空気をエアレーター(aerator)と呼ばれる高速攪拌機によって自給通気を行うようにし,発酵液全体に細かい気泡を分散させる構造になっている.生産性に優れており,安定した品質の酢を大量に供給することができる.また,仕込み液の酢酸濃度およびエタノール濃度を高く設定することによって,酢酸濃度が20%を超える酢を生産することも可能である.通気発酵法における主要な生産菌は,酢酸耐性とエタノール酸化能に優れている *Komagataeibacter europaeus* である.

● 酢の種類

　米酢(rice vinegar)の製法として,アルコール発酵と酢酸発酵を別々に行う醸造法が江戸時代に開発された.製品品質が安定しているので,米酢の多くはこの製法を採用している.関与する微生物は,黄麹菌(*Aspergillus oryzae*),出芽酵母(*Saccharomyces cerevisiae*)および酢酸菌である(図1).米酢の原料となる酒は,日本酒の製造工程に準拠して生産し,アルコール発酵完了後に米酢を添加することによって,米酢の仕込み液を調製する.静置発酵法を採用する場合は,仕込み液に酢酸菌の菌膜を移植し酢酸発酵を開

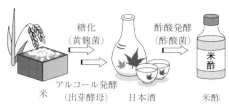

図1 米酢の醸造法．3種類の微生物を利用して米酢が造られる．

始する．菌膜の旺盛な繁殖とともに，米酢特有の醸造香を形成しながら発酵が進む．発酵完了後は貯蔵タンクに移して熟成を行う．また，通気発酵法を採用することも可能である．

リンゴ酢（apple cider vinegar）は，ドレッシングなどに使用されるほかに，ハチミツを混合するなどして飲用に供されている．リンゴ酢の原料にはリンゴ果汁が使用される．あらかじめ糖濃度8～10%に調製したリンゴ果汁に酒造用の酵母を植菌する．活発なアルコール発酵は数日で終了し，リンゴ酒が完成する．発酵が完了する少し前に，リンゴ酢を添加することによって発酵を終了させる．発酵液に少量の糖質が残留することになるが，次工程の酢酸発酵において，酢酸菌の栄養源となるとともにリンゴ酢に良好な風味を付与することに役立つ．酢酸発酵には静置発酵，通気発酵いずれの発酵法を採用することも可能である．

● 酢酸菌の共生関係

自然界では，酢酸菌は主に花の蜜や果実に生息し，糖やアルコールを利用するとともに，酵母や乳酸菌と共生している．発酵食品には酢酸菌の共生関係を利用したものがある．チョコレートの原料となるカカオ豆の発酵工程においては，酵母および乳酸菌が生成したアルコールや有機酸を酢酸菌が代謝することによって，カカオ豆特有の香気成分が形成される．*Acetobacter* 属を主とする酢酸菌の代謝産物がカカオ豆やその最終生産物であるチョコレートの香味や品質に大きな影響を与えている[2]．

サトウキビに共生する窒素固定菌として分離された酢酸菌 *Gluconacetobacter diazotrophicus* は，主に根や茎の中で細菌叢を形成し，窒素をアンモニウムイオンに転換することで宿主植物へ窒素源を供給している．栄養源の乏しい土地での作物栽培において，収穫量の増加が認められている．加えて，植物の成長を促す作用をもつ植物ホルモンや，植物病原菌の生育を抑える成分を分泌することが明らかにされた．化学肥料や農薬に依存しない循環型農業に寄与する有用微生物として注目されている[3]．

米酢やリンゴ酢はショウジョウバエの好餌となり，強い誘引性を示す[4]．また，酢酸菌のある種のものは，ショウジョウバエなどの昆虫腸管内に生息し，その代謝産物が宿主昆虫の生理機能に多大な影響を与えることが明らかにされた[5]．このように自然界において，酢酸菌は微生物や動植物と共生関係を構築している．　〔佐古田久雄・赤坂直紀〕

参考文献

1) 喜田川守貞，宇佐美英機〈校訂〉．2002．近世風俗志5，pp.83-93．岩波文庫．
2) 佐古田久雄，赤坂直紀，藤原伸介．2014．日本醸造協会誌．**109**：147-153．
3) M. Bertalan *et al.* 2009. *BMC Genomics*. **10**：450.
4) Y. Ishii *et al.* 2015. *Appl. Environ. Microbiol.* **81**：2265-2273.
5) S. C. Shin *et al.* 2011. *Science*. **334**：670-674.

1-23
かつお節

かび付け，O-メチルトランスフェラーゼ，
プロテアーゼ

日本の伝統食品であるかつお節には，大きく分けて荒節（あらぶし）と枯節（かれぶし）の2種類の製品が存在する．原料のカツオをおろし，熱水で煮たかつお肉を煙で燻した（焙乾）だけのものが荒節であり，荒節を*Aspergillus*属糸状菌（かつお節かび）を使って発酵（かび付け）したものが枯節である．ここでは，かつお節製造の概略について説明した後，かび付け工程の意義とかつお節かびとそれらが生産・分泌する酵素の役割について紹介したい．

● **かつお節の製造とかび付け工程の意義**

かつお節（荒節）製造の作業工程は，カツオの生切り，煮熟，焙乾／あん蒸の工程を経て，表面がタール分に覆われた荒節ができる．次に，表面のタール分を削り取ったのち，*A. repens* や *A. glaucus* に属するかつお節かびをかび付け庫（室）で付着・生育させ，数週間後かびの払い落としを行う[1]．この一連の作業（かび付け⇒天日干し⇒かびの払い落とし）を合計2～4回行い，1～6か月で枯節が仕上がる［カラー口絵5参照］．かび付け工程は，江戸元禄期に確立したといわれており，他の発酵食品と同じく偶然の産物であり，荒節に含まれる水分をさらに減少させ，常温における保存性を飛躍的に向上させた．荒節の水分含量は20％前後と食品としては乾燥していることや，焙乾時に表面に付着したタール分が抗菌性を示すことから，ある程度は保存性がある．しかし，冷蔵技術がなく，製品の輸送に長期間を要していた時代には，荒節はしばしば腐敗することがあった．かつお節の水分含量を低下させるかび付け工程は，当時の有効な保存手段であったと思われるが，保存技術や輸送手段が発達した現代でも行われており，市販のかつお節に占める枯節の割合は約20％である．これは，かび付けに用いられるかびが，脂肪の分解，香味の付与，色相の変化などをもたらし，荒節のもつ刺激臭を消し去り，まろやかな風味や上品な色合いを有する枯節に変えてくれるためといえる．かつお節中に含まれる脂肪の分解除去は，リパーゼによることが容易に考えられ，かびの分泌するリパーゼがかつお肉中のトリグリセリドを加水分解しているといわれている．一方，香味の付与や色相の変化に寄与する因子，つまりかび由来酵素についての研究はこれまであまり進んでいなかった．

● **かび付けに用いられる微生物の生産する酵素とその役割**

O-メチルトランスフェラーゼ（*O*-methyltransferase）　かつお節の香気成分については，広範な研究から約300種の化合物が報告されてきた．荒節と枯節の香気成分を比較した結果，枯節に香味を付与する主要因としてフェノール類の *O*-メチル化があげられた．かつお節かびについて調べると，燻煙由来の荒節香気成分中のフェノール類の水酸基がメチル化されることがわかった[2,3]．この *O*-メチル化反応は，かつお節かびによる微生物変換反応であり（図1），種々のフェノール類を添加した液体培地でかつお節かびを培養すると，同変換反応ができるかびは試験した中で *A. repens* 種のみであった．かび付けには *A. glaucus* や *A. candidus* 種も使用されるが，これらはフェノール類の分解能のみ顕著であった．同変換反応にはメチル基供与体として *S*-アデノシルメチオニンが推定されており（図1），同酵素およびその遺伝子の解析が現在進められている．*O*-メチル化されたフェノール類は，その前駆体と比較して微生物に対する毒性も低くなることから，枯節表面に生育した他のかびにより代謝・解毒されると推測されている．

アスパルティックプロテアーゼ（aspartic protease）　前述した脂肪の分解や香味の

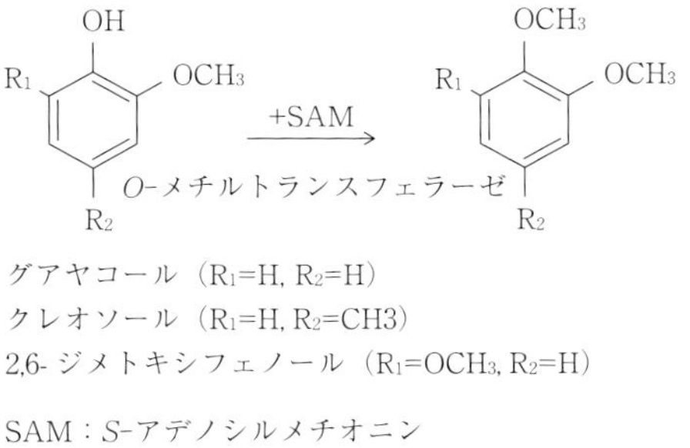

OH
R1
OCH3
+SAM
O-メチルトランスフェラーゼ
R2
OCH3
R1
OCH3
R2
グアヤコール（R1=H, R2=H）
クレオソール（R1=H, R2=CH3）
2,6-ジメトキシフェノール（R1=OCH3, R2=H）
SAM：S-アデノシルメチオニン

図1 *A. repens* MA0197株によるフェノール類の*O*-メチル化

A.repens MK82
アスパルティック
プロテアーゼ
タンパク質の
限定分解とヘム
の遊離
ヘムの凝集
ヘムの分解
かつお節の
色相変化

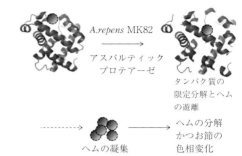

図2 *A. repens* MK82株によるミオグロビンの限定分解と推定脱色機構

付与に関わるかびおよびその酵素と比較し，かび付けによる荒節の色相の変化についての研究は皆無であった．かつお肉の色素は，筋肉中に含まれるミオグロビンと血液中に含まれるヘモグロビンに由来すると考えられた．そこで，かつお節かびの中から，これらの色素タンパク質を脱色する因子についてスクリーニングが行われた．その結果，*A. repens* 種が分泌するアスパルティックプロテアーゼが見出された[4]．ミオグロビンやヘモグロビンにはヘムが含まれており，同プロテアーゼがこれらの色素タンパク質に作用（限定分解）すると，生じたペプチドは水溶液中にとどまるが，遊離したヘムはその疎水性から凝集することが明らかとなっている（図2）．試験に用いたかびは，酸性または中性領域で高活性を示す複数のプロテアーゼを分泌するが，色素タンパク質の分解とヘムの遊離・凝集を引き起こすのはアスパルティックプロテアーゼが顕著であり，市販のセリンプロテアーゼや金属プロテアーゼにはみられない現象であった．また，かび付け中の枯節表面を削って抽出した溶液には確かにプロテアーゼ活性がみられ，さらに枯節表面から単離した糸状菌の中にはヘムを分解・退色させる作用がみられたことから，*Aspergillus* 属糸状菌の分泌するアスパルティックプロテアーゼは，脱色に関わる因子の1つであると考察されている．

● かび付けで変化するかつお節の味

荒節と枯節の味の違いは，官能検査によって判断できるが，従来の分析機器で相違を見出すことは困難であった．しかし，種々の味の要素を測定できる味覚センサーを用いると，荒節は煮出す時間が長くなると苦味が増すのに対し，枯節ではこく味が増すことが明らかとなった．これは，かび付けにより，かびが雑味を消し，純粋なうま味やコク味を引き出していることを示唆するものであり，まだ見出されていないかび由来酵素系が働いていると考えられる．　**〔竹中慎治・土居幹治〕**

参考文献

1) 柴草哲朗．2014．環境と微生物の事典，pp.395-396．朝倉書店．
2) M. Doi *et al.* 1989. *Agric. Biol. Chem.* **53**：1051-1055.
3) 土居幹治．1996．化学と生物．**34**：570-571.
4) E. Aoki *et al.* 2013. *J. Sci. Food Agric.* **93**：1349-1355.

1-24
糀・塩麹

歴史, 製法, 酵素活性, 抗酸化活性, 抗菌性

● 麹 と 糀

麹は, 米, 麦, 大豆などの穀物に麹菌 (*Aspergillus oryzae*) などの微生物を繁殖させたものである. 麹には, 麹菌の菌体だけでなく, 麹菌の産生した様々な酵素も含まれており, これらが酒類, 味噌, 醤油などの発酵食品をつくるために利用されている. 麹は東アジア特有の発酵技術を支える伝統的な微生物製剤かつ酵素製剤といえる. 麹菌は, 1876年に Hermann Ahlburg により米麹から単離・分類され, イネの学名 *Oryza sativa* から種形容語として *oryzae* がつけられた. このように, 麹菌は米との相性が優れた微生物であり, 我が国では, 蒸米に麹菌を繁殖させた米麹が様々な発酵食品に利用されている. なお, 米麹は国字の「糀」とも書かれることがある. 蒸米に麹菌が増殖すると, 菌糸によって産毛が生えたような状態となる. この様子が, あたかも米から花が咲いたように見えたことから「糀」という漢字が生まれたのであろう.

● 麹菌利用の歴史

我が国において, 麹菌を利用する技術は弥生時代に生まれたとの説もあるが, 記録の上で登場するのは奈良時代の『播磨国風土記』が最初といわれている. 麹菌の産生する各種アミラーゼによる米デンプンの糖化の利用は口噛みの酒が日本酒へ進化するうえで欠かせない技術であったと考えられる. また, 麹菌の産生する各種プロテアーゼによるタンパク質分解の利用は味噌や醤油の製造に利用されてきた. 平安時代から室町時代にかけて, 麹菌の胞子を保存した,「種麹」の製造技術が発明された. 種麹は玄米に近い粗白米の蒸米に木灰を混ぜ, これに麹菌を繁殖させ, 十分に胞子を着生させ乾燥したものである. 木灰は雑菌の淘汰, 胞子形成の助長, 製品の色調, 保存性を高める目的で加えられている.

● 糀 の 製 法

この種麹を蒸米に接種して麹菌を増殖させて糀をつくる. この工程を「製麹」という. 製麹は, 冬季に麹菌の増殖に必要な温度と湿度を保持させるため, 通常, 室温を30℃程度に制御して, 40時間程度の時間で行う. 麹菌の増殖に伴い発酵熱が生じるので, 適時に米粒の塊を切り返して品温の急上昇を防ぐ.

製麹工程は開放系で行われ, 麹室や使用する器具類の殺菌も困難であるので, どうしても麹菌以外の微生物も混入し増殖することになる. 例えば, 清酒酵母群, 産膜酵母群などの酵母, そして, 乳酸菌, ミクロコッカス属, 枯草菌などの細菌の混入が少なくないようである.

● 糀の酵素活性

糀に含まれている主な酵素は以下の通りである. デンプンを構成するグルコースを連結するα-1,4グリコシド結合をランダムに加水分解するα-アミラーゼ. デンプンのα-1,4結合をグルコース単位で加水分解するグルコアミラーゼ. これらの2種類のアミラーゼの作用で, 蒸米のデンプンからグルコースが生成する. イソマルトース, コージビオース, パノースなどの酵母が発酵の基質として使用できない非発酵性オリゴ糖を生成するトランスグルコシダーゼ. 蒸米のタンパク質のペプチド結合を加水分解してペプチドを生成する酸性プロテアーゼ. そして, タンパク質・ペプチドのペプチド結合を加水分解して遊離アミノ酸を生成する酸性カルボキシペプチダーゼなどが含まれる. これらの酵素の活性のバランスが, 糀を用いて製造される日本酒のもろみ(醪)や味噌・醤油のもろみ(諸味)などの品質, 最終的には発酵食品の品質に大きく影響する.

● 糀のもつ機能性(抗酸化活性・抗菌性)

近年, 食品の様々な生理機能と抗酸化物質

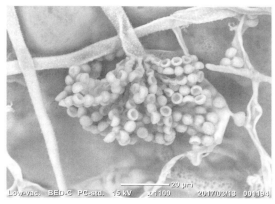

図1 麹菌の走査型電子顕微鏡写真

の関連性が示され，議論されている．糀の抗酸化活性は蒸米と比べると顕著に高い．その原因として，麹菌のプロテアーゼによって米のタンパク質の分解の結果，抗酸化活性を有するペプチドが生成されることが報告されている．また，麹菌自体が産生するコウジ酸などの抗酸化物質についても糀の抗酸化活性の原因として考えられ，その生理機能の研究も進められている．糀の抗酸化活性を担う分子レベルの知見がさらに蓄積されると，これまで現象論として示されてきた糀の生理機能の一端が明らかになると考えられる．

糀の雑菌汚染に対する高い耐性の原因として，麹菌が抗菌性物質を産生する可能性が議論されてきた．1980年，中田らは麹菌が清酒酵母以外の酵母の増殖を抑制する抗菌性物質Yeastcidinを産生すると報告しており，この抗菌性物質は清酒酵母のスクリーニングにも使用されている．糀の雑菌汚染に対する高い耐性と同時に，清酒の醸造にみられる麹菌と清酒酵母の優れた相性を説明する1つの仕組みと考えられる．

● 塩 麹

塩麹は，糀，塩，水を混ぜて1週間から10日程度室温で保存することで製造する．我が国の伝統的な調味料である．従来は野菜などの漬物床と使用されてきたが，近年，様々な利用法が提案され，「万能調味料」として人気を集めるようになった．塩を添加することにより，微生物の増殖を抑え保存性が高まるが，麹菌由来の酵素活性は維持された状態となる．野菜，肉，魚介類に塩麹を加えると，麹菌が産生するアミラーゼ，プロテアーゼにより，食品中のデンプンやタンパク質が糖，ペプチド，アミノ酸に分解され，柔らかくなると同時に，甘味，苦味，うま味を呈する．

〔重松 亨〕

参考文献

1) 大塚謙一編著．1981．醸造学，養賢堂．
2) 小泉武夫．1989．発酵 ミクロの巨人たちの神秘，中公新書．
3) 一島英治．2007．ものと人間の文化史138 麹，法政大学出版局．
4) 中田久保ら．1980．日本醸造協会誌．75：731-764．
5) 石川行広．1992．油化学．41：762-781．

1-25 甘　　酒

種類，歴史，製法，機能性

　甘酒は日本の伝統的な甘味飲料である．米麹を用いた古くからの「麹甘酒」と，酒粕を用いた比較的新しい「酒粕甘酒」の2種類がある．以下，この2つの甘酒をあわせて解説する．

● 甘酒の歴史

　「麹甘酒」がつくられるようになったのは，稲作が伝わり米麹の使用が始まってからの時期であると考えられるが，定かではない．

　平安時代（868年頃）に編纂された，養老令の注釈書『令集解（りょうのしゅうげ）』によると，造酒司（みきのつかさ）は酒の製造を担当する役所であるが，甘酒を意味する「醴（れい）」の製造も行っていたとある．

　江戸時代のころから，書物に甘酒の記述が見られるようになる．江戸時代中期～後期の医師・小川顕道（1737-1816）が1814（文化11）年に著した随筆『塵塚談（ちりづかだん）』では，「昔，甘酒は寒い冬の夜だけ売られていたが，近ごろは暑い夏の時期に売り歩いている．江戸の店では四季を通じて売っている．」と述べている．1822（文政5）年刊行，明和年間（1764-1772）以降の風俗を記録した『明和誌』にも，甘酒は寒い季節だけのものであったのが，四季を通じて売られるようになったと記されている．喜田川守貞（1810-？）が江戸時代後期1837（天保8）年から1867（慶応3）年頃にかけて当時の風俗を記した『守貞漫稿（もりさだまんこう）』には，塵塚談の甘酒の記述を引用しつつ，夏の風物として「甘酒売り」を絵とともに紹介している（図1）．このような甘酒売りの風習は，明治・大正時代のころまで残っていた．昭和時代に入り，ひな祭りのときにお祝いとして出されていた白酒（しろざけ：みりんや焼酎などに蒸したもち米・米麹を仕込んでつくった酒）の代用として，甘酒が飲まれるようになった．

　また，大正時代の終わりから昭和時代の初めにかけては，酒粕を使用した甘酒がつくられ始めた．1970年代以降，酒粕甘酒の市販品が増えたため，これが甘酒の主流となった．一方，第二次世界大戦の間もその直後も米が不足したことがきっかけとなり，麹甘酒は長く自家製造に限られることになったと考えられる．近年，昔ながらの麹甘酒の注目が高まるにつれ，工場規模での生産が増えてきている．

● 甘酒の製法

　麹甘酒は，米麹・米・水を混合し糖化させてつくられるため，アルコールは含まれない．米は主にうるち米が使用されるが，もち米も使用されることがあり，このときには甘味が多くなる．また，同じデンプン質の原料として，麦・粟・きび・いも類が使用されることもある．製法は，蒸しまたは炊いた米を，米麹に由来する酵素アミラーゼによって糖化し，グルコースやオリゴ糖などの甘味を増加させる．

　米麹には，白色の胞子（分生子）を形成する白味噌製造用の麹菌株が使用され，かつ糖

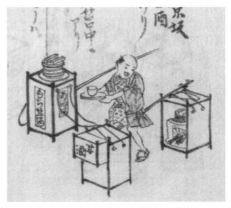

図1　江戸時代の甘酒売りの絵

化力が強いものが好まれる．黄緑色の胞子を形成する麹菌株が使用されることもあるが，胞子が形成されて色が付く前の段階で出麹として用いる．

　麹甘酒の製造法は，かた作り，うす作り（軟作り），早作りの3つに分けられる．かた作りは，米麹と米の量に対し，水は少なめの量を使う．そのため濃くできあがり，飲むときに薄める「甘酒の素」となる．うす作りは，米麹・米に対して使用する水の量が多めであるので，そのまま飲料用となる．早作りは，米麹と水だけを使用する製造法である．

　糖化の時間は，通常12〜24時間程度である．米麹と水だけの早作りの場合には，米を入れる場合と比べて糖化は短い時間で行われる．

　糖化の温度は55〜60℃が適温である．これよりも温度を上げると，酵素の活性が弱まり糖化が進まなくなる．逆に温度を下げると酵素活性が弱まるとともに，乳酸菌や酵母の増殖によって酸味やアルコールを生成することがある．

　酒粕甘酒は，酒粕を溶解させ，糖を加え加熱してつくられる．米麹も添加する場合もある．酒粕が入るのでアルコールが含まれるが，加熱によりアルコールは1％未満となる．

● 甘酒の機能性

　麹甘酒には，麹菌の増殖に伴い生成するビタミンが含まれているが，特にビタミンB群が多い．麹甘酒の糖組成はグルコースが70〜80％と最も多く占め，次いでマルトース，その他多くの種類のオリゴ糖が含まれる．麹甘酒は抗酸化活性を示し，抗酸化物質としてエルゴチオネイン等が含まれる．また，米麹には，保湿成分であるグリコシルセラミド，美白作用をもつコウジ酸が含まれている．さらに，麹に含まれるグリコシルセラミドが腸内細菌叢を改善することが報告されている．これらのことから，米麹から作られる麹甘酒は，美容や健康によい効果をもつと期待されている．

　酒粕甘酒については，マウスを用いて機能性が調べられている．高脂肪食負荷マウスでは，体重増加が抑制され，血中の中性脂肪および脂肪組織の蓄積も抑えられた．高塩分食による血圧上昇を抑制する効果，健忘症による記憶障害を予防する効果もみとめられた．

　甘酒を対象にした機能性の研究は，その関心が高まるにつれて増えてきている．今後，甘酒の機能性に関する知見が蓄積することで，日本古来の甘味飲料としての良さが認識されることが期待される．　　　　〔丸山潤一〕

参考文献
1) 村上英也編著．1986．麹学．日本醸造協会．
2) 山本晋平・松郷誠一．2008．*New Food Industry*．**50**：43-54．
3) 喜田川守貞著，宇佐美英機校訂．1996．近世風俗志―守貞謾稿―（一）．岩波書店．
4) Y. Oguro *et al.* 2017. *J. Biosci. Bioeng.*（印刷中）．
5) H. Hamajima *et al.* 2016. *SpringerPlus*. **5**：1321.
6) 大浦　新ら．2007．日本醸造協会雑誌．**102**：781-788．

1-26
納豆菌

枯草菌，宮城野株，バクテリオファージ，
胞子，ポリ-γ-グルタミン酸

● 分類・系統

納豆菌は胞子形成能を有するグラム陽性 *Bacillus* 属細菌であり，*Bacillus subtilis*（和名は枯草菌）に属す．つまり，"納豆発酵に適した枯草菌＝納豆菌" なのである．英語表記は *Bacillus subtilis*（natto）である．*B. subtilis* はいくつかの亜種で構成される．近年の納豆発酵適性を指標とした系統解析により，納豆発酵株が *B. sublitis* subsp. *subtilis* に属す納豆発酵に必要な遺伝的形質を有する系統であることが示された[1]．

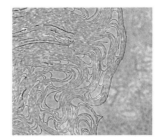

図1 スウォーミングによって活発に面的増殖をする納豆菌（Kimura et al. manuscript in preparation）［カラー口絵6参照］

必要な形質とは単に粘り物質ポリ-γ-グルタミン酸（γPGA）を合成するだけでなく，他に菌体外分解酵素の高生産性や煮豆上で面的に素早く広がって生育する性質などを含む．この菌体どうしを密着させた面的成長はスウォーミング（swarming）と呼ばれる（図1）．スウォーミング能が高い株のコロニーはその直径が大きいだけでなく，白っぽい外観をもつ．これはコロニーが上方向にも樹状構造を作りながら成長し光を乱反射しているためである．樹状構造形成は納豆製造業界で "被り（かむり）" と呼ばれる納豆の評価基準の1つに該当する．

納豆発酵適性はビオチン要求性と非常に強く遺伝的に連鎖する[1]．ビオチン欠乏状態がビオチンセンシングと呼ばれる遺伝子発現制御系を介してグルタミン酸生成を亢進させる可能性があり，γPGA高生産との関連性が示唆されている[1]．市販されている納豆種菌として宮城野株，成瀬株，高橋株があり，このうち宮城野株の全ゲノム情報が公開中である[2]．

● 納豆菌バクテリオファージ

納豆菌に感染するバクテリオファージ（納豆菌ファージ）は発酵不良の原因となる．これまでに発酵不良品や工場内から見つかった納豆菌ファージはゲノムの相同性からグループⅠ（*Syphoviridae*型）およびグループⅡ（*Myoviridae*型）に分類され，今のところ *Podoviridae* 型の報告はない．納豆菌ファージは強力なγPGA分解酵素をコードする遺伝子（*pghP*）をもつ．γPGA分解酵素PghPがファージ感染時あるいは離脱時に周囲のγPGAを分解することによって娘ファージの拡散・増殖が促進される．

X線結晶構造解析の結果，PghPが活性中心に亜鉛配位モチーフHis-Glu-Hisをもつ基質特異性の高い新規メタロペプチダーゼであることが明らかにされた[3]．

● 納豆菌の歴史

納豆の起源について諸説あるが，正確にはわからない．納豆菌をスターター（種菌）として利用する方法が確立する以前は，稲わらに（偶然）付着していた納豆菌によるわら苞納豆（煮た大豆を稲わらに包んで作った納豆）生産が家内工業的に行われた．この手法は再現性が低くかつ雑菌混入を防げないため衛生的問題も大きく，商業的生産には不向きであった．20世紀初頭，半澤洵，三浦二郎らの功績によって納豆種菌と衛生的容器（経木納豆），通気発酵室を用いた近代的納豆製造法が

確立し，本格的な商業生産が可能となったのである[4]．その後，昭和の高度経済成長期に納豆製造の機械化・自動化が進んだ結果，ほぼ現在の形の大規模食品工業化に至った．

なお，納豆は日本特有の食品と思われがちであるが，煮た大豆を *B. subtilis* の働きで発酵する納豆によく似た食品が東・東南アジアに多く存在する（例，タイのトゥアナオやネパールのキネマ，韓国の清国醬（チョングッチャン）など）．

● 納豆の製造

標準的な方法では，16～20℃で16時間浸漬した大豆を0.18～0.20 MPaの圧力下131～133℃で30分間蒸煮し納豆菌胞子（胞子数10^3/g 蒸煮大豆）を散布する．胞子は大豆上で発芽し，約40℃で18時間保持して発酵させた後，1昼夜5℃で熟成し出荷される．大豆品種や仕上げ方（柔らかさ，においなど）の違いに応じて製造条件は調整されることが多い．納豆は丸大豆をそのまま使用するため廃棄ロスが少ない食品の1つである．

● 納豆菌の役割・働き

納豆菌の発酵作用により大豆タンパク質が分子量数千以下まで分解され，水溶性食物繊維量も増えて消化性が向上する．ビタミン類に関しては，B_1は減るものの K，B_2，パントテン酸は増加する．特にビタミンK量の増加が著しい．納豆独特のテクスチャーは納豆菌が生産するγPGAとレバン（levan，フルクトース多糖）に由来する．納豆の香り物資であるメチルピラジン，吉草酸，イソ酪酸なども納豆菌の代謝産物である．

● ポリ-γ-グルタミン酸（γPGA）

グルタミン酸がγ位カルボキシル基とアミノ基で連結したアミノ酸重合体である．D体とL体のグルタミン酸共重合体であり，重合度は1万以上に達する．D体比が非常に高い特徴をもつ（50～80％）．

納豆菌はγPGA合成タンパク質複合体（PgsBCA）によってATP分解を伴うグルタミン酸重合反応を行う．PgsBCAの発現は細

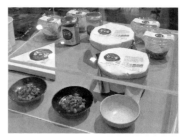

図2 国際外食産業見本市（2015年2月）に出展された「糸引きが少ない納豆」（茨城県工業技術センター提供）

胞密度による制御（クオラムセンシング，quorum sensing）の支配下にある[5]．したがって，対数増殖期の細胞はγPGAを合成しない．γPGAは食品添加物として利用されているだけでなく，凝集剤やドラッグデリバリー担体としての活用が研究されている．

● 最近の動向

新たな市場開拓や商品の差別化を図るため，においを抑制した納豆菌や分解酵素を増強した納豆菌，高度上空から採取した納豆菌，糸引きが少ない納豆菌などを利用した商品が上市され，市場を賑わせている．図2は「糸引きが少ない納豆」がフランス・リヨンで開催された国際外食産業見本市（2015年2月）に出展されたときの様子である．

〔木村啓太郎〕

参考文献

1) Y. Kubo *et al.* 2011. *Appl. Environ. Microbiol.* **77**：6463-6469.
2) Y. Nishito *et al.* 2010. *BMC genomics.* **11**：243.
3) Z. Fujimoto *et al.* 2012. *Proteins.* **80**：722-732.
4) 堀田国元，佐々木博．2011．化学と生物．**49**：57-62.
5) D. Huyen *et al.* 2011. *Appl. Environ. Microbiol.* **77**：8249-8258.

1-27
漬　　物

乳酸菌，野菜，塩

　漬物は野菜の保存を目的として作られたとされている．保存性を高めるために，人々は様々な手段を編み出してきた．現在国内で食べられている漬物を分類すると，大きく2つに分けられる．1つは味噌，醤油，食酢など調味材に野菜を漬け込むもの，もう1つは野菜を塩とともに漬け込み，1日～数日間発酵熟成の過程があるものである．後者には塩とともにぬか（ぬか漬け）を合わせ使うものがある．

　前者の調味材に漬け込む漬物類の保存性や味は，調味材のもつ塩分や発酵熟成でできた味が優先し，また調味材自体がすでに発酵されているため，漬け込まれている過程での微生物の関与は限定的なものである．

　後者の野菜と塩による漬物の作り方は，容器に入れた野菜に塩を振りかけ，それを複数回繰り返し漬け込んでいく．野菜の上に落蓋と重石をして，1日～数日間発酵熟成させる．重石をされた容器の中心部は酸素が絶たれ，いわゆる嫌気状態となる．漬物は秋から初冬に作られることが多く，温度は20℃以下の冷たい環境となる．これらの条件で生育できる微生物は概ね乳酸菌と酵母である．

● **漬物発酵に欠かせない乳酸菌の生育の特性**

　乳酸菌は生育のために，人とほぼ同じ栄養素を要求する．すなわち，グルコースなど糖類（炭水化物に相当），アミノ酸類（タンパク質に相当），ビタミン類，無機質，一部の脂肪酸（脂質に相当）がそろっていることである．これらはヒトでいう五大栄養素に相当する．これだけ豊かな栄養が整っていなければ生育できない微生物は少数である．

　原料となる野菜類が新鮮なままでは，乳酸菌が利用できる栄養は植物細胞の中に存在し，乳酸菌は利用できない．乳酸菌は植物細胞を自ら壊す力はないので，乳酸菌が栄養成分に接するためには，人の何らかの力で植物細胞の破壊操作が必要である．すなわち，野菜に塩を振りかけ，重石を施すなどである．塩の浸透圧と重石の圧力で，植物細胞は壊れ細胞内にあった栄養成分が押し出されてくる．漬物では，人の力添えがあって初めて乳酸菌の生育が可能となり，結果発酵が進み酸味が付与され，添加した塩味と原料野菜の風味が混じり合って，漬物の味が整うことになる．

● **野菜と塩で漬け込む各地の漬物**

　国内には野菜と塩だけで漬け込む漬物類が各地にある．雪菜漬け（山形，岩手），しゃくし菜漬け（埼玉），中島菜漬け（石川），赤蕪漬け（岐阜），すぐき漬け（京都），広島菜漬け（広島），山汐菜漬け（福岡），高菜漬け（大分，熊本，長崎）などがあげられる．これらのほかにも，ハクサイ，キュウリ，ナスなどを原料にした浅漬けも多数見られる．またぬかと塩で作ったぬか床に野菜を漬け込むぬか漬けなども野菜，塩を基本とした漬物である．ぬか床の中には家庭で受け継がれ，数百年経過したものもある．

● **漬物にみられる乳酸菌**

　塩を使う漬物　野菜と塩から作られる漬物は，概ね晩秋から初冬にかけて作られる．したがって，漬物の発酵環境は比較的低温（20℃以下）となる．この環境で見られる乳酸菌は *Lactobacillus* 属，*Leuconostoc* 属，*Pediococcus* 属，*Tetragenococcus* 属など，分類学上の属（genus）レベルで全般にわたって生息が認められる．種（species）レベルでみられる主な乳酸菌を表1にまとめた．

　塩を使わない漬物　塩を使わず，野菜を乳酸発酵だけで漬け込む漬物がある．我が国ではすんき（長野）が有名である．海外では，酸菜（中国），グンドラック（ネパール）などがある．塩を使わない漬物では，漬け込む前に原料野菜を熱湯にさらしてから容器に詰め込み，発酵熟成が行われる．これらの発

酵においても乳酸菌が主体に働く．

　これらの無塩漬物では，塩を使う漬物と異なり塩から受ける浸透圧がない．そのため野菜から乳酸菌が必要とする栄養分の浸出を促進させるために，原料野菜を湯通しをし野菜の組織を壊れやすくしたり，温湯を注ぎ入れながら発酵させる特徴がある．すんきの乳酸菌として，*Lactobacillus delbrueckii* subsp. *delbrueckii*, *Lactobacillus fermentum*, *Lactobacillus plantarum*, *Lactobacillus parabuchneri* が主要乳酸菌である．またグンドラックでは，*L. cellobiosus*（*L. fermentaum*），*L. plantarum*, *Lactobacillus casei*, *Pediococcus pentosaceus* が報告されている．

● 漬物にみられる酵母

　発酵性酵母（*Saccharomyces cerevisae* など）は漬物に発酵の風味を付与するが，発酵液表面に薄膜を形成する産膜酵母（*Pichia membranaefaciens* や *Debaryomyces hansenii* など）は悪いにおいを付与したり，また見かけを悪くすることがある．　〔岡田早苗〕

参考文献
1) 小川敏夫．1989．漬物製造学，p.252．光琳．
2) 宮尾茂雄．1999．食品微生物学ハンドブック，p.225．技法堂．
3) 岡田早苗．2014．無塩の漬物　木曽のすんき，p.55．木曽すんき研究会．

表1　漬物（野菜と塩）の主な乳酸菌

乳酸菌	発酵形式	生育温度域*	その他
Leuconostoc mesenteroides	ヘテロ	低～中温	発酵初期に生育
Lactobacillus brevis	ヘテロ	低～中温	発酵初期に生育
Lactobacillus plantarum	ホモ	低～中温	発酵中盤に生育，乳酸を蓄積
Lactobacillus sakei	ホモ	低～中温	発酵中盤に生育
Pediococcus pentosaceus	ホモ	低～中温	発酵中盤に生育
Pediococcus acidilactici	ホモ	中～高温	発酵中盤に生育
Tetragenococcus halophilus	ホモ	低～中温	発酵中盤に生育，耐塩性あり

*低温域：5～15℃，中温域：15～35℃，高温域：35～50℃．

1-28 なれずし

ふなずし，かぶらずし，いずし，さばずし，
乳酸菌

● 「なれずし」とは

"Narezushi, a derivation of sushi, is a traditional Japanese food made by fermenting salted fish meat and cooked rice together". Matsuiら[1]は，「なれずし」の微生物叢に関する研究論文において，このように紹介している．「なれずし」とは，乳酸発酵を利用した発酵食品である．

「なれずし」の歴史は，米の伝来とともに伝わったと『すしの本』の執筆者であり，「すし」の文化と科学を体系づけた篠田統が記している[2]．『すしの本』には，平安時代に編纂された，法令集として知られる『延喜式』に「なれずし」の貢納義務が記されており，歴史に登場する確実な最初の証拠として紹介されている．「なれずし」は日本発祥の食品ではないが，伝来からの歴史の長さと地域ごとに異なるなれずしが食されてきたことから考えると，「和食」であるとはいえそうである．

● 日本各地の「なれずし」

「なれずし」に分類されるであろう発酵食品は様々であり，地域により特徴がある．また，呼び方も多様である．「ふなずし」「いずし」「かぶらずし」などは，「なれずし」として，よく知られている．原料も様々である．『延喜式』には，アユ，フナ，サケ，アワビなどの魚貝類に加えて，イノシシやシカの「なれずし」が記されている．

「ふなずし」は，琵琶湖周辺で有名な滋賀県の郷土料理として知られる．フナと飯を交互に樽につけ込み，数か月から2年程度発酵させる．発酵させた飯の部分は食さず，フナだけを食す．「ふなずし」を「なれずし」の原型と考える説がある．

「いずし」は，魚，飯に野菜を加えて漬け込み，麹を加えることが特徴である．北陸地方から東北，北海道に広がっている．寒い地域に多いことから，麹を積極的に用いて発酵を促し，野菜の確保のために食されていることが推定できる．「かぶらずし」は，野菜にカブを用いるためにこう呼ばれている．

和歌山県ではサバを用いて飯と発酵した鯖寿司を「なれずし」と呼んでいる．有田市周辺では，秋祭りにこの「なれずし」を食べることが伝統として受け継がれている．和歌山市には弥助という，明治の頃から，なれずしを商業生産している店があり，文献などに登場する[2]．店主によると，サバは1か月以上塩漬けにする．この操作がとても重要で，これにより食中毒が防げるという．1970年頃までは，いずしによるボツリヌス中毒が毎年のように発生していた．「なれずし」は試しに作る食品ではないことを記しておく．

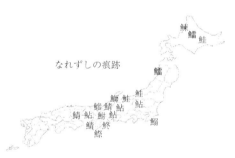

図1 地域の「なれずし」に利用される魚

図1には各地の著名な「なれずし」をその原料の魚で示した．北海道から日本海側は，主として「いずし」である．鮭（サケ），鰰（ハタハタ），鰊（ニシン）がよく利用されている．一方で，北陸から紀伊半島にかけて「なれずし」の分布が多い．鰤（ブリ），鯖（サバ），鮎（アユ），鮒（フナ），鰶（サンマ），鯵（コノシロ）など多種類の「なれずし」が知られている．近畿地方に「なれずし」が多い理由は漁獲高だけでは説明はつか

ない．都に献上する習慣があったのかもしれないが，和歌山の「なれずし」はその土地のお祭りのために作っているという習慣がある．「なれずし」を作る人口も明らかに減少している．現在の「なれずし」の分布は，「なれずし」が広がった結果ではなく，「なれずし」の痕跡を示しているにすぎないと考えるのが妥当である．

● 「なれずし」の発酵過程と菌叢

乳酸発酵を利用した保存食品であり，日本独特の食品である「なれずし」の発酵過程とその菌叢は微生物学的にも興味深い．

Matsui ら[1] は，サバの「なれずし」の菌叢解析を行っている．Lactobacillales（ラクトバチルス目）が優占であり，内訳は優先属順に Lactobacillus 属，Lactococcus 属，Leuconostoc 属で構成されている．Lactobacillus curvatus, Lactococcus piscium, Leuconostoc gasicomitatum の順に優占種が報告されている．

Kiyohara ら[3] はアジの「なれずし」を発酵過程で変遷する微生物叢を含めて詳しく解析している．優占生物について，属レベルではサバのなれずしに似た分類結果となっている．種別では Lactobacillus brevis と Lactobacillus plantanum が発酵の前期，中期，後期において優占であることが報告されている．有機酸の分析では80％近くが乳酸であるが酢酸も重量で20％程度を占めている．ボツリヌス中毒の危険性を示す指標ともなる Clostridium 属も検出されているが，発酵過程を通じて6％を超えることはなかったとしている．詳しく結果をみると，発酵が進むに従って Clostridium 属に分類される遺伝子数は減少傾向にある．

Koyanagi ら[4] は，「かぶらずし」について発酵過程の微生物叢を観察している．発酵開始初日には Staphrococcos 属や Bacillus 属が優占種であるが，発酵が進むにつれて，Lactobacillus 属，Leuconostoc 属の増加が著しい．Lactococcus 属の少ない点が，他のなれずしと異なる点のようである．この時の優占種は，Lactobacillus sakei であり，80％近くを占めると報告されている．有機酸類では乳酸が90％以上を占め酢酸は10％以下である．

「なれずし」の発酵過程を微生物の分類でみてみると，属レベルでは共通性のあることがわかる．ただし，これをぬか床の微生物叢[5]と比較してもあまり変わらないことから，乳酸菌を用いた発酵食品の特徴を反映した結果であると考えることができる．一方で，種レベルでの分類では，「なれずし」ごとにまちまちである．次世代シーケンサーの普及により，同様の解析が今後も増えてくることが予測される．多くのデータが蓄積されることに期待したい．しかしながら，種レベルの解析になると，結果の記述に終始することになる可能性が高い．微生物叢の複雑さに対して，従来の解析法が対応できていないためである．今後は，解析時のデータのばらつき，再現性についても，客観的に記述することで，データとしての信頼性が保証されてくれば，「なれずし」の発酵過程だけではなく，「なれずし」の発酵に貢献する微生物種の役割がより明らかになることが期待される． 〔岩橋　均〕

参考文献

1) H. Matsui *et al.* 2008. *J. Food Sci. Technol.* **50**：791-796.
2) 篠田　統．2002．すしの本，岩波書店．
3) M. Kiyohara *et al.* 2013. *Biosci. Biotechnol. Biochem.* **76**：48-52.
4) T. Koyanagi *et al.* 2013. *Biosci. Biotechnol. Biochem.* **77**：2125-2130.
5) 小野　浩．中山二郎．2014．日本乳酸菌学会誌．**25**：3-12.

1-29
日本の魚醤

しょっつる，いしる，いかなご醤油，
好塩性乳酸菌

● 概 要

　魚介類を高濃度の食塩とともに熟成・発酵させたものを魚醤といい，一般にそのうちの液体部分を魚醤油という．日本では秋田のしょっつる，能登のいしる，香川のいかなご醤油などが有名である[1]．また，東南アジア諸国でも広く製造されている［➡1-53 東南アジアの発酵食品］．伝統的な魚醤油の製造量は一時期減少傾向にあったが，食の安心・安全志向の高まりや地産地消推進により，復活傾向にある．魚醤油の総生産量は増加している．魚醤油単独のほか，和風だし，麺つゆなどの構成調味料として使用される．

　魚醤油製造法　原料魚（ハタハタ，イワシ，イカなど）に終濃度が約20%から飽和濃度になるように食塩，水を添加し，1年以上発酵させ，煮沸・濾過後容器に詰めるのが伝統的な製法である．図1にいしるの製法を示した．原料魚と食塩のみで発酵させる以外に，麹を添加して発酵（麹添加法）[2]，麹を混ぜて加温する方法（速醸法）などがある．製品の風味に癖が少なく，製法も単純であるため麹添加法による製造量が増加している．本法は麹を添加しているのでタンパク質の分解が速く，麹由来の糖質が供給される点で伝統製法と異なるが，原料混合後の取り扱いはほぼ同じである．本項では，この麹添加法により製造した魚醤油の発酵中の変化について紹介する．なお，伝統的な魚醤油の詳細は成書を参考にされたい[3, 4]．

　発酵様式　魚醤油の原料である魚肉はタンパク質に富むため，魚醤油の全窒素量は大豆醤油のそれを上回り，アミノ酸量も遜色ない[2]．麹添加魚醤油の発酵中の生菌数，化学成分の変化を図2に示す．魚醤油発酵中のタ

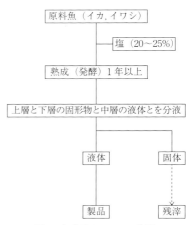

図1　伝統的ないしるの製法

ンパク質分解は魚肉由来の自己消化酵素によるもので，麹を添加した場合は麹由来の酵素も分解に大きく貢献する．麹以外の微生物のタンパク質分解への関与は少ないと考えられている．実際に全窒素量の増加は，発酵初期の麹以外の微生物が増殖する前に起こり，好塩性菌の増殖後はむしろ鈍化している．アミノ酸のほかに発酵中に蓄積する主要成分として乳酸があげられる．乳酸の生成は好塩性乳酸菌によるもので，もろみのpHを低下させ，雑菌の繁殖を防ぎ，発酵を安定化させるとともに魚醤油の風味形成に寄与していると考えられている．

　微生物相の変遷　発酵開始直後において，優占微生物として*Bacillus* spp.や*Staphylococcus* spp.が分離され（図2の一般生菌数），その後，*Tetragenococcus* spp.のような好塩性乳酸菌数が増殖して優占菌となり，発酵後期までその状態が保たれる（図2の好塩性乳酸菌数）[5]．一般細菌として発酵中期以降に計数されるものは*Bacillus* spp.であり，高塩分かつ低pH環境であるため芽胞の状態で存在していると考えられる．麹菌は発酵初期に増殖するが，好塩性乳酸菌と入れ替わるように減少し，やがて検出されなく

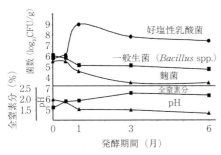

図2 麹添加魚醤油発酵中の微生物数および化学成分の変遷

なる．魚醤油のような特殊な環境には従来の培養法では検出できない難培養性の微生物が存在している可能性もあるため，培養を介さずに魚醤油中の微生物相を推定する方法（クローンライブラリー法）で微生物相を調べたという報告もある．しかしながら，従来の培養法による結果と同様であることが確認されている[5]．魚醤油もろみは高塩分・低 pH であるため，発育できる微生物種が限定され，単純な細菌相に収束したと考えられる．また，魚醤油発酵中における乳酸の蓄積と好塩性乳酸菌挙動は大豆醤油のそれと類似しており，魚醤油においても好塩性乳酸菌が増殖し，乳酸発酵していると考えられている．

化学成分と官能的特徴 麹添加魚醤油，大豆醤油およびニョクマムの化学成分と官能的特徴を比較すると，麹添加魚醤油および大豆醤油は乳酸を多く含み，pH は 5.0 以下と低いのに対し，ニョクマムでは乳酸が少なく，酢酸が多く，腐敗臭やえぐみを含むなど，麹菌を使用した製品の化学的および官能的特性とは大きく異なる．しかし，味覚の特性に関しては大豆醤油において先味が強いのに対し，魚醤油では後味が強く感じられる[2]など，原料による差異が認められる．

● **日本産魚醤油**
日本の代表的な2つの魚醤油の特徴を以下に紹介する．

しょっつる 秋田県で製造される主にハタハタを原料とする魚醤油で食塩濃度 30% を超えるものもある．pH は 5.1〜6.5，生菌数は $10 \sim 10^5$/ml と製品によって差が大きい．好塩性古細菌（$Halobacterium$ 属など），$Bacillus$ 属，好塩性球菌などが優占菌として分離される[3]こともあるが，伝統的なしょっつるはほぼ飽和食塩濃度のため，しょっつる中の微生物は限定された種がごく少数存在する程度であると考えられている．メタゲノム解析のような培養を介さない微生物群集解析は行われておらず，しょっつるの微生物相についての詳細はいまだ不明である．発酵様式としては自己消化酵素による原料の溶解，呈味成分の蓄積が主要であり，アミノ酸蓄積に関しては微生物の役割はあまり大きくないと考えられている．

いしる 能登半島で製造されるイカまたはイワシを原料とする魚醤油である．イカを原料としたものを「いしり」，イワシを原料としたものを「いしる」とする場合もある．食塩濃度は 17〜27%，pH は 4.8〜6.3 で，pH 7 前後の製品もある．優占菌として好塩性乳酸菌 $Tetragenococcus$ spp. が分離されている[4]．発酵様式はしょっつると同様であるが，発酵中の化学成分と微生物相を詳細に解析すると，発酵初期には好塩性乳酸菌が増殖して乳酸を生成していることがわかる．

〔里見正隆〕

参考文献
1) 石毛直道，ケネス・ラドル．1990．魚醤とナレズシの研究．pp.109-119．岩波書店．
2) 松津保浩ら．2000．日水誌．**66**：1036-1045．
3) 藤井建夫．2001．魚の発酵食品．pp.57-75．成山堂書店．
4) 森真由美．2014．地域水産物を活用した商品開発と衛生管理．pp.76-84．幸書房．
5) M. Satomi. 2016. Food Sci. Technol. Res. **22**：1-21.

1-30
沖縄の発酵食品

豆腐よう，紅麹，ソテツ味噌，スクガラス

沖縄県は東アジアの中心に位置している．14世紀頃から江戸時代末期まで，琉球王国として東アジアや東南アジア，あるいは日本本土との中継貿易で繁栄した．琉球王朝の飲食物やその調理法は，当時の明または清からの使者を歓待する目的で発達し，その中でいくつかの特徴的な発酵食品が生まれたといわれている．沖縄の代表的な発酵食品としては，泡盛や豆腐ようがよく知られているが，泡盛は1-12項にて記載しており，ここでは豆腐ようとその他の発酵食品についてふれる．

● 豆腐よう

沖縄独特の大豆発酵食品である豆腐ようは，琉球王朝時代の18世紀頃に中国福建省から伝来した紅腐乳にルーツをもつといわれている．米麹と泡盛を含む漬け汁（もろみ）に陰干し乾燥させた豆腐を漬け込んで熟成させる（図1）．紅麹菌（*Monascus purpureus* など，中国で紅酒や紅豆腐の製造に使用されている）が生産する紅麹色素により赤色を呈するほか，黄麹菌（*Aspergillus oryzae*）が生産する酵素の働きで独特のテクスチャーや香味が形成される．紅麹色素の生産量が少ない紅麹菌を用いることにより，赤色が少ない製品も開発されている．一般に塩味が薄く，甘味があり，ウニのような風味とソフトチーズのような滑らかな食感がある．泡盛の肴として食されることがほとんどであるが，フランス料理などの料理の素材としても注目されている．

豆腐ようの製造の特徴（図1）としては，原料である大豆を直接発酵させるのではなく，一度できあがった豆腐を改めて発酵の材料として用いているという点があげられる．豆腐ようの原型といわれる腐乳（フールウ）の製法では，麹を付着させた豆腐を塩水に漬けるので，塩辛く，お粥などに入れて食されている．一方，豆腐ようでは漬け汁として塩水の代わりに泡盛を用いるので，塩分が抑えられ，そのままでも食べやすく改良されている．漬け汁中のアルコール濃度は20％にも達することから，長期保存が可能になるだけでなく，麹菌由来のプロテアーゼが適度に抑えられ，大豆グロブリンの過度の分解を抑えることができるので，絶妙のテクスチャーとなる．大豆に含まれる水溶性タンパク質はプロテアーゼによって，低分子化され，アミノ酸やペプチドが生成される．特にうま味に関わるグルタミン酸やアスパラギン酸を多く含有しており，製品の旨味に寄与している．さらに，米麹に含まれるデンプンは，α-アミラーゼやグルコアミラーゼの関与によりグルコースが生成され，このグルコースは製品に甘味を与える．一方，大豆油はリパーゼによる作用を受け，グリセロールと脂肪酸に変換される．遊離脂肪酸は共存するエタノールとの間でエステル化し，製品の良好な香気成分形成に寄与している．

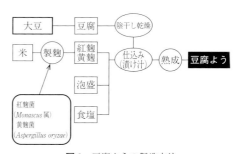

図1 豆腐ようの製造方法

豆腐ようは，琉球王朝時代に誕生したと考えられるが，近年まで首里城城下を中心とする上流階級の一部しか知らない秘伝の製法であった．安田正昭（現 琉球大学名誉教授）らの尽力により産業化され，現在では沖縄県の特産品として全国に広く知られるようになった．

● 紅麹

　紅麹とは，紅麹菌を蒸米に生育させたものである．紅麹は中国，台湾をはじめとするアジア各国において発酵食品の製造や食品の着色料，あるいは漢方薬として広く利用されている．我が国においては，沖縄県における豆腐ようの製造や，紅麹色素として食品の着色に用いられてきた．

　紅麹菌に関する研究は色素に関するものが多いが，近年，紅麹菌が生産する生理活性物質が注目されている[1]．*Monascus ruber* が生産するモナコリンKは，コレステロール合成系の律速酵素3-hydroxy-3-methyl-glutaryl(HMG)-CoA reductase の阻害剤であり[2]，コレステロール降下剤として利用されている．同じく *M. ruber* が生産する血圧上昇抑制物質として，γ-アミノ酪酸(GABA)が見出されている[3]．また，GABAとは異なる血圧上昇抑制作用を示す物質として，紅麹から数種のACE（アンジオテンシン変換酵素）阻害ペプチドが同定されている[4]．一方，紅麹は高い抗酸化活性を有しており，その原因物質の1つとしてジメルミン酸（dimerumic acid）が報告されている[5]．高脂血症を発症させたマウスにみられる赤血球の変形が，紅麹投与によって改善されることが示されている．紅麹は，その他にも抗菌作用，抗がん作用，脂質代謝改善などの生理活性に効果がある可能性が認められている．これら紅麹が有する機能性物質の一部は，豆腐ようからも見出されている．

　紅麹菌は，古くから蓄積された食経験がある微生物であり，今後の機能性食品や医薬品への応用，発展が期待される．

● その他の沖縄の伝統発酵食品

　ソテツ味噌は，沖縄本島の北西約60 kmに位置する粟国島や鹿児島県南部の奄美群島などで生産されている味噌である．農作物があまり取れなかった粟国島には，多くのソテツの群生地がある．ソテツの種子にはデンプンが多く含まれるので，米の代わりのデンプン源としてソテツが食されてきた．ソテツには有毒物質であるサイカシンという配糖体が含まれることが知られている．サイカシンから生成されるホルムアルデヒドは，中毒を起こすことから，水に晒してこれを取り除く作業が必要となる．毒素を完全に取り除くには，洗浄，乾燥，破砕を繰り返し，これらの工程で約2か月が必要である．できあがったソテツデンプンに米麹を加えて，麹を作った後，塩，大豆などを加えて熟成させる．ソテツ味噌は調味料としてだけでなく，甘味があるのでお茶請けとしても食されている．

　スクガラスはアイゴの稚魚（スク）の塩辛である．毎年7〜8月の大潮の日に収穫されるスクを塩漬けにして，3か月あるいはそれ以上熟成させる．稚魚が成長して海藻を食べるようになると内臓が生臭くなることから，スクガラスの製造には稚魚を用いる．沖縄では，豆腐の上に乗せて食されるのが一般的である．スクガラスは塩辛の一種であり，基本的にに自己消化が主であると考えられる．スクガラスの微生物叢に関する解析は一部行われているものの，微生物発酵の関与については明らかではない．

〔渡邉泰祐〕

参考文献
1) 安田正昭ら．2010．食科工．**57**：181-190.
2) A. Endo. 1981. *Trends Biochem Sci.* **6**：10-13.
3) 辻　啓介．1994．醸協誌．**89**：207-211.
4) M. Kuba *et al.* 2009. *Process Biochem.* **44**：1139-1143.
5) Y. Aniya *et al.* 2000. *Free Radic Biol Med.* **28**：999-1004.

1-31
発　酵　茶

後発酵茶，黒茶，阿波晩茶，碁石茶，
制御発酵茶

● 製法による茶の分類

　世界には様々な茶が存在するが，通常その製造工程における発酵程度に基づいて不発酵茶（unfermented tea，緑茶），半発酵茶（semifermented tea，烏龍茶），発酵茶（fermented tea，oxidized tea，紅茶）に分類される．この分類は紅茶製造の基本工程である「発酵」の有無を基準としており，茶の科学的な研究とそれに基づく分類が提唱されたヨーロッパにおける主要な茶が紅茶であったことに起因する[1]．

　不発酵茶である緑茶は製造の第一段階で収穫した茶葉を殺青（さっせい，加熱処理により茶葉中の酸化酵素を失活させる）する．これに対して発酵茶である紅茶は原料の生茶葉を陰干しして水分を蒸発させて萎らせる．この工程を萎凋（いちょう）と呼び，水分は35〜40％減少する．次に茶葉をよくもむ揉捻（じゅうねん）を行い，茶葉の細胞を均一に破壊することで外気中の酸素との接触効率を高める．この揉捻した茶葉を湿度90％以上，25℃で30〜90分発酵させると生の茶葉中に含まれるポリフェノールオキシダーゼという酸化酵素の働きにより，茶葉のカテキン類の酸化重合によって紅茶の色素テアフラビン（橙赤色），さらに酸化重合が進んだ高分子量のテアルビジン（赤褐色）が生成し，これらの化合物と他のフラボノイドによって紅茶の水色は決定される．

　ここで留意すべきは紅茶の「発酵」工程には微生物が関与しておらず，茶葉に内在する酸化酵素の作用によって紅茶特有の色と香りが生成するということである．インドで紅茶の生産が始まった1930年代はパスツールによる輝かしい微生物研究の成果と時代を同じくしているため，紅茶製造時に茶葉に起こる変化を微生物作用によるものと考え"fermentation（発酵）"と称された．その後20世紀になり茶葉の変化は内在性の酸化酵素によるもので微生物が関与しないことが明らかとなったが，その時にはすでに紅茶製造の発酵という呼称が定着し現在に至っている．この植物に内在する酵素による酸化反応を「発酵」という言葉で表すことが，茶の分類において混乱を生じる一因となっている．一方，その後の研究で，世界中で多くの種類が作られている茶の中には微生物が寄与する発酵によるものも存在することが明らかとなった．そこでこの微生物作用による発酵を，植物酵素による酸化発酵と区別するため，微生物発酵茶（microbial fermented tea）あるいは後発酵茶（post-fermented tea）と呼ばれる．

● 後発酵茶（微生物発酵茶）

　後発酵茶は，糸状菌や乳酸菌などが関与して作られた茶であり，生産量は少ないが世界各地に存在しており，発酵方法によりそれぞれが独特の風味を有する．この後発酵茶は，主に糸状菌の好気発酵により生産される黒茶と，嫌気発酵のみで生産されるあるいは好気発酵と嫌気発酵の両方の工程で生産される漬物茶に分類される．このような製造方法に基づいた茶の分類の概略を図1に示す．

　代表的な黒茶は中国の黒茶（ヘイツァー，

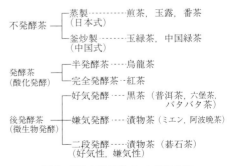

図1　製造方法に基づいた茶の分類

dark tea）で，日本で知られているものに雲南省特産の普洱茶（プーアールツァー）や広西チュワン族自治区の六堡茶（リウバオツァー）などがあげられる．また，日本国内では富山県のバタバタ茶が黒茶に分類される［カラー口絵7参照］．一方，嫌気発酵で製造される漬物茶にはタイのミエン，ミャンマーのラペソー，徳島県の阿波晩茶，さらに好気発酵と嫌気発酵の両工程で製造される特異な発酵茶として高知県の碁石茶があげられる．

　好気発酵による黒茶の製造法は，収穫した茶葉を殺青，揉捻，晒青（しゃせい，茶葉を日干しすること）した後，茶葉を堆積し貯蔵すると主に糸状菌が繁殖して発酵茶となる．自然発酵での熟成期間は長いものでは10年以上にも及ぶものもある．普洱茶の場合，発酵に関与する微生物として *Aspergillus niger*, *A. fumigatus*, *Eurotium chevalieri*, *Penicillium* 属などが単離されている[2]．また普洱茶では1970年代に湿水発酵速成法という加温加湿した環境下で発酵させる方法が開発され，自然発酵のものを生普洱茶，後者を熟普洱茶と呼び，現在，一般に市場に出回っているものはほとんどが熟普洱茶である[2]．

● **日本の後発酵茶**

　漬物茶の中で嫌気発酵のみによって製造される徳島県の阿波晩茶は，釜ゆでした茶葉を揉捻し，約2週間から1か月程度樽漬けにして発酵し，その後天日干しして完成する．阿波晩茶の発酵に関与する微生物群としては *Lactobacillus pentosus*, *L. plantarum*, *Bifidobacterium* 属, *Streptococcus* 属などが単離されている[3]．

　碁石茶は，製造後の形状が碁石に似ていることに由来し，茶粥用の茶として知られている．そしてその製造方法が好気発酵と嫌気発酵の両工程によることが世界的にも珍しく非常に特徴的である．碁石茶は，蒸籠で蒸した茶葉を筵上に堆積し好気的な前発酵を行う．5〜7日後一面にかびが生じたら樽に移し，約10日ほど嫌気的に本発酵を行う．本発酵した茶葉は小さく刻み，再び漬け樽で3日ほど後発酵を行う三段仕込みの後，天日干しして完成する[4]．碁石茶の製造に関与する微生物としては糸状菌では *A. niger*, *A. fumigatus* のほかに *Scopulariopsis brevicaulis*, *Penicillium* 属などが単離されており，これらは黒茶の好気発酵に関与する微生物群と類似している．また，嫌気発酵に関与する乳酸菌として *L. plantarum* が単離されている[5]．

　伝統的な製造法による後発酵茶は外部から侵入する複雑な微生物群の作用によって自然発酵されるものであるが，近年，日本国内を中心に特定の微生物のみを利用して発酵処理を行った微生物発酵茶が開発され，市販されている．これらは微生物制御発酵茶と称され，1種あるいは2種の微生物がその製造に用いられている．さらに2種の微生物を用いる微生物制御発酵茶はその製造法に基づいて，2種の微生物を同時に用いる並行復発酵茶と1種類ずつ用いた発酵を繰り返し行う単行復発酵茶に分類される．　　　　　〔吉田滋樹〕

参考文献

1) 中林敏郎，伊奈和夫，坂田完三．1991．緑茶・紅茶・烏龍茶の化学と機能, pp. 10-19. 弘学出版．
2) 李家華ら．2008．農業生産技術管理学会誌．**15**：73-79．
3) 日村朝子ら．1994．日本家政学会誌．**45**：1095-1101．
4) 小泉武夫．2012．発酵食品学, pp. 337-339. 講談社サイエンティフィク．
5) 岡田早苗ら．1996．日本食品科学工学会誌．**43**：1019-1027．

1-32 ビール

歴史，種類，原料，製法

● ビールの歴史と現況

ビールは紀元前3000年頃古代バビロニアでのビール醸造に関する楔形文字による記録，紀元前2000年頃のエジプトの壁画から，この頃には製造されていたとされている．大麦を発芽させたパンを原料として粥を造り自然発酵したものを楽しむ一方，通貨や賃金の役割も果たし祭祀や政治に使われるようにもなった．ゲルマン人によるビール造りはバビロニア，エジプトからはやや遅れたが気候上ブドウよりも大麦栽培が適していたこともあり，その普及は著しかった．8世紀頃からホップの使用が定着し，修道院を中心として安定したビール製造が行われるようになった．ホップは苦味と爽快さ，泡，耐久性などビール香味と品質を飛躍的に向上させたが，1516年ドイツ南部バイエルン侯国で制定された「ビール純粋令」はビールの原料を大麦とホップと水のみと定める法律で，これにより粗悪なビールの排除とともにホップへの集中が進んだ．ヨーロッパではドイツを中心としてビール醸造は商業化し大衆化が進むことで消費量は増加した．18世紀になると近代技術がビール醸造に応用され，特にリンデによるアンモニア冷凍機の発明とパスツール（L. Pasteur）による低温殺菌の導入が製造量の増加と品質の安定化に貢献し，現在のビール産業の基盤を生み出すことになる．

日本では幕末の蘭学者川本幸民が最初にビールを試醸したとされ，本格的製造としては1870年アメリカ人コープランド（W. Copeland）による横浜での醸造，1876年札幌に開設した官営の開拓使醸造所とされている．

ビールは今や世界で飲まれる大衆酒としての地位を築いている．日本での消費量は1994年をピークに減少傾向であるが，アジア，南米諸国での消費量の伸びは著しい．

● ビールの種類

ビールの分類は発酵方法によるもの，色の濃淡によるもので大別される．発酵方法は発酵終了時に酵母がタンク上部に浮遊する上面発酵，タンク底に沈む下面発酵に分けられる．上面発酵ビールはイギリスのエール，ベルギーの白ビール，ドイツのヴァイツェンのようにフルーティな香りが特徴の個性豊かなビールが多く，下面発酵ビールはピルスナーに代表される爽快で喉越しのよいビールが多い．色の濃淡では淡色ビール（ピルスナー），中等色ビール（エール），濃色ビール（黒ビール）に分類される．

近年アルコールやカロリー，糖質に配慮したライト系商品や果汁などとのブレンドによるビアカクテル，個性的な香味で差別性の高いクラフトビールなど多様化している．

● 原 料

大 麦 小麦やライ麦などが特殊なビールに使われるが，大麦，中でも二条大麦がビール原料の主役である．大麦は麦芽に加工されることで酵母へ糖やアミノ酸を供給し，ビールの香りや味，色，そして泡にも関与する．ビール大麦は日本でも広範囲に栽培されているが，9割近くは麦芽として輸入されている．

ホップ ほほビールのためのみに栽培されるアサ科の多年生植物で，ビールに使用されるのは未受精の雌花のみである．ホップの花は松かさ状をしており苞の内側に黄色いルプリンという腺がある．このルプリンにテルペンに代表される香気成分やα酸が含まれている．α酸は熱によって異性化されイソα酸となり苦味を呈する．ホップは香り，α酸含量から等級分けされているが，近年高α酸でフルーティな香りが特徴的な品種が開発されている．ホップも日本では北海道や東北の冷涼な地域で栽培されているが，ほとんどは海

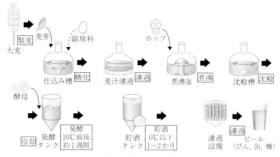

図1 ビールの製法

外からペレットやエキスに加工して輸入されている．

水　ビールの90％以上を占める原料でありビール品質に大きく影響するため，良質の水が多量に得られることがビール工場立地条件の1つである．日本の水は一般に軟水で淡色ビールの醸造に適している．

副原料　麦芽以外に麦，米，トウモロコシ，糖類などが使用される．副原料によりビールは飲みやすく爽快な味となる．

● **製　法**（図1）

製　麦　収穫後適切な休眠期間を経た大麦を水に浸し，水分を40～45％へ高めたのち1週間程度発芽させる．芽や根の生育，デンプンの溶け具合を確認して，乾燥と着色・着香のため焙燥を経て麦芽に加工される．

仕込み　麦芽および副原料から麦汁を造る工程で，麦芽を粉砕し湯と混合した粥状のもろみ（マイシェ）は，デンプンやタンパク質を大麦由来の酵素で分解するため温度・時間管理が重要である．糖化が進行すれば未溶解の穀皮を分離した麦汁にホップを加えて煮沸を行う．煮沸には酵素の失活，麦汁の殺菌と濃色化，イソα酸への異性化，物理的耐久性の付与など多くの目的がある．

発　酵　煮沸の終了した麦汁を冷却し酵母を添加．下面発酵の場合は10℃前後で約1週間，上面発酵では15～25℃で数日発酵を行う．この段階では若ビールといわれ，下面発酵の場合ジアセチルに代表される未熟な香気，味の粗雑さが目立つ．その後1～2か月，0℃以下で熟成し未熟臭の還元や味の調和と炭酸ガスの溶解，ビールの清澄化が進む．

ビールの味の決め手は酵母であり味のタイプによって醸造所秘蔵の酵母が使用される．下面酵母 *Saccharomyces pastorianus* は交配種で一方は *Saccharomyces cerevisiae* であるが，もう一方の系譜は謎とされていた．2011年パタゴニアのブナから発見した酵母の遺伝子配列が下面酵母のそれと相同性が高いことが報告された[1]．南米から渡海した酵母がヨーロッパにたどりつき，現在使用されているビール酵母が生まれたというのが最近の説である．

濾過，パッケージング　熟成を終えたビールを酵母やその他微細な混濁物除去のために濾過をし，びんや缶，樽に充填する．殺菌のための熱処理を行わない生ビールは微生物管理の発達した日本ならではの技術である．容器内は炭酸ガスで徹底的に置換され充填時の空気のピックアップはゼロに近い．充填技術の進歩も近年のビール品質向上に大きく貢献している．

〔渡　淳二・中村　剛〕

参考文献

1) D. Libkind *et al.* 2011. *Proc. Natl. Acad. Sci.* **108**：14539-14544.

1-33
ビール酵母

上面発酵酵母，下面発酵酵母，ゲノム解析，SNP，凝集

ビールは製麦，仕込み，発酵，濾過，パッケージングの各工程を経て作られる．ビール酵母は，この中の発酵工程で働く．ビール酵母の歴史をたどると，中世のヨーロッパでは，当初ビール発酵後に底に沈殿したり，表面に浮いているモノを不潔物として使わなかったが，徐々にこれらを使うと発酵が速く進むことがわかり使われるようになった．これはまだ酵母が発酵の主役であるという発見がなされる前のことであったが，経験的にこれらに発酵に必要なモノが入っているということを知っていたと考えられる．その後，1680年にレーウェンフック（Antonie van Leeuwenhoek）が初めて酵母を顕微鏡で観察し，1881年にハンセン（E. C. Hansen）が酵母の純粋培養法を発明した．

ビールは発酵に用いる酵母により大きく2つに分けられる（図1）．1つは上面発酵酵母により造られる上面発酵ビールである．上面発酵酵母はパン酵母や清酒酵母と同様，*Saccharomyces cerevisiae* に属する．上面発酵酵母は一般的には15〜25℃で発酵し，発酵期間は3〜5日で，酵母は発酵中に発生する炭酸ガスに付着して発酵液の表面に浮いてくる．上面発酵ビールには，エールビール（イギリス），アルトビール（ドイツ）などがあり，個性的な香味をもつため癖になると抜け出せない魅力がある．もう1つは下面発酵酵母により造られる下面発酵ビールである．下面発酵酵母は *Saccharomyces pastorianus* に属し，5〜10℃付近でゆっくり発酵し，発酵中期から後期にかけて発酵容器の底に沈殿する（凝集）．世界で作られる90％近くのビールが下面発酵ビールである．

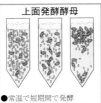
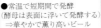
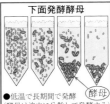

図1　上面発酵酵母と下面発酵酵母

● ビール酵母のゲノム構造

下面発酵酵母の形は楕円，もしくは卵型で，大きさは5〜12 μmである．1996年に真核生物で初めて全ゲノム配列が報告された1倍体の実験室酵母 *S. cerevisiae* S288C株より少し大きい．下面発酵酵母についても，2009年に全ゲノム配列が報告され[1]，ゲノム解析の結果，下面発酵酵母は *S. cerevisiae* に約80％の相同性をもつ *Saccharomyces eubayanus* と *S. cerevisiae* が自然交配によりできた異質4倍体であることが示唆された（図2）．この *S. eubayanus* は，2011年にアルゼンチンのパタゴニアの林から見つけられた．どのようにして，下面発酵酵母がヨーロッパにおいて出現したのか，とても興味深い．なお，上面発酵酵母は一般的に2〜4倍体である．

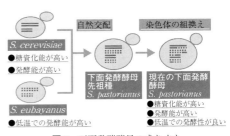

図2　下面発酵酵母の成り立ち

下面発酵酵母と上面発酵酵母は発酵特性や香味特徴が大きく異なっているが，ゲノムの視点からも解析されている．*S. cerevisiae*

S288C 株は16本の染色体をもっており，一方，下面発酵酵母は少なくとも33種類の染色体をもっている．また，ビール酵母においても株間でSNP（一塩基多型）があることがわかり，下面発酵酵母よりも上面発酵酵母で多くの多型が見られた[2]．実際に，上面発酵ビールの香味には多様性があり，遺伝子の違いと香味の違いに関連があることが示唆されている．また，ゲノム解析から，下面発酵酵母は初めに交配によりできた先祖株から進化して，その進化の歴史は上面発酵酵母より浅いこと，上面発酵酵母は下面発酵酵母先祖株ができるはるか前から進化し，多様化していることが予想された．

● ビール酵母の醸造特性の違い

上面発酵酵母と下面発酵酵母は醸造形質の面でも大きな違いがあり，その一例として凝集性があげられる．下面発酵酵母で凝集能が弱くなると，酵母を効率よく回収することができず，次の発酵に必要な量の酵母を集めることができない．逆に凝集能が強すぎると，発酵遅延，熟成不良の原因となる．下面発酵酵母の凝集について，酵母の表層にあるレクチン様タンパク質Lg-Flo1とマンノース糖鎖の結合による凝集メカニズムが提示されている[3]．つまり，下面発酵酵母の凝集性は，Lg-Flo1が制御しており，発酵中はLg-Flo1がグルコースまたはマルトースを認識してこれらの糖と結合するので，凝集しない．しかし，酵母がこれらの糖を食べきると，Lg-Flo1が細胞表層にあるマンノースを認識して結合，凝集するというモデルである．酵母の植え継ぎが繰り返されるとLg-Flo1に変異が入り，酵母が凝集しづらくなることなども知られている．上面発酵酵母でも同様に凝集に関与するFlo1タンパク質をもっているが，このFlo1はグルコースまたはマルトースを認識しないために，これらの糖による凝集阻害が起こらない．これが両酵母の凝集面での大きな違いになっている．

また，上面発酵酵母と下面発酵酵母では様々な物質の代謝活性が異なっている．例えば，硫黄系物質代謝では，遺伝子発現レベルでも，代謝物レベルでも下面発酵酵母は亜硫酸，硫化水素を高生産しやすい代謝となっている．また，下面発酵酵母にしかない遺伝子も知られており，これらの遺伝子が自然界での生存，物質生産に重要な役割を果たしている可能性も示唆されている[4]．

● ビール酵母の品質管理

ビールの香味は酵母によって作られるものも多く，発酵開始時に加える酵母添加量，およびその時の酵母の生理状態によって香味は変わる．例えば，添加する酵母の前歴の発酵温度の違いは，その後の酵母の生理状態・物質代謝に影響を与え，香味が変わる．また，酵母の冷蔵保管状態・期間により，酵母の生理状態は変わってくる．

ビール造りにおいてビール酵母の管理は極めて重要である．一定の品質を保つために，ビール酵母株は保管している部門から1年に最低1回は工場に送られる．近年，ビール系飲料の多様化に伴い，工場で使われる酵母株も多様化してきている．そこで，工場に正しくビール酵母株を送るために，事前にミニスケールの発酵試験，染色体構造，SNPの確認をして　品質を保っている．　〔吉田　聡〕

参考文献
1) Y. Nakao *et al.* 2009. *DNA Res.* **16**：115-129.
2) S. Ikushima *et al.* 2012. *J. Biosci. Bioeng.* **113**：496-501.
3) 小林　統．1996．日本醸造協会誌．**91**：465-471.
4) S. Yoshida *et al.* 2007. *Yeast.* **24**：1075-1084.

1-34
パン酵母

発酵特性, 育種改良, 環境ストレス耐性

　Saccharomyces cerevisiae に属し, パン生地の発酵特性に優れた酵母がパン酵母である. また, 製パン材料として, 大量培養され, 圧搾状または乾燥状態に調製された製品もパン酵母(イースト)と呼ばれる.

　小麦粉中のタンパク質であるグリアジンとグルテニンからミキシングにより粘弾性のあるグルテンが形成される. パン生地に添加されるショ糖や小麦粉に含まれる麦芽糖を炭素源として, パン酵母は炭酸ガスとエタノールを生成する. 発生する炭酸ガスがグルテンを膨張させる[1].

　パン酵母の製品化のための大量培養は, 主にサトウキビに由来する糖蜜を用いて行われる. 流加培養と呼ばれる手法で大量に培養された後, 水分含量を65%程度とした圧搾状パン酵母(生イースト)が調製される. さらに, 乾燥パン酵母(ドライイースト)となすためには, 温風乾燥が行われる. 乾燥パン酵母には, 予備発酵が必要なアクティブドライイーストとミキシング時に直接添加可能なインスタントドライイーストの2種がある[1].

　食の多様化に伴うパン製品の増加や製パンプロセスの合理化に伴い, パン酵母に求められる特性も高まってきている. そこで, よりよい特性を有するパン酵母を育種する試みが続けられている. *S. cerevisiae* には, 2種の性(aとα)があるため, 掛け合わせと選抜による育種が一般に行われる[2].

　製パンプロセスではパン酵母に, 様々な環境ストレスが負荷される(表1). 環境ストレス耐性の向上がパン酵母の育種改良の重要な目標となる. 冷凍生地製パン法は, 製パンプロセスの途中でパン生地を冷凍する手法である. 冷凍中に保存や運搬ができるため, 解凍後のプロセスが簡便になり, 焼き立てパンの提供が容易になることや労働力を軽減化することが可能となる. しかし, 冷凍中にパン酵母には冷凍ストレスが負荷されるため, 冷凍ストレス耐性はパン酵母の育種目標の1つといえる[3].

表1 製パン過程でパン酵母に負荷される環境ストレス

プロセス	環境ストレス
冷凍生地製パン	冷凍ストレスおよび酸化ストレス
菓子パン製造	高浸透圧ストレス
乾燥パン酵母製造	乾燥ストレスおよび酸化ストレス

　菓子パン生地の発酵には, 生地に多量に含まれるショ糖による高浸透圧ストレスが負荷されるため, 高浸透圧耐性を有するパン酵母が必要である. また, 乾燥パン酵母の製造には乾燥ストレス耐性を有するパン酵母が有用である. さらに, 製パンに関連する環境ストレスに伴い, 活性酸素種が発生し, 酸化ストレスがパン酵母に負荷される(表1). 酸化ストレス耐性を有するパン酵母は, 様々な環境ストレスに耐性を発揮させる可能性が考えられる[4].

〔島　純〕

参考文献

1) 井上好文. 2009. 食品加工における微生物・酵素の利用(伝統食品編), pp. 166-172. 日本食糧新聞社.
2) 渡邉　肇. 2010. 食品加工における微生物・酵素の利用(新食品編), pp. 75-81. 日本食糧新聞社.
3) 島　純. 2009. 食品加工における微生物・酵素の利用(伝統食品編), pp. 173-177. 日本食糧新聞社.
4) J. Shima and H. Takagi. 2009. *Biotechnol. Appl. Biochem.* **53**: 155-164.

1-35
サワーブレッドと微生物

酵母，乳酸菌，多様性，機能性

　パン酵母（イースト）の工業生産が開始される以前には，多様な微生物を含む発酵種が製パンに使用されていた．その発酵種には，酵母に加えて，乳酸菌が多数含まれることから，酸味の強さが特徴となり，現在では，サワー種と呼ばれている．

　サワー種を用いて製造されるパンがサワーブレッドである．伝統的なサワー種は，ヨーロッパや北米をはじめとして，世界各地に存在している．代表的なサワーブレッドとしては，パネトーネ，ライサワーブレッド，サンフランシスコサワーなどがあげられる．また，現在では，伝統的なサワー種を用いたサワーブレッドに加えて，サワー種に含まれる微生物を増殖させてパン生地に添加する手法によるユニークな風味を有する製パン手法も展開されている．

　サワー種に含まれる微生物の種や比率は，用いられる穀物や気候により異なるが，共通的に見出される微生物も存在している（表1）[1]．サワー種から高頻度で検出される酵母は，*C. humilis* である．次いで，*K. exigua* および *P. kudriavzevii* を含むサワー種が多い．また，*S. cerevisiae* が検出されるケースもあるが，通常製パンプロセスから混入した可能性も考えられる．

　一方，乳酸菌については，*Lactobacillus* 属乳酸菌が大半を占める．中でも，*L. sanfranciscensis* が，極めて高頻度で検出されており，優占種に位置づけられる．その他，*L. brevis* や *L. plantarum* などのヘテロ発酵型乳酸菌も高頻度に検出される[2]．

　このように真核微生物である酵母と原核微生物である乳酸菌が中心となり，サワー種複合微生物系が構成されている．酵母と乳酸菌の間には，密接な共生関係がある可能性も指摘されている．

表1　サワー種から高頻度で検出される代表的な酵母および乳酸菌[1, 3]

酵母	乳酸菌
Candida humilis	*Lactobacillus sanfranciscensis*
Kazachstania exigua	*Lactobacillus brevis*
Pichia kudriavzevii	*Lactobacillus plantarum*

　通常の製パン法と比較して，乳酸菌を含むサワーブレッドは優れた特性を有する．第一には，ユニークな風味や食感をパンに与えることである[3]．また，乳酸などの有機酸は抗菌活性が強いことから，パンの日持ちが改善する．さらに，一般に乳酸菌は酵母よりも高いタンパク質分解活性を有している．タンパク質の分解により，ペプチドやアミノ酸含有量が高い　サワー種に含まれるペプチドの中には，アンジオテンシン変換酵素阻害活性も見出されている[4]．また，ミネラルの吸収を阻害するフィチン酸の含有量を低下させる活性を有する乳酸菌酵素も知られており，サワーブレッドは機能性の観点からも注目される[5]．

〔島　純〕

参考文献
1) L. De Vuyst *et al.* 2014. *Food Microbiol.* **37**：11-29.
2) L. De Vuyst *et al.* 2009. *Food Microbiol.* **26**：666-675.
3) E. K. Arendt *et al.* 2007. *Food Microbiol.* **24**：165-174.
4) T. Nakamura *et al.* 2007. *Agric. Food Chem.* **55**：4871-4876.
5) 島　純ら．2013．日本生物工学会誌．618-620．

1-36 ワイン

歴史，製法，ブドウ

● ワインとは
ブドウを原料として発酵させたアルコール飲料で，果実酒の一種に分類される．基本的な原料はブドウだけで，水を入れることもないので，簡単に作ることができ，非常に古くから人類によって作られ，愛されてきた酒類である．

● ワインの歴史
製法が簡単なため，文字ができるよりずっと前からワインは作られていた．中国で発見された9,000年前の壺の内容物の分析により，ブドウかサンザシを使った発酵飲料が製造されていたとの報告がある．日本でも有孔鍔付土器と呼ばれる土器を用いて縄文時代からワインが作られていたと推測されている．科学的にブドウからワインが作られていたことが証明されているのはHajji Firuzと呼ばれるイラン北部の遺跡で5400BC頃といわれている．その後メソポタミア，エジプト，ギリシャ，ローマ，ヨーロッパ全土，大航海時代と，人類の歴史とともにワインの文化は世界中に広がった．日本でのワイン製造は明治初期に甲府で始まったといわれているが，同時期に北海道や播州などで政府主導のワイン製造の試みが行われている．

● 原料ブドウ
製法が単純なだけに，原料ブドウの品質は酒質を左右する重要な要素である．ワインを飲み慣れれば，原料ブドウの推測も可能となる．ワインに使われるブドウは一般的にはヨーロッパ由来の *Vitis vinifera* 系ブドウであり，Pinot noir，Cabernet Sauvignon，Chardonnayなど多くの品種が知られている．一方，Niagara，Concordなどアメリカ系の *Vitis labrusuca* 系のブドウやヤマブドウからもワインが作られている．日本では，これらのブドウを交配し，Muscat Bailey A，Black Queenなど品種が作られ，ワインに使用されている．ブドウの繁殖は接木で行われるため，同じ品種であれば，本来同じ遺伝情報をもつが，実際には若干の遺伝子変異が存在することが知られている．

● ワインの製法
ワインはブドウを潰しただけでできるため，有史以前は足で踏み潰したブドウを土器に入れ発酵させて飲んでいた．現在でもジョージアではクエブリと呼ばれる土器を使った非常に古い製造法でワインが作られている．ワインには，製法の違いによりいくつかの種類が存在する．

スティルワイン（普通のワイン）の製造

① 白ワイン：通常は果皮が緑色のブドウ（白ブドウ）を用いる．収穫したブドウを直ちに圧搾し，ブドウ果汁とする．ブドウ果汁には20％程度の糖分（グルコースとフルクトース）が含まれている．酵母による発酵により糖分がアルコールに変換される．糖分が発酵によってすべてアルコールに変換されれば辛口のワイン，少し糖分を残せば甘口のワインとなる．

② 赤ワイン：黒い果皮のブドウ（黒ブドウ）を原料に用いる．収穫したブドウは圧搾せず，ローラーなどで軽く潰す．足で踏む昔ながらの方法を利用する場合もある．潰したブドウに含まれる果汁が発酵し，糖分からアルコールが生成する一方，共存する果皮に含まれる色素成分（アントシアニン類）やタンニン類などのポリフェノール類が液体のほうに抽出される．また，種子からもタンニンなどが抽出される．発酵が終了したところで，圧搾を行い，果皮や種子を除去すると，赤ワインが製造できる．

③ ロゼワイン：黒ブドウと白ブドウを混ぜて発酵させる方法，できあがった赤ワインと白ワインをブレンドする方法，黒ブドウを原料として白ワインと同じ製法でワインを

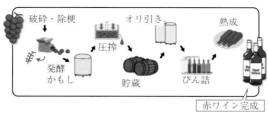

図1 赤ワイン製造工程

つくる方法，赤ワイン製造中の初期に少し着色された果汁だけを抜き出して発酵させる方法などがある．近年はロゼワインに人気が集まっており，ワインの売り場でも一角を占めるようになっている．

スパークリングワインの製造　通常はまずベースワインと呼ばれるワインを製造する．酸味が強く，アルコールがやや低いワインがベースワインとなる．このベースワインに糖分と酵母を加えびん詰めした状態で再発酵させる（びん内二次発酵方式）．発酵によってできた炭酸ガスは，密閉されているためワインに溶解する．発酵が終了したところで，抜栓して沈殿した酵母などを除去し再度びん詰めする．二次発酵を耐圧タンク内で大規模に行うシャルマ方式も知られている．また，炭酸飲料のように，ベースワインに炭酸ガスを吹き込んでびん詰めする方法（ガス注入方式）は，安価なスパークリングワインの製造に用いられる．

アルコール強化ワインの製造　アルコール強化ワインでは，ワイン製造中の適当な時期にアルコールを添加し，酵母が生育できなくなる程度までアルコール濃度を高めることで発酵を終了させる．これにより，発酵初期にアルコールを添加すれば甘口，発酵終了後に添加すれば辛口のアルコール強化ワインとなり，糖分とアルコール濃度の両方が制御可能となる．添加するアルコールは，ワインを蒸留して得られるブランデーなどが用いられる．発酵や熟成方法の違いにより，シェリー（スペイン），ポートワイン（ポルトガル），マディラワイン（ポルトガル）などが知られている．

● **ワインの成分**

ワインは水分が85％，エタノールが8〜15％であり，これらが大半を占める．またグリセロールも5〜20 g/l と比較的多く存在する．しかし残る成分がワインの味を主として決定している．有機酸は酒石酸とリンゴ酸が主成分であり，5.5〜8.5 g/l 程度．糖濃度はワインによって大きく異なるが，辛口ワインで1.5 g/l 程度である．ミネラル分としてはカリウムが多く，0.5〜2 g/l，ポリフェノール類は，赤ワインで1〜3 g/l，白ワインで0.3 g/l 程度である．ポリフェノール類の中では，タンニン（プロアントシアニジン類）が主要な成分である．アミノ酸類はブドウ果汁には比較的多く存在するが，発酵中に酵母により利用されるため，酵母が資化できないプロリンなどを除くとワイン中のアミノ酸濃度は低い．多糖類やタンパク質などの高分子も0.1〜0.2 g/l 程度存在する．香りをもつ化合物の濃度は少ないが，ワインの品質には大きな影響を与えている．　　〔奥田　徹〕

参考文献

1) J. Bakker and R. J. Clarke. 2012. *Wine Flavour Chemistry*, 2nd ed., Wiley-Blackwell.
2) P. Recereau-Gayon *et al*. 2006. *Handbook of Enology*, Vol. 2, 2nd ed., Wiley.
3) R. S. Jackson. 2014. *Wine Science, Principles and Applications*, 4th ed., Academic Press

1-37
ワイン酵母

ワイン，ワイン酵母，純粋培養酵母，乾燥酵母

● **ワイン醸造と純粋培養酵母**

ブドウの品種や醸造方法によって，赤・白・ロゼはもとより多種多様のワインが醸し出されるが，いずれのワインにおいてもブドウ品種の特性とともに，テロワールと呼ばれるブドウ栽培地域の気象や土壌の特徴が反映されていることが大きな魅力につながる．これらのことから，ワイン醸造ではブドウに重きをおかれがちであるが，ワイン酵母はブドウのもつ個性を引き出すうえで重要な役割を担っている．

古来よりワインが造られてきたフランスやイタリアなどでは，ブドウの果皮に付着した，あるいは，醸造機器などに棲みついた発酵性酵母による自然発酵が当然のこととされてきた．自然発酵への強い思い入れをもち，個性を重要視する小規模なワイナリーでは，今なおこの方法が続けられている．他方，安定な発酵によって高品質のワインを醸造するために，優良な性質をもった純粋培養酵母を添加する人為的な方法が，近代的なワイナリーではもっぱら主流となっている．

純粋培養酵母の利用は，ハンセン（E. C. Hansen）のビール醸造に端を発し，ワイン醸造においても19世紀末には見受けられた．我が国では，明治の初め頃から試行錯誤を重ねてワインを醸造する中で，外国産ワイン酵母の収集が進められ，1931年頃には山梨県醸造研究所が純粋培養酵母を配布して，その使用を推奨した[1]．また，ワイン酵母の研究に関しては，住江金之博士が，カリフォルニア州のワイナリーから1918年に高橋偵造博士により分離された酵母の同定および試験醸造の結果を1928～30年に初めて報告した．次いで，1937年には坂口謹一郎博士らにより，我が国独自の優良ワイン酵母の取得を目指して，大阪，山梨などの10府県のブドウ園から分離した酵母の中から増殖・発酵性，ワインの品質に優れるOC No.2が選択された．川上善兵衛氏は，1938年から4度にわたる「葡萄品種別葡萄酒醸造試験」を報告しているが，その中でOC No.2を純粋培養酵母として使用している．さらに，第二次世界大戦後，1954年には横塚勇博士らにより亜硫酸耐性と芳香を有するW3が分離され，OC No.2とともに我が国を代表する酵母として，ワインの品質向上を支えてきた．また，国内に保存されていた外国産酵母の中から，秋冷期の白ワイン醸造に適する低温発酵性酵母Johannisberger II（日本醸造協会ブドウ酒用3号酵母）が大塚謙一博士らによって選択されている例もある．

● **ワイン酵母の選択と利用**

1964年頃に純粋培養酵母を乾燥酵母として利用する技術が開発され，今日では世界各地に普及している．乾燥酵母は，野生酵母や細菌と競合するもろみの中で短時間に発酵を導いてワインの香味を安定させるばかりでなく，拡大培養を必要とせずに使える簡便さから，我が国においても1990年代頃から急速に広まった．その乾燥酵母には，①すばやい発酵の開始と旺盛な発酵力，②高いアルコール生産性とアルコール耐性，③適度な亜硫酸耐性，④高糖濃度耐性，⑤ワイン発酵時の温度適応，⑥オフフレーバー非生産性などが不可欠な性質として求められる．このうちの亜硫酸耐性は，ワイン醸造工程で果汁の酸化防止とブドウ果皮から移行する野生酵母や乳酸菌の増殖抑制の目的で添加される亜硫酸に適応するために必要とされる．さらに，前述の性質に加えて，ワインの香味や発酵工程に関わる様々な性質[2]を併せもつ酵母が数多く選択されており，赤ワイン用，白ワイン用はもとより，ブドウに含まれる無臭の前駆物質からブドウ品種の特徴的な香りを引き出す酵母，樽発酵に適した酵母，あるいは，フルボディーの赤

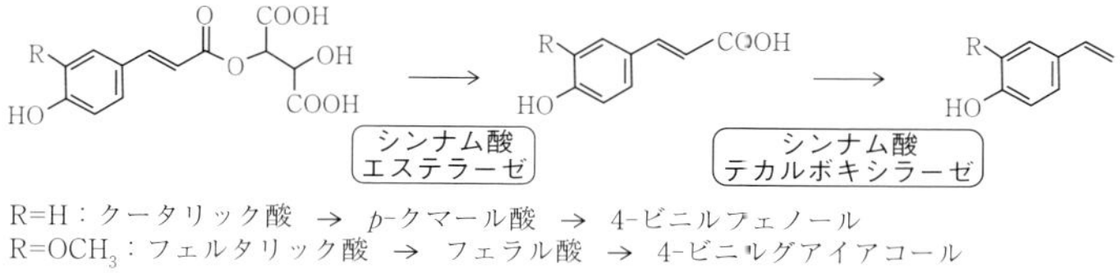

R=H：クータリック酸 → p-クマール酸 → 4-ビニルフェノール
R=OCH₃：フェルタリック酸 → フェラル酸 → 4-ビニルグアイアコール

図1　シンナム酸の酒石酸エステルからのフェノール性異臭生成反応

　ワインや新酒に適する酵母など，多様なワインのスタイルに応じた使い分けが可能になりつつある．また，ブドウの果皮にも存在することが知られている *Torulaspora delbrueckii* や *Metschnikowia pulcherrima* の酵母をワイン酵母と併用して，エステル類やブドウ由来の芳香成分の含有量を高める醸造方法も開発されている．

　ワイン酵母は，現在の分類基準に従うと，多くが *Saccharomyces cerevisiae* に属し，一部に *S. bayanus* や *S. bayanus* と *S. cerevisiae* の自然交雑株も存在する．*Saccharomyces* 属酵母の分類は度々改訂されており，かつて，高いエタノール耐性をもち，ガラクトース発酵能を示さないことによって区別された *S. bayanus*（*S. oviformis*）には，現在の分類によると *S. cerevisiae* に属する株がある．また，*S. bayanus* の中の *S. uvarum* タイプ（*S. bayanus* var. *uvarum*）の酵母は，低温における旺盛な発酵力，2-フェニルエタノールとその酢酸エステル高生成などの性質が *S. cerevisiae* と異なることが知られている[3]．

　ワイン酵母はアルコール発酵を通してワインに好ましい香りを与えるが，時には品質を損ねるオフフレーバーを生成することがある．その一例に，薬品臭を呈するフェノール性オフフレーバーがあり，4-ビニルフェノールおよび4-ビニルグアイアコールが原因物質とされている．我が国固有の甲州種は，p-クマール酸やフェラル酸の酒石酸エステルであるクータリック酸，フェルタリック酸を比較的多く含む．醸造工程でシンナム酸エステラーゼが混入すると前駆物質である p-クマール酸およびフェラル酸が遊離し，ワイン酵母のシンナム酸デカルボキシラーゼによって脱炭酸されて生成する（図1）．これを防ぐために，甲州種に適するフェノール性オフフレーバー非生成酵母が選択されている[4]．

　ワイン酵母ごとの性質の解明がさらに進み，ブドウ品種や醸造方法はもとより，醸造家が目指すワインのスタイルに応じた最適の酵母を利用できることにより，日本ワインの品質がさらに高まることが期待される．

〔岸本宗和〕

参考文献

1) 葡萄酒技術研究会編．1986．葡萄酒技術研究会設立30周年記念誌，pp.144-160．
2) J. A. Suarez-Lepe and A. Morata. 2012. *Trends Food Sci. Technol.* **23**：39-50.
3) I. M. Pomarede *et al.* 2010. *Int. J. Food Microbiol.* **139**：79-86.
4) M. Hisamoto *et al.* 2010. *J. ASEV Jpn.* **21**：112-117.

1-38
ワインと乳酸菌

マロラクティック発酵，ダイアセチル，亜硫酸

● マロラクティック発酵（MLF）

ワイン中で乳酸菌が増殖し，リンゴ酸（malic acid）を脱炭酸して乳酸（lactic acid）に変換する発酵をマロラクティック発酵（malolactic fermentation：MLF）と呼ぶ（図1）．

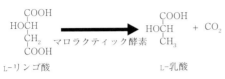

図1　マロラクティック発酵

MLFを起こす代謝経路には種々の議論があったが，マロラクティック酵素による1段階の脱炭酸反応によることが明らかにされている．

ワイン醸造にとってのMLFの意義は，次の3点である．
① 減酸：ブドウ果汁の主な有機酸は酒石酸とリンゴ酸であるが，このうち2価のリンゴ酸が1価の乳酸に変化することで，滴定酸度が低下し，ワインの酸味が和らぐ．
② 香の変化：乳酸菌によってジアセチル（diacetyl, 2,3-ブタンジオン）などの成分が生成される．ジアセチルは，発酵バターで感じられるにおい成分で，一般にビールや清酒ではネガティブに評価されるが，ワインではある程度までは香味に複雑さを与える，とポジティブに評価されることが多い．ジアセチルの生成には複数の経路が知られているが，MLFの環境では乳酸菌がクエン酸を資化する際に生じる．
③ 微生物学的安定：MLF乳酸菌がリンゴ酸やビタミンなどの栄養素を消費することで，他の細菌などが繁殖できなくなる．

一般に赤ワインでは渋味，酸味ともに強いと飲みにくく感じるため，MLFを誘導することが多い．白ワインでは，樽発酵させたシャルドネなどでMLFによる香味の複雑さを利用する場合もあるが，フレッシュな酸味を重視する場合はMLFを避ける．

● MLF乳酸菌の特徴とスターターの利用

一般にワイン醸造の初期には*Pediococcus*属や*Lactobacillus*属の乳酸菌数が多いが，酸性条件と仕込み時に添加される亜硫酸によって増殖が阻害され，アルコール発酵が開始すると徐々に死滅する．しかし，アルコール発酵終盤には酵母から漏出するアミノ酸，ペプチド，ビタミンなどを利用し，生き残っていたアルコール耐性のある乳酸菌が増殖し，MLFを起こす．

マロラクティック酵素は比較的多くの乳酸菌から検出されているが，耐酸性と耐アルコール性に優れる*Oenococcus oeni*（旧名*Leuconostoc oenos*）が主要なMLF乳酸菌である．標準的な*O. oeni*はpH 3.2，エタノール濃度12%まで生育が可能である．pH 3.5以上のワインでは*Lactobacillus plantarum*などもMLFを起こす．

MLFを避ける場合はアルコール発酵終了後，すぐにSO_2を添加して温度を下げ，酵母を分離する．逆にMLFを誘導する場合は，温度を18℃程度に保ち，MLFが終了してからSO_2を添加する．

しかし，自然にMLFを誘導する場合にはMLFが遅れてSO_2が添加できず，ワインが酸化するなどの問題も生じるため，MLFスターターが開発されている．初期の検討では，栄養培地で増殖させた乳酸菌をワインに添加すると生育できずに死んでしまうという問題があった．そのため，乳酸菌をブドウ果汁や薄めたワインで徐々に馴養してからワインに添加する方法がとられた．現在では，前培養なしに直接ワインに添加できる製品も実用化

されている.

　また，低pHや高アルコールに強い菌株やクエン酸非資化性でダイアセチルの生成の低い菌株など，菌株を使い分けることも可能になっている.

● **乳酸菌にとってのMLFの意義**

　MLFの反応式（図1）からはATPが生成されず，生じた乳酸とCO_2は菌体外に排出される．しかし，MLF乳酸菌の培養液にリンゴ酸を添加すると増殖が促進されることから，何らかのエネルギーを生じていることが示唆されていた．1990年頃になって，MLFによって乳酸菌は化学浸透論的機構によってATPを獲得することが報告された（図2）．すなわち，L-リンゴ酸はワインのpHで一番多い1価の陰イオンとしてトランスポーターで菌体に取り込まれる．MLFによって生じた乳酸は解離しない状態で菌体外に拡散で排出されることから，結果的にH^+を菌体外に排出することになる．そこで菌体外からH^+を取り込む際，膜結合型ATPaseによってATPが生成される．

　辛口のワイン中には酵母が発酵できなかったわずかな糖類しか残されていない．そこで，MLF乳酸菌はこれらの糖類を菌体成分の生合成に優先的に利用し，MLFによってATPを獲得していると考えられる．

● **ワインの汚染乳酸菌**

　ワインの乳酸菌汚染は，発酵中とワインができてからの両方で起こりうる．

　発酵中の乳酸菌汚染は，腐敗果から大量の乳酸菌が持ち込まれた場合やアルコール発酵の開始が遅れた場合，亜硫酸無添加または不十分な場合に起こり，ヘテロ発酵性の乳酸菌が増殖すると酢酸が増加したり，ダイアセチル臭などの異臭を生じたりする．

　ワインの貯蔵中や製品の汚染として，甘口のワインに *L. fructivorans* や *L. hilgardii* が増殖し，混濁やダイアセチル臭を生じることがある．これらの乳酸菌は清酒の火落菌（真性火落菌および火落性乳酸菌）と共通する

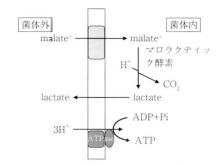

図2　MLFによるATP獲得[1]

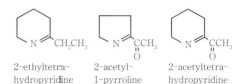

図3　ワインのネズミ様臭成分[2]

種である．また，*L. hilgardii* などの乳酸菌汚染によって「ネズミ様臭」と呼ばれる不快なにおい（図3）を生じることがある．「ネズミ様臭」は *Brettanomyces* 属酵母による汚染でも生じる．これらの汚染は，pHが高く，SO_2濃度が低いワインで起こりやすい．また，ワインの再発酵防止のため使用が認められているソルビン酸は乳酸菌によってゼラニウム臭と呼ばれる不快なにおいの成分に変換されることが知られている．　　　　〔後藤奈美〕

参考文献

1) B. D. Poolman *et al.* 1991. *J. Bacteriol.* **173**：6030-6037.
2) P. J. Costello and P. A. Henschke. 2002. *J. Agric. Food Chem.* **50**：7079-7087.

1-39
ウイスキー

歴史, 製法, 蒸留, 樽熟成, モルトウイスキー, グレーンウイスキー, 鳥井信治郎

● ウイスキーの製法

　ウイスキーの生産国は今や世界20か国を超え, さらに増えている. その中のアイリッシュ, スコッチ, アメリカン, カナディアン, ジャパニーズは, 品質・歴史・数量などから世界五大ウイスキーと呼ばれている. アイルランド, イギリス, アメリカなどウイスキーの長い伝統をもつ国々でも続々と新しい蒸留所が開設されている. まさに, 21世紀はウイスキーの時代の再来の様相を呈している. ウイスキーとはそもそもどんなものであろうか?

　一口でいえば穀類を原料とし, 大麦麦芽(モルト)で糖化して得た液を発酵させ, 蒸留し, その留液をオーク材の樽で貯蔵・熟成させた蒸留酒である. 穀類, 仕込水, 酵母, 蒸留設備などは国ごと, 蒸留所ごとに独自性があり, ウイスキーの個性を生み出している.

　とはいえ, それぞれのウイスキーの香味には共通性もある. 大麦麦芽由来, 酵母由来, 樽熟成由来の香味がその典型である.

　乳酸菌も忘れてはいけない. 種類は異なっても発酵中に必ず増殖する. 乳酸をはじめ様々な成分を生成し香味形成に関わっている.

　香味の特徴発現にとって, 大きな影響を与えるのが蒸留設備で, ポットスティルと呼ばれる単式蒸留器とカラムスティルの連続式蒸留機とでは, 香味の多様さ, 複雑さが大きく異なる(図1, 図2).

　また, 大麦麦芽をピートの煙でいぶすことによって着臭したピーテッドモルトの使用は, 個性づけの重要な手段である.

● スコッチとアイリッシュにみるウイスキーの進化

　ウイスキーの歴史をたどるには, その後生まれたウイスキーの起源となったアイリッシュとスコッチのそれをたどるとよい. 二者の中でもウイスキーの王者となったスコッチの歴史は, 数あるスピリッツの中でウイスキーが今日のような存在感を獲得した経緯について多くの示唆を与えてくれる.

　スコッチに関する最古の記録は, 1494年のスコットランド歳入庁の仔牛革の出納帳の記述である.

　「王の命により, アクアヴィテをつくるため, モルトが修道士ジョン・コアに与えられ

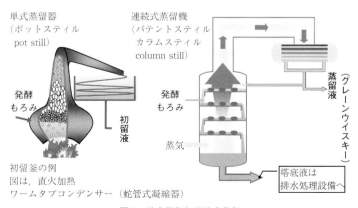

図1　単式蒸留と連続式蒸留

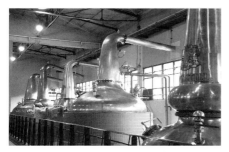

図2　単式蒸留器（ポットスティル）山崎蒸留所
（サントリースピリッツ株式会社提供）

た」

　王とはスコットランド王ジェームズ4世，アクアヴィテとはラテン語で「命の水」の意味で一般的にはワインの蒸留液だがスコットランドではモルトが原料の蒸留液，修道士ジョン・コアは遺跡が今に残るリンドース修道院の僧であることがわかっている．

　この一文はアクアヴィテがスコッチウイスキーとして発展する契機となった香味形成について重要な示唆を与えてくれる．まず，修道院でつくらせたということ．中世の修道院の家計簿が今日まで多数残っているが，大麦麦芽からエール（上面発酵酵母を用いたビール，当時はほぼすべてがこのビール）をつくったことはどの修道院でも記録されているのに，アクアヴィテの記載はない．一方，蒸留法はこの時代にはすでによく知られていた．

　ということは，アクアヴィテをつくるのにまずエールをつくり，それを蒸留したこと，そのアクアヴィテは飲料として家計簿で管理されない特別な存在であったことが推定される．その特別な存在がやがてウイスキーとして普及し出すとき，エールを蒸留するというプロセスは，スコッチに特別の輝きを与えたのである．

　上面発酵酵母であるエール酵母はエステル生成能が高い．今日のスコッチまで引き継がれ，その魅力を担う華やかな果実香の由来である．また，下面発酵酵母であるラガー酵母に比べ自己消化しやすいエール酵母からはウイスキーに複雑・精妙で魅力的な味わいをもたらす様々な成分が発酵液に溶出する．それらが蒸留工程を通じ濃縮されたり，化学反応して，香味を深めるのである．

　次の重要な出来事は，イーニアス・カフェによる1830年の連続式蒸留機の発明とモルトに比べて穏やかな香味のグレーンウイスキーの誕生である．単式蒸留より効率がよく精留効果が高い連続式蒸留によってつくられるグレーンウイスキーには，モルト以外に小麦，トウモロコシ，ライ麦などの穀類（グレーン）を原料として使え，原価も安かった．

　イングランドの言語学者サミュエル・ジョンソンが1755年に出した事典において，アイリッシュのことを「心地よくマイルドな香味が際立っている」と記述したのに対し，ハイランド（蒸留所が多く存在するスコットランド北部地域）産スコッチのことは「ピリピリと辛い」と書いている．その感想通り，かつてアイリッシュウイスキーはスコッチよりはるかに人気があり，販売数量も多かった．しかし，1860年を境にアイリッシュは数量を落としていく．

　最大の理由は，この年行われた酒税法改定により，スコッチブレンデッドウイスキー（モルトウイスキーとグレーンウイスキーを混ぜてつくる）の製造が許されるようになったことである．ブレンデッドでは，モルトウイスキーの重さ・きつさが連続式蒸留機で生み出されたマイルドなグレーンウイスキーによって緩和され，元々もっていた複雑で精妙な味わいを飲みやすく賞味できるようになったのである．

　3回蒸留によるマイルドな味わいが売りのアイリッシュウイスキーには，スコッチモルトウイスキーのような深く複雑で強烈な香味をもつ原酒はなかった．急ぎブレンデッドをつくってみたが，グレーンの混和でアイリッシュのおいしい味わいは薄くなるばかりで，新たな魅力はつくり出せなかった．

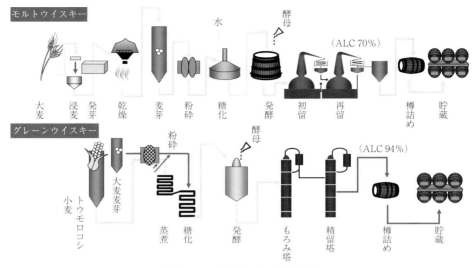

図3　スコッチウイスキー製造工程

連続式蒸留機は，新大陸にも広がっていった．トウモロコシ，ライ麦，モルトを原料としてつくられていたバーボンは，火のような辛さが特徴であり，許容できない飲み手はラムを飲んだといわれている．そこに精留効果が高い連続式蒸留機が導入され，味わいはスムーズさを大きく増した．さらに内面を焼いた（チャーリングという）ホワイトオーク樽での熟成によって，甘くバニラ香が漂う，口当たりのよい今日のバーボンやテネシーウイスキーへと変貌を遂げたのである．カナディアンウイスキーも同じく，連続式蒸留機の恩恵を受ける．

● **熟成するスピリッツ，ウイスキー**

19世紀，ウイスキー品質にとって必須となる樽熟成が広く行われるようになる．もっとも今日のようにバーボンの空樽を大規模に使用するようになったのは，第二次世界大戦の後のことである．

この樽熟成がウイスキーの魅力を強化し，深めた．また，より深く熟成する酒質をもつウイスキーの存在が，さらにウイスキーの価値を高めた．ウイスキーにおける樽熟成は，単に異臭成分の蒸散，アルコールと水分子の会合によるまろやかさの促進，樽材成分抽出だけではない．蒸留したての段階で成分バラエティーに富み，バランスがよいものは，熟成効果の恩恵をより多く受け，香味が大きく成長していく．

こうした経緯でできあがったスコッチタイプウイスキーの製造工程を図3で示した．

● **日本ウイスキーの誕生**

五大ウイスキーで一番新しいのはジャパニーズである．製造工程はスコッチと同じであり，モルトウイスキーづくりから始まった．では，なぜ日本は効率のよい連続式蒸留機を擁するバーボンタイプを選ばなかったのか？

幕末の開国はアメリカの圧力から始まった．極東に権益をもつイギリス（UK，連合王国），クリミア戦争を戦ったロシアとフランスが続いた．その中で日本の動乱期に一番影響を与えたのがイギリスであった．日本と密接に接触したのは連合王国の中のスコットランド出身の外交官，商人らが多かった．幕末，

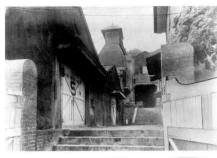
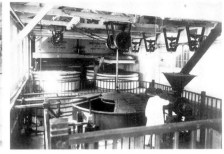
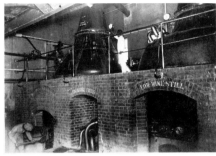
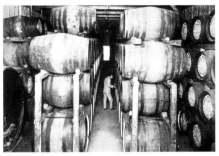

図4 操業開始まもない山崎蒸留所の製造設備（サントリースピリッツ株式会社提供）
左上：蒸留所入り口，右上：仕込み槽（手前）と発酵槽（奥），左下：蒸留釜（ポットスティル），右下：貯蔵庫・熟成庫．

長州そして薩摩の留学生が密出国してイギリスへ渡ったことも大きな意義があった．そして日本は，イギリスを世界最強国にした推進力「産業革命」の母体がスコットランドで発達した工業技術であることを知った．1870年に設置された工部省のお雇い外人の中にはスコットランド人が多数いた．1871年開校の工部省工学寮（後の工部大学校，東京大学工学部）は近代工業技術を学ぶ，日本の近代化にとっては最重要の拠点の1つであったが，そこに招聘された教師たちの多くもスコットランド人であり，世界で最初の工学部を創設したグラスゴー大学人脈に連なっていた．こうしたスコットランドからの技術導入も寄与して日本は工業化に成功し，第一次世界大戦までに一等国の仲間入りをしたのである．日本人は「近代工業技術」と「技術者の思想」をもたらしたスコットランドに親しみ，国酒スコッチを飲むようになっていった．特に第一次世界大戦の好景気をきっかけにしてスコッチの輸入量は増大していった．

「日本にもいつかウイスキーの時代が来る．そのウイスキーを自分の手でつくりたい」その思いをもった鳥井信治郎によって1923年着工，翌24年に操業を開始した日本初のモルトウイスキー蒸留所，山崎．その製造工程は，スコッチに学んだものであった（図4）．以来90余年，スコッチに学んだ製造技術を独自に発展させ日本の味わいをつくり込むことに成功した日本のウイスキーは，今や海外コンテストで数々の最高賞を受けるなど，その品質は世界から高い評価を受けるようになったのである． 〔三鍋昌春〕

1-40
ウイスキーと酵母

マルトオリゴ糖,上面発酵酵母,
ウイスキー酵母

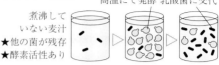

図1 ビールの発酵とウイスキーの発酵の違い

● **ウイスキーの発酵:ビールとの違い**[1]

ウイスキーは,大麦などの穀物を麦芽の酵素によって糖化し,酵母と乳酸菌の力で発酵させ,蒸留・熟成を経て完成に至る.ビールも同じく大麦麦芽を発酵することによって造られるが,両者の発酵工程には異なる特徴があり,おいしいビールを蒸留したからといっておいしいウイスキーができるというわけではない(図1).

一般的なビールの場合,ビールの香りと苦味の形成に欠かせないホップを麦汁に添加して煮沸し,10℃前後あるいはさらに低い温度にまで冷却した後に酵母を添加し,10日間ほどの時間をかけてゆっくりと主発酵を進行させることで,アルコール度数は5%ほどに達する.一方,ウイスキーの発酵ではホップを使用せず,必ずしも麦汁を煮沸するわけでもない.また,発酵中の麦汁の温度は20〜35℃と高温に保たれるうえに,ビールの場合よりも大量の酵母を投入することで,わずか1〜2日のうちにビールよりも高い7%前後のアルコール度数に至る.同じような原料と酵母を使用するにもかかわらず,なぜこのような違いが存在するのだろうか.

ビールの発酵における麦汁の煮沸には,殺菌,酵素の失活,ホップ成分の抽出などの意義が存在する.比較的アルコール度数の低い醸造酒であるビールにとって,微生物汚染は品質に直接的に悪影響を及ぼす大きな要因であるため,徹底的な微生物のコントロールが要求される.ホップの成分も,単にビールらしい香味を付与するだけでなく,雑菌の抑制を防ぐ抗菌作用も併せもっている.一方,殺菌の目的で麦汁を煮沸しないウイスキーの場合,麦芽などに由来する微生物が生き残ることができる.このような環境で健全な発酵を確実に行うために,圧倒的多数の酵母を投入して優占化させるとともに,高温下で速やかに発酵を進行させ,生成するエタノールにより他の微生物の増殖を抑制する必要がある.また,煮沸されていない麦汁中では糖化酵素の活性も残存しており,発酵中もマルトースやマルトオリゴ糖の供給が進む.このため,仮にビールと同じ濃度の麦汁を用いたとしても,ウイスキーもろみのほうが高いアルコール度数に到達することができ,蒸留酒の効率的な生産に寄与することになる.最後に,高温・高アルコール度数という厳しい環境に耐えかねて酵母が死滅すると,自己消化により栄養豊富な酵母エキスがもろみ中に放出される.この栄養分は,酵母による発酵が終わった後に増殖を開始し,ウイスキーの複雑な香気成分を付与する乳酸菌にも利用されることになる.以上のように,ビールとの違いに着目すると,ウイスキーの発酵では,高濃度のアルコールと多種の香気成分を生み出すための巧妙な工夫がなされていることを認識することができる.

● **ウイスキーの発酵に用いられる酵母**

ウイスキーとビールの発酵における重要な違いをもう1つあげるとすれば,それは酵母の種類である.ビールの発酵に一般的に用いられているのは下面発酵酵母 *Saccharomyces pastorianus* であり,その最大の特徴は,低

温における高い発酵力と，発酵終了時に酵母がタンクの底に沈降する点である．後者は，発酵を終えた酵母をタンクの下部から回収し再使用するというビール醸造に特有の操作の効率化に貢献している．一方，ウイスキーの発酵では，下面発酵ビールよりも高温で発酵されるエールビールの製造に用いられる上面発酵酵母（brewer's yeast）と，1950年代に登場した発酵力の高いウイスキー酵母（distiller's yeast）の2種類が併用して用いられており，ほとんどの菌株は S. cerevisiae またはその近縁種に属する．上面発酵酵母の使用については，伝統的にエールビール製造の盛んなスコットランドにおいて大量に入手しやすかったことが背景にあるが（ビール余剰酵母），近年では，アルコール収量を重視して上面発酵酵母を使用しない蒸留所もみられる．ただし，ウイスキー酵母単独で発酵させた場合と比べて，上面発酵酵母の併用は，脂肪酸エステルや含硫化合物に起因する香りの複雑さやボディ感の増大などの有益な効果をもたらすことも報告されており[2,3]，商品設計に合わせてタイプの異なる酵母菌株を適切に選択し組み合わせて使用することが求められる．

　ウイスキー酵母にとっての重要な性質として，発酵速度が高いこと，麦汁中の糖類をアルコールに変換する効率が高いこと，発酵中の高温・高アルコール度数などのストレスに対する耐性が高いこと，バランスよく香気成分を生成すること，硫化水素などのオフフレーバーを生成しにくいこと，などがあげられる．このうち特に，ウイスキー酵母に特有の課題である，麦汁中の糖類の資化に関する研究事例を紹介する．清酒やワインの醸造では酵母は主にグルコースを発酵するが，麦汁中で酵母が資化できる主要な糖はマルトースとマルトトリオース（3分子のグルコース分子が結合した三糖）であり，これらの酵母細胞内への取り込みがウイスキーの発酵における律速段階となる．ウイスキー酵母 WH310 株は，他の菌株と比較してトランスポーター Agt1 を介したマルトトリオースの取り込みの効率が高く，その原因となるアミノ酸置換が発見された[4]．さらにこの変異によって，マルトトリオースを炭素源とする培地での生育が向上することも明らかになった．このような変異を有する菌株がウイスキー酵母として選抜されていることからも，高いマルトトリオース資化能がウイスキー酵母にとって有用な性質であることが裏づけられた．将来的には，三糖以上のマルトオリゴ糖の資化性が高い酵母が望まれ，ひいてはデンプンそのものを効率的に資化できる酵母があればウイスキーの発酵に新たなインパクトをもたらすことができるかもしれない．実際に，ウイスキー酵母の中には，グルコアミラーゼを分泌できる S. cerevisiae var. diastaticus との交雑株も存在している．元々この変種は，ビール醸造において過発酵をもたらす有害な菌株として知られていたが，ウイスキーの発酵ではアルコール収量の向上に貢献する可能性があり，ウイスキー酵母によるデンプン分解能の強化を目指した研究も行われている[5]．

〔渡辺大輔〕

参考文献

1) 古賀邦正．2009．ウイスキーの科学 知るほどに飲みたくなる「熟成」の神秘．講談社．
2) 能勢　晶，尾崎裕美，瀧瀬　生ら．1994．日本醸造協会誌．**89**：983-988．
3) 四方秀子．2006．日本醸造協会誌．**101**：315-323．
4) A. Smit *et al*. 2008. *J. Appl. Microbiol.* **104**：1103-1111.
5) K. la Grange-Nel *et al*. 2004. *J. Food Sci.* **69**：175-181.

1-41
ウイスキーでの乳酸菌の働き

乳酸後発酵,ラクトン,ビール酵母

様々な酒類製造において乳酸菌の関与は古くから知られてきた.その代表的なものとして,ワインでのマロラクティック発酵や清酒の生酛などがあげられる.モルトウイスキー製造においては,乳酸菌の関与が指摘されてきたが,その多くは悪影響を及ぼす汚染として取り扱われてきた.その一方で,経験的に乳酸菌が関与すると品質面で優れた特性を与える場合も知られてきた.これは乳酸後発酵(late lactic fermentation)とされ,特徴的な香気成分が生成される.

スコットランドでは工業的に培養されたウイスキー酵母によりアルコール発酵が行われる.工業的にウイスキー酵母が供給される以前は主にエールビール醸造の余剰酵母(上面発酵酵母)が使用されてきた.ウイスキー酵母が安定的に供給可能となった現在でも,ビール余剰酵母が併用されることが多い.

ビール余剰酵母はアルコール発酵初期に死滅し,ビール余剰酵母自身が有する特異的な香味付与と乳酸菌の増殖を助ける効果がある.ここではモルトウイスキーを便宜的にウイスキーと表現する.ウイスキーの乳酸菌の働きを考えるうえで,伝統的に使用されていたビール余剰酵母は大きく影響を与える[1].

● 乳酸菌の働き

モルトウイスキーの製造工程は,ビールと違って殺菌工程を経ないため,そのアルコール発酵工程に乳酸菌が自然汚染の形で関与する.その起源は麦芽や酵母など様々である[2].

ウイスキーの発酵時間は約3日間と短期間で行われる.発酵中の乳酸菌の増殖のタイミングによって,ポジティブないしはネガティブな影響が与えられる.

前者ではアルコール発酵初期に乳酸菌が増殖することで,アルコール発酵を阻害する.これにより,酵母が糖分を消費する前に発酵停止となるため,アルコール収率を低減させる.

後者は乳酸後発酵として知られる現象で,アルコール発酵後期または終了後に乳酸菌が増殖する(図1).酵母の活動を阻害しないためアルコール収率は下がらない.またこの場合,官能評価上も優れた酒質となることが知られている[1,2].

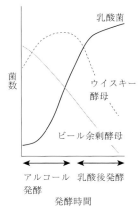

図1 モルトウイスキー発酵中の菌数変化

● 乳酸菌の種類

スコットランドの蒸留所では,整備期間として数か月稼働を止める.整備期間の前後を比較すると,停止まで存在していた乳酸菌は整備期間の直後には消失したものの,数か月後には再度出現したとされる[3].このことはいわゆる「蔵付き」の乳酸菌の存在を意味しており,現在でもスコットランドのいくつかの蒸留所では,木製の発酵槽が使用されていることから木製の発酵槽に残った乳酸菌である可能性が高い.

菌種としては*Lactobacillus*属の乳酸菌がほとんどで,*L. brevis*, *L. fermentum*, *L. paracasei*, *L. plantarum*などの存在が報告

されている．これらの乳酸菌による乳酸後発酵をさせると，甘い香気や硫黄様，グリーンな香気が増加する[2]．

● **乳酸菌汚染によるオフフレーバー**

アルコール発酵初期の乳酸菌が増殖すると，糖分が残るためフルフラールが蒸留中に生成される．またこのほかにアクロレインやジアセチルなどが初期の汚染によってもたらされるオフフレーバーとして知られている[4]．

● **乳酸後発酵で生成される香気成分**

乳酸菌の関与によって甘い香気特性が増強される．

一般にモルトウイスキーはオーク樽貯蔵によって甘い香気が付与される．モルトウイスキーの中にはオーク樽に貯蔵する前のものであっても甘くボディー感のある原酒が存在する．実際に，甘い香気の官能スコアとモルトウイスキー原酒の γ-デカラクトンおよび γ-ドデカラクトンの含有量正の相関性がある．

この甘く微量でボディー感を与える γ-デカラクトンおよび γ-ドデカラクトンの生成には乳酸菌とビール余剰酵母が関与する．死滅したビール余剰酵母が自己消化し，不飽和脂肪酸を供給され，これを乳酸菌がラクトンの前駆体へと変換し，ウイスキー酵母のラクトン類が生成される[1, 2, 5]．

具体的には，パルミトオレイン酸とオレイン酸が，乳酸菌によって10位に水酸基またはカルボニル基を有する飽和脂肪酸に変換される．このヒドロキシ酸またはケト酸が酵母の3回の β-酸化を経て分子内でエステル化しラクトンとなる（図2）．

● **蒸留所ごとの個性**

スコットランドの蒸留所はポットスティルと呼ばれる蒸留釜の形状が各蒸留所ごとに異なる．ポットスティルの形状はモルトウイスキーの酒質に影響を与えることはよく知られている事実である．他方で蒸留所ごとに蔵付きの乳酸菌の存在が示唆されている．これらのことを考えると，ポットスティルの形状以外にも蔵付きの乳酸菌が酒質に影響を与えて

ビール余剰酵母
↓
パルミトオレイン酸
オレイン酸
↓ 乳酸菌
10-ヒドロキシ（ケト）パルミチン酸
10-ヒドロキシ（ケト）ステアリン酸
↓ ウイスキー酵母
γ-デカラクトン
γ-ドデカラクトン

図2　ラクトン類生成経路

いるのかもしれない．　　　　　〔鰐川　彰〕

参考文献

1) 鰐川　彰．2012．生物工学会誌．**90**：324-328．
2) N. Wilson. 2014. *Whisky*：*Technology, Production and Marketing*（I. Russell and G. Stewart eds.），pp147-154. Elsevier.
3) K. Simpson *et al.* 2003. *Microbiology*. 147：1007-1016．
4) G. Palmer. 1997. *Ferment.* **10**：367-379．
5) 鰐川　彰．2003．醸造協会誌．**98**：241-250．

1-42
世界の蒸留酒

ウオツカ，ジン，ラム，テキーラ

もともと世界には，地域それぞれで，その土地の気候風土，原料に合った様々な蒸留酒が存在している．その中でも，ウイスキーやブランデー，焼酎に関しては他の項に譲り，本項ではその他の蒸留酒，特に世界四大蒸留酒ともいわれる，ウオツカ，ジン，ラム，テキーラについて解説をする．

● ウオツカ

その起源は11世紀にはポーランドで穀類から作る蒸留酒が存在していたといわれているが，明確ではない．

一般的なウオツカは，トウモロコシや小麦，大麦，ライ麦やジャガイモなどの穀類を麦芽や酵素を用いて糖化し，発酵・蒸留を経て作られる．蒸留は主に連続式蒸留機が用いられ，クリーンな香味になっているが，製品によっては，それをさらに数回繰り返すことで非常にクリーンな味わいを求めているものもある．また，日本の酒税法では，「白樺の炭，その他政令で定めるものでこしたもの」をいわゆるウオツカとしているが，海外製はその限りではない．

ウオツカには大きく分けてレギュラータイプとフレーバードタイプの2つがある．レギュラータイプは一般にはアルコール度数40～50%で無色透明，香味も癖のないまろやかな味わいで，爽快感が特徴である．一方，フレーバードタイプは，ハーブや果実などを浸し，他の酒類をブレンドするなど，製法は様々であるが，その付加した原料の香りをつけたウオツカのことを指す[1]．

近年は，原料や蒸留方法などに特徴をもたせた製品も多く出ており，世界で伸長しているスピリッツの1つである．

● ジン

1660年にオランダのライデン大学の医学教授であるシルビウス博士が，薬用酒として利尿効果の高いジュニパーベリー（杜松の実：学名 *Juniperus communis*）の精油を得るために開発したといわれている[1]．17世紀後半には，オランダから英国国王に迎えられたウイリアムⅢ世によってイギリスに持ち込まれ，19世紀に入り連続式蒸留機が誕生すると，クリーンでドライなジンとしてイギリスから世界に輸出されていった．20世紀になると，アメリカでカクテルのベースとして一躍脚光を浴び，世界的なスピリッツへと成長した．そのため，「オランダが生み，イギリスが洗練し，アメリカが栄光を与えた」ともいわれている．

一般的なジンは，連続式蒸留で得たグレーンスピリッツにジュニパーベリーやその他様々なボタニカル（香料植物）を加えて単式蒸留器で再蒸留したドライジンを指すが，ジュニパーベリーを発酵・蒸留させたシュタインヘーガーや，グレーンスピリッツも単式蒸留のみで蒸留したジェネバなども広い意味でジンといえる．また近年はフルーツフレーバーなどを足したフレーバードタイプやオーク樽で貯蔵したものもある．

ボタニカルはジンの生命線といえ，ジュニパーベリー，コリアンダー，アニス，キャラウェイ，フェンネル，カルダモンなどの種子，アンジェリカ，オリス，リコリスなどの根，レモンやオレンジなどの果皮，シナモンの樹皮など様々なものを使用する．これらすべての材料種や細かな配合比率などは企業秘密であり，公表されていない．

● ラム

カリブ海の西インド諸島で，サトウキビを原料として生まれた蒸留酒である．その起源は，16世紀初めにプエルトリコでという説と，17世紀初めにバルバドス島で誕生したという2つの説がある[2]．いずれにせよ，17世紀初頭には存在しており，その後ジャマイカ

島の製糖産業の発達とともに糖蜜を用いる蒸留業も発達したといわれている.

サトウキビの茎を搾り煮つめて結晶化させ,砂糖を分離したあとの液（糖蜜）を原料にしたものをアンデュストリエル・ラム（industriel/仏語/工業ラム）といい,搾り汁を直接使用するものはアグリコール・ラム（agricole/仏語/農業ラム）という.

製法や風味により,ライト,ミディアム,ヘビーと3つのタイプに分類される.

ライトタイプは,連続式蒸留を行い,オーク樽やタンクにて貯蔵して出荷する.そのため,淡色でクリーンなのが特徴である.

一方,ヘビータイプは,発酵時にスキム（搾り汁を煮沸するときに生じるあく）やバガス（サトウキビの搾り粕）,ダンダー（前回の蒸留残液）などを加えて発酵することで独特の香味が形成され,それを単式蒸留することで豊かな風味がそのまま酒に移行する.これらは内面を焦がした樽で長期間熟成させて濃い褐色をしたラムとなる.

ラムの発酵は自然発酵（最近は純粋培養酵母による発酵も多い）によって,様々な菌叢により複雑な風味を形成する.発酵に関する微生物は酵母では*Saccharomyces*,*Schizosaccharomyces*,*Torula*などで,トルラはラムの果実様フレーバーの形成に必要であるといわれている.またバクテリアは主として酢酸菌,酪酸菌であり,ダンダーの貯蔵中に繁殖し,もろみ中でラム酵母と共存して独特の芳香を作っている[1]).

● テキーラ[2])

18世紀半ば,メキシコの山火事で,焼けた竜舌蘭が甘味をおびていたのを,スペイン人が見つけ,発酵・蒸留したのが起源といわれている.

原料は,竜舌蘭のアガベ・アスール・テキラーナ（*Agave Azul Tequilana*）という品種で,8～10年ほどで生育し,直径70～80cm,重さ30～40kgになった球茎を使用する.これを斧で割り,大きな蒸気釜（圧力

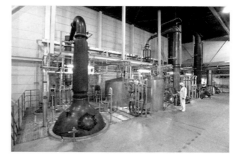

図1 スピリッツの蒸留釜（サントリースピリッツ株式会社 大阪工場 リキュール工房）

釜）に入れて蒸すことにより,糖質成分のイヌリン（長鎖フラクトース）を分解させて発酵性の糖分を生む.次にそれをローラーにかけて砕き,搾り,温水をかけ,残った糖分を十分搾り出す.搾汁は殺菌せず,自然発酵（メーカーによっては純粋培養酵母による発酵）させ,単式蒸留器で2回蒸留する.

貯蔵期間により,貯蔵されずに出荷されるものはブランコ（Blanco）,2～12か月貯蔵したものはレポサド（Reposado）,1年以上貯蔵したものはアニェホ（Añejo）と呼ばれている.

テキーラはメキシコ政府公認規格により地域,原料,製法,貯蔵熟成の有無,熟成期間などが厳しく管理されている.

近年は,全世界的にマイクロディスティラリーが隆盛を極め,小規模の製造により,非常に個性的な蒸留酒が増えており注目を集めている（蒸留所の参考：図1）. 〔中島俊治〕

参考文献

1) 穂積忠彦. 1967. 洋酒工業. pp193-217. 光琳書院.
2) 吉澤 淑. 1995. 酒の科学. pp174-184. 朝倉書店.

1-43
乳酸菌の種類と分類

定義，特徴，生息場所

● **乳酸菌の定義と特徴**

乳酸菌とは定義上，系統学的に *Lactobacillales* 目（order）に属するすべての細菌のことを指し，この *Lactobacillales* 目には6科（family）が含まれる（図1）[1]．この6科には合計35属（genus）が現在までに分類され（2016年1月現在），この35属には合計で300種以上の細菌種（species）が含まれる．つまり，乳酸菌とは現時点で300種以上が含まれる，非常に広範な細菌群であるということがいえる．乳酸菌というと「安全で体によい」というイメージがあるかもしれないが，この膨大な300種の中には，ヒトを含む動物の健康へ悪影響を及ぼすことが示唆されている菌種も少なからず含まれている．

乳酸菌を含む細菌の系統学的位置を知るため，16S rRNA 遺伝子の塩基配列が一般的には用いられる．これは，rRNA がすべての生物に存在し，遺伝子の進化速度が比較的遅いため，菌種の分類，同定に有効な判断材料となるからである．最近はタンパク質をコードする遺伝子（ハウスキーピング遺伝子とも呼ばれる）も系統解析に用いられることがあるが，16S rRNA 遺伝子で得られた結果とは異なる結果となることもあり，注意が必要である．

上述の定義に合致する乳酸菌には，いくつかの共通する生理学的，生化学的性状がある．つまり，乳酸菌にはグラム染色陽性，カタラーゼ陰性，通性嫌気性，細胞形態は球菌または桿菌（図2），芽胞形成能陰性，消費糖に対し50％以上の乳酸を生成する，DNA 中のグアニン（G）とシトシン（C）の含量が低いなどの共通した特徴があげられる．乳酸菌はクエン酸回路や電子伝達系を欠損しており，細胞呼吸を行うことはできず，代わりに解糖系（ホモ乳酸発酵）またはホスホケトラーゼ経路（ヘテロ乳酸発酵）を用いてグルコースを代謝し，エネルギーを得ている．このホモ乳酸発酵では，1分子のグルコースから2分子の乳酸が生産され，ヘテロ乳酸発酵では1分子のグルコースから乳酸，エタノール，二酸化炭素がそれぞれ1分子ずつ生産される．ビフィズス菌は乳酸菌と同じようにプロバイオティクスとして利用され，またグルコースから乳酸を生産するため（ビフィダス経路により代謝）に乳酸菌と混同されることがあるが，DNA 中の GC 含量が高く，また系統学的には乳酸菌の定義である *Lactobacillales* 目に属さないことから，乳酸菌とは明確に区別

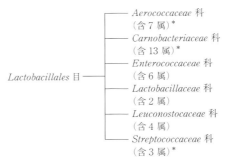

図1 乳酸菌の分類
＊動物の健康へのリスクが示唆されている菌種を含む．

される(ビフィズス菌は系統学的には放線菌に近い).

● **乳酸菌の生息場所と環境適応**

乳酸菌の生息場所はヒトを含む動物の消化管,ヨーグルトやチーズなどの発酵乳製品,日本酒,ワインなどの酒類,漬物,醤油,味噌,パンなどの植物性発酵食品,花や植物表面など,非常に広範である.一般的に,有機物が堆積している場所では一部の例外を除き(例えば納豆),乳酸菌が生息している場合が多い.これらの乳酸菌の役割は他の節に詳細が記載されているためにここでは割愛するが,乳酸菌はそれぞれの環境で大切な役割を担っていることが明らかになっている.また,そのような乳酸菌はそれぞれの環境中に長い年月生息することで適応していることが明らかになっており,遺伝子レベルでの大きな変化をみてとることができる[2].

乳酸菌はこのように非常に多様な生物で,50℃という高温条件下や,0℃という低温下で生育をすることができる菌種も存在する.このうち低温増殖能をもつ菌種は,低温貯蔵中の肉や魚の腐敗菌として検出されることもある[3].

〔遠藤明仁〕

参考文献
1) 平山羊祐,遠藤明仁.2016.腸内細菌学雑誌.**30**:17-28.
2) A. Endo *et al.* 2015. *BMC Genomics.* **16**:1117.
3) R. Rahkila *et al.* 2015. *Appl. Environ. Microbiol.* **81**:2474-2480.

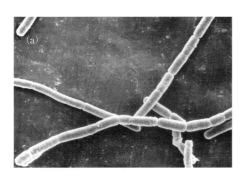
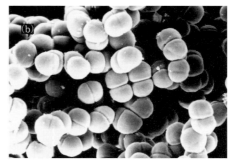
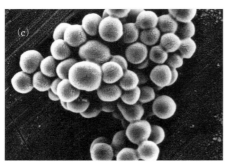
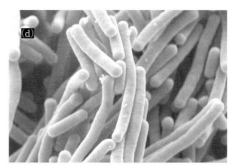

図2 乳酸菌の電子顕微鏡写真.(a)ヒト腸管乳酸菌 *Lactobacillus acidophilus*,(b)漬物乳酸菌 *Pediococcus pentosaceus*,(c)醤油乳酸菌 *Tetragenococcus halophilus*,(d)花生息乳酸菌 *Fructobacillus fructosus*.

1-44
チーズと微生物

熟成，乳酸菌，青かび，白かび

● 多様なチーズと微生物[1, 2)]

チーズは非常に古くから親しまれている食品で，紀元前4000年頃にはすでに存在していたと考えられている．現在ではヨーロッパを中心に世界各地で気候や風土に応じた様々なチーズが製造され，その数は数百種類ともいわれる．これらの多様なチーズは，製法や熟成方法によって大きく7つに分類されることが多い（図1）．

チーズの製造工程は，①原料乳の殺菌，②凝乳酵素と乳酸菌発酵による乳の凝固，③凝固乳から乳清の排除，④加塩・型詰め，⑤熟成，に大きく分けられる．このうち②と⑤の工程で微生物が関与しており，特に⑤の熟成工程ではチーズによって様々な種類の微生物が利用され，各チーズの風味を作り上げる大きな要因になっている．

● 乳の凝固とスターター乳酸菌

チーズ製造における微生物の役割の1つは，酸生成により乳の凝固を促進させることである．酸生成は原料乳に添加される乳酸菌（スターターと呼ぶ）によって行われ，乳糖を代謝して乳酸を生成する．凝乳酵素のレンネットはやや酸性側に至適pHを有するため，乳酸生成に伴うpH低下によって凝乳が促進される．

乳酸菌スターターは中温性と高温性の大きく2つに分けられる．中温性スターターは*Lactococcus*属や*Leuconostoc*属を中心とした20〜30℃でよく生育する乳酸菌で構成されており，多くの種類のチーズに幅広く使用されている．一方，高温性スターターは，*Streptococcus thermophilus*や*Lactobacillus*属を中心とした35〜45℃でよく生育する乳酸菌で構成され，スイスやイタリアのチーズでよく使用される．

● フレッシュチーズの風味と乳酸菌

カッテージ（オランダ），クワルク（ドイツ），マスカルポーネ（イタリア）などは，熟成工程がなくフレッシュチーズと呼ばれる．フレッシュチーズでは発酵中に乳酸菌が産生する代謝物がそのまま風味を決定する要因となる．例えば，*Lactococcus lactis*の一部は，乳中のクエン酸から発酵バターの主要な香気成分であるジアセチルを産生する．また，*S. thermophilus*はヨーグルトに多いアセトアルデヒドなどの香気成分を産生する．*Leuconostoc*属の乳酸菌は乳酸のほかに酢酸を産生する．このように乳酸菌の種類によって代謝物が異なり，チーズの風味を変化させる．通常，チーズ用のスターターには複数の種類の乳酸菌が混合されており，菌種の違い

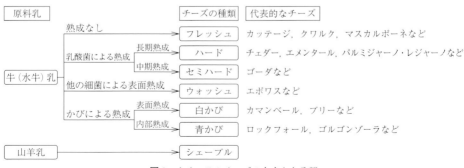

図1 ナチュラルチーズの大まかな分類

や混合比率の違いによって，各チーズの風味の個性が生み出される．

● チーズ熟成と微生物（乳酸菌）

フレッシュチーズ以外のチーズでは，型詰め後に熟成を行う．熟成とはチーズを低温下で一定期間保存する工程であり，その間に主にタンパク質が分解されてペプチド・アミノ酸になりうま味などが増強される．熟成にはレンネットや乳由来の酵素も関与するが，主要な役割を担っているのは微生物由来の酵素である．

チェダー（イギリス），ゴーダ（オランダ），パルミジャーノ・レジャーノ（イタリア）などのハード，セミハードチーズでは，添加した乳酸菌スターターが熟成の主役となる．チーズ中のタンパク質はまず乳酸菌表層のプロテアーゼによってペプチドに分解され，続いて乳酸菌の各種ペプチダーゼによってさらに小さいペプチドやアミノ酸まで分解される．熟成期間は十分な風味が出るまで通常3か月以上を費やし，チーズによっては2年以上にわたる場合もある．

熟成チーズの風味では，苦味を強く感じることがしばしば問題となる．この原因の1つは，熟成条件や乳酸菌の種類の違いにより苦味ペプチドを十分分解できなかったことによる．そこで，exo型ペプチダーゼ活性と苦味ペプチド分解活性がともに高い *Lactobacillus helveticus* をスターターに加えて熟成に利用することで，苦味を低減し旨味だけを増強するように工夫したチーズも製造されている[3]．

● チーズ熟成と微生物（かび）

熟成にかびを利用するチーズもよく知られており，*Penicillium* 属の青かびを利用したロックフォール（フランス），ゴルゴンゾーラ（イタリア），*Penicillium* 属の白かび変種を利用したカマンベール，ブリー（ともにフランス）などが有名である．白かびチーズには白かび様の酵母（*Geotrichum candidum*）が含まれる場合もある．かびはタンパク質分解力が強いために，熟成が短期間で進む一方で，熟成が進みすぎるとアミノ酸がさらに分解され，アンモニア臭を感じることがある．また，かびは脂肪分解力も強く，特に熟成が進んだ青かびチーズでは，脂肪分解で生成した脂肪酸によって舌にピリピリと感じる独特の刺激的な風味を呈するようになる．

● チーズ熟成と微生物（他の微生物）

エポワス（フランス）などのウォッシュチーズでは 熟成中にチーズ表面を塩水やワインなどで洗う工程が実施される．それにより表面の雑菌が減少してリネンス菌（*Brevibacterium linens*）などの特定の細菌が優先的に定着し，熟成に大きく関与する．リネンス菌もタンパク質や脂肪の分解力が強いため，チーズ表面は独特の強い臭気を発するようになるが，チーズ内部は比較的穏やかな風味である．

エメンタール（スイス）では，独特の目的でプロピオン酸菌（*Propionibacterium freudenreichii*）を利用する．プロピオン酸菌は，熟成中に乳酸をプロピオン酸に変換するが，その過程で二酸化炭素が発生する．そのため，エメンタールではチーズ中に大きな穴（チーズアイ）が形成され，「トムとジェリー」でおなじみの穴あき形状を有した特徴あるチーズとなる．

このように，チーズは微生物の利用技術の集大成ともいえる食品であり，学問的にも大変興味深い対象である． 〔瀬戸泰幸〕

参考文献

1) 齋藤忠夫，堂迫俊一，井越敬司編．2008．現代チーズ学．食品資材研究会．
2) P. F. Fox *et al*. eds. 2004. *CHEESE : Chemistry, Physics & Microbiology third edition volume 1*, Elsevier Academic Press.
3) 木村 彰．2001．ミルクサイエンス．**57**：109-112．

1-45
ヨーグルト

乳製品，発酵乳，乳酸菌

ヨーグルトはブルガリアやトルコを中心としたバルカン地方を起源とする発酵乳であり，その歴史は古く，古代民族であるトラキア人はすでに紀元前5世紀頃には羊乳のヨーグルトを食べていたとされる[1]．また，ヨーグルトの語源は，トルコ語の「乳から作った酸っぱい発酵液」との説があり，11世紀にはYoghurt の綴りになっている[1]．今日では，ヨーグルトは世界中で最も消費されている発酵乳となったが，そのきっかけは20世紀初頭にロシアの科学者であるメチニコフ（E. Metchnikoff）が，ヨーグルトは「不老長寿の妙薬」であると紹介したことによる．以来，ヨーグルトは世界中に広まり，その爽やかな風味と健康機能から世界各国で親しまれている．

● ヨーグルトの定義と乳酸菌

1963年にFAOとWHOが設置した国際的政府間機関であるコーデックス委員会ではヨーグルトは *Lactobacillus delbrueckii* subsp. *bulgaricus*（ブルガリア菌）と *Streptococcus thermophilus*（サーモフィラス菌）で乳を発酵したものと定義している．また，あらゆる乳酸桿菌とサーモフィラス菌により発酵したものはカルチャー代替ヨーグルトと定義されている．ヨーグルトに使用されるブルガリア菌の発見は，ブルガリア出身の医師であるグリゴロフ（S. Grigorov）によってなされた．彼は伝統的なブルガリアのヨーグルトの中から桿菌と球菌を見つけ，これがヨーグルトの発酵を促し，独特の酸味と風味をもたらしていることを報告した．この時発見された桿菌がブルガリア菌で，球菌がサーモフィラス菌である．興味深いことに，ブルガリアでは原生植物（セイヨウサンシュユ *Cornus mas*）の枝葉を，加温した乳に加えることでヨーグルトを作るという伝統的な製法があり，実際にセイヨウサンシュユからブルガリア菌とサーモフィラス菌が分離され，これらの菌を使用してヨーグルトが製造できることが報告されている[2]．

ヨーグルトの発酵において，ブルガリア菌とサーモフィラス菌は共生関係にあることが知られている．ブルガリア菌のタンパク質分解酵素によって遊離したペプチドやアミノ酸がサーモフィラス菌の増殖を促進し，サーモフィラス菌の代謝物であるギ酸がブルガリア菌の生育を促していると考えられている．また，菌株によって共生関係に強弱があり，菌株の組み合わせによって発酵時間，風味・物性などが大きく異なる．そこで，ヨーグルトの製造に用いられるスターターカルチャー（種菌）は，発酵能力ならびに最終製品の風味・物性などを指標に選抜される．工業的に使用されるスターターカルチャーは，凍結濃縮菌体および凍結乾燥菌体などが使用され，適切な発酵時間，風味になるように各菌数やその割合が設計されている．

● ヨーグルトの種類と製造法

ヨーグルトはその形態・組成などから，プレーンヨーグルト，ハードヨーグルト，ソフトヨーグルト，ドリンクヨーグルト，フローズンヨーグルトなどに大別される[1]．プレーンヨーグルトは甘味料や香料などを使用せず乳原料だけを発酵させたものを指す．ハードヨーグルトは乳原料のほかに，甘味料，香料，寒天およびゼラチンなどを加えたものである．一般的なソフトヨーグルトはヨーグルトに果肉や果汁などを加えたものを指す．ドリンクヨーグルトはヨーグルトに甘味料や果肉・果汁などを加えて飲料としたものである．フローズンヨーグルトはヨーグルトに空気を混入し凍結させたものを呼ぶ．

また，発酵方式で分類すると，容器に原料とスターターカルチャーを充填した後に発酵室で発酵させる後発酵タイプと，発酵タンク

でヨーグルトを製造した後に容器に充填する前発酵タイプの2つがある[1]．一般的にプレーンヨーグルトとハードヨーグルトは後発酵タイプで，ソフトヨーグルト，ドリンクヨーグルトおよびフローズンヨーグルトは前発酵タイプである．両タイプともに発酵時間の短縮や風味向上を図るために，製造工程において様々な工夫や新技術が開発されている．ここでは伝統的なブルガリアのヨーグルトを再現した新奇な発酵技術を紹介したい．

ブルガリアの伝統的なヨーグルトは素焼きの壺で作られることが知られており（図1），絞りたての牛乳を煮立てて人肌くらいに冷ましてから素焼きの壺に入れ，前日に作ったヨーグルトを種菌として加えて，一昼夜発酵させる．発酵中に素焼きの壺が牛乳の水分を吸収することで牛乳が濃縮され，さらに壺の表面から水分が蒸発し，気化熱を奪うため「低温発酵（30℃～40℃前後）」となる．このようにして作られたヨーグルトは，通常の発酵温度（43℃前後）で製造されるヨーグルトよりも滑らかでこくがあることが知られている．しかしながら，工業的に低温発酵を行うと著しく発酵時間が長くなり，生産性が悪化することが課題であった．

ヨーグルトの発酵過程と溶存酸素の関係に着目した研究から，乳酸菌が酸素を代謝し溶存酸素が0 ppmになってから，乳酸の生産が始まることが明らかとなっている[3]．そこで，あらかじめ乳中の酸素を除去してから，スターターカルチャーを添加して発酵させたところ，発酵時間が短縮されることが明らかとなり，本現象を応用した「脱酸素低温発酵」が報告されている[3]．脱酸素することで発酵時間が短縮される機序として，サーモフィラス菌のギ酸生成が早まることが示唆されている[3]．

● ブルガリア，エーゲ海地方の食卓

最後に，ヨーグルト発祥地であるバルカン地方周辺でのヨーグルトの食べ方を紹介する．日本ではヨーグルトは朝食や食後に食される

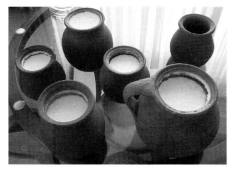

図1 伝統的なブルガリアヨーグルト（ブルガリアで株式会社 明治の齋藤明敏氏が撮影）[カラー口絵8参照]

ことが多いが，ブルガリア，トルコならびにギリシャなどでは食事や料理の材料として広く使用される．例えば，ヨーグルトに水，塩，野菜，ニンニクなどを加えたスープや飲み物が一般的な食べ物として親しまれている．また，サラダや煮込み料理にもヨーグルトが用いられる．発酵乳では乳中の乳糖やタンパク質などが乳酸菌によって分解され，消化・吸収されやすいことが知られている．実際に，ヨーグルト中のペプチドやアミノ酸などの非タンパク態窒素含量は，牛乳よりも2～3倍程度増加しており，各種料理にヨーグルトが用いられていることは，栄養学的にも理にかなっている．　　　　　〔北條研一・長岡誠二〕

参考文献

1) 神邊道雄．2002．発酵乳の科学（細野明義編），pp.52-59．アイ・ケイコーポレーション．
2) M. Michaelova *et al.* 2007. *FEMS Microbiol. Lett.* **269**：160-169.
3) 堀内啓史．2010．生物工学会誌．**88**：594-600．

1-46
世界の発酵乳

伝統的発酵乳，乳，製法，微生物

　発酵乳の工業化が進んだ現在，世界各地でヨーグルトをはじめとした発酵乳が消費されている．発酵乳の起源は古く，人類が遊牧を始めた紀元前から続いていると考えられる．搾乳の時期が限られていることから生乳を様々な乳製品に加工して保存食品化する技術が発達した．この発酵乳製造技術は牧畜文化とともにユーラシア大陸やアフリカ大陸に伝播し，各地の気候や文化と融合して特徴的な発酵乳が形成された（表1参照）．

● 乳の種類

　伝統的発酵乳に利用される家畜は地域の特性に見合ったものである．寒冷地ではヤクやトナカイが，温暖な地域であればウシ，ウマやヤギ，ヒツジが，熱帯地ではスイギュウなどが搾乳の対象となる．一般的には数種類の家畜を飼育しているため，それらを混合したり，成分の違いにより異なる発酵乳を作ったりしている．

● 製法

　各地には乳を余すことなく利用するための製法が伝わっている．脱脂および加熱の有無，製造容器（木桶，動物の腸，植物）の違いにより分けることができる．近年では，脱脂工程に簡易遠心機，容器としてはプラスチックボトルが使用されることもある．また，菌の接種工程にも特徴がある．現在，工業的に発酵乳を生産する際には，スターターと呼ばれる微生物の種を乳などに接種し，発酵させる．これと同じように，発酵乳から微生物を植え継ぐこともあるが，このような作業を伴わない場合もある．その際，微生物は製造容器や動物の腸，乳房に由来する可能性，ヒトの手や環境中から混入した可能性が考えられる．例えば，竹筒にスイギュウの乳を入れ，バナナの葉で蓋をし発酵させるインドネシアのDadihはこれにあたり，植物素材から多く分離される．*Lactobacillus plantarum* などが分離されている[1, 2]．

　一方，発酵乳の一部を次回の仕込みに添加したり，植物などを乳に加えたりすることがある．ヨーグルト（ブルガリア）やErgo（エチオピア），Airag（モンゴル）の製造では雫のついた葉や木などを乳に浸けることがあり，これらから *Lactobacillus delbrueckii* subsp. *bulgaricus* と *Streptococcus thermophilus* が発見されている[3]．また，パンなどの食品やウマの骨，コインを入れる例も少数ではあるが報告されている[4]．伝統的発酵乳の製造，特に接種工程は儀式的に行われることがあり，各民族の文化と密接に関わりあっている．

● 伝統的発酵乳に含まれる微生物

　伝統的発酵乳からは主に乳酸菌，酵母，酢酸菌，かび類が分離される．

　乳酸菌はすべての発酵乳に含まれており，乳酸発酵が乳の保存性や嗜好性の向上に寄与している．乳酸菌は，その性質によりホモ発酵型・ヘテロ発酵型，中温性・高温性などに分類される．しかし，モンゴル国にて行われた調査では，Airagから高温性かつホモ発酵型の *Lactobacillus helveticus* と中温性かつヘテロ発酵型の *Lactobacillus kefir* が同時に分離された．このように各伝統的発酵乳から分離される乳酸菌の種類はこれら分類と必ずしも一致しない．一方，乳酸菌の性質が発酵乳の性状に大きく影響を与える場合もある．北欧の伝統的発酵乳であるLangfilやTaettemelkには *Lactococcus lactis* subsp. *cremoris* が含まれており，これの産生する多糖によって粘性を有している．

　一方，酵母，酢酸菌，かび類は一部の伝統的発酵乳に含まれていることが報告されている．調査時に酵母を対象としていないことが多いため，実際にはさらに多くの伝統的発酵乳に利用されていると考えられる．酵母の種

類は多く，*Saccharomyces* 属や *Kluyveromyces* 属，*Candida* 属など様々な菌属の酵母が伝統的発酵乳から分離されている．乳糖を資化できない酵母が分離されることもあり，これらは乳酸菌により乳糖が分解された結果生じるグルコースやガラクトースの一部を炭素源として生育し，その結果生じる二酸化炭素が嫌気的条件を好む乳酸菌の生育を促進すると考えられる．さらに，酵母を含む伝統的発酵乳の多くは1〜2％のアルコールを含有しており，嗜好性の向上にも寄与している．

このように，伝統的発酵乳は乳酸菌を基軸として多様な微生物が用いられているが，同種の発酵乳であっても含まれる微生物種は各家庭により異なることが多い．これは，同じ発酵乳でも，各家庭や地域により製造環境（温度など）や製造方法（攪拌など）が違うことに起因していると考えられる．例えば，エジプトの Laban-khad は，寒い時期は乳酸球菌が優勢であるが，暖かくなると乳酸桿菌が優勢となる[5]．さらに，*Lb. kefir* や *Lb. fermentum* は単独では乳中で生育することはできないが，他の乳酸菌と組み合わされることにより生育が可能となるため，代謝産物などを介した微生物間の相互作用が生育に寄与していると考えられる．このように，伝統的発酵乳は多くの要因が関係することにより，多様でユニークな食品となっている．

今後，高速シーケンサーや質量分析器などの発達により，微生物どうしの共生関係や，その由来などが明らかになってくると期待される．　　　　　　　　　　　〔安田源太郎〕

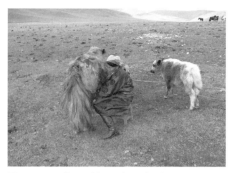

図1　ヤクの搾乳．搾乳は朝一番に行われ，その日のうちに加工される．

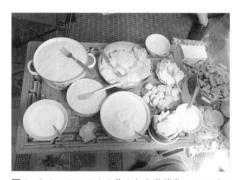

図2　ヤクのミルクから作られた発酵乳．モンゴルでは乳の加工が体系化されており，各家庭において乳を余すことなく利用している．

5) I. Arai *et al.* 2002. *Milk Sci.* **51**：63.

参考文献
1) K. Uchida *et al.* 2007. *Anim. Sci. J.* **78**：85.
2) L. Tserovska *et al.* 2002. *J. Culture Collections.* **48**.
3) M. Michaylova *et al.* 2007. *FEMS Microbiol. Lett.* **269**：160.
4) B. Cheirsilp *et al.* 2003. *J. Biosci. Bioeng.* **96**：279.

表1 世界の発酵乳と，そこから分離された微生物（例）

地域		発酵乳	乳の種類	分離された微生物
アフリカ・中近東	ジンバブエ	Amasi	ウシ	*Lb. helveticus*, *Lb. plantarum*, *Lb. delbrueckii* subsp. *lactis*, *Lb. casei* subsp. *casei*, *Lb. casei* subsp. *plantarum*, *Lc. lactis* subsp. *lactis*, *Sac. cerevisiae*, *Cen. lusitaniae*, *Can. colliculosa*
	エチオピア	Ergo	ウシ	*Lb. xylosus*, *Leu. dextranicum*, *Leu. lactis*, *Lc. cremoris*, *Lc. lactis*, *Ec. faecalis*, *Stc. thermophilus*, *Stc. acidominus*, *Stc. bovis*, *Stc. mitis*, *Stc. agalactiae*
	スーダン	Gariss	ラクダ	*Lb. helveticus*, *Lb. delbrueckii* subsp. *lactis*, *Can.* sp., *Kluyveromyces* sp.
	スーダン	Rob	ウシ，ヒツジ，ヤギ	*Lb. acidophilus*, *Lb. fermentum*, *Lc. lactis*, *Stc. salivarius*, *Sac. cerevisiae*, *Can. kefyr*
	ケニヤ	Kule naoto	ウシ	*Lb. plantarum*, *Lb. fermentum*, *Lb. casei*, *Lb. rhamnosus*, *Lb. acidophilus*, *Leu. mesenteroides*, *Lc. lactis*, *Ec. faecium*, Yeast, Mould
	ケニヤ	Maziva lala	ウシ	*Lc. lactis* subsp. *lactis*, *Leu. mesenteroides* subsp. *cremoris*, *Leu. mesenteroides* subsp. *mesenteroides*
	ナイジェリア	Nono	ヤギ	*Lb. delbrueckii* subsp. *bulgaricus*, *Lb. helveticus*, *Lb. plantarum*, *Lc. lactis* subsp. *cremoris*, *Sac. cerevisiae*
	エジプト	Laban-khad	多種	*Lb. casei*, *Lb. plantarum*, *Lb. brevis*, *Lc. lactis* subsp. *lactis*, *Leu. mesenteroides* subsp. *dextranicum*, *Leu. mesenteroides* subsp. *cremoris*
	北アフリカ	Zabady	スイギュウ，ウシ	*Lb. johnsonii*, *Lb. delbrueckii* subsp. *bulgaricus*, *Leu. citreum*, *Lc. lactis*, *Lc. garvieae*, *Lc. raffinolactis*, *Stc. thermophilus*
	中近東，北アフリカ	Laban (Leben)	ウシ，ヤギ，ヒツジ，ラクダ	*Lac. lactis* subsp. *lactis*, *Leu. lactis*, *Leu. mesenteroides* subsp. *mesenteroides*, *Sac. cerevisiae*, *Sac. pastrianus*, *Can. kefyr*, *Can. versatilis*, *Can. pseudotropicalis*, *Zygosaccharomyces microellipsoid*, *Trichosporon sericeum*
	中近東	Labneh	ウシ，ヒツジ，ヤギ，スイギュウ	*Lb. delbrueckii* subsp. *bulgaricus*, *Lc. lactis* subsp. *lactis*, *Lc. lactis* subsp. *cremoris*, *Ec. faecalis*, *Sac. cerevisiae*, *Kluyveromyces marxianus*, *Trichosporon brassicae*, *Cryptococcus curvatus*
	イラン，アフガニスタン	Doogh	ヒツジ	*Lb. delbrueckii* subsp. *bulgaricus*, *Stc. thermophilus*
	トルコ	Ayran	ヒツジ，ヤギ，ウシ	*Lb. delbrueckii* subsp. *bulgaricus*, *Stc. thermophilus*
	トルコ	Torba	ウシ，ヒツジ，ヤギ	*Lb. delbrueckii* subsp. *bulgaricus*, *Stc. thermophilus*
東欧	ギリシャ	Yiaourti	ヒツジ，ヤギ，ウシ	*Lb delbrueckii* subsp. *bulgaricus*, *Lb. paracasei*, *Leu. mesenteroides* subsp. *mesenteroides*, *Ped.* sp., *Ec.* sp., *Stc. thermophilus*
	ギリシャ	Xynogalo	ヒツジ	*Lb. plantarum*, *Lb. maltomicus*, *Lb. casei*, *Leu. lactis*, *Leu. mesenteroides*, *Leu. paramesenteroides*, *Lc. lactis* subsp. *lactis*, *Lc. lactis* subsp. *cremoris*, *Ec. faecalis*, *Ec. faecium*, *Ec. durans*
	バルカン半島南部	Gruzovina	ヒツジ，ウシ	*Lb. delbrueckii* subsp. *bulgaricus*, *Stc. thermophilus*
	ブルガリア	Brano mliako	ヒツジ	*Lb. delbrueckii* subsp. *bulgaricus*, *Stc. thermophilus*
	ブルガリア	Bulgarian milk	ヒツジ，ウシ	*Lb. delbrueckii* subsp. *bulgaricus*, *Stc. thermophilus*
	ブルガリア	Kisle mliake	ヒツジ，ウシ，スイギュウ	*Lb. delbrueckii* subsp. *bulgaricus*, *Stc. thermophilus*

東欧（続き）	コーカサス地方	Kefir	ヒツジ，ウシ	Lb. kefiranofaciens, Lb. acidophilus, Lb. kefir, Lb. fermentum, Lc. lactis subsp. lactis, Lc. lactis subsp. cremoris, Ec. faecalis, Leu. mesenteroides subsp. mesenteroides, Leu. mesenteroides subsp. dextranicum, Acetobacter pasteurianus
	チュルク語圏	Koumiss	ウマ	Lb. delbrueckii subsp. bulgaricus, Lb. casei, Lc. lactis, Sac. lactis, Sac. cartilaginosus
	ジョージア	Matsoni	ウシ，ヤギ，ヒツジ	Lb. delbrueckii subsp. bulgaricus, Lb. helveticus, Stc. thermophilus
	アゼルバイジャン	Syuzma	ウシ	Lb. delbrueckii subsp. bulgaricus
	東欧	Kurunga	ウシ	Lb. acidophilus, Lb. delbrueckii subsp. bulgaricus, Lc. lactis subsp. lactis, Lc. lactis subsp. cremoris, Stc. thermophilus, Yeast
アジア	ウズベキスタン	Katyk	ヤギ，スイギュウ	Lb. delbrueckii subsp. bulgaricus, Lb. helveticus, Lb. plantarum, Ped. acidilactici, Ped. pentosaceus
	カザフスタン，中国	Shubat	ラクダ	Lb. sakei, Lb. helveticus, Lb. brevis, Leu. lactis, Ec. feacalis, Ec. faecium, Weissella hellenica, Can. ethanolica, Kluyveromyces marxianus
	モンゴル	Airag	多種	Lb. helveticus, Lb. kefir, Lb. kefiranofaciens, Leu. lactis, Ec. faecium, Acetobacter pasteurianus, Sac. unisporus, Sac. cerevisiae, Kluyveromyces marxianus, Issatchenkia orientalis
	モンゴル	Bjaslag	多種	Lb. delbrueckii subsp. bulgaricus, Lb. fermentum, Lb. helveticus, Lb. plantarum, Sac. cerevisiae, Kluyveromyces marxianus, Issatchenkia orientalis
	モンゴル	Tarag	多種	Lb. delbrueckii subsp. bulgaricus, Lb. fermentum, Lb. helveticus, Sac. cerevisiae, Kluyveromyces marxianus, Issatchenkia orientalis
	中国（内モンゴル自治区）	Chigee	ウマ	Lb. helveticus, Lb. kefirgranum, Leu. lactis, Leu. cremoris, Lc. lactis, Ec. faecalis, Ec. durans, Yeast
	中国（新疆ウイグル自治区）	Kitek	ウシ，ヒツジ	Lb. helveticus, Ec. sp., Stc. thermophilus
	インド周辺	Dahi	スイギュウ，ヤギ	Lb. fermentum, Lb. delbrueckii subsp. bulgaricus, Lb. delbrueckii subsp. lactis, Leu. mesenteroides, Lc. lactis subsp. lactis, Lc. raffinolactis, Ec. faecium, Ped. pentosaceus, Stc. thermophilus, Sac. cerevisiae, Sac. dairnensis
	インドネシア	Dadih	スイギュウ	Lb. plantarum, Leu. mesenteroides
北欧	スウェーデン	Filmjolk	ウシ	Leu. mesenteroides subsp. cremoris, Lc. lactis subsp. lactis, Lc. lactis subsp. cremoris
	スウェーデン	Lactofil	ウシ	Leu. sp., Lc. lactis subsp. lactis, Lc. lactis subsp. cremoris
	スウェーデン	Langfil	ウシ	Leu. mesenteroides subsp. cremoris, Lc. lactis subsp. lactis, Lc. lactis subsp. cremoris
	アイスランド	Skyr	ヒツジ，ウシ	Lb. delbrueckii subsp. bulgaricus, Lb. helveticus, Stc. thermophilus, Yeast
	フィンランド，ノルウェー	Taettemelk	ウシ	Lc. lactis subsp. cremoris, Sac. sp.
	フィンランド	Viili	ウシ	Leu. mesenteroides subsp. cremoris, Lc. lactis subsp. lactis, Lc. lactis subsp. cremoris, Galactomyces geotrichum, Geotrichum candidum
	デンマーク	Ymer	ウシ	Leu. mesenteroides subsp. cremoris, Lc. lactis subsp. lactis, Lc. lactis subsp. cremoris

ここに示したものはあくまで一例であり，記載とは異なるフローラを有することもある．
属名略称　Lb. = Lactobacillus, Lc. = Lactococcus, Leu. = Leuconostoc, Stc. = Streptococcus, Ec. = Enterococcus, Ped. = Pediococcus, Sac. = Saccharomyces, Can. = Candida.

1-47
ケフィア

アルコール発酵乳，ケフィアグレイン，ケフィラン

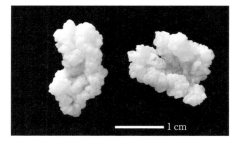

図1　ケフィアグレイン（よつ葉乳業 元島英雅氏提供）

● 原　産　地

　原産地は黒海とカスピ海に挟まれたカフカス（コーカサス）地方で，現在はジョージアなどがある地域である．すでに紀元前から土着民によって作り続けられてきた発酵乳で，当地のイスラム教徒にはアラーの神によって最初のケフィアグレインを委ねられたという伝説があったという．ケフィア（kefir）の語源は，アラビア語で健康を意味する「keyf」あるいはトルコ語で安寧を意味する「keif」に由来するといわれている．

● 概　　要

　山羊乳，羊乳および牛乳にケフィアグレインを添加して，18〜20℃で12〜20時間発酵させる．0.7〜1.0％の乳酸と，0.3〜1.5％のアルコールを含む．炭酸ガスを含むので，「champagne of milk」とも呼ばれる．

　ケフィアグレイン　ケフィアグレインは，小豆大のものが集まってカリフラワー状の花蕾あるいはポップコーンのような外観となり，スポンジ状で弾力をもった白色ないし淡黄色の塊である（図1参照）．ケフィラン（kefiran）と呼ばれる粘性多糖を含み，表層には乳糖資化性酵母の*Kluyveromyces marxianus*と乳酸球菌が，内部に*Lb. kefiranofaciens*と多くの報告では乳糖非資化性酵母の*Saccharomyces cerevisiae*の存在が確認されている．なお，ケフィランはD-グルコースとD-ガラクトースを等量含有する水溶性の多糖で[1]，*Lb. kefiranofaciens*または*Lb. kefir*により産生される．このケフィランの抗腫瘍効果，免疫賦活能などの生理活性が多数報告されている．

　ケフィアグレインの成分組成　ロシアなどのケフィアグレインは，水分が約90％，タンパク質が3.2％，脂肪が0.3％，非タンパク態窒素が5.8％，そして灰分が0.7％で，アルゼンチンの一般家庭で植え継がれていたものは，水分83％，多糖が9〜10％，タンパク質が4.5％であった[2]．ケフィアグレイン乾物中では，その30％がタンパク質で，25〜50％が糖質といわれており，廣田[3]もタンパク質が34.8％，糖質が57.2％，脂質が2％および灰分が5％と報告している．

　ケフィアグレインの構成菌種　ケフィアグレインは*Lactobacillus kefiranofaciens*などが生産するケフィランが接着の役割をし，乳酸菌や酵母が乳タンパク質に埋め込まれた形態で構成されている．大まかには乳酸菌が83〜90％で，酵母が10〜17％である．乳酸菌の内訳は*Lb. kefiranofaciens*などの桿菌が70％で，球菌が30％であり，菌数はそれぞれ10^8 CFU/m*l* レベルである．酵母は10^3〜10^6 CFU/m*l* で，乳糖資化性のある*K. marxianus*はほとんどのケフィアグレインに不変的に存在しており，ケフィアの酵母臭の生成に関わっている．ガラクトースを選択的に資化するといわれている*S. cerevisiae*も存在しているとの報告もあるが，コンタミネーション（汚染）と考える研究者もいる．酢酸菌については，その存在は望ましいとKoroleva[4]は報告しているが，コンタミネーションとの見解もある．また，真菌の存在も報告されているが，コンタミネーションの可

能性が高い．

共生関係　乳中の糖源はラクトースのみであり，最初に乳糖資化性酵母や乳酸菌がラクトースを分解して，生じたグルコースと，それらに消費されずに残ったガラクトースが乳糖資化性のない酵母に供給され，これらの増殖を促し，生じた CO_2 が嫌気的な状態を好む *Lb. kefiranofaciens* の生育を促進することになる．

● **製　法**

伝統的には，ヤギの胃袋を容器とし，ケフィアグレインを添加し，攪拌発酵することで製造されていたが，商業的には以下の方法で生産される．

ケフィアグレインを用いた製法[5]　殺菌全乳に，ケフィアグレインを5%加える．伝統的な製法で造られたケフィアの場合，乳中に添加したケフィアグレインは，発酵が始まると生じた炭酸ガスによって浮き上がり，表面に集まって形が大きくなる．18～22℃で約12時間培養したのち，金属製の篩を通してケフィアグレインを除去し，濾過した乳（洗浄ケフィア）をさらに10℃で1～3日間静置して熟成させて製品とする．濾別したケフィアグレインは，次回の製造に使用される．なお，濾別したケフィアグレインを冷水で洗浄したのち，水中で冷蔵すれば8～10日の，乾燥物とすれば12～18か月間の保存も可能である．

洗浄ケフィアをスターターとする製法
殺菌脱脂乳にケフィアグレインを添加し，18～20℃で20～24時間培養し，最終乳酸酸度を0.78%とした後，10～12℃で7～8時間静置して酵母の生育を促進する．その後，グレインを除去した洗浄ケフィアをスターターとして1～5 ml/100 mlの割合で原料乳に添加する．なお，このように調製したスターターを DVI あるいは DVS として用いる方法も確立されている．

凍結乾燥したケフィアグレインを用いる製法　ケフィアグレインの凍結乾燥品を滅菌生理食塩水中に20℃で5時間静置し，吸水したケフィアグレインを金網状で濾別し，殺菌冷水で洗浄後，殺菌脱脂乳に6～7%量の割合で添加する．25℃で1～2日静置し，再びケフィアグレインを濾別，再び殺菌脱脂乳に接種と濾別を繰り返し，最終的なバルクスターターとする．このスターターを原料乳に添加した場合には，ケフィアグレインは造成されない．

● **製品ケフィアの性状**

製品の乳酸酸度は0.7～1.0%，アルコール濃度は0.3～1.5%で，ほかに二酸化炭素，微量のアセトアルデヒド，ジアセチル，アセトイン，酢酸エチルが含まれ，タンパク質分解によってペプチド量が7%に，遊離アミノ酸が2%量に増加している．他の発酵乳と異なってL(+)-乳酸の含量が高く攪拌すると泡立つ．製造上の欠陥として，強い酵母風味は用いた *S. cerevisiae* の影響で，苦味は非在性の酵母あるいはケフィアグレインに混在した真菌により，過剰の酢酸風味は，混在した酢酸菌の過度の生育と考えられる．

〔増田哲也〕

参考文献

1) L. Mizheli *et al*. 1999. *Appl. Microbiol. Biotech*. **53**：69-74.
2) G. L. Garrote *et al*. 2001. *J. Dairy Res*. **68**：639-652.
3) 廣田哲二．1987．雪印乳業技術研究所報告．**84**：67-128.
4) N. S. Koroleva. 1988. *Intern. Dairy. Fed*. **227**：35-40.
5) F. V. Kosikowski and V. V. Mistry. 1997. *Cheese and Fermented milk Foods*. **1**：55-74.

1-48
ナタデココ

バクテリアセルロース，酢酸菌の種類と働き，ナノファイバー

「ナタデココ」（図1左，カラー口絵9参照）というデザートを食べたことがあるだろうか？"ナタ"は液上に浮く膜，"ココ"はココナッツの意味で，ココナッツ水の上にできる膜がナタデココである．ナタデココは植物によって作られるもの，と思われている方も多いかもしれないが，実はナタデココはある種の細菌がココナッツ水に含まれる糖質などを原料として合成するセルロースである．

セルロースは自然界に最も豊富に存在する高分子であり，そのほとんどは植物によって合成されるが，ある種の細菌もセルロースを合成することができる．細菌によって合成されるセルロースは，学術的にはバクテリアセルロース（BC）と呼ばれており，植物由来のセルロースとは異なるユニークな構造と性質を有している．一般的に，植物由来のパルプにおける繊維幅は数十 μm であるのに対し，BC の繊維幅は，その1,000分の1の50～100 nm 程度である．細菌は，1本のナノファイバーを合成・排出し，それに伴って移動する（図2）．最終的に図1右に示すような緻密なネットワーク構造を有するゲル状の膜が作られ，この構造によって，あの独特の食感が生み出される．

これまでに，様々な細菌がセルロースを合成することが報告されているが（*Escherichia coli*, *Enterobacter*, *Asaia bogorensis*, *Agrobacterium tumefaciens*, *Rhizobium leguminosarum*, など）[1]，ナタデココの製造には主に *Gluconacetobacter* 属の酢酸菌が用いられている．また，植物を含めてセルロースの合成機構には不明な点が多く存在しており，酢酸菌を含むセルロース合成菌は，合成機構解明のためのモデル生物として利用されている．

● BC の特長とその応用

BC の応用例として最も古くから知られているのがデザート（ナタデココ）である．特定保健用食品は，からだの生理学的機能などに影響を与える保健機能成分を含む食品であるが，ナタデココを含む商品も特定保健用食品として登録されている．

前述のように BC の最も大きな特長は，その細い繊維幅であるが，以下のような特長も有している：①リグリン・ヘミセルロースなどを含まない，②非常に発達したネットワーク構造を有している，③高い保水性，④高い機械的強度，⑤高い生分解性，⑥生体適合性．これらのユニークな特長を活かした応用例として，スピーカーの音響振動板，人工血管，創傷被覆材，各種デバイスなどがある．このように，ナノファイバーから成るナタデココは，デザートから先端材料まで幅広い応用が可能な非常に優れた機能性材料であるといえる．

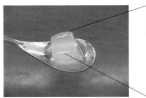

図1　ナタデココの外観と電子顕微鏡写真

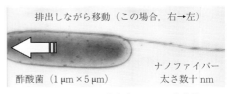

図2　セルロースを合成している酢酸菌

● 酢酸菌におけるセルロース合成

通常酢酸菌は，グルコースなどの糖質を炭素源としてセルロースを合成する．菌体内に取り込まれたグルコースはグルコース-6-リ

ン酸(G-6-P),グルコース-1-リン酸(G-1-P),ウリジン二リン酸グルコース(UDP-Glc)を経てグルカン鎖(セルロース分子鎖)が合成される.セルロースの合成は,細胞膜に存在するセルロース合成酵素複合体(ターミナルコンプレックス＝TC)によって行われている.50～100個程度のTCが菌体の長軸に沿って直線的に配置しており,各TCにおいてセルロース分子鎖が複数本合成され,セルロースサブエレメンタリーフィブリル(SEF)として菌体外に排出される[1].SEFは菌体外で自己集合してミクロフィブリルを形成し,さらにそれらが集まって最終的に1本の繊維(リボン)となる.

TCをコードしているセルロース合成酵素遺伝子は,1990年にWongらによって初めてクローニングされ,4つの遺伝子(cesABCD)を含むオペロン(CeSオペロン)として存在していることが明らかとなった[2].その後エンドグルカナーゼ遺伝子,ccpAx遺伝子,βグルコシダーゼ遺伝子がクローニングされ,これらはCeSオペロンとクラスターを形成していることがわかった.これまでに数株の酢酸菌においてセルロース合成関連遺伝子クラスターがクローニングされている.CeSオペロンでコードされている各タンパク質の推定機能は以下の通りである.

CeSAは,グリコシルトランスフェラーゼ・ファミリー2(GT-2)ドメイン,PilZドメイン,8個の膜貫通予測領域を含んでいる.また,CeSAには,βグリコシルトランスフェラーゼ(GT-2)に保存されているD,D,D,QXXRWモチーフが存在しており[3],UDG-Glcを基質とした糖転移反応によってグルカン鎖を合成していると考えられる.CeSBにはBcsBドメイン(機能未知)とC末端側に1回膜貫通予測領域が存在している.CeSBは酢酸菌のセルロース合成に必須であり,遺伝子欠損によってセルロース合成能が欠失する.最近,Rhodobacter由来CeSABの立体構造解析が報告された[4].CeSCは

CeSオペロン内の遺伝子がコードする4つのタンパク質の中で最も大きく(約130 kDa),N末端側にテトラトリコペプチドリピート,C末端側にBcsCドメインが存在している.CeSCの機能は明らかとなっていないが,相同性の比較から排出のための孔を形成していると考えられている.CeSDの分子量は約17 kDaで,その遺伝子はCeSオペロンの最下流に存在している.CeSDは八量体環状構造を有しており[5],八量体の大きさは,外径が9 nm,高さが6.5 nmで,環の内側には各CeSD分子のN末端によって形成される4つのトンネル構造が存在している.様々な解析の結果,合成されたグルカン鎖それぞれが,4つのトンネルを通過して菌体外に排出されていることが推定されている[5].

酢酸菌を含め現在までのところTCの全体構造は明らかにされておらず,解明に向けた研究が精力的に進められている.

ナタデココはユニークな構造とそれに基づく優れた特性を有する新規材料として注目されており,今後酢酸菌におけるTCの全体構造の解明,およびそれをふまえたセルロース合成機構の全容解明が望まれる.〔田島健次〕

参考文献

1) P. Rcss *et al.* 1991. *Microbiol. Rev.* **55**:35-58.
2) H. C. Wong *et al.* 1990. *PNAS.* **87**:8130-8134.
3) I. M. Saxena *et al.* 1994. *J. Bacteriol.* **176**:5735-5752.
4) J. L. W. Morgan *et al.* 2013. *Nature.* **493**:181-186.
5) S. Q. Hu *et al.* 2013. *PNAS.* **107**:17957-17962.

1-49
韓国の酒

マッコリ，ヌルク，粒麹，並行複発酵，ソジュ

● マッコリ

　粗く濾した酒との意味で，濁酒（タクチュ），または農民が好んで飲んでいたことから農酒（ノンジュ）とも呼ばれる．

　マッコリに関する最初の記録について，高麗時代12世紀に書かれた『三国史記』に，マッコリに関係すると考えられる酒の名前が出ている．このことから，マッコリは三国時代（高句麗，百済，新羅）以前より作られてきたと推定されている．

　マッコリの原料は，1960年頃までは米が用いられていた．1960年代から食糧政策により米の使用が禁止され，小麦が原料として使用されるようになった．1980年以降は，米によるマッコリ製造が許可されている．

　製　造　マッコリの製造に使用される麹は，ヌルクと粒麹の2種類がある．古くからヌルクを用いる方法で行われてきたが，最近は，味の安定性や品質管理などのため，粒麹を用いる方法がほとんどである．

①ヌルクを用いる方法

　ヌルクとは穀物を生のまま破砕し，水を加え固めて，そこに微生物を生育させた餅麹（もちこうじ）のことである．ヌルクを麹として用いて作ったマッコリのことを，伝統マッコリという．

　ヌルクを用いる方法は，麹の固体の状態で，糖化とアルコール発酵が同時に進む並行複発酵を行うことが特徴である．原料に生息する野生の糸状菌，主に *Rhizopus*，*Aspergillus*，*Absidia*，*Mucor* によってデンプンが糖化され，野生酵母の *Saccharomyces cerevisiae* によってアルコール発酵が行われる．

　ヌルクの原料は，もち米，小麦，トウモロコシ，サツマイモ，ジャガイモなど地域によって様々である．

　ヌルクの製造工程では，原料を水洗・乾燥し破砕したものを，水分を20～25%となるよう加えて円盤型に整形する．そして，自然接種，乾燥，熟成の段階を経て完成する．ヌルクの大きさによって異なるが，完成までには20～30日かかる．伝統マッコリは，ヌルクに蒸米と水を混合し，1～5日発酵させ，粗く濾過してできあがる．

②粒麹を用いる方法

　粒麹は，うるち米，あるいはもち米を粒状のまま蒸し，純粋培養した糸状菌 *Aspergillus luchuensis* mut. *kawachii* または *Aspergillus oryzae* を接種して作ったものである．粒麹の製造工程は，米を精白・洗米して蒸したのち，糸状菌を接種してから完成までで，約40時間かかる．

　マッコリの製造は，2段階の発酵で行われる．最初に，粒麹，水，純粋培養した酵母 *S. cerevisiae* を混合する一次発酵で，25℃で3日間，糖化とアルコール発酵を同時に進める．一次発酵の粒麹には，*A. luchuensis* mut. *kawachii* を生育させたものを用いる．*A. luchuensis* mut. *kawachii* はクエン酸などの酸生産能力が高く，一次発酵中の雑菌汚染を防ぐことができる．

　次に，水，粒麹，デンプンなどを加える二次発酵で，25～28℃で10～15日間，アルコール発酵をさらに促進し，香味を付与する．二次発酵には *A. oryzae* を生育させた粒麹を用いる．*A. oryzae* を使用する理由は，香りや風味を与えるのに適しているからである．その後，熟成，濾過，製成の工程を経て完成する．二次発酵の5日目にはアルコール度数が約16度に達するが，出荷の際には6～7度まで薄める．

　種　類　最近，粒麹の原料として米の代わりに，大麦やサツマイモなどを利用したマッコリが製造されている．副原料として漢方材などを入れたものもある．

　微生物叢　ヌルクには，糸状菌として

Rhizopus, *Aspergillus*, *Mucor*, 酵母として *S. cerevisiae* が, 細菌として *Lactobacillus*, *Leuconostoc*, *Acetobacter*, *Bacillus* などが確認されている.

マッコリには, 乳酸菌 *Lactobacillus plantarum*, *Lactobacillus brevis*, *Lactobacillus paracasei* などが存在していることが確認されている. 乳酸菌の数は, ヌルクのほうが粒麴より多いことが知られている.

栄養成分　必須アミノ酸（リジン, トリプトファン, フェニルアラニン, メチオニン）, ビタミンB群（B_1・B_2・B_6・ナイアシン・葉酸）, ビタミンC, 乳酸, 酒石酸, リンゴ酸, クエン酸などが含まれている.

● ソ　ジ　ュ

韓国で製造されている蒸留酒で, 韓国焼酎とも呼ばれる. 高麗が元王朝の支配下であった1300年頃に製造が始まったとされている.

種　類　「蒸留式ソジュ」は, 穀類, 主に米を原料として発酵させたもろみを直接蒸留する伝統的な方法である. しかし, 韓国政府の糧穀政策によって, 穀類を用いたこの伝統的な製造法は1965〜90年まで禁止されていた.

代わりに, 芋類などを原料として発酵させたもろみを蒸留し, 希釈して甘味料を添加する「希釈式ソジュ」が製造されるようになった. 現在では, 米を原料としたものを含め, 「希釈式ソジュ」が一般によく飲まれている.

麴　蒸留式ソジュに用いられている麴はヌルクと粒麴があるが, 最近は主に粒麴が使用されている.

希釈式ソジュでは粒麴であるが, その原料としては米, 小麦, トウモロコシなどが使われている. 粒麴の糖化用微生物として, *Aspergillus niger* と *A. luchuensis* mut. *kawachii* が使用されている.

製造工程　蒸留式ソジュのうち, 伝統式ソジュ（例：安東ソジュ）は, ヌルクを用いて作られたマッコリを蒸留して作られる. 最近のソジュは粒麴から作られたマッコリを蒸留させて製造されている.

希釈式ソジュは, 粒麴で製造したマッコリから蒸留により抽出した95％のエタノールに, 水を加えて40％前後に希釈したものである. 希釈式ソジュそのものは淡白な味であるため, 砂糖, ブドウ糖, クエン酸, アミノ酸類, ソルビトールなどを添加している.

アルコール度数は主に25％未満で, 最近は15〜20％の低度数のソジュもある.

味と特徴　蒸留式ソジュは, 高級アルコール臭, 麴臭, 焦げ臭, 苦味, 甘味などを出すが, 希釈式ソジュは, 無臭で淡白な甘味があることが特徴である.

〔尹　載宇・丸山潤一〕

参考文献

1) S. P. Lee *et al.* 2004. *Fundamentals of Food Fermentation*, Hyoilbooks.
2) J. Yu. *et al.* 2007. *Applied Microbiology*, Hyoilbooks.
3) W. S Noh *et al.* 2015. *New Food Microbiology*, Jigu Publishing.

1-50
韓国の発酵食品

キムチ, 乳酸菌, メジュ, ジャン

● キ ム チ

キムチは, 韓国を代表する野菜乳酸発酵食品である. 『三国史記』にあるように, 三国時代 (高句麗, 百済, 新羅) から作られるようになったと考えられる. 16世紀以降に日本から伝わったトウガラシが副材料として使用されている.

製 法 白菜キムチの場合は, ハクサイを水洗して塩漬けし, 水抜きをする. 副材料である塩辛, トウガラシ, ニンニク, カキ, エビなどを混合し熟成する.

微生物叢 発酵に関わる微生物は, 主に乳酸菌と酵母である. 乳酸菌はハクサイとニンニクに由来していることがわかっている. 高濃度の食塩に対し生き残った乳酸菌の作用で発酵が始まる.

微生物叢は, 食塩の濃度, 温度, pH変化, 酸素の有無によって左右され, キムチの熟成に従って微生物叢が変化していく. 発酵の結果, 酸味を出す乳酸, 酸味と香りを出す酢酸, アルコール発酵による酒の香り, うま味を出すデキストラン, 甘味を出すマンニトール, 炭酸ガスの発生などが, キムチ独特の風味を形成する.

キムチの乳酸発酵は, 主に Leuconostoc, Weissella, Lactobacillus の細胞数の変化によって調節されている. キムチの熟成中に生息する好気性細菌は, Pseudomonas sp., Paenibacillus macerans などがある. 嫌気性細菌は, Leuconostoc mesenteroides, Leuconostoc citreum, Weissella kimchii, Lactobacillus plantarum, Enterococcus faecalis, Pediococcus cerevisiae などがある. 特に, L. mesenteroides は発酵初期によく生育し, 乳酸, 酢酸, 炭酸ガスを生成して, 好気性雑菌の増殖を防ぐ役割を果たしている. Enterococcus, Pediococcus, Weissella は, 発酵中期に生育する細菌である. また, L. plantarum と Lactobacillus brevis は発酵後期に生育する. L. plantarum と P. cerevisiae は酸の生産能が高いため, キムチの酸敗の原因になることが知られている.

酵 母 は Saccharomyces, Torulopsis, Candida, Hansenula, Pichia などが確認されている. これらの酵母は, アルコールや様々な芳香性物質を生産し, キムチに独特の香味を与えると考えられる. 一方で, Hansenula と Pichia はキムチ表面に膜を作り, 品質に害を与えることが知られている.

栄養成分 乳酸菌が生産する乳酸と酢酸は, 整腸, 免疫能上昇, 悪玉菌防止などのプロバイオティクスとして作用する. 有機酸は, 乳酸, クエン酸, シュウ酸, 酢酸, ギ酸, ピルビン酸, フマル酸, リンゴ酸などが産生される. ビタミンは A, B_1, B_2, B_{12}, C が産生される. ニンニクに含まれる硫化アリルは, 抗菌作用とビタミン B_1 の吸収を助けると同時に老化防止に関わる. ハクサイ由来のセルロースとペクチンはコレステロール抑制作用を有する.

● ジ ャ ン

カンジャン (韓国醤油) 韓国の伝統発酵調味料の1つで, 原料の大豆を一定濃度の塩水と微生物とともに発酵させた液汁のことである. 『三国史記』や中国の史記『三国志 魏志 東夷傳』などに, カンジャンを作ったとの記録がある.

メジュ: 韓国伝統の麹である. 大豆を水洗し蒸したものを, 破砕して整形する. 乾燥してから, 微生物を自然に増殖させて発酵して作られる.

製法: メジュの表面を水洗し乾燥させたものに, 水, 塩, 炭, トウガラシ, わらを混合し, 壺に入れておく. 発酵・熟成の後, 液汁分離, 加熱してから濾過して製造される.

微生物叢：メジュの微生物叢は，表面に *Aspergillus*, *Mucor*, *Rhizopus* のような糸状菌が多く，内部は主に *Bacillus subtilis*, *Bacillus polymyxa*, *Bacillus licheniformis* などが多く存在し，プロテアーゼ，アミラーゼなどの酵素の生産により，独特な香りを与える．その他，*Lactobacillus*, *Pediococcus*, *Torulopsis* などが確認されている．

熟成中のカンジャンには，耐塩性乳酸菌と耐塩性酵母が多く存在する．耐塩性乳酸菌 *Pediococcus soyae* は，カンジャンの pH を 4.5 付近に維持し，風味を与える．その他，耐塩性乳酸菌 *Pediococcus halophilus*, *L. plantarum*, *L. mesenteroides* などと耐塩性酵母の *Zygosaccharomyces rouxii*, *Zygosaccharomyces major*, *Zygosaccharomyces soya* などが，カンジャンの熟成に関与する．一方，耐塩性酵母の *Zygosaccharomyces salsus* と *Zygosaccharomyces japonicus* はカンジャンの液面に皮膜を作り品質を低下させる原因となる．

栄養成分：発酵中のカンジャンには微生物により乳酸，リン酸，酒石酸，酢酸などが生じ，pH が低下する．また，グルタミン酸，アスパラギン酸，スレオニンなどの 10 種類のアミノ酸が含まれている．

テンジャン（韓国味噌）

韓国の伝統発酵調味料の 1 つで，カンジャンの製造工程中に液汁を分離した後，壺の中で溶けずに残っている塊のことである．『三国史記』の記録から，統一新羅時代には製造されていたと推定される．

麹：カンジャンと同じくメジュが用いられている．

製法：発酵と熟成までの製造工程は，カンジャンと同一である．塊を取り出して加熱し，さらに塩を添加して熟成させる過程を経て製造される．

栄養成分：大豆のタンパク質は細菌のプロテアーゼによりペプチドやアミノ酸に分解され，味と香りを与える．大豆に由来する食物繊維，不飽和脂肪酸，イソフラボン，トリプシンインヒビター，ビタミン E などが多量に含まれ，コレステロール低下，便秘予防，がんの予防効果も有している．*B. subtilis* が生産するセリンプロテアーゼであるサチライシンは，抗菌的作用をもつ．

微生物叢：糸状菌は，*Aspergillus*, *Rhizopus*, *Mucor* が多く存在する．酵母は *Zygosaccharomyces*, *Hansenula*, *Pichia* が多く存在し，テンジャンに風味を与える．細菌は *B. subtilis* が多く，これらが生産するプロテアーゼとアミラーゼはテンジャンの熟成に関与する．その他，*Lactobacillus*, *Pediococcus*, *Torulopsis* などが確認されている．

コチュジャン（トウガラシ味噌）

韓国の伝統発酵調味料で，トウガラシとメジュの特徴を調和させたものである．16 世紀以降日本からトウガラシが伝わってから，生産されるようになったと推定されている．

製法：メジュは，もち米に糸状菌 *Aspergillus oryzae* のみを生育させたものを使い，塩水と混ぜ熟成させる．その後，トウガラシと水飴を添加・混合し，滅菌してから破砕する過程を経て製造される．

栄養成分：メジュに生育している細菌と *A. oryzae* が生産する酵素によってアミノ酸，核酸，糖分が生成し，味の成分となる．耐塩性酵母と乳酸菌の発酵作用によって，香りと風味を出す．ガラクトースやキシロースのような糖類と，ギ酸や酪酸のような有機酸も多く含まれている．ビタミンは，B_1, B_2, C，葉酸が含まれている．　〔尹　載宇・丸山潤一〕

参考文献

1) S. P. Lee *et al*. 2004. *Fundamentals of Food Fermentation*, Hyoilbooks.
2) J. Yu *et al*. 2007. *Applied Microbiology*, Hyoilbooks.
3) W. S. Noh *et al*. 2015. *New Food Microbiology*, Jigu Publishing.

1-51
中国の酒

黄酒，白酒，曲

● 黄酒（ホアンチュウ）

　黄酒は中国で製造される酒類で，ビール，ワインと並び世界の三大古酒の1つとされている．アルコール度数は10%台の後半であり，特に長期間熟成させたものは，芳醇な香りとまろやかな味わいをもつ．

　3000年前の商・周の時代，曲（日本の麹に相当する）を使用して酒をつくる並行複発酵法が発明され，黄酒の製造が始まったと考えられている．春秋戦国時代に書かれた『呂氏春秋』に，「紹興酒」の名前が見られる．

　黄酒の製造は中国各地で行われ，使用する原料や醸造方法が様々であり，種類は多岐にわたる．中でも，浙江省紹興市で生産される紹興酒は，最も長い歴史をもつ代表的な黄酒であり，これを例に紹介する．

　紹興酒の分類　紹興酒は主に，元紅酒，加飯酒，善醸酒，香雪酒の4種類に分類される．

　そのうち，元紅酒は最も生産量が多い．加飯酒は，元紅酒と製造法は同じであるが，使用する飯量が多いことからこの名で呼ばれる．

　善醸酒は，元紅酒を用いて仕込む酒である．香雪酒は，水の代わりに粕取り焼酎を使用して仕込む酒である．これら善醸酒と香雪酒は，糖分が多く甘い酒である．

　原　料　紹興酒の原料は，約90%に精米されたもち米と鑑湖の湖水を使用する．鑑湖は，後漢時代に建設された人工湖である．湖水は透明度が高く，溶存酸素が高い．また，上流に位置する山脈において雨量が多く，水が豊富に供給されるため，湖水が頻繁に入れ替わる．また，湖底には泥炭層が広がっており，それに含まれる酸素化合物が金属イオンを吸着することで浄化作用を発揮している．

　麦　曲　小麦に糖化作用をもつ微生物を増殖させた麹のことである．紹興酒では伝統法によって麦曲を生産する．

　小麦を砕いて水を加え，ブロック状に成型する．堆積した状態で保湿し自然発酵させる．麦曲の主な糸状菌は *Aspergillus oryzae*，*Rhizopus*，*Mucor* であり，その他 *Aspergillus niger*，*Penicillium*，酵母では *Saccharomyces cerevisiae* が含まれる．多種類の微生物が増殖するため，代謝物は豊富になる．このことが，麦曲からよい香りとこくがある味を与え，紹興酒に特有の酒体と風格を構成する．

　純粋培養した菌を使用して麦曲をつくる場合もあり，その際は *A. oryzae* などを使用する．

　酒　薬　中国の独特の糖化発酵剤である．伝統法と純粋接種法と2種類の製法がある．

　伝統法：うるち米の粉，ヤナギ蓼（たで）の粉，水を混ぜて成型する．これに古い酒薬をふりかけると，多種の微生物が増殖する．糸状菌は *Rhizopus*，*Mucor*，*Absidia*，その他は酵母と細菌が含まれる．

　純粋接種法：純粋培養を行った *Rhizopus* と酵母を，小麦ふすま，あるいは米粉の上で生育させる．

　酒　母（図1左列）　発酵剤として使用される．もち米を浸漬したのち蒸煮し，冷水をかけて冷却する（淋飯）．その後，酒薬の粉と混ぜ，甕の内部の側壁に塗りつけ，窩（オウ）と呼ばれる穴をつくる．さらに，酒薬粉を表面にふりかけて，雑菌の混入を防ぎ，*Rhizopus* や酵母の増殖を図る．この一連の操作を「搭窩（ダーオウ）」という．まず，*Rhizopus* や *Mucor* が増殖し，デンプンが糖化されて，甕の底に溶けだした液が溜まる．これに麦曲と水を追加し，酵母を増殖させ，アルコール発酵を進める．以上の方法により，酒母を得る．

　製　法　淋飯法（リィンファンファ），

攤飯法（タンファンファ）の2つの方法がある．

淋飯法は，蒸米に冷水をかけて冷却する工程があることから，このように呼ばれる．酒母造りで採られている方法であり，そのまま発酵を続け，圧搾して殺菌したものを淋飯酒という．淋飯酒はアルコール分が低く，味が淡泊なため，現在は製造されていない．

攤飯法は，蒸米を広げて空冷する方法のことである．以下，攤飯法による紹興酒の製造工程を説明する．

製造工程（図1右列）　もち米を鑑湖水に16～20日間浸漬する．この間，浸漬水には乳酸菌 *Streptococcus* が生育し乳酸発酵を始め，酸臭を発するようになる．この下層を汲み取った水は漿水（チィアンスゥイ）と呼ばれ，生成した乳酸は雑菌の増殖を抑制する効果を有することから，仕込み水に用いられる．浸漬したもち米は水切りをして蒸煮し，広げて冷却する（攤飯）．

鑑湖水を入れておいた甕に，蒸米を加える．さらに，麦曲，酒母，漿水を仕込み，7～10日間の主発酵を行う．攪拌により品温を制御しながら，糖化とアルコール発酵を同時に進める並行複発酵を行う．

発酵を終えたら小さな甕に分け，屋外に静置して後発酵を行う．後発酵は加飯酒で3か月間行うが，元紅酒はそれよりもやや短い期間である．アルコール度数は，元紅酒で16～17％，加飯酒で18～19％になる．

圧搾・青澄化したのち，80～90℃という沸騰するのに近い温度で加熱殺菌する．あらかじめ殺菌した甕に入れ密封し，貯蔵・熟成させる．熟成は陳醸（チェンニィアン）といい，その期間は元紅酒で1～3年，加飯酒で3年である．

● **白酒**（パイチュウ）

白酒は，中国で製造される蒸留酒で，世界の六大蒸留酒（ブランデー，ウイスキー，ウオツカ，ジン，ラム酒，白酒）の1つとされている．

穀物を主な原料として，曲と呼ばれる麹で

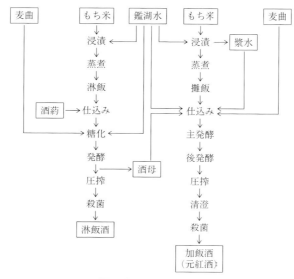

図1　紹興酒の製造工程

1-51　中国の酒

固体発酵を行い，固体蒸留を行う伝統的な製法が特色である．固体発酵では多くの微生物によって，多様なエステル類が豊富に生成され，複雑な香りを醸し出す．

色は無色あるいは少し黄色，においは香ばしく純粋，味は柔らかく甘くすっきりとして，アルコール度数が30～65％と高めである．

歴　史　白酒の歴史は長いが，起源についていまだ定説はない．後漢時代に描かれた絵に伝統的な蒸留設備に類似するものがあったことから，この時代が有力視されている．唐の時代806年に書かれた文献『国史補』の中で，白酒の記録がある．

分　類　白酒は使用する曲の種類により，大曲酒，小曲酒，麩曲酒の3つに分けられる．また，香りのタイプにより，清香型，醤香型，濃香型，米香型，兼香型に分類される．ここでは，曲の種類による分類を説明する．

大曲酒（ダーチュージュウ）：大曲を糖化発酵剤として使用した白酒である．固体発酵を行ったものを，固体蒸留して製造する．大曲酒の品質は優れているため，多くの白酒は大曲を使用して製造されている．

小曲酒（ショウチュージュウ）：米粉や米ぬかを原料とし，漢方薬と種曲を加える．最初は固体発酵であるが，途中で水を加える半固体発酵を行って，蒸留する酒である．中国の南の地方でよく製造される．

麩曲酒（フーチュージュウ）：純粋培養した糸状菌を麩皮（ふすま，麦の皮）で培養した麩曲を用い，酵母によって固体発酵したものを，固体蒸留して製造する酒である．大曲や小曲は発酵に要する期間が1か月以上かかるのに対し，麩曲は2～3日で，生産コストが安い．このため，多くの醸造所に採用され，このタイプの酒の生産高が最大であり，広く大衆に消費されている．

製　法　白酒の製造法は多様であるが，最も特色ある濃香型大曲酒の製法を例に解説する．濃香型大曲酒は，大曲酒の中で生産量が最も多い．また，白酒で名酒と評価されている多くは濃香型である．特に，四川省と江蘇省では，濃香型大曲酒で多くの名酒が生産されている．

大　曲　大曲は小麦，大麦，エンドウを原料として作られる．また，最高品温の違いで，高温大曲（60～65℃）と中温大曲（46～48℃）に分類される．醤香型白酒である茅台酒（マオタイチュウ）では高温大曲，清香型白酒である汾酒（フェンジュー）では中温大曲が使用されている．

小麦，大麦，エンドウを混合し，曲母（古い曲）と水を加える．レンガ状に踏み固めた曲塊を積み重ね，堆積培養を行う．1か月以上置き，糸状菌，酵母，乳酸菌などを増殖させる．

製造工程（図2）　コウリャンを細かくひき砕いて，蒸煮する．冷却してから，酒母および大曲を混合する．発酵は土中に掘った窖（ヤオ）と呼ばれる穴に入れて（入窖），糖化発酵させる．

数週間にわたり，窖の中で固体発酵が進むと，酒醅（ジュウペイ）といわれるもろみができてくる．約60日間の発酵ののち，もみ殻を混合して蒸留し，酒醅に含まれるアルコールと香気成分を得る．

また，一部の酒醅は新しい原料と混合して，蒸留と蒸煮を同時に行い（混蒸混燒），再び窖に仕込んで発酵させる．これは，酒醅の表層部と中心部で，発酵中に生成したエステルの組成が異なることから，均一な香味を得るためである．中でも，発酵が終わった酒醅を5区画に分けて別々の甑で蒸留し，そのうち4甑分を再び窖に仕込む「老五甑法」が一般に行われている．この操作を繰り返すことで，濃醇な風味とフルフラールによる独特の香りが得られる．

蒸留された酒は刺激臭が強いため，半年から3年にかけて貯蔵・熟成する．その間，刺激臭は揮発し，香味が熟成する．最後に調合および調味酒による調味が行われ，完成する．

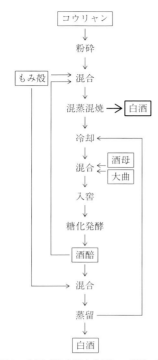

図2 白酒（濃香型大曲酒）の製造工程

微生物　大曲では，原料や環境に生息する微生物が曲に移行する自然接種である．さらに，発酵を行う窖に生息する微生物がエステル香を生成し，カプロン酸エチル，酢酸イソアミル，酪酸エチルなどが含まれる．古くから使用されている窖は老窖（ラオヤオ）といわれ，ここには細菌，特に嫌気性細菌が多く生息し，エステルが多く含まれる白酒ができる．

糸状菌は，*Rhizopus*, *Mucor*, *Absidia*, *Monascus*, *Aspergillus*, *Penicillium*, 酵母は *Saccharomyces*, *Hansenula*, *Candida*, *Endomycopsis*, *Schizosaccharomyces*, 細菌は *Lactobacillus*, *Acetobacter*, *Bacillus* が含まれる．　〔朱　琳・丸山潤一〕

参考文献
1)　花井四郎．1992．黄土に生まれた酒　中国酒，その技術と歴史，東方書店．
2)　栃倉辰六郎ら．2001．発酵ハンドブック，共立出版．

文献
傅金泉．2008．中国醸酒微生物研究と応用，北京：中国軽工業出版社．
謝広発．2010．黄酒醸造技術，北京：中国軽工業出版社．
余乾偉．2010．伝統白酒醸造技術，北京：中国軽工業出版社．
張文学，頼登，余有貴．2011．中国酒概述，北京：化学工業出版社．
顧国賢．2012．醸造酒工芸学，北京：中国軽工業出版社．
羅恵波．2012．白酒醸造技術，成都：西南交通大学出版社．
張嘉涛，崔春玲，童忠東．2014．白酒生産工芸と技術，北京：化学工業出版社．
何伏娟，林秀芳，童忠東．2015．黄酒生産工芸と技術，北京：化学工業出版社．
張文学．2015．白酒醸造微生態学，成都：四川大学出版社．

1-52 中国の発酵食品

醤, 豆醤, 腐乳

● 醤(ジャン)

中国の発酵調味料である醤は, タンパク質あるいはデンプンに富む原料を使用し, 微生物による酵素作用により分解・熟成して製造される. 主に, 大豆を原料とした豆醤(トウジャン), 小麦粉を原料とした面醤(ミエンジャン), ソラマメを原料とした蚕豆醤(ツァントウジャン)があるが, 本項では豆醤を紹介する.

歴史 醤の製造は中国に始まり, 数千年の歴史をもつ. 『周礼』では"百醤"との記述があり, 醤の製造は周の時代より始まったとされる. その後, 農業技術の進歩によって原料である豆の生産量が増大したことから, 豆醤の製造が飛躍的に広まった. その結果, 魚や肉を原料とした醤は淘汰されることになった.

製法 豆醤の原料である大豆を浸漬し, 蒸煮する. これに, 小麦粉と種麹を混合して, 麹をつくる.

次に, 麹を砕いて甕に入れ, 塩水に浸漬する. その後, 別の甕に移し換えをしながら, 撹拌し自然発酵させる(前発酵).

さらに, 塩水を補充して, 撹拌をすることで, 酵母の発酵を促す(後発酵). 3~5か月間の発酵の後, 殺菌・包装して完成する.

微生物 伝統的には, 天然培養から増殖した糸状菌が使用されていたが, 純粋培養した麹菌 *Aspergillus oryzae* を用いて, 麹が造られるようになった. 特に, AS.3951(滬醸3042)株が用いられている. この株は, 1970年に上海市醸造科学研究所で, 紫外線照射による変異処理後, 長期間馴養したものである. 生育速度が速いため, 製麹に要する時間が24時間に短縮された. さらに, タンパク質分解酵素の活性が高く, 窒素利用率に優れた菌である.

また, 発酵する過程で自然環境から多くの微生物が入ってくる. 糸状菌では, *Aspergillus sojae*, *Aspergillus niger*, *Mucor mucedo* などがある. 酵母は, 有胞子酵母 *Zygosaccharomyces rouxii*, 後熟酵母として *Candida versatilis*(*Torulopsis versatilis*)がある. 乳酸菌は, *Tetragenococcus halophilus*, *Tetracoccus sojae*, *Lactobacillus plantarum* などがある.

● 腐乳(フールウ)

乳腐(ルウフー)ともいい, 豆腐を発酵・熟成させた中国独特の伝統発酵食品である. 腐乳は, タンパク質, ポリペプチド, ジペプチドなどの多くの栄養成分に富むのに対し, コレステロールは含まれない. 欧米では「中国のチーズ」と呼ばれている.

北魏時代に書かれた文献に, 腐乳の記録がある. 明の時代, 腐乳は朝鮮に伝わり, また日本にも唐の僧・鑑真によって伝わった.

分類 腐乳の種類は, 製品の色によって, 「白腐乳(白方)」「紅腐乳(紅方)」「青腐乳(青方, または臭豆腐ともいう)」に分類される. 発酵に使用する微生物によって, ケカビ(毛霉(モーメイ))型腐乳, クモノスカビ(根霉(コンメイ))型腐乳, 細菌型腐乳に分けられる.

原料 大豆または脱脂大豆を使用する.

微生物 糸状菌を純粋培養して豆腐に接種するが, 地域や腐乳の種類によって菌種が異なる. 例えば, *Mucor wutungkiao*, *Mucor sufu*, *Mucor racemosus*, *Actinomucor elegans*, *Rhizopus chinensis*, *A. oryzae*, *Monascus purpureus* がある. 細菌型腐乳では *Micrococcus luteus* が使用される.

腐乳の製造は開放状態で行うので, 環境中の微生物が容易に混入する. 原料を加える過程でも多くの微生物が入り, 腐乳の発酵中の

微生物叢は複雑になる．糸状菌では *Mucor prainii*, *Mucor flavus*, *Rhizopus ligusfaciens*, *Penicillium* sp., 酵母は *Saccharomyces* sp., *Schizosaccharomyces* sp., 細菌は *Bacillus* sp., *Cladosporium* sp., *Corynebacterium* sp., *Serratia marcescens* がある．

製　法　大豆を洗浄・浸漬し，つぶして濾過，豆乳を得て，凝固剤を入れて固める．水分が70%前後になるように圧搾してできた，硬めの豆腐を長方体に切り分ける．

以降の製造法は使用する微生物によって異なるため，ここでは，ケカビ型腐乳の製造法を説明する．前発酵と後発酵の2つの段階に分けられる．

前発酵：天然培養によりケカビを豆腐に着生させるか，もしくは純粋培養したケカビを豆腐に接種する．豆腐の塊をまたいで伸びた菌糸を切り，表面の菌糸を押し倒す搓毛（ツォモー）という作業を行う．そうすると，豆腐全体が白い菌糸で覆われ，菌膜豆腐ができる．このような菌糸は，その後の発酵の過程で豆腐が型崩れしないようにする役目をもつ．

後発酵：菌膜豆腐に重石を載せた状態で，塩漬けにする．食塩の存在により，ケカビの菌体からプロテアーゼが溶出されると，タンパク質の分解が促進される．また，この過程で豆腐は脱水され，さらに硬くなる．その後，豆腐をもろみに浸け，密閉・熟成させて完成する．製品によって使用するもろみは様々である．以下，腐乳の種類による材料やもろみについて説明する．

白腐乳では，菌膜豆腐を塩漬けしないで，もろみに浸ける．もろみは白酒，食塩，トウガラシの粉などを混ぜたものを使用する．3〜6か月くらい熟成させる．

紅腐乳では，*Monascus* 属糸状菌を培養した菌膜豆腐を塩漬けする．もろみには，*Monascus* 属糸状菌を生育させた紅曲（紅麹），小麦粉で作った麹である面曲（麺麹），黄酒，白酒，漢方薬を使用する．3か月程度熟成させる．

青腐乳の場合，もろみの副原料として，花椒（中国山椒），食塩水を使用する．熟成期間は1か月である．細菌が産生するデアミナーゼとデスルフラーゼ類の作用により，青腐乳特有の硫化物とアンモニアのにおいを発する．
〔朱　琳・丸山潤一〕

参考文献

1) 伊藤　寛，菊池修平．2003．中国の豆類発酵食品，幸書房．
2) 栃倉辰六郎ら．2001．発酵ハンドブック，共立出版．

文献

張艶栄，三大為．2008．調味品工芸学，北京：科学出版社．
宋東東．2009．調味品発酵工芸学，北京：化学工業出版社．
張蘭威．2011．発酵食品工芸学，北京：中国軽工業出版社．
王向東，孟良玉．2011．発酵食品工芸，北京：中国計量出版社．
熊涛．2013．発酵食品，北京：中国品質検査出版社，中国標準出版社．
張蘭威．2014．発酵食品原理と技術，北京：科学出版社．

1-53 東南アジアの発酵食品

ナンプラー，ニョクマム，小エビペースト，魚醤油，なれずし

● 概　要

　東南アジアにおいて水産発酵食品は日常的に食され，特に魚醤油は重要な調味料であり，日本における醤油に相当する．また，小エビなどに食塩を添加し，ペースト状にした調味料やなれずしも一般的であり，東南アジアでは欠かせない食品である．地域や民族によって魚醤，なれずし，魚介類ペーストの製法が異なり，これらの食品を完全に区別できるものではなく，中間体のような食品も存在する．魚醤（魚介類に食塩を添加し，発酵させたもの）の発祥は約3,000年前のメコン川流域地とされており，現在まで，主要な調味料として現地に根差して使用されている．石毛・ラドル[1]は東南アジアの水産発酵食品（主に魚醤となれずし）を精力的に調査し，魚醤となれずしは腐敗しやすい魚介類を保存するために考案された食品で，食塩のみで保存性を付与したものが前者で，穀類を添加して乳酸発酵させたものが後者と分類している（図1）．両者ともに発酵を伴っているところが塩蔵魚とは異なるところである．魚醤は自己消化および微生物の作用により原料である魚介類を積極的に分解し，発生したエキスやペーストを調味料として使用するのに対し，なれずしは原料魚の原型をとどめた形で穀類と発酵させて保存性を付加し，魚体を惣菜として食す．日本の水産発酵食品における魚醤油（しょっつる，いしるなど）やふなずしがそれぞれ該当する．

● 各種水産発酵食品

　主要な各種水産発酵食品を品目別に紹介する．各国で製造法，利用法が異なる場合もあるが，発酵様式が同様なものを一つの食品とした．

　魚醤油　アジア地域で広範囲に製造されており，東南アジアでは特に重要な調味料である．大規模工場から家内制まで幅広い事業形態で製造される．海水，淡水を問わず，惣菜としての利用価値の低い小魚が原料となる．ナンプラー（タイ），ニョクマム（ベトナム），パティス（フィリピン），Budu（マレーシア）などが有名である．東南アジア産の魚醤油の微生物相はタイで製造されるナンプラーについて詳しく調査されているため，本項ではナンプラーの微生物について紹介する．ナンプラーは小型のイワシ類を原料とした魚醤油であり，タイの国民的調味料である．一般的な製造法を図2に示す．原料魚と食塩を混合し，約1年間熟成発酵した後，濾過して液体部分を採取したものがナンプラーであるが，工場規模では，発酵後最初に採取した液体を1級品（1番搾り）とし，1番搾りを採

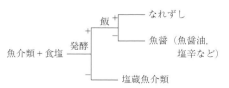

図1　水産発酵食品の分類（参考文献[1]を改変）

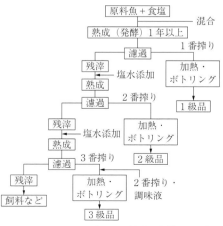

図2　ナンプラーの製造法（参考文献[1]を改変）

取した残滓に塩水を添加し，エキス分の再抽出したものを2級品（2番搾り）として販売する．さらにその残滓から塩水にてエキスを抽出したものを3級品（3番搾り）として製品化しているが，化学調味料を添加する，または，2番搾りをブレンドするのが一般的である．加熱殺菌前の製品においては優占菌として *Tetragenococcus halophilus* および *T. muriatius* が分離される．その他に *Staphylococcus* spp., *Bacillus* spp. および *Lentibacillus* sp. などの細菌や *Halobacterium* sp., *Halobacillus* sp., *Halococcus* sp. などの古細菌が分離されている[2,3]．ナンプラーの微生物相を調査した報告で好塩性乳酸菌が分離されていない場合があるが，それが培養条件によるものなのか，乳酸発酵によりもろみのpHが低下し，発酵終了時に分離されなくなったのかは定かではない．原料，発酵条件（塩分濃度，発酵温度，発酵期間）は日本のしょっつるやイワシのいしるに類似し[4]，微生物相の変遷も同様の傾向にあると考えられる．

　小エビペースト　　タイのカピ，インドネシアのテラシ，マレーシアのブラチャン，フィリピンのバゴンなどが有名であるが，各地域で様々な原料，製法で類似の食品が製造されている．製法としては小エビなどの魚介類に食塩を添加し（約15～30％），ペースト化して熟成後，成型するタイプや，乾燥させた小エビに食塩を添加し，さらに乾燥させたものなど多種多様である．製品ごとに微生物相は若干異なると考えられるが，*Bacillus* spp., *Kurthia* sp., *Lentibacillus* sp., *Micrococcus* spp., *Oceanobacillus* sp., *Pseudomonas* sp., *Salinicoccus* sp., *Staphylococcus* spp., *T. halophilus* および *T. muriaticus* などが分離されている[2,5]．食塩濃度が高く，発酵期間が長期にわたる製品については魚醤油に近い微生物相を有していると考えられるが，発酵期間が短く乾燥度合いの強いものは塩辛と同様に *Micrococcus* spp. および *Staphylococcus* spp. が優占菌種であると考えられる．

　なれずし　　タイのパーソム，カンボジアのファーク，ラオスのソムパ，ベトナムのマムチュアなどが有名であるが，各地域で様々な原料，製法で類似の食品が製造されている．塩漬けした魚介類に米飯や穀類とともに数日間発酵させ，製品となる．食塩濃度は3％程度のものから10％に達するものまで様々である．一般に食塩濃度が低いものほど乳酸発酵が進みやすく，乳酸の蓄積量が多い．発酵に関与する微生物として，*Lactobacillus plantarum*, *L. fermentum* などの *Lactobacillus* spp. が第一にあげられる．その他に *Leuconostoc* spp., *Pediococcus* spp. などの分離例が報告されている[2]．ふなずしと同様の発酵過程を経ている[5]と考えられる．

〔里見正隆〕

参考文献

1) 石毛直道，ケネス・ラドル．1990．魚醤とナレズシの研究．岩波書店．
2) S. Tanasupawat and K. Komagata. 2001. *Lactic acid bacteria in fermented foods in Southeast Asia*（B. H. Nga, H. M. Tan, and K. Suzuki eds.）pp. 43-59. World Scientific.
3) S. G. S. Gowdac, B. Narayanb and S. Gopala. 2016. *Food Rev. Int.* **32**：203-229.
4) 藤井建夫．2001．魚の発酵食品，pp.57-75．成山堂書店．
5) T. Kcbayashi, M. Hajiwara, M. Wahyuni, T. Kitakada, N. Hamada-Sato, C. Imada, and E. Watanabe. 2003. *J. Gen. Appl. Microbiol.* **49**：279-286.

1-54
世界の希少酒と伝統酒

稲芽, 穀芽, 餅麹, ルパン, 黒米

● **インド東北部のライスビール**

　西洋の酒は麦芽を糖化剤に用いてつくられ, 東洋の酒は麹を糖化剤に用いてつくられる. それぞれ, 麦芽または糸状菌の糖化酵素を利用している.

　インド東北部のナガランド (Nagaland) には, イネの発芽種子すなわち稲芽 (図1) を用いた酒, ライスビールが存在する[1].

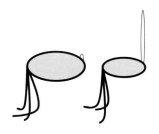

図1　麦芽と稲芽の模式図. 大麦と稲もみを吸水後, 1週間発芽させると根と芽が出る. 麦芽の場合, 芽は外部には一部しか現れないが, 稲芽の場合は, 芽は伸長する. また, 麦芽の内部には胚乳部分の溶けが観察される.

　従来, イネの発芽種子である稲芽は, 麦芽と比較して, 糖化力が1/3～1/5なので, 稲芽を糖化剤に酒をつくることはできないとされていた. しかしながら, ナガランドには, 稲芽を糖化剤として用いた酒が存在する. ナガランドの人々はインド・アーリア系の民族ではなく, チベット・ビルマ系の民族だった. 稲芽すなわち米を原料とした酒をつくり, 竹製のカップやウシの角を使った酒器で稲芽酒を飲んでいた. 稲芽酒は, アルコール濃度は約5%の濁酒で, 酸味があり, 清酒によく似た香りをもっていた. 稲芽を糖化剤としたライスビールともいえる酒は現地名でズトー (zutho) と呼ばれていた.

　ナガランドでは, イネやタケを利用して酒や酒器がつくられているが, この地域では糸引き納豆アクネ (akuni) がつくられていることも知られている[2].

● **エジプトの小麦ビール**

　古来, 麦芽を用いた酒は, 中東やエジプトでつくられていた. 古代遺跡の副葬品として, ビールづくりをしている人々の人形が残されている. 現在, イスラム圏では, 酒造や飲酒は禁止されている.

　1997年のエジプトの首都カイロの裏路地では, アルコール飲料が売られていた. 原料は発芽小麦でホップは使用していない. 未濾過の濁酒でビールの原型といえるアルコール飲料であった. そのアルコール飲料は, 現地でブーザ (boza) と呼ばれていた. また, ブーザはアルコール飲料ではなく, 薬だといって売られていた. アルコール濃度は約5%, 酸味と甘い香りのあるアルコール飲料だった.

● **伝統的なアフリカのアルコール飲料について**

　アフリカのポンベ (pombe)[3] は, 分裂酵母 *Schizosaccharomyces pombe* を用いた酒として広く知られている (図2). 原料は, 発芽させたミレットなどの穀芽である. 2004年に訪問したタンザニアのポンベ工場では, *Schiz. pombe* ではなく簡便な乾燥パン酵母が使用されていた. また, ポンベの容器は塩化ビニルのリターナル容器だった.

　タンザニアでは, 他に自家製の2種類のアルコール飲料を確認することができた. 1つは, 発芽ミレットとバナナを原料としたバナナビールともいえるムベゲ (mbege), もう1つは, 発芽ミレットと発芽トウモロコシを原料とした醸造酒コモン (common) である.

　ウガンダでは, 発芽させたミレットを原料としたアジョン (ajon) がつくられている. この酒は, 長さが約1～1.2 mの現地の植物

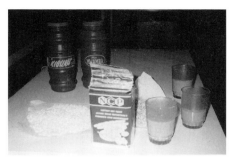

図2 後方左より市販されているトウモロコシを原料にしたポンベ，キブク（Kibuku）とソルガムを原料にしたポンベ，ムワンバ（Mwamba）．前方左より紙にのせたソルガム，乾燥パン酵母，紙にのせたトウモロコシ，グラスに入れたムワンバと2つのグラスに入れたキブク．

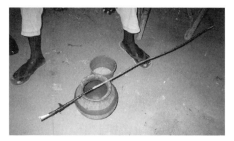

図3 ウガンダの吸酒管．現地に自生する植物の茎で作られている．全長は約1〜1.2 m．先端には金属製のフィルターがつけられている．ナイロンのネットを使用することもあるが，古くは植物性の繊維をフィルターとして利用していた．この吸酒管を用いることにより，もろみの発酵残渣を濾過しながら飲酒することができる．

の茎でつくった吸酒管で飲まれる（図3）．吸酒管の先端には，フィルターがとりつけられており，発酵残渣を濾過しながら飲む．

ウガンダでは，バナナを原料とした蒸留酒も確認することができた．自家製のバナナスピリッツは，飲用にするが，アルコール工場に持って行けば現金で買い取ってもらえる．市販のものはワラギ（Waragi）が有名である．

アフリカ諸国では，ミレット，トウモロコシ，バナナ，パイナップルなど現地で沢山とれる農産物を用いて様々な酒がつくられている．

● 吸酒管で飲む古代中東の酒

吸酒管で酒を飲む様子が描かれた印（seal）が，バーレーンのディルムン（Dilmun）文明（紀元前1600〜1000）の遺跡など中東の国々で多数出土している（図4）．

● アジアの麹について

麹には，日本で使用されている撒麹（ばらこうじ）と中国で使用される餅麹（もちこうじ）がある[4]．餅麹には，麦などをレンガ状に固めてつくる大曲と糯（もち）米の粉を3〜20 cmの餅状に固めてつくる小曲がある．日本の麹には麹菌 *Aspergillus oryzae* がつけ

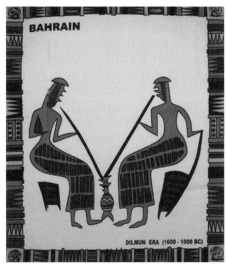

図4 バーレーンの吸酒管．吸酒管で飲酒する様子を描いた絵．2本の吸酒管で吸酒している様子が描かれている．壺の中身は，イチジク，ブドワ，ナツメヤシを原料とした飲料．古代バーレーンの遺跡より出土した印の陰影をデザインしたもの．FOXBATブランドのTシャツのデザインに使用されていた．

られるが，中国の麹には糖化能をもつ糸状菌，発酵性酵母，乳酸菌など複数の微生物がついている．

小曲に似た微生物スターターは，東南アジアでも使用されていて，タイ国ではルパン (loog pang)，ベトナムではメン (men) と呼ばれている．これらの麹にはアミラーゼをつくる *Rhizopus* 属や *Amylomyces* 属などの糸状菌が生育している．

● タイ国の伝統酒について

タイ国のルパンは，醸造酒にも蒸留酒にも使用される．ルパンには，糖化酵素をつくる糸状菌が生育しており，発酵性酵母も生育している．また，乳酸菌も生育しているので，乳酸生成により，暖かい地域でも pH を低くして，安全にもろみの発酵が進み，アルコール飲料には風味が付与される．

タイ国東北部ナコーンパノム近郊の村では，脱穀していない蒸した稲もみを原料に，ルパンを用いて固体発酵でウ (ou) という米酒をつくっている．土製の壺で発酵させるので壺酒とも呼ばれる．ここで使用するルパンは，ペカ (paeqa) と呼ばれる植物の実が豆の入ったさやごと粉砕されて練り込まれていた．

ウは加水後，竹製の吸酒管で飲酒される（図5）．吸酒の際，原料の稲もみのもみ殻残渣が濾過助剤となり，もみ殻で濾過された酒が吸酒管を通して飲まれる．壺酒ウ醸造の際，脱穀や精米を行わないが，飲酒時に濾過の工程が省略でき，ぬか画分に含まれる成分に栄養面での利点が期待できると思われる．

ラオスやネパールにも吸酒管で飲む酒が残されている．

タイ国ではルパンを用いて，糯（もち）米や黒米を原料に醸造酒がつくられている．黒米のぬか層には，抗酸化能をもつアントシアニンが含まれており，それを原料としたアルコール飲料には抗酸化能が期待できる．また，ノンアルコールの甘酒カオマーク (khao mag) も広く飲まれている．米を原料として蒸留酒ラオカーオ (lao khao) もつくられて

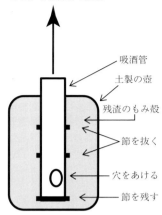

図5 タイ国のウに使用される吸酒管．稲もみのまま蒸して仕込んだため，発酵もろみには多量のもみ殻が残渣として残っている．適量加水した後，吸酒管を差し込んで飲酒する．タケの節を抜いてチューブ状にしているが，吸酒管の最下部の節は残して，側面に穴をあけている．そうすることで吸酒管にもみ殻が詰まるのを防止し，クロスフロー濾過の状態でもみ殻を濾過助剤として使用している．

いる．ラオカーオにハーブ，ヘビ，サソリ，タツノオトシゴなどを漬け込んだ薬酒もよくつくられている．

● ベトナムの伝統酒について

ベトナムのメコンデルタでは，稲作が盛んで，蒸留酒や醸造酒がつくられている．蒸留酒は小規模な蒸留所 (microdistillery) でつくられている[5]．原料は糯米で糖化と発酵は餅麹メンに生育している微生物によって行われている．米からつくるルオネップ (ruou nep) は，びん入りで市販されているとともにペットボトルに入った家内工業的な製品も売られている．アルコール濃度は，約39%である．この蒸留酒に，ハーブなど薬用成分を漬け込んだ薬酒もよくつくられている．ベトナムでも，メンを糖化剤に黒米を用いた酒がつくられていた．

ベトナムの蒸留所では蒸煮や蒸留の燃料に

はもみ殻が利用されている．また，蒸留所の横には必ず豚舎が併設されていて，蒸留廃液は，ブタの飼料に利用されていた．ブタの出す廃棄物は，肥料として有効利用されており，ベトナムの蒸留所では，廃棄物の出ないリサイクルシステムがうまく稼働していた．

● ハチミツ酒について

ハチミツ採取の歴史は古く，バレンシアのアラーニャ洞窟には，紀元前7000年頃に描かれたハチミツ採取の壁画がある．

日本では，ヤマタノオロチ神話に八塩折之酒（やしおりのさけ）が登場するが，北欧神話などヨーロッパの伝説にはハチミツ酒が重要なアイテムとして登場する．

ハチミツ酒が人類最古の酒という欧米の研究者もいる．希釈したハチミツは，落下した天然酵母により，簡単に発酵が進むが，微生物の知識や殺菌技術のない時代，品質は必ずしも保証できない．薬用効果，矯臭効果，防腐効果を期待して，ハーブ，フルーツジュース，香辛料などを加えてハチミツ酒はつくられる．ハチミツ酒は，致酔飲料と滋養強壮飲料の2面性をもつ．

ヨーロッパやアフリカには広くハチミツ酒が存在する．ヨーロッパでは，ハニーワイン（honey wine）といっても通じるが，固有名詞ミード（mead, 英），メート（Met, 独）やそれに似た名称が広く用いられている．

ヨーロッパ諸国ではイドロメル（hydromel, 仏）やアグアミエル（aguamiel, 西）など「ハチミツ水」を意味する単語がハミチツ酒を表す固有名詞に使われる場合も多い．これは，古のアルコール発酵の概念がない時代から，自然発酵したハチミツ水，すなわちハチミツ酒が飲まれたことに起因するものと思われる．

エチオピアでは，ハチミツとウコンを原料にタッジ（tej）というハチミツ酒がつくられている[6]．ハチミツやハチミツ酒は，高価なものなので，市場では，現金と同等に物々交換に使用された．

世界には様々なアルコール飲料が存在するが，その一部を紹介した．これら，アルコール飲料の特性やその微生物資源が，現代の醸造産業に応用されれば幸いである．

〔寺本祐司〕

参考文献

1) Y. Teramoto, S. Yoshida and S. Ueda. 2000. *Ferment.* **13**（2）：39-41.
2) 相田 浩，上田誠之助，村田希久ら共編. 1986. アジアの無塩発酵大豆食品．STEP.
3) G. Campbell-Platt. 1987. *Fermentation Food of the World*, Butterworth.
4) H. T Huang. 2000. *Science and Civilisation in China Vol. 6 Biology and Biological Technology Part V : Fermentations and Food Science*, Cambridge University Press.
5) Y. Teramoto and N. T. P. Dung. 2012. *Brewer Distiller International*. **8**（12）：37-39.
6) Y. Teramoto and R. Sato. 2004. *The Brewer International*. **4**（10）：39-40.

コラム

つぼ酢醸造の不思議—並行複式三段発酵—

　鹿児島県福山地方は江戸時代から伝わる米酢の産地である．腰の高さほどある容量50～60 l の素焼きの壺で造られることから「つぼ酢」として知られている．鹿児島湾を望む屋外に数万個の壺が並ぶ景色は，まさに壺畑である．できあがった酢は黒褐色を呈することから，古くから「黒酢」として親しまれてきた．

　造り方は驚くほどシンプルである．素焼きの壺に，原料となる蒸した玄米，米麴，そして水を加えて，数か月，放置する．発酵初期に乳酸の生成があり（乳酸発酵），pHは酸性となり，それに伴いエタノールが生成し始める（エタノール発酵）．発酵から2週間もすると，エタノール濃度の減少とともに酢酸の生成が始まり（酢酸発酵），2か月以上かけて，酢酸濃度は5%（w/v）程度まで上昇する．その後，熟成期間を経て，製品となる．人の手を加えることなく，どのようにして，この三段発酵（乳酸発酵→エタノール発酵→酢酸発酵）が順次進んでいくのだろうか．

　米デンプンの糖化は，原料と一緒に投入した麴菌によるものだろう．続いて，適時，登場するのは乳酸菌，酵母，酢酸菌である．麴菌の酵素消費による内部の嫌気化と糖質の提供は乳酸菌に有利な環境となるのだろう．そこでは糖質をめぐる乳酸菌と酵母の競争があるが，生育の早い乳酸菌が勝つ．また乳酸濃度の上昇は，他の微生物の増殖を抑制し，酵母の優占化を許すのだろう．酵母によって生成されるエタノールは酢酸菌の好物である．酵母はもっぱら嫌気的な壺の深部で増殖するが，酸素を必要とする酢酸菌は菌膜を形成して液面に分布する．このように，協調，競争，棲み分けといった微生物間相互作用が複雑な発酵プロセスを実にうまく進行させていると考えられる．

　麴菌以外の微生物たちは，どこからやってきたのだろうか．おそらく，これらは米麴や壺内壁に存在し，代々，受け継がれているものと予想されている．ただし，同様の原料を用いて，屋内や他の地域で造ろうとしても，うまくいかないという話もあり，風土に左右される要素も含まれていそうである．

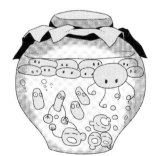

　つぼ酢醸造ほど，複雑な微生物叢の自然な変化を見事に利用している過程は，他に類をみない．微生物の働きではあるが，壺畑で生産される農産物といっても過言ではない．微生物学および微生物産業の発展は目覚ましいが，伝統的醸造法には，さまざまな制御機能を備えた大型のステンレスタンクでは真似できない微生物の秘密がまだまだありそうである．

〔春田　伸〕

参考文献
S. Haruta *et al.* 2006. *Int. J. Food Microbiol.* **109**：79-87.

第 2 章

食材に付加価値をつける微生物

2-1 細菌による生理活性イノシトール生産

枯草菌, アルツハイマー病, 糖尿病

● イノシトールとは

イノシトールとは, シクロヘキサンの各炭素上の水素原子が1つずつ水酸基に置き換わった構造 (1,2,3,4,5,6-シクロヘキサンヘキサオール) をもつシクリトールの総称で, 水酸基の立体配座の違いによって9種の異性体が存在する.

自然界に存在するほとんどのイノシトールはミオ-イノシトール (図1のMI) である. MIはビタミンBの一種と考えられ, 脂肪肝や高脂血症の治療に用いられる場合もあるが, 生体内である程度は生合成されること, また様々な食品中にも広く含有されることから欠乏症の発生はまれである. 工業的には植物種子のリン酸貯蔵物質であるフィチン酸のリン酸を切り出す方法で生産され, 米ぬかなどを原料として安価に供給される.

一方, その他の異性体には, 特筆すべき有用な生理活性を示すものがある. 例えば, D-キロ-イノシトール (図1のDCI) は, 糖尿病治療や多嚢胞卵巣症に有効であると期待される[1]. この生理活性はDCIがインスリン様の機能を発揮して血糖値を低下させる, あるいは4型グルコース輸送担体の小胞体から細胞膜への移動を促進させることに由来すると考えられるが, その詳細はいまだ研究の途上にある. 一方, シロ-イノシトール (図1のSI) はアルツハイマー病治療への有効性が注目され, この異性体の効能発揮のメカニズムについても研究が進展中である[2]. 少なくとも, アルツハイマー病の典型的症状であるβアミロイドの重合・蓄積を抑制し, アルツハイマー病モデル動物 (マウス) の認知症を緩和し正常な寿命を全うさせることが示されている. これらDCI, SIは希少かつ高価であるため, 細菌を利用した生産が注目されている.

● 枯草菌のイノシトール代謝

微生物の中にはイノシトールを炭素源として効率的に分解利用するものがあり, 枯草菌 (Bacillus subtilis) はその代表として詳細な研究がなされている[3]. 枯草菌におけるMI分解経路の多段階酵素反応の一部を図1に示す. この経路で機能する一連の酵素群は基本的にiolABCDEFGHIJからなる遺伝子クラスター, iolオペロンにコードされている. MIはIolGによって触媒される初発反応で脱水素されてケトン体2-ケト-ミオ-イノシトール (図1の2KMI) となり, 次いで2KMIはIolEによって脱水され, その後は加水分解による環構造の開裂, 異性化とリン酸化, アルドラーゼ反応による分断など複数のプロセスを経て最終的に解糖系あるいはTCA回路へと流入する. 一方, DCIもMI同様にIolGによって脱水素されて別のケトン体1-ケト-D-キロ-イノシトール (図1の1KDCI) となり, さらにこれがIolIによって異性化され2KMIとなる[4]. すなわち, DCIも中間代謝産物2KMIを介してMI分解経路に流入し,

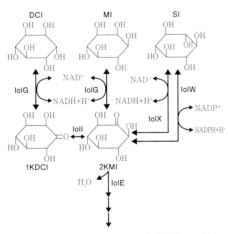

図1 枯草菌のイノシトール代謝経路の一部
DCI: D-キロ-イノシトール, MI: ミオ-イノシトール, SI: シロ-イノシトール.

以降同様にして分解される．加えて，SI は IolX と IolW という 2 種酵素の基質となり 2KMI に変換される．前者酵素は NAD^+ 依存型で SI の存在によって誘導されて SI の酸化分解のために機能する．後者は構成的に発現する $NADP^+$ 依存型酵素であり，2KMI を SI へと還元する逆反応を優先させることが示されている．

● イノシトール異性体の相互変換

上記の枯草菌のイノシトール分解経路において注目すべきは，MI と DCI および SI をつなぐ反応経路がいずれも可逆反応であることである．すなわち，MI を十分に供給しながら IolE を不活性化すると，論理的にはこの反応経路を経て 3 種のイノシトール異性体を相互変換できるはずであり，うまくすれば安価な MI を原料とする有用希少な DCI や SI のバイオコンバージョン生産が可能となりそうである（図 1）．すなわち，MI から DCI を生産するためには，IolE と IolX，IolW の 3 者をすべて不活性化して MI の分解を堰き止めるとともに SI への転換経路を完全に遮断する戦略が考えられる．そして，SI を生産するためには，IolE に加えて DCI への経路に関わる IolI と SI の酸化を行う IolX を不活性化して IolW のみの活性を残すとよい．

そこで，実際に上記のような変異をそれぞれ施した枯草菌を用いて検討が行われた結果，前者の DCI 生産の場合，理論通りに生産を確認することができたものの IolI 酵素による 2KMI から 1KDCI への異性化が律速となるためか，残念ながら生産効率があまり上がらないことが示されている[4]．一方，後者の SI 生産については，原料として添加した MI の約半量を SI へ変換して培地へ蓄積させることが比較的容易に達成された．さらにその後の検討により，10 g/l の MI が 48 時間以内にはすべて SI へと変換されるに至るまで変換率が向上され，SI 生産細胞工場の実現に迫る技術が確立されつつある[5]．すなわち，SI については安価な微生物生産法が現実的となっており，近い将来には工業的な生産が可能となることが期待される．SI はアメリカ食品医薬品局により早期開発のターゲットとして指定され，そのアルツハイマー病治療への有効性評価の臨床試験が進行中である．

● さらなる安価生産の可能性

フィチン酸は，植物種子におけるリン酸の主要な貯蔵形態であり，特に米ぬかは多量のフィチン酸を含んでいる．米ぬかは米を食用する際に必ず生じる廃棄物であり，ほとんど有効活用されていないのだが，これを生理活性イノシトール生産の原料とすることができれば格好の未利用資源となりうる．

枯草菌は，フィチン酸を加水分解して MI と無機リン酸を与えるホスファターゼであるフィターゼの遺伝子を有しているが，その発現や活性が不十分であるため，フィチン酸を直接的に利用することができない．しかし，枯草菌の SI 生産細胞工場において当該酵素活性を人工的に付与増強することができれば，将来的にはフィチン酸を含む米ぬかから SI の直接生産が可能となるかもしれない．

〔吉田健一〕

参考文献

1) J. Larner. 2002. *Int. J. Exp. Diabetes Res.* **3**：47-60.
2) J. McLaurin *et al.* 2006. *Nat. Med.* **12**：801-808.
3) K. Yoshida *et al.* 2008. *J. Biol. Chem.* **283**：10415-10424.
4) K. Yoshida *et al.* 2006. *Appl. Environ. Microbiol.* **72**：1310-1315.
5) K. Tanaka *et al.* 2013. *Microb Cell Fact.* **12**：124.

2-2 乳酸菌がつくる多糖類の免疫調節機能

乳酸菌，菌体外多糖，免疫調節機能，
イムノバイオティクス，イムノジェニクス

プロバイオティクスとして馴染みの深い乳酸菌やビフィズス菌の中には，菌体外に多糖を生産するものがあり，その様式には分泌型と莢膜型が存在する．それらの多糖は，乾燥，浸透圧ストレス，貪食，抗菌や毒性物質に対する防御に関与する．また，接着や細胞認識にも関与するほか，数種の細菌とタンパク質，糖タンパク質，糖脂質あるいは細胞外DNAとの複合的作用によりバイオフィルムを形成する．乳酸菌類が生産する多糖の構造は，デキストランやグルカンなど単一種の糖からなるホモ型から複数種の糖で構成されるヘテロ型まで多様である．多糖の有用性研究は，主としてヨーグルトなどの発酵乳生産の工業的利用性と健康増進効果に集中している．多くの総説において，多糖の生物工学的利用性とともに，生理機能，化学構造や生合成に関して紹介されている[1]．多糖の免疫機能を介する健康増進効果に関する興味関心が高まりその研究が進んでいるが，免疫調節機能の宿主における分子メカニズムに関する詳細情報は極めて不足している．本項では，乳酸菌が生産する多糖の有益な免疫調節機能性に関して，特に腸管における炎症調節機能性とパターン認識受容体シグナルを介するその機構についてまとめた．

● 多糖の免疫機能性

乳酸菌が生産する多糖の免疫機能性に関する研究は，スカンジナビア地方のビィリーやコーカサス地方のケフィアのように伝統的粘質性発酵乳を題材として始まり，中でも筆者らの研究グループが，その免疫機能性と機構に関する詳細研究を精力的に展開してきた．これまでに以下の乳酸菌やビフィズス菌が生産する多糖について，その免疫機能性がいくつか報告されている．

Lactobacillus（*Lb.*）*acidophilus* 5e2
Lb. bulgaricus OLL1073-R1
Lb. casei Shirota
Lb. crispatus L1
Lb. delbrueckii TUA4408L
Lb. helveticus subsp. *rosyjski*
Lb. paracasei NTU101
Lb. paraplantarum BGCG11
Lb. plantarum LP6
Lb. plantarum N14
Lb. plantarum NTU102
Lb. rhamnosus ATCC9595
Lb. rhamnosus KL37
Lb. rhamnosus RW-9595M
Lactococcus（*Lc.*）*lactis* subsp. *cremoris* GCL1176
Lc. lactis subsp. *cremoris* KVS20
Bifidobacterium（*B.*）*animalis* subsp. *lactis* IPLA-R1
B. breve UCC2003

それら菌体が生産する多糖の多くは中性多糖であるが，中には酸性多糖を生産する菌株も存在し，酸性多糖は主として免疫賦活化能を，中性多糖は免疫抑制能を発揮するものと考えられているが，その詳細証明が必要とされている[2]．それら多糖は，マクロファージなどの自然免疫系細胞に作用し，炎症性や抗炎症性サイトカイン発現を増強するという報告が多いが，獲得免疫系細胞に直接作用し，IgAやIgGの抗体産生の調節機能を発揮する多糖も知られている[3]．

● 腸管上皮細胞における免疫調節機能性

多糖生産性の乳酸桿菌やビフィズス菌は，腸管から分離されるものも多いことから，最近では，腸管上皮細胞を介する免疫調節機能性に興味がもたれている．これまで腸管上皮細胞における免疫機能性研究にはヒト結腸がん由来細胞株であるCaco-2細胞が多く用いられてきた．しかしながら，正常細胞による研究や，*in vitro*から *in vivo*まで総合的に

解析できる評価システムの開発が望まれている．一方，ブタはヒトモデルとしても有用であり，in vivo に至る総合解析が可能であるとして，その利用性が大いに期待されている．その中で筆者らは子ブタ腸管上皮（PIE）細胞を用いた免疫評価システムを開発し，乳酸菌やビフィズス菌をはじめ，それらが生産する多糖の免疫調節機能の中でも特に炎症調節機能性について詳細解明を進めている[4]．最近，*Lb. delbrueckii* TUA4408L と *Lb. plantarum* N14 が生産する多糖が，病原細菌による炎症誘導下において炎症抑制機能を発揮することが見出された[5,6]．それらの菌株はともに酸性多糖と中性多糖を生産し，それぞれ自然免疫受容体として知られるパターン認識受容体（PRRs）に認識され，PRRs 代表的受容体である Toll 様受容体（TLR）のシグナル調節を介して炎症調節性を発揮するものと考えられている．

● **自然免疫受容体を介する免疫調節機構**

上記2菌株が生産する2種類の多糖のうち，*Lb. plantarum* N14 由来中性多糖は TLR2 に認識され，TLR ネガティブレギュレーターである A20 や Bcl-3 の発現増強を介して抗炎症機能を発揮する．一方，*Lb. delbrueckii* TUA4408L 由来中性多糖は，TLR2 のほか TLR4 も介して TLR ネガティブレギュレーターである IRAK-M や MKP-1 の発現増強により NF-κB および MAPK 経路の活性を抑制し抗炎症機能性を発揮することがわかった．興味深いことに，両菌株由来の酸性多糖にも，同様のシグナル因子を介する抗炎症機構が認められた．また，*Lb. plantarum* N14 由来中性多糖については，RP105/MD1 による認識性も認められ，多糖の免疫機能性発現には，複数の PRRs による認識が関与するものと考えられる．以前の筆者らの研究により，*Lc. lactis* subsp. *cremoris* GCL1176 由来の酸性多糖が，RP105/MD1 に認識され PI3K と Btk を介する MyD88 非依存的経路により免疫活性を発現する[7]ことがわかっていることから，乳酸菌やビフィズス菌が生産する多糖の生体受容体による認識性とその免疫シグナル調節機能における共通性と多様性が考えられる．それらの違いには，多糖のサイズ，構成糖の種類，リン酸基などの修飾基の量およびその化学結合位置による立体構造の違いなどによる受容体認識性への影響が考えられるが，その詳細については化学構造と活性相関のさらなる解析が必要である．

プロバイオティクスの中でも特に粘膜免疫調節機能性を介して生体に有益な生理効果を発揮するものをイムノバイオティクス，それが有する免疫活性因子をイムノジェニクスと呼んでいる．多糖生産性乳酸菌やビフィズス菌は，イムノバイオティクスおよびイムノジェニクスを合わせもつためその利用性が大いに期待できる[8]．今後，機構解明とともに化学構造と活性相関をベースとして，新たな免疫調節機能を付加価値とする食品産業利用の飛躍的発展が望まれる． 〔北澤春樹〕

参考文献

1) M. I. Torino *et al.* 2015. *Front. Microbiol.* **6**：1-16.
2) C. Hidalgo-Cantabrana *et al.* 2014. *Appl. Environ. Microbiol.* **80**：9-18.
3) J. Lairo *et al.* 2016. *Microorganisms* **4**：1-16.
4) J. Villena and H. Kitazawa. 2014. *Front. Immunol.* **4**：1-12.
5) S. Wachi *et al.* 2014. *Mol. Nutr. Food Res.* **58**：2030-2093.
6) Y. Murofushi *et al.* 2015. *Mol. Immunol.* **64**：63-75.
7) M. Tohno *et al.* 2007. *Mol. Immunol.* **44**：2566-2577.
8) H. Kitazawa, J. Villena and S. Alvarez (eds.). 2013. *Probiotics：Immunobiotics and Immunogenics*. CRC Press.

2-3 酵母がつくる機能性脂質
―マンノシルエリスリトールリピッド

酵母, バイオ界面活性剤, 乳化剤

酵母が生産する機能性脂質である, マンノシルエリスルトールリピッド (mannosyl-erythritol lipids：MEL) は, マンノースとエリスリトールを親水基, アセチル基と脂肪酸を疎水基とするバイオ界面活性剤であり, 少量で優れた界面活性（代表的MELの臨界ミセル濃度＝2.7×10^{-6}M, ycmc＝28.4）を発揮する. またMELは, 特異な自己集合特性, 抗菌活性, 細胞増殖の抑制や分化誘導など様々な機能性を有することから, 界面活性剤としてだけではなく機能性バイオ素材として, 食品・医療, ナノテクなど幅広い分野での実用化が期待されている[1]. 最近, 皮膚保湿効果や毛髪修復作用といった実用特性が見出され, MELのスキンケア製品や化粧品への応用が進められている[2].

● MELの構造と生産菌

MELは, アセチル基の結合数や結合位置の違いでMEL-A, MEL-B, MEL-C, MEL-Dに分けられ, さらに脂肪酸の結合数が異なるトリエステル型MELやジエステル型MEL, モノエステル型MELが存在する（図1）. その他にも, 糖骨格のキラリティーや糖アルコールが異なる同族体も同定されている. これらの同族体は, 親水性／疎水性バランスや水溶性だけでなく, 自己集合特性や保湿効果などの特性も異なる. すなわち, 構造と機能の多様性がMELの特徴の1つである[3].

MEL生産菌のほとんどは葉圏に生息する真菌であり, 特に, *Pseudozyma*属に分類される担子菌系酵母は優れたMEL生産性を示す. *P. antarctica*, *P. rugulosa*, *P. aphidis*, *P. parantarctica*は, 植物油からジエステル型MEL-Aを量産し（100 g/l 以上）, *P. graminicola*, *P. hubeiensis*, *P. siamensis*は, MEL-Cを量産する. *P. tsukubaensis*は, 上記のMELとは糖骨格の立体構造が異なるジアステレオマー型MEL-Bを量産する（70 g/l 以上）. また, 過剰量の糖アルコールを加えて培養することで, 糖鎖構造が異なる同族体を生産することもできる. 例えば, D-マンニトールを使って*P. parantarctica*を培養することで, マンノシルマンニトールリピッドを生産することができる. また, グルコースやグリセロールからモノエステル型MELを生産することができる. トリエステル型MELは, 培地中に油脂や脂肪酸が残った状態で菌体を培養することで, 培地中に分泌されたリパーゼによるエステル交換反応が生じ, MELのエリスリトール末端に脂肪酸が結合することで生成される. また, トリエステル型MELは, ジエステル型MELから酵素合成することも可能である. MEL-Dはアセチル基の脱離反応によって酵素合成することができる.

● MEL生合成経路

MELの生合成遺伝子は, トウモロコシ黒穂病菌*Ustilago maydis*の研究で最初に同定された. マンノシルトランスフェラーゼ（Emt1）の反応によってマンノースとエリス

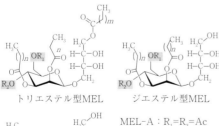

図1 マンノシルエリスリトールリピッド（MEL）の構造

MEL-A：$R_1=R_2=Ac$
MEL-B：$R_1=Ac, R_2=H$
MEL-C：$R_1=H, R_2=Ac$
MEL-D：$R_1=R_2=H$
$n=6-10$
$m=6-16$

リトールから糖骨格（マンノシルエリスリトール：ME）が生合成され，さらに，アシルトランスフェラーゼ（Mac1，Mac2）によってMEに脂肪酸が結合し，モノエステル型MELやMEL-D（ジエステル型MEL）が生合成される．その後，アセチルトランスフェラーゼ（Mat1）によってアセチル化され，MEL-AやMEL-B，MEL-Cが生産される．

● **MEL生産菌のゲノム情報**

Pseudozyma属酵母のゲノム情報は，2013年以降からデータベース上で公開され始めた．2013年に P. antarctica T-34株のゲノム情報が登録された後[4]，同年に P. hubeiensis SY26，2014年に P. antarctica JCM10317株と P. aphidis DSM70725株のドラフトゲノム情報が公開された．その結果，すべての種のゲノム中にMEL生合成遺伝子のクラスターが保存されていることがわかった．さらに，トランスクリプトーム解析によって，P. antarctica が植物油から効率よくMELを量産するメカニズムが，遺伝子レベルで明らかになりつつある[5]．

● **MELの応用**

前述の通り，MELはスキンケア製品などへの応用が進められているが，一方で，優れた界面活性や乳化・分散作用に着目した用途展開も期待されている．食品分野においても，界面活性剤は乳化剤として多くの食品に使用されている．乳化剤は，水と油のような混じり合わない物質の界面に作用して均一な状態を作り出すため，例えば，卵とサラダ油が乳化したマヨネーズや水中にカカオ脂を分散させたチョコレートなど，身近な食品・飲料に欠かせないものである．現在，食品用途に使用されている主な乳化剤は，グリセリン脂肪酸エステルやショ糖脂肪酸エステル，植物から抽出されるサポニンやレシチンなどである．

植物油から微生物発酵によって生産されるMELは乳化作用も優れており，食品・食添グレードに必要な規格項目および安全性試験などをクリアできれば食品への応用も期待できる．発酵生産技術の改良による生産効率の向上と製造コストの低減も，食品などの低下価格帯の市場で実用化するための課題と考えられる．

MEL生産酵母は様々な植物の葉面に生息しており，例えば，P. tsukubaensis はシソの葉面から単離されている．またMELが，葉面での生育に寄与していることも明らかになりつつある．葉面でのMEL存在量は不明だが，MELは食用野菜にも付着しており，日常的に食事で摂取されている可能性も考えられる．

今後，MELを食品，医薬品あるいは化成品として様々な産業で応用していくためには，製造と利用技術の開発に加えて，薬事法や化審法などへの対応も重要であろう．MELの構造と機能の多様性を活用した応用研究の進展によって，MELが世界中で幅広く利用されることを期待したい． 〔森田友岳〕

参考文献

1) D. Kitamoto et al. 2009. Curr. Opin. Colloid Interface Sci. **14**：315-328.
2) T. Morita et al. 2013. Appl. Microbiol. Biotechnol. **97**：4691-4700.
3) S. Hewald et al. 2006. Appl. Environ. Microbiol. **72**：5469-5477.
4) T. Morita et al. 2013. Genome Announc. **1**：e00C6413.
5) T. Morita et al. 2014. PLoS One. **9**：e86490.

2-4 微生物がつくる多様な増粘安定剤

カードラン, キサンタンガム, ジェランガム, ポリグルタミン酸, プルラン

増粘安定剤を用いて，とろみのある食品が製造されている．例えば，サラダドレッシングやパスタソースはその典型である．増粘安定剤として，コンブからのアルギン酸やリンゴからのペクチンはよく知られているが，微生物由来のポリマー（主に多糖類）も利用されている．公益財団法人 日本食品化学研究振興財団の「既存添加物名簿収載品目リスト」には約40種類の増粘安定剤が存在するが，そのうちのおよそ1/3は微生物由来である（表1）．残りは，海藻（褐藻類や紅藻類），植物（果実，種子，樹液など）および動物（甲殻類など）を起源にもつ．増粘安定剤は，粘度の上昇（増粘性）に加えて，固化（ゲル化）あるいは成分の分離抑制・分散化（安定化）にも機能する．その優れた特性のため，微生物ポリマーは食品業界のみならず，薬品や化学工業でも広く利用されている．

多糖類は，単一の糖からなるホモ多糖と複数の糖から重合されるヘテロ多糖に分類される．構成糖に基づいて，中性糖からなる中性多糖，ならびにカルボキシル基をもつウロン酸を含む酸性多糖が存在する．構造的には，糖が直線上に連なった直鎖状多糖，糖の結合様式に多様性がみられる分枝状多糖，および直鎖状多糖に側鎖が付加された多糖に分けられる．

高齢化社会においては，嚥下（飲み込む）能力が低下する老人に対して，流動食が効果的である．そのような食品には，多糖類のような増粘安定剤が重要である．

● 原核微生物由来増粘安定剤

原核微生物の代表である細菌のうち，ある種の細菌は細胞の最外層に莢膜と呼ばれる構造体を産生する．歯垢を構成するバイオフィルムも莢膜の一種である．莢膜の機能として，細菌どうしの会合，細菌の界面への接着，環境ストレスからの防御，貪食細胞からの回避などが知られている．莢膜の成分は主に多糖類であるが，まれにアミノ酸重合体やDNAが構成要素となる．既存添加物として認可されている細菌由来増粘安定剤を以下に示す．

スクシノグリカン グラム陰性細菌 *Agrobacterium tumefaciens* によって産生されるヘテロ多糖である．3分子のグルコースと1分子のガラクトースからなる主鎖に，4分子のグルコースが側鎖として結合しており，これらの8糖を基本単位とする（図1）．主鎖にはアセチル基が，側鎖にはスクシニル基とピルビン酸基が結合している．スクシノグリカンは耐酸性や耐熱性に優れた増粘効果を示す．そのため，ドレッシングやタレなどに利用可能である．一方，陽イオン存在下でのスクシノグリカン水溶液の粘性は温度依存的に

表1 増粘安定剤をつくる微生物

増粘安定剤	微生物
スクシノグリカン	*Agrobacterium tumefaciens*
カードラン	*Agrobacterium*
キサンタンガム	*Xanthomonas campestris*
ジェランガム	*Sphingomonas elodea*
ウェランガム	*Sphingomonas*
ラムザンガム	*Sphingomonas*
デキストラン	*Leuconostoc mesenteroides*
レバン	*Bacillus subtilis*
納豆菌ガム	*Bacillus subtilis*
アウレオバシジウム培養液	*Aureobasidium pullulans*
プルラン	*Aureobasidium pullulans*
酵母細胞壁	*Saccharomyces cerevisiae*
マクロホモプシスガム	*Macrophomopsis*

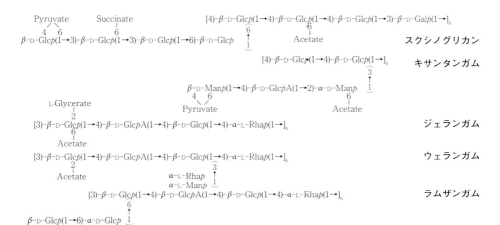

図1 ヘテロ多糖の構造

変化する．具体的には常温では高い粘度を示すが，65℃以上になると粘度は著しく低下する．

カードラン　スクシノグリカンを生産する *Agrobacterium* sp. 10C3（旧名：*Alcaligenes faecalis* var. *myxogenes*）の変異株から見出され，β-1,3結合で連なったグルコースからなる直鎖状のホモ多糖である．上記の菌以外にも数種類の *Agrobacterium* 属細菌がカードランを菌体外に分泌生産する．水溶性のスクシノグリカンと異なり，水不溶性を示すカードランは，三重らせん構造を形成し，加熱するとゲル化する．そのゲル化機構には2種類知られており，高温（80℃）では熱不可逆的なゲルを形成するのに対し，中温（55℃）では熱可逆的なゲルとなる．カードランは，ゼリーやジャムなどの食品素材として用いられており，凍結麺の粘弾性の改良にも利用されている．

キサンタンガム　グラム陰性の植物病原細菌 *Xanthomonas campestris* により分泌生産される酸性ヘテロ多糖である．本多糖は5糖を基本単位とし，2分子のグルコースがβ-1,4結合したセロビオースが主鎖を構成し，そのうちの1分子のグルコースにマンノース，グルクロン酸，マンノースの順に3糖が側鎖として存在する（図1）．側鎖末端糖のマンノースの約半数には，4位と6位の水酸基にピルビン酸基がケタール結合している．また，主鎖に直接結合するマンノースの6位の多くはアセチル化されている．キサンタンガムは冷水にも溶けるほど水への高い溶解性を示し，粘性を与える．その際，キサンタンガムは2つのコンフォメーション（ランダムコイルとらせん構造）をとると考えられている．キサンタンガムの水溶液は，特徴的な物性を示す．それはシュードプラスチック性であり，静置状態では高い粘性を示すのに対し，撹拌すると急激に粘度が低下する．耐塩性，耐熱性，耐凍結性，耐酸性などの優れた性質をもつキサンタンガムの水溶液の粘度は，変化しにくいことが知られている．この大きな要因として，側鎖が主鎖を保護していることが考えられている．食塩存在下や酸性条件下でも良好な粘性を示すため，キサンタンガムは食品多糖として多用されており，ドレッシング，タレ，レトルト食品，冷凍食品など幅広い食品に含まれている．また，キサンタンガムは多糖ガラクトマンナンと相互作用し，その粘性を相乗的に上昇させる．特に，ローカストビ

ーンガムの共存下では熱可逆的なゲルが形成する．

ジェランガム　グラム陰性細菌 *Sphingomonas elodea*（旧名：*Pseudomonas elodea*）により分泌生産される酸性ヘテロ多糖である．その構造は，2分子のグルコース，1分子のラムノース，および1分子のグルクロン酸からなる4糖を基本単位とする直鎖状である．β-1,3結合でつながっているグルコースには，グリセリル基が結合し，さらにアセチル基が付加されていることもある（図1）．様々な *Sphingomonas* 属細菌がジェランガムと類似した菌体外多糖（EPS：ExoPolySaccharide）を分泌生産するため，それらの多糖は総称としてスフィンガン（sphingan）と呼ばれている．ジェランガムは，水溶液中では二重らせん構造をとる．カルボキシル基をもつグルクロン酸を含むため，ジェランガムは陽イオン（特に2価の陽イオン）と反応し，耐酸性と耐熱性に優れたゲルを形成する．脱アシル化されたジェランガムは食品業界で有用な増粘多糖類であり，ゼリーやプリンなどのゲル化に利用されている．また，効果的な安定剤や沈殿防止剤としてジャムやソースなどにも使われている．ジェランガムによるゲルの高い強度と透明性のため，食品業界以外にも植物の組織培養のための寒天の代替品にも用いられており，医薬品業界ではドラッグデリバリーのための素材として応用されている．

ウェランガム　グラム陰性の *Sphingomonas* 属細菌（別名：*Alcaligenes* 属細菌）により生産されるスフィンガンの一種である．この多糖はジェランガムと同一の主鎖構造をもち，さらに側鎖としてラムノースあるいはマンノースが主鎖のβ-1,4結合をもつグルコースにつながっている（図1）．ウェランガムも，ジェランガムと同様に，水溶液中では二重らせん構造をとる．一方，その側鎖の存在により，分子間における主鎖と側鎖の相互作用が弱まり，ウェランガムはゲル形成能を示さない．これは，強固なゲルを形成するジェランガムとは対照的である．この特性は，もっぱらセメントに混入する増粘剤や安定剤として役立っている．

ラムザンガム　スフィンガンの一種であり，グラム陰性の *Sphingomonas* 属細菌によって生産される．このスフィンガンは，主鎖構造を形成する4糖の繰り返し配列に存在するβ-1,3結合をもつグルコースに，2分子のグルコースが結合した側鎖をもつ（図1）．ウェランガムと同様に側鎖をもつため，ラムザンガムはジェランガムよりもウェランガムと類似した物性を示す．例えば，ゲル形成能を示さず，その水溶液は100℃でも高い粘性を示す．しかし，ウェランガム水溶液が140℃でも高粘性を示すのに対し，ラムザンガム水溶液は108℃を超えると急激に粘性を失う．

デキストラン　グラム陽性細菌（*Leuconostoc mesenteroides* あるいは *Streptococcus equinus*）によって生産され，α-1,6結合を多く含むグルコースからなるホモ多糖である．水溶性のデキストランは，増粘性を示し，シロップやキャンディーに含まれている．また，その低抗原性のため，代用血漿剤などの医療素材として用いられている．

レバン　グラム陽性の枯草菌（*Bacillus subtilis*）により分泌生産され，フルクトースの主にβ-2,6結合による重合化したホモ多糖である．低粘性であるため，食品中では安定剤として利用されている．

納豆菌ガム　いわゆる納豆のネバネバの

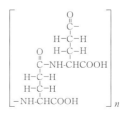

図2　ポリ-γ-グルタミン酸（γ-グルタミル結合によるグルタミン酸二量体）

成分である．枯草菌の一種である納豆菌（B. subtilis）は，粘質物質の主要成分として，γ-グルタミル結合により重合したポリグルタミン酸を分泌生産する（図2）．多糖類を主体とする増粘安定剤の中にあって，納豆菌ガムは構成物質の観点で特徴的である．L-グルタミン酸のみならずD-グルタミン酸も，ポリグルタミン酸を構成する．ポリグルタミン酸は，水溶性かつ生分解性であり，果汁飲料の増粘剤として用いられている．また，金属キレート能を示すため，小腸からのカルシウム取り込み促進が期待されている．ポリグルタミン酸は吸水性に優れているため，保湿剤として化粧品などの多様な分野でも利用されている．なお，納豆菌の粘質物質にはレバンも含まれる．

● 真核微生物由来増粘安定剤

真核微生物の中にも，細胞構成成分や細胞形態維持などのため，多糖類を生産する真菌類が存在する．原核微生物（細菌）由来多糖類と比較して，既存添加物として認められている真核微生物（糸状菌と酵母）由来多糖類は，以下の通り限られている．

アウレオバシジウム培養液 グルコースからなるホモ多糖であるβ-グルカンが存在する．Aureobasidium pullulansは黒酵母と呼ばれるが，糸状菌に分類される．本菌のβ-グルカンは，β-1,3結合によるグルコース重合体を主鎖にもち，その主鎖にβ-1,6結合により付加したグルコースからなる側鎖を有する．耐熱性，耐塩性，耐酸性を示すβ-グルカンの水溶液は，粘性をおびる．そのため，食品分野では増粘剤として利用可能である．

プルラン β-グルカンを生産するA. pullulansにより菌体外に分泌されるホモ多糖である．3分子のグルコースが基本単位となり，α-1,4，α-1,4，α-1,6結合でつながっている．プルランは優れた水溶性を示し，その水溶液は粘稠となる．プルラン水溶液の粘性は，加熱，pHや塩により変化しにくい．プルランは，食品分野ではシロップなどに含まれており，高いフィルム成形能からシート状食品にも利用されている．

酵母細胞壁 マンナンやβ-グルカンなどの多糖類を含み，菓子類などに増粘安定剤として利用される．細胞壁が添加物として認可されている酵母はSaccharomyces cerevisiaeである．

マクロホモプシスガム 糸状菌Macrophomopsisにより分泌生産され，β-グルカンを主要成分とする．本ガムは，増粘安定剤としてゼリーなどに含まれている．4分子のグルコースがβ-1,3結合で連なる主鎖構造を形成し，そのうちの1分子のグルコースに，β-1,6結合で1分子のグルコースが側鎖として付加されている．　　　〔橋本　渉〕

参考文献
1) （公財）日本食品化学研究振興財団．2014. 既存添加物名簿収載品目リスト．
2) 久松　眞．2003. FFI Journal. 208：944-954.
3) A. M. Fialho et al. 2008. Appl. Microbiol. Biotechnol. 79：889-900.
4) F. García-Ochoa et al. 2000. Biotechnol. Adv. 18：549-579.
5) 浅井以和夫ら．1996. J. Appl. Glycosci. 43：385-392.

2-5
乳酸菌による機能性脂肪酸生産

乳酸菌, 共役脂肪酸, 水酸化脂肪酸

植物油や動物油に含まれている一般的な脂肪酸は, 炭素鎖長が18であるステアリン酸, オレイン酸, リノール酸, リノレン酸が主であり, 二重結合はシス型で, 二重結合が2つ以上ある場合は, 二重結合と二重結合の間にメチレン基を1つ挟む構造を有している. それに対し, 機能性脂肪酸は分子構造内に特異な構造を有しており, 様々な生理機能をもつ. 例えば, 共役脂肪酸は共役構造（二重結合と二重結合の間が単結合のみからなる構造）を, 水酸化脂肪酸は水酸基を, オキソ脂肪酸はカルボニル基を, それぞれ分子内に有している（図1）.

● 共役脂肪酸生産

代表的な機能性脂肪酸として, リノール酸（cis-9, cis-12-18：2）の異性体である共役リノール酸（conjugated linoleic acid：CLA）があげられる. 天然に存在するCLAは, cis-9, $trans$-11-型および$trans$-10, cis-12-型であり, ウシなど反芻動物の肉や乳製品に微量に含まれている. 1989年にcis-9, $trans$-11-型のCLAが発がん抑制作用を有していることが判明し, その後, 抗動脈硬化作用や体脂肪低減作用など様々な生理機能を有していることが明らかになった. これらのCLAは, 反芻動物の第一胃に存在するルーメン細菌が, リノール酸を飽和化する過程（二重結合を単結合へ変換する過程）の中間体として生成する.

乳酸菌を用いたリノール酸からのCLA生産の研究は2000年頃に盛んに行われ, 様々な乳酸菌がリノール酸を cis-9, $trans$-11-型および$trans$-9, $trans$-11-型のCLAへと変換することが見出された[1]. 特にキムチや漬物などに多く含まれている $Lactobacillus\ plantarum$ を用いた詳細な解析により, 乳酸菌は, リノール酸を水酸化脂肪酸へと水和し, その後脱水を伴う二重結合の移動によりCLAへと変換していることが明らかとなった. ルーメン細菌は, リノール酸の二重結合を異性化して直接CLAへと変換することから, 乳酸菌とルーメン細菌ではCLAの生成機構が異なる. さらに, 乳酸菌 $Lb.\ plantarum$ は, α-リノレン酸やγ-リノレン酸, ステアリドン酸を基質として認識し, それぞれ対応した共役脂肪酸（基質のcis-9, cis-12-構造を

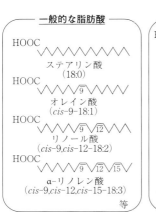
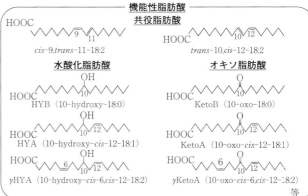

図1 脂肪酸の構造

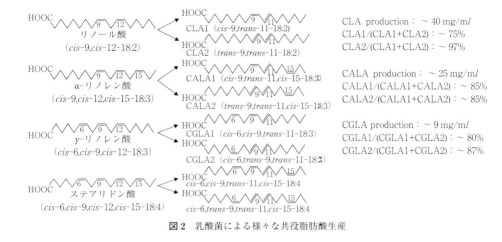

図2 乳酸菌による様々な共役脂肪酸生産

cis-9, *trans*-11- および *trans*-9, *trans*-11-構造にしたもの）へと変換することが可能である（図2）[2]。今後，乳酸菌が生産するこれら新規な共役脂肪酸の生理機能に興味がもたれる。

● 水酸化／オキソ脂肪酸生産

近年注目を集めている機能性脂肪酸として水酸化脂肪酸やオキソ脂肪酸があげられる。図1に示した水酸化脂肪酸はすべて乳酸菌により生産可能な水酸化脂肪酸であり，HYB，HYA，γHYAはそれぞれオレイン酸，リノール酸，γ-リノレン酸の9位の*cis*型二重結合が水和され10位に水酸基が導入された水酸化脂肪酸である。さらに，これらの水酸化脂肪酸（HYB，HYA，γHYA）は，乳酸菌がもつ水酸化脂肪酸脱水素酵素によりそれぞれオキソ脂肪酸（KetoB，KetoA，γKetoA）へと変換される。

最近の研究によりHYB，KetoA，KetoBは，ペルオキシソーム増殖剤応答性受容体（PPAR）αのアゴニストとして，またKetoAはPPARγのアゴニストとして作用することが明らかとなった[3]。さらに，HYA，γHYA，KetoA，γKetoAが肝X受容体（LXR）のアンタゴニストとして作用することが明らかとなった[4]。PPARへの作用により体脂肪燃焼作用や，LXRへの作用により血中中性脂質合成抑制作用などが期待できることから体脂肪低減作用が期待できる。さらにHYAは，Gタンパク質共役受容体であるGPR40を介した腸管バリア保護機能も見出されていることから，抗炎症作用が期待される[5]。

以上のように乳酸菌の特異な脂肪酸代謝を活用することにより多彩な希少脂肪酸が生産可能である。今後，乳酸菌により生産されるこれらの希少脂肪酸の生理機能を評価することにより，新たな機能性脂肪酸が発見されることが期待できる。　〔岸野重信〕

参考文献

1) S. Kishino *et al.* 2002. *J. Am. Oil Chem. Soc.* **79**：159-163.
2) S. Kishino *et al.* 2009. *Appl. Microbiol. Biotechnol.* **84**：87-97.
3) T. Goto *et al.* 2015. *Biochem. Biophys. Res. Commun.* **459**：597-603.
4) T. Nanthirudjanar *et al.* 2015. *Lipids.* **50**：1093-1102.
5) J. Miyamoto *et al.* 2015. *J. Biol. Chem.* **290**：2902-2918.

2-6
糸状菌による高度不飽和脂肪酸生産

生理活性脂肪酸，アラキドン酸（ARA），
エイコサペンタエン酸（EPA）

高度不飽和脂肪酸（PUFA）とは，一般的に分子内に複数の二重結合を含む炭素鎖長18以上の脂肪酸を示し，生体内で様々な機能を担っている重要な脂質である．

1980年代後半，植物では生産できないPUFAを著量蓄積する微生物の発見を契機にPUFA商業生産が実現し，脂質発酵生産という新しい分野が誕生した．糸状菌によるPUFA生産の代表的なものとしては Mucor 属，Rhizopus 属，Cunninghamella 属によるγ-リノレン酸生産や，Mortierella 属によるアラキドン酸（ARA）生産，Saprolegnia 属糸状菌によるエイコサペンタエン酸（EPA）生産などがあげられる．

● *Mortierella alpina* によるARA生産

ARA酸は，分子内に二重結合を4つ含む炭素鎖長20の脂肪酸で，脳の発育や，プロスタグランジンやロイコトリエンの前駆体として重要な生理機能を有し，PUFA生合成機能が弱い乳幼児や高齢者の栄養補助食品としての需要が高まっていた．しかし，通常の油糧植物では炭素鎖長18までの脂肪酸しか生産できなかったことから，新たな供給源として微生物による発酵生産が検討され，糸状菌 *M. alpina* が見出された．本菌はグルコースを含む単純な培地でよく生育し，ARA酸を高含有するトリアシルグリセロールを菌体内に著量蓄積する．最適条件下では，15～20 g/l の ARA 生産量を示し，油脂の全脂肪酸中のARA含量も30～70％に達する．現在，生産された脂質は，粉ミルクやサプリメントなどに添加され利用されている．

また，本菌の育種により，PUFA生合成経路が分断あるいは改変された新しい生合成経路をもった変異株が開発されており，ω（オメガ）9，ω6，ω3系列の炭素鎖長20のPUFAをはじめ，様々なPUFAを含有する油脂を選択的に著量生産する技術が確立している（図1）[1]．本菌の脂質生産性は，油糧植物に比肩し，微生物特有の良好な操作性や，安定生産などが期待でき，脂質生産プラットフォームとして非常に優れた特徴を有する．

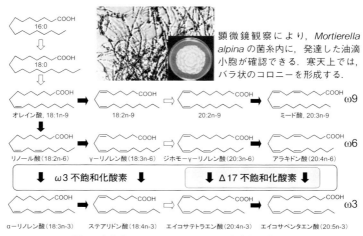

図1 糸状菌 *Mortierella alpina* の脂肪酸生合成経路

● M. alpina による EPA 生産

近年，ω3系脂肪酸（メチル基側から数えて3番目の炭素が二重結合をもつ脂肪酸種）が有する生活習慣病予防，脳機能発達促進やアレルギー抑制などの多彩な生理機能が報告され，医薬品，食料品としての需要が急速に拡大している．現在，EPA や，ドコサヘキサエン酸（DHA）の主な供給源は魚油のみであり，今後の需要を充たすために油糧微生物や藻類など，脂質生産能を活用した代替供給法の開発が積極的に進められ，汚染物質や魚臭の回避が期待できる安定供給リソースとして期待を集めている．

M. alpina は，低温培養条件下では，ω3系不飽和化酵素が誘導され，ARA が EPA へと変換される．これは低温下での膜の流動性を確保するためだと考えられている．この現象を利用すると，ARA と EPA を含む油脂の生産が可能となる．また，本菌のユニークな性質として，脂肪酸の効率のよい取り込み能と炭素鎖長20の PUFA への変換能がある．そこで，安価で α-リノレン酸含量の高いアマニ油を含んだ培地で本菌を培養すると，常温においても EPA を含む ω3系 PUFA を効率よく生産できる．

● M. alpina 分子育種による EPA 常温生産

また，医薬品用途を想定した M. alpina の分子育種による EPA 生産も検討されている．これまでに，本菌の効率的な形質転換法が開発され，脂肪酸組成の改変や，脂質生産性の向上などが実現している[2-4]．上述のように，本菌では低温下で ω3系不飽和化酵素が活性化され，EPA が総脂肪酸当たり10％程度蓄積する．そこで，本菌由来の ω3系不飽和化酵素遺伝子を菌体内で過剰発現させ，ω3系 PUFA への変換活性を増強することにより，低温培養にて42％の EPA を含む脂質の生産を実現している[4]．一方で，商業生産を想定した場合，脂質生産性，生産コストの点から常温生産が望ましい．そこで，常温で ω3系不飽和化酵素と同等の働きを示す外来の不飽和化酵素の導入による常温培養での EPA 生産も検討されている．例えば，水かびの一種 Saprolegnia diclina は，常温培養で EPA を少量蓄積することが知られている．本菌由来の Δ17不飽和化酵素は，炭素鎖長20の脂肪酸に特異的に作用し，カルボキシル基側から数えて，17番目の炭素-炭素結合に二重結合を導入する（図1）．すなわち，ω3系不飽和化酵素と同じ位置に二重結合を導入することで，常温培養にて ARA を EPA へと変換することが期待できる．実際に，Δ17不飽和化酵素を本菌に導入することで，常温培養でも10％の EPA が蓄積し，Mortierella 内での外来 Δ17不飽和化酵素の機能的発現が確認されている．さらに，5 l ジャーファーメンターを用いた EPA の大量常温生産の検討により，総脂肪酸当たり約25％，1.8 g/l の EPA 生産を実現している[5]．

現在，多様な EPA，DHA リソースの構築が試みられており，高純度化や，リン脂質形態での生産などの付加価値化により，魚油由来産物との差別化が図られている．今後，M. alpina を用いた EPA 生産においても，脂肪酸組成が比較的単純である微生物油脂の特徴を生かし，有用な外来遺伝子の導入や脂肪酸生合成経路の強化，食品用途を想定したセルフクローニングによる EPA 生産など，高機能化による EPA 商業生産の実現が期待される．

〔安藤晃規〕

参考文献

1) E. Sakuradani et al. 2009. J. Biotechnol. **114**：31-36.
2) S. Takeno et al. 2004. Appl. Microbiol. Biotecnol. **65**：419-425.
3) A. Ando et al. 2009. Curr. Genet. **55**：349-356.
4) A. Ando et al. 2009. Appl. Environ. Microbiol. **75**：5529-5535.
5) T. Okuda et al. 2015. Eur. J. Lipid Sci. Technol. **117**：1919-1927.

2-7 藻類がつくるレクチンの機能性

藻類,糖鎖認識,多機能性

"レクチン"は細胞表面や体液中の糖構造を認識し結合する(糖)タンパク質の総称で,ほとんどの生物種に存在する.レクチンの分子構造や認識する糖構造は由来する生物種により異なり多様であり,一様な分子構造をもつ糖認識抗体とは区別される.これまで自然界から多種類のレクチンが見出されており,陸上植物レクチンや動物レクチンについては配列情報を基にそれぞれいくつかの構造ファミリーに分類されている.細胞内,細胞間および体液中でのレクチンと糖鎖の結合・解離が,発生,免疫,がんおよび感染などの基本的生命現象と深く関わることが明らかにされつつある.これに伴い,レクチンは基礎研究だけでなく,その応用性にも興味がもたれており,糖構造識別試薬や臨床試薬として利用されているものも多い.レクチンは食材となる生物種にも広く含まれていることから,その栄養機能にも興味がもたれている.

藻類もレクチンを産生しており,これまでに海藻を中心に検索400種中約240種にレクチン活性(赤血球凝集活性)が検出されている.このうち約70種からレクチンが単離されている.藻類レクチンの藻体内での生理機能は不明であるが,糖鎖認識能や分子構造は他生物グループ由来のものとは異なり新規性が見られる.特に,糖鎖認識能はユニークで,ある特定の糖鎖構造に対して高選択的で厳密な認識能と高い結合定数を示すものが多く,高マンノース型糖鎖特異的なもの,コアα1-6フコース特異的なものなど応用性の高いものが見出されている.藻類レクチンは一次構造の新規性に加え,低分子量,単量体,強耐熱性の性質をもつものが多い.藻類レクチンの生物活性として,赤血球以外に細菌,シアノバクテリア(藍藻),渦鞭毛藻,酵母,リンパ球,血小板,腫瘍細胞など各種細胞の凝集作用,リンパ球分裂促進作用,腫瘍細胞の増殖抑制作用,血小板凝集阻害作用,抗ウイルス作用,魚類病原菌に対する抗菌作用,好中球遊走促進作用,海産無脊椎動物の胚発生の阻害作用,および赤潮生物を含む微細藻に対する殺藻作用などが見出されている.藻類レクチンの中には多機能性を示すものがあり,以下の高マンノース型糖鎖特異的レクチンやコアα1-6フコース特異的レクチンはその一例である.

● 高マンノース型糖鎖特異的レクチン

高マンノース型糖鎖特異的藻類レクチンは,分岐オリゴマンノシドの認識部位と一次構造の違いに基づき,4タイプファミリー(Ⅰ～Ⅳ)に分類される.この中で,タイプⅠファミリーは分岐オリゴマンノシドの種々の構造(M5～M9)中,D2アームの非還元末端にα1-3Man残基をもつものに強く結合し,同残基にα1-2Manが付加すると結合活性が著しく低下する糖鎖認識能を示すもので(図1),これまでに紅藻10種から単離された計23種レクチン(イソレクチンを含む)がこのタイプに属する.これらは共通して66～67アミノ酸からなる相同ドメインのタンデムリピート構造からなり,互いに高い配列共通性をもつ[1].このタイプⅠレクチンは分類と生息環境が異なる下等生物(紅藻,シアノバクテリア,細菌)間に広く分布する新しいレクチンスーパーファミリーであるが,その生理機能は不明である[2,3].

食用紅藻トゲキリンサイから高収量で得られるレクチン(ESA-2)については,リンパ球分裂促進作用,抗菌作用,ヒトがん由来培養細胞に対する増殖抑制作用,経口投与(飲料)によるマウス大腸がん初期症状の発現抑制作用,および抗ウイルス(ヒト免疫不全ウイルス(HIV),インフルエンザウイルス)感染作用など多様な生物活性が見出されている(図2).タイプⅠレクチンを含む海藻は食

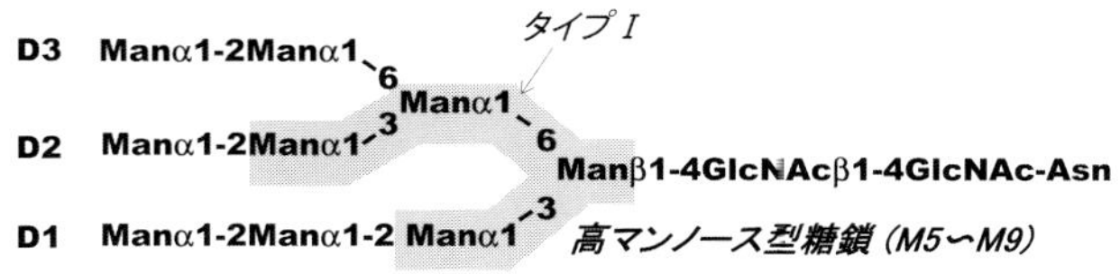

図1 高マンノース型糖鎖構造とタイプⅠレクチンが認識する部位（灰色で囲った部分）

用やカラゲーナン原藻として世界各地で養殖されており，これらは健康食品素材としての利用も期待される．なお，タイプⅡは非還元末端にα1-2Man残基をもつものとのみ，タイプⅣはD3アームの非還元末端にα1-2Man残基をもつものとのみ結合するが，タイプⅢはすべての高マンノース型糖鎖および単糖のマンノースとも結合し，いずれも抗HIV感染作用を有する．

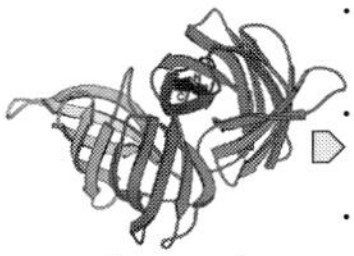

・高マンノース型糖鎖結合性
　（糖鎖識別プローブ）
・細胞凝集
　（細胞分別）
・抗腫瘍活性（in vivo, in vitro）
　（抗がん剤，健康食品）
・抗ウイルス活性
　（抗ウイルス薬）
・抗菌活性
　（健康食品）

（ESA-2）

図2 タイプⅠレクチン（ESA-2）の多機能性

● コア α1-6 フコース特異的レクチン

食用紅藻カギイバラノリのレクチン（hypninA1-A3）はコアα1-6フコース含有糖鎖のみに結合し，α1-2，α1-3およびα1-4フコース含有糖鎖を含む他糖鎖とはまったく結合しない[4]．本レクチンは活性発現に必須の2つの鎖内SS結合を含む90アミノ酸からなる単量体ポリペプチドで，イソレクチン間には3か所のアミノ酸置換が見られる[5]．Hypninsの活性は100℃で30分間の加熱処理でも変化せず，強耐熱性である．本レクチンは血小板凝集阻害活性をもつ接着性トリペプチド配列やフィブリノーゲンγ鎖の抗凝固活性ペプチドと類似の配列を含んでおり，血小板凝集阻害，抗血液凝固，血管新生阻害作用など多様な生物活性を示す．コアα1-6フコース残基は肝がんの有力マーカーとしてだけでなく，抗体医薬の効能（抗体依存性細胞障害活性）に密接に関与することが知られており，本レクチンは高感度のがん診断薬および抗体医薬の品質管理に利用可能である．

海藻は健康食材として認知されているが，食用海藻由来のレクチンの栄養機能についてはよくわかっていない．海藻が食材として体内に取り込まれた後の含有レクチンの栄養機能の解明は今後の興味深い課題である．

〔堀　貫治〕

参考文献

1) K. Hori. et al. 2007. Glycobiology. 17：479-491.
2) Y. Sato et al. 2007. J. Biol. Chem. 282：11021-11029.
3) T. Sato and K. Hori. 2009. Fish. Sci. 75：743-753.
4) S. Okuyama et al. 2009. Biosci. Biotechnol. Biochem. 73：912-920.
5) K. Hori et al. 2000. Biochim. Biophys. Acta. 1474：226-236.

2-8
清酒醸造過程で生成する機能性ペプチド

酒粕分解ペプチド，フェリクリシン，
デフェリフェリクリシン

● 清酒醸造と酒粕

　清酒の醸造は，米，米麹および水を原料に，酵母と麹菌の2種類の微生物の働きによって，およそ1か月の発酵期間を経て造られる．この間，微生物の多様な酵素によりアルコール以外にも様々な成分が産生される．酒粕はもろみを搾った固形部分で，発酵成分を豊富に含む．原料の米の成分のうち，デンプンは分解されてアルコールに変換されるが，タンパク質は酒粕に残る割合が多い．酒粕は米タンパク質の濃縮物ということもできる．近年，食品に含まれる成分について精力的に研究が行われ，新しい機能性が次々と見つかっている．

● 酒粕分解ペプチド

　酒粕由来ペプチドの中には，血圧上昇を抑制する効果を有するものがある．生体の主な血圧調整系は4種類あり，そのうちレニン・アンジオテンシン系は最も重要な役割を果たすといわれている．アンジオテンシン変換酵素（angiotensin-converting enzyme：ACE）は，この系のキーエンザイムであり，血圧上昇に関わる主要な酵素である．したがって，このACEを阻害することができれば，血圧の過剰な上昇を抑制することができる．

　酒粕に含まれるACE阻害ペプチドのうち，9種類についてアミノ酸配列が同定された[1]（表1）．これらのペプチドを高血圧易発症ラット（Spontaneously Hypertensive Rat：SHR）に投与すると，4時間から24時間後にかけて統計的に有意な血圧降下が認められた[1]．

　これらのペプチドのアミノ酸配列は，いずれも米タンパク質のプロラミン由来であることがわかった．最も強いACE阻害作用を示

表1　清酒および酒粕に含まれるACE*阻害ペプチド

ペプチド	起源	IC50（μM）
Val-Trp	酒粕	1.4
Val-Trp-Tyr	酒粕	9.4
Tyr-Trp	酒粕	10.5
His-Tyr	清酒	26.1
Val-Tyr	清酒	7.1
Tyr-Gly-Gly-Tyr	清酒	16.2
Phe-Trp-Asn	酒粕	18.3
Ile-Tyr-Pro-Arg-Tyr	酒粕	4.1
Arg-Phe	酒粕	93.0

*アンジオテンシン変換酵素．

すペンタペプチドIle-Tyr-Pro-Arg-Tyrが米タンパク質のプロラミン由来であることは興味深い．難消化性タンパク質であるプロラミンから麹菌酵素により機能性ペプチドが生成されたと考えられる．

　また，*Aspergillus*属や*Bacillus*属などの微生物起源の酵素剤を酒粕に作用させることでACE阻害ペプチドを量産することができる．こうして得られた酒粕分解ペプチドを用いて，ヒトにおける有効性が検証された．血圧が高めの成人男女を対象に，酒粕分解ペプチド粉末を1日に1g連続12週間摂取した結果，収縮期血圧および拡張期血圧の有意な低下が認められた．一方，有効成分を含まないデキストリンを摂取したグループではこの効果は認められなかった[2]．

　これら一連の研究は，酒粕が機能性食品の素材として利用できる可能性を見出した点で有意義である．

● フェリクリシン

　フェリクリシン（ferrichrysin：Fcy）を代表とするフェリクローム類は，清酒に含まれる着色物質として1967年に蓼沼らによって単離同定された[3]．Fcyはアセチル化ヒドロキシオルニチン3分子，セリン2分子およびグリシン1分子が環状に結合したペプチド，デフェリフェリクリシン（deferriferichrysin：Dfcy）が，3価の鉄イオンと結合した金属錯体である（図1）．

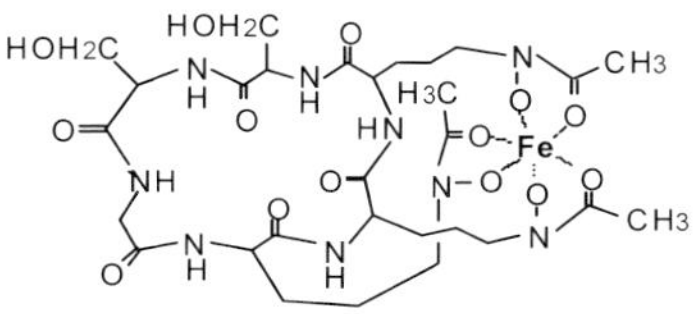

図1 フェリクリシンの構造

表2 ラジカル消去能の比較

	Dfcy	フェルラ酸	アスコルビン酸
$O \cdot _2^-$ 消去	503	568	＞2,000
DPPH 還元	45	5	7

ラジカル濃度を 50％抑制するときの濃度（ppm）．

　清酒中の Dfcy は麹菌によって産生される化合物で無色であるが，鉄イオンをキレートすると赤褐色の Fcy となり，清酒の外観品質を低下させる．このように Fcy は清酒醸造にとって好ましくない物質であるが，鉄キレーターとしては非常にユニークな性質をもつ．
　Fcy は鉄化合物としては珍しく水溶性が高い．広範囲の pH や加熱条件下でも安定に存在し，鉄吸収を阻害するフィチン酸やカテキンのような成分との反応性が低く，沈殿を生じないため鉄の吸収阻害を受けにくい[4]（図2）．
　鉄欠乏性食で貧血誘導したラットを用いた試験において，ヘム鉄を鉄源とする飼料を与えた群に対して Fcy 群は血中ヘモグロビンやヘマトクリットなどの値が有意に高くなり，健常レベルまで回復した．また，肝臓における貯蔵鉄量でもクエン酸第二鉄群と比較して顕著な回復が認められ，高い貧血改善効果が認められた[4]．その他の血液生化学検査においてすべて良好であり，Fcy は安全性に問題ないことが確認された．これらの結果から，Fcy は鉄補給剤として有用であることが確認

できる．

● デフェリフェリクリシン
　Dfcy は 3 価鉄イオンを特異的かつ強力にキレートする．活性酸素の生成には，遷移金属イオンが関与していることが知られており，特に鉄の活性酸素生成に与える影響は大きい．Dfcy は鉄イオンの電子伝達能を阻害するため，鉄イオンが関与する活性酸素の生成反応を抑制する．Dfcy は，試験管のテストにおいて，一般的な抗酸化剤であるフェルラ酸やアスコルビン酸とほぼ同等の抗酸化力を示す（表2）．Dfcy の抗酸化力は生体内や食品中でも認められ，医薬品，健康食品などに応用できる可能性が高い．この他にも新しい機能性が見つかりつつあり[5]，より広い分野での応用が期待できる有望なペプチドであると考えられる．

　清酒醸造過程で生成する成分は，微生物の代謝産物の宝庫であり，長い食経験を有する．今後も清酒のような醸造発酵食品から，ヒトの健康に貢献する様々な発見が期待できる．

〔入江元子〕

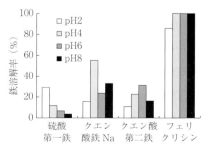

図2 鉄化合物とフィチン酸との反応性

参考文献
1) Y. Saito *et al.* 1994. *Biosci. Biotec. Biochem.* **58**：1767-1771.
2) 石井有里ら. 2008. *Jpn. Pharmacol. Ther.* **36**：517-529.
3) M. Tadenuma *et al.* 1967. *Agr. Biol. Chem.* **31**：1482-1489.
4) S. Suzuki *et al.* 2007. *Int. J. Vitam Nutr. Res.* **77**：13-21.
5) T. Todokoro *et al.* 2015. *J. Sci. Food Agric.* **96**：2998-3006.

2-9
グルタミン酸
― 微生物探索から工業化まで

Corynebacterium glutamicum

グルタミン酸はコンブのうま味成分として知られ，そのナトリウム塩（monosodium glutamate：MSG）はアミノ酸工業において最大の市場規模をもつアミノ酸である．全世界での製造量は年間150万t[1]を数え，そのほぼすべてが微生物を用いた発酵法で製造されているとみられる．主原料としてはトウモロコシやキャッサバなどに由来するデンプンを分解したグルコースや，廃糖蜜が利用される．グルタミン酸のように市場規模の大きなアミノ酸の工業生産では原料価格の製造原価への影響は大きいため，安価原料や市場へのアクセスがよい東南アジアを中心に製造されている．

● グルタミン酸生産菌の発見と工業化

1956年，木下らは乳酸菌 *Leuconostoc mesenteroides* のグルタミン酸要求性変異株を指示菌とするバイオアッセイ法を用いて，グルタミン酸生産菌を自然界から分離した[2]．アミノ酸のような生物にとって重要な成分を必要以上に作るはずはないとの当時の常識を覆すこの発見が，各種アミノ酸や核酸など有用一次代謝産物の発酵生産の扉を開いた．分離されたグルタミン酸生産菌は当時の分類で *Micrococcus* 属，*Corynebacterium* 属，*Brevibacterium* 属，*Microbacterium* 属など多岐にわたったが，これらは近年の分類学上はほぼ同等であり，現在では *Corynebacterium glutamicum*（図1）に統合されている．実際に工業的に利用されている菌株は自然界から分離された野生株であることは少なく，様々な薬剤耐性の付与などによって生産性を向上させた変異株を用いる場合がほとんどである．

グルタミン酸生産菌を単純に培養しても，

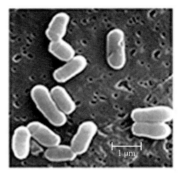

図1 グルタミン酸産生菌
Corynebacterium glutamicum

工業的に意味のある量のグルタミン酸を生産させることはできない．そうするためには生産のトリガーとなる操作が必要である．最初に発見されたトリガーはビタミンの一種であるビオチンの制限である．グルタミン酸生産菌は元来ビオチン要求性であり，指数増殖期にビオチンを枯渇させると生育が停止し，同時にグルタミン酸の生産が始まる．ビオチン添加量を適切に制御することで，著量のグルタミン酸を培地中に蓄積させることができる．ただし最も安価な糖源である廃糖蜜にはビオチンが多く含まれているためビオチン添加量の制御が難しく，最初期の工業生産ではグルコースが用いられた．

その後，ビオチン制限以外のトリガーとしてペニシリン添加[3]とある種の界面活性剤添加が見出された．これらのトリガーはビオチン十分条件下でも効果を示したので，廃糖蜜を原料に使うことができ，グルタミン酸生産コストを大幅に下げることに貢献した．

工業的に最もよく利用されているグルタミン酸生産菌は *C. glutamicum* であるが，近年新たな菌種でのグルタミン酸生産が報告されるようになった．これらの例では，工業的に望ましいが従来の菌種では不可能であった高温[4]あるいは低pH[5]でグルタミン酸発酵が成立する．生合成経路や代謝調節機構に関す

る知見の蓄積，ゲノム解析・操作技術の進歩に伴い，所望の条件に適合するかという観点でベースとなる菌種を選択できるようになりつつある．

● グルタミン酸発酵の機序

　C. glutamicum によるグルタミン酸生産のトリガーとなる3種類の操作は，いずれも細胞膜や細胞壁といった細胞表層の構造に影響を及ぼしうるという共通点をもつ．そのためグルタミン酸の過剰生産は，細胞表層の透過性が高まって菌体内のグルタミン酸が菌体外に漏れ出すという，いわゆる「漏出説」[6] が長年支持されてきた．例えば，ビオチンは脂肪酸生合成の重要酵素 acetyl-CoA carboxylase の補因子であり，ビオチン制限は脂肪酸生合成阻害，ひいては細胞膜の脆弱化をもたらす．ペニシリンは細胞壁ペプチドグリカンを部分的に合成阻害し，細胞壁の構造を緩める．界面活性剤により脂質が取り除かれ，細胞表層の透過性が変化する，などと説明される．

　2000年代になって複数の研究グループでC. glutamicum の全ゲノム塩基配列が決定されると，ゲノム科学をベースに生産機構の解明が進められるようになった．漏出説を支持するものとして，ゲノム上の脂質合成に関わる遺伝子を過剰発現あるいは破壊すると，細胞膜の物理的，化学的性質が変化するとともにグルタミン酸生産性も劇的に変化することが報告された[7]．

　一方，代謝フラックスの変化に着目した研究も行われている．1997年，界面活性剤添加によるグルタミン酸生産条件ではグルタミン酸の前駆体 α-ketoglutarate をコハク酸に代謝する α-ketoglutarate dehydrogenase（ODHC）活性が著しく低下していることが報告された[8]．これはトリガー操作によって代謝フラックスが菌体形成からグルタミン酸生産方向に転換していることを示している．

　この検討をさらに進める過程で，NCgl1221 と呼ばれる遺伝子上の変異によって，トリガーを何ら必要とせず恒常的にグルタミン酸が生産されることが報告された[9]．本遺伝子は mechanosensitive channel の一種で，細胞膜にかかる機械的応力に反応して開閉し，拡散によってグルタミン酸を菌体外へ放出する．本遺伝子の破壊株はグルタミン酸生産能を失うので，グルタミン酸の排出は本遺伝子産物が一義的に担っていると思われる．しかし各種トリガーがどのように細胞膜の機械的応力の変化に変換されてチャネルを開放するのか，また ODHC 活性の低下など代謝フラックスの転換を引き起こすのか，詳細はいまだ不明である．

　このように，グルタミン酸発酵の全体像は，発見から60年近く経った現在でも完全に明らかになっているとはいえない．経済上の重要性もさることながら，学術的にもいまだに興味深い研究対象である．　〔阿部哲也〕

参考文献

1) W. Leuchtenberger et al. 2005. Appl. Microbiol. Biotechnol. **69**：1-8.
2) S. Kinoshita et al. 1957. J. Gen. Appl. Microbiol. **3**：193-205.
3) N. Somerson et al. Belgian patent 593807.
4) R. Fudou et al. 2002. Int. J. Syst. Evol. Microbiol. **52**：1127-1131.
5) M. Moriya et al. 1999. US patent 6331419.
6) I. Shiio et al. 1962. J. Biochem. **51**：56-62.
7) K. M. Nampoothiri et al. 2002. Appl. Microbiol. Biotechnol. **58**：89-96.
8) Y. Kawahara et al. 1997. Biosci. Biotechnol. Biochem. **61**：1109-1112.
9) J. Nakamura et al. 2007. Appl. Environ. Microbiol. **73**：4491-4498.

2-10 オルニチン—生産微生物と生理活性

アルギニン要求株，代謝制御発酵，尿素回路

オルニチンは生体内でタンパク質の合成には用いられない遊離アミノ酸であり，シジミやきのこなどの食品に多く含まれることが知られている（図1）．

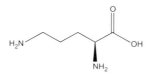

図1　オルニチンの構造

生合成経路上ではシトルリンと同じく，アルギニン合成の前駆体である．微生物のアルギニン生合成経路は2種類知られており，*Escherichia coli*, *Bacillus subtilis* などではグルタミン酸のアセチル化から始まる8段階の酵素反応により合成される（図2）．

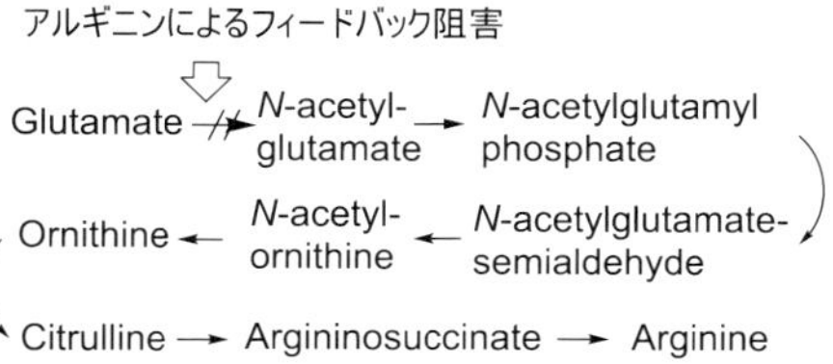

アルギニンによるフィードバック阻害
Glutamate → N-acetyl-glutamate → N-acetylglutamyl phosphate
Ornithine ← N-acetyl-ornithine ← N-acetylglutamate-semialdehyde
Citrulline → Argininosuccinate → Arginine

図2　*E. coli*, *B. subtilis* のアルギニン合成経路

Corynebacterium glutamicum や一部の酵母ではグルタミン酸から N-アセチルグルタミン酸，N-アセチルオルニチンからのオルニチンの合成が1つの酵素により共役したアセチル基の転移反応として触媒される．これら2つの経路では最終産物であるアルギニンによるフィードバック阻害を受ける酵素も異なっている（図3）．

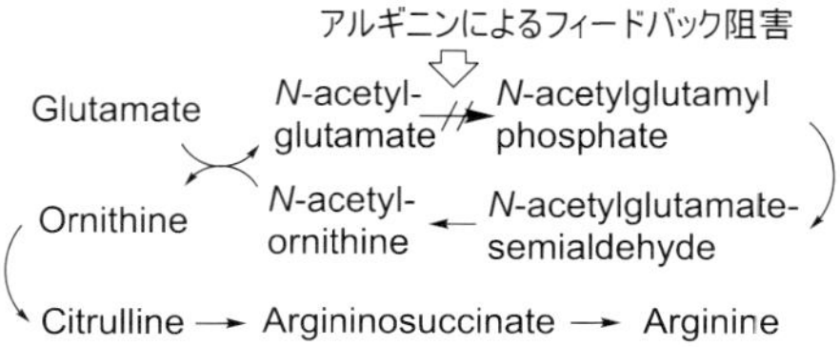

アルギニンによるフィードバック阻害
Glutamate → N-acetylglutamate → N-acetylglutamyl phosphate
Ornithine → N-acetyl-ornithine ← N-acetylglutamate-semialdehyde
Citrulline → Argininosuccinate → Arginine

図3　*C. glutamicum* のアルギニン合成経路

● オルニチンを生産する微生物

1957年にグルタミン酸生産菌として知られる *C. glutamicum* から誘導したシトルリン要求性変異株が要求物質であるアルギニンを制限量添加した培地で培養することでオルニチンを著量蓄積することが見出された[1]．その生産機構は以下のように説明される（図4）．通常は最終産物であるアルギニンが蓄積するとリプレッサーによる転写抑制とフィードバック阻害による酵素活性レベルの調節機構により生合成の流れが抑えられる．しかし，オルニチン以降の生合成酵素が機能的に欠損した場合にはアルギニン制限条件においてリプレッサーによる生合成酵素群のmRNAの転写抑制が解除されて各酵素の発現量が増大する．加えて要求物質であるアルギニンが制限されることで N-acetylglutamate kinase のアルギニンによるフィードバック阻害が解除され，オルニチンまでの生合成経路の流れが強化され，オルニチンが過剰蓄積する．以上のような栄養要求性変異株を用いたオルニチン発酵の基本原理の解明はリジン発酵と並び代謝制御発酵への道を切り開いた点で歴史的に意義が大きいものである．

アルギニンによる生合成経路の抑制，フィードバック阻害はその他の微生物においても共通した調節機構であるため，*E. coli*, *B. subtilis* などでもアルギニン要求性変異株を適当な培養条件で培養することで糖質からオルニチンが生産されることは報告されている．また，栄養要求性に加えてアナログ耐性を付与することで糖からのオルニチンの収率がさらに向上することが報告されている[2]．以上

のような変異処理による菌株育種のみならず，近年はゲノム情報と遺伝子組換え技術を活用した生産菌の構築についての報告が増加している．同じ生合成経路上のシトルリン，アルギニンの発酵生産菌の開発と共通した戦略であるが，グルタミン酸から分岐するプロリン合成経路の遮断や還元力として重要な補酵素である NADPH の供給強化を行うなど，代謝工学的なアプローチにより糖からの収率向上が報告されている[3]．

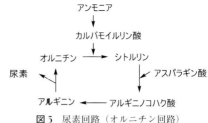

図5 尿素回路（オルニチン回路）

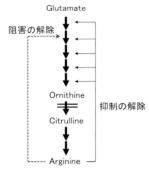

図4 アルギニン要求性変異株によるオルニチン発酵機構

● オルニチンの生理活性

オルニチンは，哺乳動物の代謝系ではアンモニアの解毒排出という重要な働きを担う肝臓の尿素回路（オルニチン回路）の構成要素である．ヒトが摂取したタンパク質，身体を構成するタンパク質はアミノ酸に分解されて遊離アミノ酸となる．遊離アミノ酸はタンパク質の合成に利用されるが，余剰のアミノ酸は分解される．この時に生じる遊離アンモニアは有毒であり，グルタミン酸，グルタミンの合成に再び利用されるか，肝臓で無毒な尿素に変換されて排出される．尿素回路では遊離アンモニアはカルバモイルリン酸に固定され，シトルリン，アルギニンを経てアルギナーゼの反応によりオルニチンと尿素に代謝され排出される（図5）．

以上のようにアンモニアの解毒という重要な肝機能に関わっていることから，オルニチンの利用は医療・ヘルスケア領域で進められている．日本ではオルニチンを多く含有するシジミは古くから肝臓によい食品とされてきた．近年に糖質を原料とした発酵法により製造されたオルニチン，もしくはオルニチンを含有するシジミの抽出物が日本国内で肝機能改善を対象にした健康食品として利用されている．その他，ヨーロッパではオルニチンのアスパラギン酸塩や α-ケトグルタル酸塩の形で肝臓病治療の医薬品として用いられている．

〔林　幹朗〕

参考文献
1) S. Udaka and S. Kinoshita. 1958. *J. Gen. Appl. Microbiol.* **4**：272-282.
2) 土田隆康ら．特許公報　第 2817185 号．
3) J. H. Shin and S. Y. Lee. 2014. *Microb. Cell Fact.* **13**：166.

2-11
リジンをつくる微生物

Corynebacterium glutamicum,
ホモセリン要求株, 飼料添加物

リジンはアミノ酸工業においてグルタミン酸と並んで市場規模の大きなアミノ酸であり，そのほぼすべてが微生物を用いた発酵法で製造されていると考えられる．工業的に最もよく利用されているリジン生産菌はグルタミン酸生産菌 *Corynebacterium glutamicum* から誘導された変異株である．1958年に *C. glutamicum* から誘導したホモセリン（もしくはメチオニン＋スレオニン）要求株が糖質とアンモニアを原料に著量のリジンを蓄積することが報告された[1]．リジンの生合成経路では aspartate kinase がリジンとスレオニンにより協奏阻害を受ける（図1）．ホモセリン要求株は要求物質を制限して培養することで，aspartate kinase のスレオニンによる阻害が解除され，なおかつホモセリン方向への生合成が遮断されているためにリジンを著量蓄積すると説明される．この発見は代謝制御発酵の道を拓き，発酵法によるリジン量産化のブレークスルーとなった．

栄養要求性の付与に加えて，リジンのアナログ（構造類似体）である S-(2-アミノエチル)-L-システイン (AEC)（図2）の耐性株が著量のリジンを蓄積することが報告された[2]．AEC は菌体内でリジンと拮抗して鍵酵素の aspartate kinase やリジンのタンパク質への取り込み（アミノアシル tRNA 合成酵素）を阻害する．それゆえに変異を誘導した株から AEC 耐性株を取得すると，AEC の阻害作用を回避するために aspartate kinase のフィードバック阻害を解除する変異など，何らかの変異によりリジンを過剰に蓄積するようになった変異株を取得できる．栄養要求性とアナログ耐性の付与など変異育種を繰り返すことで生産性の高いリジン生産菌が構築されている．

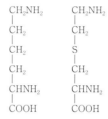

図2 リジン（左）と S-(2-アミノエチル)-L-システイン（右）の構造

● **生産菌育種技術の発展**

C. glutamicum を用い，リジンをはじめとする各種アミノ酸生産菌の育種など応用研究が進む一方，同時に基礎研究として遺伝的解析手法の開発も進展した．1979年にはプロトプラスト融合法が報告され，遺伝的相同組換えが可能になった．さらに1980年代に入り，宿主-ベクター系が *C. glutamicum* で開発された．これにより任意の遺伝子をプラスミドにクローニングして多コピー増幅で特定の酵素の発現を増強するなど，より合理的な生産菌育種が可能になり，育種技術は第2期を迎えた．1996年にはトランスポゾンを利用した遺伝子破壊法を用いることでリジンの菌体外への排出を担う LysE が同定された．2000年

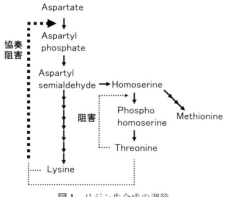

図1 リジン生合成の調節

以降,複数の研究グループで C. glutamicum の全ゲノム塩基配列が決定され,ゲノム科学をベースに生産菌の育種が進められるようになった.ランダム変異による育種の積み重ねで構築された生産菌は高い収率を示す一方で,菌にとって有害な変異が数多く染色体上に蓄積することを避けられない.その結果,生育や糖消費能などは野生株と比べて大きく劣る場合が多い.変異育種の積み重ねで構築された生産菌のゲノム解析を行い,見出された変異のリジン生産への効果を検証することで収率向上に有効な変異を選抜することができる.この情報を基にして遺伝子組換え技術を用いて有効変異のみを野生株の染色体上に集積させることで,野生株並みの生育,糖消費能を維持したリジン生産菌の開発が試みられた[3].このように生産菌を再構築する手法を用いることで変異育種ではベールに覆われていた新たなリジン発酵の機構が明らかにされた.

1950年代のアミノ酸発酵の勃興期には現在と比べると技術的な制約が多く,Escherichia coli などと比べて代謝制御がよりシンプルな C. glutamicum は発酵生産菌の開発に適していたと考えられる.しかし,生合成経路や代謝調節機構への理解が進むにつれて,他の菌種を用いたリジン発酵菌の開発も行われるようになった.C. glutamicum と比較して遺伝子工学の各種ツールが充実しており,遺伝子組換え技術を用いた生産菌育種がより容易である E. coli でもリジン生産菌の開発が報告されている[4].

一方,利用できる原料の観点から特定の微生物を選択し,リジン生産菌を育種する試みも報告されている.リジンのように市場規模の大きなアミノ酸の工業生産では原料価格の製造原価への影響は大きい.工業的にはトウモロコシなどに由来するデンプンの分解物であるグルコースや廃糖蜜が糖原として利用される.近年,バイオエタノールの発酵原料としてこれらの原料の価格は高値で推移している.そこで代替原料として安価なメタンから製造可能なメタノールを炭素源として利用できるメタノール資化性菌を用いてリジン生産菌の開発が試みられた[5].

● リジンの用途

リジンの需要は拡大を続けており,現在は安価原料や市場へのアクセスがよい世界各地でリジンが製造されている.発酵技術で製造されるリジンの多くはブタやニワトリなどの家畜飼料の栄養改善のための飼料添加物として利用される.リジンは多くの動物にとって必須アミノ酸であるが,トウモロコシなどの穀物飼料ではアミノ酸の中でリジンの含量が最も低く,リジンが飼料の利用効率を決定する第一の制限因子となる.穀物飼料にリジンを添加することで飼料中の他のアミノ酸の利用効率がよくなり,家畜の成長が促進される.また,リジンを添加して飼料中のタンパク源を減らすことで家畜が排泄する窒素を減らし,環境汚染を回避することもできる.以上のように微生物を用いて製造されるリジンは家畜生産の効率化や環境保護に貢献している.

〔林　幹朗〕

参考文献
1) S. Kinoshita et al. 1958. J. Gen. Appl. Microbiol. **4**:128-129.
2) I. Shiio et al. 1970. J. Biochem. **68**:701-710.
3) M. Ikeda et al. 2006. J. Ind. Microbiol. Biotechnol. **33**:610-615.
4) A. Imaizumi et al. 2005. J. Biotechnol. **117**:111118.
5) N. Tsujimoto et al. 2006. J. Biotechnol. **124**:327-337.

2-12 ヒスチジンをつくる微生物

ヒスタミン，イミダゾール，カルノシン

ヒスチジンはヒトの必須アミノ酸9種類のうちの1つであり，カツオやマグロなど赤身魚に比較的多く含まれることが知られている．主にタンパク質の構成成分として存在し，その一部はメチル化などの修飾を受けている．遊離のヒスチジンも存在し，ヒスチジン脱炭酸酵素の作用を受けてヒスタミンに変換され，血圧降下，腺分泌促進，アレルギー反応，炎症などの発現に関与している．

ヒスチジンの世界での生産量は年間数百tで，そのほぼすべてが糖を原料とした発酵法で製造されているとみられる．

微生物のヒスチジン生合成については *Salmonella enterica* serover Typhimurium, *Escherichia coli* などの腸内細菌でよく研究されており，phosphoribosyl pyrophosphate（PRPP）とATPの縮合反応から始まる9段階の酵素反応により合成される（図1）．

ヒスチジン生合成の調節は，初段反応を触媒するATP-phosphoribosyl transferase（ATP-PRT）のヒスチジンによるフィードバック阻害と，ヒスチジン生合成系遺伝子群の転写抑制によって行われる．転写抑制はタンパク質のレギュレーターによるものではなく，いわゆるアテニュエーション（転写減衰）制御である．

● **ヒスチジンを生産する微生物**

E. coli や *Bacillus subtilis*, *S. typhimurium* などのヒスチジンアナログ耐性変異株がヒスチジンを分泌することは1960年代には知られていた．しかしヒスチジンの発酵生産研究が本格的に始まったのは1970年頃のことである．荒木らは，グルタミン酸生産菌として知られる *Corynebacterium glutamicum* から誘導した1,2,4-triazole-3-alanine（TRA）と2-thiazolealanine（TA）の耐性変異株の中から高頻度にヒスチジン生産菌が分離できることを見出した[1]．*C. glutamicum* はヒスチジン分解系をもたないため，これらのヒスチジンアナログ耐性変異によって前述の生合成調節が解除されると容

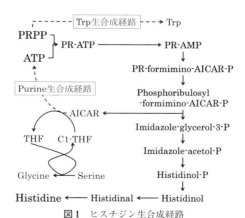

図1 ヒスチジン生合成経路
PR：phosphoribosyl, P：phosphate, AICAR：5-aminoimidazole-4-carboxamide 1-riboside, THF：tetrahydrofolate.

易にヒスチジンを分泌するようになる．また，初発基質の PRPP と ATP は核酸や芳香族アミノ酸であるトリプトファン (Trp) の生合成基質でもあることから，PRPP や ATP の生合成は核酸関連物質や Trp による調節を受ける．そこで各種のプリンアナログ耐性，ピリミジンアナログ耐性，5-methyltryptophan 耐性などの変異を順次付与して PRPP や ATP の供給能力の強化を図り，高生産株を造成することに成功している[2]．ただし C. glutamicum のヒスチジン生産菌は生産するヒスチジンと等モルのグリシンを副生する[3]．これは 1 分子の ATP の生合成に等モルの C1 ユニットを必要とするためである．C1 ユニットは serine hydroxymethyltransferase (SHMT) によってセリンから供給され，産物としてグリシンが生成するが，C. glutamicum はグリシンの代謝系をもたないためこれを分解利用することができない．したがって炭素収率の面では C. glutamicum は不利であるといえる．

一方，木住らはグリシン分解系をもつ Serratia marcescens を用いてヒスチジン生産菌を造成している．S. marcescens はヒスチジン分解活性が強いため，ヒスチジンを単一の炭素源または窒素源として生育できない変異株からヒスチジン分解系（ヒスチダーゼ）欠損株を取得し，これを親株に TRA や 2-methylhistidine の耐性変異株を誘導してヒスチジン生産菌の造成に成功している．さらにこれらの生産菌を解析し，ATP-PRT のフィードバック阻害変異とヒスチジン生合成遺伝子群の脱抑制変異を形質導入法によって 1 つの生産菌に集約することで高生産菌株を造成した[4]．しかし生産性が高いがゆえに菌体内 ATP プールが不足し不安定となることが明らかとなった．これはプリンアナログ耐性変異を付与することで解決している[5]．

以上のような変異育種に加え，プラスミドをベクターとして生合成系遺伝子を増強する分子育種も盛んに行われている[6]．

● ヒスチジンおよびその誘導体の用途

　ヒスチジンは主にアミノ酸輸液，総合アミノ酸製剤の成分として重要である．食品添加物や飼料添加物などとしてもその用途は広い．また，食肉中に含まれるカルノシンやアンセリンの構成要素でもある．これらはβ-アラニンと，ヒスチジンまたは N-メチルヒスチジンからなるジペプチドであり，組織修復促進作用，免疫調整作用，抗炎症作用を有しているといわれる．また，ヒスチジンのイミダゾール基が容易に金属とキレート結合をつくることから，亜鉛と錯形成した抗潰瘍薬，味覚障害治療薬へ応用されている．

　市販されているカルノシンは，鶏肉などの食肉から抽出・精製されたものがほとんどであるが，近年 B. subtilis 由来の L-amino acid α-ligase を触媒として β-アラニンとヒスチジンからカルノシンを製造する方法が報告された[7]．カルノシンの発酵生産が実現する日も近いのかもしれない．　　〔阿部哲也〕

参考文献
1) K. Araki and K. Nakayama. 1971. *Agric. Biol. Chem.* **35**：2081-2088.
2) K. Araki *et al.* 1974. *ibid.* **38**：837-846.
3) S. Ishino *et al.* 1986. *Agric. Biol. Chem.* **50**：307-310.
4) M. Kisumi *et al.* 1977. *Appl. Environ. Microbiol.* **34**：465-472.
5) M. Sugiura and M. Kisumi. 1984. *ibid.* **48**：43-47.
6) S. Jung *et al.* 1998. *Biochem. Biophys. Res. Commun.* **247**：741-745.
7) 池田　創ら．特開 2013-081405.

2-13
GABAを含む食品とつくる微生物

γ-アミノ酪酸（GABA），
血圧降下作用，乳酸菌，漬物

GABAは，γ-アミノ酪酸（γ-aminobutyric acid）の略称で，加熱やpHによる影響を受けにくい分子量103.12の化合物である（図1）．

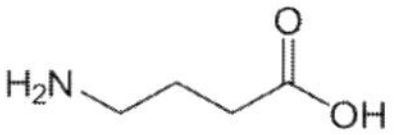

図1 GABAの化学構造

L-グルタミン酸を基質とし，ピリドキサール-5'-リン酸（pyridoxal-5'-phosphate：PLP）を補酵素とするL-グルタミン酸脱炭酸素（glutamate decarboxylase：GAD）の触媒で生成される．

GABAは，中枢神経の抑制性神経伝達物質で，血圧降下作用，利尿作用，精神安定効果，インシュリン分泌促進効果などが知られている．微生物では，細菌，かび，酵母が生成し，酸性環境への耐性や胞子形成への関与が報告されている．ギャバロン茶（gabaron tea），発芽玄米（germinated brown rice）や，チーズ，キムチ，漬物などの発酵食品に多く含まれている．

GABAの製法は，化学合成法と発酵法がある．食品用原料として使用する場合，アメリカをはじめ多くの国では化学合成法で製造されたものは使用が認められず，発酵法に限定されている．発酵法では，その製造に主に乳酸菌が使用されている．乳酸菌は摂食経験が長く，GRAS（generally regarded as safe）として認められている．

GABAを多量に生産する微生物を表1に示す．主に乳酸菌であり，キムチ，漬物，チーズ，サワードウなど伝統的発酵食品から分離されている．これら乳酸菌は，GABA製造に使用されるのみならず，①機能性表示食品などの製造にスターターとして，②GABA生産性乳酸菌は，酸性pH耐性も強く，プロバイオティクスとして，③食品工業副産物を活用したGABA含有機能性飲料の製造など，多方面に応用されている．

表1 GABAを生産する微生物

微生物	生産量*
乳酸菌	
Lactobacillus senmaizukei L-13	830 mM
Lb. brevis NCL912	346 mM
Lb. buchneri MS	251 mM
Lb. brevis GABA057	223 mM
Lactococcus lactis subsp. *lactis*	70 mM
Streptococcus salivarius subsp. *thermophiles* Y2	78 mM
Enterococcus avium G-15	1,120 mM
かび	
Mucor purpureus	28.4 g/kg
Rhizopus microspores var. *oligosporus* IFO 32002	17.4 g/kg

*液体培養；mM，固体培養；g/kg

機能性食品への応用例を以下に示す．

● 新規ぬか漬け[1, 2]

2013年「和食」がユネスコの世界無形文化遺産に登録され，その和食において，日本酒など発酵・醸造食品は中心的な役割を果たしている．漬物もその重要な要素であり，たくさんの種類が知られている［→1-26 漬物］．しかし，日本全体でのぬか漬けの売上は，1999年の5,500億円をピークに年々減少し，2012年では3,300億円となった．その原因の1つとして，漬物は食塩含量が高く，消費者が「高血圧症」になることを心配するがゆえに敬遠されていると考えられる．

その対策として，発酵型漬物「ぬか漬け」に焦点を絞り，血圧降下作用の付与が検討された．まず，従来法のぬか漬けのGABA量を調べ，各種ぬか漬けに約0.2％程度の

GABAが含まれていることがわかった．このGABAは乳酸菌による生成もあるが，主に米ぬかに起因することが判明した．

さらに，GABAとは血圧降下作用メカニズムが異なるアンジオテンシン変換酵素（angiotensin converting enzyme：ACE）阻害ペプチドを含ませることが企画された．GABAをたくさん含む米ぬかにACE阻害ペプチドを含む白味噌を等量混合して新規ぬか床を作製し，それを用いてぬか漬けを作製した．白味噌を選択したのは，風味を考慮してのことである．市販白味噌のACE阻害ペプチド量は少なく，ACE阻害ペプチド含量の高い白味噌作製を目的に，種々の麹菌を用いて検討が加えられた．その結果，焼酎醸造に使用される *Aspergillus luchuensis* mut. *kawachii*（白麹菌）が目的に叶うことが見出された．ACE阻害ペプチド量をさらに増加させる目的で，55℃・1日の熟成工程も入れ京野菜を含む7種類の野菜を対象に新規ぬか漬けを作製し，官能テストが行われた．白麹菌で作製した白味噌使用の新規ぬか漬けと，市販の白味噌（黄麹菌 *A. oryzae* を使用）を用いて作製した新規ぬか漬けが比較された．キュウリ，聖護院ダイコン，青味ダイコン，京かんざしなど，いずれも従来法のぬか漬けに比較し，風味よいと評価された．特徴的であったのは，キュウリを1週間漬けると茶色に変色するが，この新規ぬか漬け法では元の緑色を保持できたことである．麹菌の生成するコウジ酸が，この効果をもたらしたと考えられる．

これらぬか漬けの高血圧自然発症ラットと食塩感受性モデルラットに及ぼす影響が調べられた．まず，強制単回投与の影響を調べ，コントロールに比べ，調べたすべてのぬか漬けが収縮期血圧を一時的に降下させることがわかった．中でも，ダイコン，鹿ケ谷カボチャ，キュウリ，聖護院ダイコン，金時ニンジンでは，統計学的に有意差のある血圧降下作用が認められた．

さらに，高血圧発症途上である若い週齢の高血圧自然発症ラット（5週齢）を用い，長期自由摂取の影響がダイコンと聖護院ダイコンで調べられた．飼料は，それぞれ10％濃度のサンプルを含む．コントロールに比べ，いずれの試料においても統計学的に有意差のある血圧上昇抑制作用が認められた．また，食塩感受性モデルラットでの実験でも，同様な結果が得られた．

成人体重1 kg・1日当たり，GABAは1.33 mg，ACE阻害ペプチドは0.63 mg（captopri. 換算）必要と考え，長期自由摂取の結果をみると，GABA量は必要量の50〜70倍量，ACE阻害ペプチドは2〜9％であり，今回得られた血圧上昇抑制効果は，多量に摂取されたGABAに起因すると推察された．

● **GABA含有千枚漬け**[3]

漬物蔵からGABA高生産株が分離され，*Lactobacillus senmaizukei* L-13と命名された．本菌に，補酵素PLPの添加を必要とせず910 mM（154 g/l）のグルタミン酸ナトリウムから830 mM（85.6 g/l）のGABAを生産する．この高生産能力は，他と比べ約130倍高いGAD活性（$kcat/Km = 9.3 \times 10^4$/M/s）に起因すると判明した．本菌をスターターとして用い，0.1％GABA含有千枚漬けが開発された．　　　　〔小田耕平〕

参考文献
1) K. Oda *et al.* 2014. *Biosci. Biotech. Biochem.* 78：882-890.
2) K. Oda *et al.* 2015. *Biosci. Biotech. Biochem.* 79：307-313.
3) 上野義栄ら．2007．生物工学会誌．83：109-114．

2-14 その他のアミノ酸をつくる微生物/酵素

アスパラギン酸, アラニン, グルタミン, プロリン, セリン

ここでは，食品添加物として用いられるその他の5種のアミノ酸（アスパラギン酸，アラニン，グルタミン，プロリン，セリン）について，酵素を用いた製法または微生物の発酵による製法について記載する．

● **アスパラギン酸およびアラニン酵素法**

アスパラギン酸は，非必須アミノ酸で，そのモノナトリウム塩はさわやかな酸味をもち，また逆に元々ある強い酸味を和らげるなど風味を改善することやうま味を増すことができるので調味料として用いられる．また生体内ではタンパク質合成の材料以外で，中枢神経系におけるアンモニアの解毒に用いられているといわれる．

アスパラギン酸は化学合成法にて安価・大量に供給されるフマル酸を原料に，アスパラギン酸アンモニアリアーゼ（aspartate ammonia-lyase [EC 4.3.1.1.]）により，アンモニアを用いてアミノ化することで合成される（図1）．この酵素は多くの生物が保有するもので，工業生産にはこの酵素活性が強い微生物，特に活性が高まった大腸菌変異株が用いられてきた．そして菌体または抽出した酵素自体を担体へ固定化することで効率的な連続反応を実現することができ工業製法として確立した（原料はフマル酸アンモニウムを使用）[1]．

アラニンは非必須アミノ酸で甘味とうま味を呈することから調味料として用いられる．

また生体内においては，運動時に筋肉から放出され，肝臓での糖合成の原料になることが知られ，エネルギー新生に重要なアミノ酸であると考えられている．

アラニンの工業的製法は前述のアスパラギン酸を酵素的に脱炭酸する酵素法と，糖質を

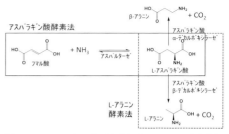

図1 アスパラギン酸（実線）とアラニン（破線）の酵素製法の概要

原料とした微生物の発酵法の2通りがある．前者は，アスパラギン酸β-位の脱炭酸を触媒するL-アスパラギン酸β-デカルボキシラーゼ（L-aspartate β-decarboxylase [EC 4.1.1.12]）による製法である[2]．この酵素は一部の微生物しかもっておらず，その中でも高活性を示す*Pseudomonas dacunhae*を用いた工業製法開発が進められた．まず高活性の菌体が得られるような培養条件の検討が行われ，その培養菌体を用いた休止菌体反応（透過性付与のため界面活性剤を添加して行う）による回分法，そして菌体を担体に固定化して用いる連続酵素反応法が開発され生産性が向上した．この製法は反応進行に伴い大量に発生する二酸化炭素が引き起こす反応液pHの低下およびその気流が原因となって酵素反応の最適条件を維持することが難しいという問題があったが，加圧できる反応器へ改良することで解決し，工業製法として確立した．

また前述のアスパラギン酸酵素法と組み合わせることで，フマル酸とアンモニアから直接L-アラニンを製造できる一貫酵素プロセスも開発されている（図1）．

この酵素法のほかに，糖質およびアンモニウム塩を含む液体培地で微生物を培養することにより，その培地中（菌体外）に産物を生成蓄積させる発酵法も開発されている．アラニン発酵能を示す微生物は多数確認されたが，そのほとんどはDL-アラニンからなるラセミ体の発酵生産であった．微生物はその細胞壁

であるペプチドグリカンを合成するのにD-アラニンを必要とする．しかしながらアラニンはピルビン酸からL-体として変換されるので，L-体とD-体の相互変換を触媒するアラニンラセマーゼ（alanine racemase［EC 5.1.1.1］）の存在が知られている（図2）．

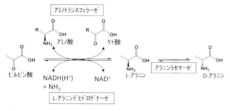

図2 アラニンの代謝経路とD-アラニン供給反応

そしてL-アラニンを優先的に生産蓄積する微生物の探索の結果 *Arthrobacter oxydans*[3] という株が単離された．この株のアラニン合成機構を解析したところ，ピルビン酸をアミノ化するのにアミノ酸をアミノ基供与体とするトランスアミナーゼ（transaminase［EC 2.6.1.-］：大腸菌やグルタミン酸生産菌である *Corynebacterium glutamicum*［➡2-9 グルタミン酸］はこのタイプの酵素でアラニンを合成する）ではなく，アンモニアをアミノ基供与体とし，補酵素NADHの還元力を利用するL-アラニンデヒドロゲナーゼ（L-alanine dehydrogenase［EC 1.4.1.1］）活性によることがわかった．そしてその株から誘導されたアラニンラセマーゼ変異株は，親株と比べてさらに光学純度が向上し（D-アラニンを含まない）L-アラニン（光学純度99％）の効率的な発酵生産が報告されている．

またアラニンの前駆物質であるピルビン酸供給能を高めた乳酸菌および *C. glutamicum* の変異株（L-乳酸脱水素酵素：L-lactate dehydrogenase［EC 1.1.1.27］などの変異導入株）を宿主に，異種のアラニンデヒドロゲナーゼを発現させた組換え体の嫌気的発酵でもL-アラニンの高純度かつ高生産が報告され

ている[4,5]．

● **グルタミンおよびプロリン発酵法**

グルタミン，プロリンは非必須アミノ酸で，前者は筋肉中に最も多く含まれるアミノ酸であり，腸管・胃粘膜の保護効果や，抗潰瘍作用がある．免疫細胞や創傷部位の細胞の分裂時のエネルギー源として重要な役割をもつ．また物性として加熱や水溶液状態で弱く煮沸調理や液体溶解状態の保存で容易に分解される．後者はコラーゲンの主要構成アミノ酸の1つで，皮膚にたくさん含まれる．また細胞が高浸透圧ストレスを受けた場合に大量に生合成されてオスモライト（osmolyte，浸透圧調節物質）として働くことが知られている．

これら両アミノ酸は発酵法で造られ，その生産菌は，*C. glutamicum* を育種して得られている．というのもグルタミンもプロリンもグルタミン酸から派生したアミノ酸だからである（グルタミン酸の側鎖のカルボキシル基の修飾を通じて）．前者はグルタミン合成酵素（glutamine synthetase［EC 6.3.1.2］）によるATPに依存したアンモニアを用いたアミド化反応で，後者は側鎖のカルボキシル基のリン酸エステル化と続く還元に伴う自発的な環化とさらに還元を受けて，生成することになる（図3）．

グルタミンは，グルタミン酸発酵の際の副生物として報告されてきた．そしてグルタミン酸からグルタミンへの発酵転換を誘導する培養条件（培地添加成分）の解析の結果，鍵となるのは窒素源である塩化アンモニウムと亜鉛を高濃度に添加した培地で培養することであるのがわかった（アンモニウム塩における塩化物イオンも高濃度であるのが重要）[6]．

それとは別に生産能が向上した変異株（遺伝的改変）の取得が試みられている．それは代謝産物のアナログ物質に対して親株より耐性能が高まった形質をもつものを選び出すという方法が採られてきた．染色体上で塩基配列の恣意的改変（変異）を誘発する処理（例えば紫外線の照射や，ニトロソグアニジン：

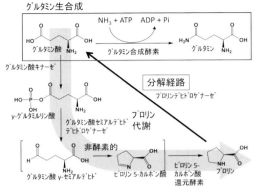

図3 グルタミン酸から派生するグルタミンおよびプロリンの代謝経路

1-methyl-3-nitro-1-nitrosoguanidine などへの曝露）の結果得られるランダムに変異が導入した集団（高い変異導入頻度から，生存に関わる部分の変異株も多く，致死率は高い）の中から，所望の代謝産物のアナログ物質を添加した培地における生育を指標に耐性株を選別し，その発酵能力を評価する方法である．そしてグルタミン生産能向上を目指して，グルタミンアナログ物質（例えばアザセリン）の耐性株の選抜が行われる．グルタミンアナログがグルタミンと拮抗して利用されれば毒性を呈示し死滅に至る．耐性株ではそれを上回るグルタミンを産生しておりアナログ物質の量的淘汰が起きているという理屈に基づく選抜方法である．その他，細胞内 ATP 濃度が向上している株の取得を狙ったサルファ剤耐性変異株の中からもグルタミン高生産株が取得されている．全ゲノム解析が容易になった現在，アナログ耐性で得られた変異株の変異箇所を解析すると，その理屈に沿っている変異（例えば目的産物の生合成経路や分解または途中の分岐経路など）の導入は意外に少なく，逆に解釈に困る想定外の変異導入の割合が多いことに驚かされる（無意味なもの，逆に有害なものも多く含まれる）．それらの理屈を解釈することは非常に難解なことである．

プロリンは発酵法で造られる．プロリンの発酵生産能が確認されたのは，C. glutamicum のイソロイシン要求性変異株（イソロイシン生合成経路に変異が起こり，自らイソロイシンを合成できないので，培地へ添加された場合しか生育できない）である．その後プロリン生合成経路の調節機構（産物阻害：プロリンの細胞内濃度の上昇による酵素活性の阻害など）が機能しなくなった変異株，またプロリンが高濃度あるとその分解・資化が誘導されることから，その活性低下または欠損が望まれた（図3）．そして前者は，プロリンアナログ物質の耐性変異株の中から[7]，後者はプロリン分解酵素であるプロリンデヒドロゲナーゼ（proline dehydrogenase [EC 1.5.5.2]）の変異株単離で育種が進められ，効率的なプロリンの発酵製法が確立されている．

● セリン酵素法・発酵法

セリンは非必須アミノ酸で，食品の調味や強化剤として用いられる．また細胞膜を構成するリン脂質の1つであるホスファチジルセリンの構成成分としても重要である．

セリンの製法はタンパク質分解物の抽出法のほかに，大きく分けて2つある．メタノール資化性菌を用いたグリシンとメタノールを原料とする酵素法と，糖質およびアンモニアからの発酵法である（図4）．食品添加物として使用する場合，抽出法または発酵法での製品に限定される．

メタノールを唯一の炭素源として生育できるメタノール資化性菌の中には，メタノールを酸化したホルムアルデヒドとグリシンからセリンヒドロキシメチルトランスフェラーゼ（serine hydroxymethyltransferase：SHMT [EC 2.1.2.1]）により縮合させてセリンを合成する経路を有するものがある．この経路を利用した酵素法では培養菌体を酵素源にグリシンとメタノールから効率的な製法として確立し[8]，その製品は主に医薬品用途と

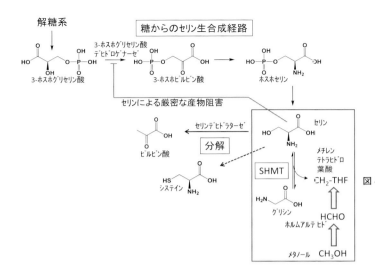

図4 セリンの酵素製法(枠内:メタノール資化性菌:methylotrophでメタノールとグリシンを原料に)と糖質からのセリン代謝経路

して用いられている．

セリンを糖からの発酵で培養液中に生成・蓄積したという報告は少ない．特にグリシンを過剰量添加した場合でのみ生成が確認されるのは，上述のSHMT活性が元々強い株において，それに依存した合成反応が進んだ結果であった．通常のグルコースからのセリン生合成経路による発酵生産は，セリンによる厳密な制御を受ける酵素反応（3-ホスホグリセリン酸デヒドロゲナーゼ：3-phosphoglycerate dehydrogenase [EC 1.1.1.95]）があり過剰生産を困難にしているうえ，セリンに対する分解活性・消費経路が多いこと（高活性のセリンデヒドラターゼ：serine dehydratase [EC 4.3.1.17] による分解とシステインおよびグリシンの合成中間体として消費されること）から永らく不可能と考えられてきた．しかし最近になって，代謝経路の情報と遺伝子組換え技術の充実により，綿密な分解活性の減衰と，生合成経路の脱調節を実現することで糖質からの発酵生産の効率化も進められている[9,10]． 〔田畑和彦〕

参考文献

1) T. Sato and T. Tosa. 1993. *Bioprocess Technol.* **16**：15-24.
2) I. Chibata et al. 1984. *Microbiol. Sci.* **1**：58-62.
3) S. Hashimoto and R. Katsumata. 1993. *Biotechnol. Lett.* **15**：1117-1122.
4) P. Hols et al. 1999. *Nature Biotechnol.* **17**：588-592.
5) T. Jojima et al. 2010. *Appl. Micribiol. Biotechnol.* **87**：159-165.
6) 中西 透．1980．発酵工学雑誌．**58**：453-463．
7) S. Nakamori et al. 1982. *Agric. Biol. Chem.* **46**：487-491.
8) Y. Izumi et al. 1993. *Appl. Microbial. Biotechnol.* **39**：427-432.
9) P. Peters-Wendisch et al. 2005. *Appl. Environ. Microbiol.* **71**：7139-7144.
10) M. Stolz et al. 2007. *Appl. Environ. Microbiol.* **73**：750-755.

2-15
D-アミノ酸の生産微生物と食品機能

発酵食品, 乳酸菌, 食品機能

タンパク質を構成する20種類のアミノ酸のうちグリシンを除く19種類は, α炭素が不斉中心となるL体またはD体と呼ばれる鏡像異性体が存在する(図1). タンパク質の生合成に利用されるアミノ酸は全生物においてL-アミノ酸のみであり, また, 生物から検出されるアミノ酸のほとんどがL-アミノ酸である. このため, D-アミノ酸には重要な生理機能はないと考えられてきた. しかし, 分析技術の発展により, 原核微生物からヒトを含む幅広い生物種にD-アミノ酸が結合状態または遊離状態で存在し, 生命維持に重要な機能をもつことが明らかとなってきている. これと同時に, 野菜, 果物, 穀物, 魚介類, 乳製品, 発酵食品などの多くの食品にD-アミノ酸が含まれていることが明らかとなり, 食品におけるD-アミノ酸の機能とその応用が注目されている. ここでは, 発酵食品中の遊離型D-アミノ酸の生成機構と現在注目されている遊離型D-アミノ酸の食品機能について紹介する.

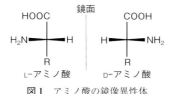

図1 アミノ酸の鏡像異性体

● **発酵食品中のD-アミノ酸**

現在, D-アミノ酸を含む発酵食品として, ワイン, ビール, 日本酒, 醤油, 魚醤, 味噌, 食酢, 漬物, キムチ, チーズ, ヨーグルト, 納豆, パンなどが報告されている. 発酵食品中のD-アミノ酸は原料となる食材からの持ち込みと, 発酵微生物による生成の2つの経路に由来する. 発酵微生物の中でも, 酢酸菌や乳酸菌, 納豆菌といった細菌に属する微生物が, D-アミノ酸の生産に関与していると考えられている. これは細菌の細胞壁中ペプチドグリカン層に, D-アラニン(D-Ala)やD-グルタミン酸(D-Glu)といったD-アミノ酸構造が普遍的に存在するからである. これらのD-アミノ酸は, 主にラセマーゼという酵素によってL-アミノ酸から生成されており, 細菌のほとんどがアラニンラセマーゼやグルタミン酸ラセマーゼを有している. 菌種によってはペプチドグリカンにD-アスパラギン酸(D-Asp)やD-リジン(D-Lys), D-セリン(D-Ser)を含むものもあるが, これらのD-アミノ酸もそれぞれに対応するラセマーゼによって生成されると考えられている. このように, 発酵に関与する細菌はいずれもD-アミノ酸生産能を有していると考えられる. その中でも, 乳酸菌が発酵食品中のD-アミノ酸生産に大きく寄与していることが知られている. ワインの発酵過程では, D-AlaやD-Gluといった D-アミノ酸が乳酸菌 *Oenococcus oeni* が増殖するマロラティック発酵の段階で顕著に増加する[1]. また, 日本酒においては, *Lactobacillus sakei* に代表される乳酸菌を利用した伝統的製法である生酛造りを取り入れたものが, D-AlaやD-Glu, D-Aspといった D-アミノ酸をより多く含んでいる[2]. さらに, 食酢においても, 乳酸菌が生産に関与したもののほうが量・種類ともに豊富なD-アミノ酸を含むことが知られている.

一方, D-プロリン(D-Pro), D-ロイシン(D-Leu), D-バリン(D-Val), D-アロイソロイシン(D-allo-Ile), D-フェニルアラニン(D-Phe)といった通常ペプチドグリカンには含まれないD-アミノ酸も発酵食品に検出される場合がある. D-Proを生成する酵素として, プロリンラセマーゼが *Clostridium* 属や *Thermococcus* 属といった細菌にて報告されている. また, 乳酸菌 *Lactobacillus otak-*

表2 発酵食肉製品の主なスターター微生物

細菌		
	乳酸菌	*Lactobacillus plantarum*
		Lactobacillus curvatus
		Lactobacillus sakei
		Pediococcus acidilactici
		Pediococcus pentosaceus
	その他の細菌	*Micrococcus varians*
		Staphylococcus carnosus
		Staphylococcus xylosus
かび		*Penicillium nalgiovense*
		Penicillium chrysogenum
酵母		*Debaryomyces hansenii*

が，1950年代になるとスターター微生物も導入されるようになった．今日でも伝統的製法（自然発酵）による製造が行われているが，大規模な工場で生産する場合，スターター微生物の使用は，品質の向上・安定，発酵時間の短縮，有害菌の生育防止などの面で利点が多い．

発酵ソーセージに利用されている主なスターター微生物を表2にあげた．乳酸菌が広く利用されているが，畜肉は糖質含量が少ないため，乳酸菌の増殖のために適当な糖質の原料への添加が必須である．また，ソーセージ原料として利用される食塩や亜硝酸塩に対する耐性を備えた乳酸菌である必要がある．食肉製品の原料となる畜肉は加熱などによる殺菌が困難であることから，製造中における原料肉由来の汚染微生物（黄色ブドウ球菌など）の増殖が危惧される．乳酸菌スターターの利用による有害微生物の抑制（バイオプリザベーション）は，発酵食肉製品において有効な手法として注目されている．乳酸菌の産生する乳酸により，製品には適度な酸味と食感がもたらされる．乳酸菌のプロテアーゼやリパーゼの活性はそれほど高くないが，原料肉由来の酵素との作用により，タンパク質や脂質から風味成分が生成され，嗜好性の向上にも寄与している．

● 生 ハ ム[1]

イタリアのプロシュート，スペインのセラーノハム［カラー口絵10参照］，中国の金華ハムといった長期間（10か月以上）の熟成を行う生ハム類も，発酵食肉製品の範疇に入る．長期間の熟成を経て作られる生ハムは，芳醇な風味，美しい色調，しっとりとした肉質を備えている．熟成期間中，生ハムの製品表面には，徐々に微生物叢が形成される．生ハムの特徴あるフレーバーは，微生物によって生成されるエステル類が寄与している．生ハム類においてスターター微生物の添加は一般的ではないが，カントリースタイルハムやドライ塩漬けハムの一部で乳酸菌スターターを利用しているものがある．なお，我が国で製造されている「生ハム」の多くはラックスハムと呼ばれるもので，加熱処理を経ないため生ハムと称しているが，プロシュートなどのような微生物が関与する長期間の熟成を行わないので，発酵食肉製品とはいいがたい．

● **機能性発酵食肉製品**[3]

ヨーグルトなどの発酵乳製品では，保健的機能性に注目した製品が多く開発されてきた．近年，発酵食肉製品においても，機能性食品としての可能性が論じられるようになっている．ヒト消化管由来の乳酸菌（*Lactobacillus rhamnosus*）やビフィズス菌（*Bifidobacterium* sp.）を利用したプロバイオティクス製品が，ドイツや日本で開発された．また，発酵ソーセージや生ハムの製造過程において，食肉タンパク質がプロテアーゼの作用により分解され，血圧降下作用などの生理活性を示すペプチドが生成することも見出されている．

〔有原圭三〕

参考文献

1) スタジオタッククリエイティブ編集部．2013．ハム&ソーセージ大全，スタジオタッククリエイティブ．
2) K. Arihara. 2014. *Handbook of fermented meat and poultry* (F. Toldra and Y. H. Hui eds.), pp.155-160. Willey Blackwell.
3) 有原圭三．2007．食肉の科学．**48**：4-19.

2-17
5-アミノレブリン酸（ALA）をつくる微生物

テトラピロール化合物，農業，医療

● 5-アミノレブリン酸とは
5-アミノレブリン酸（aminolevulinic acid：ALA）はタンパク質を構成しないアミノ酸で，生体で重要な働きをするテトラピロール化合物の，生合成の中間代謝物質（$NH_2CH_2COCH_2COOH$）である．

● ALAの生合成
生体内でALA合成はC4経路とC5経路の2つの経路がある[1]．C4経路は，動物，酵母，原生動物，光合成細菌，ヒトの肝臓での代謝が主であり，Shemin経路とも呼ばれている．グリシンとコハク酸から，スクシニルCoAを経て，ALA合成経路により合成される．この時ALA合成酵素の活性が大変重要で，ALA合成酵素はhemA遺伝子にコードされALA合成とテトラピロール化合物生合成を制御している[1]．

一方，C5経路は，高等植物，藻類，大腸菌やサルモネラなど多くの細菌で働いている．グルタミン酸からグルタミル-tRNA（GluTR）を経て，GluTR還元酵素の作用によりグルタメート-1-セミアルデヒドを経てALAが合成される．この時，GluTR還元酵素が重要でこのGluTR還元酵素もhemA遺伝子（同じ名称）にコードされている[1]．

● ALAを生産する微生物
生体内では通常ごくわずかしか存在しないが，ALA脱水酵素の拮抗阻害剤であるレブリン酸（$CH_2COCH_2CH_2COOH$）が低濃度存在するとALA脱水酵素が部分阻害され，ALAが菌体外に生成することが1970～80年代に認められていた．表1にALAを生成する微生物をまとめた．藻類，好気性菌，シアノバクテリアや光合成細菌など，テトラピロール化合物をたくさん生成する生物がALAも生成する．しかし当時，生成量はμMレベルでごくわずかであった．

1984年，ALAが除草剤，殺虫剤（安全農薬）としての用途開発がなされ，これを機に1990年，筆者らが光合成細菌で4mMを超す桁違いの実用生産を可能にした．4mM以上の濃度は培養液が直接除草剤，殺虫剤として使える実用レベルであった[1]．2000年にはコスモ石油により，ALAの工業生産技術が

表1　ALAを生成する微生物（レブリン酸を低濃度添加）（最大の生成量，μM）

真核微生物，藻類
　　Chlorella vulgaris（1,400），Chlorella sp.（2,000），Chlorella regularis（3,700），Cyanidium caldarium（0.48），Agmenellum quadruplicatum（0.23）

シアノバクテリア
　　Anabaena variabilis（0.02），Anacystis nidulans（0.38）

光合成細菌
　　Chlorobium limicola（3.95），Chloroflexus aurantiacus（0.58），Rhodopseudomonas palustris（0.75），Rhodobacter sphaeroides（4,200），Rhodobacter sphaeroides（160），Rhodobacter sphaeroides CR520（14,300），Rhodobacter sphaeroides CR606（20,000），Rhodovulum sp.（2,000），Rhodobacter sphaeroides CR720（72,000）

その他の細菌，アーキア
　　Propionibacterium shermanii（4.0），Propionibacterium acidipropionici（3,100），Pseudomonas riboflavina（200），Clostridium thermoaceticum（155），Methanosarcina barkeri（0.40），Methanobacterium thermoautotrophicum（0.20）

（佐々木健．2015．広島国際学院大学研究報告．**48**：41-53を修正）

確立した．現在では 72 mM の高レベル商業生産が可能となっている[3]．

一方，遺伝子組換えにより，培養の簡単な大腸菌（*Escherichia coli*）を用いて，各株に種々の菌の ALA 合成関連遺伝子（hemA）を組み込んだ ALA 生産研究も行われている．例えば，*Bradyrhizobium japonicum*，*Rhodobacter sphaeroides*，および *Agrobacterium radiobacter* の hemA 遺伝子を大腸菌各株に組み込んで，それぞれ 20 mM，39 mM および 72 mM の生産が報告されている[1]．hemA 遺伝子発現と ALA 生産は十分可能であるが，グルタミン酸やグリシンなどの供給が制限となり，生産量は 20〜70 mM でかつ不安定で実用化は容易ではない[1]．

● ALA の生理作用

表2に示すように ALA の農業，医薬の応用研究が盛んに行われ，種々の生理作用が明らかにされている．例えば農業分野で，光合成活性化と暗呼吸を抑制することで，作物の炭酸固定と収量増加などを引き起こす生理作用も解明された．当然クロロフィル合成の増産が発現でき光合成が活発化するが，外部より添加した ALA 以上のクロロフィルが生成されていて，この生理作用は十分解明されていない．また，ALA は作物に耐塩性，耐ストレス性を付与するが，ALA が細胞内糖質代謝を変え，数種の糖質を生産し，細胞内浸透圧を変えることで，耐塩性と耐ストレス性を付与する生理作用および抗酸化作用の増強などが明らかとなっている[2]．

医療部門のがんの治療，がん検出では，ALA を投与することで，細胞内にプロトポルフィリンIX型が著量に生成され，これをレーザーで検出（診断）したり，レーザー照射により発生する活性酸素でがん細胞のみを殺すなどの生理作用も解明されている[2]．

実証的に医学的な効果（表2）は多く認められていても，その生理作用は必ずしも解明されていない．共通してミトコンドリアの活性化やエネルギー産生の活性化という生理作用で，種々の医薬効果をあげていることが推定されている[2]．糖尿病の予防や，アンチエージング，健康，美容への ALA の応用もミトコンドリアへの生理作用とされている[2]．

〔佐々木健〕

参考文献

1) Z. Kang *et al.* 2012. *Biotechnol. Adv.* **30**：1533-1542.
2) ポルフィリン-ALA 学会編．2015．5-アミノレブリン酸の科学と医学応用，p3-194．東京化学同人．

表2　ALA の農業，医用，健康その他への応用（参考文献[1] を修正）

分野	用途
農業	分解性除草剤，分解性殺虫剤，除草促進剤，植物成長促進剤，作物収量増量剤，光合成促進剤，耐塩性や耐ストレス性付与，低照度での成長と収量促進，野菜の品質向上と鮮度保持，作物硝酸減少，リンゴ着色増強，果物生育収量増加，砂漠緑化，花の色改善と枝持ち向上
医用	重金属や薬物毒性診断，ポルフィリン症診断，がん早期診断，脳腫瘍治療やがん術中診断，がん治療（皮膚，膀胱，前立腺，子宮，口腔，十二指腸，膵臓），がん診断（胃，大腸，肝臓，食道）ミトコンドリア病，放射線療法の増感，超音波力学療法や温熱療法の増感，パーキンソン病・糖尿病改善，内臓脂質低減，リウマチ治療，血管腫治療，糸状菌感染治療，貧血治療，ペプチダーゼ阻害剤，男性不妊治療，花粉症治療，アトピー改善，アレルギー性鼻炎治療，ニキビ治療，育毛と脱毛，日焼け防止，肌若返り，老化防止，健康促進，運動能向上，*マラリア治療，*薬剤耐性黄色ブドウ球菌治療，*抗がん剤腎症治療　　　　　　　　　　　　　（*動物実験レベル）
その他	ヘム含有酵素生産，ポルフィリンやビタミン B_{12} 生産，動植物組織培養支援，遺伝子組換え菌培養支援，羊毛の育成と抑制，ニワトリとブタの成長促進，養魚の寄生虫感染予防，カンパチ・シラスウナギ・アユの成長促進，ペットの腫瘍診断

2-18
プリン体を分解する乳酸菌

低プリン体食品，高尿酸血症，腸内細菌，
プロバイオティクス，プリン代謝

● 高尿酸血症と食品

高尿酸血症とは，血中尿酸濃度が7 mg/dlを超える生活習慣病である．DNA合成に不可欠なプリン（purine）体の産生過剰・排泄低下が原因である．ヒト自身が合成する尿酸は食物由来の尿酸より多く，肥満が決定的な危険因子である．また，プリン体の多い肉，魚，卵，胚芽に由来する食品を長期にわたって大量に摂取すれば危険因子となる．日本人成人男性の約20％が高尿酸血症であるといわれ，痛風ばかりでなく，高血圧，糖尿病，高脂血症，動脈硬化の要因となっている．対症療法としてプリン体を多く含む煮干，レバー，白子などの食品，ビールなどの飲料の制限が行われる．しかし，うま味成分であるプリンヌクレオチド（purine nucleotide）が制限されることから食品のおいしさが減ずることとなり，患者にとって苦痛となっている．

● 乳酸菌代謝を活用する高尿酸血症予防[1]

消化管内で乳酸菌がプリン体を分解することができれば，体内へのプリン体の吸収を抑制でき，血中尿酸値を低減できると考えられた（図1）．ヒト腸管におけるプリン体代謝の律速段階はプリンヌクレオシドであるイノシン，アデノシン，グアノシンの分解であると想定されている．また，プリンヌクレオシドは，その代謝産物であるプリン塩基に比べて血中尿酸値の上昇を招きやすい．そこで，乳酸菌によるイノシン，グアノシン分解活性が評価された．スクリーニングには，あらかじめ栄養培地にて培養した種々の乳酸菌の洗浄菌体が用いられ，腸内環境を考慮した37℃，pH 7.0，嫌気下の反応条件にて評価された．

食経験がある乳酸菌を中心に，*Bifidobacterium*，*Lactobacillus*，*Enterococcus*，*Leuconostoc* および *Pediococcus* などの乳酸菌が検討された．基質として加えたプリンヌクレオシドを活発に分解する菌株として *Lactobacillus* (*Lb.*) *mali*，*Lb. vaccinostercus*，*Lb. brevis*，*Lb. fermentum*，*Lb. homohiochii*，*Lb. pentosus* などが選抜された．これらのうち，プロバイオティクス用途に適するものは，主に植物性発酵食品，ならびに魚類，食肉の発酵食品から分離された株であった．これらを対象に食餌性高尿酸血症モデルラットを用いた血中尿酸値上昇抑制効果が検討された．

8週齢Wister系雄性ラットにウリカーゼ阻害剤（2.5％オキソネート）を加えた食餌を与えることにより，尿酸分解能が低下した状態が誘導される．これに，プリン体として1％ RNAを飼料に加えることにより，高い血

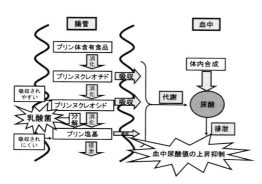

図1　腸内細菌代謝を活用する高尿酸血症予防

中尿酸値を示すラットが作出された．この食餌性高尿酸血症モデルラットに，先に選抜した食品由来の高いプリンヌクレオシド分解活性を示す乳酸菌（Lb. brevis, Lb. fermentum, Lb. pentosus など）の培養菌体（1.0×10^9 CFU）を経口投与し，摂取前，摂取2，5，8日目に尾静脈採血し，血中尿酸値が測定された．対照群（2.5％オキソネートと1％RNAを与えたもの）および無処置群（2.5％オキソネートを与えたもの）には生理食塩水が投与された．試験期間中，各群の体重増加量および摂餌量に群間差が認められなかった．無処理群では，血中尿酸値の大きな変化は見られなかったが，対照群の血中尿酸値は経時的に上昇し，5日目に最高値を示した．これに対し，乳酸菌投与は血中尿酸値の上昇抑制傾向を示し，5日目において Lb. fermentum 高活性株の投与群では対照群に対して有意な低値が観察され，Lb. pentosus 高活性株投与群では低値傾向が観察された．

以上は，モデルラットでの検討であるが，ヒトでの試験も試みられ，血中尿酸値が高値の者に対して有効性を示す結果が得られている．

● **乳酸菌におけるプリン体代謝**[2]

このメカニズムを解明すべく，効果のあった乳酸菌株のプリン体代謝が詳細に解析された．Lb. fermentum の高活性株2株，L. pentosus の高活性株1株について，様々なプリンヌクレオチド，プリンヌクレオシド，プリン塩基，尿酸に対する分解活性が評価された．いずれの菌株においても，アデノシンをアデニンに，イノシンをヒポキサンチンに，グアノシンをグアニン，キサンチンに代謝する活性が見出された（図2）．つまり，これらの乳酸菌においては，ヌクレオシダーゼ様活性が顕著であり，プリンヌクレオシドをプリン塩基へと迅速に変換する一方で，プリン塩基をさらに代謝する活性は微弱であるということが示された．

プリン塩基はプリンヌクレオシドよりも腸

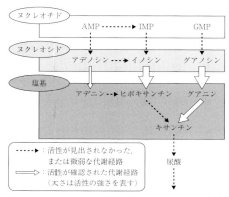

図2 Lb. fermentum 高活性株におけるプリン体代謝

管から吸収されにくいと報告されている．経口投与された乳酸菌は，腸管からの吸収を受けやすいプリンヌクレオシドを，吸収されにくいプリン塩基へ変換することにより，腸管から血中へのプリン体吸収を抑制するとともに，腸管を通じて溶解度の低いプリン塩基の排泄を促進し，最終的に体内の尿酸プールを減少する効果を発揮していると考えられた．

以上の結果により，乳酸菌を，高尿酸血症予防効果が期待できるプロバイオティクスとして利用できる可能性が示された．現在，Lb. gasseri の高活性株を活用したヨーグルトが市販されている[3]．また，本活性を保持したまま乳酸菌を腸に届ける技術としてチョコレートコーティングが開発されている[4]．

〔小川　順〕

参考文献

1) 池永　式ら．2004年度日本農芸化学会大会．3A15a07．
2) 小川　順ら．2005年度日本農芸化学会大会．30F257α．
3) 山田成臣ら．2015年度日本農芸化学会大会．2F45a10．
4) Y. Yonejima et al. 2015. Biocat. Agric. Biotechnol. **4**：773-777．

2-19 うま味性ヌクレオチド—イノシン酸，グアニル酸—をつくる微生物

核酸分解，核酸発酵，相乗効果

● うま味性ヌクレオチド

一般的に核酸とは，塩基と糖，リン酸からなるヌクレオチドおよびその重合体であり，DNAやRNAが代表的なものである．しかし，核酸発酵という場合には，主に5'-IMP（イノシン酸）および5'-GMP（グアニル酸）の生産のことをいう．これらは，うま味を呈する呈味ヌクレオチドである．両者合わせて，世界中で3万7000 tの量が生産されている（2013年，味の素社調べ）．

5'-IMPはかつお節に含まれるうま味成分であり，池田菊苗教授（コンブのうま味成分グルタミン酸を発見した）の弟子である小玉新太郎によりかつお節から単離同定されたものである．5'-IMPはカツオに元々含まれているものではなく，かつお節を作る際にカツオを煮熟・培乾させる過程で体内のATPが分解されて5'-IMPが生成する．なお，かつお節の製法においては，培乾まで行ったものは荒節と呼び「花かつお」などとして市販されているが，だし用のかつお節（本枯れ節）にするには，さらにかび付け・熟成をする必要がある．かび付けの工程では水分が除去されてさらに固くなるとともに，かびの酵素により脂肪分が分解除去されてすっきりしただしを取ることができる．かつお節につけられるかびは，初期ではアオカビ（*Penicillium*），後期にはコウジカビ（*Aspergillus*）が優勢となっている．

一方，5'-GMPは干ししいたけのうま味成分である．この核酸も生のシイタケにはほとんど含まれておらず，乾燥させる中で，自身の酵素でRNAが分解して5'-GMPが生成する．なお，5'-GMPはシイタケから見出された物質ではなく，核酸分解物のうま味核酸の研究を行う中で見出されたもので，後に，干ししいたけに豊富に含まれていることが確認された．

これらうま味の呈味核酸が重要視される理由は，うま味の相乗効果があげられる．グルタミン酸は単独でもうま味を呈するが，これら核酸が存在するとうま味強度が最高で数十倍まで増大する[1]．例えば，和食で用いられる「だし」は，昆布だしあるいはかつおだしを単独で用いるのではなく，一番だしと呼ばれる両者を組み合わせたものが用いられる．また，かつお節に醤油（グルタミン酸を含む）をかけると，一気に味が濃くなる．したがって，呈味ヌクレオチドを製造しグルタミン酸と合わせて利用することにより，その何十倍量のグルタミン酸を製造するのと同じ効果が得られるのである．日本で現在市販されているうま味調味料には，この呈味核酸が数%から10%程度混合されている場合が多い．

● 核酸（呈味ヌクレオチド）の製造方法

これら呈味ヌクレオチドの製法は現在3種の方法が並行して行われている（表1）．製法開発は，まずRNAの分解物を調べる研究が國中・坂口らによって開始された[2]．しかしながら，コウジカビの酵素でRNAを分解すると，得られたIMPはうま味をまったく示さなかった．実は，核酸の分解により生成する可能性のあるイノシン酸は2種類の異性体が存在する．リボースの5'位がリン酸化された5'-IMP（図1A）と，3'位がリン酸化された3'-IMP（図1B）である．

しかし，小玉新太郎の時代にはまだ異性体という概念がなく，うま味を呈するのがどちらの物質であるかまでは決められていなかった．國中らはそこで両物質を作成しその味を調べたところ，5'-IMPのみが呈することを見出した．

次に，RNAを5'-ヌクレオチドに分解する酵素（5'-ホスホジエステラーゼ；ヌクレアーゼP1）を探索し，1959年 *Penicillium citrinum* に見出した．その後，*Streptomyces*

表1 呈味ヌクレオチドの製造方法

製造方法	酵素・微生物など
酵素法	5'-ホスホジエステラーゼ（*P. citrinum*, *S. aureus* など）
ヌクレオシド発酵＋リン酸化法	（発酵）*Bacillus* 属菌 （リン酸化）酸性ホスファターゼ （腸内細菌群）または化学的リン酸化
直接発酵法（IMP，XMP＋GMP 変換）	*C. ammoniagenes*

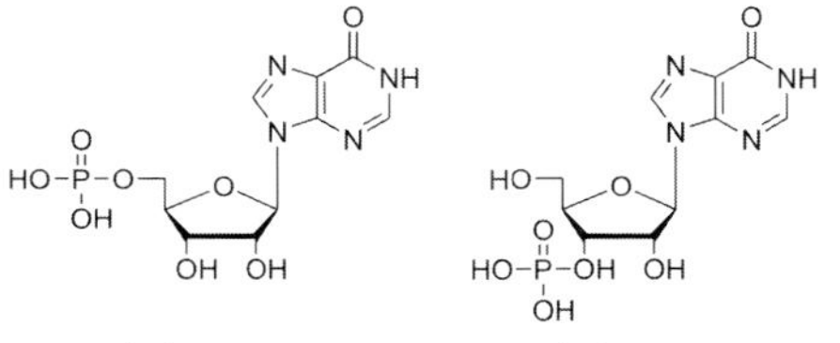

(A) 5'-IMP　　(B) 3'-IMP

図1 イノシン酸（IMP）の2つの異性体構造

aureus などからもこの酵素が見出された．酵母抽出 RNA を原料として，この酵素を用いた抽出分解法による生産は，現在でも行われている．ただし，抽出分解法は大量生産には適しておらず，現在の生産法の主流は発酵法である．

核酸発酵法は，まずリン酸化されていないヌクレオシド（イノシン・グアノシン）を蓄積させ，次にその物質をリン酸化する2段階法が広く用いられている．ヌクレオシドの発酵菌は，*B. subtilis* など *Bacillus* 属菌株を用いて育種されてきた．2段階目のリン酸化反応についても，当初は化学的方法が用いられていたが，最近では腸内細菌群から取得した酸性ホスファターゼを用いたリン酸転移反応による方法が開発されている[3]．

リン酸化されているヌクレオチドの直接発酵法も開発されており，1968年，*Brevibacterium ammmoniagenes*（現在の *Corynebacterium ammmoniagenes*）のアデニン要求株を，培養 Mn^{2+} 濃度を調節することにより 5'-IMP を多量に蓄積することを認めた．その後マンガン非感受性株を取得しマンガン過剰存在下での 5'-IMP 生産に成功した．一方，5'-IMP 生産株から誘導した2株（5'-XMP（キサンチン）生産株と，5'-XMP → 5'-GMP の変換株）を混合培養することにより 5'-GMP 生産が報告されている[4]．

● 日本が世界をリードした核酸発酵研究

核酸発酵はアミノ酸発酵とともに，応用微生物の分野で長年にわたって日本が世界をリードしてきた．日本発世界レベルでの産学共同の成功事例であると考えられる[5]．企業が大学の知識と技術をいち早く導入することにより，産業的な観点から大きな成功を収めたことはもちろんであるが，製造法開発・改良を進める中で，微生物の物質代謝における調節機構の存在を示すなど基礎的な代謝生化学にも大きな貢献があった分野である．

〔外内尚人〕

参考文献

1) 池田真吾ら．1962．品質管理．**13**：768.
2) 國中 明．1988．アミノ酸・核酸集談会30年記念講演集，pp.21-48.（財）バイオインダストリー協会．
3) 三原康博．2007．生物工学会誌．**85**：397-399.
4) 相田 浩．1983．微生物工学（日本醗酵工学会編），pp.154-159．産業図書．
5) N. Tonouchi and H. Ito. 2017. *Amino Acid Fermentation*（A. Yokota and M. Ikeda eds.），pp.3-14. Springer.

2-20
食品に添加する有機酸をつくる微生物

酸味料，クエン酸，乳酸，イタコン酸，グルコン酸，*Aspergillus*

甘味，酸味，塩味，苦味，うま味，の5つが基本味とされ，ヒトの舌に存在する酸味の受容体と酸が結合することによって酸味が認識される．食品に含まれる有機酸（分子内にカルボキシ基を有する酸，カルボン酸）は酸味を感じさせるが，水素イオン濃度だけでなく有機酸の構造によっても酸味の質は変化する．したがって，食品に含まれている多様な有機酸は複雑で奥行のある味わいを生み出す要素となっている．食品に検出される代表的な有機酸を図1に示す．

酢といえば食酢（米酢や穀物酢）を思い浮かべるが，この酸味は酢酸によるもので，揮発性があるためツンとする香りがある．食酢とは別に，レモンやユズなどを絞った柑橘酢や梅酢（梅干しの酸味）もある．これらの酸味はクエン酸によるもので，クエン酸そのものには香りはない．したがって，酢で味を調える際には，味質や香りを含めたおいしさをつくり出すため，料理の種類により食酢と柑橘酢などが，すなわち酸味料としての酢酸とクエン酸が使い分けられている．

食品添加物として認可されている酸味料は，無機酸であるリン酸を例外として他は有機酸で，クエン酸，酢酸，コハク酸，乳酸，リンゴ酸，酒石酸，イタコン酸，グルコン酸などである．ただし，コハク酸（主にコハク酸ナトリウム）はアサリなどの貝類に含まれるうま味物質で，酸味というより食品に独特なうま味を与えるために使用されている．

上述の有機酸の中で，微生物を利用して工業的に発酵生産されているものについて，以下に概略を示す．工業的製造法や代謝経路，収率などについては成書[1-3]や総説[4]を，酢酸については［1-22 酢の醸造法と酢酸菌の生態］を参照していただきたい．

● **クエン酸**[1-4]

クエン酸は1822年にレモンジュースから分離され，その後組成が決定された．クエン（枸櫞）とは中国の古語でレモンを意味し，英語のcitric acidと同じく，クエン酸とはレモン酸の意味である．クエン酸を多く含む果実や野菜をあげてみると，レモンやオレンジ，ミカン，グレープフルーツなどの柑橘類，パイナップル，イチゴ，ウメなどがある．また，トマトなどの野菜にもクエン酸が多く含まれている．しかし，現在では特別な目的がないかぎり果実などからの精製は行われてい

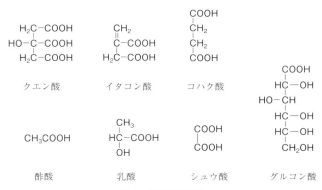

図1　各種の有機酸

ない．現在，クエン酸はそのすべてが *Aspergillus niger*（クロコウジカビ）による工業的発酵によりデンプンや粗糖を原料として生産されている．世界的な生産量は2011年には175万tに達し，生産量としてはエタノールに次ぐ発酵生産物となっている．全生産量の65～70%が食品，5～10%が医薬品，残りが各種工業用とされる．クエン酸は食品工業では酸味料やpH調整剤，静菌剤（防腐剤）として使用されている．クエン酸はいわゆるキレート作用が強く，2価および3価の金属イオンと錯体をつくる性質があるため，金属加工のキレート剤や洗剤のビルダー（洗浄力補助剤），防錆剤としての用途がある．また，クエン酸からは多様な化合物を誘導できるため，樹脂の製造原料としても利用されている．

● **乳　酸**[1,3]

乳酸には不斉炭素原子があり，D-体とL-体が存在するが，発酵醸造製品に主に見出されるのはL-乳酸である．乳酸生産菌としては多様な微生物が知られているが，工業的生産には *Lactobacillus* 属や *Streptococcus* 属の乳酸菌や *Rhizopus oryzae*（クモノスカビ）などが使用されている（世界的生産量は約20万t）．食品工業では乳酸は酸味料として使用されるが，乳酸発酵の利用としては乳酸飲料や乳酸菌飲料，ヨーグルトなどへの使用が主である．工業的には，皮革製品の脱灰剤，アクリル樹脂や生分解性プラスチック（ポリ乳酸）の製造原料としての用途がある．

● **イタコン酸**[1-3]

イタコン酸はTCA回路の *cis*-アコニット酸がアコニット酸デカルボキシラーゼによって脱炭酸されて生成する．コウジカビの一種である *Aspergillus itaconicus* の培養液に見出されたもので，現在は *A. terreus* によりデンプンや粗糖を原料として発酵生産されている（世界的生産量は約8万t）．食品向けではpH調整剤や防腐剤としての用途があるが，特有の臭気をもつため使用範囲は限定的である．イタコン酸には二重結合とカルボキシ基があるため反応性に富み，工業的には樹脂の製造原料としての用途がある．

● **グルコン酸**[1-3]

酢酸菌（*Acetobacter* 属細菌）や *Gluconobacter* 属細菌では glucose dehydrogenase, *Aspergillus niger* などの糸状菌では glucose oxidase によりグルコースが酸化されグルコン酸が生成する（世界的生産量は約7万t）．グルコン酸およびその分子内エステルのグルコノ-δ-ラクトンが食品添加物として認可されている．グルコン酸は，酸味料やpH調整剤，防腐剤として使用されている．一方，グルコノ-δ-ラクトンは豆腐製造用に，あるいは腸内ビフィズス菌増殖作用があることから飲料などに使用されている．　　〔桐村光太郎〕

参考文献

1) 栃倉辰六郎，山田秀明，別府輝彦ら監修，バイオインダストリー協会 発酵と代謝研究会編．2001．発酵ハンドブック，共立出版．
2) K. Kirimura, Y. Honda and T. Hattori 2011. *Comprehensive Biotechnology*, Vol 3, 2nd ed. (M. Y. Murray ed.), pp.135-142, 143-147. Elsevier.
3) 桐村光太郎，宇佐美昭次．2005．生物工学ハンドブック（日本生物工学会編），pp.618-623．コロナ社．
4) 桐村光太郎，服部貴澄，木野邦器．2006．バイオサイエンスとインダストリー．**64**：17-22．

2-21 植物ポリフェノールを微生物でつくる

フラボノイド，クルクミン，レスベラトロール

ポリフェノール（polyphenol）は，分子内にフェノール性水酸基を有するポリケタイド化合物の総称である．ポリフェノールは抗酸化作用を有するものが多く，食品中の有効成分として日常の食事で摂取されている．また，ポリフェノールの一部は，サプリメントや食品添加物としても利用されている．ポリフェノールは，主に植物からの抽出により生産されているが，遺伝子組換え微生物による生産法が研究されている．

● フラボノイドの生合成

イソフラボン，フラボノイド，カテキン，アントシアニンは，いずれもナリンゲニンカルコン（naringenin chalcone）を中間体とするポリフェノールである（図1）．ナリンゲニンカルコンは，4-クマロイル-CoAとマロニル-CoA（malonyl-CoA）から生合成される．この反応は，III型ポリケタイド合成酵素（polyketide synthase）の一種であるカルコン合成酵素により触媒される．4-クマロイル-CoAはシキミ酸経路由来のアミノ酸からフェニルプロパノイド経路を経て生合成される．カルコン合成酵素とフェニルプロパノイド酸経路は植物にしか存在しないため，遺伝子工学によりこれらを賦与することでポリフェノールの微生物生産ができる．マロニル-CoAは微生物の内在経路から供給される．

● ポリフェノールの微生物生産

フェニルプロパノイド経路の3酵素（フェニルアラニンアンモニアリアーゼ，trans-ケイ皮酸-4-モノオキシゲナーゼ，4-クマル酸CoAリガーゼ），カルコン合成酵素およびカルコンイソメラーゼ（ナリンゲニンカルコンをナリンゲニンに異性化する）を大腸菌で発現させると，芳香族アミノ酸からフラボノイドが生産できる[1]．フラボノイドは単一の生成物として細胞の内外に存在するため，抽出および精製が容易である．ナリンゲニン以降の修飾酵素を共発現させることで，フラボノール，アントシアニン，カテキンの生産も可能である．

植物ポリフェノールの多くは4-クマロイル-CoAをはじめとするフェニルプロパノイド経路の生成物を前駆体とする（図1）．そのため，III型ポリケタイド合成酵素の種類を変えることで様々なポリフェノールを生産することができる．フェニルプロパノイド経路の組換え大腸菌にスチルベン合成酵素を共発現するとブドウなどに含まれるレスベラトロールを生産できる．また，クルクミノイド合成酵素を共発現すると，ウコンに含まれるクルクミノイドの一種，ビスデメトキシクルクミンを生産できる[2]．

● 非天然型ポリフェノール

微生物を用いてポリフェノールを生産するメリットは不自然な構造をした天然化合物，「非天然型」天然化合物の生産にある．非天然型の生産は，precursor-directed biosynthesis法とマルチプラスミド法を組み合わせたコンビナトリアル生合成系により達成される[3]．コンビナトリアル生合成とは，生合成経路の改変・組み合わせにより，非天然化合物を合成する手法である．

● precursor-directed biosynthesis法

4-クマル酸の代わりに4-クマル酸のアナロ

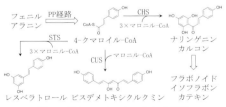

図1　ポリフェノールの生合成経路
PP経路：フェニルプロパノイド経路，CHS：カルコン合成酵素，STS：スチルベン合成酵素，CUS：クルクミノイド合成酵素．

グをフラボノイド生合成の前駆体に用いると，アナログの構造が反映された最終産物が生産できる（図2）．この方法は，基質特異性が緩やかな酵素に適用できる．また，前駆体アナログは本来の生合成前駆体と競合する可能性があるので，フェニルプロパノイド経路をもたない大腸菌は，非天然型ポリフェノールの生産に適した宿主である．

● **マルチプラスミド法**

マルチプラスミド法とは，複数のプラスミドベクターを用いて複数のタンパク質の同時発現を行う手法である．複製起点および薬剤耐性マーカーがそれぞれ異なるプラスミドベクターが複数開発されたことにより，この方法は可能となった．例えば，植物ポリフェノールの生合成を，ポリケタイド合成酵素の基質となる前駆体の供給（前駆体供給段階），ポリケタイド合成酵素によるポリケタイド合成（骨格形成段階），ポリケタイド修飾（修飾段階）の3つに分け，それぞれを異なる複製起点をもつプラスミドにクローニングすると，各段階から選択した酵素の組み合わせが同時形質転換により容易に構築できる．本系は，共通の経路から分岐する複数の生合成を研究の対象とするときに特に有用である．

● **非天然型ポリフェノールの微生物生産**

4-クマル酸 CoA リガーゼ（前駆体供給段階），カルコン合成酵素およびカルコン異性化酵素（骨格形成段階）をクローニングした組換え大腸菌に 4-クマル酸を投与するとナリンゲニンが得られる（図2）．この組換え体に前駆体アナログを投与すると非天然型フラバノンが得られる．また，フラボノイドにはフラバノン，フラボン，フラボノール，イソフラボンなどの派生化合物が存在し，これらはいずれもナリンゲニンを共通の中間体としている．つまり，上述の系に修飾段階としてフラボン合成酵素の多重組換え体を作製すると，大腸菌生体内でナリンゲニンが変換され，フラボンが生産できる．フラバノン 3-水酸化酵素とフラボノール合成酵素を修飾段階に用いれば，フラボノールが生産できる（図2）．以上の手法を用いることで，36 種類の非天然型のフラバノン，フラボン，フラボノール，スチルベンの生産に成功した[3]．以上のように，フェニルプロパノイド経路由来の前駆体は，非天然型ポリフェノールの構造多様性の源である．もう一方の前駆体，マロニル-CoA は，脂肪酸生合成の前駆体でもある．大腸菌の生体内マロニル-CoA の濃度は低いため，大腸菌を用いた生産法では植物ポリフェノールの収量が低い．現在，代謝工学的手法による収量の改善が試みられている．例えば，アセチル-CoA からマロニル-CoA までの経路の増強や，マロニル-CoA を代謝する経路の削除などである．一部のポリフェノールに関しては g/l の収量に達している． 〔鮒　信学〕

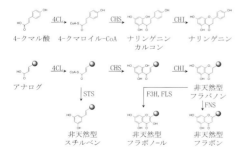

図2　非天然型フラボノイドの生合成
CHI：カルコン異性化酵素，FNS：フラボン合成酵素，F3H：フラバノン 3-水酸化酵素，FLS：フラボノール合成酵素．

参考文献

1) I. Miyahisa *et al.* 2005. *Appl. Microbiol. Biotechnol.* **68**：498-504.
2) Y. Katsuyama *et al.* 2010. *Biosci. Biotech. Biochem.* **23**：641-645.
3) Y. Katsuyama *et al.* 2007. *Chem. Biol.* **14**：613-621.

2-22
女性ホルモン様物質をつくる微生物

乳酸菌，大豆イソフラボン，腸内細菌，エクオール

● 大豆イソフラボン

大豆イソフラボンは大豆に含まれるポリフェノールで弱い女性ホルモン様作用があることから，植物性エストロゲンと呼ばれている．大豆1g当たり2〜3mg含まれている．

イソフラボンにはダイゼイン，ゲニステイン，グリシテインがあり，それぞれの配糖体（ダイジン，ゲニスチン，グリシチン）と，マロニル配糖体，アセチル配糖体，サクシニル配糖体がある．自然界では多くは配糖体として存在しているが，一部発酵食品などには糖鎖が切断されたアグリコンとして存在している．

大豆イソフラボンの機能性成分としての作用は，骨からのカルシウムの溶出を防ぐことにより，骨の健康の維持に役立つことである．大豆イソフラボンは，消費者庁が許可している特定保健用食品において「骨の健康が気になる方の食品」の関与成分として許可されており，健康強調表示としては，「骨のカルシウムを維持する」旨が表示できる．

● 大豆イソフラボンの代謝

大豆イソフラボンの中でもダイゼインは腸内細菌の働きにより，よりエストロゲン活性の強いエクオールまたは活性の弱いO-デスメチルアンゴレンシン（O-desmethylangolensin：O-DMA）に代謝される（図1）．エクオールはマウスやラットなどの動物では100%産生されるが，ヒトでは個体特性があることがわかっている．閉経後日本人女性の約50%がエクオール産生者で，日本人の若年者や欧米人では25〜30%が産生者であるという報告がある．

疫学研究では，エクオール産生者は非産生者に比べて乳がんおよび前立腺がんの罹患率が低いとの報告がある．エクオール含有食品の閉経後女性に対する二重盲検プラセボ対照の無作為化比較試験では，骨吸収マーカーである尿中デオキシピリジノリンの低下や更年期症状の緩和などが報告されている[1]．また，エクオール含有食品の介入試験の被験者（エクオール非産生者）におけるエクオールの尿中排泄量と日本人の尿中エクオールの生理的排泄量を比較したところ，エクオール含有食品摂取群の尿中エクオール排泄量は，生理的排泄量内であった．これらのことから，エクオール非産生の閉経後女性において，エクオール含有大豆発酵食品（エクオール10 mg）の摂取は，おそらく安全であることが示唆される[2]．Natural Medicine Comprehensive Databaseにおいて，エクオールは，経口で摂取される場合おそらく安全であり，更年期症状の緩和に対して有効性が示唆されると記載されている[3]．

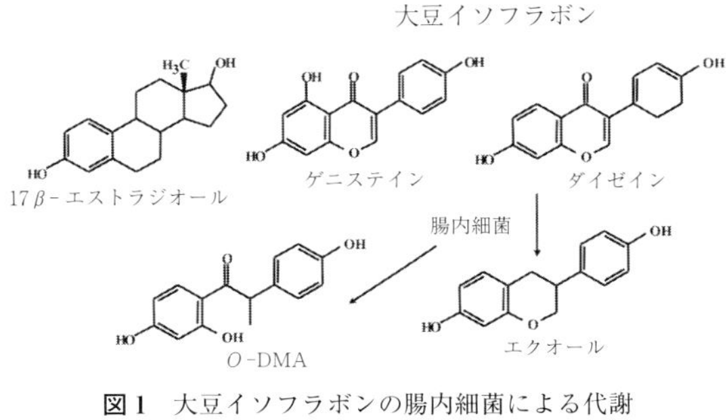

図1 大豆イソフラボンの腸内細菌による代謝

● エクオール産生菌

エクオール産生菌は各国から多数の報告がある．我が国では，ヒト腸内から単離された乳酸菌株，*Lactococcus garvieae* に関する報告がある[4]．

Uchiyama らは，大豆食品摂取後の尿中にエクオールが検出された健常男女20人の糞便からエクオール産生菌の単離に成功した．すなわち，1gの糞便を採取した後，窒素ガス通気下で培養し，エクオール産生能を評価したところ，1,300コロニー中3個のエクオール産生コロニーを単離した．そのうちの1種は，乳性乳酸菌 *Lactococcus* 属の *Lactococcus garvieae* と同定し，菌株名を *Lactococcus* 20-92株とした．他の2種は，*Eubacterium* 属，*Clostridium* 属に属するものであった．

Lactococcus 20-92株は，ダイゼイン存在下で培養することにより，ジヒドロダイゼインを介して24時間目からエクオールを産生することが観察された[5]．*Lactococcus garvieae* に分類される株には，魚病菌として単離された菌株も存在するが，β溶血反応，インドール産生能などについては陰性であることや，バンコマイシン耐性が認められないことから，比較的安全な菌株であると考えられている．また，イタリアのPDOチーズであるトーマ・ピエモンテーゼからも高頻度で検出されること，トーマ・ピエモンテーゼ以外の6種類のチーズからも検出されたことから，食経験もあるものと推定される．

135人の閉経後5年以内の健常女性から糞便を採取し，リアルタイムPCR法により *Lactococcus* 20-92株を検出した研究では，49人（36.3％）の糞便から同菌が検出されている．このことから，*Lactococcus* 20-92株はヒトにおける腸内常在性が確認された．興味深いことに，*Lactococcus* 20-92株が検出された者とエクオール産生者とは必ずしも一致しなかったことから，エクオール産生には，腸内細菌以外の腸内環境なども重要であることが示唆された[5]．

その他，ヒト腸内から，*Slackia* 属（TM-30株，DZE株，FJK1株，NATTS株），*Adlercreutzia* 属（FJC-B9株），*Eggerthella* 属（YY7918株）などがエクオール産生菌として同定されている．今後はエクオール産生能を有する乳酸菌を利用したプロバイオティクスの開発が期待される．将来的には，腸内細菌叢を視野に入れた機能性食品の開発も進むものと予想される．

● エクオール産生を高める食材

エクオール産生を高める食材としては，乳酸菌やビフィズス菌などの腸内細菌の増殖を高めるフラクトオリゴ糖などの難消化性オリゴ糖やレジスタントスターチ，その他の食物繊維が報告されている．また，大豆はもとより，魚油や茶など，和食に特有な食材がエクオール産生を高めるとの報告がある．

〔石見佳子〕

参考文献
1) Y. Tousen *et al.* 2011. *Menopause*. **18**：563-574.
2) T. Ueno *et al.* 2014. *J. Funct. Foods*. **7**：129-135.
3) Natural Medicine Comprehensive Database 2015. www.naturaldatabase.com
4) 内山成人ら．2007．腸内細菌学雑誌．**21**：217-220.
5) Y. Ishimi *et al.* 2008. *J Clin. Biochem. Nutr*. **43**（Suppl. 1）：48-52.

2-23 生薬成分を微生物でつくる

植物アルカロイド,発酵生産,大腸菌,酵母,レチクリン

人類は,大昔より酵母や放線菌などの微生物を利用して,様々な食品や医薬品を作ってきた.近年,遺伝子工学,代謝工学の手法が発展し,微生物が本来生産しない,より複雑な構造を有する化合物の生産が可能になっている.植物の産生する二次代謝産物といわれるストレス耐性,病害抵抗性などに関わる物質は,香辛料や染料,香料,医薬品などとして我々の身の回りに様々な形で利用されている.植物の二次代謝産物は,大きく分けてアルカロイド,テルペノイド,フェノール性化合物(フェニルプロパノイド,フラボノイド)の3つのグループに分類され,主に植物体からの抽出により生産されている.しかしながら,植物体での二次代謝産物の含有量は低いものが多く,その生産には数か月〜数年を要するため,大量かつ迅速に供給する方法が求められている.そこで,植物から抽出するのではなく,その生合成経路を微生物に導入し,微生物により生産させようという試みが近年盛んに行われている.微生物を用いた生産は,栽培の必要がなく生育が早いため,空間的,時間的なコストが削減できる.さらに,化学合成法に比べ,環境負荷が少ないといった利点もある.

実際に,テルペノイドの一種で,数種類のマラリア治療薬の主成分であるアルテミシニンの前駆体(アルテミシニック酸)に対して,酵母を用いた実用生産が行われている[1].アルテミシニンは現在,キク科植物のクソニンジン (*Artemisia annua*) からの抽出により生産されているが,クソニンジンの生育には1年以上かかるため高価で,発展途上国の多くのマラリア患者の治療に使用することは不可能であった.酵母にクソニンジン由来の生合成遺伝子を導入し,様々な改変を加えることで,培地中のグルコースからアルテミシニック酸が高効率に(25 g/l)生産された.

● 微生物によるアルカロイド発酵生産

一方,生薬成分として知られる植物アルカロイドは,分子内に窒素原子を含む二次代謝産物の総称で,およそ12,000種類存在している.その中でも,イソキノリンアルカロイドは,強い鎮痛作用のあるモルヒネ,鎮咳作用のあるコデイン,抗菌剤・止瀉薬として用いられているベルベリンなど,高付加価値の医薬品原料として利用されている.多くのイソキノリンアルカロイドの生合成はチロシンを経由して,(S)-レチクリンを重要な中間体として合成される(図1).これらのイソキノリンアルカロイドに対して,微生物酵素 (tyrosinase, DOPA decarboxylase, monoamine

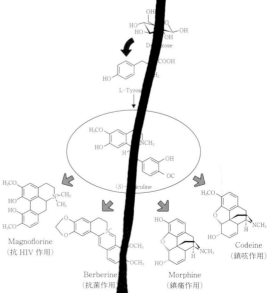

図1 植物の有用イソキノリンアルカロイド

oxidase）を用いたチロシンからの改変型イソキノリンアルカロイド生合成経路を構築することで，大腸菌（Escherichia coli）におけるレチクリン生産システムが確立された[2]．11遺伝子の過剰発現系および1遺伝子の欠失を組み込むことによって，培地中のグリセロールから46 mg/lの（S）-レチクリンが生産された（図2）．また，酵母（Saccharomyces cerevisiae）においても，グルコースからのレチクリン生産に成功している（〜80.6 μg/l）[3, 4]．さらに，イソキノリンアルカロイド中間体を基質にして，レチクリン以降のより複雑なアルカロイド（berberine, sanguinarine など）も，酵母において生産されている．

● 酵母によるオピオイド発酵生産

イソキノリンアルカロイドの中でも，麻薬性鎮痛薬であるオピオイドは医薬品原料として需要も高く，効率的な生産方法の確立が望まれていた．しかしながら，構造が複雑で，その生合成には20段階以上の酵素反応が必要であり，グルコースなどの簡単な糖類からの発酵生産は実現していなかった．最近になって，モルヒネに関する全生合成酵素遺伝子が明らかとなった．植物，細菌，ネズミに由来するそれらの生合成遺伝子を組み合わせることで，酵母内に生合成経路を構築し，ガラクトースから鎮痛薬であるオキシコドンのもとになるテバイン（6.4 μg/l），さらには，麻薬性鎮痛薬であるヒドロコドン（0.3 μg/l）の生産に成功している．現時点では植物からの抽出法に比べて生産量が低く，実用化には至っていないが，今後，生産効率が改善されることで，アルテミシニック酸のように微生物発酵法によるオピオイドの実用生産が行われるものと考えられる．

● 今後の展望

これら植物二次代謝産物の微生物生産は，含有量が少ないために生理活性の明らかではない生薬有効成分や新規化合物の生理活性の解明につながるものであり，創薬をはじめとした様々な分野に大きく貢献することが期待される．今回紹介したアルカロイド（生薬有効成分）の生産技術は，複数の生物種の酵素を用いて，天然には存在しない生合成経路を構築し，多段階の反応を必要とする化合物の発酵生産が可能であることを示している．これは，他の二次代謝産物のような複雑な反応を必要とする化合物の生産に応用できる基盤技術であり，微生物発酵における新たな展開をもたらすものである． 〔南　博道〕

参考文献

1) C. J. Paddon et al. 2013. *Nature*. **496**：528-532.
2) A. Nakagawa et al. 2011 *Nat. Commun.* **2**：326.
3) W. C. DeLoache et al. 2015 *Nat. Chem. Biol.* **11**：465-471.
4) J. J. Trenchard et al. 2015 *Metab. Eng.* **31**：74-83.
5) S. Galanie et al. 2015 *Science*. **349**：1095-1100.

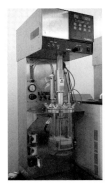

図2　微生物発酵法によるアルカロイド生産

2-24
ビタミンをつくる微生物

発酵生産，共生

ビタミンとは，高等動物がその成育に必要とする栄養因子のうち，その供給を他の生物に依存するものの総称である．現在までに，9種の水溶性ビタミン（8種のビタミンB群〈チアミン，リボフラビン，ニコチン酸，パントテン酸，ピリドキシン，ビオチン，葉酸およびコバラミン〉とビタミンC）ならびに4種の脂溶性ビタミン（ビタミンA，D，EおよびK）が知られている．他の生物から供給されるということは，すなわち，これらの物質は生物の共生を仲だちする役割を担っている分子であることを意味している．ビタミンおよび関連の化合物は，生体内における作用メカニズムが興味深いだけでなく，生態系を形づくる生物の共生関係とその進化的背景を理解するための指標としても有用な生理活性物質の一群ということができよう．

● 人間社会にビタミンを供給する微生物

各種ビタミンは，食品・飼料への添加物および医療用サプリメントをはじめ，人間社会における様々な用途のために工業生産されている[1-3]．化学合成法や生体抽出法による生産にはコストがかかることから，より安価な発酵法や酵素法の開発に努力がなされている．高生産菌の発見を通じて発酵生産が実現した事例を次にあげる．

ビタミンB_2（リボフラビン）は，酸化還元酵素の補酵素として重要な役割を果たすフラビンモノヌクレオチド（FMN）およびフラビンアデニンジヌクレオチド（FAD）の前駆体であり，主に子嚢菌 Ashbya gossypii を生産菌に用いて発酵生産されている．また，生合成遺伝子クラスターが過剰発現するように設計された枯草菌 Bacillus subtilis の遺伝子組換え株を用いた生産も行われている．

ビタミンB_{12}（シアノコバラミン）は，一部の原核生物にのみ生合成能が分布する補因子である．誘導体のメチルコバラミンとアデノシルコバラミンは，それぞれメチル基と水素の供与体として機能することで，それらの脱離や転移の酵素反応に関与する．アデノシルコバラミンは，一部の一般細菌がもつ光応答性の遺伝子発現機構において，光受容分子として機能することも知られている[4]．B_{12}は主にグラム陽性菌 Propionibacterium を用いて発酵生産されている．その他，Streptomyces 属放線菌やグラム陰性菌である Pseudomonas 属にも高い生産性を示すものが知られている．

ビタミンC（L-アスコルビン酸）は抗壊血病因子として知られ，プロリンやリジンを水酸化する反応を通じて正常なコラーゲンの生成と維持に関与している．また，強い還元性をもつために抗酸化作用を示す．化学合成と Gluconobacter 属酢酸菌を用いた微生物変換（D-ソルビトールからL-ソルボースを生成）を組み合わせたライヒシュタイン法によってD-グルコースを出発物質として生産される．一方，クロレラは糖基質からビタミンCを生成する能力を有することが知られている．

ビタミンKおよびユビキノンはいずれも末端呼吸鎖において電子伝達に関与するキノン類である．ビタミンK_2（メナキノン-4）は Flavobacterium を用いて工業生産されている．ユビキノン-10 は Candida 属酵母をアルカンなどの非糖質を炭素源として培養することで得られる．

β-カロテンはプロビタミンAとして知られ，摂取後にレチノール（ビタミンA），レチナール，レチノイン酸へと変換されて生理活性を発揮する．かびや緑藻を用いて発酵生産されている．その他，高い抗酸化活性を示すことで知られるアスタキサンチンをはじめとする種々のカロテノイドが，主に微細藻類や細菌を用いて発行生産されている[3]．

ビタミンB_5（D-パントテン酸）は CoA の前駆体であり，D-パント酸と β-アラニンの縮

合により生成する．D-パント酸の調製には，*Fusarium* 属糸状菌由来のラクトナーゼが DL-パントラクトンを光学選択的に開裂する性質を活用した酵素法が用いられる．

ニコチンアミドは補酵素 NAD（P）の構成成分である．アクリルアミドの生産に用いられることで有名な *Rhodococcus* 属由来の酵素・ニトリルヒドラターゼを，3-シアノピリジンに作用させることで合成する方法が確立している．

● 共生宿主にビタミンを供給する微生物

自然界において，微生物は様々な生物と共生関係を築いている．そこで微生物が果たす役割は多様であるが，ビタミンに代表される化学因子の供給はその1つの主要な形態であり，特に高等動物に共生する微生物の役割について詳しい検証がなされている．近年では，ゲノム解読の高速化を背景に，ゲノム中におけるビタミン合成遺伝子の有無に基づいた共生メカニズムの理解が進んでいる．

ヒト腸内細菌は，腸管免疫系の活性化を通じてヒトの健康維持に寄与していることから注目され，その多様な役割に関する研究が進んでいる．*Lactobacillus* 属に代表される乳酸菌群ならびにビフィズス菌と称される *Bifidobacterium* 属（広義の放線菌の一属）の細菌は，主にビタミンB群ならびにビタミンKを生産し，宿主であるヒトに供給していると考えられている[5]．食物に含まれるビタミンは十二指腸で吸収されるのに対し，腸内細菌によって生産されるビタミンは大腸で吸収される．

昆虫細胞内共生菌もビタミンB群を宿主に供給していることが知られているが，その役割分担は複雑である．アブラムシはD-パントテン酸の生合成に必要な酵素群の一部を欠損しており，細胞内に共生する *Buchnera* 属細菌がそれを補っている[6]．昆虫に共生しその形質を「操作」することで知られる *Wolbachia* 属細菌も，宿主にないビタミンB群の生合成能の一部を補う役割を果たしている．ある種の *Wolbachia* はリボフラビンやビオチンの全生合成遺伝子を保有しており，ビタミンそのものを宿主に供給している可能性が指摘されている[7]．

藻類の周辺に増殖する細菌は，藻類が光合成によって生産する有機物をエネルギー源として利用する一方，藻類が必要とするビタミン B_1（チアミン），B_7（ビオチン）および B_{12} を供給することで緩やかな共生関係を築いていると考えられている[8,9]．前述のように，B_{12} を生産する能力は一部の原核生物のみが保有している．一方，メチオニン合成酵素 MetH をはじめ B_{12} を必要とする生物機能は，B_{12} をもたない細菌にも広く分布している．すなわち，一部の原核生物によって合成された B_{12} は，その合成能をもたない微生物，藻類，動物に取り込まれ，その生命を支えている点で，生物界を横断するグローバルな共生因子ということができる．　　〔上田賢志〕

参考文献

1) 清水　昌．2012. 化学と生物．**50**：768-772.
2) 発酵と代謝研究会編．2001. 発酵ハンドブック．共立出版．
3) 新城雅子．2013. *Microbiol. Cult. Coll.* **29**：91-96.
4) H. Takano *et al*. 2015. *J. Bacteriol.* **197**：2301-2315.
5) J. G. LeBlanc *et al*. 2013. *Current. Opin. Biotechnol.* **24**：160-168.
6) A. C. Wilson and R. P. Duncan. 2015. *Proc. Natl. Acad. Sci. USA.* **112**：10255-10261.
7) N. Nikoh *et al*. 2014. *Proc. Natl. Acad. Sci. USA.* **111**：10257-10262.
8) 丸山明彦．2014. 環境と微生物の事典（日本微生物生態学会編），pp.306-307. 朝倉書店．
9) E. Kazamia *et al*. 2012. *Environ. Microbiol.* **14**：1466-1476.

2-25
色素をつくる微生物

カロテノイド, フィコビリタンパク質, クロロフィル, 紅麹色素

「目で食べる」ともいわれるように, 色彩は食の重要な要素の1つである. 安全性への意識の高まりから, 近年では天然着色料の使用が増えており, 微生物を用いた生産も盛んである. そこで本項では, 微生物によって生産される天然着色料 (カロテノイド, フィコビリタンパク質, クロロフィル, 紅麹色素) について概説する.

● **カロテノイド**

カロテノイドは, 8個のイソプレン単位から成る化学構造を基本骨格とする脂溶性色素である (図1). 自然界におよそ750種類存在しており, そのうち60種類ほどのカロテノイドを私たちは日常的に摂取している. β-カロテンなどの一部のカロテノイドは, プロビタミンAとして働くため, 重要な栄養素の1つに数えられる. その他にもルテインやゼアキサンチンには, 加齢性黄斑変性などの眼疾患の予防効果が知られており, ワカメなどの褐藻類や珪藻類に含まれるフコキサンチンには, 肥満症に対する改善効果が報告されている. また, パプリカやアナトーなどに含まれるカロテノイドは, 古くから着色料として利用されている. 水産分野においても, マダイやクルマエビなどの体色改善 (色揚げ) を目的として, アスタキサンチンなどのカロテノイドが飼料に添加される. 当該カロテノイド含有量の高い食品原料の抽出物を用いることが多く, 微細藻類を用いた生産も盛んである. ドナリエラ (*Dunaliella salina*) を用いてβ-カロテンが, スピルリナ (*Arthrospira platensis*) を用いてゼアキサンチンが, さらにヘマトコッカス (*Haematococcus pluvialis*) を用いてアスタキサンチンが生産されている [カラー口絵11参照]. またアスタキサンチンは, ファフィア酵母 (*Xanthophyllomyces dendrorhous*) によっても生産される.

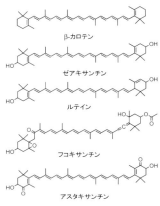

図1 カロテノイドの化学構造

● **フィコビリタンパク質**

フィコビリタンパク質は, シアノバクテリアや紅藻などが有する水溶性の色素である. テトラピロール構造を有するフィコビリン色素 (図2) が共有結合したタンパク質であり, クロロフィルaが吸収できない波長の光を吸収する光合成色素として機能している. 吸収スペクトルから赤色のフィコエリスリン, 青色のフィコシアニン, 青藍色のアロフィコシアニンの3種類に大別され, フィコエリスリンにはフィコエリスロビリンとフィコウロビリンが, フィコシアニンとアロフィコシアニンにはフィコシアノビリンがフィコビリン色素として結合している[1]. 食品との関わりでは, 赤潮などによる栄養塩類の低下や海水温上昇などの悪環境によって起こる海苔 (スサビノリ, *Porphyra yezoensis*) の「色落ち」の原因の1つは, フィコエリスリン含有量の低下と考えられている. 一方, 冷菓やわさび粉などに着色料として使用されるスピルリナ青色素は, シアノバクテリアのスピルリナ (*Arthrospira platensis*) が生産するフィコシアニンが主成分である. 健康機能性に関する

研究も進められており,肝障害モデルとして汎用される四塩化炭素投与ラットの肝臓脂質酸化が,フィコエリスリンやフィコシアニンの経口投与によって有意に抑制されることが報告されている.このことから経口摂取した際に生体内で抗酸化作用を発揮することが期待される.

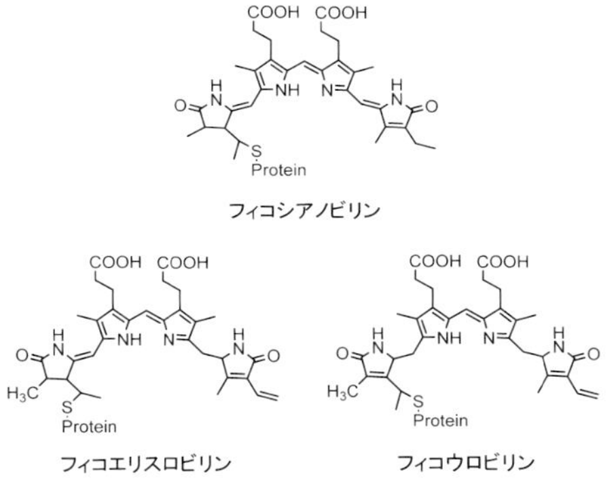

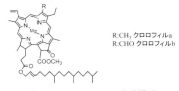

図3 クロロフィルの化学構造

紅麹色素

紅麹色素は,ベニコウジカビ(*Monascus pilosus*)によって生産される色素である.黄色のアンカフラビンや赤色のモナスコルブリン,紫色のモナスコルブラミンなどの混合物であり,全体として赤色を呈する(図4).ハムやソーセージ,かまぼこなどの着色に用いられる.また,ベニコウジカビの *Monascus anka* や *Monascus purpureus* の培養液から得られるキサントモナシン類(図4)は,紅麹黄色素とも呼ばれ,黄色の着色料として用いられる.　　　　　　　　〔真鍋祐樹・菅原達也〕

図2 フィコビリン色素の化学構造

クロロフィル

植物の光合成に重要であるポルフィリン系緑色色素のクロロフィルには,主にクロロフィルaとクロロフィルbの2種類が知られている(図3).分子の中心部分に存在するマグネシウムが,酸や光によって離脱し,それぞれフェオフィチンa,bとなる.この変換がクロロフィルの退色の原因と考えられている.フェオフィチンがさらに分解されて生成するフェオフォルバイドは,光過敏症の原因物質と考えられ,食品中のフェオフォルバイド含有量には規制値が定められている[2].安定化のためにマグネシウム原子を銅原子に置換した銅クロロフィルも食品添加物として用いられる.微細藻類ではクロレラ(*Chlorella pyrenoides*)やスピルリナ(*Arthrospira platensis*)が,食用色素としてのクロロフィルの原料となる.

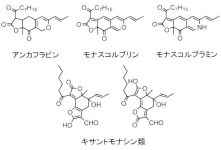

図4 紅麹色素・紅麹黄色素の化学構造

参考文献

1) 野田宏行.2000.水産利用化学(鴻巣章二,橋本周久編),pp.312-327.恒星社厚生閣.
2) 清水孝重,中村幹雄.2001.新版・食用天然色素(藤井正美監修),pp.152-156.光琳.

2-26
保存料をつくる微生物

天然保存料，ポリリジン，抗菌，ペプチド

微生物は様々な天然生理活性物質・天然有機化合物を生産し，その多くが医薬品として利用されている．その一部は，食品保存料としても利用されており，その代表例が，乳酸菌が生産するナイシン［→3-30］，放線菌が生産するε-ポリ-L-リジンである．これらは幅広い抗菌活性とその高い安全性から天然の食品保存料として利用され，両者ともアミノ酸を構成成分とするペプチド系の天然有機化合物である．

● ε-ポリ-L-リジン（ε-PL）の抗菌活性

ε-PL は，1977 年に放線菌 Streptomyces albulus の培養上清から見つかった天然のアミノ酸ホモポリマーであり（図1），25～35 残基（25～35 mer）の L-リジンがイソペプチド結合（ε アミノ基と α カルボキシル基のペプチド結合）で直鎖状につながった化学構造を特徴とする[1]．幅広い微生物に対して強い抗菌活性を示し（表1），また高い安全性も併せもつことから，数少ない天然の食品保存料（防腐剤）として実用化されている．現在もなおライフサイエンス分野，化学工業分野など多方面での用途開発が試みられており，機能性バイオポリマーとしても知られている．

ε-PL の構造は，鎖長の多様性を除けば極めて単純な構造であるが，その抗菌活性はペプチド鎖長に依存しており，8 mer 以下では抗菌活性を示さない．その抗菌メカニズムは完全に解明されていないが，ε-PL のポリカチオン性によるものと考えられている．マイナス電荷の微生物表層と静電的相互作用で吸着し，細胞膜の機能異常を引き起こすことで殺菌的に作用すると思われる．したがって，ε-PL の抗菌活性は pH 条件によって異なり，中性領域で最も高い抗菌活性を示す．また，強イオン濃度存在下では抗菌活性が低下する．

ε-PL は熱に対して安定であり，120℃で 20 分加熱してもその抗菌活性は影響を受けない．この高い安定性から種々の調理食品保存料として利用され，白米，麺，ポテトサラダ，調理野菜，ハンバーグなどには一般的に 10～500 ppm の濃度で添加される．

表1 ε-ポリ-L-リジンの抗菌活性[*1]

微生物	MBC[*2] (μg/ml)
大腸菌（Escherichia coli）	6.3
サルモネラ菌（Salmonella choleraesuis）	< 3.1
黄色ブドウ球菌（Staphylococcus aureus）	6.3
酵母（Saccharomyces cerevisiae）	25
カンジダ菌（Candida albicans）	13

[*1] 参考文献1）より抜粋．
[*2] MBC：minimum bactericidal concentration（最小殺菌濃度）．

● ε-PL の生産

ε-PL の合成酵素（Pls）は長い間不明のままであったが，2008 年に S. albulus から同定された（図1）[2]．本酵素は，非リボソーム型ペプチド合成酵素（NRPS）の活性ドメインを有する膜結合型酵素であり，260 kDa のホモ二量体酵素である．NRPS は，微生物特有の酵素であり，ペプチド系天然有機化合物の生合成を担うペプチド合成酵素として知られている．その反応メカニズムは，アデニル化ドメイン（A ドメイン）とチオレーションドメイン（T ドメイン）による基質アミノ酸の活性化，それに続く縮合ドメイン（C ドメイン）によるペプチド結合形成を基盤とする．Pls は，その N 末領域に A ドメインと T ドメインが配置されており，従来型 NRPS のドメイン構造と類似している．しかし，C 末端

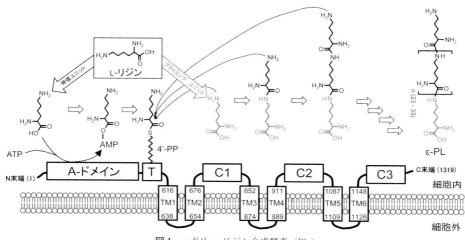

図1 ε-ポリ-L-リジン合成酵素（Pls）

側においては，NRPSとしては初めての例となる6か所の膜貫通ドメイン（TMドメイン）を有し，さらに，これらTMドメインに挟まれた3つのCドメイン（C1，C2，C3ドメイン）がタンデムに配置された特徴的なドメイン構造をもつ．

Plsの反応機構は，次の通りである（図1）．まず，基質であるL-リジンは，AドメインによってアデニルⅡ化（活性化）され，Tドメインにチオエステル結合しポリマー合成の伸長ユニットとして利用される．次に，ペプチド合成ドメインである3つのCドメインによって，酵素に結合していない遊離のL-リジン（プライミングユニット）とL-リジン伸長ユニットの間でペプチド結合が形成され，L-リジンダイマー（2 mer）が合成される．AドメインとTドメインは繰り返し反応で伸長ユニットを供給し，L-リジンダイマーのN末端アミノ基（ε-アミノ基）が次サイクルでの求核的アクセプターになることで，トリペプチド（3 mer）が合成される．この一連の反応を25〜35回繰り返すことで，ε-PLが合成される．

S. albulusにおけるε-PL生産は，培養液のpHが中性領域から4付近に低下してから観察され，さらに，その酸性条件を維持することがε-PL生産蓄積の必要条件である．この培養条件は，S. albulusが示すε-PL分解活性が中性pH領域で高く，酸性条件下ではほとんど活性を示さないという根拠に基づいて説明されてきた．しかし，ε-PL分解酵素はε-PL生産量やε-PL分子量（ペプチド鎖長）の調節にまったく関与していないことが証明され[3]．ε-PL生産培養における酸性条件は，Plsの活性発現に必要な細胞内ATP濃度の向上に重要であることが判明した．

〔濱野吉十〕

参考文献

1) K. Yamanaka and Y. Hamano. 2010. *Microbiology Monographs* (Y. Hamano ed.), Vol.15, pp.61-75. Springer.
2) K. Yamanaka *et al.* 2008. *Nat. Chem. Biol.* **4**：766-772.
3) K. Yamanaka *et al.* 2010. *Appl. Environ. Microbiol.* **76**：5669-5675.

2-27
DHAをつくる微生物

ラビリンチュラ，ヤブレツボカビ，渦鞭毛藻，
ハプト藻，PUFA，EPA

● DHAやEPAの機能と由来

DHA［ドコサヘキサエン酸，C22：6（n-3）］とEPA［エイコサペンタエン酸，C20：5（n-3）］は，それぞれ22と20の炭素に6と5の二重結合をもつ直鎖の多価不飽和脂肪酸（PUFAs：poly-unsaturated fatty acids）である．末端のメチル基から3番目の炭素に二重結合があることから，n-3系あるいはω（オメガ）3系の不飽和脂肪酸と呼ばれている．DHAは，ヒトの生体内では特に脳や網膜などに豊富に含まれ，ラットでは学習や網膜反射の能力改善の機能などが知られている．また，EPAは，これを豊富に含むアザラシや魚類などを摂取するイヌイットに，心血管系疾患が非常に少ないことから注目され，心血管系疾患リスクの低減や中性脂肪低減といった機能が認められたことなどから，医薬品としても承認されている．

このように，DHAやEPAは，重要な機能をもつにもかかわらず，ヒトは必要な量のDHAやEPAを生合成する経路をもたないため，必須脂肪酸として食物を通して摂取している．また，イワシやマグロといった，いわゆる青背の魚類は，これらの脂肪酸を豊富にもっており，我々の重要な供給源となっているが，実はこのような海産魚類も生合成経路が十分ではなく，食物連鎖を通して蓄積していると考えられている．

EPAは，地球上の光合成による一次生産量の約20％を担っている珪藻類が，細胞内に豊富に蓄積することが知られているため，魚類はEPAを珪藻類から直接，あるいは，動物プランクトンを介して得ているものと考えられる．しかしながら，DHAについては，その大本の「生産者」については不明なままとなっている．

● ラビリンチュラ類

DHAの生産者の有力な候補の1つであるラビリンチュラ類は，真核生物の巨大系統群の1つであるストラメノパイルに属する葉緑体をもたない無色の単細胞生物で，このグループには珪藻類やコンブやワカメなどの褐藻類も含まれている．栄養細胞は直径10 μmほどの球状で，栄養摂取に関係すると考えられている外質ネットと呼ばれる仮足を展開し，コロニーを形成することもある（図1）．また，鞭毛を生じる遊走細胞を形成することも知られている．

ラビリンチュラ類は，熱帯から極域にかけて，マングローブ域などの汽水域から沿岸域に豊富に生息することが知られており，特に河口域では，その炭素量バイオマスは，細菌の1.6％に達し，高次捕食者への経路が1つ少ないことを想定すると，動物プランクトンには細菌の16％以上の影響があると予想されている[1]．また，カイアシ類やヤムシ類の腸管にラビリンチュラ類が存在していることから，より高次の捕食者である魚類などに捕食されていることが示唆されている[2]．

ラビリンチュラ類のPUFAsの合成経路には，大きく2つが知られている．1つは脂肪酸の鎖長延長と不飽和化を繰り返す「エロンゲース／デサチュラーゼ経路」である．もう

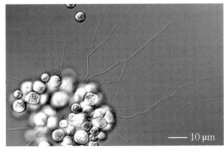

図1 ラビリンチュラ類 *Aurantiochytrium limacinum* の放射状に展開する外質ネットをもつ栄養細胞

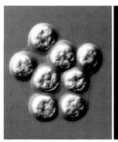
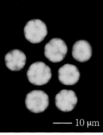

図2 ラビリンチュラ類 *Aurantiochytrium limacinum*. 右はナイルレッドで染色した脂質の蛍光.

一方はPUFAシンターゼと呼ばれるポリケチド様合成経路であり，後者は海洋細菌からの水平伝播として獲得されたことが示唆されている．系統群によってこれらの片方しかもたないものや，両者を併せもつものがある[3]（図2）．また，アメリカエネルギー省のプロジェクトによって *Aurantiochytrium limacinum*, *Schizochytrium aggregagum*, *Aplanochytrium kerguerense* の3種のゲノム情報が公開され，遺伝子のノックアウトなどの組換え技術による脂肪酸組成の改変などの実施例も示されている[3]．

また，アメリカ食品医薬品局（FDA）から，*Schizochytrium* sp.（現在の分類では *Aurantiochytrium* sp.）が，食品として問題がないことの指針（GRN No.137）が出ており，サプリメントや養殖用飼料などとして需要が大きくなっている ω3 系脂肪酸に対して，魚類以外の供給源として注目されている．また前述の通り，ラビリンチュラ類は珪藻類や褐藻類などと同じ系統群に位置することもあり，「藻類」による ω3 系脂肪酸として，ベジタリアンに対しても，重要性が増すものと思われる．

さらに，*Aurantiochytrium* 属種をはじめとするラビリンチュラ類の高い増殖能力もあって，DHA以外のスクワレン，コレステロール，アスタキサンチンなどの機能性脂質や，セルラーゼ，タンナーゼ，リグニンなどの分解酵素などの工業的な生産についても模索されている．

● その他の注目すべき生物群

また，DHAやEPAなどのPUFAsの生産については，以下のような他の系統群の真核微生物でも知られている．

まず，ラビリンチュラ類と同じストラメノパイルでは，ピンギオ藻類は高いEPAの組成を示している[4]．

別の巨大系統群であるアルベオラータに位置する渦鞭毛藻類も着目されている．特に，葉緑体をもたない海産種の *Crypthecodinium cohnii* は，ラビリンチュラ類と同様に，グルコース，ペプトン，酵母エキスで高密度培養が可能であり，FDAからも食品としての認可を受け（GRN No.41 など），DHAが工業的に生産されている．

次に，別の系統群のハプト藻類もPUFAs生産について重要な生物群であり，特に *Isochrysis galbana* はEPA生産で着目されている．

また，後生動物や菌類などを含む巨大系統群に位置するイクチオスポラ類の *Sphaeroforma arctica* でも，EPAやDHAの細胞内蓄積について報告がある[5]．　〔**本多大輔**〕

参考文献

1) M. Ueda *et al.* 2015. *Aquat. Microb. Ecol.* **74**：187-204.
2) V. Damare and S. Raghukumar. 2010. *Mar. Ecol. Prog. Ser.* **399**：53-68.
3) 伊東　信．2016．海洋と生物．**38**：59-65.
4) M. Kawachi *et al.* 2002. *Phycol. Res.* **50**：31-47.
5) P. Vrinten *et al.* 2013. *Lipids.* **48**：263-274.

2-28
担子菌による食品加工

ワイン，チーズ，味噌，発酵豆乳，後発酵茶

心筋梗塞や脳血栓などの血栓症予防に効果を示す機能性食品の開発の観点から，抗トロンビン活性や線溶活性，抗酸化活性などの生理活性について研究され，多くの担子菌に上記の活性が認められている．また，担子菌中にアルコール脱水素酵素や乳酸脱水素酵素が発見され，凝乳酵素やアミラーゼ，プロテアーゼの存在も確認されている．さらに，応用として担子菌の発酵能による機能性食品が開発されている[1]．

● 担子菌の発酵能による食品加工

アルコール飲料 担子菌のアルコール発酵能を用いて代表的な醸造酒であるワイン，ビール，清酒が生産されている．いずれも，担子菌は酵母の代わりにアルコール発酵する種菌として用い，清酒の場合では，麴菌（コウジカビ）と酵母の2種類の微生物の代わりに糖化およびアルコール発酵を行う種菌として用いられている．アルコール濃度は，ワインではヒラタケが12.2％で最も高く，ビールではマツタケが4.6％，清酒ではエノキタケが3.0％である．なお，清酒の場合，担子菌にアミラーゼ活性があり，きのこ麴の生育段階で糖化が行われている．また，アルコール発酵の際，担子菌は酵母とは異なり，菌糸体からCO_2が発生する（図1）[2]．

チーズ チーズの製造には，乳酸発酵する乳酸菌および仔ウシの第四胃にあるレンニンあるいはかび由来のムコールレンニンなどの凝乳酵素が使用されている．担子菌も乳酸脱水素酵素と凝乳酵素の両方の酵素活性を有することが見出されている．担子菌菌糸体を牛乳に加え，発酵させることでフレッシュタイプのチーズ（図2）が製造できる[3]．

味噌 味噌は，蒸米に麴菌を移植し米麴をつくった後，蒸煮した大豆を加えて，麴菌が有するアミラーゼ，プロテアーゼ，耐塩性の乳酸菌による乳酸発酵（乳酸脱水素酵素）と耐塩性酵母によるアルコール発酵（アルコール脱水素酵素）によって製造される．そこで，上記4種類の酵素を有する担子菌が見出され，味噌の製造が行われている．製造された味噌（図3）は独特の風味をもち，抗トロンビン活性や線溶活性など新たな生理活性物質を有している[4]．

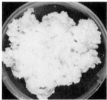

図2 フレッシュタイプのチーズ　　図3 味噌

発酵大豆 納豆は，蒸した大豆に納豆菌を培養してつくる大豆発酵食品である．納豆菌のプロテアーゼにより大豆タンパク質の一部がペプチドの形態まで分解される．納豆菌は，プロテアーゼやアミラーゼなどの各種の酵素を産生するため，本来消化されにくい大豆が非常に消化のよいものになる．そこで，特にプロテアーゼ活性が高い担子菌を用いて発酵大豆の製造が行われている．発酵大豆（図4）は，インドネシアの大豆発酵食品であるテンペに似た外観で，独特の風味を示し，1年半以上の室温保存にも耐え，担子菌由来あるいは発酵過程でつくられた抗トロンビン活

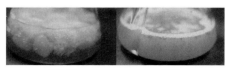

担子菌　　　　　酵母

図1 担子菌と酵母におけるアルコール発酵によるCO_2発生状態の違い

性や線溶活性などの生理活性物質も失活せずに維持している.

発酵梅 梅干しは発酵処理のない塩漬けの漬物であるが，まったく食塩を用いない場合であっても，担子菌で発酵させることによって，保存性を高め，線溶活性や抗トロンビン活性，抗酸化活性を新たに付加させた発酵梅（図5）を製造することができる．

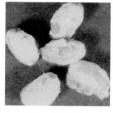
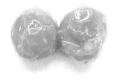

図4　発酵大豆　　　　図5　発酵梅

発酵豆乳 豆乳を担子菌で発酵させることによって，豆乳中の糖質型イソフラボンに担子菌中のβ-グルコシダーゼが作用し，体内吸収がよく活性の高いアグリコン型イソフラボンを効率よく生産させた発酵豆乳（図6）をつくることができる[5]．

後発酵茶 市販の番茶を担子菌によって発酵させると，担子菌後発酵茶の抗酸化活性，総ポリフェノール量，カテキン量が高値を示す．カテキン類の中でも -EGC のみ大幅な増加がみられることから，担子菌の発酵能により -ECg と -EGCg が加水分解され，没食子酸が遊離することで -EGC が生成し，総ポリ

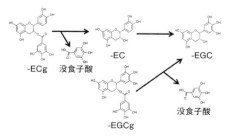

図7　カテキン代謝の仮説経路

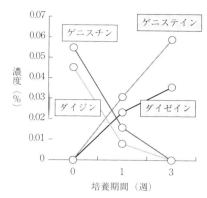

図6　発酵豆乳におけるイソフラボンの変化．豆乳を担子菌で発酵させると豆乳中のイソフラボンが糖質型（ゲニスチン，ダイジン）からアグリコン型（ゲニステイン，ダイゼイン）へ変化する．

フェノール量や抗酸化活性の増加に関与した可能性が示唆されている（図7）.

● **新しい機能性発酵食品製造の可能性**

味噌や醤油，納豆，チーズ，ワインなどの発酵食品は，長い歴史の中で，それぞれの風土によって生み出され，人類の英知の結晶として造りあげられたものである．しかし，近年，人類は，古の時代よりもはるかに多くの研究データなどを手に入れたことから，担子菌をはじめ，種々の微生物を積極的に活用することで，新しい機能性発酵食品などを創造することができるだろう．　〔松井徳光〕

参考文献
1) 松井徳光. 2013. 食品と開発. **48**：11-13.
2) T. O. Matsui. 2003. *J. MoL. CATAL.* B：ENZYMATIC. **23**：133-144.
3) T. C. Matsui *et al.* 2001. *J. Biosci. Bioeng.* **92**：30-32.
4) T. O. Matsui *et al.* 2001. *Mushroom Sci. and Biotech.* **9**：117-120.
5) 田畑麻里子ら. 2008. 日本きのこ学会誌. **16**：159-163.

2-29 コク味成分をつくる微生物

グルタチオン，
γグルタミル-バリル-グリシン，酵母

● コク味とは

コク味 (kokumi) という言葉を耳にしたことのある人もいるだろうが，それが何なのか説明できる人は少ない．似たような言葉にコクがあるが，これとの違いを説明することも難しい．食品に関わる研究者，技術者の間でコクは好ましい濃い味や風味，コク味は味を好ましく濃くする機能として認識されているようだ．ここではその認識に従ってコク味を説明するが，学術的に定義された言葉ではない．コク味は甘味，塩味，酸味，苦味，うま味などの味覚に相当するものではなく，味覚や風味を修飾する機能の一部と考えるのが適当であろう．口から摂取されコクを与える機能だからコク味と表現されたのかもしれない．コク味をもつ成分をここではコク味成分と呼ぶ．

● コク味成分の発見と機能

食品業界ではその味や風味を濃くする機能が質のよい食品を作るために使われてきた．加熱などで調理した食品素材やタンパク質の加水分解物，麹発酵液や酵母エキスには食品にコクを付与する機能があることを経験的に知っている．これらの素材にはコク味成分が含まれている可能性がある．例えば，ニンニクを加熱したものにはコク味がある．これに含まれるコク味成分は同定されており，グルタチオン (gamma L-glutamyl-L-cysteinyl-glycine, glutathione) であることがわかっている[1]．グルタチオンの場合はその構造にシステインを含むため，保存や加工中に硫黄に起因する香気が発生するが，この香気はコク味とは別のものである．一方，グルタチオンとは異なりシステインを含まない複数のペプチドが国内海外の研究者によって同定されている[2, 3]．その化合物自体には味も香りもなく，これを添加した食品の味や風味（厚みや広がり，持続性）を増強する特徴を有している．コク味は日本に独特の機能ではなく海外でも受け入れられる機能であると考えられる．

● 代表的なコク味成分の生合成系

一部の酵母エキスにも含まれるグルタチオンはグルタミン酸とシステインとグリシンから酵素反応によって作られる．グルタチオン合成酵素と呼ばれるリガーゼが関係し，グルタチオン合成酵素1 (gamma glutamylcysteine synthetase : GSH1) はグルタミン酸とシステインからγグルタミルシステインを，グルタチオン合成酵素2 (glutathione synthetase : GSH2) はこれにグリシンを結合してグルタチオンを生成する．ともにATP共役系の反応である．図1にアミノ酸からグルタチオンが生合成される反応の模式図を示す．

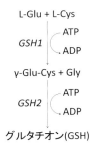

図1 グルタチオンの生合成経路

グルタチオンは食品成分として使われるだけでなく医薬品として使われてきたため，その製造方法については30年以上の長い歴史があり，各々の合成酵素に対応する遺伝子 *gshA*, *gshB* を大腸菌 (*Escherichia coli*) や乳酸菌 (*Lactobacillus lactis*) や酵母 (*Saccharomyces cerevisiae*) などに導入することでグルタチオンを生成する発酵法のほか，酵素法による製造方法についてもレビューされている[4]．

● **新しいコク味成分**

　グルタチオン以外にもコク味をもつとされるペプチドが複数報告されている．カルシウム感知性受容体（calsium sensing receptor：CaSR）がグルタチオンを受容することから，これを用いた受容体活性化物をコク味物質として探索され，複数のγグルタミルペプチドが活性化剤として見出された．官能評価の結果γグルタミル-バリル-グリシン（gamma L-glutamyl-L-valyl-glycine）はグルタチオンの10倍以上のコク味機能を有する（1/10以下の低濃度で同等の効果をもつ）ことが示されている[3]．表1に複数のγグルタミルペプチドの受容体活性と官能評価での活性の相対値を示す．EC50はCaSRに対する受容体活性が最大値の50%になる成分の濃度（EC50）であり，EC50が小さい方が活性は強いことになる．官能評価の結果はうま味成分と塩味成分を含む溶液に添加した場合の呈味強度の増加率を評価し，グルタチオンの活性を1としたときの味の強さの相対値で示した．

　このγグルタミル-バリル-グリシンは，ホタテに含まれていることが報告されているほか[5]，一部のビールや魚醤など発酵食品にも含まれていることが知られており[6]，この成分の生成に酵母などの微生物が関与していると考えられる．γグルタミル-バリル-グリシンはアメリカでのFEMA GRAS認証に加え，2014年には日本でも食品添加物として認可されている．

● **コク味への期待**

　近年では，コク味は海外のメディアでも取り上げられ，コク味は第6の味であるという記事もあった．通常のコク味成分が無味であることから，コク味を第6の味とすることは適切ではないであろうが，コク味物質は新しい調味料素材として世界で注目され始めているといってよいだろう．日本発の新しい調味機能が世界に受容され，この機能を担う成分が微生物の働きを用いて製造され，あるいはこれを含む酵母エキスやタンパク質の加水分解物などを通して，世界の人々の食生活に貢献することが期待される．　　〔幸田　徹〕

表1　コク味成分の活性比較

Compounds	EC50[*1] for CaSR（μM）	Relative kokumi activity[*2]
γ-Glu-Val-Glu	>1,000	nt
γ-Glu-Ala	50	0.15
γ-Glu-Val	10	0.61
γ-Glu-Val-Cys	10	nt
γ-Glu-Cys	3	0.63
γ-Glu-Cys-Gly	3	1
γ-Glu-Abu-Gly	3	1.7
γ-Glu-Val-Gly	0.1	12.8

[*1] EC50：受容体活性が最大値の50%となる成分の濃度．
[*2] Relative kokumi activity：グルタチオン（γ-Glu-Cys-Gly）の活性を1としたときの味の増強率の相対値．

参考文献

1) Y. Ueda et al. 1997. *Biosci. Biotech. Biochem.* **61**：1977-1980.
2) A. Dunkel et al. 2007. *J. Agric. Food Chem.* **55**：6712-6719.
3) T. Ohsu et al. 2010. *J. Biol. Chem.* **285**：1016-1022.
4) L. Yin et al. 2004. *Appl. Microbiol. Biotechnol.* **66**：233-242.
5) M. Kuroda et al. 2012. *Food Chemistry.* **134**：1640-1644.
6) M. Kuroda et al. 2012. *J. Agric. Food Chem.* **60**：7291-7296.

2-30
食品製造・加工に利用される微生物酵素①──微生物酵素の基礎

食品用酵素，微生物酵素

● 食品製造に用いられる微生物酵素

食品製造・食品加工の現場では実に様々なところで微生物酵素が利用されている．かつて食品製造に用いられる食品用酵素は，仔ウシ由来のキモシン（チーズ製造用），麦芽アミラーゼ（ビール製造用），食肉軟化用パパインのように動植物由来の酵素が中心だったが，現在は既存添加物リスト記載の食品用酵素68品目[1]のうち，一部の例を除き（表1）すべて微生物由来の酵素である．食品の安全性を確保するため，食品用酵素の起源となる微生物や製造に用いられる微生物は，通常，毒素生産性のない Bacillus 属細菌，マイコトキシンを生産しない Aspergillus 属菌や Rhizopus 属菌，乳酸菌，酵母など過去に食品製造・加工に利用されたもの，または食経験のあるもの，すなわち食品製造用として安全であることが知られている微生物から選ばれる．遺伝子組換え技術を利用して製造される場合は，酵素遺伝子を純化して用いることを条件に，供与体微生物は食経験にとらわれずに幅広く利用されている．食品用酵素は一般に食品製造・加工工程で「加工助剤」として用いられ，最終製品に酵素活性は残らない．途中，酵素の不活性化または除去の工程がなく，最終製品に酵素活性が残存する場合は，食品添加物として扱われ，原料名に「酵素」の表示が必要となる[2]．

● 微生物酵素の始まり

古来我々の祖先は酵素をそれと認識することなく，ビール，パン，チーズなどの食品製造に用いてきた．「酵素」が発見されたのは19世紀初めのこと[3]．例えば1833年，ペイエン（A. Payen）とペルソー（J. F. Persoz）は，麦芽水抽出液にデンプン分解活性を発見し，ジアスターゼ（後のアミラーゼ）と命名した．我が国では古くから日本酒や味噌・醤油の製造に米麹・豆麹を用いてきたが，これは麹菌 Aspergillus oryzae や Aspergillus sojae が麹中に生成するアミラーゼ，プロテアーゼなどの酵素を利用した食品製造である．1895年，この本質を理解した高峰譲吉は，

表1 動植物由来の食品用酵素

酵素名	起源	用途
パパイン	パパイア	食肉軟化
ブロメライン	パイナップル	食肉軟化
フィシン	イチジク	食肉軟化
アクチニジン	キウイフルーツ	口臭除去
トリプシン	ウシ・ブタ膵臓	タンパク質限定分解
キモトリプシン	ウシ・ブタ膵臓	低アレルゲン化
パンクレアチン	ブタ膵臓	消化酵素剤
リゾチーム（ムラミダーゼ）	ニワトリ卵白	食品保存剤，抗菌剤
β-アミラーゼ	麦，大豆	麦芽糖製造，餅老化防止
アスコルビン酸オキシダーゼ	カボチャ，キュウリ	練り製品（弾力性増強），製パン
リポキシゲナーゼ	大豆	パン漂白，菓子類焼成
ラクトパーオキシダーゼ	脱脂生乳，乳清	抗菌剤

（AMFEP List of Enzyme update May 2015 参照）

Aspergillus oryzae のふすま培養抽出物を消化剤タカジアスターゼとして商品化した．この時に確立されたふすま培養法は，現在も酵素の固体培養法として脈々と受け継がれている．1940年代，タンク培養によるペニシリン発酵法が確立されると，これが酵素の液体培養法に応用され，現在産業用酵素製造の主流となっている．培養液は固液分離で菌体を除いた後，限外濾過やフィルタープレス，溶媒沈殿・塩析などにより濃縮精製．これを乾燥し粉体や顆粒化製品，または塩類や糖アルコールなどの安定化剤を加えて液状製品とする．

● 微生物酵素の特徴

微生物酵素が商品化され，新しい酵素の発見を微生物に求める機運が高まったのは1950年代以降のことである．様々な酵素活性の探索が精力的に行われ，次々と新しい酵素が商品化された．しかし，当時はタンパク質の分析技術が十分発達しておらず，商品化された酵素の多くが生産菌の生成する複数の酵素の混合物であることに気づかなかった．実際，多糖類やタンパク質など複雑な天然基質を分解する微生物は多種類の酵素を生成し，これらの相互作用で高い分解力を発揮する．例えばペクチンを分解する糸状菌由来のペクチナーゼは，主にポリガラクチュロナーゼ［E.C 3.2.1.15］，ペクチンリアーゼ［E.C 4.2.2.10］，ペクチンメチルエステラーゼ［E.C 3.1.1.11］の混合物で，各々切断部位や切断様式はまったく異なるが，ともに作用することによりペクチンを効率よく分解する[4]．同様に糸状菌由来セルラーゼやプロテアーゼも触媒活性の異なる酵素の混合物である．このように産業用酵素の呼称は，生化学的な酵素名とは異なる点に留意されたい． 〔髙木　忍〕

参考文献

1) 厚生労働省ホームページ．厚生労働省行政情報　既存添加物名簿収載品目リスト　最終改正　平成26年1月30日．
2) 厚生労働省ホームページ．厚生労働省行政情報　食品衛生法に基づく添加物の表示等について　最終改正　平成27年2月20日．
3) 中森　茂．2009．技術の系統化調査報告第14集．酵素の生産と利用技術の系統化3．独立行政法人　国立科学博物館　産業技術史資料情報センター．
4) 澤田雅彦．2002．*Bio. Industry.* **19**：45-53．

2-31 食品製造・加工に利用される微生物酵素② ─ 食品用酵素の応用

糖質関連酵素, 醸造, 製パン, 油脂加工,
タンパク質加工, 機能性食品

● 糖質関連酵素

我が国で最も古くから研究がなされてきたのはデンプン加工ならびに甘味料製造に用いられる糖質関連酵素であろう[1,3]. 米芽・麦芽中の酵素を用いてデンプンから水飴を製造する手法は平安時代から伝承されてきたといわれるが, 1917年, 大量生産が可能な酸糖化法によるブドウ糖製造に置き換えられた. これは1948年, 大阪市立大学の福本寿一郎により細菌由来のα-アミラーゼを用いたデンプン液化法が考案された後, 再び酵素糖化法に戻ることになる[1]. 現在, デンプンからのブドウ糖製造は Bacillus 属細菌由来耐熱性アミラーゼを用いた高温高圧化でのデンプン液化に続き, 糸状菌グルコアミラーゼによる糖化を行う2段階方式により行われている. さらに, 1957年グルコースを甘味の強いフルクトースに異性化する酵素が見出され, これを利用した異性化糖の製造が考案された. 1971年 Streptomyce 由来の異性化酵素, グルコースイソメラーゼが我が国で商品化され, 世界に先駆けて異性化糖の製造が始まった. 詳細は別項を参照されたい.

その後, 糖質関連酵素の研究は, 新たな甘味料やオリゴ糖をはじめとする機能性食品の創生に向かう. 特に我が国ではこの分野の研究が他国に抜き出ており, 独自の発展を遂げている. 一例をあげると, 抗う蝕性のカップリングシュガー(グリコシルスクロース), 抗う蝕性で消化吸収されにくいパラチノース(イソマルツロース), ビフィズス菌を増殖させ整腸作用をもつフラクトオリゴ糖や乳果オリゴ糖(ラクトスクロース), ガラクトオリゴ糖など枚挙に暇がない[3]. このほか, トレハロースや高度分岐環状デキストリン, 近年ではアロースなどの希少糖, 糖転移ヘスペリジン, ビタミンC誘導体の製造法なども我が国で開発された独自の酵素利用技術である[3].

● その他の食品用酵素

デンプン加工について歴史のある食品用酵素は, 果汁の搾汁・清澄化に使われたペクチナーゼであろう. 我が国では1954年, 三共が糸状菌由来の酵素を販売したのが最初である[1]. 後年, 前述のようにこの酵素はペクチンを分解する複数の酵素の混合物であることが明らかとなる. 現在は起源の異なる種々の製品が市場にある[2]. また, 遺伝子組換え技術によって特定の酵素遺伝子のみを発現生産することが可能となり, 他のペクチナーゼ活性を含まないペクチンメチルエステラーゼが開発され, 果実・野菜の形状保持用に販売されている[4].

日本酒・味噌・醤油などの醸造では, 麹の酵素を補うように発酵促進, 風味改善, 劣化防止などの目的で食品用酵素が使用されている. 近年はα-グルコシダーゼの利用により糖質ゼロの日本酒の製造が可能となった[5]. また, 耐熱性アミラーゼの利用により, 原料米を「蒸す」から「融かす」方法が開発され, 品質制御のしやすい大型発酵プロセスが可能となった[5].

ビール製造では, 麦汁の濾過性向上, 酵母の生育促進などの目的で酵素が使用されるほか, 古くからオフフレーバー物質であるジアセチルの生成を低減し麦酒の熟成を早めることができるアセト乳酸デカルボキシラーゼが市場にある[3]. しかし, この酵素は遺伝子組換え技術を利用して製造されることから, 我が国では用いられていないのが現状である. 近年は低糖質麦酒製造にグルコアミラーゼなどが利用される[3].

製パンは, 本来小麦のアミラーゼで小麦デンプンが糖化され, これを酵母が発酵して発生した炭酸ガスでパンが膨らむ. ここに酵母の発酵促進やパンの網目構造改良目的で酵素が用いられる[3]. また, 特に近年利用が広が

っているのが老化防止用の細菌アミラーゼである[3]．マルトース生成型の耐熱性アミラーゼで，分解作用が限定的であるため過度にデンプンを分解することなく，適度に作用し焼成後のデンプン再結晶化を防ぎ，老化防止となる．このほか，糸状菌リパーゼの小麦レシチン分解活性を利用した乳化剤代替作用も注目に値する．

リパーゼは，古くはチーズやバター様フレーバーの製造に利用されていたが，近年はエステル交換反応による油脂の物性改変やエステル合成による構造油脂・機能性油脂の製造に利用される．特記すべきは 1985 年我が国において，固定化リパーゼを用いたエステル交換反応により，オリーブ油からチョコレート用ココアバター代替油脂を製造する技術が，世界で初めて確立された．現在は同じ技術で，脂肪になりにくい中鎖脂肪酸を含んだ機能性油脂や低トランス酸の硬化油脂などが製造される．詳細は別項を参照されたい．

タンパク質加工には様々なプロテアーゼが利用される．市場にある製品は，セリンプロテアーゼ，酸性プロテアーゼ，金属プロテアーゼなどのエンドプロテアーゼと，アミノペプチダーゼ，カルボキシペプチダーゼなどのエキソプロテアーゼの混合物であることが多い．起源となる微生物は，細菌，糸状菌，きのこ（担子菌）など多岐にわたり，前述の酵素混在比は起源や生産菌の培養法によって大きく異なる．また，生成される酵素は至適温度や至適 pH，基質特異性など酵素学的性質において多様である．システインプロテアーゼは植物由来のものが多く用いられている．微生物酵素の主な利用は，魚肉・野菜タンパク質の加水分解による調味料の製造や，血圧降下，脂質代謝改善などの作用が知られている機能性ペプチドの製造であろう[3]．また，我が国で開発され世界的に利用されているタンパク質加工用酵素に，放線菌由来のトランスグルタミナーゼがある[1,3]．主に食肉・魚肉の結着や麺などの食感改良に用いられる．

食品製造・加工に利用される微生物酵素の例を次頁表 1 に，また機能性食品をはじめとする新食品製造に用いられる酵素の例を表 2 に示した．

● **新しい酵素の利用法**

近年注目の酵素利用法として，高齢者向けの嚥下介護食の製造があげられる．これは野菜などの植物素材を凍結含浸法によってペクチナーゼ，セルラーゼ，ヘミセルラーゼなどで処理することにより，形を残したまま柔らかくするものである[6]．見た目もよく味も変わらず，これからの高齢者食品として期待される．今後はさらに国民の健康維持に役立つ酵素や，資源の節約ならびに有効利用，あるいは環境保全に役立つ酵素の開発が望まれる．

〔髙木　忍〕

参考文献

1) 中森　茂．2009．技術の系統化調査報告第 14 集，酵素の生産と利用技術の系統化 3，独立行政法人 国立科学博物館 産業技術史資料情報センター
2) 澤田雅彦．2002．*Bio. Industry*. **19**：45-53．
3) 小宮山眞監修．2010．酵素利用技術体系─基礎・解析から改変・高機能化・産業利用まで─．ニヌ・ティー・エス．
4) 清水英俊．2001．バイオテクノロジーシリーズ　最新酵素利用技術と応用展開，pp.147-153．シーエムシー出版．
5) 井上国世監修．2015．酵素応用の技術と市場．シーエムシー出版．
6) 食品と開発編．2014．食品と開発．**49**：43-44．

表1 食品製造・加工に利用される微生物酵素

応用分野	酵素	起源例
デンプン加工，甘味料・オリゴ糖製造		
デンプン分解，デキストリン製造，ブドウ糖・液化糖製造，異性化糖（高フルクトースシロップ）製造	α-アミラーゼ	Bacillus amyloliquefaciens, Bacillus subtilis, Bacillus licheniformis, Aspergillus oryzae
	グルコアミラーゼ	Aspergillus niger, Rhizopus delemer, Rhizopus niveus
	プルラナーゼ	Bacillus acidopullulyticus, Bacillus circulans, Bacillus deramificans, Klebsiella pneumoniae
	グルコースイソメラーゼ	Streptomyces phaeochromogenes, Streptomyces murinus
麦芽糖製造，マルトオリゴ糖，G3水飴，マルトテトラオースシロップ製造	β-アミラーゼ	Bacillus flexus, Bacillus cereus
	マルトトリオヒドラーゼ	Streptomyces griseus, Microbacterium imperiale
	エキソマルトテトラヒドラーゼ	Pseudomonas stutzeri
	イソアミラーゼ	Pseudomonas amyloderamosa, Flavobacterium odoratum
シクロデキストリン合成	シクロデキストリングルカノトランスフェラーゼ（CGTase）	Bacillus megaterium, Bacillus macerans, Thermoanaerobacter sp.
分岐オリゴ糖	α-グルコシダーゼ（トランスグルコシダーゼ）	Aspergillus niger
ショ糖分解，転化糖製造	β-フルクトシルフラノシダーゼ（インベルターゼ）	Saccharomyces cerevisiae
甜菜糖・砂糖収量向上	α-ガラクトシダーゼ	Aspergillus niger, Aspergillus aculeatus, Mortierella sp.
	デキストラナーゼ	Chaetomium gracile, Chaetomium erraticum
醸造		
清酒製造，劣化防止，風味改良	アミラーゼ	Aspergillus oryzae, Bacillus amyloliquefaciens
	酸性プロテアーゼ	Mucor miehei, Rhizopus niveus
	セルラーゼ	Aspergillus niger
	リパーゼ	Mucor javanicus
	酸性ウレアーゼ	Lactobacillus fermentum
	α-グルコシダーゼ（トランスグルコシダーゼ）	Aspergillus niger
味噌・醤油製造	プロテアーゼ	Aspergillus oryzae, Aspergillus sojae
	ペプチダーゼ	Rhizopus oryzae, Aspergillus oryzae
	セルラーゼ	Aspergillus niger, Trichoderma sp.
	フィターゼ	Aspergillus niger
ビール熟成促進（アセト乳酸分解），酵母生育促進，麦汁濾過性向上	α-アセト乳酸デカルボキシラーゼ	Bacillus subtilis
	プロテアーゼ	Aspergillus sp., Bacillus sp.
	グルカナーゼ	Aspergillus aculeatus, Humicola insolens, Bacillus amyloliquefaciens, Bacillus sp.
ワイン・果汁，果実・野菜加工，その他飲料		
果汁清澄，搾汁収量向上，果実加工処理	ペクチナーゼ	Aspergillus niger, Aspergillus aculeatus, Rhizopus oryzae, Bacillus subtilis
	ヘミセルラーゼ（アラビナナーゼ，アラビノフラノシダーゼ）	Aspergillus niger, Aspergillus aculeatus
	セルラーゼ	Trichoderma viride, Trichoderma reesei, Trichoderma longibrachiatum, Aspergillus sp., Humicola insolens
灰色かび病菌除去(濾過性向上)	β-グルカナーゼ	Trichoderma harzianum, Trichoderma longibrachiatum
柑橘類果汁苦味除去，缶詰白濁防止	ナリンギナーゼ（α-L-ラムノシダーゼ）	Penicillium decumbens, Aspergillus usamii
	ヘスペリジナーゼ	Acremonium sp., Penicillium decumbens
果実形状保持	ペクチナーゼ（ペクチンメチルエステラーゼ）	Aspergillus aculeatus, Aspergillus niger

用途	酵素	起源微生物
茶飲料混濁防止，苦味除去，缶コーヒー劣化防止	タンナーゼ（クロロゲン酸エステラーゼ）	*Aspergillus oryzae, Aspergillus japonicus*
コーヒー抽出，搾汁濾過性向上	ヘミセルラーゼ（マンナナーゼ）	*Aspergillus aculeatus, Aspergillus niger, Rhizopus* sp.
製パン		
膨らみ向上，食感，老化防止	α-アミラーゼ	*Aspergillus oryzae, Bacillus stearothermophilus*
膨らみ向上，食感，酸化剤代替	ヘミセルラーゼ（キシラナーゼ）	*Aspergillus niger, Humicola insolens*
	グルコースオキシダーゼ	*Aspergillus niger, Penicillium* sp.
乳化剤代替	リパーゼ	*Aspergillus* sp. *Fusarium* sp., *Penicillium* sp.
タンパク質加工，調味料製造		
食肉改善，魚介・畜肉・野菜タンパク質加水分解，調味料製造	プロテアーゼ	*Bacillus subtilis, Bacillus licheniformis, Rhizopus niveus, Aspergillus oryzae, Aspergillus niger*
	ペプチダーゼ	*Rhizopus oryzae, Aspergillus oryzae, Lactococcus lactis*
	グルタミナーゼ	*Bacillus amyloliquefaciens*
酵母エキス製造	ホスホジエステラーゼ（ヌクレアーゼ）	*Penicillium citrinum, Aspergillus niger*
	5'-デアミナーゼ	*Aspergillus melleus, Aspergillus oryzae*
	β-グルカナーゼ	*Arthrobacter* sp., *Bacillus* sp.
ペプチド製造（苦味低減）	アミノペプチダーゼ	*Lactobacillus casei, Lactococcus lactis*
	カルボキシペプチダーゼ	*Saccharomyces cerevisiae, Aspergillus niger, Penicillium* sp.
食肉・魚肉結着，麺食感改良	トランスグルタミナーゼ	*Streptoverticillium mobaraense*
溶解性，乳化・泡沫特性等物性改善	プロテイングルタミナーゼ	*Chryseobacterium proteolyticum*
油脂加工，製油		
油脂エステル交換，油脂改質，構造油脂・機能性油脂製造	リパーゼ	*Rhizomucor miehei, Aspergillus niger, Rhizopus* sp., *Penicillium camemberti, Candida cylindracea, Candida rugosa,*
乳化剤代替（酵素分解レシチン），製油（脱ガム）	ホスホリパーゼ	*Aspergillus oryzae, Aspergillus niger, Streptomyces violaceoruber*
乳製品		
チーズ製造，フレーバー製造	微生物レンネット	*Mucor pusillus, Rhizomucor miehei*
	リパーゼ	*Rhizopus oryzae, Candida cylindracea*
低糖牛乳，アイスクリーム食感改良	ラクターゼ（β-ガラクトシダーゼ）	*Kluyveromyces lactis, Aspergillus oryzae, Bacillus circulans*
その他		
水産加工	カタラーゼ	*Aspergillus niger*
ガム（口臭防止），ワインコルク臭防止	ポリフェノールオキシダーゼ（ラッカーゼ）	*Trametes* sp. *Polyporus* sp., *Myceliophthora thermophila*
食品酸化防止	グルコースオキシダーゼ	*Aspergillus niger, Penicillium crysogenum*
脱色（アントシアニン色素分解）	アントシアナーゼ	*Aspergillus oryzae*
大豆，穀類加工	フィターゼ，酸性ホスファターゼ	*Aspergillus niger, Aspergillus ficcum*
アクリルアミド低減	アスパラギナーゼ	*Aspergillus oryzae, Aspergillus niger*
D, L-アミノ酸製造	アシラーゼ（アミノアシラーゼ）	*Alcaligenes* sp., *Aspergillus* sp.
寒天・褐藻多糖類分解	アガラーゼ，アルギン酸リアーゼ	*Archromonas agarilytica, Alteromonas macleodii*

(参考文献：清水昌監修，2013，食品用酵素データ集—取り扱い手法と実践—，シーエムシー出版，農研機構ホームページ：食品総合研究所 食品バイオテクノロジー研究領域 酵素一覧（2015年7月のアンケート調査，酵素研究ユニット））

表2　機能性食品など新しい食品の製造に用いられる微生物酵素[6]

機能性食品・新食品	酵素	起源
高度分岐環状デキストリン，高度分岐デキストリン	ブランチングエンザイム（6-α-グルカノトランスフェラーゼ）	*Bacillus stearothermophilus, Aquifex aeolicus, Rhodothermus obamensis*
トレハロース	マルトオリゴシルトレハロース生成酵素（MTSase）	*Arthrobacter ramosus, Sulfolobus acidocaldarius*
	マルトオリゴシルトレハローストレハロヒドラーゼ（MTHase，トレハロース遊離酵素）	*Arthrobacter ramosus, Sulfolobus acidocaldarius*
	マルトースホスホリラーゼ	*Plesiomonas* sp.
	トレハロースホスホリラーゼ	*Plesiomonas* sp.
	イソアミラーゼ	*Pseudomonas amyloderamosa*
アラビノース	アラビナーゼ，アラビノフラノシダーゼ	*Aspergillus niger, Aspergillus aculeatus*
アスパルテーム（酵素法）	サーモリシン	*Bacillus thermoproteolyticus*
カップリングシュガー（グリコシルスクロース）	シクロデキストリングルカノトランスフェラーゼ（CGTase）	*Bacillus megaterium, Bacillus macerans, Thermoanaerobacter* sp.
パラチノース（イソマルツロース）	α-グルコシルトランスフェラーゼ	*Protaminobactor rubrum*
イソマルトオリゴ糖	α-グルコシダーゼ（トランスグルコシダーゼ）	*Aspergillus niger*
フラクトオリゴ糖	β-フルクトシルフラノシダーゼ（インベルターゼ）	*Aspergillus niger, Aureobasidium pullulans*
乳果オリゴ糖	フルクトシルトランスフェラーゼ	*Arthrobacter* sp., *Aspergillus* sp.
ガラクトオリゴ糖	ラクターゼ（β-ガラクトシダーゼ）	*Bacillus circulans, Aspergillus oryzae*
ニゲロシルオリゴ糖	α-グルコシダーゼ	*Aspergillus niger*
イヌロオリゴ糖	イヌリナーゼ	*Aspergillus niger, Aspergillus aculeatus*
キシロオリゴ糖	キシラーゼ	*Trichoderma* sp., *Bacillus pumillus, Aspergillus aculeatus*
キチンオリゴ糖	キチナーゼ	*Trichoderma harzianum, Streptomyces* sp.
キトサンオリゴ糖	キトサナーゼ	*Aeromonas* sp., *Bacillus* sp.
糖転移ヘスペリジン，ビタミンC誘導体，酵素処理ステビア	シクロデキストリングルカノトランスフェラーゼ（CGTase）	*Bacillus megaterium, Bacillus* sp.
機能性ペプチド（大豆，イワシ，ワカメなど）	アミノペプチダーゼ	*Aeromonas caviae, Lactobacillus casei, Aspergillus oryzae*
	カルボキシペプチダーゼ	*Saccharomyces cerevisiae, Aspergillus* sp.
低分子コラーゲンペプチド	コラゲナーゼ	*Clostridium histolyticum*
機能性油脂，低トランス酸油脂，高度不飽和脂肪酸（PUFA）含有構造油脂　など	リパーゼ	*Rhizomucor miehei, Rhizopus oryzae, Thermomyces* sp., *Candida cylindracea, Candida antarctica*

アオミドロを食べる

　タイの北部や東部，ラオスではアオミドロの仲間（*Spyrogyra* spp.）を"Tao"あるいは"Thao"と呼び食用としている[1-4]．アオミドロはホシミドロ目ホシミドロ科アオミドロ属の藻類の総称で，円筒形の細胞が，分岐せずに直線的に連なった糸状緑藻である．細胞内には紐状あるいは細長いリボン状の葉緑体が細胞膜の内側に沿ってらせん状に存在している．葉緑体にはところどころ太くなっているところがありピレノイドが存在している［カラー口絵12参照］．田んぼや浅い池などの流れのないあるいは流れが緩やかで，暖かな水によく生育する．一般には，底の泥や砂の上に繁茂しているが，日中は光合成による酸素発生が活発に行われるため気泡が発生し浮き上がることもある．細胞表層に多糖を分泌するため，手に取るとぬめりが感じられる．

　タイでは，田んぼや浅い養殖池のアオミドロを目の粗い網や長い棒に引っかけて静かに引き上げてザルに集め，きれいな水でよく洗いながら虫や付着物を取り除き，水を切りながら大きめ俵型のおにぎりのようなあるいは緑色のテニスボールのような形にまめられたものがバナナの皮に包まれて売られている．アオミドロ自体は，水辺に普通に見られるものの，食用にされるのは管理されたきれいな養殖池や田んぼから得られたものである．また，冷たい水で育ったものや山の渓流域に生育するものは少し堅いらしく，温暖な止水環境に生育するもののほうが好まれるそうである．また，貴ばんだものは古くなったものとして敬遠される．

　アオミドロは生食，あるいはスープや炒め物，生でサラダ風にして食べられている．Yam Tao は，煮立てた魚やエビの発酵ペーストときれいに洗って粗くカットしたアオミドロを混ぜて，ニンニク，ガランガル，トウガラシ，レモングラス，カニの身を入れてペースト状にしたものに，ほぐした煮魚を混ぜ，さらにナス，レモングラス，トウガラシ，ミントなどを混ぜたものである．ぬるぬるとした食感らしい[4]．

　これを食べて長生きしたとか，家畜のブタに食べさせるとよいという噂がある一方で，高齢者は内出血の症状を起こすので食べるべきではないとする報告もある[1]．　〔宮下英明〕

参考文献
1) 日本環境研究センター編著．2013．メコン河流域水辺の幸─インドシナ市場図鑑─，長尾自然環境財団．
2) P. Buri. 1987. *Nat. Hist. Bull. Siam Soc.* **27**：1-22.
3) S. Thiamdao and Y. Peerapornpisal. 2008. *J. Fish. Tech. Res.*（タイ語）．**3**：115-124.
4) Northern Thai Information Center, Chiang Mai University Library. *Lanna Food*. (http://library.cmu.ac.th/ntic/en_lannafood/)

2-32 食品製造・加工に利用される微生物酵素③—遺伝子組換え技術の応用

遺伝子組換え技術

● **遺伝子組換え技術を利用した食品用酵素**

遺伝子組換え技術が食品用酵素に利用され始めたのは1980年代のことで，1984年，耐熱性のマルトース生成型細菌アミラーゼが Bacillus subtilis を宿主に発現生産されたのが最初である．次いで，麹菌 A. oryzae を宿主として用い Rhizomucor miehei や Thermomyces lanuginosa のリパーゼが生産された．いずれも酵素の生産性を向上させる目的で，遺伝子組換え技術を利用したものである．一方，遺伝子組換え技術は，アミノ酸残基を置換することにより酵素の性質を改変するタンパク質工学にも利用される．最初に市場に登場した改変型食品用酵素は，1998年に開発されたカルシウムの依存性を低減したデンプン加工用 α-アミラーゼであろう．これは5つのアミノ酸が置換された酵素である．2015年8月現在，わが国で安全性審査の手続きを経て認可された組換え DNA 技術応用食品用酵素は18品目ある（表1）．このうち改変型の酵素は5品目あるが，近年増加傾向にある．この他，生産菌構築に用いられたすべての遺伝子が宿主と同一種由来であるセルフクローニング，または導入した遺伝子の起源種が宿

表1 我が国で安全性審査の手続を経た組換え DNA 技術応用食品添加物（酵素）（2015年6月1日現在）[1]

対象品目	名　称／申請者／開発者	性　質	官報掲載
α-アミラーゼ	TS-25／ノボザイムズ／Novozymes A/S	生産性向上	2001
	BSG-アミラーゼ／ノボザイムズ／Novozymes A/S	生産性向上	2001
	TMG-アミラーゼ／ノボザイムズ／Novozymes A/S	生産性向上	2001
	SP961／ノボザイムズ／Novozymes A/S	生産性向上	2002
	LE399／ノボザイムズ／Novozymes A/S	生産性向上	2005
	SPEZYME FRED™／ジェネンコア／Genencor Inc.	耐熱性向上	2007
	α-アミラーゼ／ノボザイムズ／Novozymes A/S	耐熱性向上 スクロース耐性向上	2014
	α-アミラーゼ／ノボザイムズ／Novozymes A/S	耐熱性向上	2015
キモシン	マキシレン／ロビン／DSM	生産性向上	2001
	カイマックス キモシン／野澤組／CHR. HANSEN A/S	生産性向上	2003
プルラナーゼ	Optimax／ジェネンコア／Genencor Inc.	生産性向上	2001
	SP962／ノボザイムズ／Novozymes A/S	生産性向上	2002
リパーゼ	SP388／ノボザイムズ／Novozymes A/S	生産性向上	2001
	NOVOZYM677／ノボザイムズ／Novozymes A/S	生産性向上	2003
グルコアミラーゼ	AMG-E／ノボザイムズ／Novozymes A/S	生産性向上	2002
α-グルコシルトランスフェラーゼ	6-α-グルカノトランスフェラーゼ／江崎グリコ／江崎グリコ	生産性向上 性質改変	2012
	4-α-グルカノトランスフェラーゼ／江崎グリコ／江崎グリコ	生産性向上	2012
シクロデキストリングルカノトランスフェラーゼ	シクロデキストリングルカノトランスフェラーゼ／日本食品化工／日本食品化工	生産性向上 性質改変	2014

主種と自然界で交雑することが知られており，同一のものが自然界で発生しうるナチュラルオカレンスに該当し，組換え DNA 技術を応用したとはみなされないと判断されたものが，2015 年 7 月現在 19 品目あり，こちらも増加傾向にある（表 2）．セルフクローニングは，我が国のほかドイツなど一部の国が採用しているが，ナチュラルオカレンスは我が国独自の安全性基準である．

〔髙木　忍〕

参考文献
1) 安全性審査の手続を経た旨の公表がなされた遺伝子組換え食品及び添加物一覧．厚生労働省医薬食品局食品安全部．平成 27 年 6 月 1 日現在．
2) 安全性審査の手続を経た遺伝子組換え食品及び添加物一覧（セルフクローニング，ナチュラルオカレンス，高度精製品）．厚生労働省医薬食品局食品安全部．平成 27 年 7 月 31 日現在．

表 2　食品安全委員会*でセルフクローニング，ナチュラルオカレンスに該当すると判断された食品用酵素（2015 年 7 月 31 日現在）[2]

対象品目	生産菌株	決定
セルフクローニング		
プロテアーゼ	*Aspergillus niger*　GEP-44 株	2007
アスパラギナーゼ	*Aspergillus niger*　ASP-72 株	2013
プロテアーゼ	*Bacillus subtilis*　BPN01 株	2014
ナチュラルオカレンス		
ホスホリパーゼ A2	*Streptomyces violaseoruber*　AS-10 株	2004
キチナーゼ	*Streptomyces violaceoruber*　pNAG 株	2008
ヘミセルラーゼ	*Bacillus subtilis* XAS 株	2009
キチナーゼ	*Streptomyces violaceoruber*　pCHI 株	2009
グルカナーゼ	*Streptomyces violaceoruber*　pGlu 株	2010
プロテアーゼ	*Streptomyces violaceoruber*　pCol 株	2011
ホスホリパーゼ	*Streptomyces violaceoruber*　pLPL 株	2012
ホスホリパーゼ	*Streptomyces violaceoruber*　pPDN 株	2012
ペプチダーゼ	*Streptomyces violaceoruber*　pSSA 株	2014
ペプチダーゼ	*Streptomyces violaceoruber*　pXPO 株	2014
区分不明		
酸性ホスファターゼ	*Escherichia coli*	2001
グルコイソメラーゼ	*Streptomyces rubiginosus*　SYC5406 株	2001
α-アミラーゼ	*Bacillus licheniformis*　T396 株	2001
リパーゼ	*Penicillium camembertii*　I 株，III 株	2003
ホスホリパーゼ D	*Streptomyces violaceoruber* pTOMO11 株	2003
ホスホリパーゼ A2	*Streptomyces lividans*　TK24 株	2003

*2003 年 6 月までは厚生労働省．

2-33
オリゴ糖製造への
ホスホリラーゼの利用

ホスホリラーゼ，砂糖，ヒトミルクオリゴ糖

近年種々のオリゴ糖が食品素材として市販されるようになった．これらのオリゴ糖の大部分は，天然に得られる多糖／オリゴ糖の限定分解あるいは酵素法による糖転移反応により製造されている（図1 A, B）．

(A) 多糖の限定加水分解（酸分解；酵素分解）

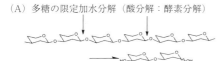

(B) 糖転移反応による結合の変換（酵素反応）

(C) ホスホリラーゼによる合成

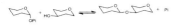

図1　オリゴ糖製造法の原理

従来法では以下に示すように原理的に原料に含まれる結合のオリゴ糖しか調製することができない．多糖の限定分解の場合は，酵素法／非酵素法にかかわらず分解されない結合を残す反応なので理解しやすい．酵素の糖転移反応を用いた方法においても，特定のグリコシドを他の水酸基に対して同じ結合で転移する反応なので，必然的に原料と同じ結合のオリゴ糖しか製造できないことになる．原料となる天然界に大量に存在する安価な糖資源は，スクロース，デンプン，乳糖など限られるため，製造できるオリゴ糖のバリエーションは必然的に限定される．

● ホスホリラーゼの利用

このような従来法の限界を打破することを目指して，ホスホリラーゼ（糖加リン酸分解酵素）を用いたオリゴ糖の調製が検討されてきた．ホスホリラーゼとはグリコシド結合を加リン酸分解して糖1リン酸を生成する酵素の総称である（図1C）．その反応は可逆であり，糖1リン酸とアクセプター糖から分解される基質となるオリゴ糖を調製することができる．既知のホスホリラーゼは，基質特異性が厳密であるため，逆反応においては特定の結合をもつオリゴ糖を選択的に合成可能である．2015年現時点で30種の活性が報告されている[1]．

糖1リン酸は一般に高価である．しかしながらホスホリラーゼ反応の可逆性を利用して1つのホスホリラーゼを糖1リン酸生成に，もう1つの生成する糖1リン酸が同一のホスホリラーゼをオリゴ糖合成に組み合わせて用いることにより，糖1リン酸を直接用いることなくオリゴ糖を一段階の反応で調製することが可能である．デンプン，マルトース，スクロースを基質とするホスホリラーゼがそれぞれ知られていることから，安価な原料からオリゴ糖を製造することが可能になる．

(A) マルトース + リン酸 ⇌ βGlc1P + グルコース
βGlc1P + グルコース ⇌ トレハロース + リン酸
―――――――――――――――――――――
マルトース ⇌ トレハロース

(B) スクロース + リン酸 ⇌ αGlc1P + フラクトース
αGlc1P + グルコース ⇌ セロビオース + リン酸
フラクトース ⇌ グルコース
―――――――――――――――――――――
スクロース ⇌ セロビオース

(C) スクロース + リン酸 ⇌ αGlc1P + フラクトース
αGal1P + GlcNAc ⇌ LNB + リン酸
UDP-Gal + αGlc1P ⇌ UDP-Glc + αGal1P
UDP-Glc ⇌ UDP-Gal
―――――――――――――――――――――
スクロース + GlcNAc ⇌ LNB + フラクトース

図2　ホスホリラーゼ組み合わせ反応によるオリゴ糖調製法（LNB，ラクト-N-ビオース I）
両辺に現れる化合物はリサイクルされるため，触媒量存在すればよい．

● **原料と同じグリコシドの調製**

　生成する糖1リン酸が同一の場合は2つのホスホリラーゼ反応を反応容器中で同時に行うことにより目的のオリゴ糖を調製することができる．マルトースホスホリラーゼと反転型トレハロースホスホリラーゼを組み合わせたマルトースを原料としたトレハロースの調製法がこの方法の最初の報告例である（図2A）[2]．

　同様の例としてグリコーゲンホスホリラーゼとスクロースホスホリラーゼを組み合わせたスクロースを原料とした直鎖アミロースの製造法が江崎グリコらにより工業化された．これら2例はαグルコシドを原料としてαグルコシドを生成する反応であるので通常の糖転移酵素でも達成の可能性のある反応である．

● **原料と異なるグリコシドの調製**

　通常の酵素法で合成不可能なオリゴ糖の製造法としてスクロースを原料としたセロビオースの製造法が報告された（図2B）．スクロースホスホリラーゼとセロビオースホスホリラーゼを組み合わせて用い，さらに，グルコースイソメラーゼの反応を追加することにより，スクロースのみを原料としたセロビオースの酵素合成を達成している．この反応は従来酵素法では不可能なαグルコシドからβグルコシドを製造する方法である[2]．また，セロビオースホスホリラーゼをラミナリビオースホスホリラーゼに変えることによりそのままラミナリビオースの製造法として用いることができる．

　セロビオース合成反応において基質高濃度で反応を行うとスクロースとセロビオースの溶解度の差からセロビオースが反応液中に自動的に結晶として析出してくる．セロビオースを濾過除去後に同量のスクロースを追加することを繰り返すことにより反応を半連続的に行うことが可能であり，スクロースから収率90％以上でセロビオースを得ることが報告されている．

　異なる糖1リン酸を生成するホスホリラーゼでも，糖1リン酸の変換酵素系を組み込むことにより組み合わせが可能になる．1,3-β-ガラクトシル-N-アセチルグルコサミンホスホリラーゼ（GLNBP）は，ラクト-N-ビオースI（Galβ1,3GlcNAc，LNB）をαガラクトース1リン酸（αGal1P）とN-アセチルグルコサミン（GlcNAc）に可逆的に分解する酵素である．LNBはヒトミルクオリゴ糖末端に多く含まれる二糖単位であり，ビフィズス菌増殖因子として期待されている．スクロースホスホリラーゼとGLNBPを用いることによるスクロースとGlcNAcを原料としたLNBの製造法が報告された[3]（図2C）．スクロースホスホリラーゼの生成する糖1リン酸はαグルコース1リン酸（αGlc1P）であるが，UDP-グルコース-ヘキソース1-リン酸ウリジリル転移酵素およびUDP-グルコース4-エピメラーゼをさらに同時に働かせることによりαGal1Pに変換されGLNBP反応によりLNBが生成する（図2C）．これはαグルコシドであるスクロースを原料としてβガラクトシドであるLNBを調製する，従来の酵素法の常識を覆す方法である．

● **今後の展望**

　近年βマンノシドを加リン酸分解するホスホリラーゼが発見されるなど新規な酵素が続々見つかっており[1]，従来製造ができなかったオリゴ糖が今後新たな酵素利用技術により実用的に製造可能になることが期待される．

〔北岡本光〕

参考文献

1) M. Kitaoka. 2015. *Appl. Microbiol. Biotechnol.* **99**：8377-8390.
2) 北岡本光，林　清．2002．*Trends Glycosci. Glycotechnol.* **14**：35-50.
3) 西本　完．北岡本光．2008．化学と生物．**46**：522-524.

2-34
機能性甘味料
―エチル-α-グルコシド―をつくる

α-グルコシダーゼ, *Aspergillus kawachii*,
機能性甘味料

健康に対する意識の向上から,生体調節機能に影響を与える食品の三次機能への期待が高まり,様々な製品が開発されている.

機能性成分は食品素材に含有されるほか,発酵や加工過程で生じることが知られている.日本酒やみりん中に含まれるエチル-α-グルコシド(ethyl-α-glucoside:α-EG)(図1)は,グルコースの1位の炭素にエトキシル基がα結合した非還元性糖で,高い水溶性を示す化合物である.α-EGは,グルコースなどと同様,発酵食品の味や品質に影響を及ぼす重要な構成成分となっている.即効性の甘味と遅効性の温和な苦味や濃厚味を呈し,加熱調理した際に魚肉や畜肉の生臭さを抑える消臭効果や,塩味を和らげ,全体の味をまろやかにするなどの味質改善効果をもつ[1].古来より日本人は料理の味を整えるときや,生臭さを消すときに日本酒を用いてきた.また,難消化性で腸内細菌にて資化されることから,糖質吸収阻害効果や腸内菌叢改善効果などが期待され[2],さらに肌の角質化を促進する作用により,整肌効果も報告されている[3].

以上のことからα-EGは人体の内外において非常に有用な物質であり,その独特の風味や効果から,新たな甘味剤としての食品への利用や,化粧品への応用も期待されている.

清酒やみりんなどのα-EG量は,0.5〜1.0%程度で,水,エタノール,グルコースに次ぐ多量成分の1つであるが,これを産業的に利用するには生産性の改善が求められる.高価なエタノールを使用しなければならないことなど改善するため,酵母とα-グルコシダーゼ(α-glucosidase, EC 3.2.1.20)とを併用することなどが考えられている.

● α-EGの生成について

α-グルコシダーゼはマルトースの加水分解反応を触媒するグリコシダーゼの一種だが,一部の生物種由来のものは転移反応能力をもち,これらを利用すると転移生成物の生産が可能となる(図1).

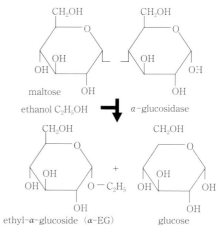

図1 α-グルコシダーゼの転移能によるα-EGの生成

転移反応能力をもつα-グルコシダーゼを利用することで,エタノール存在下でマルトースなどのマルトオリゴ糖を基質として,α-EGなどを生産することができる.

しかし,生物種によりグルコシダーゼの性質が異なり,転移は見られず本来の加水分解反応のみ示すものや転移反応だけでなく縮合反応によりα-EGの生成する酵素もあり,その生産性は多様である.様々な生物種を調べ,高いα-EG生産能を有する生物株を探したところ,酒の醸造に深く関わる糸状菌*Aspergillus*属の一種で焼酎や泡盛の醸造に用いられる*Aspergillus luchuensis* mut. *kawachii*(白麹菌:以下 *A. kawachii*と略す)N-3株の生産するα-グルコシダーゼは,高い転移能とエタノール耐性をもっていた.

なお，複数のAspergillus菌種についてα-EG生産性を調べたところ，すべての菌株で生産が確認されたため，醸造物に含まれるα-EGは酵母により生産されたエタノールが麹菌の酵素によるデンプン分解物のマルトオリゴ糖と反応し生成されると考えられる（酵母由来の本酵素はα-EG生産性が確認できなかったため）．

A. kawachii N-3株由来の本酵素は膜結合型であり，176 kDaと122 kDaのサブユニットからなる複合体を形成していると考えられている（図2）．本酵素の諸性状において，加水分解活性では50%のエタノール存在下においても相対活性で40%以上の活性を示し，60%のエタノール中でも安定であったことから，非常にエタノール耐性の高いことが確認された．さらに本酵素はエタノール以外のメタノール，グリセロール，エチレングリコール，プロピレングリコール，プロパノールおよびブタノールなどのアルコールもアクセプターとすること（図3），さらにスクロースやラフィノースに対しても転移活性をもち，基質特異性が非常に低く，様々な反応を触媒する酵素であるということが推察された．A. kawachii N-3株由来のα-グルコシダーゼが高いα-EG生産能や反応性をもつことが明らかとなったが，微生物がなぜこのような酵素を生産するのかは不明である．生育環境中のエタノール濃度や浸透圧を下げるためということも考えられるが，推測の域を出ない．

● 今後の展望

本酵素を含む各α-グルコシダーゼの示した転移反応の結果は，α-EGも現在工業的に生産されているオリゴ糖類や異性化糖などと同様，酵素を利用した生産が可能であり，かつその幅広い基質特異性を利用することでより効率的にα-EGを生産できることを示唆している．そのため目的物質に応じたスクリーニングにより，新たな転移反応を触媒するα-グルコシダーゼの獲得も可能であると考える．今後，新たなα-グルコシダーゼを用いたより魅力的な配糖体の生産を期待する．

〔辻井良政〕

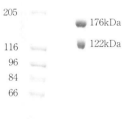

図2 A. kawachii N-3株由来のα-グルコシダーゼのSDS-PAGE

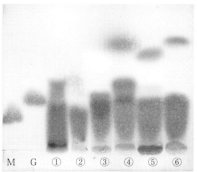

図3 アクセプターの異なる転移生成物の生産
グルコースよりも移動距離の長いバンドが転移生成物として検出できる．

参考文献

1) 芳川憲司，池田潔昭，谷川弘晃ら．1994．日本食品工業学会誌．**41**：878-885．
2) 堀越俊雄．1999．香粧品科学．**31**：25-30．
3) 山下裕司，山﨑 舞，瀧澤 毅ら．2014．千葉科学大学紀要．**7**：97-104．

2-35
希少糖をつくる

エピメラーゼ，イズモリング，D-プシコース

● **三大栄養素の1つ糖質**

　糖質は太陽の光エネルギーを植物が光合成により化学エネルギーへ変換して作られる，三大栄養素の1つである．単糖は糖質を加水分解し，それ以上小さくするとその性質が失われる最小の単位である．ヒトは糖質を単糖まで消化（加水分解）し，吸収してエネルギーとして利用している．糖の役割は太陽の光エネルギーを化学エネルギーとして蓄積し，生物へ伝搬することが大きな役割の1つである．

● **希少糖の定義と自然界での役割**

　希少糖は「現在の地球上に存在する単糖のなかでその存在量が少ない単糖及びその誘導体」と定義された（国際希少糖学会）．現在の地球上では糖を含め有機物は，ほぼすべてが生物によって生産されている．また，生物は進化の過程で不要のものはできる限り生産能力を捨ててきている．このことから考察すると，存在量の少ない希少糖は，生物はそれを作る能力がほとんどなく，必要としない単糖ということになる．三大栄養素としての糖質の最大の役割はエネルギーを供給することであるから，存在量の少ない希少糖は糖質としての役割を果たせるとは思えない．すなわち，希少糖の定義では「存在量が少ない」単糖となっていることから，自然界の役割は，本来の糖の役割ではないと考えるのが妥当であろう．

● **希少糖の研究**

　上記のように，現在の地球上における希少糖の役割は明確ではないといえそうである．そのような希少糖を研究する意義はあるのだろうか．そして，希少糖の研究は目的がわからないまま「希少糖をつくる」ことから始まったのであった．

　生物にとって必要性が少ないと思われる希少糖は，研究者の興味をひく研究の対象とはならなかった．また，19世紀には大化学者フィッシャー（H. E. Fischer）らが単糖について精力的に研究し，その構造を確定し，名前も決まってしまった．これらのことから，単糖の研究は完成されてしまったと研究者全員が思ったのである．そして，21世紀はバイオの世紀といわれるように，研究者の興味の中心は遺伝子，タンパク質などの高分子化合物へと進み，素晴らしい成果をあげるに至っている．

　一方，自然界に少量でも存在するのだから，希少糖には何らかの存在意義はあるとも考えられた．そのような考え方から，希少糖の存在意義を明らかにすること，また，希少糖に利用価値が存在するか否かを確かめる研究が進んだ．そのためにまず，希少糖を大量に作ることから研究が進められたのであった．

● **単糖の数と希少糖の数**

　単糖の総数についてまとめる．炭素数4，5，6の単糖は，それぞれテトロース，ペントース，ヘキソースである．D-グルコースのように炭素1位にC=Oがあるのがアルドース，D-フルクトース（果糖）のように，炭素2位にC=Oがあるのがケトースである．アルドースとケトースの数はそれぞれ，テトロースは4個と2個，ペントースは8個と4個，ヘキソースは16個，8個存在する．またそれらを還元してできる糖アルコールは全部で17個存在する．これらすべてを合計すると，59個となる．通常自然界に多く存在する単糖は，D-グルコース，D-マンノース，D-ガラクトース，D-フルクトース，D-キシロース，L-アラビノース，D-リボースの7種類であり，希少糖の数は約50種類といってよいであろう．ただ，これらの誘導体も希少糖であるので，実際の数は無限ともいえる．

● **希少糖の生産**

　わずかな量しか存在せず数の多い希少糖を

自然界から抽出する方法では，研究用に使える量を得ることは不可能である．希少糖をつくるには，①自然界に大量に存在する単糖を原料に，②微生物反応や酵素反応によって作ることが適切であろうと考えられた．

原料として用いる単糖として最も安価で純粋な状態で得られるものはD-グルコースであると考えられる．デンプンをアミラーゼで加水分解して大量に生産され，入手も簡単である．ところが，用いる酵素は何を用いるかが大問題となる．

生物は通常希少糖を必要としないため，自然界に存在量が少ない．したがって，それを作る酵素は通常はほとんど存在しないと予想される．酵素を用いて希少糖を作るというその「酵素」は生物が作るのであるから，希少糖の生産に用いる酵素はどこに存在するのだろうか．

● **希少糖生産の鍵となる酵素**

香川大学農学部構内の土の中から分離した微生物中に，まったく偶然に新しい酵素がみつかった．「新しい」というのは，研究者が頭の中で経験的な知恵をもとに予想できるものでなかったということである．希少糖を作ることに利用できる酵素は，まったく予想することができない作用を触媒するものであった．

それは遊離のケトースの3位をエピ化するDTE（D-tagatose 3-epimerase）であった．通常のエピメラーゼは，リン酸化された糖あるいはUDPと結合した糖にのみに作用するエピ化酵素が存在していた．例えばL-キシルロース5-リン酸3-エピケラーゼやUDP-D-ガラクトース4-エピメラーゼなどである．それまでは遊離の糖に作用するエピメラーゼの存在は報告されていなかった．反応のエネルギー等の関係などから，遊離の糖に作用するエピメラーゼは存在しないものと漠然と考えられていたのである．

発見された酵素は遊離のD-タガトースの第3位のOHを反対側へ移動（エピ化）し，D-ソルボースを生産する酵素であった．さらに大きな特徴は，特異性が非常に広く，D-，L-のすべてのケトヘキソースおよびケトペントースに作用し3位をエピ化し，相当するケトースを生産する特徴をもっていた．

またこの微生物はD-タガトースが存在する時にのみ，このDTEを誘導生産したのである．土壌中にD-タガトースが存在するとは思われないことから，この本酵素の微生物における存在意義は今も不明のままである．

● **すべての希少糖を作る戦略 Izumoring**[1]

新しく見出された酵素等を使って多くの希少糖の生産について検討する中で，数の多い希少糖のすべてをつくる戦略が見つかった．これは，酵素反応ですべての単糖をつなぐ方法を模索する中で偶然見つかったものであった．図1（次頁）に炭素数6のヘキソースのIzumoringを示した．黒い丸がケトヘキソース，灰色の丸がアルドヘキソース，そして白い丸がヘキシトール（糖アルコール）である．34個の全ヘキソースがD-型が右側，L-型が左側に，そして中心の星印を点対称の焦点としてリング状に酵素反応でつながっている．D-型からL-型への入り口は4つが存在することがわかる．

炭素数4，5のテトロースとペントースも同様にすべてのテトロースおよびペントースを酵素でつなぐIzumoringを描くことが容易である．これは希少糖を生産する設計図であり，目的とする希少糖をつくるナビゲーターのように利用することが可能である．

例えばD-グルコースからL-グルコースをつくる場合は，以下の反応でつくることが可能である．①D-グルコースを異性化してD-フラクトースへ，②それをエピ化してD-プシコース（D-allulose）へ，③それを還元してアリトールへ，④それを酸化してL-プシコースへ，⑤それをエピ化してL-フラクトースへ，⑥それを異性化することでL-グルコースをつくることができる．それぞれの反応は適切な微生物と酵素を用いることで比較的容易に

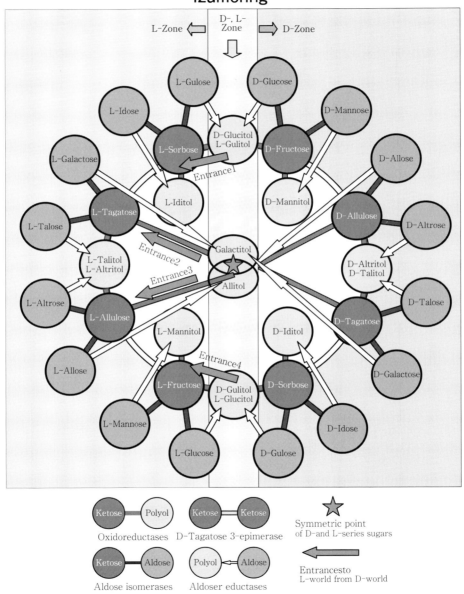

図1 ヘキソースの Izumoring

進むことから，L-グルコースを生産することができる．

● 希少糖の世界への入り口

上記のように，希少糖を大量に生産するためには，大量に存在する単糖を原料とする必要がある．Izumoring の右上に位置する D-グルコースはデンプンを微生物の生産するアミラーゼを用いて加水分解することで容易に得られる安価な単糖であり，ヒトのエネルギー源である．これを異性化することで得られる D-フルクトース（果糖）を，DTE により 3 位の OH を反対側へエピ化して，希少糖 D-プシコース（英語では D-allulose）が生産できる（図 2）．

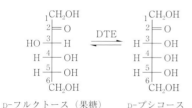

図2　3位のエピ化反応
DTE：D-tagatose 3-epimerase．

希少糖の世界への入り口というのは，原料となる D-フルクトースは自然に存在するものであり，これを原料として最初に生産される希少糖という意味である．「希少糖の世界への入り口」となるのが D-プシコースなのである．

この D-プシコースが一番安価に生産できる希少糖であり，Izumoring でも示されているように，すべての炭素数 6 のヘキソースの希少糖生産の原料と位置づけることができる．

● 希少糖の用途

生物にとって意味のない存在かもしれないと思われていた希少糖であるが，つくって調べてみると予想をはるかに超える生理活性が確認されている．

最も安価につくることができる希少糖 D-プシコースが，幸運なことであるが各種の安全性試験により安全性も確認され，機能性甘味料として適した性質をもっていた．甘みが砂糖の 70% であり，カロリーが 0，食後の血糖値の上昇を穏やかにし，脂肪の蓄積を抑制した．また食品へ添加することでその抗酸化性を増大させ，物性を改善する効果も確認された．

また，D-プシコースから酵素での異性化反応で容易に生産できるアルドヘキソースの D-アロースに，ラットの実験などでは活性酸素の産生を抑える効果があり，医薬品的な用途も期待される．

さらに，食品としての用途ばかりでなく，植物のエリシター効果等が希少糖に確認されており，農業資材（農薬）としての利用開発が進んでいる．収穫直前に散布できる安全な農薬としての開発が進んでおり，安全な農産物を得ることにも用途が広がることが期待できる[2]．

各種の希少糖の研究が進んでおり，これからも新たな用途が開発されることであろう．

〔何森　健〕

参考文献

1) K. Izumori. 2006. *J. Biotechnol.* **124**：717-722.
2) 何森　健ら．2008．生物工学会誌．**86**：427-432.

2-36
寒天(アガロース)から オリゴ糖をつくる

アガラーゼ,アガロオリゴ糖,
オリゴ糖サイズ,生理機能活性,深海微生物

● 寒天(アガロース)を切断して得られる オリゴ糖

　海に生息する紅藻類の仲間にはテングサやオゴノリなど寒天の主成分であるアガロースを大量に含むものがある.日本では古(いにしえ)より,これらの紅藻類から寒天(アガロース)を抽出し,食品原料(約400年の歴史がある)として利用してきた.加えて,最近の健康志向の高まりは顕著であり,寒天は食物繊維を多量に含み,おなかの調子を整えるローカロリー健康食材として再注目されるようになった.寒天の主成分であるアガロースは図1に示した通り,D-ガラクトースと3,6-アンヒドロ-L-ガラクトースがα-1,3,β-1,4結合で交互につながったヘテロ多糖である.興味深いことに,海藻多糖を切断して得られる各オリゴ糖は構造が風変りなだけでなく,様々な生理機能活性を示すことが報告されている[1].アガロースをオリゴ糖サイズにまで切断して得られる「寒天由来オリゴ糖」には,保湿効果,美白効果(メラニン産生抑制作用),抗炎症作用,抗リウマチ作用,免疫機能調節,がん抑制効果,肝障害改善効果などの活性があることが報告されている.

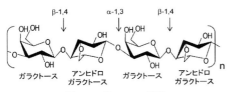

図1　アガロースの構造

● アガロース切断酵素(アガラーゼ)

　アガロースをオリゴ糖単位で切断する酵素をアガラーゼと呼ぶ.アガラーゼは大きく2種類に分類される.アガロースのα-1,3結合を切断する酵素をα-アガラーゼ(EC 3.2.1.158)と呼び,β-1,4結合を切断する酵素をβ-アガラーゼ(EC 3.2.1.81)と呼ぶ.

　これまでにβ-アガラーゼは *Bacillus* 属, *Paenibacillus* 属, *Rhodococcus* 属, *Streptomyces* 属, *Acinetobacter* 属, *Agarivorans* 属, *Alteromonas* 属, *Catenovulum* 属, *Flammeovirga* 属, *Janthinobacterium* 属, *Microbulbifer* 属, *Pseudomonas* 属, *Pseudoalteromonas* 属, *Saccharophagus* 属, *Thalassomonas* 属, *Vibrio* 属, *Zobellia* 属などの細菌や *Halococcus* 属のアーキアなどの微生物から発見されている.β-アガラーゼによってアガロースを切断すると還元末端側にD-ガラクトースが位置し,それらの酵素反応産物をネオアガロオリゴ糖と呼ぶ.これまでに2糖,4糖,6糖,8糖を主産物ネオアガロオリゴ糖として生成するβ-アガラーゼが報告されている.糖質関連酵素データベースであるCAZy[2]の分類を引用すると糖質加水分解酵素(GH:glycoside hydrolases)ファミリーのうちβ-アガラーゼはGH16,GH50,GH86,GH118ファミリーの4ファミリーに属する.GH16ファミリーに属する酵素は比較的解析例が多く,コア構造はβ-jelly roll構造から成り,2つの酸性残基が触媒残基であることが報告されている.

　一方,α-アガラーゼの報告例数は少なく, *Alteromonas agarilytica* および *Thalassomonas agarivorans* 由来のα-アガラーゼが報告されているのみである.どちらのα-アガラーゼもGH96ファミリーに属する.α-アガラーゼによってアガロースを切断すると還元末端側に3,6-アンヒドロ-L-ガラクトースが位置し,その酵素反応産物をアガロオリゴ糖と呼ぶ.これまでに4糖を主産物アガロオリゴ糖として生成するα-アガラーゼが報告されている.α-1,3とβ-1,4結合の両方を切断する酵素の報告例はなく,ゆえにア

ガラーゼ酵素反応によって得られる寒天オリゴ糖は常に偶数個の単糖単位から成るオリゴ糖ということになる．

● **深海微生物から発見されたアガラーゼ**

深海の土壌サンプルから多くの種類のアガラーゼ生産菌が発見され，その諸性質が解析されている．

Thalassomonas agarivorans A33株からα-アガラーゼが発見されている．*T. agarivorans* A33株は培地にアガーやアガロース成分を添加したときにだけアガラーゼを誘導生産する．α-アガラーゼの発見例は非常にまれで，本例が世界でわずか2例目にあたる．本酵素のN末端側にはアガロースに対して親和性を示すと推定されるカーボハイドレート・バインディングモジュール（CBM）が存在する．Ca^{2+} が本酵素の安定に大きく寄与する．ノリ（海苔）に多量に含まれている多糖はポルフィランと呼ばれ，以前から抗酸化作用，抗アレルギー作用，抗腫瘍作用，免疫賦活作用などを有すると報告されていた．興味深いことに，本α-アガラーゼでポルフィランを切断処理することによってその抗酸化活性が飛躍的に向上する[3]．

Agarivorans sp. A11株からGH50ファミリーに属するβ-アガラーゼが発見されている．本酵素でアガロースを切断すると主産物としてネオアガロ2糖を生成する[4]．アガロース分解様式はエンド型である．充分な酵素反応の末，生成したオリゴ糖のうち約90%がネオアガロ2糖となる（図2）．寒天オリゴ糖を塗布すると皮膚表面からの浸透により深部のメラニン産生細胞に届くことでメラニン産生を抑え，肌の美白効果が期待できる．

Microbalbifer themotolerans A94株から2種類のβ-アガラーゼが発見されている．1つはGH86ファミリーに分類される酵素で，アガロースを切断し，ネオアガロオリゴ6糖を主産物として生成する酵素である．もう1つのβ-アガラーゼはGH16ファミリーに分類される酵素である．アガロースを基質にネオアガロオリゴ4糖を主成分として生成する．同アガラーゼは耐熱性を示し，例えば60℃の高温中に15分間放置しても活性の低下はほとんど見られない[5]．本酵素の立体構造を解析した結果，全体的にはβ-jelly roll構造を呈し，また，ループ部分が他の酵素と比較してコンパクトであり，多くのβターン部分が安定構造になっていることなどが高温度耐性である理由と推定されている[6]．本アガラーゼはEDTAなどのキレート剤にも耐性を示す．本酵素は研究用試薬として販売されており，遺伝子の機能・配列解析に大きく貢献している．

〔秦田勇二・大田ゆかり〕

参考文献

1) J. Ji *et al.* 2011. *Int. J. Biol.* **3**：74-86.
2) http://www.cazy.org/
3) Y. Hatada *et al.* 2006. *J. Agric. Food Chem.* **54**：9895-9900.
4) Y. Chta *et al.* 2005. *Biotechnol. Appl. Biochem.* **41**：183-191.
5) Y. Chta *et al.* 2004. *Biosci. Biotechnol. Biochem.* **68**：1073-1081.
6) E. Takagi *et al.* 2015. *Biosci. Biotechnol. Biochem.* **79**：625-632.

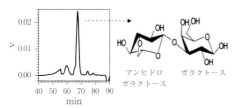

図2 β-アガラーゼによるネオアガロ2糖生成

2-37
希少オリゴ糖―エピラクトース―をつくる

機能性オリゴ糖,
セロビオース 2-エピメラーゼ (CE)

エピラクトース (epilactose, β-D-Gal$p$-$(1 \rightarrow 4)$-D-Man) は, 加熱牛乳やアルカリ処理ラクトース (lactose, β-D-Gal$p$-$(1 \rightarrow 4)$-D-Glc) に微量含まれる希少オリゴ糖である. 効率的な合成方法が確立される以前は, その希少さゆえ, 機能性についてまったく知見がなかった. エピラクトースの酵素合成法としては, β-ガラクトシダーゼ (β-galactosidase, EC 3.2.1.23) の糖転移反応を利用した方法が報告されている (図1). この反応では糖供与体に合成基質のp-ニトロフェニルβ-D-ガラクトピラノシドが用いられており, スケールアップの観点からは利用が難しい.

さて, ウシなどの反芻動物のルーメンに存在し, セルロースやキシランなどの多糖分解酵素の生産菌として知られる偏性嫌気性細菌 *Ruminococcus albus* は, 糖質代謝関連酵素の中でも極めて特殊な反応を触媒するセロビオース 2-エピメラーゼ (cellobiose 2-epimerase: CE, EC 5.1.3.11) をもつことが知られている[1]. 本酵素は, セロビオース (cellobiose, β-D-Glc$p$-$(1 \rightarrow 4)$-D-Glc) の還元末端糖残基をエピメリ化し, β-D-Glc$p$-$(1 \rightarrow 4)$-D-Man に変換する. 遊離のオリゴ糖のエピメリ化を触媒する酵素は, 現在のところ CE のみである. CE に関する研究は, 反応において還元末端糖残基の 2 位プロトンが交換されることが確認された後, 酵素の単離すらされぬまま 40 年ほど何の進展もなかった. 2007 年に *R. albus* 由来 CE の遺伝子がクローニングされ, 容易に大量調製できる組換え酵素を用いた機能解析が可能となった[2]. 本酵素は発見時の基質から命名されたが, β-$(1 \rightarrow 4)$-グリコシド結合からなるオリゴ糖の還元末端 D-グルコース残基もしくは D-マンノース残基に作用する. すなわち, ラクトースや β-$(1 \rightarrow 4)$-mannobiose などが CE の基質となる. ラクトースに CE を作用させるとエピラクトースが得られる. D-グルコース残基から D-マンノース残基への方向では, 反応生成物の収率は約 30% である. 前述したラクトースのアルカリ異性化やβ-ガラクトシダーゼを用いた方法と比較して, 安価なラクトースを出発原料とできること, 副生成物を生じないことが利点であり, CE はエピラクトースの合成酵素として有用である.

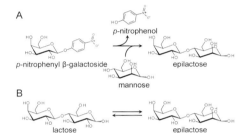

図1 エピラクトースの酵素合成. (A) β-ガラクトシダーゼの利用, (B) セロビオース 2-エピメラーゼ (CE) の利用.

● エピラクトースの生理機能

CE を利用して合成されたエピラクトースを用いて生理機能解析が行われている[3]. エピラクトースは小腸消化酵素に耐性をもつ難消化性オリゴ糖であり, ビフィズス菌の増殖を促進する. ラットへの経口投与でもビフィズス菌や乳酸菌の増加が確認されている. このような腸内細菌叢の改善に伴い, カルシウムなどのミネラル吸収の促進や大腸がんのリスクファクターである二次胆汁酸の生成が抑制される. エピラクトースによるカルシウムの吸収促進効果が骨強度の増加を導くことが確認されており, 本オリゴ糖は骨粗しょう症予防のための機能性食品素材として有用である.

● CEによるエピラクトースの合成

　エピラクトースを工業レベルの大規模で合成するには，使用酵素と生成物の高純度化に課題があった．大規模反応では，微生物汚染によるpHの変動を避けるために一般的に50℃以上の高温で反応が行われる．このため，使用酵素は耐熱性に優れている必要がある．また，酵素の大量調製には，生産菌が，大規模培養が比較的容易な好気性菌であることが好ましい．*R. albus*由来CEは耐熱性に乏しく，生産菌も偏性嫌気性細菌であったため，工業レベルでの使用に耐えられる酵素が探索された．種々の細菌由来CEの機能が解析され，好気性好熱性細菌*Rhodothermus marinus*由来CE（RmCE）がエピラクトース生産に好適であることが明らかにされた[4]．RmCEは好気性細菌由来ということで期待された高い耐熱性を有している．また，他起源CEではあまり見られないのだがラクトースをセロビオースよりもよい基質とする．さらに，本酵素は弱酸性域に最適pHをもち，糖の非酵素的異性化を抑制できる低pHでの反応も可能である．

　酵素を利用したモノづくりでは，酵素の生産コストが製品コストに大きく影響することが少なくない．このため，いかに使用酵素量を減らすかが重要な課題となる．酵素の繰り返し利用を可能とする固定化酵素の技術は古くから利用されている技術であり，樹脂などに酵素を固定化することで連続反応系を構築できる．当該技術は異性化糖（ブドウ糖果糖液糖）の製造などで現在でも大いに利用されている．RmCEについても，陰イオン交換樹脂に固定化することで，エピラクトースの連続生成反応が可能であり，酵素使用量の削減に有効である[4]．

　CE反応液からのエピラクトースの効率的な高純度化法についても確立されている．エピラクトースは原料のラクトースより水への溶解度が高いため，反応液を濃縮することによりラクトースのみを結晶化させることができる．この結晶ラクトースを除去することでエピラクトースの純度は70%程度に高まる．除去したラクトースは，原料としてリサイクルできる．さらにエピラクトースの純度を高めるために2つの方法が提案されている[4]．1つはラクトースの分解除去・樹脂分画による方法である．β-ガラクトシダーゼがエピラクトースよりもラクトースによく作用することを利用して，残存ラクトースを分解する．この時生じた単糖を酵母により消化させた後，Na型カチオン交換樹脂を用いた樹脂分画を行うことで純度90%程度のエピラクトースが得られる．もう一方の結晶化による方法では，分蜜液を濃縮後20%エタノールでラクトースを結晶化・除去した後，得られた分蜜液を濃縮してエピラクトースを20%エタノール存在下で結晶化させる．この方法でも得られるエピラクトースの純度は90%ほどである．

　エピラクトースは希少酵素CEを用いて効率合成できる希少オリゴ糖である．これはユニークな酵素機能が新しいモノづくりを拓く好例であり，新しい酵素機能を開拓することが新規有用糖質の開発につながるといえる．

〔佐分利亘〕

参考文献

1) T. R. Tyler and J. M. Leatherwood. 1967. *Arch. Biochem. Biophys.* **119**：363-367.
2) S. Ito *et al.* 2007. *Biochem. Biophys. Res. Commun.* **360**：640-645.
3) 佐分利亘. 2011. 応用糖質科学. **1**：291-295.
4) 佐分利亘. 2013. 応用糖質科学. **3**：137-142.

2-38 グリコシダーゼで機能性オリゴ糖を作る

特殊構造オリゴ糖，糖転移作用，プレバイオティクス

食用オリゴ糖に関する研究は，現代人の健康志向の高まりにより，嗜好性からヒトの健康によい効果を及ぼす生理機能特性を対象とする方向に発展してきた．その過程において，自然界に豊富に存在するオリゴ糖とは構造が異なるいくつかの特殊オリゴ糖に，非・抗う蝕性，整腸効果，ミネラル吸収促進効果，血糖値調節効果などが見出されたことから，それらは機能性オリゴ糖（functional oligosaccharide）と呼ばれて健康補助食品として使用されるようになった[1, 2)]．

特殊構造を有する機能性オリゴ糖の多くは，消化器系に存在する種々の糖質加水分解酵素の基質になりにくく，そのため難消化性である．フラクトオリゴ糖，パラチノース，ラクトスクロースをはじめ，現在までに多くの種類の機能性オリゴ糖が微生物の酵素を利用して製造され，食品添加物やサプリメントとして使用されてきた．これらのオリゴ糖のほとんどは，グルコース，フルクトース，およびガラクトースといった3種類の単糖のいずれかあるいは複数のものから構成されている．それは，デンプン，スクロース（ショ糖），ラクトース（乳糖）といった大量かつ安価に入手できる身近な食用糖質の利用を基盤として開発が進められたためである．

また，これらの糖質に関わる微生物酵素の研究が盛んに行われ，それらの作用特性が解明されるとともに量産化が可能となり，糖質加工に利用できるようになったこともその一因である．

● グリコシダーゼによるオリゴ糖製造

機能性オリゴ糖の製造には，糖転移活性（transglycosylation activity）を示す様々な微生物由来のグリコシダーゼ（glycosidase，注：オリゴ糖に対して高い加水分解活性を示すエキソ型の酵素の総称）が多く用いられている．糖転移作用とは，基質オリゴ糖を構成する糖残基を他の糖に転移し結合させる作用のことである．

これらの酵素の中でも，β-フルクトフラノシダーゼ（β-fructofuranosidase）がよく利用されている．本酵素は，別名サッカラーゼあるいはインベルターゼとも呼ばれており，スクロースのフルクトース残基を認識してグリコシド結合を加水分解しグルコースとフルクトースにする酵素である．本酵素は加水分解酵素ではあるが，様々な性質を有するものが知られており，中には高濃度の基質糖溶液中で高い糖転移活性を示すものがある．図1に，Aspergillus niger のβ-フルクトフラノシダーゼを用いたスクロース間での糖転移反応によるフラクトオリゴ糖（注：1-ケストースやニストースなど，構造は図1Aに示す）の合成[3)] と，Arthrobacter 属細菌の同酵素を用いたスクロースとラクトース間での糖転移反応によるラクトスクロース（構造は図1Bに示す）の合成[4)] について示す．

また，高い糖転移活性を示す A. niger のα-グルコシダーゼ（α-glucosidase）を利用して，マルトースからのイソマルトオリゴ糖（注：グルコースがα-1,6 グリコシド結合で連結したオリゴ糖）やパノース（注：グルコースがα-1,6 およびα-1,4 グリコシド結合で連結した3糖）シロップの製造が行われている．α-グルコシダーゼは，グルコースがα-グリコシド結合により連結したオリゴ糖を加水分解する酵素であるが，β-フルクトフラノシダーゼと同様に，高濃度の基質糖溶液中で高い糖転移活性を示すものがある．

その他，糖転移活性を示すα-ガラクトシダーゼ（α-galactosidase，注：ラクトースを加水分解しガラクトースとグルコースにする酵素）やβ-グルコシダーゼ（β-glucosidase，注：グルコースがβ-グリコシド結合により連結したオリゴ糖を加水分解する酵素）など，

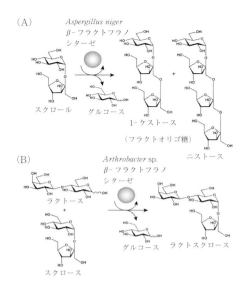

図1 β-フルクトフラノシダーゼの糖転移作用による機能性オリゴ糖の合成

様々なグリコシダーゼが特殊構造を有する機能性オリゴ糖の製造に利用されている.

● オリゴ糖の有用生理機能

サトウキビやサトウダイコン（甜菜）から抽出され甘味料として常用されているスクロースは，口腔内に常在する *Streptococcus mutans* などの細菌が生産するスクラーゼ（スクロースのグルコース残基を認識してグリコシド結合を加水分解する酵素）によってグルコースとフルクトースに分解され，それらが代謝されて乳酸や歯垢のような虫歯（う蝕）形成の原因となる物質の生成をもたらす．このことから，スクロースは虫歯発生の原因物質となっている．一方，スクロースの構造異性体であるパラチノース（注：グルコースとフルクトースが α-1,6 グリコシド結合で連結した二糖）は，*S. mutans* のスクラーゼが基質として認識できないため分解されず，したがって虫歯発生の原因物質にはならない．パラチノースは，このような性質と甘味度は低いがスクロースによく似た良質の甘味を有していることから，「虫歯になりにくい（ならない）甘味料」として使用されている．

また，フラクトオリゴ糖，ラクトスクロース，イソマルトオリゴ糖などの特殊オリゴ糖は，胃や小腸で消化・吸収されにくいため多くがそのまま大腸まで到達でき，そこで大腸内常在菌である乳酸菌やビフィズス菌のような細菌によって資化され，酢酸や乳酸などの低級脂肪酸を生成するための原料となる．これらの細菌により低級脂肪酸が多く生産され大腸内が酸性になると，酸性環境に弱いウェルシュ菌のような毒素を生産する腐敗菌が減り大腸が良好な環境となり，それに伴って様々なよい生理効果がもたらされる．乳酸菌やビフィズス菌のような大腸内でよい働きをする「善玉菌」を増殖させる効果を示す物質を，プレバイオティクスと呼んでいる．

その他にも，多様な有用生理機能を示す様々なオリゴ糖が酵素反応により製造され，機能性オリゴ糖として使用されている．

上記のように，機能性オリゴ糖はヒトの健康によい効果を示すことから，「特定保健用食品」に指定されているものが多い．

〔西尾俊幸〕

参考文献

1) T. Nakakuki. 2003. *Trends Glycosci. Glycotechnol.* **15**：57-64.
2) 中久喜輝男. 2011. 応用糖質科学. **1**：281-285.
3) 日高秀昌, 栄田利章, 足立 堯ら. 1987. 日本農芸化学会誌. **61**：915-923.
4) A. Pilgrim *et al.* 2001. *Biosci. Biotechnol. Biochem.* **65**：758-765.

2-39
食品系未利用バイオマスから有用物質をつくる

機能性糖質素材,酵素処理,バイオマス

　食品廃棄物とは食品関連産業(食品製造業や卸売業,小売業,外食産業)や一般家庭から発生する加工残渣や売れ残り,調理くず,食べ残しなどを指す.食品産業由来の廃棄物だけでも年間約2,100万tに達するが(2010年度),その約8割が食品製造業(製粉,製糖,ジュース製造,製油など)から排出され,その処理方法は加工企業にとって重要な課題である.加工残渣は他の食品廃棄物と比べて,性状が均一であり,また1か所に集積されていることから再利用しやすい利点をもつ.現在の主な使用用途は肥飼料にとどまっているが,これらのバイオマス(biomass)中には豊富な糖質をはじめ,ポリフェノールなどを含有していることから,高付加価値物質への変換技術の開発が期待されている.本項では食品加工残渣を有効利用が可能な「未利用バイオマス」と捉え,その中でも発生量の多い植物由来バイオマスに焦点を絞って,それらの高度利用化について解説する.

● **植物細胞壁構造と分解酵素**

　植物残渣中の主成分は植物細胞壁であり,セルロース(cellulose),ヘミセルロース(hemicellulose),ペクチン(pectin)(以上は糖質)およびリグニン(lignin)(難分解性のフェノール性化合物)から構成される.食品加工残渣は木質系バイオマス(木くずなど)と比べてリグニン含量が低く,ヘミセルロースおよびペクチン含量が比較的高いことが特徴である.これらは複雑な修飾基を有するヘテロ分岐多糖であり,また植物種により構造が異なっている[1,2].一例として,図1にヘミセルロースの一種であるアラビノキシランの構造を示すが,このような多糖を選択的あるいは効率的に分解するためには,処理方法を最適化する必要があり,本多糖を完全分解する場合には少なくとも6種の酵素を要する.

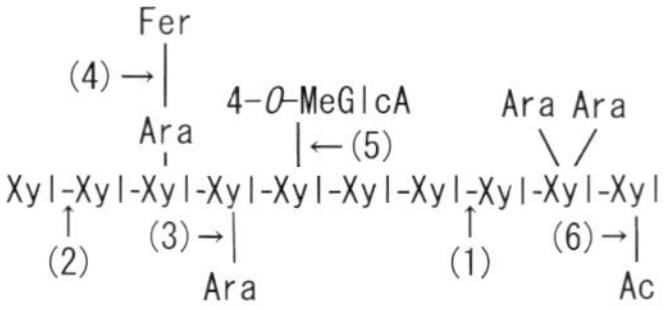

```
       Fer
   (4)→|        4-O-MeGlcA         Ara Ara
      Ara         |←(5)             \ /
Xyl-Xyl-Xyl-Xyl-Xyl-Xyl-Xyl-Xyl-Xyl-Xyl-Xyl
  ↑       (3)→|              ↑       (6)→|
 (2)        Ara              (1)        Ac
```

図1　アラビノキシランの構造模式図と分解酵素の切断部位

Xyl:キシロース,Ara:アラビノース,4-O-MeGlcA:4-O-メチルグルクロン酸,Fer:フェルラ酸,Ac:酢酸.(1)エンドキシラナーゼ,(2)キシロシダーゼ,(3)アラビノシダーゼ,(4)フェルラ酸エステラーゼ,(5)グルクロニダーゼ,(6)アセチルキシランエステラーゼ.

● **酵素法による有用糖質生産**

　以下に酵素法による食品系未利用バイオマスからの有用物質生産について,いくつかの例をあげて説明する.

　L-アラビノースは難吸収性の糖質であり,小腸スクラーゼ阻害活性を有することから,ショ糖(砂糖)の消化吸収を抑制する[3].したがって,食後のショ糖由来の急激な血糖値上昇を抑制でき,糖尿病予防食品素材として有用である.現在,コーンファイバー(コーンスターチ製造後の残渣)を原料として,その中に含まれるアラビノキシランを酸により限定分解することでアラビノースの大量生産が行われている.しかし,酸分解ではアラビノース以外の糖質も遊離され,煩雑な精製工程が必要となる.ただし,酵素のもつ基質特異性を利用し,数種のアラビノース関連酵素を組み合わせて使用することにより,甜菜粕(サトウダイコンからの製糖後の残渣)を原料として高収率かつ高純度でアラビノースを遊離させることができる.一方,マンノースはヤシ油抽出粕中に含まれるマンナンを酵素処理することにより製造されているが,本糖質

は食中毒の原因菌であるサルモネラ菌の腸内での定着を抑制する作用を有することから，家畜飼料添加剤として使用されている．

オリゴ糖の生理機能に関する研究はこれまでに盛んに行われ，低カロリーや抗う蝕性（虫歯を予防する機能），ビフィズス菌選択増殖活性，コレステロール値抑制作用，ミネラル吸収促進作用，免疫賦活作用，抗酸化作用などの様々な機能をもつことが知られており[4]，様々なタイプのオリゴ糖が健康食品分野で広く利用されている．現在，多くの機能性オリゴ糖はデンプンやショ糖，乳糖などの安価な原料を用いて，糖質加水分解酵素の糖転移能を利用して合成されている．一方，より安価な原料である食品加工残渣は，前記のように構造多様性をもつヘミセルロースやペクチンを含有していることから，これらを分解することにより種々のオリゴ糖を調製することができる．例えば，キシラン含量の高い穀類ふすまや稲わらなどからキシロオリゴ糖を，マンナン含量の高いコーヒー粕やヤシ油抽出粕などからマンノオリゴ糖を得ることができる．また，高度な分岐構造を有するペクチンからはガラクトオリゴ糖やアラビノオリゴ糖，ガラクチュロノオリゴ糖などの様々なタイプの糖質を調製することが可能である．

キシリトールは抗う蝕性をもつ糖アルコールであり，チューインガムや歯磨き粉などに広く使用されている．工業的には，シラカバやコーンストーバー（トウモロコシの実以外の部分）などを酸分解して得られるキシロースを，金属触媒で還元することにより生産されている．しかし，化学法では酸処理コストや金属の人体に対する影響などの問題があり，その代替技術として微生物による発酵生産の研究が進められている．微生物発酵ではキシロース代謝の第一段階を触媒するキシロースレダクターゼによりキシロースはキシリトールに変換される．また，キシリトールはバイオリファイナリー（biorefinery：バイオマスを原料として燃料や化学品などを製造する技術）における重要なビルディングブロックとして選定されており，今後は食品用途以外の大きな有効利用法の1つになるものと考えられる．

ここまでは単糖およびオリゴ糖の調製法と機能性について述べてきたが，多糖であるペクチンやヘミセルロースは食品分野で増粘剤やゲル化剤，安定化剤として広く使用されており，また免疫賦活活性や抗がん活性など多くの生理活性も認められている．上記の性質は多糖の糖鎖構造に起因していることから，それらの構造を酵素法により部分的に改変することで，物性あるいは生理活性を改良することも可能である．

最後に食品素材への変換法についてふれたい．植物組織を破砕した後，ペクチナーゼを作用させると，細胞壁の中葉組織中のペクチンが限定分解し，組織は軟化して単細胞化する．この状態の細胞はある程度の強度を保ち，細胞内成分は保持されることから，本技術は現在ベビーフードなどの製造に利用されている．食品加工残渣は栄養価を豊富に含んでいるものの，物性や味質などの問題から非可食部とされているが，これらを単細胞化することで新規食品素材として利用することも期待できる．

〔阪本龍司〕

参考文献

1) 阪本龍司．2011．食品酵素化学の最新技術と応用Ⅱ．pp.32-44．シーエムシー出版．
2) 阪本龍司．2012．バイオマス分解酵素研究の最前線．pp.180-189．シーエムシー出版．
3) K. Seri et al. 1996. Metabolism. 45：1368-1374.
4) 辻久喜輝夫．2012．オリゴ糖の製法開発と食品への応用．pp.1-10．シーエムシー出版．

2-40
リパーゼを用いた油脂食品加工

ココアバター代用脂，エステル交換，構造脂質

● リパーゼと油脂加工

　リパーゼは，油脂であるトリアシルグリセロールを基質とする加水分解酵素であるが，プロテアーゼやアミラーゼなどの他の加水分解酵素に比べて研究や産業利用という面では少ない．その理由の1つに，反応系が油脂・水界面であるなど複雑であるためと考えられる．

　リパーゼは，多水分系では油脂の加水分解反応（トリアシルグリセロール⇒グリセリン/モノアシルグリセロール＋脂肪酸）を触媒するが，水分含量の調整（低水分系，脱水系など）下で反応することで，エステル交換反応やエステル合成反応に用いることができる．ただし，その場合は，目的とする製品に最適な酵素種（位置特性，脂肪酸特異性，耐熱性など）や反応条件（水分含量，反応時間，反応温度など）を選択する必要がある．

　油脂の加工手段には，硬化（水素添加），分別，エステル交換の3種類がある．硬化は，ニッケル触媒を用いて油脂の脂肪酸に水素を付加し，油脂の結晶量の増加や酸化安定性の向上を目的として利用されるが，この反応の際トランス脂肪酸が生成するため，部分硬化油の利用は欧米や日本では利用が減少している．分別は，油脂中のトリアシルグリセロールの融点の差を利用して分画する技術で，パーム油の低融点化やチョコレート用油脂に多く利用されている．エステル交換は，元来アルカリ触媒を用いてトリアシルグリセロールの脂肪酸の種類や結合位置を置き換える加工技術（化学エステル交換）であるが，1980年代になり，リパーゼの研究が活発化されるに伴い，固定化酵素を用いた酵素エステル交換が，チョコレート用油脂の製造分野にて世界で初めて実用化された．

　酵素エステル交換と化学エステル交換を比較すると，酵素法では，反応後の水洗などの工程が不要で，風味や色調が優れるメリットがある一方，触媒コスト（酵素費用）が高いデメリットがある．一方，酵素法の最大の特徴は，酵素の特異性（位置特異性や脂肪酸特異性など）を用いて，反応を制御できる点である．そのメリットを最大限活かした用途例がココアバター代用脂と呼ばれるチョコレート用油脂への利用である．

表1　酵素法と化学法の比較

	酵素法	化学法
触媒	リパーゼ（固定化）	NaOHなど
触媒コスト	高価	安価
反応方式	カラム方式	バッチ方式
反応率制御	可	不可
基質特異性	有（位置，脂肪酸）	無
後処理	不要（精製のみ）	酸処理・水洗
製品色調風味	良好	劣る

● ココアバター代用脂へのリパーゼの利用

　チョコレートは，油脂の連続相にカカオ固形分，砂糖，乳固形分などが分散した分散食品であり，連続相である油脂はココアバター（一部乳脂肪）である．一方，ココアバターはカカオ豆から分離された油脂であるが，高価であることから，一部ココアバターと構造上類似したココアバター代用脂（cocoa butter equivalent：CBE）が用いられている．

　ココアバターの主成分（80％程度）は，トリアシルグリセロール（トリグリセリド）の1，3位にステアリン酸（S：C18：0）またはパルミチン酸（P：C16：0）が，2位にオレイン酸（O：C18：1）が結合したトリグリセリド（POS，POP，SOS）であり，天然油脂の中では純度の高い油脂である．

　POS，POP，SOSは，同じ結晶として結

晶化（混晶）することができるため，低温では固く，体温付近で急速に融解する（融点約34℃）ことができ，チョコレートは口に入れるとすっと溶ける物性になっている．

一方，ココアバター代用脂はココアバターと異なる植物原料から，POP，POS，SOS成分を濃縮したもので，主にPOP成分はパーム油から，SOS成分はシアバターなどから分別濃縮され，この2種を混合して得られる．本ココアバター代用脂原料であるパーム油は東南アジアでプランテーション化されており，価格，品質ともに安定しているが，シアバターは野生植物であるため，価格，品質の振れが大きく課題となっていた．

この問題を解決するためのプロセス（一般的栽培原料からの生産）として，酵素エステル交換が用いられている．そのフローを図1に示すが，オレイン酸含量の高い油脂（高オレイン種ヒマワリ油など）とステアリン酸（またはステアリン酸エチル）とを1,3位特異性リパーゼの固定化酵素を用いて非水系（極微量水分系）にて反応することで，1,3位のオレイン酸のみステアリン酸に置換してSOSを多く含む油脂を生産する．その後，分別によりSOSを高純度化し，POP成分と混合することでココアバター代用脂が生産されている．本プロセスは1980年代に日本で最初に本格工業化されたものである．この技術により，SOS成分の品質・価格の安定化が図られ，酵素法によるココアバター代用脂が世界の多くのチョコレート製品に使用されている．

● その他用途への利用と今後の展開

1990年代以降，ほぼ同様のプロセスにて，チョコレートのブルーム現象を抑える機能性油脂としてBOB脂（1,3-ベヘン酸，2-オレイン酸型油脂，ベヘン酸：C22：0）や育児粉乳用油脂として母乳に多く含まれる成分であるOPO脂（1,3-オレイン酸，2-パルミチン酸型油脂）が実生産されている．

栄養健康油脂分野でも酵素エステル交換技

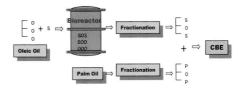

O：オレイン酸，S：ステアリン酸，P：パルミチン酸．
図1 酵素法によるココアバター代用脂（CBE）生産プロセス

術は多く用いられ，グリセリンと脂肪酸からのジアシルグリセロール（エステル合成反応）や液状油と中鎖脂肪酸トリグリセリドからのMLCT（中鎖長鎖脂肪酸トリグリセリド）（エステル交換反応）が特定保健用食品として生産されている（ジアシルグリセロールは生産中止）．また，魚油などに含まれるDHA（ドコサヘキサエン酸）やEPA（エイコサペンタエン酸）などの多価不飽和脂肪酸の濃縮法として多価不飽和脂肪酸を分解しにくいリパーゼを用いて加水分解する方法も実用化されている

2000年代以降，欧米を中心に部分硬化油に多く含まれるトランス脂肪酸の健康懸念が指摘されるようになり，マーガリンやショートニングに使用されていた部分硬化油の多くが，トランス脂肪酸を低減した化学エステル交換油脂に置換されている．最近，エステル交換用の安価な固定化リパーゼが市販されるようになり，これを用いた酵素エステル交換油脂も用いられている．酵素法は，廃水面など環境面でのよさとともにノンケミカルのイメージも強いため，欧米・日本でも今後一般的な加工油脂への利用が期待されるとともに，リパーゼの特異性などの研究がさらに進み，食品用途での新しい産業利用が進むことを期待したい．

〔木田晴康〕

2-41
豆乳の新たな活用

豆乳チーズ，タンパク質分解酵素，酵母

● 大豆加工品

大豆は30～40％のタンパク質と不飽和脂肪酸を多く含んだ20％の脂質を含有することより，栄養価が高く，アジアでは古くから食されてきた．大豆タンパク質の構成アミノ酸含量のヒト栄養要求量に対する指数であるアミノ酸吸収補正スコア（アミノ酸スコア，PDCAAS）は，肉類と同程度であるとされている[1]．また，大豆タンパク質は，金属塩である「にがり」やGDL（グルコノデルタラクトン）などの添加で凝固する性質を有し，食品加工特性に優れている．そのため，アジアを中心に，豆腐や豆乳，味噌，醤油などの食品原料として利用されてきた．さらに最近では，大豆タンパク質の血漿コレステロール低減効果やイソフラボンの機能性（骨粗しょう症予防や更年期障害の軽減など）など，大豆に含まれる物質の様々な機能性にも着目されてきている．牛乳などの哺乳類の乳はコレステロールを含むために，生活習慣病の予防や健康志向の観点から豆乳への代替が進んでいる．

その一例として，豆乳クリームがあげられる．大豆中のグリシニンやβ-コングリシニンといったタンパク質，多量のリン脂質が，油脂の表層に吸着し界面膜を形成することで，安定な水中油滴型（O/W）エマルションを形成する．このため，食品製造において，卵レシチンよりも安価な天然油脂乳化剤として利用されている．

近年，Abeら[2]は，低速の遠心分離で豆乳クリームを分離する方法を報告した．豆乳に植物性プロテアーゼ（パパイン）を加え，酵素処理後に，沸騰浴中で加熱処理することで，高速遠心分離器を使用しなくとも，低速の遠心分離（6,000×g）によって油脂成分を多く含むクリーム層が得られることを示した．これは，タンパク質分解酵素によって，タンパク質を部分的に切断することで，脂質とタンパク質とのエマルション形成が促進されるためである．

● 豆乳チーズ

牛乳の代替として，豆乳からカードを形成させる豆乳チーズは，我が国の食事が洋食化するにつれて，検討例が増加してきた．

これまでブロメラインやパパインなどの市販タンパク質分解酵素や，酵素を生産する微生物の培養によって豆乳を凝固させる方法が提案されている．

しかし，過分解による凝固物の軟化や，ペプチドの増加による苦味生成などが見出され，食品工業的な問題点が示された．

これまでの豆乳からの風味のよいチーズ様食品の開発事例として，佐藤ら[3]はクリームチーズ実用化に向けた開発を行った．大豆原料と油脂からなる乳化物の食感をよりクリームチーズに近い滑らかなものにするために，中性ないしアルカリ性領域でプロテアーゼを作用させたのちに，酸処理し，得られた豆乳酸凝固物からクリームチーズ様食品を製造する方法について明らかにした．このように，大豆からのクリーム製造やチーズ製造などの工程においては，大豆タンパク質の物性改良のためのタンパク質分解酵素作用が必須となっている．

● 豆乳凝固酵母による豆乳凝固[4]

Hatanakaら[4]は，凝乳酵素を生産し，大豆タンパク質を改良する酵母を天然界より分離した．この酵母は生酸性を示さない点が特徴であり，食品にも利用できる酵母 *Saccharomyces bayanus* と同定された．

ヨーグルト用の乳酸菌を培養し，豆乳を凝固させると，容器の底にタンパク質が沈殿した．一方，豆乳凝固酵母を培養したものや，GDLによって凝固させたものは，上清（ホエー）を生じることなく，凝固した（図1）．豆

乳凝固酵母による凝固物は，GDL による凝固物と比較して，軟らかい触感であった．

凝固活性と，タンパク質分解酵素（プロテアーゼ）活性を指標に凝固に関与する酵素の精製を行った．その結果，この酵母が生産する凝固酵素は，エンド型のプロテアーゼの一種で，分子質量 45 kDa，至適 pH 7.5 付近，至適温度 50℃ であり，β-コングリシニンの α や α'-サブユニットを優先的に分解した．また，この酵素は，菌体外でも作用するものの，菌体内からより強い活性画分が得られた．

通常の絹豆腐製造に用いられる GDL で凝固させた豆乳と，豆乳凝固酵素で凝固させたものを比較すると，酵素で凝固させたものは，破断応力が 1.4 倍大きかった．また，もろさの挙動などから柔軟で，伸縮性に富んだ物性であることが示された．この凝固物の結合様式として，プロテアーゼにより分解されたタンパク質やペプチドが，疎水領域を介して，再結合して凝集するものと推察された．

豆乳凝固物の特徴的な物性の1つを図2に示した．GDL にて凝固させた豆乳（A）を脱水すると圧延できず，小さな塊となった．一方，酵素により凝固させた豆乳（B）を脱水後に圧延すると，シート状に伸展できた（巻頭カラー口絵にも別の写真（口絵13）を掲載したので参照されたい）．

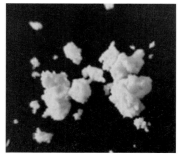

（A）GDL 凝固物

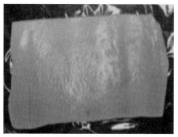

（B）酵素凝固物

図2　豆乳凝固酵素による凝固物の圧延

このように新しい微生物プロテアーゼによる酵素処理は，豆乳凝固物に伸展性を付与するなど，物性改変のために有効であり，今後の研究が大いに期待される．

〔金内　誠・下山田真・石田光晴〕

参考文献

1) J. G. Endres. 2001. *Soy protein products: characteristics, nutritional aspects, and utilization*, pp.10-18. AOCS Publishing Champaign.
2) N. Abe, C. Y. Wu, Y. K. Kim, *et al*. 2015. *Biosci. Biotec. Bioch.* **79**：1-3.
3) 佐藤亮太郎，大槻ゆかり，釘宮　渉．国際公開番号 WO02006/135089．
4) S. Hatanaka, M. Maegawa, M. Kanauchi *et al*. 2014. *Food Sci. Technol. Res.* **20**：915-926.

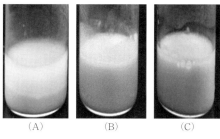

図1　乳酸菌，酵母，GDL による豆乳凝固
(A) ヨーグルト用乳酸菌による豆乳凝固（大豆タンパクの凝集），(B) 豆乳凝固酵母による豆乳凝固，(C) GDL（絹豆腐製造で用いられた凝固剤）による豆乳凝固．

2-42 酵素法によるアスパラギン酸生産

アスパルターゼ, フマル酸, 菌体触媒

● アスパラギン酸の需要とアスパルターゼを用いた生産方法

L-アスパラギン酸は,アスパラガスから単離されたアスパラギンの加水分解物として発見されたアミノ酸であり,豆類や肉・魚類に多く含まれる.L-アスパラギン酸は,甘味料であるアスパルテームの原料や,輸液,錠剤などの医療用途,食品添加物として使われるほか,化学品のC4ビルディングブロックとしても用いられる.さらに,ポリアスパラギン酸は生分解性のポリマーとしての利用が期待されている.

生体内において,L-アスパラギン酸は,オキサロ酢酸とグルタミン酸からアミノ基転移酵素(トランスアミナーゼ)によって合成されるが(図1),化学法では,フマル酸とアンモニアを高温で反応させることで合成することが可能である.同様の反応が酵素反応によっても起こることを,Quastelらが1926年に,細菌を培養した後に増殖を止めた静止菌体を用いて証明した[1].その後,ビール酵母を静止菌体として用い,フマル酸とアンモニアを加えることでアスパラギン酸が生成することを住木が1928年に報告し[2],40℃で7日間反応させることで76%の収量を達成した.この反応は,アスパルターゼによって触媒される.この酵素は,L-アスパラギン酸をフマル酸とアンモニアに分解する反応を可逆的に触媒するが,アンモニアを高濃度で加えることによってL-アスパラギン酸を生成する反応を促進することが可能である(図1).この方法は,現在に至るまでL-アスパラギン酸の主要な製造方法となっている.

● 固定化酵素から固定化微生物へ

酵素は化学触媒と比べて,常温常圧で触媒

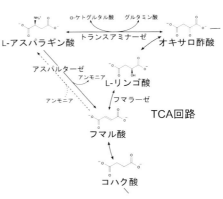

図1　生体内におけるアスパラギン酸合成経路

作用を示す,基質特異性が高い,光学特異性をもつ,といった優れた性質をもつ.しかし,酵素はタンパク質からできているため,熱,酸,アルカリ,有機溶媒に対して不安定であり,水溶性であるため再利用性が低い.このような問題を回避し,酵素を効率よく利用するために,不溶性担体に酵素を結合させる担体結合法,架橋剤を用いて酵素どうしを結合させる架橋法,酵素を高分子化合物で包み込む包括法といった酵素の固定化技術が1960年代後半以後盛んに研究された.その結果,田辺製薬(現田辺三菱製薬)の千畑らは1969年に,固定化酵素の工業化では世界初となる,固定化アミノアシラーゼを用いたDL-アミノ酸連続光学分割の工業化に成功した.1970年代になると,酵素を含んだ菌体そのものを固定する,固定化微生物の研究が進んだ.固定化微生物では,酵素の精製が不要なうえ,酵素機能は長期に安定に保たれるため,高度の経済性が発揮される.

L-アスパラギン酸の生産においても固定化微生物は大いに活用された.千畑らは,アスパルターゼ活性を安定に保ったまま,包括法により大腸菌ごとポリアクリルアミドゲル中に固定化する条件を見出した[3].固定化微生物を化学触媒と同様に使用することができ,L-アスパラギン酸の連続製造法の開発につな

がり，1973年には固定化微生物では世界初となる工業化に成功した．その後，固定化法は改良され，海藻由来の多糖類であるκ-カラギーナンを用いることで，固定化収率と連続反応時の酵素活性の安定性を著しく上昇することができ[4]，1978年以降のL-アスパラギン酸の製造はこちらの方法に切り換えられた．後の研究により，κ-カラギーナンゲルは固定化条件が穏和で固定化時に酵素の失活を起こさないことや，ゲルと菌体との強い相互作用により酵素の安定性が増すことが確かめられている．

● Cell Reusing ProcessによるL-アスパラギン酸の製造

三菱油化（現三菱化学）では，Cell Reusing Process（菌体繰り返し反応法）によるL-アスパラギン酸の製造方法を確立し，1986年より工業生産を開始した．この方法では，高いアスパルターゼ活性をもつ非溶菌性のコリネ型細菌を用いることで，菌体を固定化せずに長期間安定に酵素活性を維持することに成功した[5]．菌体のリサイクルには限外濾過膜システムを用いることで，菌体再利用時のダメージをより少なくすることができる．

菌体内には，アスパルターゼだけでなく，同じくフマル酸を基質とするフマラーゼも存在するため，固定化微生物を用いた場合に副生物としてリンゴ酸が生じることがある（図1）．Cell Reusing Processにおいても，リンゴ酸の副生が認められたが，培養後の菌体に界面活性剤を添加し，45℃で前処理することで，フマラーゼ活性はほとんど消失する一方，アスパルターゼはL-アスパラギン酸とCa^{2+}イオンの存在によって加熱による変性から免れることを突き止めた[5]．フマラーゼ活性を除去した菌体を用いることで，フマル酸からL-アスパラギン酸をほぼ量論的に生産することが可能となり，生産性を低下させずに複数回の菌体リサイクルが可能な点と相まって，Cell Reusing ProcessはL-アスパラギン酸生産の主要プロセスの1つとなることができ

た．その後，組換えDNA技術の応用によりマレイン酸を原料とする製法も確立された．マレイン酸をフマル酸に変換するマレイン酸イソメラーゼ遺伝子と，アスパルターゼ遺伝子をプラスミドにより導入した菌体を用いて，マレイン酸から2段階反応によるL-アスパラギン酸生成である．

● アスパラギン酸生産の今後

以上のように，L-アスパラギン酸は酵素法によって非常に効率的に生産することが可能である．しかしながら，原料であるフマル酸，マレイン酸は，化石資源から石油化学法により製造されている．現在まで，L-アスパラギン酸は糖からの直接発酵に成功していないアミノ酸の1つである．したがって，今後は，再生可能資源バイオマスを含めた，より環境負荷の少ない原料からのL-アスパラギン酸生産法の開発が望まれている．

〔中根修平・中屋敷徹・湯川英明〕

参考文献
1) J. H. Quastel and B. Woolf. 1926. *Biochem. J.* **20**：545-555.
2) 住木諭介．1928. 醗酵協会誌．**23**：33-41.
3) I. Chibata, T. Tosa and T. Sato. 1974. *Appl. Microbiol.* **27**：878-885.
4) T. Sato and I. Chibata *et al.* 1979. *Biochim. Biophys. Acta.* **570**：179-186.
5) 湯川英明ら．1985. 日本農芸化学誌．**59**：279-285.

2-43
タンナーゼ
―生産微生物と食品への利用

タンニン，タンナーゼ，乳酸菌，緑茶飲料

● タンニン

　タンニン（tannin）は植物の二次産物として頻繁に検出され，特に双子葉植物に高濃度に含有される．タンニンはタンパク質と結合し水に不溶性の結合物質を形成することから，タンニンを高濃度に含む食物を動物が摂取した場合，多くの食物タンパク質が未消化のまま糞便として排出されてしまうことが知られている．フェノール化合物であるタンニンは大別して縮合（非加水分解性）タンニンと加水分解性タンニンと分類される．縮合型タンニンはflavan-3-ols, flavan-3,4-diolsなどが重合した複雑な構造をもち，加水分解されないが，加水分解性タンニンはその中核に糖類（アルコール類，グルコースなど）をもち，これにフェノール酸（没食子酸，エラグ酸など）がエステル結合した化学構造をもっているため，酸・アルカリ処理によって容易に加水分解されるものと考えられていた．ところがこの加水分解性タンニンの一種であるタンニン酸（ガロタンニン）がpH 1～6の酸処理ではほとんど加水分解されず，依然としてそのタンパク質結合能を保持していること，つまり動物に加水分解性タンニンが摂取された場合，このタンニンが胃酸などで加水分解されずタンパク質消化効率を下げうることが明らかになっている．

● タンナーゼ産生微生物

　タンナーゼ（tannin acyl hydrolase, EC 3.1.1.20）は，加水分解型タンニンの構造的な核である多価アルコールとフェノール酸類との間に形成されているエステル結合を加水分解する酵素である．タンナーゼは，真菌類（Aspergillus属やPenicillium属に属するいくつかの種）などによって産生されることが古くから知られていたが，近年真菌類以外にも，皮なめし産業廃水や土壌から分離されるCitrobacter属やSelenomonas属，あるいはヤギ，ヒツジ，コアラなどの様々な草食動物やヒトの消化管内やその糞便より分離されるStreptococcus属，Lonepinella属や発酵食品（ぬか漬け，キムチなど）より分離されるLactobacillus属の細菌もタンナーゼ活性を有することが報告されている（図1）．

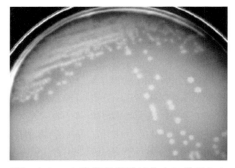

図1 タンニン酸処理寒天培地上に発育したLactobacillus plantarum株のコロニーとその周囲に形成されたクリアーゾーン．タンニン-タンパク質複合物質が菌株が産生タンナーゼによって分解されている．

● 真菌由来タンナーゼの食品への利用

　真菌類から抽出・精製されたタンナーゼはインスタントティー，ワイン，ビールの製造，また食品からタンニンによる濁りを取り除くための処理など産業的に広く利用されている．例えば，緑茶に含まれるタンニン様カテキンは緑茶中のタンパク質やその他の高分子物質と容易に結合し複合体を形成する．このため通常の緑茶は時間が経過すると混濁（クリームダウン）し，飲料としては著しく「劣化」した外観を呈する．そこで，多くの緑茶飲料製造企業の多くはかび由来のタンナーゼを緑茶原液に添加してエピガロカテキンガレート（epigallocatechin gallate：EGCg）とエピカテキンガレート（epicatechin

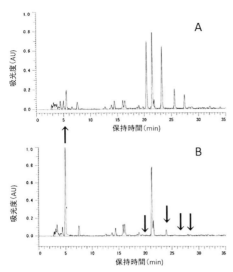

図2 タンナーゼによる緑茶飲料に含まれるポリフェノール化合物の分解．緑茶飲料含有カテキン類のHPLC図．(A) タンナーゼ処理前，(B) タンナーゼ処理後（没食子酸エステル型カテキンの消失［↓］と没食子酸の勃興［↑］）．

gallate：ECg）の加水分解処理を施すことでクリームダウンを防止している（図2）．

● 細菌由来タンナーゼの食品への利用

緑茶のヒトの健康への効果は主に緑茶に含まれる抗酸化性の強いカテキン類によるものと考えられている．緑茶に含まれるカテキン類（いわゆる「緑茶カテキン」）はエピカテキン（epicatechin：EC），エピガロカテキン（epigallocatechin：EGC），エピカテキンガレート，エピガロカテキンガレートの4種類であるが，没食子酸エステル構造をもつタンニン様のECg，EGCgは食事中のタンパク質と速やかに結合し分子量が1万以上の複合物質を形成するので，消化管からほとんど吸収されずにそのまま排泄されている．上述の漬物由来乳酸菌由来のタンナーゼはタンパク質と複合したECg，EGCgの没食子酸エステル結合を加水分解して，消化管から容易に吸収されるEC，EGCを放出する．このことから，「タンナーゼ産生乳酸菌が腸管内に存在することによってECg，EGCgは腸管壁から吸収されやすいEC，EGCに変換され，より強力な緑茶カテキン本来の健康維持，疾病予防効果が期待できるのではないか？」とする着想が生まれ，緑茶カテキンとタンナーゼ産生性乳酸菌を「合体」させた新規プロバイオティクスが開発され，すでに上市されている．

他方，乳酸菌由来のタンナーゼを利用した緑茶のクリームダウン防止法も提案されている．この処理法は，①かび由来タンナーゼ活性の至適pH 5.5であるのに対して乳酸菌由来タンナーゼでは中性付近であるので，処理に大量タンナーゼ使用を必要としない，②土壌などにも存在するかび類ではなく，食品由来の乳酸菌からのタンナーゼを使用していることで，商品に対する消費者の安心感を得やすい，などの利点があげられる．

〔大澤 朗〕

参考文献

1) Y. Nishitani, E. Sasaki, T. Fujisawa et al. 2004 Syst. Appl. Microbiol. 27：109-117.
2) 大澤 朗．2011．腸内細菌学雑誌．25：1-5.
3) T. Hayashi, S. Ueda, H. Tsuruta et al. 2012. Biosci. Microbiota Food and Health. 31：27-36.
4) 林多恵子，上田宗平，野本竜平ら．2013．腸内細菌学雑誌．27：151-158.

2-44
ゴマから抗酸化物質セサミノールを引き出す

リグナン，抗酸化，β-グルコシダーゼ

人類が利用する最古の栽培油糧作物であるゴマは，油脂の給源として重要であるばかりでなく，その摂取はヒトの健康に有益な効果をもたらす．紀元前3世紀に中国で著された本草学の古典『神農本草経』に，すでにそうした効能の数々が記述されている．こうしたゴマの健康促進効果の科学的解明に，我が国の科学者は先駆的な役割を果たしてきた．現在では，こうした健康促進効果が，ゴマ特有の二次代謝産物「ゴマリグナン」に起因することがわかっている[1]．ゴマリグナンの1つセサミンの栄養生理機能については特に理解が進み，健康補助食品の成分としてすでに大きな市場が開拓されている．セサミノール（sesaminol；図1）もまた，セサミンにはないユニークな健康促進効果が期待されるゴマリグナンの1つである．

● セサミノールの生理作用

肝臓で部分的な代謝を受けることによって初めて抗酸化作用を発現するセサミンとは異なり，フェノール性ヒドロキシ基を分子内に有するセサミノールはそれ自体で強い抗酸化活性を示す[1]．食用油の中でゴマ油が例外的に酸敗しにくいことの主な理由も，ゴマ油にセサミノールが含まれることによる[1]．この強い抗酸化活性と関連して，セサミノールには変性LDL（アテローム性動脈硬化症のリスク因子）の生成抑制作用やDNAの酸化的障害の抑制作用などがあることも示されている．このため以前から，健康食品素材や化粧品素材としてセサミノールに高い期待が寄せられてきた．セサミノールはゴマ種子中では配糖

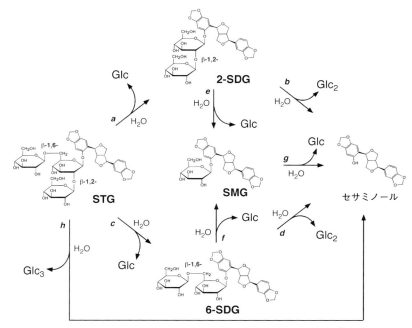

図1　セサミノールトリグルコシド（STG）の酵素的分解経路[4]

体（セサミノールトリグルコシド，STG；図1）として存在する[2]．これは上述のセサミノールの生理活性がマスクされた化学形態とみなすことができる．STG は，ゴマ油の製造の過程で大量に副成するゴマ搾り粕に含まれるため，ゴマ搾り粕から STG を抽出してセサミノールに変換することは，安価な天然資源から高付加価値物質を取得できる有効な方法であると古くから考えられてきた[3]．しかしながら STG は，その β-1,2-結合を含む分岐グリコン構造や嵩高いアグリコン構造のため，酵素的分解が著しく困難であり，その有効利用が妨げられてきた．2013 年になって，単独で STG を効率よく分解してセサミノールを生成する酵素（Paenibacillus STG-hydrolyzing β-glucosidase：PSTG）が報告され[4]，STG からのセサミノールの生産に大きな期待が寄せられるようになった．

● **STG 分解酵素**

この PSTG 生産微生物はゴマ搾り粕から単離された[4]．微生物の細胞抽出液から各種のカラムクロマトグラフィーにより PSTG が均一状態に精製され，全長の同酵素遺伝子も取得された．PSTG 遺伝子には 753 アミノ酸からなるタンパク質がコードされ，その推定アミノ酸配列は，同じ Paenibacillus 属の微生物が生産するグルコセレブロシダーゼ（糖脂質分解酵素）の配列と最も高い類似性（同一性 63%）を示した（PSTG はグルコセレブロシダーゼ活性を示さない）．系統解析の結果，PSTG はグリコシドヒドロラーゼ（GH）ファミリー 3 のメンバーであることがわかった．GH ファミリーとはグリコシダーゼをアミノ酸配列の類似性に基づいてファミリー単位に分類したもので，現在 130 以上のファミリーが知られている．GH3 ファミリーは GH ファミリーの中でも大きな部類に属する．同ファミリーのメンバーの基質グリコン特異性は多様であるが，それらの酵素反応はいずれもアノマー炭素立体保持型である．同ファミリーは系統的にさらに少なくとも 6 つのクラスターに仕分けされ[5]，PSTG はそのうちのクラスター 5 に帰属される．

● **STG の酵素的分解経路**

STG の酵素的分解の可能な経路（図 1）の中で，PSTG のユニークな STG 分解能力がどのルートで達成されているのかが調べられた[4]．PSTG による STG 分解の過程で，反応系に少量の SMG と比較的多量の 6-SDG が一過的に蓄積すること（セサミノール配糖体の略号とその構造は図を参照），ならびにグルコースの二量体や三量体が生成せず単量体のみが蓄積することが確認され，本酵素による STG 分解は，グルコース残基を 1 つずつ切り離していく β-グルコシダーゼ活性に基づくことがわかった．PSTG はまた，既往の β-グルコシダーゼでは分解されにくいとされる β-1,2-グルコシド結合を，β-1,6-グルコシド結合や β-1,4-グルコシド結合よりも好んで切断することもわかった．PSTG の STG 分解活性を 100% としたとき，2-SDG と 6-SDG に対する分解速度比はそれぞれ 124% と 53% であった．以上の結果を総合すると，PSTG による STG 分解は，図 1 に示した可能な反応経路の中で c→f→g を主たる経路とし，a→e→g をマイナーな経路として進行することが示唆された．単一の酵素で STG 分子中のすべての β-グルコシド結合を分解できるというユニークな特異性が，この酵素の構造のどのような特徴に起因するのかについて，今後，同酵素の立体構造とともに解明されることが期待される． 〔中山 亨・清本邦夫〕

参考文献

1) 並木満夫編著．1998．ゴマその科学と機能性．丸善出版．
2) H. Katsuzaki et al. 1994. Phytochemistry. **35**：773-776.
3) 栗山伸一ら．1993．農化誌．**67**：1701-1705.
4) A. Nair et al. 2013. PLOS ONE. **8**：e60538.
5) A. J. Harvey et al. 2000. Proteins：Struct. Func. Genet. **41**：257-269.

2-45
食用酵母からうま味を引き出す

酵素処理，自己消化，天然調味料

　日本は古来より発酵文化ということもあり，酵母と食のつながりが大きい．酵母が作り出す食品としては酒類や醤油，味噌などの調味料などが簡単に思い浮かぶ．一方でこれらの食品を生み出す酵母自身にもアミノ酸やペプチド，核酸，ビタミンなどが豊富に含まれており，栄養学的な重要性に加え，おいしさの素材としても魅力的である．酵母からこれらのうま味を抽出したものが酵母エキスであり，化学調味料では出すことが難しい自然なうま味，コクや風味を提供できる．さらに，近年の健康，天然，無添加志向のため，天然調味料である酵母エキスへの期待が高まっている．

● 酵母エキスの製法

　酵母エキスの原料に用いられている食用酵母には醸造工業で副生するビール酵母（Saccharomyces pastorianus, Saccharomyces cerevisiae）や糖蜜やブドウ糖が原料のパン酵母（Saccharomyces cerevisiae），トルラ酵母（Candida utilis）などの培養酵母があげられる．これらの酵母は食経験も長く，FDA（Food and Drug Administration）によって科学的に安全と認められている．

　酵母エキスの製法には自己消化法，酵素分解法，加熱抽出法などがある．その製法例について図1に示した．自己消化法は，酵母自体のもつ酵素を利用して酵母菌体成分を分解し，抽出する方法である．この製法で得られる酵母エキスは，タンパク質の分解率が高く，アミノ酸が豊富に含まれた呈味力の優れたものとなる．

　続いて，酵素分解法はタンパク質分解酵素や細胞壁分解酵素などを添加して抽出する方法である．酵素分解法では酵素が失活した乾燥酵母も酵母エキス製造に用いることができ

るため，多種多様な酵母を用いることができる．

　最後に，加熱抽出法は，酵母懸濁液を加熱することによりエキスを抽出する方法である．しかしこの方法は抽出率が低いため，エキス製造のコストアップとなるが，異味，異臭のない，いわゆる「酵母臭」が低減された品質の優れた酵母エキスの製造が可能となる．これらの製法を単独または組み合わせて用いることや様々な酵母を用いることにより，特徴のある酵母エキスを製造することができる．

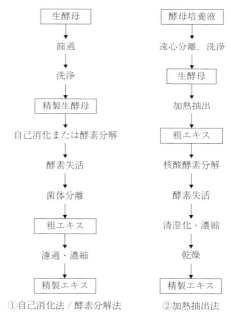

図1　酵母エキスの製造例

● 酵母エキスの特徴

　酵母エキスは原料が安定に確保でき，価格変動が少ないことや食品であり，食品添加物表示の義務がない．また，アミノ酸，ペプチドや核酸が多く含まれていることから，他の天然調味料では難しい呈味性を出すことができ，食品に対して0.05～0.3％加えるだけで

味の幅をもたせることができる．このような呈味性をもつ汎用型に加えて近年では，味の強さを補強する付加価値の高い酵母エキスも製造されている．

● **高付加価値酵母エキス**

後味に伸びのあるうま味を付与する酵母エキスがあげられる．この酵母エキスにはうま味成分として知られる 5'-イノシン酸（かつお節のうま味）や 5'-グアニル酸（シイタケのうま味）が多く含まれている．これらを多く含有させるために，抽出後の後工程にヌクレアーゼとデアミナーゼで処理することで，エキス中の核酸を変換する．こうして製造された酵母エキスは天然調味料と組み合わせることで，食品に持続感のあるうま味やまろやかさを付与する．他にも核酸と並ぶうま味成分であるグルタミン酸を多く含む酵母エキスがある．この酵母エキスは口に含んだ瞬間に速やかに広がる先味にインパクトを与え，素材感を増強させることができる．

● **酵母エキスの用途**

酵母エキスは加工食品に用いられることが多い．酵母エキスを添加すると食品にコク味，うま味や甘味を増強する一方で，塩味，酸味，苦味については塩カド，酢カドの抑制や苦味を和らげる効果をあわせもつ．これらの効果によって，酵母エキスは食品の味をマイルドにし，全体の味を調和させることに役立っている（図2）．

酵母エキスは「コク」や減塩効果の性質をもつことも知られている．「コク」とは味の濃さや満足感，さらには奥行きや深みにつながる感覚であり，その物質の特定や解明も進んでいる．例えば，酵母エキスが含むペプチドの1つで抗酸化物質として知られているグルタチオンがある．グルタチオンは味細胞に存在するカルシウム感受性受容体と反応し，うま味，塩味，甘味の溶液に濃厚感や広がりを強めることが示されている[1]．また近年，世界中で塩分の摂りすぎが問題となっているが，酵母エキスは減塩素材としても高い期待が寄せられている．酵母エキスには塩味のエンハンス効果のほか，カリウムなど代替塩を使用した際に生じる苦味のマスキング効果や甘味のエンハンス効果など様々な機能があり，それらの効果によって，減塩による味の物足りなさを補うことができるため，おいしく減塩ができる[2]．

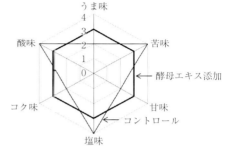

図2 酵母エキスの添加効果例

また，酵母エキスを用いたメイラードの加工により風味を付与することができる．メイラード反応はアミノ酸由来のアミノ基と還元糖由来のケト基を加熱することによって起こる反応であるが，酵母エキスに含まれる様々なタンパク質やペプチド，アミノ酸が反応することによって，肉や野菜などの多様なフレーバーを創出することができる．酵母エキス中の天然由来の成分だけで，食欲をそそる調理香を演出することが可能となる．

〔井村　誠〕

参考文献

1) T. Chsu et al. 2010. J. Biol. Chem. **285**: 1016-1022.
2) 食品化学新聞，2013年9月5日号．

コラム

微生物に期待される機能性成分

　微生物の菌体成分や分泌成分には，ヒトに対するまだまだ知られていない機能性成分が含まれているのではないだろうか．

　生命の進化の歴史において，真核生物は原核生物に満ち溢れた世界に誕生し，その世界に適応すべく進化してきたであろう．すなわち，微生物との強い友好関係を築き，微生物をうまく活用してきた生物が有利に生存してきたと考えるのは自然である．緑藻などの真核藻類や高等植物においては，algal growth promoting bacteria（AGPB）や plant growth promoting bacteria（PGPB）の存在が広く知られるようになってきた．動物でも腸内細菌叢だけでなく，皮膚常在菌など，微生物の様々な機能性が注目されており，それらから有効成分が見つかる日も近いのではないだろうか．

　微生物は病原菌として毛嫌いされ，食品から排除されるのが一般的である．しかし，多様な発酵食品を有する日本では，食品として微生物を口にする機会が多かった．いわゆる「菌食」の健康効果も注目される．クロレラなどの藻類や酵母，またそのエキスは広く市販されている．しかし，その作用機構，機能性成分は完全に理解されているわけではない．分析技術の進展および生命システムの解明により，微量成分や複数成分の組み合わせによる機能性も同定されてくるだろう．

　環境には，まだまだ未知微生物に満ち溢れており，ヒトとは異なる代謝系をもつ多様な微生物が存在する．これまで積極的に食する機会はなかったものの，それらの成分の可能性は無限といっても過言ではない．メタゲノム解析のような環境 DNA の情報から，新たな機能性物質の発見だけでなく，例えば極限環境微生物を利用したまったく新たな発酵食品が開発されることも夢見てならない．

〔春田　伸〕

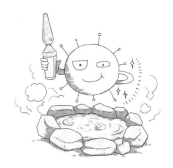

参考文献
J. Liu *et al.* 2015. *J. Sci. Food Agri.* **95**：3183-3194.

第 3 章

食品の腐敗と微生物

3-1 食品の腐敗・変敗

腐敗, 変敗, 発酵, 揮発性塩基窒素,
官能検査, アンモニア

● **食品の腐敗, 変敗と発酵の相違**

　食品の保存中に品質が低下した状態は, 変質, 腐敗, 変敗および酸敗という言葉で表現される. 狭義には, 微生物の作用によりタンパク質などが分解され悪臭を放ったり, ガスの産生や有害な物質が生成している状態を腐敗と呼んでいる. 一方, タンパク質以外の物質, 例えば糖質や脂質の分解によって, 食品の風味が低下し, 食用に適さなくなった場合を変敗と呼ぶ. また, 酸敗は油脂やそれを含む食品を保存したときに, 熱, 光, 空気中の酸素および微生物などの酵素による酸化を受け, 酸味が強くなった場合のことをいうが, 広義には保存中に味や色, においが変化し, 酸味を呈した状態になった場合にも使われる.

　腐敗や変敗は, 前述のように微生物が食品成分を分解し産生した代謝産物のにおいや食品成分の化学的な分解による生成物によって食品が食べられなくなる状態のことであるが, その味やにおいが人間にとって好ましいと判断されれば発酵と呼んでいる. すなわち, 腐敗と発酵は食品成分が同じメカニズムで変化するにもかかわらず, それを食べる人間の主観的な価値観によって使い分けられている. 例えば, 納豆をはじめ, ふなずしやくさや, また海外では, 韓国のホンオフェ（エイの発酵食品）やスウェーデンのシュールストレミング（塩漬けニシン缶詰）などを思い出せば容易に理解できるであろう.

● **腐敗・変敗に関与する微生物**

　魚介類および水産食品　魚介類は, 畜肉に比べて結合組織が脆弱なため自己消化酵素による影響を受けやすく, 微生物による分解も容易に起こる. また不飽和脂肪酸含量が多いことから脂肪酸の酸化も起こりやすく, 保存中に変質しやすい食品といえる. 魚介類の生息する環境は水圏で, 特に海洋由来の魚介類ではその環境に *Pseudoalteromonas*, *Alteromonas* などの好気性グラム陰性桿菌や通性嫌気性のグラム陰性桿菌である *Shewanella*, *Alcaligenes*, *Vibrio* などが生息するため, これらの細菌が食品保存中に増殖し, アンモニアやトリメチルアミン, 硫化水素, メルカプタンや揮発性脂肪酸が生成され, 異臭を放つため腐敗と認識される. これら, 水圏に生息する微生物は低温においても増殖できるものが多く, 冷蔵保存においても腐敗が進行してしまう. 一方, 魚介類においても嫌気的条件で保存された場合には, *Enterococcus* などの乳酸菌の増殖による酸の生成やガス産生によって変質してしまうこともある.

　食肉および食肉製品[1]　畜肉は, タンパク質と脂質に富み, 炭水化物が少ない食品であるため, 比較的炭水化物量が少なくても増殖可能な微生物が保存中に優勢となる. 生の畜肉表面には, *Pseudomonas*, *Acinetobacter*, *Moraxella*, *Shewanella*, *Staphylococcus*, *Micrococcus*, 腸内細菌科 (*Enterobacteriaceae*), *Brochothrix* や *Carnobacterium* などの乳酸菌や偏性嫌気性の *Clostridium* など多くの細菌や酵母, かびが付着しているため, これらの微生物が保存中に増殖し腐敗が進行する. なお, 食肉の腐敗に関与する腸内細菌科の細菌は *Serratia liquefaciens*, *Hanfnia alvei*, *Pantoea agglomerans* などである. 真空包装またはガス置換包装した食品では, 乳酸菌による腐敗も多い. 一般に, 畜肉においては, グラム陰性桿菌の生菌数が $10^{7\sim8}$ CFU/cm^2 に達すると異臭を感じるようになり, $10^{8\sim9}$ CFU/cm^2 に達すると粘質物（スライム）が見られるようになる.

　野菜および果実[2]　野菜や果実は, 魚介類や畜肉とは異なり, タンパク質と脂質含量が少なく, 炭水化物含量が比較的多い特徴を

もつ食品であるため，腐敗に関与する微生物も魚介類や畜肉と異なる．細菌では，*Erwinia*, *Pseudomonas*, *Xanthomonas*, *Lactobacillus*, *Leuconostoc*, *Streptococcus*, *Bacillus* や *Clostridium* などが腐敗に関与する．またかびでは，*Alternaria*, *Aspergillus*, *Botritis*, *Colletotrichum*, *Geotrichum*, *Penicillium*, *Hytopthora*, *Rhyzopus*, *Sclerotinia* などが腐敗微生物としてあげられる．一方，果実はpHの低い（pH 4.5 以下）ものが多いため，腐敗に関与する微生物は低pH下においても増殖可能なものが多い．すなわち，細菌では乳酸菌や *Gluconobacter*, *Acetobacter*, また真菌類では *Alternaria*, *Aspergillus*, *Botrytis*, *Penicillium*, *Rhizopus* などのかびや *Saccharomyces*, *Candida*, *Torulopsis*, *Hansenula* などの酵母があげられる．

缶詰食品　缶詰食品の変質は，製品が適切な製造と取り扱いが行われれば発生しないはずであるが，しばしば膨張缶，酸敗缶，変質缶が生ずる．これらのうち，微生物によるものは膨張缶と酸敗缶といえる．変質缶は，主に食品成分または容器成分の化学変化によるものである．pH 4.6 以上の缶詰製造にあっては，法律上，食中毒菌であるボツリヌス菌（*Clostridium botulinum*）を確実に殺滅できる条件で殺菌を行えばよいことになっているが，実際にはこの加熱殺菌条件で生残する微生物が存在し，保存中に増殖して腐敗を引き起こすことがある．例えば，コーヒー飲料やスープやしるこなどの低酸性飲料（pH 4.6 以上）ではフラットサワー型変敗（缶詰容器の外観に変形を伴わずに容器内容物が酸味を呈する変敗）を引き起こす芽胞形成菌として *Geobacillus stearothermophilus*, *Bacillus coagulans*, *Moorella thermoacetica* などが知られている．また，ガス産生性の変敗菌には *Thermoanaerobacter thermosulfricus*, *Thermoanaerobacterium thermosaccharolyticum* が，硫化水素産生性の変敗菌では *Desulfotomaculum nigrificans*（硫化黒変菌）がよく知られている．なお，ガス産生により変敗した缶詰はその外観の膨張程度からフリッパー（缶蓋がわずかに膨らんだ程度），スプリンガー（缶蓋の片面が膨張した状態），スウェル（缶蓋の両面が膨張した状態）の3つに分けられている．一方，pH 4.6 未満のリンゴジュースやニンジンジュースなどの酸性飲料では，その製品のpHが低いことから耐熱性の酵母やかびが変敗菌として知られてきたが，近年では発育温度域が 25〜60℃，発育可能pH域が 2.5〜6.0 の *Alicyclobacillus acidoterrestris* を代表とする *Alicyclobacillus* 属の芽胞形成細菌である耐熱性好酸性菌（TAB菌）が酸性飲料における代表的な変敗菌として認知されている．本菌の発育により，酸性飲料においてバニリンからグアイアコールが生成し薬品臭（正露丸様のにおい）を呈する．

● **腐敗に関わる微生物由来の代謝産物**[3]

食品の腐敗に関わる様々な食品成分の変化の中で，ヒトが腐敗と認識する指標の1つににおいがあげられる．例えば，腐敗している魚介類ではアンモニア臭がするし，ゆで卵が古くなれば硫化水素やメルカプタンのにおいを感じるはずである．食品の保存時にヒトが不快に感じるにおい成分には多種多様な物質が存在するが，主なものとしてはアンモニア，トリメチルアミン，ジメチルアミン，硫化水素，メルカプタン類，インドール，スカトール，酪酸や酢酸などの低級脂肪酸，アルコール類，フェノール類などがある．腐敗臭として最も容易にイメージできるものは，おそらく魚の腐敗時に感じる悪臭であろう．この魚の腐敗臭に関与する原因物質には，アンモニアとトリメチルアミン，ジメチルアミンがあげられる．アンモニアは，食品成分に存在するタンパク質やアミノ酸が微生物の産生する酵素による脱アミノ反応によって分解され生成する．特に，酸素のある状態で保存される食品においては，酸化的脱アミノ反応によっ

てアンモニアの生成が起こる．一方，トリメチルアミンは，タラ科の魚類，軟骨魚類や軟体動物などの海産魚介類の組織に存在するトリメチルアミンオキシドが，海洋細菌の *Shewanella*, *Alteromonas* などが産生するトリメチルアミンオキシド還元酵素によって分解されて生成する．また，魚肉中に存在するトリメチルアミン-*N*-オキシド分解酵素の作用によってもジメチルアミンとホルムアルデヒドが生成することもある．なお，トリメチルアミンは，魚の生ぐさ臭のもとである．さらに，サメやエイなどの板鰓類などの魚類では筋肉中に尿素を多量に含有しているため，尿素分解酵素（ウレアーゼ）を産生する微生物の増殖によってアンモニアに変換され，食品に蓄積し悪臭となる．

その他には，卵が腐ったときのにおい（腐卵臭，硫黄臭）は，硫化水素によるものであるが，同様な硫黄化合物としてメルカプタン類（メタンチオール，エタンチオール）も悪臭の原因となる．これらの硫黄化合物は細菌の作用によって食品成分中に含まれる含硫アミノ酸（メチオニン，シスチン，システインなど）からも生成され，硫黄臭の原因となる．

真菌類に起因するものでは，*Pichia*, *Debaryomyces*, *Candida*, *Torulopsis*, *Hansenula* などに属する酵母の増殖に伴って，酢酸エチルやアルコール類，エステル類の生成によってシンナー臭やセメダイン臭，石油臭を呈する場合や *Penicillium* や *Mucor* による1,3-ペンタジエンの生成も悪臭の原因となる．

● **腐敗の検査**[4]

官能検査　官能検査による食品腐敗の判断は，人間の五感（視覚，聴覚，触覚，味覚，嗅覚）に頼った方法であるが，的確に実施すれば極めて有効な手法である．食品の腐敗には様々な種類の化学物質が複雑に関与するため，人間の優れた感覚によって総合的に評価するほうが感度よく腐敗を判断できる場合もあるからである．例えば，イカ塩辛ではイカ筋肉のタンパク質含量が多いだけでなく，トリメチルアミンオキシドも多量に含むため，熟成が進んだおいしい塩辛では細菌の作用によって揮発性塩基窒素量（volatile basic nitrogen：VBN，後述を参照）が高く，この化学的指標であるVBN値による腐敗程度の評価はできない．

官能検査は，一般に，食品の外観，色調，におい，味（甘味，酸味，塩味，苦味，旨味など），食感などを人間の感覚を数値化し，統計的解析手法を用いて評価する方法であり，腐敗した食品では，異臭，褪色，変色，軟化，粘液化，異味，沈殿，凝集など本来あるべき状態からの変化が感じられる．しかし，この官能検査は評価する人間の能力による差異が大きいため，客観的な評価を行うためには十分な訓練を受けた人間によって，適切な環境と手法のもとに実施する必要がある．また，官能検査の結果は統計学的な解析手法を用いて評価される．

微生物学的検査　腐敗の進行は，細菌の増殖程度と高い相関があることから，腐敗の程度を調べるために生菌数を測定することは有意義な方法である．一般には，食品の生菌数が 10^7 CFU/g に達すると腐敗を認識するようになる．しかし，食品の種類，例えば発酵食品などでは，この数値が適用できないのは当然である．

食品における生菌数測定は，食品衛生法，衛生規範や自治体などの指導基準に定められた公定法に従った方法によって行われるが，日本における一般生菌数の測定には標準寒天培地を用いて35℃で24～48時間培養する方法が採用されている．しかし，食品に付着および生残する微生物は多様であるため，食品における総生菌数を調べることは困難である．例えば，魚介類などでは，その生息環境から付着している細菌は海洋細菌が多く，35℃培養よりも低い温度で培養し，しかも塩濃度を海水に近い濃度にした培地を用いると公定法

での生菌数よりも多く計数されてくる．一方，実際には多くの生菌が食品中に存在するにも関わらず，微生物検査によって計数できず，少なく見積もってしまうこともある．例えば，加熱処理された食品や冷凍食品などでは，食品に残存する微生物細胞の細胞膜が何らかの損傷を受けている（損傷菌となっている）[5]ため，生菌数測定で使用する寒天平板培地上でコロニーを形成しないことがある．この場合には，損傷を回復させるための予備培養や培地へのピルビン酸塩などの添加によって改善される．したがって，食品の成分，pHおよび保存方法などを考慮した方法による生菌数測定を実施したほうが，腐敗の程度と相関の高い結果が得られると思われる．

化学的検査　魚介類や畜肉などのタンパク質性の成分を多く含む食品では，微生物の増殖に伴う代謝産物のうちアルカリ性下で揮発するアンモニアやトリメチルアミン，ジメチルアミンなどの窒素化合物を揮発性塩基窒素（VBN）として捉え，その生成量を腐敗の指標とすることが多い．これは，微生物の増殖に伴い生成してくるこれらの成分が腐敗の進行程度とよく一致するためである．一方，魚肉などの可食性を表す指標として「鮮度」という言葉があるが，鮮度とは食品の新鮮さの度合いのことであることから，腐敗の程度を示すVBN値でもって鮮度を評価することは適当でない．一般に，魚介類の鮮度の評価には，ATP（アデノシン三リン酸）関連化合物（核酸関連物質）全体に占めるイノシンとヒポキサンチンの量を示したK値が利用される．VBN値による腐敗の評価にあたっては，値が30 mg/100 gに達すると初期腐敗，50 mg/100 g以上となると腐敗とみなされる．ただし，VBN値は食品の種類ならびに部位によって大きく値が異なる場合もあるため注意が必要である．なお，VBN値の測定はConwayユニットと呼ばれる特殊な器材とミクロビューレットを使用する微量拡散法によって比較的簡便に測定することができる[5]．

その他には腐敗の進行に伴うpH変化を測定し，食品の変質程度を評価することも可能であるが，この場合には食品の種類や保存条件ごとに可食性（腐敗の程度）とpH変化との関係をあらかじめ調べておく必要がある．また，色調の変化も色差計を用いてLab値を測定し，この値から色差（ΔE）を求めれば食品の変質を検知することができる．

その他の食品の腐敗に伴って生成してくる各種成分（硫化水素，メルカプタン類，インドール，スカトール，酪酸や酢酸などの低級脂肪酸やアルコール類など）の生成量を直接測定し，あらかじめ設定した可食限界値と比較することも有効な手段といえる．

〔山﨑浩司〕

参考文献

1) V. H. Tournas. 2005. *Crit. Rev. Microbiol.* **31**：33-44.
2) A. I. Doulgeraki. 2012. *Int. J. Food Microbiol.* **157**：130-141.
3) 相磯和嘉監修．1976．食品微生物学．医歯薬出版．
4) 藤井建夫編．2001．食品保全と微生物．幸書房．
5) 土戸哲明．1999．食科工．**46**：1-8.
6) 厚生労働省．1991．食品衛生検査指針　理化学編．pp.269-273．日本食品衛生協会．

3-2
食品の変色・異臭・軟化と微生物

変敗, 腐敗, 変色, 発酵細菌, カロテノイド

　私たちの周りには発酵食品と呼ばれる加工食品が満ち溢れている．発酵食品とは微生物を利用して，食品の風味や栄養価を向上させ，かつ保存性を高めた食品のことだ．朝食のときにほかほかのご飯にのせて食べる納豆は枯草菌（*Bacillus subtilis*）という細菌によって大豆を発酵させたものであるし，お椀の中の味噌汁の味噌だってコウジカビの作用による食品だ．イワシのみりん干しのみりんの醸造にも微生物は関わっているし，お新香の風味が豊かなのも乳酸菌のお蔭だ．豆腐の上に小口切りのネギとともに添えられているかつお節の熟成にもかびが貢献しているし，酢の物に使われる醸造酢も酢酸菌の作用によって作られたものだ．さらには，食卓の角に鎮座している小瓶の中の醤油だって立派な発酵食品なのである．また，仕事帰りにふと足を止めてしまった立ち飲み居酒屋であおるコップ酒の日本酒もかびと酵母の力によって作られたものであることも，改めて思い出していただきたい．食品の保存期間を延ばすばかりではなく，栄養価を高め，独特の風味を素材に加えてくれる微生物の能力が私たちの食生活を豊かにしていることは疑いようのない事実である．このような微生物と食品の「良好な関係」は古くから知られており，私たち人類は（その存在を知ってか，知らずか）微生物の力を借りて発酵食品を有史以前より連綿と作り続けてきたのだ．

　だが，食品と微生物の関係は良好なものばかりではない．食品の中で微生物が増殖し，食中毒が引き起こされる事件を耳にしたことがあるだろう．食品とともに取り込まれたサルモネラ菌（*Salmonella enterica* 等）や腸炎ビブリオ（*Vibrio parahaemolyticus*）が腸内で増殖して起きる感染型食中毒，または細菌自体が生産する毒素——例えば，黄色ブドウ球菌（*Staphylococcus aureus*）のエンテロトキシンやボツリヌス菌（*Clostridium botulinum*）の作る猛毒のボツリヌス毒素——によって重篤な事態が引き起こされることもある．また，増殖した腸管出血性大腸菌O157に感染して命を落とした不幸な事件のことは記憶に新しいであろう．ただ，前述のごとき深刻な事件には発展しないものの，食品中で増殖した微生物の作用によって，食品の風味が損なわれたり，変色や変質したりしてしまう事例の発生は枚挙に暇がない．このような腐敗や変色は「変敗」と呼ばれるが，微生物による食品変敗の原因は多種多様である．本項では，食品変敗がどのような微生物によって引き起こされたのかを，実際の変敗事例をあげて説明したい[1]．

● 微生物による食品の変色

ターキー水煮が赤変した事例　はじめに，ナイロンバッグでパックされたターキー（七面鳥）の水煮が赤く変色するという変敗事例を紹介したい．鶏肉表面が鮮やかな赤色に染まっている「禍々しい」と表現するに相応しい変敗検体である．微生物が生産する赤色色素として，アカパンカビのニューロスポレン，ある種の細菌が生産するスピリロキサンチンなどのカロテノイドが有名だが，この鶏肉が呈していた赤い色合いは，単に鮮やかであるばかりではなく，蛍光みをおびたものであった．この特徴的な発色は，プロジギオシン（prodigiosin）という色素であり，*Serratia*属細菌（*Serratia marcescens*）がそれを生産することが知られている．このプロジギオシンは脂溶性色素でクロロホルム-メタノールで抽出することが可能であり，540 nmに特徴的な吸光ピークをもつという分光特性を有している．このターキーの水煮の赤変は，（何らかの事情で）食品表面で*Serratia*属細菌が増殖し，それが生産するプロジギオシンによって禍々しいばかりに鮮や

かな赤色になったことが原因であった．プロジギオシンを生産する Serratia 属細菌は環境中に普遍的に存在する細菌であり，ヒトの「常在菌」の1つでもあるが，日和見感染症を引き起こすことも知られている．この菌によって重篤な院内感染が起きたとの報告もあり，食品表面からは検出されてほしくない細菌の1つだ．

うどんが青紫色に変色した事例　一般に「ソフト麺」と呼ばれる学校給食などで供されるうどんの表面が青紫色に変色したという事例があり，検査した．この特殊な青紫色の色素はヴィオラセイン（violacein）という色素である．ヴィオラセインは極めて特殊な色素であり，ごく一部の細菌（Chromobacterium や Janthinobacterium 属細菌）が生産することが知られている．分析の結果，分離されたヴィオラセイン生産細菌は Janthinobacterium lividum に極めて近縁なものであることが明らかとなった．なお，ヴィオラセインはメタノールで完全に抽出され，579 nm に単一の吸収極大をもつ色素である．このうどん（ソフト麺）の変色はヴィオラセイン生産細菌がうどん表面で増殖したことが原因と結論したが，同様のヴィオラセインによる変色は，おにぎりの紫変など他の食品でも確かめられており，食品の変色事例としてまれなものではなくしばしば発生している事例と考えることもできよう．

ちくわが桜色に変色した事例　部分的に桜色に変色したちくわが検体として送られてきた．変色は表面のみならず，内部にまで及んでいることから，高温に耐えうる細菌の増殖であることが強く示唆された．細菌の多くは高温に弱く，沸騰水中で生残することができない．しかし，その中には芽胞（スポア）と呼ばれる熱に耐性をもつ特殊な細胞を形成するものがあり，Bacillus 属や Clostridium 属に属するグラム陽性細菌が有名である．これら芽胞形成細菌は沸騰水（100℃）で死滅することはない．寒天培養を用いて分離を試みたところ，桜色の細菌が分離培養された．この色はこの細菌が生産するカロテノイドによる．本分離細菌は系統解析の結果，Bacillus 属に近縁な Sporosarcina 属細菌と同定された．この細菌は芽胞形成能を有しており，熱に対する強い耐性を示した．ちくわの桜色の変色は，この芽胞形成能をもつ細菌が生産加工過程で混入し，熱処理によって死滅することなく，加工後ちくわ内で増殖し，多量のカロテノイドを生産したことが原因と考えられた．

このようなカロテノイドが原因の変色事例はちくわだけではなく，多数の食品で報告されている．「開缶して保存されたコーンの缶詰のシロップがピンク色に変色した」といった事例，そして「塩漬けキュウリの塩水がピンク色に変色した」という事例もまた，微生物の生産するカロテノイドによるものであることを明らかにした．ただし，ピンク色に染まったからといって，原因菌が同じというわけでは決してない．カロテノイドの生産能は微生物に広く認められるのだ．調査の結果，「コーンの缶詰の変色」の原因菌は Erwinia persicina というグラム陰性桿菌であることがわかった．この細菌はピンク色のカロテノイドを生産する．これとは異なり，「塩漬けキュウリ」のほうは Zygosaccharomyces rouxii という耐塩性酵母（細菌ではなく真菌）が原因だった．Z. rouxii の一部の株は赤色酵母 Rhodotorula と同様赤色カロテノイドを作り出すことが知られている．

特殊な変色事例（煮大豆の緑変）　ナイロンバッグ詰めの煮大豆が緑色に変色するという変敗事例が届けられた．細菌による緑色色素としては緑膿菌（Pseudomonas aeruginosa）の生産する緑色色素ピオシアニンが有名だが，そのような強烈な色合いを呈しているわけではない．不完全なレトルトによってか，内容物は完璧に腐敗していたので，発酵性細菌が関与しているはずである．嫌気（酸素のない）状態であるナイロンパック内の煮

大豆から嫌気性芽胞形成細菌である *Clostridium* 属細菌が分離された．しかし，この分離細菌に緑色色素の生産能力はなかった．では，緑変の原因は何だったのだろうか？　さらなる調査の結果，この緑変はpHの上昇と相関があることが確かめられた（タンパク分解性 *Clostridium* はアミノ酸の分解によってアンモニアを生じ，それによりpHが上昇する）．結果，大豆の中に多量に含まれている（1～2％）クロロゲン酸という物質がアルカリ条件下で緑色を呈することが知られていて，それが *Clostridium* によるアミノ酸分解により生じたアンモニアで上昇したpHに反応し緑色を呈したことが原因であると結論した．このクロロゲン酸はごぼうにも多量に含まれている．ゴボウとこんにゃくの煮物が緑変する事例が知られているが，これは一緒に煮たこんにゃくに含まれている（アルカリ性の）石灰がごぼうのクロロゲン酸に作用して緑変を引き起こしたからである．同様に，ごぼうの天ぷらの衣の内側が鮮やかな緑色を呈することがあるが，これも衣の重層（アルカリ性）にクロロゲン酸が反応したことによる．このように食品の変色は細菌自体が生産する色素が直接関係するだけでなく，その代謝産物が食品中の成分に作用して変色を促すこともある．

冷凍エビが怪しく光る事例　変色ではなく発光であるが，冷凍エビが暗闇の中で光りだしたという事例も紹介しておく．海産物の発光事例はエビやイカを中心に数多く報告されている．この発光の原因は「発光細菌」である．海洋性細菌の中にはホタルのように自ら発光するものが存在する．*Vibrio* 属や *Photobacterium* 属に属する細菌が「発光細菌」である．その発光はホタルと同様，ルシフェリン-ルシフェラーゼ反応である．分離された細菌は *Photobacterium phosphoreum* という発光細菌であったが，その発光スペクトルは475 nmに極大をもっており，私たちの目には青白い発光として極めて明るく映る．

なお，ヒカリキンメダイに寄生していることで有名な発光細菌 *Vibrio fischeri* の発光はそれより短波長側の495 nmに極大をもち，緑がかった青の発光として感じられる．

● **微生物による食品の膨張・異臭・軟化**

ドレッシング容器の膨張事例　ドレッシングには乳化したタイプのものがあるが，そのプラスチック製の蓋がはじけ飛んだという事例があった．微生物によるアルコール発酵がドレッシングの中で進行し，それに伴って発生した炭酸ガスで圧力が高まりプラスチック製の蓋が耐えきれずに弾けたものと想像できる．このような容器膨張は，一般的にアルコール発酵酵母が関係することが多い．アルコール発酵はエチルアルコールとともに炭酸ガスもまた発生するので，密閉された容器内でアルコール発酵が起きると，容器が膨張し，破裂する場合もある．ただ，この検体からは酵母は一切検出されず，代わりに乳酸菌が分離され，系統分類学に基づく解析から，*Lactobacillus fructivorans* と同定された．ヨーグルトの容器が密閉されていることからもわかるとおり，乳酸菌による乳酸発酵は基本的に最終産物が乳酸だけであり，炭酸ガスの発生を伴わない．しかし，乳酸菌の中には乳酸発酵とともにアルコール発酵を行うものもいる．このような発酵様式を「ヘテロ乳酸発酵」と呼び，発酵産物は乳酸とアルコール，そして炭酸ガスの発生を伴うこととなる．本検体から得られた *L. fructivorans* は「ヘテロ乳酸発酵」を行うことができる乳酸菌であった．この発酵様式によりドレッシング容器の内部で炭酸ガスが発生し，内圧が高まり，プラスチック製の蓋を弾き飛ばしたのである．なお，この *L. fructivorans* はpHの低い飲料（例えばフルーツジュースなど）の中でも増殖し，その風味を損なうといった変敗事例も知られている．

缶コーヒー風味劣化事例　ホットベンダー（自動販売機）にて提供される缶コーヒーの風味劣化の事例が知られている．これは缶

の膨張なしにpHの低下が起き風味が損なわれることから「フラットサワー現象」と呼ばれるが，混入した好熱性（高い温度で生育する）芽胞形成細菌がホットベンダーでの高温保温時に発酵することが原因とされている．これら芽胞形成細菌は Bacillus 属に近縁な細菌であると考えられている（Geobacillus stearothermophilus が主要な原因菌とされる）．ただ，すべてのフラットサワー現象が同一の好熱性 Bacillus 属に類縁な細菌により引き起こされるわけではない．本検体の缶コーヒーから分離されたのは，Bacillus ginsengihumi であった．B. ginsengihumi は G. stearothermophilus のように好熱性細菌ではなく，熱耐性細菌である．だだし，ホットベンダーの高温環境中においても死滅することなく，発酵して風味劣化を引き起こしていたのだろう．なお，この芽胞形成細菌 B. ginsengihumi は安定化のために添加されていたアラビアゴムがその混入源であることも確かめられている．

麺つゆの異臭事例　同様のフラットサワー現象による風味劣化は缶コーヒーだけではなく，びん詰の「麺つゆ」でも起きている．びん詰で提供されている「麺つゆ」から異臭がする（薬品臭くなっている）という事例があり，調査の結果，検体から Bacillus 属細菌が分離された．レトルト処理（高温高圧滅菌処理）を耐えて生残した Bacillus 属細菌が増殖したことが異臭の原因であった．増殖は濁度の変化として目に見えるほどではなかったが，生育に伴いグアイアコールなどの発酵副産物が生じたのだ．グアイアコールは強い「薬品臭さ」を感じさせてしまう化学物質であり，ごく少量の混入（生成）であったとしても食品の風味劣化の原因となってしまう．

飲むゼリーの軟化事例　缶コーヒーのフラットサワー現象と同様の変敗事例は，pHが比較的低いフルーツ系の飲料でも見られている．ただし，この場合は耐酸性のある Bacillus 属細菌（Bacillus coagulans）が原因となる．ただし，酸性飲料の風味劣化の原因も，この細菌だけに限定されているわけではない．清涼飲料の「飲むゼリー」の白濁と軟化が起きた事例があり，その調査を行ったところ，検体から耐熱性好酸性の芽胞形成細菌である Alicyclobacillus acidiphilus が分離された．レトルト処理を生き延びたこの細菌が「飲むゼリー」の中でゼリーのゲル化剤である多糖類を分解することにより増殖し，その結果ゼリーの軟化と白濁が起きたのだ．

食品変敗（腐敗や変色）に細菌を含む微生物が関与している事例は数多く，またその原因も多様である．赤い変色だからといって，色素はカロテノイドとは限らないし，原因となる微生物も多種多様である．また，容器の膨張を伴わない風味劣化（フラットサワー現象）に関しても，高温で販売される飲料の原因はすべて Geobacillus stearothermophilus，そして酸性飲料では Bacillus coagulans と断定してしまうのは危険である．フラットサワー現象の原因細菌は多様であり，そのバリエーションは思っている以上に大きいのだ．確かにレトルト処理を確実に行えば，食品変敗の危険を避けることができる．だがその反面，過剰なレトルト処理は食品の風味を落とすことになる．変敗の原因となっている微生物の特定（同定）を確実に行い，その微生物の生理的な性質を正確に把握し，十分ではあるが最低限の滅菌処理条件を見つけ出すことこそ，「安全でかつおいしい加工食品」の提供にとっての最重要課題であるといえないだろうか．

〔花田　智〕

参考文献

1) 稲津康弘ら．2013．微生物コントロールによる食品衛生管理―食の安全・危機管理から予測微生物学の活用まで．エヌティーエス．

3-3

食中毒細菌

毒素型,感染型,芽胞菌

食中毒には,細菌性,ウイルス性,原虫性など微生物によるものが多い.細菌性食中毒は原因により,毒素型と感染型がある.

● 腸管出血性大腸菌(O 157 など)感染症

腸管出血性大腸菌(enterohemorrhagic Escherichia coli:EHEC)は,1982 年アメリカのハンバーガー食中毒事件において初めて O 157:H7 が分離された.Vero 細胞に対する毒素を産生し,赤痢菌が産生する志賀毒素と同様の毒素であることから Stx(Shiga-toxin)とも呼ばれている.さらに EHEC は小児の溶血性尿毒素症候群(hemolytic uremic syndrome:HUS)を引き起こすことが明らかとなった[1].EHEC は通常の大腸菌と同様にグラム陰性通性嫌気性桿菌で周毛性の鞭毛を有し,グルコースを発酵し,酸とガスを産生する.熱に弱く,75℃・1 分の加熱で死滅する.血清型は O 抗原 178 種類,H 抗原 56 種類に分類されている.

生 態　主に反芻獣の腸管内に生息している.Stx は EHEC の最も重要な病原因子である.大きく Stx1 と Stx2 の 2 種類に分かれる.

疫 学　日本では 1984 年の集団事例を皮切りに,集団,散発の事例が報告されている.また,O 157 以外に O 26 や O 111 による事例が増加している.主な原因食品として,挽き肉,レバー,ユッケなど生肉あるいは加熱不十分な焼き肉やハンバーガーなどがある.さらに,カイワレダイコン,アルファルファなどの野菜やアップルジュースなどの果物,また,イクラ,浅漬も原因食品として報告されている[2].発生施設は,保育園,病院,高齢者福祉施設が中心である.

診断・治療　潜伏期間は 2～7 日で平均 3～5 日である.重症化すると激しい腹痛と血便を主症状とする出血性大腸炎になる.特に,小児や高齢者は HUS に進行する割合が高く,中枢神経症状を呈し死亡することもある.

検査方法　O 157 の検査法は,2006 年 11 月 2 日付厚生労働省医薬品食品局からの「腸管出血性大腸菌 O 157 および O 26 の検査法について」および 2011 年 6 月 3 日「腸管出血性大腸菌 O 111 の検査法について」を参照のこと.

予防対策　O 157 の予防対策は,感染源を疑われるものに触れた場合,よく手を洗い(菌をつけない),肉類の生食は避け,十分加熱した肉を食べる(菌をやっつける).

EHEC 感染症は,「感染症の予防及び感染症の患者に対する医療に関する法律」に基づく感染症発生動向調査において 3 類感染症に指定されており,全数把握対象疾患となっている.

● サルモネラ属菌食中毒

サルモネラ属菌[3],グラム陰性の通性嫌気性桿菌で,通常周毛を有し,運動性がある.生化学性状として,通常,硫化水素陽性であるが,最近陰性のものが食中毒の原因となったことがある.これまで 2,500 種以上の血清型が同定されている.

生 態　サルモネラ属菌は哺乳類,鳥類,爬虫類,両生類などに広く分布している.土壌や河川水など自然環境中にも存在する.サルモネラ属菌は乾燥によく抵抗し,土壌や冷凍食品中でも数年間生存すると考えられている.

疫 学　経口感染による下痢,腹痛,悪感,発熱,嘔吐,頭痛などを伴う急性胃腸炎である.経過は通常 1～4 日である.主な流行血清型は Typhimurium,Enteritidis などがある.主な原因食品は,食肉,鶏卵など畜産物である.原因施設は,レストラン,宿泊施設,家庭など多岐にわたる.

診断・治療　サルモネラ症の確実な診断

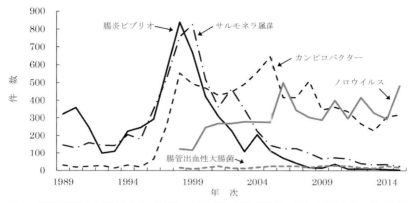

図1 病因物質別食中毒発生件数（1989〜2015年）（厚生労働省・食中毒統計資料に基づき作成．参考としてノロウイルスによる食中毒を含めた）

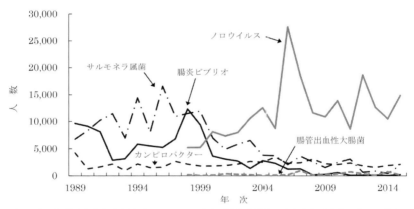

図2 病因物質別食中毒患者数（1989〜2015年）（厚生労働省・食中毒統計資料に基づき作成．参考としてノロウイルスによる食中毒を含めた）

は菌分離による．感染初期および軽症の場合は，対症療法を行い，重症例では抗生物質の投与を行う．薬剤耐性に注意する必要がある．

検査方法　食品からの検体の採取は『食品衛生検査指針　微生物編（2015）』の方法を参照のこと．

予防対策　生産，加工，流通のすべてにおいて食品原材料および製品への汚染を防止し，温度管理により菌の増殖を防ぎ，加熱調理では，中心温度で75℃・1分間以上の加熱を行う．鶏卵によるサルモネラ食中毒に関しては，1998年に食品衛生法施行規則が改正され，賞味期限など，品質表示の義務化などの対策が施行されたほか，「卵選別包装施設の衛生管理要領」および「家庭における卵の衛生的な取扱について」の策定（平成10年11月25日付　生衛発第1674号）などの総合的対策が推進されている．

● **腸炎ビブリオ食中毒**

腸炎ビブリオ（*Vibrio parahaemolyticus*）

は 1950 年大阪府南部で発生したシラスによる食中毒事件において藤野恒三郎博士により世界で初めて発見された[4]．グラム陰性通性嫌気性桿菌で，その一端に 1 本の鞭毛をもち，運動性を示す．好塩性で，特に 3％食塩濃度で最もよく発育する．食塩濃度 0％および 10％以上では発育しない．海水では 20℃以上で増殖する．熱に弱く短時間で死滅する．耐熱性毒素 TDH（神奈川溶血毒，thermostable direct hemolysin）および TRH（TDH-related hemolysin）[5, 6] をもつ株がヒトへの病原性を示している．

疫 学　症状は，下痢および激しい上腹部の腹痛である．通常は抗菌剤の治療を行わなくとも数日から 1 週間程度で回復する．

腸炎ビブリオ食中毒の発生は，6～9 月の夏期に集中している．1963～91 年まで，食中毒原因菌の筆頭であった．その後徐々に減少し，2014 年には 6 件，47 人となった．主な原因食品は，刺身や寿司などの生食用魚介類によるものが大半を占めている．

診断・治療　診断は菌分離により確定する．治療は対症療法が主体である．抗生物質の投与にあたっては耐性菌の存在を考慮する必要がある．

検査方法　『食品衛生検査指針　微生物編（2015）』第 2 章細菌，6. 腸炎ビブリオおよびその類縁菌の項を参照のこと．

予防対策　「感染症の予防及び感染症の患者に対する医療に関する法律」が改正され，2003 年 11 月 5 日から施行された．腸炎ビブリオ食中毒は，5 類感染症の定点把握疾患である感染性胃腸炎に含まれるため，指定された医療機関では発生後 1 週間以内に報告することが義務づけられている．一方，食品衛生法で，ゆでダコやゆでガニに用いる冷却用水は，滅菌海水か水道水を用いること．また，生食用魚介類における腸炎ビブリオの菌数を 100 個/g 以下に制限し，流通にあたっても 10℃以下で保存することとなっている．

● **カンピロバクター・ジェジュニ／コリ食中毒**

カンピロバクター（*Campylobacter*）属菌は，グラム陰性微好気性の無芽胞らせん状桿菌で一端または両端に 1 本の鞭毛をもち，運動性を有する．酸素濃度が 3～15％の微好気環境で発育する．発育温度域は 31～42℃である．

生 態　カンピロバクター属菌は，家畜，家禽，ペット，野生動物などの腸管内，また，河川や下水などの環境中にも存在する．ニワトリのカンピロバクター保菌率は高く，そのほとんどが *C. jejuni* である．その他の動物や野鳥も保菌している．一方，ブタは *C. coli* を高率に保菌する．少量の菌でも感染が成立すると考えられている．

疫 学　カンピロバクター食中毒は 2000 年以降，毎年 400～500 件発生している．年間を通じて発生がみられる．原因食品は生または加熱不足の食肉，また，二次汚染を受けた食品も原因となる．

診断・治療　カンピロバクター腸炎は平均潜伏期間 2～3 日の後，下痢，腹痛，発熱，頭痛，悪寒，嘔吐などの症状を示す．発熱は，通常 37～38℃である．合併症としては，ギラン・バレー症候群（Guillain-Barré syndrome）を起こすことがある．血清型として Penner の O：19 型が多い．

診断は菌の培養によるが，血中抗体でも診断が可能である．カンピロバクター腸炎の場合は特別な治療を行わない場合が多い．ニューキノロン系剤に対して多剤耐性を示すものが増えている．

検査方法　『食品衛生検査指針　微生物編（2004）』第 2 章細菌，7. カンピロバクターの項を参照のこと．

予防対策　カンピロバクター食中毒を予防するためには，生産段階から消費に至るすべての過程において，適切な衛生対策をとる必要がある．

調理時には十分に加熱し，鶏肉や牛レバーの生食は避け，これらの生材料を扱った後に

他の食材への二次汚染を防止する．

● **黄色ブドウ球菌食中毒**

黄色ブドウ球菌（*Staphylococcus aureus*）は，グラム陽性，カタラーゼ陽性，非運動性の通性嫌気性桿菌である．7.5%の食塩加培地で増殖し，卵黄反応陽性，マンニットを分解して酸を産生する．菌体外物質として，エンテロトキシンを産生し，これらは多様な生物活性を示す．増殖温度は5～47.8℃で，至適温度は30～37℃である．増殖pHは4.0～10.0で，至適pHは6.0～7.0．また，増殖できる最低水分活性は0.86である．

食中毒の原因毒素としてエンテロトキシン（SE）がある．SEはA～Eまでの5種類が中心であるが，最近は種々の新型毒素が報告されている[8]．極めて耐熱性で100℃・20分間の加熱でも完全には失活しない．一度SEが産生されると通常の加熱調理では排除できない．発症毒素量は100 ng/ヒト程度と推定されている．

生態　黄色ブドウ球菌はヒトを取り巻く環境中に広く分布し，健常人の鼻腔，咽頭，腸管などに約40%のヒトが保菌している．傷口に化膿巣を形成し，化膿巣に触れた食品を汚染する．

ヒト以外にも家畜を含む哺乳類，鳥類にも広く分布している．ウシの乳房炎起因菌であり，牛乳の汚染源となる．食肉，魚介類，生乳での汚染率は高い．その他，調理済み食品，和・洋菓子にも汚染していることがある．

疫学　1985年以降は減少しているが，2000年6～7月にかけて発生した加工乳による食中毒は最大の患者数を記録した．我が国では年間を通じて発生している．原因食品は弁当やおにぎりなど複合食品および米飯製品以外に乳・乳製品，卵料理品，肉調理・加工品など多岐にわたっている．原因施設は，飲食店，家庭，仕出し屋，旅館などである．

診断・治療　潜伏期間は30分から6時間，平均3時間で発症する．悪心・嘔吐が必発である．通常24時間以内に回復する．

検査方法　ブドウ球菌の検査は，菌の分離だけではなく，エンテロトキシンの検出も必要である．検査法については，『食品衛生検査指針 微生物編（2015）』第2章細菌，8. 黄色ブドウ球菌の項を参照のこと．

● **リステリア・モノサイトゲネス食中毒**

グラム陽性通性嫌気性短桿菌で鞭毛をもち，運動性を示す．ヒツジ血液寒天平板培地では弱いβ溶血性を示すが，黄色ブドウ球菌の集落周辺ではその溶血は増強される（CAMPテスト）．発育温度は0～45℃と広く，冷蔵庫などの低温環境でも発育可能である．また，20%の食塩濃度下でも生残可能である．

生態　我が国の健康人における糞便からの分離率は，1.2～1.5%である．本菌は環境に広く分布しており，家畜，齧歯類，魚類などほとんどの動物から分離されている．我が国の未殺菌乳の汚染は5%程度，挽き肉ではより高率である．一方，非加熱喫食食品（ready-to-eat food）では数%程度の汚染が報告されているが，汚染菌数は100 CFU/g以下である[9]．病原因子は溶血素（Listeriolysin O）が最も重要であるが，ほかにも多くの因子がある．

疫学　リステリア症は人獣共通感染症であるが，食中毒としても報告されている．特に，非加熱喫食食品が重要である．感染を受けやすいのは，妊婦や胎児，新生児，乳児，高齢者，免疫機能の低下したがん患者やAIDS，糖尿病患者などである．

診断・治療　ヒトのリステリア症の主症状は，髄膜炎，敗血症，流産である．治療には，抗生物質が用いられるが，耐性菌はほとんど見つかっていない．

検査方法　血液，髄液および臓器などの臨床材料は血液寒天平板培地で分離可能である．『食品衛生検査指針 微生物編（2015）』第2章細菌，9. リステリアの項に従って検査する．

予防対策　リステリア症が食中毒として

扱われていることを広く知らせ，特に感染を受けやすい妊婦，高齢者，免疫不全者に対して，注意喚起が必要である．非加熱食肉製品とソフトタイプのチーズに 100 CFU/g 以下の基準がある．

● ボツリヌス菌食中毒

ボツリヌス菌（*Clostridium botulinum*）はグラム陽性偏性嫌気性桿菌で耐熱性芽胞を形成する．産生する毒素はA～G型の7種の異なる抗原性の毒素型に分類される．

生　態　芽胞は土壌，河川，湖沼などの自然環境中，動物や鳥類の消化管内や魚類や甲殻類のエラに存在している．

疫　学　我が国では89事例が報告されているが，大部分（76事例）がE型中毒である．主な原因食品として，「いずし」などの水産加工食品により発生している．

診断・治療　潜伏期間は12～72時間である．脱力感，倦怠感，めまいなどの神経症状が現れ，さらに視力障害，発声困難，嚥下困難，口渇，嗄声（しわがれごえ）が見られる．乳児ボツリヌス症では便秘に始まり，飲乳減弱，脱力感，嗜眠，嚥下困難が見られる．

検査方法　検体中に含まれる毒素の検出，型別と菌の検出，分離，同定であるが，毒素の検出がより重要である．毒素の検出にはマウス接種試験が用いられる．

『食品衛生検査指針　微生物編（2015）』第2章細菌，11. ボツリヌス菌の項を参照のこと．

予防対策　「感染症の予防及び感染症の患者に対する医療に関する法律」の改正により2007年6月からボツリヌス菌および毒素は2種病原体等に分類された．この改正はテロ対策を考慮しているため，2種病原体等を所持するには厚生労働大臣の許可が必要であり，保管および使用の記録など厳重な管理が要求される．乳児ボツリヌス症においては1歳未満の乳児にハチミツを与えないことが通知されている[13]．

● ウエルシュ菌食中毒

ウエルシュ菌（*Clostridium perfringens*）は，グラム陽性，偏性嫌気性の大桿菌で芽胞を形成する．鞭毛はなく，運動性はない．芽胞形成には Duncan & Strong 培地[14] などが用いられる．5％ウマ血液寒天培地上では β 溶血を示す．至適発育温度は43～47℃で，50℃を超えると死滅する．1960～70年代にかけて，本菌による食中毒の原因毒素が発見されて以来[15, 16]，多くの報告がなされ，ウエルシュ菌食中毒は生体内毒素型食中毒であることが判明した．

生　態　健康なヒトや動物の腸管内，土壌，下水などの自然界に広く常在している．

疫　学　ウエルシュ菌食中毒は年間20～30数件発生しており，細菌性食中毒の発生件数の中では上位から5～6番目の発生数である．

発生は年間を通じてみられる．原因食品は，弁当，仕出し，パーティ食などの複合食品が多く，特に，肉，魚介類，野菜類およびこれらを使用した煮物や大量調理食品である．原因施設は，飲食店，仕出し屋，旅館などである．家庭での発生は他の食中毒に比べて少ない．

診断・治療　潜伏期間は6～18時間でほとんどの患者は12時間以内に発症する．腹痛と水様性下痢を呈し，1～2日で回復し，予後は良好である．特別な治療法はない．

検査方法　『食品衛生検査指針　微生物編（2004）』第2章細菌，12. ウエルシュ菌に従って，菌の分離，生化学性状による菌の同定を行い，エンテロトキシンの産生性を検査する．

予防対策　食肉の汚染防止，調理後の速やかな摂食，調理済み食品を保存する際は，小分けし急速に冷蔵する．加熱調理によって芽胞を死滅させることはできないが，芽胞の発芽，その後の増殖を防ぐことが重要である．

● セレウス菌食中毒

原因菌は *Bacillus cereus* で，グラム陽性

の大型桿菌で芽胞を形成する．嘔吐型毒素，下痢型毒素を産生する．

生　態[7, 18]　本来の生息場所は土壌である．食品では，魚介類およびその加工品，食肉および食肉製品，乳および乳製品，穀類およびその加工品，野菜，果実およびその加工品，米飯類，サラダあるいは調理パン，調味料やスパイスから分離されている．

疫　学[19, 20]　*B. cereus* による食中毒は，6～10月に多く発生している．原因施設は飲食店が最も多く，仕出し屋，家庭，食品製造所，学校となっている．主な原因食品は，穀類およびその加工品，複合調理食品（弁当，調理パン）である．その他，食肉および食肉製品，乳および乳製品，菓子類などがある．

診断・治療　嘔吐型食中毒は嘔吐型毒素に起因し，潜伏期間30分～6時間で悪心と嘔吐が起こるが，24時間程度で症状はなくなる．下痢型食中毒については，6～15時間の潜伏期間で発症し，水様性の下痢，腹部の痙攣や腹痛が起こる．嘔吐は滅多に見られず，24時間程度症状が続く．予後は良好なため，治療は重要視されていない．

検査方法　セレウス菌検査用の選択分離培地は『食品衛生検査指針　微生物編（2015）』第2章細菌，10. セレウス菌の項を参照のこと．

予防対策　食中毒の発生要因は食品の衛生的取り扱いの不備，調理場の汚染，衛生管理の不備であることから，増殖させないよう，食材や調理済み食品の温度管理に注意し，調理環境からの二次汚染を防ぐことが重要である．

〔山本茂貴〕

参考文献

1) 山崎伸二．2005．化学療法の領域．**21**：498-506.
2) 伊藤　武，甲斐明美．1996．医学のあゆみ．**178**：909-914.
3) 坂崎利一監訳．1979．サルモネラ症，近代出版．
4) T. Fujino *et al.* 1953. *Med. J. Osaka Univ.* **4**：229-304.
5) Y. Miyamoto *et al.* 1969. *J. Bacteriol.* **100**：1147-1149.
6) T. Honda et al. 1988. *Infect. Immun.* **56**：961-965.
7) 三沢尚明．2003．日本食品微生物学会雑誌．**20**：91-97.
8) 重茂克彦．2005．モダンメディア．**51**：81-90.
9) A. Okutani *et al.* 2004. *Int. J. Food Microbiol.* **93**：131-140.
10) S. I. Makino, K. Kawamoto, K. Takeshi *et al.* 2005. *Int. J. Food Microbiol. Oct.* **15**：189-196.
11) A. Okutani *et al.* 2004. *Epidemiol. Infect.* **132**：769-772.
12) K. Yamakawa *et al.* 1988. *Microbiol. Immunol.* **32**：579-587.
13) 昭和62年10月20日健医感第71号・衛食第170号・衛乳第53号・児母衛第29号　乳児ボツリヌス症の予防対策について．
14) 櫻井　純ら編．2002．細菌毒素ハンドブック．サイエンスフォーラム．
15) A. H. W. Hauschild *et al.* 1970. *Can. J. Microbiol.* **16**：339.
16) C. L. Duncan and D. H. Strong. 1969. *Can. J. Microbiol.* **15**：755.
17) 上田成子．2002．防菌防黴雑誌．**30**：511-524.
18) 上田成子．2003．HACCP衛生管理計画の作成と実践　改訂データ編（熊谷　進編代表），pp. 22-141. 中央法規出版．
19) 厚生労働省医薬食品局食品安全部監視安全課編．1978～2005．全国食中毒事件録（昭和53～平成17年度版）．
20) WHO. 1997. *World Health Statistics Quarterly.* **50**：3-57.

3-4 食中毒ウイルス

ノロウイルス，サポウイルス，ロタウイルス，
A型肝炎ウイルス，E型肝炎ウイルス

● 食中毒の原因となるウイルス

食中毒の原因となるウイルスは，嘔吐，下痢などの胃腸炎症状を起こすウイルスと，肝炎を起こすウイルスに大別され，前者にはノロウイルス（NoV），サポウイルス（SaV），ロタウイルス（RoV）など，後者にはA型肝炎ウイルス（HAV），E型肝炎ウイルス（HEV）が含まれる（表1）．NoV，SaVはカリシウイルス科に属し，それぞれGI〜GVの5遺伝子群に分類され，さらに細かく遺伝子型に分けられている．NoVではGI，GII，GIV，SaVではGI，GII，GIV，GVがヒトから検出されている．NoVの近年の主流株である遺伝子型GII.4は変異を起こしやすく，世界的流行を起こすパンデミック株が出現することがある．RoVはレオウイルス科に属し，A群からG群の7群（種）に分けられる．主にA群RoVが乳幼児の胃腸炎の原因ウイルスとなり，A群とC群のRoVが食中毒の原因となる．HAVはピコルナウイルス科に属し，6遺伝子型（1血清型）に分類されている．HEVはヘペウイルス科に属し，少なくてもG1からG4の4遺伝子型に分類されている．HEVはイノシシやブタの体内でも増殖し，人獣共通感染を起こす．

● ウイルス性食中毒の症状

胃腸炎ウイルスの感染による症状は，発熱，嘔気，嘔吐，下痢，腹痛などで，潜伏期は1〜2日程度である．A型肝炎やE型肝炎は1か月程度の潜伏期の後，発熱，食欲不振，腹痛，黄疸など消化器症状を伴う急性肝炎症状を呈する．慢性化することはなく，急性肝炎として経過し，一般に予後良好である．これらの食中毒ウイルスでは不顕性感染が認められている．

● ウイルス性食中毒の発生動向

食中毒統計では，NoVは独立した病因物質として，それ以外の食中毒ウイルスは「その他のウイルス」として取り扱われる．ウイルス性食中毒の原因の大半はNoVが占める．NoV食中毒の年間発生件数は約300件（全食中毒事件の約1/4），患者数は約1万人（全患者数の約1/2）で，12月から1月をピークとして冬季を中心に発生する．A型肝炎とE型肝炎は感染症法で全数把握4類感染症に分類され，A型肝炎は200例前後，E型肝炎は数十例が1年間に報告されている．食品媒介事例と推定される事例は少なくないが，潜伏期が長く感染源の特定が困難なこともあり，食中毒事件としての報告は少ない．

食中毒ウイルスは，食品を介さないヒト-ヒト感染を起こし，実際の患者数はヒト-ヒト感染事例が圧倒的に多い．

● ウイルス性食中毒の原因食品

二枚貝：NoVをはじめとする胃腸炎ウイルスの汚染リスクの高い食品はカキなどの二枚

表1 食中毒ウイルスの種類

ウイルス名	大きさ（nm）	形状	遺伝子	エンベロープ	ワクチン
ノロ（NoV）	35〜40	正20面体	RNA（1本鎖）	無	無
サポ（SaV）	35〜40	正20面体	RNA（1本鎖）	無	無
ロタ（RoV）	80〜100	正20面体	RNA（2本鎖，分節）	無	有*
A型肝炎（HAV）	27〜30	正20面体	RNA（1本鎖）	無	有
E型肝炎（HEV）	27〜30	正20面体	RNA（1本鎖）	無	無

*A群RoVのみ．

貝である．これは，患者便などに由来し，トイレ，下水を経由し，養殖海域に至ったウイルスを二枚貝が海水とともに体内に取り入れ，蓄積するためである．HAVの汚染リスクもある．我が国では二枚貝のうち，カキによる食中毒が90％以上を占め，カキフライ（加熱不足），イワガキによる食中毒も認められる．カキ以外ではシジミの事例が多く，特にシジミの醤油漬けによる食中毒は少なからず発生している．

調理従事者から汚染される食品（調理済み食品）：調理中に，調理従事者の手指や，調理環境・調理器具・食器などを介して汚染される食品を総称して「ready to eat food（調理済み食品）」と呼ぶ．非加熱食品だけでなく加熱食品でも調理後に汚染した手指などに接触することにより食中毒の原因となる．調理済み食品には，仕出し弁当，宴会料理，寿司，パン，サンドイッチ，サラダ，惣菜，ケーキ，餅，和菓子，ジュース・麦茶などの飲料水など多種・多様な食品・食事が含まれ，現在のウイルス性食中毒の大半はこれらが原因となっている．

輸入生鮮魚介類：アジア諸国などのHAVの常在地から輸入されるエビや二枚貝などの魚介類はHAVの汚染リスクがある．

イノシシ，ブタなどの肝臓・肉：イノシシやシカなどの野生動物やブタの肝臓や肉にはHEVが含まれているリスクがある．

水，生鮮農産物：井戸水・地下水が下水などを介して食中毒ウイルスに汚染した場合，食中毒の原因となる．HAVやHEVの常在国では，水や生鮮農水産物が主要な感染源となっている．

● 予　防　法

加熱調理：カキなどの二枚貝，エビなどの輸入生鮮魚介類などは中心温度85～90℃で90秒以上の加熱調理が望ましい．イノシシやブタの肝臓や肉は中心温度63℃・30分以上またはそれと同等以上（75℃・1分など）で加熱する．それらの食材は最後に取り扱う，調理器具を交換する，調理器具を熱湯消毒するなどにより他の食材への二次汚染を防ぐ．

手洗いと手袋の着用：調理の前，トイレの後などには，洗剤を用いて，流水で徹底した手洗いを行った後，エタノールなどで消毒する．2度洗いが有効である．非加熱食品や調理済み食品は，使い捨ての手袋を使用するなど，素手での取り扱いは控える．

調理台・調理器具およびトイレの清掃と消毒：調理台や調理器具は十分な清掃後，熱湯（85℃以上）で1分以上の加熱を行うか，0.02％次亜塩素酸ナトリウムや有効性が確認されている市販消毒剤などを用いて消毒する．トイレは食中毒ウイルスの汚染リスクが最も高い場所なので，定期的に十分に清掃，消毒を行う．

汚染時の適切な処理：下痢便や嘔吐物により環境が汚染された場合，迅速かつ適切に対処し，ウイルス汚染の拡大を防ぐ．

健康管理：食中毒ウイルスは不顕性感染を起こすので，その可能性を念頭におき，日頃から手洗い，うがいによる感染予防や健康管理に努める．

海外渡航時の注意点：アジア諸国などのHAVやHEVの常在国への渡航時には，ワクチン（A型肝炎）を接種し，未加熱の飲料水や生の生鮮農産物の摂取は控える．

● 検　査

各種胃腸炎ウイルス感染による症状やHAVあるいはHEV感染の症状は，それぞれ類似し，正確な診断には実験室内診断が必要である．胃腸炎ウイルスではイムノクロマト法などの免疫学的検査，PCR法などの遺伝学的検査，電子顕微鏡検査など，肝炎ウイルスは血清学的検査，遺伝学的検査で行われる．食中毒の原因究明には，患者，食品取扱者，食品，施設環境などのふき取り材料からPCR法で遺伝子を検出し，遺伝子解析により検出ウイルスの同一性を確認する．二枚貝には多種多様なウイルスが含まれるので，検査結果の解釈には注意を要する． 〔野田　衛〕

3-5 食中毒原虫

原虫，食中毒

原虫による食中毒はシスト（cyst，囊子）もしくはオーシスト（oocyst）によって汚染された食品や飲料水を摂取することによって生じる．原虫のシストは環境抵抗性が強いものが多く，環境中で長期間生存できる．我が国では原虫による食中毒は細菌やウイルスによる食中毒と比べると発生頻度が低く，大きく問題化していないが，衛生状態のよくない発展途上国において原虫は食中毒の原因微生物として大きな位置を占めている．先進国でも糞便で汚染された農業用水を介して野菜がシストに汚染され，野菜の生食に伴って原虫に感染してしまうケースが非常に大きな問題となっている．また，多くの原虫のシストは塩素殺菌に対して抵抗性を示すため，水道を介した大規模な発生も危惧されている．このように世界的には原虫による食中毒は依然として公衆衛生学上の重要な課題となっている．食品によって媒介される原虫の中で特に問題になっているのがクリプトスポリジウム（*Cryptosporidium*），サイクロスポーラ（*Cyclospora*），ジアルジア（*Giardia*），赤痢アメーバ（*Enatmoeba*），クドア（*Kudoa*）である．

● クリプトスポリジウム

クリプトスポリジウムはヒトや動物の消化管内に寄生する数μmの原虫である．宿主域は広く多くの哺乳動物や爬虫類などから分離されているが，ヒトへの感染事例は主にヒトに寄生する *C. hominis*，反芻動物に寄生する *C. parvum* によって引き起こされる．クリプトスポリジウムは宿主の消化管内で無性生殖によって増殖した後，有性生殖に移りオーシストを形成する．オーシストは糞便とともに排出され，オーシストによって汚染された食品や飲料水を摂取することによって感染する．国外ではオーシストによって汚染された牛乳，野菜および果物による事例が報告されている．国内では1996年に埼玉県で汚染水道水を介した大規模な感染事例が報告されている．症状は水溶性下痢を中心として発熱，腹痛，嘔吐が見られ，1～2週間で治癒する．しかし，AIDS患者のような免疫不全状態の場合，感染が持続し死亡する場合もある．オーシストは71.1℃以上の加熱によって容易に死滅するが，通常の塩素消毒に対しては抵抗性を示すため注意が必要である．

● サイクロスポーラ

サイクロスポーラ（*C. cayetanensis*）は胞子虫の一種で霊長類を宿主とする．感染は宿主の体外に排出された成熟オーシストを食品や飲料水とともに経口的に摂取することによって起こる．海外で多くの発症例が報告されているが熱帯，亜熱帯で最も広がっている．国内では海外からの帰国者を中心に発症が見られる．症状は長期間にわたる水様性下痢で，1ヵ月持続する場合もある．オーシストは加熱で失活できるが塩素やヨウ素に対しては耐性を示す．また，オーシストは環境水中では数か月間感染性を保持する．

● ジアルジア

ジアルジア（*G. intestinalis*）は鞭毛虫類に属する原虫である．ジアルジアの生活環は運動性のある栄養体とシストからなる．経口的にヒトに取り込まれたシストが栄養型になり2分裂で増殖する．やがてシストが形成され，糞便とともに体外に排出される．ジアルジアは成熟シストに汚染された飲料水，生野菜を経口摂取することによって感染する．また，シストに汚染されたプールや河川などでの水泳によっても感染することがある．シストは感染性があるためヒトからヒトへの伝搬が起こるとされている．アジア，アフリカ，ラテンアメリカにおいて2億人が罹患し，毎年新たに50万人の患者が発生しているとされている．日本でも患者の発生が見られるが，

多くは海外からの帰国者である．症状は急性，慢性の下痢で，無症状のキャリアーも多い．シストは加熱で失活するが塩素に対しては抵抗性をもち，環境中で数か月生存する．

● 赤痢アメーバ

赤痢アメーバはエンドアメーバ科に属する原虫で霊長類を宿主とする．赤痢アメーバはシストと栄養体からなり，シストを経口的に摂取すると小腸で脱嚢し栄養型になる．栄養型はアメーバ状で運動性を示す．大腸に達すると粘膜層に侵入し，増殖する．やがてシストを形成し，便とともにシストが排出される．シストによって汚染された飲料水や食品を接種することによって感染する．感染症例の90％は無症状保虫者といわれており，シストの排泄は数年間続く場合もある．病態は腸アメーバ症と腸管外アメーバ症とに分かれる．腸アメーバ症は下痢，粘血便を主な症状とし，粘血便は数日から数週間続く．腸管外アメーバ症は大腸の栄養型が血流に乗り，肝臓や肺，脳などに膿瘍を形成する．腸アメーバ症の5％が腸管外アメーバ症に移行するといわれている．シストは乾燥に弱いが，水中では1か月以上生存可能である．また，一般的な塩素消毒には耐性を示す．

● クドア

近年ではヒラメの生食に伴う粘液胞子虫クドア（K. septempunctata）による新しい食中毒が注目を集めている（図1）．クドアは分子分類学的には刺胞動物に分類されるが，現時点では便宜的に原虫として扱われている．クドアはヒラメと環形動物（ゴカイの仲間）を交互宿主にもつと考えられており，ヒラメ筋肉内のクドア胞子を経口的に接種することによってヒトに感染する．ヒトの腸管で胞子からアメーバ状の胞子原形質が放出され，胞子原形質が腸管上皮細胞層を傷害することによって下痢が引き起こされると考えられている．クドアによる食中毒は潜伏時間が3〜16時間程度と非常に短いのが特徴で，症状は一過性の下痢，嘔吐で24時間以内に回復し予

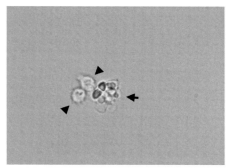

図1 クドア胞子と胞子原形質
矢印：胞子．矢頭：胞子原形質．［カラー口絵14 参照］

後は良好である．これまでのところ重症患者はいない．患者数は年間200〜500人であり，本食中毒は国内養殖ヒラメだけでなく，輸入ヒラメや天然ヒラメによる発生も報告されている．しかし現在では国内養殖場の対策が進み，国産養殖ヒラメによる事例はほとんど発生していない．クドアは冷凍処理によって容易に失活するが，ヒラメを冷凍処理すると食味が損なわれ商品価値が失われるため，実際には行われていない．そのため，養殖所における防除対策，輸入検疫におけるモニタリングに予防対策の重点がおかれている．

クドアはこれまで公衆衛生学的に無害と考えられてきた原虫が食中毒原因微生物と同定された珍しい事例である．最近ではジビエ（野生鳥獣肉）の喫食など，食の多様化に伴う新しい寄生虫性食中毒が懸念されている．クドアのように今まで無害と思われてきた原虫によって新しい食中毒が引き起こされるかもしれない．今後ともさらに監視を続ける必要があると思われる． 〔大西貴弘〕

3-6 衛生指標菌

水道水質，食品衛生，大腸菌

衛生指標菌とは，食品，調理器具，手指などの細菌汚染状況や施設の衛生管理が実施されているかを客観的に評価するための指標となる細菌で，「一般細菌数（生菌数）」「大腸菌群」「糞便系大腸菌群（E. coli）」「腸球菌」「腸内細菌科菌群」などがある．また，水道法では水質に関して，一般細菌数と大腸菌数および従属栄養細菌などが衛生指標菌となっている．

● **食品微生物検査の目的**

食品の微生物検査の目的には次の2つがある．第一は食品が，公的に定められた規格に適合しているかどうかを判断することである．第二は微生物学的品質管理のための検査で，いわゆる食品事業者などによる自主検査で，原材料の衛生管理としての一次汚染菌の検査と，施設や器具，従業員の手指からの二次汚染菌に対する管理を目的とするものである．一般的に，微生物検査の項目は，食品原料の種類，製品の形態によって異なるのはいうまでもなく，その検査の目的によって適切に設定されなければならない．

● **一般生菌数（細菌数）**

食品や調理器具などの拭き取り材料（検体）中に存在する好気的状態で，35℃，48時間（食品の種類によっては24時間）培養して発育する細菌の数をいう．検査法としては検体を標準寒天培地に混釈培養後に発育したコロニーを一般細菌（生菌）として計測し，一般細菌数（生菌数）を算出する．一般細菌数（生菌数）は，食品や食品の調理場，製造施設の細菌汚染の度合いを示すとともに，食中毒起因菌の大部分が35℃前後でよく発育することから衛生的な状況を評価する1つの指標になる．なお，一般細菌数（生菌数）は，食品生成法において食品（乳および乳製品，冷凍食品など）に成分規格が定められている．なお，成分規格が定められていない食品において，一般細菌数（生菌数）は，安全性を示すものではないが，菌数が多いということは，食中毒起因菌の存在や増殖の可能性を示している．

● **大腸菌群**

大腸菌群はヒトおよび動物の消化管に常在する菌属であり，糞便中に多量に存在する．したがって，大腸菌群が存在する場合は，食品が糞便により汚染されていることを示唆している．経口伝染病など感染源はヒトや動物の糞便であるから，食品が糞便に汚染されているということは経口伝染病などの病原菌に感染する危険があることを意味する．また，食品の加熱が十分行われている場合には，大腸菌群が検出されないことから，加熱指標が十分に行われたかどうかの指標としても使用される．しかしながら，近年の研究によれば広い意味での大腸菌群はヒトや動物の消化管だけでなく自然界に広く分布しているので，食品から大腸菌が検出されても必ずしも糞便汚染を示すとは限らない．このことから，広い衛生管理上の尺度として考えられてきており，食品の細菌汚染を極力少なくするためになされた衛生的配慮を評価する指標とされている．

● **糞便系大腸菌群**

大腸菌群の中で，44.5℃の培養温度で乳糖を分解してガスを発生するものを糞便系大腸菌と呼ぶ．これは自然界に存在する大腸菌群はこのような培養温度でガスを産生しないことに基づいている．大腸菌群汚染の高い食品では，大腸菌を調べたほうが糞便汚染の状況をより正確に知ることができ，特に生鮮食品の衛生指標菌として重要である．

● **大腸菌**

糞便大腸菌群の中で，IMViC試験（インドール試験，メチルレッド試験，クエン酸試験のそれぞれの頭文字をとってIMViC試験

という）においてそれぞれ「++--」または「-+--」の性状を示すものを大腸菌という．水道水の試験法と異なるので注意が必要である．また，食品衛生法において便宜上定義されているもので，厳密には細菌学的分類とは異なる．

● **腸球菌**

大腸菌と同様，腸内常在菌で糞便による汚染の指標となる．大腸菌よりも耐熱性が強く，乾燥や冷凍にも強い．ミネラルウォーター類（水のみを原料とする清涼飲料水）のうち殺菌または除菌を行わないものであって，容器包装内の二酸化炭素圧力が20℃で98 kPa未満のものにあっては，腸球菌および緑膿菌が陰性でなければならない．

● **腸内細菌科菌群**

国際的に広く使われている衛生指標菌で，ISO試験法を用いて確認する．日本では牛の生食用食肉の成分規格において腸内細菌科菌群が陰性として使用されている．

● **水道水質基準に係る衛生指標菌**

一般細菌 標準寒天培地法により培養される細菌をいう．試料水は，容量120 ml以上の密封できる容器を滅菌したものに採水する．なお，残留塩素を含む資料を採取する場合には，あらかじめチオ硫酸ナトリウムを試料100 mlにつき0.02〜0.05 gの割合で採水びんに入れ，滅菌したものを使用する．試料水は採水後すぐもしくは冷暗所に保管して12時間以内に検査する．試料水1 mlを2枚のシャーレに入れ，約15 mlの標準寒天培地を入れ混釈培養する．35〜37℃で22〜26時間後にコロニー数をカウントし，細菌数とする．

基準は，1 ml中100個以下．

大腸菌 酵素基質培地法による．XGal-MUG培地に一般細菌と同様の採水試料を1 mlとり，35〜37℃で22〜24時間培養し，発色したコロニーを計測し，大腸菌数とする．

基準は100 ml採水し，その1 ml中非検出．

従属栄養細菌 一般細菌と同様の試料を用いてR2A培地を用いて試料1 mlを35〜37℃で7日間培養しコロニーを計測する．また，48時間，72時間，さらに14日間培養後のコロニーを観察することが望ましい．基準は1 ml中2,000個以下． 〔山本茂貴〕

3-7
かびによる食品腐敗・品質異常

かび，かび毒アフラトキシン，好乾性かび，腐敗，異味異臭変色

● **食品とかびの関係**

かびは一般に湿ったところに多いといわれるが，乾燥した穀類や干物などで発生することもある．またかびは本来土壌に分布し，野菜のような植物の茎や実に入り込み，そのまま生き続けていく．食品の養分と水分を利用しながら長く生き続けることもある．

かびの発生には気温，水分活性（Aw），空気（酸素）そして養分が深く関わってくる．かびの発生しやすい温度範囲は 20〜30℃である．もちろん 20℃以下であっても発生までの時間的差異はあっても発生してくる．一般に多くのかびは 30℃以下であればいつでも発育し，たとえ冷蔵状態であったとしても発生してくる．しかし，30℃以上ではかびの発生は著しく抑制される．

かびが生えるためには水分が必要である．かびが生えるための最低 Aw は種によって異なっており，おおまかには A 群：0.94〜0.99，B 群：0.85〜0.93，C 群：0.65〜0.84 の 3 群に分けることができる．食品に多いかびから各群に属する種類をみると，Cladosporium，Alternaria は A 群で高水分でのみ発生する．B 群では Penicillium，Aspergillus があり，さらに C 群では，低 Aw の Eurotium，Aspergillus restrictus，Wallemia が含まれる．

かびにとって空気（酸素）は必要不可欠であり，酸素のない状態では発生しない．一般には Aspergillus，Penicillium のような食品に多いかびでは，O_2 濃度が 0.1％以下になると発育が抑えられ，1.0％程度ではほとんど影響なく発育する．したがって酸素による発育の影響として 0.1％前後がその目安になるといえる．しかし，中には O_2 濃度が 0.01％程度でも発育する Fusarium，Rhizopus，Mucor のような種もあり，特に好湿性食品に多い Rhizopus stolonifer ではさらに低濃度の酸素でも発育が認められることから，酸素の影響についてはよく考慮する必要がある．

かびは従属栄養生物である．発育は汚染する食品の栄養的要素とそれを取り巻く以下の項目に示した環境条件に依存する．また同時にかびがもつ生理学的特性などの条件と食品を含む栄養環境条件との相互作用によってもかびの発生は左右される．

圃場汚染と好湿性かび 食品とかびの関係は特異的である．農作物は圃場での生育途上ではかびの侵害に対して強い抵抗性を示す．Fusarium，Cladosporium，Alternaria，Botrytis のように比較的高湿度を好むかび（好湿性かび，圃場性かび）が圃場あるいは収穫直後に損傷箇所から侵入する．また，Penicillium expansum によるリンゴ腐敗病，あるいは Penicillium digitatum による柑橘の腐敗病などがよく知られている．

貯蔵汚染と好乾性かび 収穫後は植物の生物として活性が停止するので，付着かびとの特異的な関係は弱くなる．穀類などを長期貯蔵した場合，収穫直後は Fusarium や Alternaria などの圃場性かびが多くを占めるが，乾燥後の貯蔵経過とともに，Aspergillus（子嚢世代 Eurotium）や Penicillium などの低 Aw で発育できる好乾性かびが主要となる．

貯蔵性を高めるために Aw の低下した食品は，好乾性かびによる侵害の標的となる．

食品成分 かびは一般に多くの主要成分を利用できる能力をもっている．

P. digitatum による柑橘類の汚染は，その果皮に含まれるアミノ酸が発育を促進するためとされている．また，逆に食品中に含まれる成分がある種のかびの発育に対して阻害的に作用する場合がある．例えば，コーヒー豆などに多く含まれるカフェインは多くのかびの発育を抑制する．このため，カフェイン耐

性をもつ *Aspergillus niger* がコーヒー豆の主要汚染かびとなっているとみられる.

地理的分布, 気温　日本などの温帯では, *Penicillium* が主要汚染かびであるが, 亜熱帯, 熱帯では *Aspergillus* が主要汚染かびとなる. これは *Penicillium* の最適発育温度が25℃付近であるのに対し, *Aspergillus* は30℃付近であることが反映されている. 亜熱帯などからの輸入農産物は, 例えばラッカセイは主に *Aspergillus* などの汚染を受け, 北ヨーロッパなどの麦類は主に *Penicillium* や *Fusarium* による汚染を受けている.

Penicillium のような中温性かびは低温環境に適応するため, 近年普及している低温流通システムの常在菌である. また, 耐熱性かびの胞子の休眠を破り発芽させる役割を果たす.

● **食品危害性かび**

果実類, 野菜類　収穫期前後に, 果実の損傷部から侵入して危害を及ぼす植物病原性かびが主である. このため, 収穫時には見つからず, 流通過程, 貯蔵過程, あるいは消費者が購入後, その病害が明らかになることが多い. かびと汚染農産物との間には極めて特異的な関係がある場合と, *Rhizopus* や *Botrytis cinerea* のように, いわゆる多犯性の関係を示すものがある. かびの種類としては圃場性かびが多い.

柑橘類：収穫後の果実の損傷部から侵入し, 果実組織を軟腐する. 表面を白い菌糸が覆い, *P. digitatum* が認められるようになる. また, *P. italicum* による腐敗も見られることが多い. 温州ミカンでは果皮に含まれるアミノ酸の一種, プロリンが *P. digitatum* 胞子の形成とその発芽に促進効果があるとされている. また, 果実が損傷すると発散されるリモネン, α-ピネンなどの揮発性物質の混合ガスも *P. digitatum* の胞子の発芽を促進する. グレープフルーツでは *Geotrichum candidum* の汚染を受けやすい.

リンゴ：リンゴ果実の損傷部から侵入した *P. expansum* によって被害を受ける. このかびはリンゴの細胞壁の接着物質であるペクチンと細胞壁の構成多糖であるキシランの分解活性が高く, グルコース, スクロースの利用性は低く, セルロースやデンプンも利用しない. このかびはかび毒のパツリンを作るため汚染に注意が必要である.

ブドウ：貴腐ワインづくりのかびとして *Botrysis cinerea* が関与する. このかびは通常のブドウも侵害し, ブドウの主要な危害かびである.

イチゴ：*B. cinerea* による病害が最もよく認められる. このかびは, 開花時に花粉中の糖で発芽が促進され, 雌しべの柱頭から侵入する.

トマト, ナス：*Alternaria alternata* の病害を受けやすく, 暗褐色から黒変する. このほか, *Rhizopus*, *Mucor hiemalis*, *Rhizoctonia solani* や *Fusarium* など広範なかびの侵害を受ける. トマトは低温が続くと *Trichothecium roseum* の病害を受け, 苦味を呈する. 低温貯蔵の場合は *Cladosporium* の汚染も受ける.

穀類　穀類種子は内部のデンプン質がヘミセルロースやセルロースなどの多糖類からなる外框に覆われているため, それらの分解活性の高いかびが危害性かびとなる. 収穫後間もなくは, *Fusarium*, *Alternaria*, *Curvularia*, *Nigrospora* や *Phoma* などが優勢となる. 貯蔵経過とともに *Aspergillus* (*Eurotium*), *Penicillium* を中心とする貯蔵性かび（耐乾性かび, 好乾性かび）が主となる. *Eurotium* や *A. restrictus* はデンプン分解能が弱いためかデンプン胚乳侵入性が低いが, *A. versicolor* などは内部進入しデンプン粒を分解する.

米（玄米）：収穫間もないうちは *Fusarium*, *Alternaria* や *Cladosporium* の侵害が認められる. 貯蔵米では *Eurotium*, *Alternaria* が主要かびである. *Aspergillus* の中では, 好乾性かびの *A. penicillioides*, *A.*

restrictus や Eurotium が大部分を占める．かび毒産生菌種の A. versicolor や A. ochraceus も時おり認められる．含水率15％を超えるとかびの侵害を受けやすくなり，2～3年の長期貯蔵では A. versicolor 汚染も認められる．含水率16％を超えると多くの Aspergillus, Penicillium による侵害を受ける．

汚染かびの多くは玄米粒の表層付近に集中しているため，精米し白米にすると，汚染かびのほとんどが除去される．また，白米での保管は多湿にならないよう気をつけなければならない．日本人の主食である米の安全性に対する関心は高く，黄変米などの研究はかび毒の研究の世界的な先駆けとなった．

小麦：収穫時には圃場性かびである Cladosporium, Alternaria, Epicoccum や Drechslera 属のほか，赤かび病菌の Fusarium graminearum が検出される．F. graminearum はデオキシニバレノール（DON）やニバレノール（NIV）などのかび毒をつくるが，実際にはデオキシニバレノールをつくるタイプとニバレノールをつくるタイプがあり，その分布は地理的分布に偏っている．

ラッカセイ：収穫後では Fusarium, Rhizoctonia の圃場性かびが多く，やがて貯蔵性かびの Aspergillus, Eurotium や Wallemia が多くなる．Penicillium はいずれの期間でも主要汚染かびである．Fusarium では F. oxysporum, F. semitectum が比較的高頻度で検出される．

輸入ラッカセイでは A. flavus によるアフラトキシン汚染が問題だが，国内生産では Eurotium 属が主で，A. flavus の検出頻度は極めて低い．本邦におけるアフラトキシン産生菌の分布は九州南部以南に限られる．豆類は内部にデンプン質のほかに油脂を多く含むため，Phomopsis のような油脂に親和性をもつかびも認められる．

食肉　通常，かびは細菌との競合関係にあるが，0℃以下の低温貯蔵では肉表面の Aw が低下するため，かびが主に発育する．このため，低温性かびや好冷性かびが主となる．牛枝肉では Cladosporium, Alternaria, Phoma, Mucor, Chrysosporium, Geotrichum, Penicillium も検出される．

乳製品：チーズ，ケーキ　添加物のない場合は Penicillium などが検出される．このほか，低温性かびの A. versicolor も検出される．乳製品は製造各国の伝統的な手法によって製造されることが多く，その過程で様々なかびの混入も考えられる．

低水分食品　Aw が低い食品として，プルーン，ジャムがあり，Eurotium, Wallemia sebi, A. penicillioides, Xeromyces bisporus などの好乾性かびが主として認められる．Aw が 0.75～0.80 あたりでは好乾性かびによる被害が起こりやすい．そのため 0.75 以下に保つことが大切である．

パン・餅・菓子類

パン・餅：パンはデンプン質であり，一般にかび被害を受けやすい．保存料が添加されているとそれらに抵抗性をもつかびが汚染かびとなる．このほか，A. niger や Eurotium, Penicillium, Cladosporium などが汚染する．

菓子類：糖濃度が高いため Aw が低く，W. sebi や Eurotium などの好乾性かびの侵害を受ける．チョコレートでは Chrysosporium や Xeromyces により侵害される．このほか，クリームや果実を用いたケーキ類では Moniliella 属の発生に伴う炭酸ガスの発生で包装袋の膨張が認められることがある．

飲料　飲料は衛生的にかなり保証されて製品化されるようになってきたが，実際には微生物，特にかびによる事故事例が今でも発生している．

検出されるかびの中で最も多い Cladosporium は環境の空中由来であることが多く，食品工場内の空中かびを調べると Cladosporium，次いで Penicillium が主要である．湿ったところでよく生え，貧栄養な状態であ

っても生える．飲料の中でもウーロン茶や野菜果実飲料でかび汚染が多くみられるが，このかびは加熱や乾燥に弱く容易に死滅する．

今まで調べられた飲料のかびの原因をみると，不衛生なボトルの保管管理，ボトルやキャップやパイプラインなどの洗浄殺菌不足，水と空気が接触する充填や打栓工程における環境からのかび侵入，原水そのものからの汚染などが考えられる．

● **かびによる腐敗・品質異常**

マイコトキシン（かび毒）汚染　マイコトキシン（mycotoxin）とは，かびの二次代謝産物として産生される主に低分子毒の総称である．ヒトや家畜などに対して急性または慢性の健康被害を起こす物質で慢性障害として発がん性，生殖器障害や免疫異常など重篤化しやすい．

マイコトキシンを産生する主要な毒性かびは主に *Aspergillus*，*Penicillium*，*Fusarium* である．とりわけ重視されるアフラトキシンは，*Aspergillus flavus* によって産生され，強い発がん性が証明されている．また，圃場性かびから貯蔵かびに及ぶことから広範な食品がその汚染対象となる．食品中のマイコトキシンは各国で安全性の面から規制の対象となっている（表1）．

かびによる変色　食品をかびが汚染すると，菌体または胞子自身が特有の色調を呈したり，菌体外にも色素を分泌して食品を着色させ食品自体を変色させることがある．これらのかびの色素は，細胞壁に多く含まれている．

かびの赤，黄，橙，紫などの色素はキノン（アントラキノン，ナフトキノン，ベンゾキノン）誘導体，キサントン，カロチノイド系が主である（表2）．かびが原因で起こる食品の着色，変色の例を表3にまとめた．

酵母の色素．酵母による食品の着色は，*Rhodotorula*（あるいは *Sporobolomyces*）は菌体にカロテノイド色素を有して赤色（まれに黄色）を呈し，*Candida pulcherrima* は鉄を含む赤い色素（アントシアン系）をもっている．

かびによる異味

苦味：メロンに被害をもたらす *Trichothecium roseum* は，刺激的な苦味成分を有している．これはウリ科植物が生成する特有の苦味成分のククルビタシンである．このかびはトマトなどにも同様の病害をもたらす．

酸敗味：かびは糖を利用してクエン酸など種々の有機酸を生成し，酸敗臭を呈する．

かびによる異臭　食品とかびに関連するにおいは，かび臭に集約されるが，食品衛生法においてかび臭の基準項目はない．唯一，わが国の水道法における水質基準でかび臭を2種類の化学物質（ジェオスミン：水質基準値 0.00001 mg/l 以下であること，2-メチルイソボルネオール：水質基準値 0.00001 mg/l

表1　食品と関わりのある主なマイコトキシン

マイコトキシン	主な汚染食品	主な産出かび
アフラトキシン B₁	ナッツ類，穀類，香辛料，豆類	*Aspergillus*
オクラトキシン A	穀類，豆類	*Aspergillus*　*Penicillium*
ステリグマトシスチン	貯蔵穀類，チーズ	*Aspergillus*
パツリン	リンゴ加工品	*Penicillium*
シトリニン	穀類	*Penicillium*
ルテオスカイリン	米	*Penicillium*
トリコテセン系かび毒	穀類	*Fusarium*
ゼアラレノン	穀類，豆類	*Fusarium*
フモニシン	トウモロコシ	*Fusarium*

表2 かびの色素

アントラキノン誘導体		
ベジコロリン	*Asp. versicolor*	橙黄色
イスランディシン，スカイリンなど	*Pen. islandicum*	暗赤色
ルグロシン	*Pen. rugulosum*	黄色
ポリハイドロキシアントラキノン	*Gibberella fujikuroi*	紫赤色
フザルビン	*Fusarium solani*	赤色
スピニュロシン	*Asp. fumigatus* など	紫色
β-カロチン	*Monilia sitophila*	橙色
その他の色素		
フィシオン	*Eurotium*	橙黄色
エリスログラウシン	*Eurotium*	暗赤色
ルブロフザリン	*Gibberella zeae*	赤色

表3 かびによる食品の着色，変色

色調	食品の種類と様相	原因かび
黄色〜橙色	卵の黄色小斑点 バターの黄，橙斑点 黄変米	*Penicillium* *Oospora*（*Geotrichum*） *Pen. citrinum*, *Pen. islandicum*
褐色	加糖練乳の褐色斑点 バターの褐色部位発生	ある種のかび *Phoma*, *Alternaria*
赤色〜ピンク	バターの淡赤〜ピンク部分 卵のピンク斑点 生麺（包装麺） 赤パン	*Fusarium culmorum* *Sporotrichum* *Fusarium* *Monilia sitophila*
緑色	卵の緑色小斑点（殻の内部にも発生） 卵の黒緑色斑点 バターの緑色化	*Penicillium* *Cladosporium* *Penicillium*
青色	卵の青色小斑点	*Penicillium*
黒色	卵の黒色斑点 バターの黒色（まれに緑色）部分 黒色パン	*Cladosporium* *Alternaria*, *Cladosporium* *Oidium*（*Geotrichum*）*aurantiacum*

以下であること）を決めている以外には，臭気（TON）などという広範囲な基準値になっているのが現状である．このかび臭は，メバロン酸回路を経由して，テルペン系の有機化合物やアルコール類がかびから産生されることに起因する（図1）．

ヒトの嗅覚は，非常に優れたものであり，純かび臭（ジェオスミン）の閾値は 10 ng/l といわれている．そこで，このかび臭を発生させない，あるいは除去することが食品品質を確保するうえでの大きな課題となり，異臭味のない食品といえる．なお，参考に代表的な主要かびの臭気成分（化学物質）を示す（表4）．

〔高鳥浩介〕

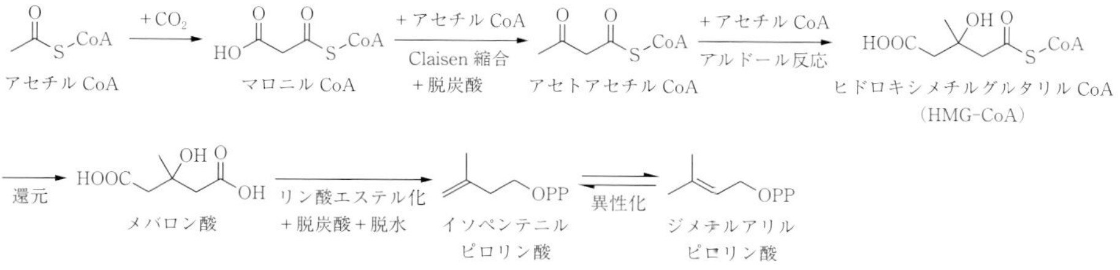

図1 メバロン酸回路

表4 主要かびの臭気成分

主要かび	臭気成分
Aspergillus	ジェオスミン，2-メチルイソボルネオール，テルペン，2-エチルヘキサノール，3-メチルフラン，3-オクタノン，2-メチル-1-プロパノール，3-メチル-1-ブタノール，1-オクテン-3-オール，3-メチルオキシアニソール
Chaetomium	ジェオスミン，2-メチルイソボルネオール
Penicillium	ジェオスミン，2-メチルイソボルネオール，キシレン，セスキテルペン，3-メチルフラン，リモネン，ジメチルベンゼン，2-メチル-1-プロパノール，3-オクタノール，3-メチル-1-ブタノール，1-オクテン-3-オール，1-プロパノール，3-ペンタノン-2-プロパノール
Cladosporium	エーテル，テルペン，3-メチルフラン，1-オクテン，3-ペンテン
Trichoderma	ジェオスミン，2-メチルイソボルネオール，フェニルアセトアルデヒド，6-ペンチル-α-ピノン

3-8 食品の腐敗を引き起こす耐熱性菌

芽胞, 胞子, 耐熱性細菌, 耐熱性かび

● 芽胞や胞子の性状

芽胞や胞子は微生物の生育環境が悪い場合, 次世代に子孫を残すための耐久器官である. 休止状態で生物活性は見られない. 細菌の芽胞の構造は水分の少ない濃厚な原形質の芯部の内部構造と, それを覆っている芽胞殻と呼ばれる厚い外部部分とからなり, 物理的, 化学的刺激に対して強い抵抗性を有する(図1). 炭素や窒素源が欠乏し, 栄養条件が整っていない条件下で, 栄養細胞内において芽胞形成が行われる. 酸化などによって芽胞殻に損傷が加わった場合や, グルコースやアラニンのような発芽促進物質との接触により, 発芽因子の活性化が起こる. 芽胞殻の変性後, 芽胞が融解して水分を取り入れ, 新たな栄養細胞の出現によって増殖を行う.

● 芽胞耐久性獲得のメカニズム

芽胞形成細菌の芽胞の耐久性については Bacillus 属でよく研究され, 2008年に Paredes らがメカニズムを説明している[1]. 芽胞にはジピコリン酸(DPA)という芽胞特有の物質が含まれている. DPA は芽胞形成過程で生成され, 芽胞形成時後期に主にカルシウムと結合して, 芽胞内部を脱水圧縮し, 芽胞は乾燥状態で緻密で硬くなり, 耐久性を有することとなる.

耐熱性かびの胞子の耐熱性は, 1つには胞子外殻の構造的な強度が要因であり, 2つ目には胞子内部のトレハロースやマンニトールの貯蔵糖が耐熱性に寄与していることが解明されつつある[2].

● 耐熱性菌の種類

食品の危害微生物は, 多種多様である. 中でも耐熱性のあるのは Bacillus 属や Clostridium 属に代表される「芽胞」や

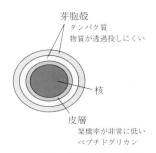

図1 芽胞の構造. 緻密な構造, 硬くなる.

Byssochlamys 属, Talaromyces 属, Neosartorya 属などは子嚢菌綱に属する「胞子」である

Bacillus 属細菌は中温性の好気性あるいは通性嫌気性のグラム陽性細菌で, 汚染事例では, B. subtilis, B. lichemiformis, B. cereus, B. coagulans が多い. この中で B. cereus は毒素型の食中毒菌である. Bacillus 属の細菌の多くは土壌由来で, 原料や製造環境が汚染源となる.

Alicyclobacillus 属細菌は耐熱性好酸性菌[3]と呼ばれ, 1982年ドイツで, リンゴ果汁の大規模な微生物事故を最初に, 世界各地で報告され, 1989年日本でも事故例が報告された. 果汁飲料やスポーツ飲料などの pH 4.6 以下の飲料や食品で問題となる. Alicyclobacillus 属は, 好気性で, 芽胞は, $D_{95℃} = 2 \sim 10$ 分で酸性飲料の通常の殺菌条件である 100℃以下の瞬間殺菌や 90〜95℃・15〜20秒の殺菌では殺滅できず, A. acidoterrestris (以下, AAT)グアイヤコールというクレオソートのような異臭を生じる. 生育温度域 20〜70℃, pH 域 2〜6 で生育できる. 土壌が汚染源で, 原料の果実表面に付着して発生する. 現在では果実および果実の加工工程での洗浄や落下果実の不使用, 洗浄水の管理, 作業環境の管理でこの危害例は激減している.

AAT は一般細菌数検出法で検出されず, 検査法は日本果汁協会の「耐熱性好酸性菌統

一検査法」[4] による．

　Sporolactobacillus inulinus は有胞子乳酸菌として乳性飲料の汚染菌である．乳酸菌に類似しているが，分類上は *Bacillus* 属の体系に含まれる．耐酸性であり pH 3.5 でも増殖可能である．微好気性で，乳性飲料中で増殖し乳成分の分離，乳酸，酢酸やクエン酸なども産生する．$D_{90℃} = 3 \sim 4.5$ 分くらいである．

　Geobacillus stearothermophilus は好熱性の好気性菌で，乳酸などを産生し製品を酸敗させる．ガス産生能は低いため，容器の膨張は認められず「フラットサワー菌」とも呼ばれる．至適増殖温度は 50〜60℃で，乳入りコーヒー飲料や紅茶飲料，ココア，スープ類，おしるこ類などの，主に冬場の加温販売製品の変敗菌である．

　Clostridium 属細菌は，土壌内部や生物の腸内などに生息する偏性嫌気性の桿菌である．酸素存在下では，耐久性の高い芽胞を作って死滅を免れており，他の偏性嫌気性菌が生き残れない状態でも生き残る．食中毒のウエルシュ菌，ボツリヌス菌も含まれる．食品での *Clostridium* 属細菌の発芽を促す代表的な環境条件は主に 2 つあり，1 つは製造工程などの加熱で競合菌が死滅し，製品内部が嫌気状態になった場合で，*Clostridium* 属細菌の芽胞は死滅せず，芽胞を形成しやすい状態へと変化する．2 つ目は，真空，ガス置換あるいは脱酸素剤を使用する場合で，嫌気状態が維持されるため *Clostridium* 属細菌の増加を促す．菌の増殖を抑制には，これらに該当する食品では，4℃（水分活性が 0.95 以上）もしくは 10℃（水分活性が 0.95 未満）の保存が規定されている．また，レトルト食品では pH が 4.6 を超え，かつ，水分活性が 0.94 を超える場合，120℃で 4 分間加熱する方法またはこれと同等以上の効力を有する方法で殺菌することが規定されている．常温で保管するには，芽胞を含めた殺菌が義務づけられている．*Clostridium* 属細菌は，土壌，ヒトや動物の消化管など広く分布しており食品への汚染の可能性が高い細菌である．加熱殺菌後も生存し，品質や安全性，保存性の評価の指標菌として重要である．

　好熱性偏性嫌気性菌．これらは，前述の *G. stearothermophilus* と同様に好熱性で至適増殖温度が 55〜65℃である偏性嫌気性菌である．具体的には，*Moorella thermoacetica*, *Thermoanaerobacter thermohydrosulfuricus*, *T. mathranii* が知られている．乳酸，酢酸および酪酸を生産し，ガスも比較的多く産生する．乳入りのコーヒー，紅茶，ココア，スープ類，おしるこなどの加温販売製品の酸敗菌である．

　Byssochlamys 属，*Talaromyces* 属，*Neosartorya* 属など子嚢菌綱に属する胞子が耐熱性を有し「耐熱性かび」と呼ばれる．異物や混濁として製品の外観を損ねる危害を引き起こし，殺菌管理指標菌の対象になっている．これら耐熱性かびの同定は子嚢胞子を形成させ，その形態観察によるため，無性世代ではその同定が難しく，胞子形成のために要する時間や形状の判定に経験を必要とする．最近は分子生物学的手法の発達により判定が容易になりつつある．　　　　　　〔中西弘一〕

参考文献

1) D. Pacedes-Sabja *et al.* 2008. *J. Bacteriol.* **190**：4648.
2) G. Ruijte *et al.* 2003. *Eukaryot. Cell.* **2**：690.
3) 藤井建夫監修．2004．好熱性好酸性菌―*Alicyclobacillus* 属細菌．建帛社．
4) 日本果汁協会編．2003．耐熱性好酸性菌統一検査法ハンドブック．

3-9 水の微生物

水道水, ウォーターサーバー水, 一般細菌, 従属栄養細菌

● 水 道 水

　日本の水道は,「水道法」の第3条と「水道法施行令」の第1条および第1条の2により分類されている. なお, 2002年度からは, 水道水のみを水源とし, 貯水槽の有効容量が10 m^{3}以下の水道も貯水槽水道に含められた[1]. 水道水の場合には, 水道事業者や専用水道の設置者に水質基準を維持するための衛生上の措置として「水道法」により消毒を行うことが義務づけられている. さらに, 水道法施行規則では塩素消毒を行うことが明記されており,「給水栓における水が, 遊離残留塩素を0.1 mg/l（結合残留塩素の場合は, 0.4 mg/l）以上保持すること」とされている. したがって, 水道水を原水とする場合には残留塩素が確保されているため, 受水槽に入った直後では水質管理上問題はない. しかし, 残留塩素は受水槽内で徐々に消費されて減少し, 受水槽や配管内で長時間滞留すると規定濃度を維持できなくなる. また, 水道水が著しく汚染された場合には残留塩素は急激に減少する. このような場合に限って水道水でも以下のような感染症が起こることがある[2].

　水を介して感染した疾病を水系感染症という. 水系感染症を起こす病原体として, 細菌では, 腸チフス, パラチフス, コレラ, 赤痢, 腸管出血性大腸菌（以上, 3類感染症）, カンピロバクターなど, ウイルスでは, A型肝炎ウイルス, E型肝炎ウイルス, ポリオウイルス, コクサッキーウイルスなど, 原虫では, アメーバ赤痢, クリプトスポリジウムなどがあげられる.

　水道法水質基準では, 水道水中に生きている細菌数を測定するために, 細菌の増殖に必要な有機物を含む標準寒天培地を用いて36℃で24時間培養する. そして, この培養条件で培地に細胞の塊であるコロニー（集落）を形成した細菌を総称して「一般細菌」と呼んでおり, 特定の菌種を指すわけではない. 一般細菌はあくまでも衛生学的な指標細菌であるため, 36℃, 24時間という培養条件を採用しているが, この培養条件では検出されない細菌が水道水中には多数存在している[3].

　「一般細菌」が検出されない水道水であっても, 標準寒天培地より栄養分の少ないR2A培地などを用い, 20～30℃のやや低めの温度で7日間以上培養すると数多くの集落が形成される. 一般にこれらを貧栄養細菌と呼ぶが, 水道水の公定法である上水試験方法では「従属栄養細菌」と呼称され,「有機物を比較的低濃度に含む培地を用いて低温で長時間培養したとき, 培地に集落を形成するすべての細菌」と定義されている.

　これら従属栄養細菌の中で, 直径1 mm前後のピンク色（非水溶性色素）を産生する集落が目につくが, これらはグラム陰性桿菌の*Methylobacterium*属である可能性が非常に高い. この属には現在のところ51種が報告されている. 塩素消毒された水道水から本菌が分離されるケースは60～80%と高い. この属においては生化学的性状試験により種を同定することは困難であり, 通常はDNAの塩基配列を基にして種を決定する. このほか, 水道水中の従属栄養細菌には黄色の集落を形成するものも多数出現するが, これらはグラム陰性桿菌の*Sphingomonas*属と同定される菌株が多い. また, これら水道水由来の従属栄養細菌は遊離残留塩素に対して比較的抵抗性であることが実験的にも検証されている[3].

　近年, こうした従属栄養細菌によってバイオフィルムが形成されることが明らかにされている. この発生は特殊な現象のように考えられるが, 微生物の視点でとらえると, ごく自然な現象であって, バイオフィルムは微生物の棲みかといえる. 身近な住環境におけるバイオフィルムの形成は, ある種の細菌が浴

室の床やシンクなどの担体に形成されたコンディショニングフィルムに「付着」することから始まり，付着した細菌は高温，多湿の条件下で短時間に増殖し，粘液物質（EPS）を産生しつつさらに成熟していくものと考えられている．

● ウォーターサーバー水[4]

ウォーターサーバーとは，家電本体にボトルやバッグをセットして冷水や温水を使用できる機材である．宅配水業者と契約すれば定期的にボトルなどを配達してもらえるので，いつでも冷水や温水を利用できる利点がある．2011年の東日本大震災以来，ペットボトル水を非常用飲料水として備蓄する傾向にあるが，これに代わり，オフィスを中心に普及してきたウォーターサーバーが一般家庭用として急激に増加している．このほか，病院，薬局，整体・リラクゼーション施設，理美容室，ホテル，事務所などの様々な場所でウォーターサーバーが広く設置されており，不特定多数の人がいつでも利用できる．

2012年10月から2013年11月にかけて東京都や神奈川県を中心に関東地方の様々な建築物に広く設置されているウォーターサーバーを対象に，水道法に準拠して一般細菌および従属栄養細菌の培養試験を行ったところ，140試料のウォーターサーバー水のうち，42試料（30.0％）から水質基準の1.0×10^2 CFU/mlを超えた一般細菌が検出された．また，従属栄養細菌では管理目標値である2.0×10^3 CFU/mlを超えた試料が102試料（72.9％）あった．

ウォーターサーバー水から分離率が一番高かった Ralstonia pickettii や R. insidios は健康影響が懸念される菌種である．本菌は，水，土壌，植物などの自然環境のほか，健康なヒトの体内にも分布しており，主に口腔，咽頭，気管などの上気道の常在菌である．したがって，健康なヒトが本菌によって感染症を発症することは極めてまれであるが，抵抗力が低下した免疫不全のヒトなどでは，内因性感染によって呼吸器感染症や敗血症を起こすことが知られている．また，医療関連感染の原因菌として問題になることも報告されている．さらに，Pseudomonas aeruginosa（緑膿菌）が複数の試料から分離された．市販のミネラルウォーターは食品として食品衛生法の対象であるため，清涼飲料水規格基準の中の成分規格に緑膿菌の項目があり，陰性であることが要求されている．ウォーターサーバー水にあっても，未開封の供給水は食品扱いであるから当然成分規格をクリアしているものと考えられる．しかし，ウォーターサーバーを経由した水から多数の緑膿菌が検出されても，現状ではこれを規制する基準は何もない．緑膿菌は自然環境に広く分布しており，身近な環境にも常在していることはよく知られている．しかし一方で，本菌は日和見感染の原因菌であり，医療関連感染では特に注意を要する菌種である．　〔古畑勝則〕

参考文献

1) 鈴木俊也．2013．貯水槽清掃作業監督者講習会テキスト，pp.24-30．（公財）日本建築衛生管理教育センター．
2) 古畑勝則．2013．貯水槽清掃作業監督者講習会テキスト，pp.42-48．（公財）日本建築衛生管理教育センター．
3) 古畑勝則．2007．ビルと環境．No.119：33-42．
4) 古畑勝則．2015．ビルと環境．No.149：45-51．

3-10 清涼飲料水と腐敗微生物

環境微生物，口腔細菌，二次汚染

清涼飲料水は年間一人当たり 500 ml ペットボトル換算で約 300 本が消費されており，現代の生活に欠くことができない食品の 1 つである．今日，消費者の趣向やニーズに合わせ，多様な形態かつ種類の清涼飲料水が製造販売され，それらの原料や製品の製造，流通，保管，販売方法，ならびに消費のされ方も多岐にわたっている．消費者から寄せられる清涼飲料水の苦情も絶えることなく，うち，微生物に起因する苦情は食品全体の約 25% に至る．ここでは，過去に行われた各種清涼飲料水の微生物汚染に関する研究結果をもとに[1]，関連情報を含めながら記述する．

● **地方自治体へ寄せられた微生物が原因の清涼飲料水の苦情**[2]

清涼飲料水で微生物汚染が発生または判明したものは茶系飲料と果汁飲料で過半数を占め，ミネラルウォーターやスポーツドリンクがこれに続く．容器別では，開封前，開封後，ともにペットボトルが過半数を占め，紙，びん，缶と続く．茶系飲料とペットボトルで苦情が多くなっているのは生産量が多いことに加え，開封後に持ち歩いたり，時間をかけての消費が要因と考えられている．異常の内容は，開封前では微生物由来異物が半数以上で，異味，異臭，濁りと続く．開封後では微生物由来異物が大半を占める．原因となる微生物はかび（*Cladosporium* 属，*Penicillium* 属，*Aspergillus* 属が多い）が大半である．苦情発生原因は，開封前の半数以上は不明だが，明らかなものではピンホールを含めた包材の破損が最も多い．次いで，製造ラインでの事故があげられ，殺菌不良も認められる．開封後では約 9 割が原因不明で，これは飲用や保管のされ方が一様ではなく，

究明が難しいためと示唆されている．

● **開封後の微生物の二次汚染**[3]

製品特性の異なる 16 種類の清涼飲料水（ペットボトル）の開封後の微生物増殖について調査されている．その結果によれば，口をつけて飲用した場合に微生物の発育がみられる割合は約 5 割で，その内訳は細菌が約 7 割，次いで酵母，かびの順であった．一方，コップなどに移して飲用した場合，2 割弱で微生物の発育がみられ，その内訳はかびが 7 割を占め，次いで細菌，酵母の順であった．口をつけた場合，*Strepotococcus* 属，*Candida* 属，*Staphylococcus* 属，*Enterobacter* 属をはじめとする大腸菌群，*Kocuria* 属や *Micrococcus* 属といったヒト常在菌，*Lactobacillus* 属などの乳酸菌が高頻度にみられた（表 1）．この結果から，口をつけた場合の微生物腐敗は，口あるいはその周辺に常在する微生物が清涼飲料水中に混入（飲料とともに逆流，あるいは接着部分から進入と推定）して発生すると示されている．一方，口をつけない場合，*Cladosporium* 属，*Trametes*

表 1 高頻度（5 回以上）に検出された属

	属名	区分	株数
口をつけず飲用	*Cladosporium*	かび	8
	Trametes	かび	7
	Bjerkandera	かび	7
	Penicillium	かび	5
口をつけて飲用	*Streptococcus*	細菌	59
	Candida	酵母	59
	Staphylococcus	細菌	40
	Pseudomonas	細菌	14
	Enterobacter	細菌	12
	Acinetobacter	細菌	11
	Lactobacillus	細菌	10
	Micrococcus	細菌	7
	Pantoea	細菌	7
	Rhodotorula	酵母	7
	Bacillus	細菌	5
	Cladosporium	かび	5
	Kocuria	細菌	5
	Penicillium	かび	5

属（ホウロウタケ），*Bjerkandera*属（ヤケイロタケ），*Penicillium*属などのかびが多く確認された（表1）．これは，その環境中に漂っているかびの胞子が開封時に混入することによると示されている．細菌の発育は清涼飲料水のpHが高いほうがよく，かび・酵母の発育はpHに依存しないことも確認されている（表2）．

実際の苦情でかびが非常に多いのは，肉眼で異常がわかりやすいためと考えられている．細菌の場合，透明な飲料でも10^5 CFU/ml程度ではほとんど濁らず，外観や風味に異常がなければ認識することが難しいため，気づかずに消費してしまっている可能性も指摘されている．

● 清涼飲料水中での微生物の生育[1]

開封試験で高頻度に分離された微生物の6種類の清涼飲料水における生育挙動が確認されている．茶系飲料，野菜ジュースおよびミルク入りコーヒーにて，常温保存・48時間以内に，乳酸菌，大腸菌群や酵母がよく生育した．開封試験では分離されていないが，これらの飲料中で，条件次第では*Salmonella enterica* serovar Typhimuriumや*Escherichia coli* O 154：H7は増殖し，毒素を産生することも確認されている．また，*Aureobasidium pullulans*，*C. cladosporioides*，*P. olsonii*といったかびは，常温下，48時間後に目視で確認できる程度まで生育することが確認されている．10℃でも短期間に生育するかびもみられ，開封後の冷蔵庫での長期間保管への注意喚起がなされている．業界団体からも，開封後の速やかな消費が推奨されている．　〔後藤慶一〕

参考文献

1) 厚生労働省．厚生労働科学研究成果報告書．清涼飲料水中の汚染原因物質に関する研究．http://mhlw-grants.niph.go.jp/niph/search/NIDD00.do?resrchNum=2)1033009A
2) 工藤由起子ら．2009．食衛誌．**50**：315-320．
3) 神田　隆ら．2010．第100回日本食品衛生学会学術講演会．B-06．

表2　各種飲料の特性と検出された微生物数

	pH	Brix	総数	細菌	真菌		
					総数	かび	酵母
コーラ	2.39	10.86	2	1	1	0	1
アップルジュース	3.21	10.8	13	3	10	2	8
オレンジジュース	3.38	9.52	9	5	4	0	4
果汁入りサイダー	3.41	4.89	11	5	6	5	1
サイダー	3.49	9.96	8	2	6	3	3
果汁入りニアウォーター	3.5	7.84	11	2	9	6	3
果汁入りスポーツドリンク	3.52	6.74	21	2	19	6	13
スポーツドリンク	3.54	4.54	12	0	12	5	7
野菜ジュース	4.32	5.24	29	19	10	6	4
混合茶	5.45	0.46	67	48	19	13	6
紅茶	5.64	4.06	22	6	16	8	8
ウーロン茶	5.92	0.26	40	20	20	12	8
緑茶	6.17	0.3	39	26	13	6	7
ミルクコーヒー	6.71	10.5	33	27	6	3	3
ミルクティー	6.93	8.42	39	33	6	1	5
ミネラルウォーター	6.96	0.01	42	40	2	1	1

3-11 ジャムと腐敗微生物

ジャム，水分活性（Aw），好乾性真菌，耐熱性真菌

● **ジャムとは**[1]

旧石器時代後期の遺跡で人がミツバチの巣から蜜を採取している絵が発見されたこと，また，果実を土器で煮た跡も残っていたことから，最初のジャムは腐敗しやすい果実をハチミツとともに煮込むことによって保存できるようにしたものだと推測されている．現代のジャムは様々なタイプのものが存在するが，日本農林規格によると，ジャム類とは果実，野菜または花弁を砂糖類などとともにゼリー化するようになるまで加熱したもの，およびそれらにゲル化剤，酸味料，香料などを加えたものと定義されている．

1993年頃まで国内ジャムは糖度65°以上のものが5割を超えており，高糖度が好まれる傾向にあったが，近頃は消費者の低糖志向が進み，糖度が低下し（図1），微生物が増殖しやすくなってきた．ジャム類には保存料として1.0 g/kg以下のソルビン酸およびそのカリウム塩，カルシウム塩の使用が認められている．しかし，保存料入りのジャムは消費者市場での流通量は少なく，ほとんどの低糖度ジャムはガラスびんなどの容器に詰められ密封・殺菌された状態で販売されている．つまり，従来のジャムは高濃度に糖を使った果実の保存食であったが，現在のジャムはパンやヨーグルトをおいしく食べるため甘味を付与し，開封後は冷蔵保管しなければならない嗜好食品になってきている．

● **ジャムの微生物汚染**

ジャムは含まれる有機酸によりpH 3.0前後から4.0程度の低pHにあり，かつ，加えられた糖類でAwが0.96付近より低く保たれていることから，生育できる微生物はかびや酵母といった真菌だけである（図2）[3]．真菌

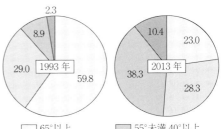

図1 ジャム類の糖度別生産割合（日本ジャム工業組合調べ）

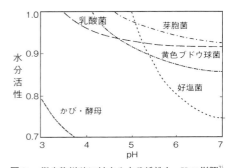

図2 微生物増殖に対する水分活性とpHの影響[3]

のほとんどは好気的で，ジャム表面にコロニーを形成し肉眼で変敗が確認できる．また，一部のかびは増殖に伴いペクチン分解酵素を産生し，ジャムの粘度を低下させることもある．

ジャムの腐敗微生物の汚染源は大きく2つに分けられる．1つは原料や製造工程から混入するルート，もう1つはジャムの使用中に環境から混入するルートである．

原料に付着しているほとんどの微生物は加工工程の加熱で殺減される．容器詰めのジャムで適切な殺菌が施されていれば，開封されるまで腐敗することはない．糖度が65°以上の高糖度ジャムの場合，耐熱性の胞子がジャム中に生残しても，多くは生育が抑制された状態で保たれる．一方，近年の主流である糖

度55°未満の低糖度ジャムでは，かびの胞子が生き残っていると，未開封状態でも容器内にわずかに存在する酸素を利用して増殖してしまう．

開封後に混入する真菌の種類はジャムが使用される環境によって大きく異なる．高糖度ジャムで問題となるのは*Eurotium*，*Aspergillus restrictus* などをはじめとする好乾性真菌である．一方，低糖度ジャムでは好乾性とはそれほど関係がなく，空気中や食器に存在する頻度の高いかび・酵母が混入してジャムを腐敗させる．低糖度ジャムで問題となるかびは *Penicillium*，*Aspergillus*，*Cladosporium* が多く，*Paecilomyces*，*Aureobasidium*，*Alternaria*，*Botrytis* などは比較的少ない．一方，*Mucor* や *Rhizopus* などの接合菌類や *Fusarium* が見つかることはまれである．酵母では *Saccharomyces cerevisiae* や *Debaryomyces hansenii*，*Pichia*，*Candida* などが検出される．

● 耐熱性真菌

ジャム製造では煮熟や殺菌の工程で90℃以上になるため，ほとんどの菌類は殺滅される[2]．しかし，一部の真菌は子嚢胞子（ascospore）や厚膜胞子（Chlamydospore），厚壁菌糸など耐久性組織を作り，耐熱性を示すものがある．一般に75〜80℃・30分の加熱に耐えるものを耐熱性真菌と呼んでいる[3,4]．主なものに *Byssochlamys*，*Neosartorya*，*Talaromyces*，*Hamigera*，*Eupenicillium*，*Thermoascus* などの子嚢菌があげられる．耐熱性は菌種や菌株によって異なり95℃・数分の加熱でも生残するものも知られている．また，上述の属に比べると弱いが，*Eurotium*，*Xeromyces*，*Monascus* など80℃・数分の耐熱性を有するものがある．耐熱性かびの子嚢胞子は休眠状態にあり，水分や栄養が存在し生育適温に保たれても発芽しないものがある．子嚢胞子は加熱や圧力で活性化し，発芽が始まる．ジャム製造には必ず加熱工程があり，この加熱条件が適切でないと殺菌に至らず，逆に休眠中の胞子が目覚めて，ジャム上で増殖してしまう．

● 好乾性真菌

好乾性真菌（xerophilic fungi）とは A_w 0.80以下でも生育でき，0.95付近で最もよく増殖するかびや酵母を指す．また，好浸透圧性真菌（osmophilic fungi），好糖性真菌（tonophilic fungi）ともいう．変敗したジャムから検出される例としては *Eurotium*，*Aspergillus restricutus*，*Wallemia sebi*，*Xeromyces bisporus*，*Monascus* などのかびや *Debaryomyces*，*Zygosaccharomyces rouxii* などの酵母がある．近年，高糖度ジャムの流通量が減ってきていることや，家庭でジャムを冷蔵庫に保管することが一般化したことから，好乾性真菌によるジャムの腐敗は減少してきている．

● 危 害 性

一部のかびはマイコトキシン（かび毒）を産生することが知られている．これらのかびは A_w や pH が低下するとマイコトキシンの産生量が減少または検出されなくなることが報告されている．しかし，その程度は菌種や温度，酸素濃度，培地組成によっても異なることから[4]，かびの生えた食品は摂食するべきでない． 〔枳穀 豊〕

参考文献

1) 日本ジャム工業組合編．2010．JAM STORY，pp.2-32．日本ジャム工業組合．
2) 日本缶詰協会編．2002．缶・びん詰，レトルト食品，飲料製造講義Ⅱ（各論編），pp.449-461．社団法人 日本缶詰協会．
3) J. I. Pitt and A. D. Hocking. 2009. *Fungi and Food Spoilage*, 3rd ed., pp.3-33. Springer.
4) R. A. Samson, E. S. Hoekstra and J. C. Frisvad. 2004. *Introduction to Food and Airborn Fungi*, 7th ed., pp.288, 313-316. CBS.

3-12
乳および乳製品と微生物腐敗・食中毒

乳，乳製品，黄色ブドウ球菌，リステリア

牛乳は，栄養学的に完全に近い食品であると同時に水分活性が高く，pHも中性であるため，微生物にとって最適の培地になりやすい．すなわち，牛乳は腐敗しやすく，高度な微生物管理が要求される食品である．

表1に，生乳から分離される主な細菌の種類と特徴を示した．生乳から食中毒菌である黄色ブドウ球菌（*Staphylococcus aureus*）やセレウス菌（*Bacillus cereus*）が分離されるが，10℃以下の低温で管理することにより牛乳の製造工程で問題となることはない．しかし，温度・時間の管理が不適切であると，まず，優先的にシュードモナス（*Pseudomonas*）などの低温細菌が増殖し，続いて低温発育性を有する大腸菌群や乳酸球菌のラクトコッカス（*Lactococcus*）などが増殖してくる．未殺菌工程では，生乳受入時の品質検査とストレージタンクでの貯乳温度・時間管理を適切に行うことが重要である．

また，芽胞形成菌であるバチルス（*Bacillus*）とクロストリジウム（*Clostridium*）は耐熱性があるが，無芽胞菌であるにもかかわらずミクロバクテリウム（*Microbacterium*）は85℃・10分という耐熱性を有する．

表2に，乳製品の主な腐敗微生物と衛生上配慮すべき微生物を示した．牛乳の主な腐敗微生物は，殺菌後に二次汚染する低温増殖性を有するシュードモナスに代表される低温細菌や大腸菌群である．また，芽胞形成菌であるセレウス菌は，耐熱性を有し，一部低温増殖性を有するため，日本では，UHT（ultra high temperature）殺菌牛乳の殺菌指標菌とされている．UHT殺菌牛乳では，セレウス菌芽胞に対し，5Dの殺菌効果，すなわち，芽胞数を10万分の1に減じる殺菌効果が設定され，130℃・2秒程度の殺菌条件が採用される．ヨーグルトでは，乳酸発酵により酸性化され，細菌の増殖が抑制される．その結果，酸性下でも増殖できるかび，酵母が腐敗微生物となる．

チーズでは，71〜75℃・15秒程度の殺菌しかされないため，耐熱性の芽胞菌が生残し，危害微生物となる．そのため，遠心除菌により芽胞菌を取り除いているが，一部除菌できなかった芽胞菌による腐敗が発生する可能性がある．特に，チーズ内部では，嫌気性となるため，嫌気性菌であるクロストリジウム属細菌による腐敗が発生する場合がある．一方，チーズ表面では，かびによる腐敗が問題となるが，好気性であるためガス置換や包装により制御可能である．チーズでは，食中毒菌であるリステリア・モノサイトゲネス（*Listeria monocytogenes*）が問題となることがある．

表1 生乳から分離される細菌の種類と特徴

	菌種（属）	特徴
グラム陰性	*Acinetobacter*	低温発育
	Pseudomonas	低温発育
	Achromobacter	色素産生，低温発育
	Chromobacterium	紫色色素産生
	Cytophage	黄色色素産生
	Flavobacterium	黄色色素産生，低温発育
	Serratia	赤色色素産生
	Citrobacter	大腸菌群
	Enterobacter	大腸菌群
	Klebsiella	大腸菌群
	Escherichia	大腸菌群（食中毒菌を含む）
グラム陽性	*Staphylococcus*	（黄色ブドウ球菌を含む）
	Micrococcus	黄色色素産生
	Streptococcus	乳酸球菌
	Lactococcus	乳酸球菌
	Arthrobacter	コリネ型
	Corynebacterium	コリネ型
	Brevibacterium	色素産生
	Microbacterium	耐熱性（85℃ 10分）
	Listeria	低温発育（食中毒菌を含む）
	Lactobacillus	乳酸桿菌
	Bacillus	耐熱性（セレウス菌を含む）
	Clostridium	嫌気性菌

表2　乳製品の腐敗微生物と食中毒菌

乳製品	主な腐敗微生物	衛生上配慮すべき微生物
牛乳	シュードモナス，大腸菌群	大腸菌群，セレウス菌
ヨーグルト	かび，酵母	
チーズ	クロストリジウム属細菌，かび	リステリア・モノサイトゲネス
バター	かび	
加糖練乳	酵母，ブドウ球菌	
脱脂粉乳		大腸菌群，黄色ブドウ球菌

特に，海外のナチュラルチーズでは未殺菌の生乳を使用するものもあり，問題となる場合がある．また，本菌は環境に存在し，低温増殖性を有するため，殺菌後の二次汚染やシュレッドチーズのように加工時の汚染事例がある．本菌については，後述する．

バターでは，80％以上が脂肪であること，水相が微細な水滴となって分散していることから，細菌の生育は抑制される．しかし，保存状態が悪かったりするとかびが発生することがある．加糖練乳では，濃縮および加糖により水分活性が0.86程度まで低下し，その静菌作用により，一般細菌は生育できず，酵母，ブドウ球菌が腐敗微生物となる．脱脂粉乳では，噴霧乾燥により水分活性を0.27程度まで低減し，微生物の増殖を抑制する．ただし，生乳中に存在する食中毒菌である黄色ブドウ球菌は，製造工程で増殖する可能性があるため，製造工程での温度管理が重要となる．なお，本菌についても詳細を後述する．

次に，ナチュラルチーズで主に問題となる食中毒菌のリステリア・モノサイトゲネスと脱脂粉乳で過去に問題となった食中毒菌の黄色ブドウ球菌について解説する．

リステリア・モノサイトゲネスはグラム陽性，通性嫌気性，無芽胞桿菌で，感染型の食中毒菌である．本菌は環境中に広く存在し，0℃でも増殖速度は極めて遅いが増殖し，発育pH域が広く耐塩性があり，食品衛生管理上，制御しにくい菌である．本菌は無芽胞菌であるため，耐熱性はない．

海外では，食中毒事例が発生しているが，国内においては，2001年にナチュラルチーズが原因食品と推定された集団感染事例が1例報告されているのみである[1]．健康な成人では一般に発症しないか，軽症で自然治癒する．しかし，妊婦の場合は胎児に大きな影響を与え，早産や新生児の髄膜炎，敗血症あるいは胎児の死亡，死産を引き起こす場合がある．

黄色ブドウ球菌はグラム陽性のブドウ房状を呈する球菌で，多くの菌株が黄色色素を産生する．本菌が食品中で増殖すると，エンテロトキシンと呼ばれる毒素が産生される．この毒素により嘔吐を呈する毒素型食中毒を引き起こす．エンテロトキシンは抗原性の違いからA～I型の9種類があり，食中毒事例の80％以上はA型に関連している[2]．エンテロトキシンは極めて耐熱性が高く，100℃・20分間の加熱によっても完全に失活しない．

2000年に「低脂肪乳」を原因とする食中毒事件が発生し，有症者数は1万人以上に達した．原料に使用された脱脂粉乳からエンテロトキシンA型が検出され，脱脂粉乳の製造過程において発生した停電の際に，通常はすぐに冷却工程に送られる生乳が，20～50℃に加温された状態で滞留し，その間に黄色ブドウ球菌が増殖してエンテロトキシンを産生したと考えられた．本件の発生により，乳等省令が2002年に改正され，脱脂粉乳の新たな製造基準が設定された．　　　〔田中　孝〕

参考文献

1) 小久彌太郎ら．2007．現場で役立つ食品微生物Q＆A第2版，pp.56-58．中央法規出版．
2) 小久彌太郎ら．2007．現場で役立つ食品微生物Q＆A第2版，pp.50-52．中央法規出版．

3-13 缶詰・びん詰・レトルト食品の微生物

低酸性食品, 商業的無菌性, フラットサワー, 膨張, 有芽胞細菌, 嫌気性酪酸菌群

缶詰, びん詰, レトルト食品は常温で長期間保存できる容器詰食品である. 容器の種類によって金属缶は缶詰 (canned food), ガラスびんはびん詰 (bottled food または glassed food) そしてプラスチックフィルムを袋状に成形したレトルトパウチと, トレーやカップ状に成型した成形容器はレトルト食品 (retortable pouched food) と呼ぶ.

容器詰食品の製造は, 調理した原材料や液汁を容器に充填し, 容器内の空気を排除した後に密封する. さらに加熱殺菌を施し, 冷却した後に検品, 箱詰する. この加熱殺菌により内容物中のかび, 酵母, 細菌などの微生物は殺滅されほぼ無菌状態となる. そのため容器の密封性が損なわれない限り, 二次的な微生物汚染を受けることがなく, 長期間保存可能である.

● 微生物の増殖に影響する要因, pH と Aw

微生物の増殖に影響を及ぼす要因の中で顕著なものは pH (水素イオン濃度), 水分活性 (water activity: Aw) および食品の成分組成である. これらの要因は微生物の耐熱性にも影響を及ぼす.

容器詰食品で腐敗, 変敗を引き起こす微生物の増殖可能な pH 域と食品の pH との関係を図1に示す. 一般的にかび, 酵母, 無芽胞細菌は pH 2〜10 の広い範囲で増殖する. これらの微生物は通常 60〜65℃で10分程度の加熱で殺滅できる.

熱抵抗力がある芽胞を形成する有芽胞細菌の中では通常 *Clostridium pasteurianum* が最も低く, pH 3.7 以上で増殖する. 食中毒細菌であるボツリヌス菌 (*C. botulinum*) は pH 4.6 以上で増殖する. これら有芽胞細菌は耐熱性が強いため厳重な加熱殺菌が必要である.

同様に容器詰食品で腐敗, 変敗を引き起こす微生物の増殖可能な Aw 域と食品の Aw との関係を図2に示す. かびおよび酵母の大部分は Aw 0.7 以上で増殖する. 無芽胞細菌の中でブドウ球菌は 0.86 とされている. 有芽胞細菌の中では枯草菌と呼称される *Bacillus subtilis* と *B. licheniformis* が最も低く Aw 0.90 以上で増殖する. その他の有芽胞細菌の増殖 Aw 域は通常 0.95 以上である.

● 加熱殺菌の目的

容器詰食品の加熱殺菌はいわゆる商業的無菌性 (commercial sterility) を確保するためで, 当該食品中で増殖する微生物だけを加熱殺菌の対象にしている.

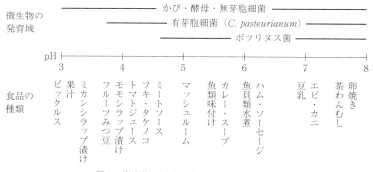

図1 微生物の増殖可能 pH 域と食品の pH

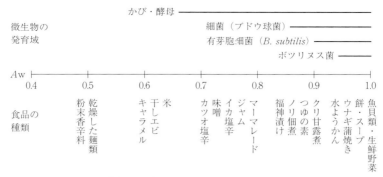

図2　微生物の増殖可能水分活性域と食品の水分活性

前述のように，一般にpHやAwが低い食品中では増殖できる微生物は限られる．そのため100℃以下の低温殺菌（pasteurization）または100℃以上の高温殺菌（sterilization）を施す．低温殺菌は熱湯や蒸気で処理するが，高温殺菌では加圧するため専用の耐圧装置が必要で，これをレトルト（高温高圧殺菌機）と呼ぶ．

● 食品衛生法による区分

我が国の食品衛生法では，常温で流通する容器詰食品について，その内容物のpHが4.6を超え，かつAwが0.94を超えて加圧加熱殺菌する場合，その中心を120℃で4分間と同等以上の殺菌効果を有する加熱殺菌処理をすることと規定している．これは食品衛生上最も危害となる食中毒細菌AおよびB型ボツリヌス菌の芽胞を殺滅するためである．よって通常pHが4.6を境に4.6を超える容器詰食品は低酸性食品（low-acid food），それ以下を酸性食品（acid food）に区分する．

● 容器詰食品の微生物による腐敗・変敗

微生物の中には加熱殺菌によって生残するほど耐熱性のある細菌芽胞が存在し，時には加熱殺菌が不足することによる腐敗・変敗や，加熱殺菌後に容器の密封性の欠陥により二次的な微生物汚染を受けることがある．

容器詰食品の腐敗・変敗の型と主な原因微生物を表1に示す．

● 低酸性食品の腐敗・変敗の型

フラットサワー（flat sour）　容器の外観に異常はみられず，内容物が酸っぱく（sour）なっている状態をいう．通常内容物のpHが正常品（pH 6.0前後）に比べ4.5前後まで低下する．変敗した内容物からは主に乳酸が検出される．原因菌として*Bacillus coagulans*, *Geobacillus stearothermophilus* *B. circulans*の3種が周知されている．

*G. stearothermophilus*は，37℃以上で増殖する高温性細菌で耐熱性が強い．*B. coagulans*および*B. circulans*は常温で増殖する．後者は耐熱性が弱く，前者に比べ原因菌となる頻度は少ない．

フラットサワー様　1970年代にしるこ缶詰やミルクコーヒー缶詰などの低酸性飲料缶詰が加温販売されるようになり，容器の外観は異常がみられず，缶内の真空度が大きく低下し，開缶するとミルクコーヒーでは乳成分が凝固し，pHが5.0付近まで低下したものが発生した．原因菌は*Moorella thermoacetica*（当時は*C. thermoaceticum*）である．本種芽胞は耐熱性が極端に強い．

膨張　容器詰食品中で増殖した微生物が産生する炭酸ガスまたは水素ガスにより容器が膨張する．ガス産生細菌としては有芽胞細菌では*Clostridium*属が多く，菌種としては*Clostridium sporogenes*, *C. botulinum*,

表1 缶詰，びん詰，レトルト食品の腐敗・変敗の型と主な原因微生物

食品の種類	腐敗・変敗の型	原因微生物
低酸性 （＞pH 4.6）	フラットサワー	*Geobacillus stearothermophilus* *Bacillus coagulans*，*B. circulans*
	フラットサワー様	*Moorella thermoacetica*
	膨張	*Clostridium sporogenes*，*C. botulinum*， *Thermoanaerobacterium thermosaccharolyticum*， *Thermoanaerobacter thermohydrosulfuricus*， 無胞子細菌
	硫化黒変	*Desulfotomaculum nigrificans*
	その他（異臭，白濁，粘度低下）	*Bacillus subtilis*，*B. licheniformis*， *B. sporothermodurans*
酸性 （＜pH 4.6）	膨張	*Clostridium pasteurianum*，*C. butyricum*， *Paenibacillus polymyxa*，*P. macerans*，酵母
	不定 （フラット～膨張）	*Sporolactobacillus inulinus*

Thermoanaerobacterium thermosaccharolyticum が，また無芽胞細菌では腸内細菌科や乳酸菌などが分離される．

硫化黒変 魚介類のアサリ水煮缶詰の輸出品で発生したことがある．アサリに含まれる含硫化物を分解し，鉄と反応して黒変を起こす．近年ではほとんどみられない．原因菌は *Desulfotomaculum nigrificans* である．

その他 容器詰食品に微生物が増殖しても内容物の外観やにおい，味などに顕著な変化がないものもある．においではやや異臭がしたり，液汁が白濁したり，粘度がやや低下するなどがある．菌種としては *B. subtilis* や *B. licheniformis*，*B. sporothermodurans* などである．

● 酸性食品の腐敗・変敗の型

膨 張 前記と同様に増殖する微生物が産生する炭酸ガスまたは水素ガスによって膨張する．原因微生物は *C. pasteurianum*，*C. butyricum*，*Paenibacillus polymyxa*，*P. macerans*，酵母である．

C. pasteurianum は果実のシロップ漬けやみつ豆製品でみられる．本種と *C. butyricum* は生物性状が類似している．なお後者は原因菌となる頻度が少ない．

これら2種と *T. thermosaccharolyticum* の3種は，増殖に伴い酪酸を産生することから嫌気性酪酸菌群（butylbutyric group）と呼ばれる．

P. polymyxa と *P. macerans* は，好気性有芽胞細菌の中では増殖に伴いガスを産生する．また酵母は加熱殺菌が著しく不足した場合に分離される．

不 定 ミカンシロップ漬け缶詰や甘夏シロップ漬け缶詰でみられ，容器の外観が正常から膨張までと不定である．原因菌は *Sporolactobacillus inulinus* である．

● 有芽胞細菌の制御

容器詰食品の腐敗・変敗に関与する有芽胞細菌の制御に関する情報を表2に示す．制御要因は増殖最低 pH および Aw と，当該菌種の芽胞数約10万を殺滅するに必要な殺菌条件（加熱温度と加熱時間の組み合わせ）である．なお細菌芽胞の耐熱性は，pHでは通常中性付近で最も強く，アルカリ性側または酸性側になると弱くなる．また Aw が低くなると弱くなる．当該菌種の殺菌条件は報告されている最も強いデータを示した．容器詰食品

表2 缶詰，びん詰，レトルト食品の加熱殺菌の対象となる有芽胞細菌の増殖制御要因と殺菌条件

種名	増殖制御要因		殺菌条件	
	最低 pH	最低 Aw	加熱温度（℃）	加熱時間（分）
Bacillus coagulans	4.3	0.97	121	10～15
Geobacillus stearothermophilus	5.0	0.97	121	25～44
B. circulans	不明	不明	121	5～6
Moorella thermoacetica	5.0	不明	121	200～250
Clostridium sporogenes	5.0	0.96	121	4～6
C. botulinum A，B	4.6	0.94	120	4
C. botulinum E	5.0	0.97	80	3～6.3
Thermoanaerobacterium thermosaccharolyticum	4.4～4.7	0.96	121	7～15
				14～41
Desulfotomaculum nigrificans	不明	不明	121	15～20
B. subtilis，B. licheniformis	4.5～5.0	0.90	121	1～3
B. sporothermodurans	5.1～5.2	0.95～0.96	120	25～80
C. pasteurianum，C. butyricum	3.7	不明	95	20
			100	0.5～12
Paenibacillus polymyxa，P. macerans	3.8～4.0	不明	100	0.5～2.5
Sporolactobacillus inulinus	3.4	不明	90	60

の pH や Aw を調整することで殺菌条件を緩和できるがどの程度緩和できるかは把握されていない．

主な菌種について，フラットサワー型変敗の原因菌3菌種のうち，B. coagulans は増殖最低 pH は 4.3，増殖最低 Aw は 0.97，殺滅には 121℃・10～15 分の加熱が必要である．同様に G. stearothermophilus は増殖最低 pH は 5.0，増殖最低 Aw は 0.97，殺滅には 121℃・25～44 分の加熱が必要である．また B. circulans は増殖最低 pH および Aw は不明で，殺滅には 121℃・5～6 分の加熱が必要である．

フラットサワー様変敗の原因菌である M. thermoacetica は増殖最低 pH は 5.0，増殖最低 Aw は不明で，殺滅には 121℃・200～250 分の加熱が必要である．本種芽胞にはショ糖脂肪酸エステルなどの乳化剤に抗菌作用があることが報告されており，加温販売する低酸性飲料では実用化されている．

C. sporogenes はタンパク質分解型の A および B 型ボツリヌス菌と性状が類似している．毒素は産生しない．増殖最低 pH は 5.0，

増殖最低 Aw は 0.96，殺滅には 121℃・4～6 分の加熱が必要である．

タンパク質分解型の A および B 型ボツリヌス菌は，増殖最低 pH は 4.6，増殖最低 Aw は 0.94 で，殺滅には 120℃・4 分の加熱が必要である．本種に限っては対象とする芽胞数は約 10 の 12 乗である．

T. thermosaccharolyticum は増殖最低 pH は 4.4～4.7，増殖最低 Aw は 0.96，殺滅には 121℃・7～15 分または 14～41 分で，近年強い耐熱性を有する本種が膨張品から分離されている．

B. subtilis または B. licheniformis は水ようかんや麺つゆなど糖分や塩分を多く含む食品の変敗品から分離される．増殖最低 pH は 4.5～5.0，増殖最低 Aw は 0.90，殺滅には 121℃・1～3 分の加熱が必要である．

B. sporothermodurans は南ヨーロッパでロングライフ牛乳から分離された絶対好気性の有芽胞細菌である．増殖最低 pH は 5.1～5.2，増殖最低 Aw は 0.95～0.96，殺滅には 120℃・25～80 分の加熱が必要である．

〔駒木　勝〕

3-14 果汁飲料の微生物的品質異常

耐熱性かび, Alicyclobacillus, グアイアコール

果汁飲料の品質異常には, かび (開封前後), 酵母 (開封後), および一部の細菌 (開封前後) が関わる. ここでは, 開封前の品質異常に関わる微生物について記述する.

● 耐熱性かび

耐熱性かびは75℃・30分の加熱 (湿熱) 処理後にも生残する子嚢胞子形成かびと定義されている[1]. *Talaromyces*属, *Neosartorya*属, *Byssochlamys*属, *Eupenicillium*属, *Hamigera*属, *Thermoascus*属などが知られており, それらの子嚢胞子が強い耐熱性を示す[2,3]. 子嚢胞子以外にも, *Byssochlamys*属, *Devriesia thermodurans*および*Paecilomyces variotii*の厚膜胞子, *Eupenicillium*属の硬化した閉子嚢殻, *Arthrinium phaeospermum*, *Paecilomyces variotii*, *Penicillium oblatum*および*Penicillium sabulosum*の厚壁菌糸や厚壁分生子が耐熱性を示す[2,3]. これらのかびは土壌やハウスダストなどに広く存在しており, 二次汚染的に原材料, 資材, 製品などに付着し, 加熱ショックにより増殖を始め, 品質異常を引き起こす. 異常の特徴は, 製品中でかびが浮いている, あるいは浮遊している状態を示す. 耐熱性かびの耐熱性は芽胞菌と比べると低いが, 90℃以下では十分に殺菌することが難しく, 果汁飲料を含む酸性飲料製造上の問題となることが多い. 耐熱性は $D_{85℃} = 10 \sim 90$ 分, $D_{90℃} = 1 \sim 15$ 分, $D_{95℃} = 0.1 \sim 2$ 分程度で, Z値は $5 \sim 7℃$ 程度である.

● 好熱性好酸性菌: *Alicyclobacillus*属細菌

*Alicyclobacillus*属細菌は好熱性 (生育温度域: $20 \sim 70℃$程度, 至適生育温度: $40 \sim 60℃$程度), 好酸性 (生育pH域: $2.5 \sim 6$程度, 至適生育pH: 4.5前後), 絶対好気性の有胞子桿菌である. 世界中の土壌に広く分布する. *A. acidoterrestris*を主とする一部の菌種は果汁飲料などに含まれるバニリンやバニリン酸を代謝し, グアイアコールを生成する (図1). グアイアコールはクレオソート様の薬品臭を呈し, 官能閾値が非常に低いため (水中で0.48 ppb程度, アップルジュース中で0.91 ppb程度)[4], その生成菌種が果汁飲料などの製品中で増殖すると, 異臭を伴った品質異常につながることがある. 細菌自体に病原性はない. 他の異臭成分として, 2,6-ジブロモフェノール, 2,6-ジクロロフェノールおよびノナノールが知られている (いずれも *A. acidoterrestris* が関与). *A. acidoterrestris* の耐熱性は $D_{95℃} = 2 \sim 11$ 分程度であるが, $D_{100℃} = 13.9$ 分といった菌株の存在も知られている. また, 果汁飲料中の成分やブリックスなどによっても耐熱性は影響を受ける. *Alicyclobacillus*属の検出には, 酸性化した培地と中温以上 ($30 \sim 60℃$) での培養が必要である. 日本ではYSG培地が普及してい

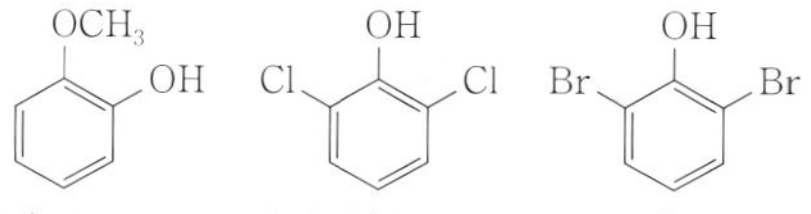

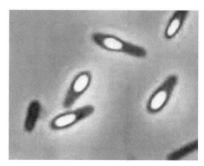

図1 *A. acidoterrestris*が産生する異臭成分

図2 *A. acidoterrestris*の栄養細胞と胞子

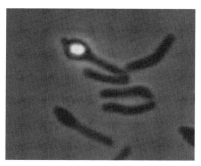

図3 *S. putidus* の栄養細胞と胞子

るが,BAT 培地(主にヨーロッパで普及),K 培地(主にアメリカで普及),PDA 培地なども利用される.

● **有胞子乳酸菌:*Sporolactobacillus* 属細菌**

Sporolactobacillus 属は弱酸性域(pH 5〜7)でよく生育するグラム陽性の通性嫌気性有胞子桿菌である.*Lactobacillus* 属などと同様に六単糖を基質としてホモ型乳酸発酵を行うことから,有胞子乳酸菌と呼ばれている.土壌に広く分布すると考えられている.病原性は知られていないが,果汁飲料や一部の炭酸飲料中で増殖し,内容物の分離,酸味や酢酸臭を伴った腐敗を起こす(容器の膨張は一様ではない).酸の種類としては乳酸が主で,菌株によっては酢酸も生成する.胞子の耐熱性については $D_{90℃} = 0.6〜12$ 分程度と報告されている[5].*Sporolactobacillus* 属の検出には,MRS 培地や標準寒天培地などが利用できる(培養温度:30〜35℃).

● ***Propionibacterium* 属細菌**

Propionibacterium 属は嫌気・耐気性のグラム陽性無芽胞桿菌である.重篤な病原性の報告はない.一部の食品(チーズ,乳など)にも分布し,またヒトの口腔や皮膚にも常在する(にきびの原因菌).腐敗事例としては *P. cyclohexanicum* によるオレンジジュースの例が知られるのみである[6].本種は飲食品中で生育し,酸味や酢酸臭を伴った腐敗に関与すると考えられている(ガスによる容器の膨張も認められることがある).主にプロピオン酸を生成するが,乳酸や酢酸なども生成する.本種は弱酸性域(pH 5.5〜6.5)でよく生育する(生育 pH 域:3.2〜7.5).胞子を作らないが,95℃で10分の加熱処理でも生残することが報告されている[7].〔後藤慶一〕

参考文献

1) R. A Samson *et al.* 1992. *Modern Methods in Food Mycology*, Elsevier.
2) 宇田川俊一.2004.食品のストレス環境と微生物(伊藤 武監修),pp.97-109.サイエンスフォーラム.
3) 戸矢崎紀紘.2003.微生物汚染事例・現場検査法(宇田川俊一ら編),pp.263-279.サイエンスフォーラム.
4) T. A. Eisele and M. J. Semon. 2005. *J. Food Sci.* **70**:267-269.
5) 藤田理英子ら.2007.日本清涼飲料研究会第17回研究発表会 講演要旨集,pp.4-5.
6) K. Kusano *et al.* 1997. *Int. J. Syst. Bacteriol.* **47**:825-831.
7) M. Walker and C. A. Phillip. 2007. *Food Microbiol.* **24**:313-318.

3-15
茶と微生物

抗菌性, カテキン, ポリフェノール, 荒茶, 微生物管理

● 茶の製造工程と微生物管理

お茶（非発酵茶）の重要な微生物管理は，①生茶葉から荒茶までの工程と，②抽出後の飲料についての管理に大別される．

生茶葉は農産物であるため平均 10^6 CFU/g レベル程度の微生物が存在している．生茶葉は収穫後，発酵しないように酵素活性を停止させるための加熱処理として速やかに蒸熱される．これによりいったん，生菌数は低下するが，蒸熱工程で水分が付着した状態のまま，葉打ち，粗揉，揉捻，精揉工程で揉まれるため栄養分が葉から滲出する．この際，熱風が送風され茶葉は 35℃ 程度に維持されるため微生物が増殖する可能性がある．その後，茶葉は乾燥を経て荒茶となる．荒茶の水分量は5％程度であるため微生物増殖の可能性は低いが，さらに風味の観点から冷蔵されるため増殖の可能性はほとんどない．最終的な荒茶の一般生菌数は工場によって 300 CFU/g から 30,000 CFU/g まで幅があるが，これは工場の葉打ちから精揉工程までの環境管理に差があるためである[1]．このことから，微生物制御においては蒸熱工程から精揉工程までの荒茶製造環境の管理が重要ということがわかる．その後，荒茶に火入れを行うため，最終製品の茶葉では水分量は3％程度になる．家庭用の茶葉は，熱湯で抽出する時点で一般的な微生物は死滅することならびに風味の観点から，生菌数低下の期待できない 100℃ 程度で火入れする．これに比べ市販飲料用の茶葉では火入れ温度が高く，120℃か，それ以上の温度をかけるため生菌数の低下が期待できる．これは飲料製造中における液中での微生物増殖を防ぐためである．

家庭でいれるお茶に関しては熱湯で菌がほとんど死滅すること，いれてからすぐに飲むこと，さらには茶葉の量などにもよるが熱湯で2～3分抽出したお茶のカテキン濃度は 80～120 mg/100 ml で一般的な市販 PET 茶飲料の 40 mg/100 ml に比べて高いことから，微生物の問題はほとんどない．「宵越しのお茶は飲むな」といわれるが，これはお茶をいれた後の茶葉を1晩経過した後に使用するなという意味である．いったん使用された茶葉では，お茶の高い抗菌性の主体であるカテキン類の大部分が抽出され，茶葉に残存するタンパク質などの成分が微生物の栄養分となって多くの微生物が増殖するためである．

一方，工業的に製造する茶飲料においては，抽出温度が家庭でいれる温度より低いことや，抽出して殺菌充填までの時間が長いこと，万人に受け入れられるように抗菌性の主体であるカテキンの濃度が低いことなどから，微生物制御が重要になってくる．このため，カテキンの抗菌性の本質を把握することが重要となってくる．

● カテキンの抗菌性

カテキンの抗菌性は，対象となる菌種により差があるが，一般的にグラム陰性菌に比べ芽胞菌を含むグラム陽性菌に対して高い傾向がある．アルカリ性 pH では，カテキン成分の分子内の -OH 基が解離して過酸化水素を産生することから，多くの菌種で酸性条件に比べて MIC の値は低く，カテキンの抗菌性が強く発現している．カテキンから産生される過酸化水素とセリウムが反応して生成する酸化セリウムの凝集沈殿を指標として間接的にカテキンの可視化が可能となる．これにより，カテキンの中で抗菌性の最も高い EGCg（エピガロカテキンガレート）で処理したグラム陰性菌の大腸菌（*Escherichia coli*）とグラム陽性菌の黄色ブドウ球菌（*Staphylococcus aureus*）を電子顕微鏡観察した結果，EGCg は菌体内に侵入はせず細胞表層に吸着していた．さらにグラム陽性菌ではグラム陰性菌に比べカテキンの吸着量が多く，カテキ

ンの吸着量が抗菌性発現に必須であることが明らかになった（図1）．また，菌体表層の疎水性度（CSH）を測定すると，大腸菌は1.1と低く，親水的であるが，グラム陽性菌でもカテキン感受性の高い黄色ブドウ球菌では49.8と高く，疎水的である．一方，カテキンのlog P値（オクタノール/水分配係数）は，抗菌性の最も高いEGCgが1.43，EGC（エピガロカテキン）は0.13，ECg（エピカテキンガレート）は2.1，EC（エピカテキン）は0.04であり，ガレート体は，値が高く，疎水性が高い．このことから細胞表層へのカテキンの吸着は疎水性相互作用によると考えられる[2]．さらに，カテキン処理した菌体から調製した菌体タンパク質は未処理菌体タンパク質とは異なる二次元電気泳動のパターンを示すことから，細胞表層タンパク質にもカテキンが吸着してその機能を低下させていることが予想され，抗菌性発現に影響を与えていると考えられる[3]．

以上のように，緑茶に含まれるカテキンの抗菌性は，表層部の外膜が親水的であるためカテキンの吸着量が低いグラム陰性菌に対しては低い．同様に，細胞外多糖類（EPS）などを産生するため表層部の親水性が高い*B. subtilis*のようなグラム陽性菌に対しても低い．これらのグラム陰性菌や菌体表面の親水性が高いグラム陽性菌では，茶飲料製造中の増殖や飲み残し市販茶飲料の長時間放置中に増殖の可能性があることに留意すべきである．また，データは多くないが真菌は細菌に比べカテキン耐性が高く，同様に茶飲料製造中や飲み残し市販茶飲料における増殖には留意すべきである．

● **共存する成分の影響**

抗菌性物質の効果は食品成分および食品添加物の影響を受けることが知られている．カテキンの抗菌性は菌体表層に吸着することにより発現する．このため，カテキンを包接し細胞表層へのカテキンの吸着を阻害するような物質が共存すると抗菌力が低下する．例え

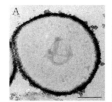 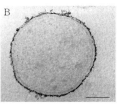

図1 EGCg処理（pH 6.0）した*S. aureus*. NBRC 13276（A）および*E. coli* NBRC3972（B）菌体におけるEGCg局在部位のTEMによる可視化（黒い部分がEGCgの局在部位）

ば，デンプンは高分子で立体構造を有し，その分子構造内部に疎水領域をもち，疎水性部分を有する乳化剤を包接して乳化剤の効果を低下させる．デンプン分解物であるデキストリンも同様の作用を示す可能性が高く，疎水性領域を有するガレート体カテキンは包接される可能性がある．実際に，デキストリンを添加した柔飲料では微生物の生育がよく，高分子量のデキストリンにおいてカテキンの抗菌活性阻害効果が顕著であった．近年，増加傾向の機能性茶飲料において難消化デキストリンなどの利用も多いが，微生物制御には細心の注意が必要である[2]．

〔中山素一・宮本敬久〕

参考文献

1) 沢村信一．2004．茶業研究報告．**97**：9-16.
2) 中山素一．2010．清涼水における芽胞菌の危害とその制御．pp.58-72．国際生命科学研究機構（ILSI Japan）．
3) M. Nakayama. 2015, *Biosci. Biotech. Biochem.* **79**：845-854.

3-16
冷凍・チルド食品と微生物

低温細菌, *Pseudomonas*

食品の腐敗は食品中に微生物が増殖することによって引き起こされる。微生物の増殖速度は一般的に環境温度が下がるにつれて遅くなるが，これは微生物の細胞内の酵素活性が下がることに起因する．このことを利用した食品の低温保存技術は古くから人類に知られており，"氷室" などの低温施設は世界各地で食品の保存に利用されてきた．近代社会においては，冷蔵庫の普及やコールドチェーンの発達に伴い，多くの食品の消費期限が大幅に延長され，流通範囲が拡大した．このことにより，低温下でも増殖する微生物による食中毒や変敗事例が見られるようになった．

● 微生物の増殖速度と温度

微生物の増殖速度と培養温度との関係性は，化学反応と同様，アレニウス（Arrhenius）の式として表すことができる．温度が下がれば，増殖速度は低下する．この式の適用範囲は，ある温度範囲に限定されており，この範囲を外れた場合，高温でも低温でも増殖速度は著しく低下し，いずれ増殖不能となる．食品微生物学では，温度と微生物の挙動との関係性が重要であるため，微生物が活発に増殖する温度域により，高温細菌，中温細菌，低温細菌などと分けて呼ぶ場合が多い．

● 低温細菌

低温で活発に発育する細菌群の分類に関しては諸説あるが，発育の適温が20℃以下のものを psychrophile（好冷細菌）と呼び，25～30℃と中温菌に近いものを psychrotroph（低温細菌）と呼ぶ考え方が支配的である．低温細菌，好冷細菌ともに0℃や，それ以下の温度でも増殖可能である．食品中における好冷細菌の存在は極めてまれであるが，低温細菌は低温貯蔵食品の変敗に深く関わっている場合が多い．

● チルド食品と微生物

表1に代表的な食中毒菌の最低増殖温度，至適増殖温度を示す[1]．多くの食中毒菌は10℃以下でも増殖できる．特に *Listeria monocytogenes* は広く環境に存在し，4℃以下でも増殖可能なため，冷蔵庫内で長期保存したナチュラルチーズや生ハムなどで食中毒を起こすことが知られている．

表1 食中毒菌の最低増殖温度[1]

細菌名	最低増殖温度
Listeria monocytogenes	− 0.4
Bacillus cereus	4
Clostridium botulinum E型，およびタンパク質非分解性B型，F型	3.3
Escherichia coli O157：H7	6.5
Salmonella spp.	6
Staphylococcus aureus	5.2
Vibrio parahaemolyticus	5
Clostridium botulinum A型，およびタンパク質分解性B型，F型	10
Vibrio cholerae	10
Clostridium perfringens	12
Campylobacter jejuni	32

10℃以下で食品の変敗に関与する微生物の種類は多岐にわたる．*Pseudomonas* 属（シュードモナス属）に代表される低温細菌，*Lactobacillus* 属に代表される乳酸菌，*Rhodotorula* 属に代表される酵母，*Mucor* 属に代表されるかびなどが知られている[2]．近年市場に浸透した加熱済ロングライフチルド食品の危害要因として *Bacillus cereus*，低温性 *Clostridium* 属などの低温増殖性の芽胞形成菌があげられているが[3]，その研究例は少ない．

● 冷凍食品と微生物

0℃以下であっても，ある種の微生物は，わずかながら存在する水を利用して増殖する．

食品の氷結点は，含まれる溶質（糖分，塩分など）の作用により0℃よりも低く，一般的には-1℃から-5℃といわれている．そのため，この温度帯の食品中で増殖する微生物は多く報告されているが，-10℃以下では，ほぼすべての微生物が増殖不能になると考えられている．一般的に冷凍食品は-18℃以下で生産，流通，販売されたものと定義されているが，過去，-18℃以下に保たれた食品中で微生物が増殖し，変敗した例はない．

● シュードモナス属菌

実際の低温流通食品の変敗事例において最も報告例が多いのは，シュードモナス属菌によるものである．

シュードモナス属菌は1～数本の極鞭毛をもつ好気性グラム陰性桿菌で，植物，土壌，海洋，河川，雲など自然環境に広く存在する．多種多様な有機化合物を代謝できるため，自然界の掃除屋として位置づけられている．動物に寄生する種もいるが，多くは外界に存在するため，増殖可能温度は0℃前後～35℃弱の報告例が多い．増殖至適温度は30℃弱のものが多く，食品衛生の分野では低温細菌として扱われる．また，環境中ではバイオフィルムを形成し，薬剤耐性を獲得する株も多く報告されている．一部のシュードモナス属菌は，蛍光色素を産生することが知られている．その生化学的な多様性から，長年分類に関する議論がなされてきたが，近年の16S rRNAによる系統解析により，*Bergey's Manual*（第2版）では61菌種に整理された．

食品中でシュードモナス属菌が繁殖すると，軟化（ネト），異臭，変色の原因となる．製造直後の食品においてシュードモナス属菌が劣勢であっても，低温で長期間保管するとシュードモナス属菌が優勢となる場合が多い．これは，冷蔵保存下におけるシュードモナス属菌の増殖速度が，他の低温細菌よりも早いことに起因する．

シュードモナス属菌のタンパク質分解能は高く，代謝物としてトリメチルアミン，酢酸，エステルなど，官能的に特徴のある物質が産生されるため，異臭の原因としても知られている．脂質も資化できるため，食肉の脂肪部位や，揚げ物の表面でも増殖する．そのような貧栄養の条件下では産生する色素の色調が鮮やかになる場合があるため，このような食品では，変色の原因菌として分離される場合がある．色素としては，*Pseudomonas aeruginosa*が産生する緑色色素，*Pseudomonas fluorescens*が産生する黄色蛍光色素が代表的であるが，株によっては，黒色，茶色，紫色などの色を発する場合もある．これらの色調は，生育温度によっても変化する場合があるため，培養温度には注意が必要である．

● 低温細菌の検査

基本的には培養温度を低温にすること，培養時間を長くすること以外は，対象とする微生物の標準方法と同様と考えてよい．詳細は成書[4]を参考していただきたい．

培養温度と時間は目的に応じた条件を選ぶことが重要であるが，特に食品の変敗について調査を行う場合は，培地だけでなく，実際の食品を用いた接種試験を行うことや，実際の保管流通温度に近い培養温度で試験を行うことが重要となる．

〔島原義臣〕

参考文献

1) ICMSF. 1995. Microorganisms in Foods No.5：Microbiological specification of food pathogens.
2) 好井久雄．1996．日本食品工業学会誌．**39**：564-570．
3) J. Daelman. 2013. *Food Control*. 30：510-517.
4) 日本食品衛生協会．2015．食品衛生検査指針．pp 213-217．

3-17 水産食品のアレルギー様食中毒

ヒスタミン，遊離ヒスチジン，
ヒスタミン生成菌，赤身魚

● ヒスタミン食中毒の症状

　マグロ，カツオ，サバ，イワシ，アジなど赤身の魚は筋肉中に遊離ヒスチジンを多く含む[1, 2]．魚の死後，内臓や表皮に存在していた細菌が増殖しヒスチジン脱炭酸酵素が産生されると，遊離ヒスチジンからヒスタミンに変化し魚体中に蓄積する（図1）．ヒスタミンが高濃度に蓄積した魚介類や加工品を摂取するとアレルギー様食中毒が発生する．食後30分ないし60分後くらいで顔面の紅潮，頭痛，じんま疹などの症状を呈する．江戸時代の『本朝食鑑』[3]にはカツオは新しいものでも一夜を経たものを食べると必ず「酔う」．顔は赤くなり，頭はくらくらし，体に赤い発疹が出る．ひどい場合は吐瀉して気絶することもあるが命を失うほどのことは少ないといった記述があり，日本人にはなじみの食中毒である．

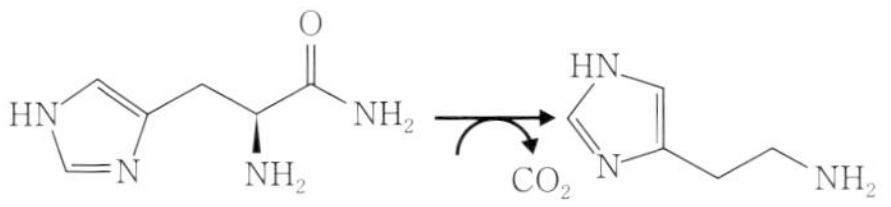

L-ヒスチジン
(L-histidine)
$C_6H_9N_3O_2$

ヒスタミン
(histamine)
$C_5H_9N_3$

図1 ヒスタミンの生成

● ヒスタミン生成菌

　ヒスタミン生成菌は，腸内細菌科菌群の *Morganella morganii*, *Raoultella planticola* や海洋性細菌の *Photobacterium phosphoreum*, *Photobacterium damselae* などが知られているが，さらに多くの細菌がヒスタミンを生成することがわかってきた[4]．我が国ではサンマやイワシのかば焼，みりん干しなどを原因食とする食中毒が毎年発生している．またツナ缶中のヒスタミンが原因の大規模な回収事例もある．

● ヒスタミン生成の制御

　ヒスタミン生成を制御するには漁獲後魚体を速やかに冷却しヒスタミン生成菌の増殖を抑えることが最も重要である[5]（表1）．
　また魚体を冷凍するとヒスタミン生成菌が

表1 ヒスタミン生成を予防するために，漁船上で4.4℃の冷却媒体にヒスタミン生成魚を入れるまでの，水温および気温の組み合わせに対する推奨最大時間[*1]

水温	気温	魚類の死亡時または最も早い死亡推定時刻から	漁船への水揚げから
		内臓を除去していない場合	
> 18.3℃	> 28.3℃	6時間以内	—
> 28.3℃	何℃でも	6時間以内	—
18.3℃ ～ 28.3℃	≦ 28.3℃	9時間以内	—
≦ 18.3℃ [*2]	> 28.3℃	—	6時間以内
≦ 18.3℃ [*2]	≦ 28.3℃	—	9時間以内
		冷蔵前に内臓を除去した場合	
> 18.3℃	何℃でも	12時間以内	—
≦ 18.3℃	何℃でも	—	12時間以内

[*1] FDA. Fish and fishery products hazards and controls guidance, 4th edition, 2011 の要約．
[*2] 18.3℃以下の水温に魚体がさらされた時間が24時間以内の場合．

表2 漁船上で適切な冷却を行った後のヒスタミン生成魚の，ヒスタミン生成を予防するための加工条件の曝露温度に対する最大曝露時間[*1]

加工時の曝露温度	最大曝露時間	
	加熱処理されていない，または冷凍されていない鮮魚	冷凍された魚類，または加熱処理された魚類[*2]
> 21.1℃	4時間以内	12時間以内
≦ 21.1℃	8時間以内	24時間以内

[*1] FDA. Fish and fishery products hazards and controls guidance, 4th edition, 2011 の要約.
[*2] 再汚染源にさらされた可能性がある場合.

損傷し解凍後のヒスタミン生成が遅延する[5](表2).

ヒスタミン生成菌は魚の内臓や表皮に存在する菌だけではなく，調理加工後の二次汚染もありうる．ヒスタミン生成菌の増殖性は中温域から低温域まで幅広いため，冷蔵庫内でもヒスタミンが生成する可能性がある．

まずは漁獲後速やかに内臓を取り除き，魚体を洗浄して菌との接触を防ぐことが管理手段として有効である．また，ヒスタミンは加熱しても分解しないため，加熱工程のある食品はヒスタミンが生成しないうちに加熱する必要がある．

塩分濃度が高いと菌の増殖は抑えられる．塩ブリ，塩サバが典型である．ヅケと呼ばれる寿司ネタは醤油の塩分でマグロのヒスタミン生成を制御しようとしたものである．いったんヒスタミンが生成してしまったものを漬けても手遅れである．

● ヒスタミンの基準

給食施設で発生したサンマのかば焼による食中毒事例では，ヒスタミン量は300 mg/100 g（3,000 ppm），みりん干しの苦情事例では100 mg/100 g（1,000 ppm）など多数の報告があるが，これは明らかに食中毒を引き起こすレベルである．我が国では現在基準値は定められていない．アメリカはマグロ，シイラや近縁の魚種でディフェクト・アクション・レベル（defect action level：食品中にある自然の，あるいは避けることのできない欠陥で，ヒトの健康に対してハザードとならないレベル）を50 ppmとし，基準値を500 ppmとしている．また，EUはサバ科，ニシン科，カタクチイワシ科，シイラ科などヒスチジン含有量の多い魚種由来の水産食品について，1ロット当たり任意に採取した9検体について検査し，平均値が100 ppmを超えず，すべてが200 ppmを超えないこと，ただし2検体は100 ppm以上，200 ppm未満であれば差し支えないと規定している．さらに塩漬けや発酵処理を行った食品は基準値を2倍にして適用することとなっている．

現在，Codex委員会のヒスタミンに関する専門家委員会で1食（250 g）当たり50 mgのヒスタミン摂取で健康被害をもたらすとし，食品中のヒスタミンのレベルを200 ppmとする基準値の検討が行われている．

〔荒木惠美子〕

参考文献

1) 鈴木たね子．1976．調理科学．**9**：182-187．
2) 藤井建夫，斎藤智子．2009．食と健康．**53**：52-63．
3) 人見必大．2004．本朝食鑑4．平凡社．
4) 早川亮太，小林直樹，加藤登ら．2013．食品衛生学雑誌．**54**：402-409．
5) US FDA. 2011. *Fish and fishery products hazards and controls guidance*, 4th ed.

3-18
食肉およびその加工品と微生物腐敗

食肉，食肉製品，*Pseudomonas*，乳酸菌

食肉やその加工品は，社会環境やそれに伴う食生活の変化により多種多様なものが販売されている．ここでは，消費量の多い精肉とハム，ソーセージに代表される加熱食肉製品を取り上げて記述する．

● 食　肉

食肉とは，畜肉（牛肉，豚肉，馬肉，めん羊肉，山羊肉），家兎肉，食鳥肉の総称である．ウシ，ブタなどの家畜は，と殺後，血液や皮，頭部，内臓などが除去され，背骨に沿って二分割され枝肉となる．枝肉は冷却後，かた，ロース，ばらなどの部位ごとに分割され，部分肉として流通する．部分肉は加工施設で厚切り肉，薄切り肉，挽き肉などの精肉に加工され販売されるほか，食肉製品，調味生肉などの原料食肉としても利用される．ニワトリは，食鳥処理場へ搬入され，と殺，解体された後，加工施設で，もも肉，むね肉，手羽先など部分肉に加工され出荷される．

通常，健全な畜肉や食鳥肉の筋肉組織内部に微生物は存在しない．食肉を汚染する微生物は，家畜の皮膚に付着した糞便，汚泥，汚水などから，と畜場に持ち込まれる．と殺後，腸内容物由来の微生物とともに，と殺・解体用の設備，作業者の手指，衣服，施設内の空気，使用水などを介して枝肉を汚染し，部分肉，精肉へと拡散していく．

冷蔵前の枝肉や部分肉には，$10^2 \sim 10^4$ CFU/g の細菌が汚染しており，*Pseudomonas*，*Acinetobacter*，*Moraxella*，*Flavobacterium* などのグラム陰性菌および *Micrococcus*，*Staphylococcus* などのグラム陽性菌で構成されている[1]．また，*Salmonella* や病原性のある *Escherichia coli*，*Clostridium perfringens*，*C. botulinum*，*Staphylococcus aureus*，*Campylobacter jejuni/coli*，*Listeria monocytogenes* などの食中毒菌も検出される．

好気条件で冷蔵され，腐敗した食肉では，*Pseudomonas*，*Moraxella*，*Acinetobacter*，乳酸桿菌，*Brochothrix thermosphacta* などが検出される．特に，*Pseudomonas* の比率が高く，冷蔵後腐敗した豚肉では，90％以上を占める場合もある．*Pseudomonas* では食肉の筋原線維タンパク質などに対し，強い分解活性をもつ *P. fragi* が主な細菌叢となる[1]．EU 諸国では精肉の包装に，炭酸ガスと酸素の混合ガス封入包装（主に 20％炭酸ガス＋80％酸素）が利用されている．炭酸ガスや真空包装は，好気性菌である *Pseudomonas* の増殖を著しく抑制し，乳酸菌が主な細菌叢になる．*Pseudomonas* に比較し，乳酸菌の増殖速度は緩やかであるため，食肉の微生物学的保存性は，混合ガス封入包装や真空包装で延長される．

● 食肉製品

食肉製品は，食品衛生法で，加熱殺菌の条件（温度および時間）や水分活性の違いなどにより加熱食肉製品，特定加熱食肉製品，非加熱食肉製品，乾燥食肉製品の 4 種類に大別され，さらに加熱食肉製品は，「容器包装に入れた後，加熱殺菌したもの（包装後加熱）」と「加熱殺菌した後，容器包装に入れたもの（加熱後包装）」に分類されている．

食肉製品を汚染する微生物は，主に原料食肉や副原材料由来である．製造工程で二次汚染する空中浮遊微生物や水，機械，器具，人など作業環境で見られる微生物も，多くは原料食肉，副原材料に由来している．原料食肉由来の微生物は，食肉の項に記述した通りである．副原材料では，*Bacillus* 属菌などの細菌胞子が高濃度に認められることがある[2]．

食肉製品の腐敗は，国内外で多くの調査報告がある．特に加熱後，薄切りや小分けされるハムやソーセージなど加熱後包装食肉製品では，二次汚染による腐敗が多く発生してい

る．亜硝酸ナトリウムの添加で若干の違いはあるが，主な原因菌は通常の加熱殺菌で死滅する乳酸菌である（表1)[3]．

国内で消費量の多い，加熱後，薄切りされたロースハムの製法は次の通りである．

豚ロース肉は，整形し，ピックルを注入した後，塩漬けする．ピックルとは，食塩，発色剤（一般に亜硝酸ナトリウムが使用される），調味料などを溶かした水溶液である．塩漬けした後，ケーシングに充填し，燻煙，加熱後，冷却する．冷却後，薄切りし，包装する．その後，梱包され，流通する．包装は，真空包装やガス封入包装が行われている．

ロースハムの製造において，原料食肉，副原材料の微生物は，ピックル注入により，肉内部へ拡散する．その後，塩漬け工程で，温度，食塩，亜硝酸ナトリウムなどの影響を受け，時間の経過とともに Lactobacillus, Leuconostoc などの乳酸菌が主体となる．原料処理，ピックル注入，塩漬け工程で，配合や低温管理，あるいは機械・設備などの洗浄・殺菌が不適切であれば，肉内部で乳酸菌の異常な増殖が発生し，炭酸ガスを発生する場合もある．その結果，加熱殺菌後，炭酸ガスの痕跡が無数の穴としてハム断面に残るハニカム（蜂の巣）現象や亜硝酸根の消失による発色不良などが起こる．乳酸菌は，一般的な加熱処理で死滅するが，加熱処理が十分でない場合や塩漬け工程など汚染作業区域と冷却工程以降の清潔作業区域との遮断が不適切であれば，ヒトや物を介して，加熱殺菌後の製品に二次汚染する．乳酸菌は，10℃以下の低温や食塩，亜硝酸ナトリウム，真空包装，炭酸ガスなどの微生物の発育抑制要因に制御されることなく，増殖し，腐敗を起こす．

例えば，前述の通り炭酸ガスを産生する乳酸菌が汚染すると真空包装は膨張する［カラー口絵16参照］．また，Leu. mesenteroides は，焼豚に使用された砂糖を資化し，粘質物のデキストランを産生することにより，典型的な糸引き状ネト（ropy slime）を発生させる．さらに，窒素ガス封入包装されたフランクフルトソーセージでは，有機酸の生成に伴うpH低下やそれによる製品の離水あるいは代謝産物や菌体そのものの増加により浸出液が白濁する．　　　　　　　　　　〔鮫島　隆〕

参考文献
1) 小久保彌太郎．1984．肉の科学．**25**：1-10.
2) 小沼博隆ら．1985．肉の科学．**26**：103-114.
3) 伊藤　武ら編．2004．食品のストレス環境と微生物．pp.52-65．サイエンスフォーラム．

表1　10℃で貯蔵中に腐敗した食肉加工品の微生物叢

菌属	分離株数			
	ハム・ソーセージ*	無塩漬ソーセージ	チキンナゲット	唐揚げ
Lactobacillus	152	70	84	73
Leuconostoc	69	19	15	8
Enterococcus	105	52	44	28
Pediococcus	4	2	7	4
Micrococcus		11	16	10
Staphylococcus		7	1	2
Bacillus		36	22	18
未同定		23	11	7
合　計	330	220	200	150

*ハム・ソーセージのみ亜硝酸ナトリウムを含む．包装はハム・ソーセージおよび無塩漬ソーセージは真空包装もしくは窒素ガス封入包装，チキンナゲットおよび唐揚げは脱酸素剤封入包装．

3-19
卵加工品の変敗と微生物

インエッグ，オンエッグ，*Salmonella* 属菌，*Bacillus cereus*

鶏卵は産卵鶏の卵巣にある未成熟卵胞が成熟し，卵黄になり，ロート部に移動する．さらに輸卵管内で卵黄にカラザが付与された後，卵白にくるまれる．その後，卵殻膜と卵殻に包まれ，鶏卵は排泄腔から外界に産み出される．卵殻の外側には産卵鶏の腸内微生物はもとより，取り扱われる環境の微生物によって変敗に至る場合がある．

健康な産卵鶏が産む鶏卵の中身は無菌である．まれに卵巣に微生物が存在する場合があり，その場合は鶏卵の中身に微生物が移行する．これをインエッグ汚染という．

● **インエッグ汚染の微生物**

本来健康な産卵鶏の卵巣は無菌状態であるが，産卵鶏の一部に食中毒菌を保菌したニワトリが出現した．食中毒菌の感染は変敗とは呼ばないが，その生育はヒトへの健康被害が大きいことから，食品衛生上大変重要である．特に *Salmonella* 属菌は昔から重要視されている．とりわけ，ヨーロッパを中心に1980年代に産卵鶏の卵巣に棲みついた *Salmonella* Enteritidis（SE）によるインエッグ汚染を原因とする食中毒事件が多発した．我が国でも1989年頃から同様の食中毒事件が頻発した．

我が国の市販鶏卵のインエッグの SE 保菌卵は1992年の報告では，3,000個に1個程度であったが[1]，2012年の報告では，30,000～35,000個に1個程度まで減少した[2]．

● **オンエッグ汚染の微生物**

鶏卵の卵殻上に微生物が存在する場合を，オンエッグ汚染という．

鶏卵は鶏糞も通過する排泄腔を経由することから，卵殻の外側には産卵鶏の腸内微生物の汚染を受ける．さらに，卵殻には，産卵鶏の腸内にいる細菌をはじめとして，養鶏場の空中微生物，土壌微生物，あるいはエサや水の微生物にさらされている．しかし，鶏卵にはクチクラ層や卵殻膜やリゾチームなど，鶏卵がもついくつかの防御機構があり，腐敗は容易には起こらない．

鶏卵の変敗は卵殻のひびから，あるいは結露によって気孔を介して微生物の侵入を許すことで引き起こされる．

● **ニワトリの腸内微生物**

ニワトリの腸内微生物は，腸の部位や個々のニワトリにより異なるが，*Lactobacillus*，*Bacillus*，*Streptococcus*，Enterobacteriaceae，*Micrococcus* が存在する．中でも，*Lactobacillus* が主として検出される．ニワトリの腸の部位別にみてみると以下のようになる．

十二指腸には，*Lactobacillus* が主として存在する．その他 *Bacillus*，*Streptococcus*，*Micrococcus* が存在する．ただし，Enterobacteriaceae はまったく検出されなかったという報告がある．

小腸中央部では，*Streptococcus*，Enterobacteriaceae，*Bacteroides*，*Bacillus*，*Lactobacillus* がみられる．十二指腸部と同様であるが，個体により Enterobacteriaceae が多いものもある．

盲腸では *Bacillus* が主であり，*Lactobacillus* は少ない．個体差が大きいようである．

直腸では小腸中央部に類似している．*Lactobacillus* が優勢である．その他 *Bacillus*，*Streptococcus*，Enterobacteriaceae などもみられる．

卵殻に付着する産卵鶏の腸内微生物は産卵直後から，経過時間によってその菌叢は変化する．卵殻表面の乾燥によってグラム陰性菌は減少していく．

● **鶏卵の貯蔵と微生物**

消費者向けに販売される鶏卵は，洗浄と大きさの選別と包装を行う場所である GP センターの環境に影響を受ける．その後保管庫で低温微生物の影響を受ける．低温保管中に，

卵殻から鶏卵内部に侵入する微生物の種類により，変敗現象が明瞭に異なる．それらの変敗は次のようになる．

Pseudomonas fluorescens による緑色卵や蛍光卵．*Flavobacterium* sp. による卵白や卵殻膜の黄色着色．*Aeromonas hydrophila* あるいは *Proteus* sp. による黒色卵．*Serratia marcescens* による赤色着色．

また，卵殻や卵殻膜にかびが発生することもある．

● 鶏卵の加工と微生物

鶏卵は生食をはじめ様々な調理法があり，数多くの料理に用いられている．鶏卵素材品や鶏卵加工品の変敗は加熱の有無や加熱条件や環境の微生物に左右され，その条件により変敗原因菌が異なる．

未加熱の場合には *Enterobacteriaceae* や，低温性の *Pseudomonas*，*Lactobacillus* などの細菌が変敗の主原因となる．業務用で提供される未殺菌液卵からは *Enterobacteriaceae*，*Aeromonas*，*Acinetobacter*，*Pseudomonas*，*Flavobacterium* などが検出される．

殺菌液卵のような，凝固しない程度に加熱された鶏卵加工品からは Coryneforms，*Streptococcus*，*Micrococcus*，*Staphylococcus*，*Bacillus*，*Moraxella*，*Enterobacteriaceae* などが検出され，これらの細菌による変敗の可能性が高くなる．

焼成やボイルなどの加熱処理がされた場合には芽胞菌が主たる菌群となる．ことに加熱後に冷蔵保管される場合は，低温で生育可能な *B. cereus* が主原因となる場合が多い．

加工工程で静菌剤や日持ち向上剤が使われる場合には，その製剤の種類によっても生育する微生物は異なる．

低温保管したものでは，保管された環境の微生物により変敗を引き起こすことがある．保存された弁当の卵焼きで *Photobacterium* sp. によって発光した例が報告されている[3]．かびや酵母による変敗の可能性も考慮に入れる必要がある．工程中でアルコールを多用する場合に酵母による変敗（シンナー臭などの異臭）の可能性がある．

冷凍品と乾燥品では微生物の増殖の可能性は低い．　　　　　　　　　　〔指原信廣〕

参考文献
1) 仲西壽男．1993．食衛誌．**34**：318．
2) H. Esaki *et al.* 2012. *Epidemiol. Infect.* **141**：941．
3) 板尾民子ら．1992．食品と微生物．**8**：203．

3-20
野菜，果物およびその加工品の腐敗

腐敗微生物，ポストハーベスト病害

生野菜や果実の表面上には，土壌や用水など，生産環境に由来する微生物が付着している．これらには通常，10^3 CFU/g 以上の一般細菌や真菌が付着しており，中には 10^7 CFU/g 以上の汚染がみられるものもある[1-3]．野菜についていえば，「実もの野菜」よりも「芽もの野菜」や「葉もの野菜」に，高い生菌数を示すものが多い．

生野菜からは種々の細菌（表1）が分離されるが，これらの菌のほとんどは，健康なヒトに対する病原性を有さない．野菜からは *Klebsiella* 属などの腸内細菌科細菌（大腸菌群）が検出されることが多く，この他に *Proteus* 属や *Citrobacter* 属あるいは *Erwinia* 属が検出されることもあるが，そのすべてが糞便汚染を示唆するものではない．

青果類の細菌性腐敗の原因として特に問題となりうるのは *Erwinia* 属，*Pseudomonas* 属および *Xanthomonas* 属の各細菌である．大腸菌群に属する *Erwinia* は土壌伝搬性の細菌であり，青果物の傷から進入して軟腐をもたらす．特に *Erwinia carotovora* は，ナス科，アブラナ科，キク科，ユリ科，セリ科など30種前後の野菜類に感染して，軟腐病や収穫後野菜の腐敗を引き起こす．*Pseudomonas* と *Xanthomonas* はいずれも糖を酸化的に分解し，寒天培地上で特徴的な色素を生産することがあるグラム陰性菌である．*Pseudomonas* 属は収穫前の青果物の自然開口部から進入し，*Xanthomonas* 属は雨滴により植物の気孔，皮目，水孔および傷口より進入する．これらの菌の一部はエチレン生産性を有する．このほかに *Clostridium* 属，*Bacillus* 属および *Cytophage* 属細菌も軟化腐敗（soft-rotting）をもたらす．いずれによる腐敗も温暖かつ多湿な状態で発生する．また *Pseudomonas fluorescens*（植物病理学分野では *Pseudomonas marginalis* という学名も用いられる）と *Pseudomonas viridiflava* は10℃以下の貯蔵でも軟化腐敗を発生させる．この他，グラム陰性の植物病原細菌には，スイカ果実汚斑病菌（*Acidovorax avenae*）などがある．頻繁に分離されるグラム陽性細菌として，土壌由来の *Bacillus* 属があげられる．これらの菌は80℃・数十分の加熱にも耐える芽胞を形成する．乳糖分解性をもち，大腸菌群と似た挙動を示す *Paenibacillus polymyxa-P. macerans* 群は，野菜の腐敗に関与する．

細菌に加えて，真菌（酵母や糸状菌）も野菜や果実の腐敗に関与する（表2）[4-6]．このうち，子嚢菌門菌（*Candida tropicalis* や *Saccharomyces cerevisiae* など）は野菜よりも果実からよく分離され，担子菌門菌（*Pelosinus fermentans*，*Cryptococcus albidus*，*Trichosporon cutaneum* など）は野菜のほうからよく分離される傾向がある．

収穫後の貯蔵・流通過程で発生する青果物の病害を「ポストハーベスト病害」または「貯蔵病害」と呼び，これには先に述べた細菌による軟腐病などのほか，真菌によるものもある．たとえば *Botrytis cinerea* や *Penicillium digitatum* は栽培中の植物や収穫後の成熟した果実に感染して，灰色かび病や緑色かび病を引き起こす．*Penicillium italicum* による柑橘青かび病は，収穫などの作業中に生じた傷口から感染が生じる．腐敗による品質劣化および流通ロスを減少させるためには，収穫時および輸送時に発生する，青果物の損傷を低減させることが必要である．

〔稲津康弘〕

参考文献
1) G. M. Heard. 2002. *Fresh-cut fruits and vegetables*, pp.187-248. CRC Press.
2) C.-H. Liao. 2006. *Microbiology of fruits*

and vegetables, pp.117-134. CRC Press.
3) F. Carlin. 2007. *Food Microbiology : Fundamentals and Frontiers*, 3rd ed., pp.157-170. ASM Press.
4) T. Deak. 2007. *Handbook of food spoilage yeasts*, 2nd ed., pp.117-129. CRC Press.
5) M. Barth *et al.* 2009. *Compendium of the microbiological spoilage of foods and beverages*, pp.135-183. Springer.
6) J. I. Pitt and A. D. Hocking. 2009. *Fungi and Food spoilage*, pp.383-400. Springer.

表1 野菜および果実から分離される細菌

細菌の属名	分離源	
	生野菜	サラダ類
【非大腸菌群グラム陰性菌】		
Flavimonas		タボウリサラダ
Methylobacterium	チコリ，ニンジン	ミックスサラダ
Pseudomonas	アルファルファ，エンドウ，キャベツ，セロリ，チコリ，ニンジン，モヤシ，レタス	タボウリサラダ，ドライスロー，ミックスサラダ，ポテトサラダ
Stenotophomonas	ニンジン，レタス	ドライスロー，ポテトサラダ，ミックスサラダ
Xanthomonas	シシトウ，トマト，ピーマン，豆類	
【大腸菌群】		
Enterobacteriaceae	チコリ，モヤシ	
Enterobacter	チコリ	タボウリサラダ，ドライスロー，ミックスサラダ
Erwinia	アスパラガス，アブラナ科植物，ウリ，セロリ，チコリ，トマト，ニンジン，ハクサイ，豆類，レタス	ミックスサラダ
Klebsiella		ドライスロー
Rahnella		ドライスロー，ポテトサラダ
Serratia		タボウリサラダ
Yersinia		ポテトサラダ
【その他 細菌】		
Agrobacterium		ポテトサラダ
Acinetobacter		タボウリサラダ
Corynebacterium	ジャガイモ，豆類	
Coryneform bacteria	ニンジン，レタス	ミックスサラダ
Flavobacterium	ニンジン，レタス	ミックスサラダ
Lactobacillus	ニンジン，レタス	ミックスサラダ
Leuconostoc	ニンジン，レタス	タボウリサラダ，ドライスロー，ポテトサラダ，ミックスサラダ

表2 野菜および果実から分離される酵母および糸状菌

真菌の属名	分離源	
	生野菜	サラダ類
【酵母】		
Candida	チコリ，ニンジン，イチゴ，イチジク，オレンジ，柑橘類，グレープフルーツ，サクランボ，フサスグリ，熱帯果実，パイナップル，プラム	マヨネーズサラダ，ミックスサラダ
Clavispora	オレンジ	
Cryptococcus	キャベツ，チコリ，ニンジン，レタス，イチゴ，オレンジ，サクランボ，熱帯果実，ブドウ，モモ，リンゴ	ミックスサラダ
Debaryomyces	柑橘類，熱帯果実，ブドウ，モモ，リンゴ	マヨネーズサラダ，ミックスサラダ
Pichia	ニンジン，レタス，イチジク，オレンジ，グレープフルーツ，サクランボ，ナツメヤシ，熱帯果実，ブドウ，プラムマンゴウ，リンゴ	マヨネーズサラダ，ミックスサラダ
Rhodotorula	エンドウ，イチゴ，オレンジ，グレープフルーツ，サクランボ，熱帯果実，ブドウ，モモ，リンゴ	ミックスサラダ
Saccharomyces	オレンジ，グレープフルーツ，サクランボ，熱帯果実，ブドウ，リンゴ	マヨネーズサラダ，ミックスサラダ
Torulaspora		マヨネーズサラダ，ミックスサラダ
Trichosporon	レタス	
Yarrowia		マヨネーズサラダ
Zygosaccharomyces	ブドウ，リンゴ	マヨネーズサラダ
【糸状菌】		
Alternaria	柑橘類，トマト	
Alternaria	アブラナ科野菜，ウリ，柑橘類，ジャガイモ，豆類，マンゴウ	
Aspergillus	レタス	マヨネーズサラダ
Botrytis	アーティチョーク，アブラナ科野菜，ウリ，キャベツ，セロリ，タマネギ，チコリ，ニンジン，ニンニク，ブロッコリ，豆類，レタス，イチゴ，柑橘類，ブドウ，モモ，ラズベリー，リンゴ	
Colletotrichum	豆科野菜，アボガド，ウリ，スイカ，バナナ，マンゴウ	
Fusarium	メロン，モモ，リンゴ	
Geotrichum	ウリ科野菜，トマト，ニンジン，柑橘類，熱帯果実	
Monilinia	サクランボ，プラム，モモ，リンゴ	
Penicillium	ウリ科野菜，タマネギ，ニンニク，柑橘類，サクランボ，ブドウ，モモ，リンゴ	マヨネーズサラダ
Rhizopus	ウリ科野菜，サツマイモ，トマト，豆科野菜，イチゴ，サクランボ，パパイヤ，プラム，モモ	

コンドルはなぜ腐った肉を食べるのか？

動物の死骸の肉をついばむコンドルの映像をみたことのある読者も多いと思う．動物の死骸では様々な微生物が活発に増殖し，分解を進めるとともに，それらのなかには毒素を生産する微生物も多い．そのため多くの動物は腐敗肉を好まない．一方，コンドルは，動物が死んでから，すぐに食べ始めるのではなく，しばらく放置し，腐敗が進んで（微生物が増殖して）から食べる習性がある．なぜコンドルは，病原菌およびその毒素で満ちているのにもかかわらず腐敗肉を好んで食べ，平然としていられるのだろうか．コペンハーゲン大学の Roggenbuck らは，コンドルの細菌叢を解析し，この謎に迫った．

まず野生のコンドルの顔に付着する細菌叢を調べたところ，一般に動物の顔常在菌の多様性は低いが，コンドルの顔からは実に多様な細菌が検出された．これは腐敗肉を好む食性を強く反映しているものと思われる．コンドルの顔には毒性の強い炭疽菌（*Bacillus anthracis*）が常在しているという報告もあり，コンドルは病原菌の伝播者とも考えられた．一方，コンドルの腸内細菌叢の多様性は低く，*Clostridia* 綱と *Fusobacteria* 綱の細菌が優占化していた．さらに興味深いことに，動物園で飼育下にあるコンドルでも *Clostridia* 綱と *Fusobacteria* 綱の優占性が示された．動物園でコンドルと類似の餌を食べているフクロウやタカでは異なる結果が得られていることから，食餌には多様な細菌が多く含まれていても，コンドルの消化管では，強い選択圧がかかり，腸内細菌叢を特定の細菌種に限定する機構があると考えられた．

Clostridia 綱や *Fusobacteria* 綱の細菌は，土壌にも広く分布するが，腐敗肉に多く，動物に対して病原性を示す細菌種も広く知られている．コンドルの腸内では *Clostridia* 由来と考えられる病原因子（コラゲナーゼなどの多様なプロテアーゼ，リパーゼ，溶血毒素）が多く発現していることも報告された．コンドルは特定の毒素に対する抵抗性を発達させ，これら腸内細菌由来の分解酵素が，食餌の消化を効率化しているようである．選択的に宿主に有益な細菌を腸内に取り込む機構は未解明であるが，これらコンドル研究はヒト腸内細菌叢の形成および制御法の確立にも貢献する知見を提供するのではないだろうか．　　　　　　　　　　〔春田　伸〕

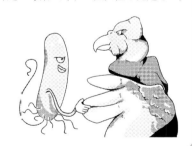

参考文献
M. Roggenbuck *et al.* 2014. *Nat. Comm.* **5**：5498.

3-21
酒類の微生物腐敗

清酒, ワイン, ビール, 酵母, 乳酸菌

伝統的な醸造では微生物の侵入が容易な開放系で行われる．このため生育条件を整えることで，目的の微生物が自然に選抜される方法を用いる．これは「集積培養法」の考え方と同様である．醸造酵母に適した環境を用意し，高活性の酛（酒母）を使用し，「段掛け」などにより醸造酵母数を常に高く保つことなどに気を配ることが醸造工程では必要である．

● 清酒醸造で注意すべき微生物

図1に伝統的な清酒の酛造りにおける微生物の遷移を示した．低温性の硝酸還元菌がまず10 ppm 程度の亜硝酸を生成する．次に亜硝酸に耐性がある乳酸球菌（*Leuconostoc mesenteroides*）と，乳酸桿菌（*Lactobacillus sakei*）が増殖して1％程度の乳酸が生成する．相乗作用で前述の硝酸還元菌を含む細菌と野生酵母は死滅する．発酵が進むことで嫌気条件となり産膜酵母も死滅し，乳酸の蓄積で乳酸菌も菌数が減少する．こうして自然に醸造酵母が優占種を占める酒母が完成する．

醸造用乳酸添加（速醸酛）や，育種選抜された協会酵母を使用する場合でも，基本は同じであり，発酵条件を適切に管理することで健全性は達成される．下記の表1に清酒醸造で注意すべき微生物を示した．

表1 清酒醸造で注意すべき微生物[2]

工程	注意すべき微生物
米の浸漬	*Pseudomonas fluorescens*
製麹	*Bacillus subtilis* *Micrococcus* 属 産膜酵母 腐造乳酸菌
酒母	野生酵母
もろみ	野生酵母 腐造乳酸菌 酢酸菌
貯蔵	火落菌

製麹中に *Bacillus subtilis* が汚染・増殖すると，麹表面に粘りが生じ（「すべり麹」，「ぬめり麹」と呼ばれている），酒質へ影響する．麹室のホルマリン燻蒸による殺菌が効果的である．発酵中は腐造乳酸菌（*L. casei*, *L. plantarum* など）が生育すると酸度が5以上になり，アルコール発酵の鈍化ならびに停止，異臭を生じる．現在は微生物管理方法や醸造環境の整備が進み，こうした異常（アルコール発酵停止，生酸過剰，異常香）は，ほとんど見られない．複数の醸造用酵母を使用する場合は酵母間での交差汚染に気を配る必要がある．上槽（清酒と酒粕の分離工程）後の貯酒工程では，14％～17％に達するアルコール分によって，増殖できる微生物はほとんどいないが，アルコール耐性が極めて強い火落菌は増殖できる．火落菌には，コウジカビが生成するメバロン酸を増殖に必要とする真性火落菌（*L. homohiochii*, *L. fructivorans* など）と，要求しない火落性乳酸菌（*L. hilgardii* など）があり，前者はアルコール抵

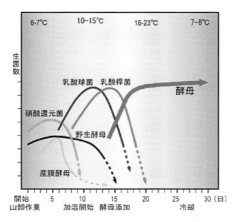

図1 山廃酒母育成中の微生物の遷移[1]
［カラー口絵17参照］

抗性が極めて高く汚染の危険性はより高い．これらに対しては，65℃・10分以上の殺菌（火入れ）を行う必要がある．

● ワイン醸造で注意すべき微生物

ワイン醸造は原料加熱工程がなく，開放系で行われるため，多くの微生物が侵入するが，亜硫酸の抗菌作用と，低いpH（3.5前後）のため急激な汚染は生じない．ブドウ果皮からは*Saccharomyces*属，*Pichia*属，*Hansenula*属，*Schizosaccharomyces*属，*Kloeckera*属，*Candida*属などの多くの野生酵母がもたらされるが，醸造酵母以外は亜硫酸への耐性が弱く，発酵に悪影響を与えない．注意すべき微生物としてはまず，薬のようなフェノール系の異臭を生成する*Brettanomyces*属酵母がある[3]．腐敗果の選別，醸造工程の洗浄，亜硫酸量の管理が大事である．pHを上げ，亜硫酸を下げてマロラクティック発酵（MLF）を行う場合は手早く行うことが望ましい．また酢酸菌（*Acetobacter*属，*Gluconobacter*属）の増殖による酸敗を防ぐには14～15％アルコールか，嫌気状態であれば抑制できる．

微生物が関係した危害としては，コルク臭（ブショネ）もあげられる．これはコルクや醸造設備，建材，保管環境で生育したかびによって，塩素系の漂白剤，殺菌剤が分解されて生じたトリクロロアニソール（TCA）による移り香である（図2）[4]．

● ビール醸造で注意すべき微生物

早くも1883年にはハンセン（E. C. Hansen）により純粋培養酵母の使用が確立し，洗浄・殺菌設備を備えた密閉系での製造などの改良が進んだ．現在では製品殺菌なしの製造も可能である．製造工程のうち煮沸以降の麦汁冷却，酵母添加，発酵，貯酒，濾過，充填のすべての工程で，危害微生物の侵入を阻止することで生ビールは製造される．

このようなビールも歴史を振り返ると，酵母と乳酸菌の協力により他の微生物を抑制できるパン種を酛にして，グラム陽性菌への抗菌力をもつホップで乳酸菌を抑制して，アルコール分，低pH（＜4.6）や，高炭酸ガスなどにも守られて醸造されてきた．ビールに増殖できる微生物は限られており，ホップ（イソα酸）耐性乳酸菌や，発酵終了後の残存多糖類を利用できる酵母が，最も注意すべき微生物である（表2）[5]．

〔田中幸一〕

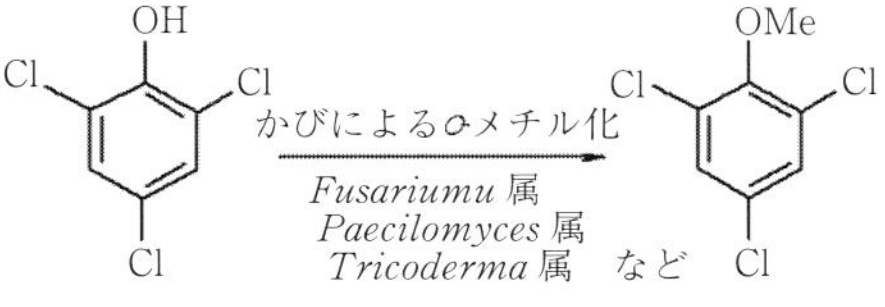

参考文献

1) 坂井 劭．1993．改定醸造学，p.59．講談社．
2) 矢野俊博．2001．食品の保全と微生物，p.158．幸書房．
3) 篠原 隆．2001．日本醸造協会誌．**96**：182-188
4) 竹内裕子．2013．*Proceedings of the National Academy of Sciences*. **110**：16235-16240

表2 ビール醸造で注意すべき微生物

	注意すべき微生物
ホップ耐性乳酸菌	*Lactobacillus*属（*L. brevis*, *L. lindneri*など）*Pediococcus*属
多糖類利用酵母	*Saccharomyces diastaticus* *Brettanomyces*属
偏性嫌気性細菌	*Pectinatus*属 *Megasphaera*属

図2 TCA生成機構
（左）2,4,6-トリクロロフェノール（TCP）→ かびによるO-メチル化（*Fusariumu*属，*Paecilomyces*属，*Tricoderma*属など）→ 2,4,6-トリクロロアニソール（TCA）

3-22 惣菜類の腐敗

芽胞菌，乳酸菌，かび酵母

女性の社会進出や高齢化，個食化が進む我が国において，手軽に入手できる惣菜は消費者から高い支持を受け，今や市場規模は9兆円を超えるといわれる[1]．惣菜工場の多くは，少量多品目・24時間365日稼働など管理が難しい生産体制にあり，安全性確保のためには衛生管理も含めた生産管理レベルの向上が重要な課題となっている．

● 惣菜の分類

現在市場に出回る惣菜を大まかに分類すると，日持ちが1～5日程度の日配惣菜と1か月以上のロングライフチルド惣菜に分かれる．さらに日配惣菜には，加熱惣菜（煮物，炒め物，揚げ物など）と非加熱惣菜（サラダ，和え物，お浸しなど）が含まれる．ここでは日配惣菜の腐敗に関わる微生物とその制御について述べる．

● 腐敗に関わる微生物

惣菜は食材や調理工程が多岐にわたり，生産の多くを人手に頼っているため，原料・環境・人由来の様々な微生物リスクにさらされている．

加熱惣菜　主原料である野菜や穀類には土壌由来の芽胞菌が多く付着している．一般的に惣菜の中心温度は高くても95℃程度しか加熱されないため，耐熱性を有する芽胞菌が最終製品に残存し，異臭やネトなどを伴う腐敗をもたらす場合がある．また加熱が不十分であったり，包装までの間に二次汚染が起こると，芽胞菌以外の微生物も腐敗の原因となりうる．

非加熱惣菜　芽胞菌に加え，原料および環境由来の無芽胞菌も腐敗に大きく関与する．乳酸菌，かび，酵母は環境中に広く存在し，殺菌剤や静菌剤に耐性があるため主要な二次汚染菌となる．特に乳酸菌は酸性域や低温でも高い発育能を有することから制御が難しく，主要な腐敗菌として知られる．乳酸菌は酸敗や膨張などの腐敗現象を引き起こす．

● 惣菜市場品の実情

筆者らが2015年の夏場に実施した市場品の微生物汚染調査によると，消費期限時における加熱惣菜の生菌数はほとんどが10^3～10^4 CFU/g以下であり，消費期限内に大きく増加することはなかった．しかし中には乳酸菌が10^5 CFU/g以上に達した惣菜も見られ，加熱後の二次汚染が疑われた．一方，非加熱惣菜においては消費期限時の生菌数が10^6～10^7 CFU/gに至るものが散見された．惣菜の種類によって菌叢は異なるが，乳酸菌やグラム陰性菌（*Pseudomonas*属，腸内細菌科群など）が主な優勢菌であった．

● 惣菜の微生物制御

殺　菌　加熱調理は惣菜の初発菌数を大きく左右する重要な工程である．原料由来もしくは加熱工程以前に付着した無芽胞菌を残存させないよう調理条件の最適化が求められる．

非加熱惣菜では，原料の一次汚染レベルが最終製品の菌数に大きく影響する．特に生で喫食される野菜原料は，一般的に次亜塩素酸ナトリウムや微酸性電解水による殺菌が施されるが，劇的な菌数低減は期待できない．このため消費期限時の菌数は加熱惣菜よりも高くなりやすい．

静　菌　現在惣菜では腐敗抑制のため様々な静菌物質が使用されている．例えば加熱惣菜で問題となる*Bacillus*属対策にはグリシンや有機酸またはその塩類（抗菌力は酢酸が最も強い）が有効である．ただしグリシンは一部の*Bacillus*属（*B. cereus*，*B. megaterium*など）が耐性を有しており，有機酸はpH依存性が高く中性域では効果が劣るといった問題もある．静菌物質は制御対象微生物や食品の特性などによって抗菌スペクトルが大きく異なり，添加量によっては異

表1 酢酸ナトリウム・グリシン製剤による低温増殖性 Bacillus 属の静菌

保管条件	pH	製剤添加量		
		0%	0.15%	0.40%
10℃ 3日	5.8	−	−	−
	6.1	+	+	−
	6.4	++	++	+
10℃ 5日	5.8	+	−	−
	6.1	+++	++	+
	6.4	++++	+++	++

＋：初発菌数に対して1 log 増加．

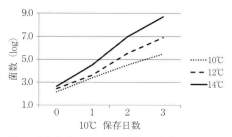

図1 乳酸菌（Leuconostoc 属）の発育に及ぼす温度の影響

味・異臭も生じるため処方の際は注意が必要である．作用機作の異なる静菌素材を併用し抗菌力に相乗効果をもたせた混合製剤も数多く商品化されているため，これらも活用し配合設計を工夫することが大切である．表1に一般的な酢酸ナトリウム・グリシン製剤を用いた制御の一例を示す．

乳酸菌は日持ち向上剤に対する耐性が強く，グリシンや有機酸の静菌効果はほとんど認められない．一部有効な保存料（ポリリジンやプロタミンなど）もあるが，使用条件が限られるうえ，近年は保存料不使用の傾向が強まり敬遠されがちである．乳酸菌の静菌物質による制御は現状ハードルが高いといえるであろう．

また温度も静菌にとって重要な因子である．図1に乳酸菌の発育に及ぼす温度の影響を示す．乳酸菌や Pseudomonas 属は低温での発育能が高く，わずかな温度上昇が腐敗の引き金になる可能性もあるため，喫食までの低温管理が重要となる．

持ち込まない　惣菜は pH，水分，栄養分などの条件が微生物にとって適した環境にある場合が多く，腐敗防止には微生物を可能な限り持ち込まないための管理が重要となる．原料は鮮度の高いものを選定し，加熱やトリミング，洗浄により付着菌をできる限り除去する．

二次汚染菌を完全に排除することは困難であるが，包装までの間に高濃度で汚染されることのないよう，サニテーションをはじめとする日々の衛生管理が重要である．とりわけ食品が直接触れる調理器具や容器，ライン，人の手などは，効果的かつ確実に実行可能な洗浄・殺菌マニュアルが作成されるべきである．

加工度の低い原料を取り扱う場所やエアロゾル発生区域は微生物が特に繁殖しやすい．このような場所は日頃から環境の清浄化を図るとともに，他の場所へ微生物を拡散させないよう区画管理や気流制御（空調システムの整備や動線など）についても考慮する必要がある．

惣菜の腐敗防止には，HACCP 理念に基づく衛生管理をはじめとしたメーカーの企業努力が不可欠であると同時に，原料から消費に至るまでの一貫した対策が求められる．

〔前田智子〕

参考文献
1) 一般社団法人日本惣菜協会．2016年版惣菜白書―ダイジェスト版―．p.4

3-23
漬物の腐敗

乳酸菌, 酵母, 芽胞菌, 食中毒菌

● 現代の漬物をめぐる状況

漬物は, 原料を食塩や食酢を多く含む調味液, あるいは味噌など浸透圧の高いものに漬け込み, 重石を乗せて組織中の水分を漬け込み液に置き換えて味つけするとともに保存性を高めたものが多い. このため, 冷蔵庫などがない古くから保存食品として作られ, 食されてきた. 1960年頃までは漬物の食塩濃度は10%程度と高かったため, 微生物の増殖に起因する問題はほとんどなかった[1]. ところが近年, 消費者の健康志向から低塩化が進んだことにより増殖しうる微生物の種類が増えてきた. 漬物の中にはぬか漬けやキムチなどの乳酸菌により発酵させ, 乳酸を主とした発酵産物により腐敗微生物を制御しているものもある. しかし, 発酵漬物においても, 近年の工業的生産では発酵時間が短いため伝統的な製法による発酵漬物に比べて微生物制御力が弱く, 漬物の微生物制御の重要性は増してきている[2].

食品製造における微生物制御の原則は「持ち込まない」「増やさない」「殺す」である. 漬物においては, これまで, 高い食塩, 食酢濃度や発酵代謝産物の抗菌性による「増やさない」「殺す」に主眼がおかれていた. しかし, 前述の漬物を取り巻く状況の変化から, 原料, 環境や作業者からの混入菌数を減らす「持ち込まない」ことに加え, 低温流通や日持ち向上剤などによる「増やさない」, 物理的, 化学的殺菌による「殺す」の重要性も増してきている.

本項では, 現在の漬物製造の中で問題になっている微生物として低温性の腐敗細菌, 乳酸菌, 酵母を中心に紹介し, 微生物制御における留意点を述べる.

● 漬物の微生物制御における留意点

食塩や食酢による抗菌性が低下した現在の漬物の微生物制御を考える場合, 最も重要なファクターは加熱殺菌が可能か否かである. 浅漬けやキムチは食感が低下するため, 粕漬け, もろみ漬けや梅干しは物性や色調の劣化が問題となり加熱殺菌できない. また, コンビニエンスストアなどで販売されるトレーカップ詰めの漬物は容器の耐熱性が低く充填後の加熱殺菌ができない. これら加熱殺菌できない漬物では原料や製造工程, 作業者から持ち込まれる微生物が製品に残存する. このため, 抗菌性が低い非加熱の製品については低Aw化（固形分の添加）および日持ち向上剤の添加により抗菌性を上げるか, 短期間の賞味期限（消費期限）で低温流通するしか方法はない[3].

特に, 非加熱製品の中でも微生物汚染に留意しなければならないのは浅漬けである. 現在, 浅漬けの主流は食塩および食酢濃度が低く, 1日程度の漬け込みで出荷するサラダ感覚のものであるため, 調味液のpHもそれほど低くなく, 5.0程度のことも珍しくない. サラダ感覚であるため固形分含量も低く, 混入微生物は生残し, 常温では, 食中毒菌も含め種々の微生物が調味液中で増殖してしまう. このため, 製品の製造, 流通を通して低温を保つことが重要である. しかしながら, 原料の野菜には土壌由来の芽胞菌も含め多くの微生物が生残している. 野菜由来の菌としては *Pseudomonas* 属や *Enterobacter* 属細菌などのグラム陰性菌が多く, 加熱工程があれば問題にならない. しかし, *Pseudomonas* 属細菌や芽胞菌の一部は低温でも増殖し, 低温性腐敗菌として低温流通の浅漬けでも調味液の白濁などを起こし問題となる. 製品のpHが4.5未満になると増殖可能な微生物は限られ, 多くの低温性腐敗菌は増殖しないが, pH 4.5以上の場合と同様に増殖する乳酸菌, 酵母は問題を起こす. これらの微生物は白濁だけではなく, ヘテロ乳酸発酵性の乳酸菌およびエ

タノール発酵性の酵母などはガスを旺盛に産生するため製品の膨張を起こす．特に酵母は，細菌が増殖できない酸性のpH，低Awでも増殖するので注意が必要である．これらの菌に対しては適切な消費期限を設定して流通温度の管理を厳密に行うことが重要である．低温性腐敗菌や乳酸菌，酵母の存在を考えると10℃以下でなくできれば5℃以下での管理が望ましい．

さらに，初発菌数の管理も重要である．混入菌数を低下させる中で最も重要なのが原料野菜の処理である．処理方法としては流水洗浄や，次亜塩素酸水やオゾン水による殺菌洗浄などが行われている．次亜塩素酸やオゾン水を使用する場合，有機物によりその殺菌効果が低減するので，適切な有効塩素およびオゾン濃度の管理が重要である．

2012年8月札幌市で発生した浅漬けを原因とする腸管出血性大腸菌食中毒事件では死者8名を出した．この食中毒事件を教訓に同様の食中毒の再発防止を図るために，営業者の指針として1981年に定められた漬物の衛生規範が改正され，原料から製品までの一貫した衛生管理の重要性が示されている[4]．ぜひ参考にしていただきたい．

加熱処理された漬物でも微生物の問題がまったくないわけではない．殺菌条件が低いと，耐熱性が他の微生物より強い乳酸菌や芽胞菌が残存して問題を起こす場合がある．半製品および製品の保存試験などにより，増殖しうる微生物株を明確にし，この中で最も耐熱性の高い菌株を対象として殺菌条件を設定する必要がある．特に，加熱殺菌後でも芽胞菌は残存するので，製品における芽胞菌増殖の可否は重要である．また，原料や製造環境から持ち込まれる菌量が殺菌条件設定時の菌量より多いと，加熱殺菌後にも菌が残存することがある．このことからも日々の原料や製造環境の微生物管理は重要である．

● 日持ち向上剤の利用

現在の漬物製造においては微生物による製

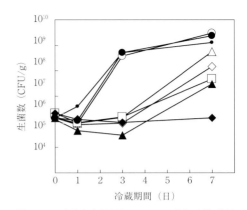

図1　2.0%食塩含有調味液へのGTE，酢酸の添加効果
・：Control（NaCl単独），○：0.05% GTE，●：0.1% GTE，△：0.05%酢酸，◇：0.05%酢酸＋0.05% GTE，▲：0.05%酢酸＋0.1% GTE，□：0.1%酢酸，◆：0.1%酢酸＋0.05% GTE．

品の品質劣化防止を目的に有機酸や日持ち向上剤が用いられることがある．特に日持ち向上剤は種類ごとに抗菌スペクトルが異なり，キトサンやソルビン酸塩のようにpHにより抗菌効果が変化することから，制御対象となる菌を設定して適切な物質を選択し，適切な条件で使用することが重要である．また，緑茶抽出物（GTE）のように食塩および酢酸との併用により添加量を低く抑えることが期待できることから，併用効果の確認も必要である（図1）[3]．

〔中山素一・宮本敬久〕

参考文献

1) 中川　弘．2001．日食微生物会雑誌．**18**：61-66．
2) 宮尾茂雄．2005．日食微生物会誌．**22**：127-137．
3) 宮本敬久．2009．日食科工会誌．**56**：660-664．
4) 厚生労働省HP．漬物の衛生規範の改正等について（平成24年10月12日）．

3-24

HACCPに基づく衛生管理

HACCP, 食品安全ハザード,
管理手段, Codex規格

● HACCPの歴史

HACCPはHazard Analysis and Critical Control Pointの頭文字をとったもので，危害要因（ハザード）分析および重要管理点と呼ばれる（略して危害分析．重要管理点，あるいは，略称をカタカナ読みして「ハサップ」と言うこともある）．HACCPは食品安全ハザードを科学的・合理的に管理しようと1960年代，アメリカの宇宙食開発時に考案され，1973年にアメリカ・ピルスベリー社などによって体系化された．その後設立されたアメリカ食品微生物基準諮問委員会（NACMCF：National Advisory Committee on Microbiological Criteria for Food）が7原則を確立し，1993年にはFAO/WHO国際合同食品規格委員会（Codex委員会：Codex Alimentarius Commission）がHACCP適用の指針（7原則・12手順）を策定したことから，食品安全管理の国際標準[1]となった．現在，EUをはじめ世界各国でHACCPが義務化されている．その理由は，食品中の重要なハザードの制御に焦点をあてていること，および検証（監査：audit）可能なシステムであることによる．定期的な監査によりシステムが機能していることを評価できる．弱点や問題があれば継続的に改善できるというPDCAサイクルを活用した仕組みである．

● 我が国の取り組み

我が国のHACCPは1995年，食品衛生法第13条に基づく総合衛生管理製造過程の承認制度に組み込まれた．また各自治体や業界団体が独自に認証制度，地域HACCPなどを創設し普及してきたが，いずれも任意の制度である．大量調理マニュアルを代表とする各

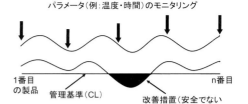

図1　HACCPの概念：製品安全のパラメータを，製品の100%を対象にモニタリング

種のマニュアルには，HACCPとは銘打たないもののその概念を組み込んでいるものも多い．

しかし，2014年，厚生労働省は「食品等事業者が実施すべき管理運営基準に関する指針」を改定し，従来型の基準に加え「HACCP導入型基準」を示した．さらに2016年には食品衛生管理の国際標準化に関する検討会が開催され，具体的な制度化の方向性が示された．HACCP適用の指針を一律に義務化するのでなく，業種・業態に応じた柔軟なHACCPが2020年までに義務化される模様である．

● 食品安全ハザード

HACCPが管理の対象とする食品安全ハザードは，食品中に存在し，健康に悪影響をもたらす原因となる可能性があると考えられる要因である．生物的ハザード（細菌，ウイルス，寄生虫），化学的ハザード（自然毒，アレルゲン，放射性物質，残留動物用医薬品・農薬など）および物理的ハザード（金属片，ガラス片など）に分類されている．ハザードは時代とともに変化することがあるので，常に最新の情報に注意する必要がある．

● CodexのHACCP適用の7原則・12手順

HACCP導入にあたっては，前提となる一般的な衛生管理を確実に実施することが必要である．そのうえで次の手順に従って作業を進めるとHACCPプランができる．

手順1：HACCPチームの編成．

表1 加熱処理しないかあるいは加熱しても包装しない食品の栄養細胞および芽胞を制御するためのpHおよびAwの関係[2]

Aw	pH			
	< 4.2	4.2-4.6	4.6-5.0	> 5.0
< 0.88	non-PHF[*1]/non-TCS Food[*2]			
0.88-0.90				
0.90-0.92			PA[*3]	
> 0.92				

[*1]PHF:潜在的に危険な食品(potentially hazardous food).
[*2]TCS Food:安全のために時間・温度の管理が必要(time and temperature control for safety food).
[*3]PA:製品評価が必要(product assessment required).

表2 栄養細胞を殺菌する加熱処理後に包装する食品中の芽胞を制御するためのpHおよびAwの関係[2]

Aw	pH		
	≦ 4.6	4.6-5.6	> 5.6
≦ 0.92			
0.92-0.95	non-PHF[*1]/non-TCS Food[*2]		
> 0.95		PA[*3]	

[*1]PHF:潜在的に危険な食品(potentially hazardous food).
[*2]TCS Food:安全のために時間・温度の管理が必要(time and temperature control for safety food).
[*3]PA:製品評価が必要(product assessment required).

手順2:製品の原材料,包装形態,特性について記述.
手順3:意図する用途を記述.
手順4:フローダイアグラムを作成.
手順5:フローダイアグラムの現場確認.
手順6:フローダイアグラムに沿ってハザード分析の実施(原則1).
手順7:重要管理点(CCP:critical control point)の決定(原則2).
手順8:管理基準(CL:critical limit)の設定(原則3).
手順9:モニタリング(monitoring)方法の設定(原則4).
手順10:改善措置(corrective action)方法の設定(原則5).
手順11:検証方法の設定(原則6).
手順12:記録の維持.管理方法の設定(原則7).

● **生物的ハザードの管理手段**

作成したHACCPプランの運用にあたって,ハザードの管理手段が科学的・合理的根拠に基づいていることを確認する必要がある.特に生物的ハザードである病原性細菌の管理手段としては,加熱調理・殺菌のほか,増殖や芽胞の発芽を制御するための温度と時間の管理,pH,水分活性(Aw),塩分,糖度,食品添加物あるいはそれらの組み合わせによるハードルテクノロジー(次項参照)などが知られている(表1,2)[2].細菌ごとに殺菌条件や増殖態度が異なるため,法令規則に基づく基準,過去のデータ,各種の指針を利用して妥当性を確認する.接種試験が必要な場合もある[3].

〔荒木惠美子〕

参考文献

1) General Principles of Food Hygiene, 2003, CAC/RCP 1-1969.
2) US Food Code 2005, US FDA.
3) National Advisory Committee on Microbiological Criteria for Food. 2010. *J. Food Prot.* **73**:140-202.

3-25
ハードルテクノロジー

微生物制御因子, 加熱, 低温蔵, CCP

● 食品のハードルテクノロジーとは

食品のハードルテクノロジー（ハードル理論）とは、微生物制御因子（加熱，低温貯蔵，水分活性，pH，酸化還元電位，保存料等）の各々を陸上競技のハードルに例え，基本的にこれらを複数組み合わせ，各々の物理的，化学的な条件を適切に設定することにより，食品に一次的あるいは二次的に汚染した微生物を制御する技術（理論）である（図1）．Leistnerが食肉製品の微生物制御の理論として考えたが[1]，他の食品でも適用可能である．微生物は陸上競技選手にみなされるが，ハードルを飛び越えさせてはいけない．ハードルテクノロジーに影響を及ぼす因子としては，原材料や容器包材に汚染する微生物の初発菌数の大小，ハードルの数および高さがあげられる（図2）．

ここで，HACCP（[➡ 3-24 HACCPに基づ

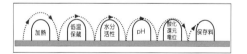

図1 ハードルテクノロジーの概念図[2]

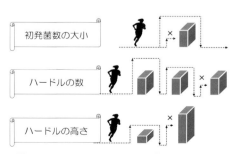

図2 ハードルテクノロジーに影響を及ぼす因子

く衛生管理]）におけるCCP（重要管理点）とハードルテクノロジーにおけるハードルとの相違についてふれると，両者とも微生物学的な危害発生を防止するためには，特に厳重に管理する必要がある項目である．CCPは原材料の受け入れから製品出荷に至る最終製品の製造工場内に設定されるのに対し，ハードルは原材料の製造に始まり，最終製品の製造・加工・流通・保管の広範囲で設定される．また，CCPは微生物汚染を防いだり，低減させるうえでポイントとなる工程（例：牛乳工場での生乳受け入れ）や，異物を感知し排除するための工程（例：金属探知機）が含まれることも多いのに対し，ハードルは微生物を積極的に排除する工程（例：殺菌），発育を抑制する性状や工程（例：低温保蔵）が中心である．もちろん，ハードルの中にはCCPと重複するものもあり，微生物制御に関しては通常，CCP＜ハードルの関係になる．以上のように，食品の微生物制御では，ハードルテクノロジーはその骨格であることがわかる．

● 好熱性好酸性菌制御への応用例

ハードルテクノロジーによる微生物制御の応用例として，好熱性好酸性菌（thermophilic acidophilic bacteria：TAB）（[➡ 3-14 果汁飲料の微生物的品質異常]）の制御について考えてみたい．TABは輸入冷凍濃縮果汁で問題になることがあり，TABの中で*Alicyclobacillus acidoterrestris*は薬品臭（グアイアコール臭）を産生することから，果汁飲料の製造において汚染指標とすべき菌種である．一般的な冷凍濃縮果汁の製造工程は，原料果実の受入検査→水洗浄→インライン搾汁機で搾汁→スクリーンで余剰のパルプ分・夾雑物除去→殺菌（96〜98℃・5〜6秒間）→濃縮（1/5〜1/6量）→ドラム缶充填→冷凍（-18℃以下）となる．濃縮機（三重効用缶）で減圧濃縮されるため，各効用缶における果汁の蒸発温度は徐々に低下していくが，第2，第3効用缶ではTABの発育温度に該当する箇所があり，果実を介して

製造工程内に侵入したTAB芽胞が，濃縮器内に微量汚染している可能性が考えられる．冷凍濃縮果汁製造工程におけるTABの汚染過程については，①風で土埃とともに空中に舞い上げられたTAB芽胞が果実表面に付着，また果実が落下し地面に接触することで，土壌由来のTAB芽胞に汚染する（一次汚染）．②濃縮機から真空復水した凝縮水を受け入れ果実の洗浄水として有効利用するが，洗浄水に微量汚染しているTAB芽胞が果実表面を汚染する（二次汚染）．③搾汁された果汁は，濃縮機内に微量汚染しているTAB芽胞の汚染を受ける（三次汚染）．次に，果汁飲料工場での製造工程は，原材料の調合（フレーバードシロップ）→プロポーショナーでの希釈（ベバレージ）→ストレーナーで濾過→熱交換→ペットボトル充填（85℃以上）→キャップ巻き締め→転倒殺菌→冷却（40℃以下）となっている．TAB芽胞の耐熱性は85℃以上あり，殺滅は不可能である．また，TABは充填機ノズル周辺部にバイオフィルムを形成することがある．

果汁飲料製造におけるTAB制御は，冷凍濃縮果汁工場（川上）および果汁飲料工場（川下）の両方にハードルを設定する．特に重要なものは，濃縮機とその周辺部における酸洗浄の徹底，濃縮機から生じる凝縮水の再利用禁止（または殺菌後使用）である．また，川上から川下に先行サンプルを送付し，このTAB検査結果をもって当該ロットの受け入れ可否を決定することもTAB対策として重要である．「先行サンプルによる果汁ロットの選別」は，広い意味でハードルの1つを構成するものと考えてよい．冷凍濃縮果汁は，最終製品の製造工程で5～6倍に希釈されるので，川下に行くほど量的なリスクが増大する．したがって，より川上に設定したハードルが非常に効果的である．

現在の飲料製造の設備環境を考慮した現実的なハードル設定例を図3に示した．

冷凍濃縮果汁工場では，超高温（UHT）

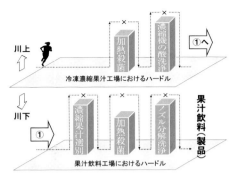

図3　TAB制御のための現実的ハードル

殺菌には至らないが適切な加熱殺菌を実施し，さらに濃縮機の酸洗浄を徹底する．果汁飲料工場では，先行サンプル検査に合格した果汁を原材料として製品を製造し，UHT殺菌には至らないが適切な加熱殺菌を実施する．また，定期的に充填機ノズルの分解洗浄を行う．

● **微生物制御を達成するには**

最初に述べたように，食品の微生物制御を達成するためには，初発菌数の低減，必要に応じたハードル数の増加，ハードルの高さの調整が必要である．しかしながら理想的には，ハードル数はなるべく少なく，またハードルの高さもなるべく低く抑えることができれば，製品の味に対する影響や製造コストも少なくて済むことは明らかである．そのためには，原材料の初発菌数を低減させることが重要となる．

〔佐藤　順〕

参考文献

1) L. Leistner. 1987. *Shelf-stable products and intermediate moisture foods based on meat*, pp.295-327. Marcel Dekker, Inc.
2) L. Leistner（清水　潮訳）．1998. 食品微生物制御技術の進歩，p.10. 中央法規．

3-26
殺菌・滅菌・除菌

加熱殺菌, 薬剤殺菌, フィルター滅菌, ガス殺菌, 電磁波殺菌

ヒトは, 他の生物, 特に微生物との共生なしには健康的で健全な生活を過ごすことは難しい. 一方で腐敗菌や病原性微生物などが食品などに汚染すると, 食品の損失だけではなく, 感染症リスクの増大や集団感染事故につながる. また, 近年の清潔志向ブームから「殺菌・滅菌・除菌」を含む抗菌技術が着目され, 様々な製品やサービスに抗菌技術が活用されている. これは, 食品や医薬品の製造・保存に利用されるだけではなく, 靴下や下着, 冷蔵庫, 家庭用洗剤などにも抗菌機能が付与されていることからも気づかれることだろう[1].

● **多様な抗菌技術**

抗菌技術とは, 製品やサービスから「生存・分裂可能な微生物細胞を殺滅・不活化あるいは除去, 抑制する技術」の総称である. 対象となる微生物細胞には細菌, アーキア, きのこを除く菌類（かびや酵母）, 一部の単細胞原生生物, 場合によってはウイルスやファージも含められる. 抗菌技術を微生物細胞に及ぼす影響をもとに分類すると表1となる. 「殺菌」とは微生物を殺滅（いかなる手段を用いても細胞分裂できなくなる状態に誘導）する技術の総称である. その中でも対象物中に生存していた微生物が検出できない状態にまで殺菌する場合を「滅菌」と呼び, 高度な殺菌技術と考えることができる. 加熱処理の一手法である高圧加熱（湿熱）滅菌や乾熱滅菌などがこれに含まれる. ウイルスやファージの場合, 生死の基準が曖昧なため, 感染力を失った時点を死滅と判断し, 「不活化」と呼ぶ.

● **殺菌技術**

この技術では生物の基本構造または細胞生理機能を積極的に破壊または阻害するものが多い. 例えば, 火炎処理は細胞構造を焼失させ, 結果として細胞は消失する. 加熱処理は物質代謝に関わる酵素を熱失活させ, 細胞分裂や生理機能を不能とする. 高度な加熱処理では細胞膜構造をも破壊する[2]. 食品でよく用いられる加熱殺菌処理条件は, 栄養細胞を対象とした場合60〜80℃, 芽胞を対象とした場合は100℃以上の加圧条件が用いられる. 一般に, 加熱処理条件は汚染菌の耐熱性と食品の品質変化を基準に試行錯誤で決められる場合が多い. 一方で缶詰製品などの長期保存が求められる製品では120℃での4分間以上の処理が食品衛生法で求められている. この他にも電磁線処理, 高圧処理, 電気処理, 薬剤（殺菌剤）処理が活用されている. 特に薬剤処理では, その多くが強力な酵素阻害剤として働いているようだ. 殺菌性界面活性剤（第四アンモニウム塩）などについては細胞膜の破壊も同時に観察されている. 最近では, ほとんどの殺菌処理において活性酸素の発生

表1 主な抗菌（微生物制御）技術

殺菌（生細胞を殺滅する技術） 　火炎（燃焼）処理, 加熱処理, 電磁波照射処理, 高圧処理, 電気処理, 殺菌剤処理
静菌・制菌（細胞の増殖を抑制する技術） 　温度制御, pH制御, 感化還元電位（酸素濃度）制御, 水分活性制御, 増殖阻害剤処理
除菌（細胞を対象物より取り除く技術） 　濾過, 洗浄, 沈殿, 凝集, 集塵

も観察され，細胞内で発生する活性酸素が細胞構成成分を修飾し，細胞の構造破壊・機能障害を発生させ，結果として細胞を死滅させる場合もあるようだ[3]．

● 滅菌技術

一部の例外を除いて高度な殺菌処理と捉えることができる．その定義は「対象物内の生存細胞を完全に殺滅・除去した状態」を示すが，微生物細胞の死滅の反応速度論を考えると現実にそのような状態を達成することはできない［➡ 3-28 微生物細胞死滅の反応速度論］．そのため，「滅菌」状態とは「対象物中に生存した微生物が検出できない状態」と捉えられ，食品関連では缶詰などの一部の長期保存製品を除いてこの技術は活用されていない．一方，医療・製薬分野では「無菌性保証水準（sterility assurance level：SAL，適切な滅菌工程で滅菌された製品中の汚染菌の最大生存確率を 10^{-n} で表した値）」という考え方を導入し，滅菌状態の製品とは，10^{-6} 以下のSALが得られる殺菌方法（最終滅菌法）で処理されたものと定義されている[4]．このような処理方法には，オートクレーブを用いた高圧加熱（湿熱）滅菌，乾熱滅菌，ガス滅菌（エチレンオキシド・ホルムアルデヒド），電磁波（γ線・X線）・電子線照射滅菌，フィルター濾過滅菌などがある．最終滅菌法では，処理後の対象物の滅菌状態を確認する手法がないため，確実・正確に処理が施されたのかを確認するバリデーションが重要となる．

● 静菌・制菌技術

この技術では，細胞の代謝機能を部分的に阻害・抑制し，結果として細胞増殖・分裂が阻害されるようだ．そのため，細胞を殺滅する強い効果は認められない．また，「殺菌」処理においても十分に処理が施さない場合に処理後の微生物細胞が静菌・制菌状態になる場合もある．さらに，一部の薬剤処理にも静（制）菌作用しか示さないものも知られている．殺菌処理や静菌・制菌処理では細胞生理機能の阻害が作用機作と考えられているが，抗生物質処理などの作用特異性の高いものを除いて，作用機作を特定することは困難であり，複合的な作用によって抗菌性が確保されているようだ．

● 除菌技術

この技術は対象物から生細胞を除去するものであり，細胞の死滅については考慮されず，ほとんどの処理が細胞の構造的特徴を利用して物理的に細胞を取り除くこととなる．一般には，液体や気体を対象に滅菌処理されたフィルターで濾過する濾過処理法がよく利用される．フィルターには微生物細胞よりも小さな孔径のものが使用されるため，孔径によって除去できる微生物が異なる．一般的な微生物細胞の除菌には孔径 $0.45\ \mu m$ のものが，マイコプラズマの除菌には孔径 $0.1\ \mu m$ のものが用いられている．最近ではこれらよりも小さなウイルス除去フィルターも市販されているが，ウイルスによって大きさが異なり，約 $20\ nm$ の小型のウイルスも知られているため，対象のウイルスの大きさに注意して使用する必要がある．また，高度に管理された滅菌環境でフィルター濾過除菌すると，対象物に微生物細胞が検出されない滅菌状態が可能となる．このような場合，フィルター濾過滅菌と呼ばれる．

〔松村吉信〕

参考文献

1) 冨岡敏一．2002．防菌防黴誌．**30**：501-504．
2) T. Tsuchido *et al.* 1985. *Appl. Environ. Microbiol.* **50**：298-303．
3) K. Nakata *et al.* 2011. *J. Appl. Microbiol.* **110**：568-579．
4) 小澤 清，鈴木 清．1998．日本薬局方に準拠した滅菌法及び微生物殺滅法（佐々木次雄ら編）．pp115-240．日本規格協会．

3-27
洗剤の微生物

耐性化, 希釈, 複合防腐, バイオフィルム

食品の微生物学的品質を維持することは，食中毒や食品変敗を防止するうえで極めて重要である．微生物学的品質の維持には，「清潔：微生物を混入させない」「迅速：微生物を増殖させない」「加熱・冷却：微生物を殺滅する」の3原則を守ることが重要であるが，中でも微生物の混入防止は根本的な原因を取り除くことであり，最も基本的な対策といえる．微生物の主な混入経路としては，「原材料」「食品製造環境」および「人」であるが，衛生的な食品を守るためには，すべてを清潔に保つことが必要となる．そのために洗剤は，殺菌剤と並び中心的な役割を果たしている．

微生物学的視点での洗剤の主な役割は，タンパク質や脂質，デンプンなどの汚れを取り除くことである．これらの汚れは微生物の増殖に必要な栄養となることに加え，過度に存在した場合，殺菌剤の効果を低下させてしまうので，殺菌工程の前に汚れを十分に取り除くことは重要である．例えば，次亜塩素酸ナトリウムなどの酸化作用による殺菌剤は，タンパク質のシステインやメチオニンなどの求核性を有する官能基により分解されたり，脂質の二重結合のクロルヒドリン化により消費される[1]．また，食品製造環境や手指，コンタクトポイントの殺菌に用いられる4級アンモニウム塩は，脂質などへの吸着により殺菌効果が著しく低下してしまう．

このように食品の衛生にとって重要な役割を有する洗剤であるが，洗剤自体が適正な防腐性を有していない場合や使用方法を誤った場合，微生物は配合された防腐剤に対する耐性を獲得し，洗剤自体の微生物汚染により汚染を広げてしまうことになる．

● 防腐剤に対する耐性獲得機構

防腐剤に対する耐性機構に関してはいまだ不明な点が多いが，洗剤に使用されるいくつかの防腐剤において，抗生物質などの薬剤に対する耐性機構として知られている，①細胞外膜や細胞壁，細胞膜変化による薬剤取り込み阻害，②薬剤排出ポンプの亢進，③薬剤不活化酵素の過剰生産などが関与しているとの報告がなされている．また，これら機構が単独，または複数で機能することで耐性を発現していることや，これら機構が安定して働き耐性を示す場合と，防腐剤が存在しなくなると耐性が消失する場合があるといった防腐剤の有無による表現系の変化が生じる点においても薬剤耐性と類似する点が多い．

防腐剤の有無により耐性が変化する場合，防腐剤により微生物が本来もつ耐性に関与する遺伝子の発現系が調節されることにより起こると考えられる．薬剤耐性の解析例を参考にすれば，耐性の発現を調節する遺伝子群またはその動きを抑えるリプレッサー遺伝子に作用することにより微生物が防腐剤にさらされると耐性を獲得し，防腐剤がなくなると再び耐性の発現を抑えるといった耐性の変化が起こると考えられる[2]．

一方，定常的な耐性化は，微生物が防腐剤にさらされることにより突然変異の頻度が高まり，結果として薬剤存在下でも生存可能な適応的突然変異の起こった微生物が選択的に生き残ることにより起こると考えられる[3]．この場合，防腐剤が存在しない環境となっても防腐剤に対する感受性は元に戻らない．

一時的な防腐剤耐性を獲得することで遺伝子の突然変異と選択的増殖の機会が増える一方で，定常的に耐性化した微生物がさらに一時的な耐性化を誘導されるケースも認められることから，それぞれが個別に起こっているわけでなく，複合的に組み合わさり強い防腐剤耐性を獲得していると考えられる．

● 洗剤における耐性化の防止

微生物の耐性化には，微生物が防腐剤にさ

らされつつ生存，増殖が可能である環境条件下にあり，かつ耐性化に必要な十分な時間存在していることが必要である．よって洗剤の防腐剤に対する耐性化を防ぐには，これら2因子を与えないことが重要である．

耐性化が起こらない環境を作るには，洗剤の製造環境，使用環境において，防腐因子（防腐剤濃度や温度，pH，水分活性などの環境因子）を微生物を生存させないレベルに保つことが必要である．よって洗剤の設計にあたっては，他の成分との反応，pH変化，光による分解や酸化などによる不活化，設備や容器への吸着を考慮する必要がある．また，食品の保存性を高めるハードル理論と同様，複数の防腐因子を組み合わせることで，仮に1つの防腐因子に耐性を獲得したとしても他の防腐因子で微生物の生存，増殖を防止し，耐性化を防ぐ工夫も必要である．

しかしながら，製造設備のデットスペースにおいて結露水などが部分的に洗剤濃度を低下したり，洗剤を希釈して使用する場合には，防腐剤濃度の低下とともにpHなどの防腐に関わる因子の変化が引き起こされ，十分な防腐性を維持することができないことがある．その場合，耐性化に必要な時間を与えない対応が必要となる．製造工程においては，洗剤の希釈が起こりうる設備の特定と定期的な設備の洗浄，滅菌，乾燥を行うことが必要である．一方，希釈使用時においてはメーカーが規定する範囲内での希釈とし，調整した希釈液はその都度使い切り，容器も十分に洗浄，乾燥することで防腐因子が不十分となった環境下に存在した微生物を除去することが好ましい．

● バイオフィルムによる耐性獲得

適正な製造管理や使用管理がなされなかった場合，洗剤の製造工程や容器内部にバイオフィルムが形成されることがある．バイオフィルムは多糖，タンパク質，核酸からなる細胞外マトリクスであるが，防腐剤の浸透を阻害したり不活化するバリアとして機能している．また，バイオフィルム中では微生物に快適な恒常性が保たれており，環境ストレスに対する抵抗性も獲得している．さらにバイオフィルム中では個々の微生物が近接して存在するために一定の割合で遺伝子水平伝播が起こり新たな耐性を発生するとの報告もあり[4]，微生物の耐性獲得に重要な役割を果たしているといえる．

一度形成されてしまったバイオフィルムは防腐剤耐性の高さから次亜塩素酸などの強力な消毒剤をもってしても完全に除去することは極めて困難で再増殖してしまう．バイオフィルムの形成による耐性化を抑制するためにも，製造設備や使用容器などを衛生的に保ち管理していくことが重要となる．

衛生的な食品を守るためには洗剤そのものの微生物学的品質を保つことが重要であり，そのためには耐性化を起こさない処方の設計や製造時，使用時の衛生的な管理が必要であることを述べてきた．しかしながら世の中の安全志向の流れの中で防腐剤の使用が制限される傾向にある．過剰添加を避け適切な防腐性を維持するためにも，防腐剤の微生物への作用，耐性化の解析を進め，メカニズムに基づく新規防腐性の設計が進むことを期待したい．

〔蓮見基充〕

参考文献

1) S. Onodera, S. Irika, S. Suzuki. 1992. *J. Toxycol. Environ. Health* **38**：247-257.
2) H. Hanaki, R. Kubo. 2008. *THE CHEMICAL TIMES* **1**：11-15.
3) S. M. Rosenberg. 2001. *Nature Review Genetics* **2**：504-515.
4) N. Kurono *et al.* 2012. *Biochem. Biophys. Research Communication* **421**：119-123.

3-28
微生物細胞死滅の反応速度論

*D*値, *Z*値, *F*値, 死滅曲線, 熱耐性曲線

食品・医薬品・化粧品などを製造・提供する場合，それらの品質を維持・管理することは，消費者に安全・安心して使用してもらううえで非常に重要となる．特に，微生物管理は商品の変質防止だけではなく感染症発生リスクを低減させるうえで重要となる．

一般的に微生物汚染は，原材料，製造工程，輸送・販売過程，保存過程で生じる．この中で少なくとも原材料と製造工程での汚染は製造者が最も注意しなければならない．つまり，製造工程中の微生物汚染と殺菌処理，殺菌処理後の保存環境の管理が重要となる．これらの管理項目の中で，採用した殺菌処理でどの程度の微生物細胞が殺滅されるのかを知るのは最も重要である．つまり，汚染菌の耐性能と殺菌処理工程の処理能力を知る必要がある．前者は汚染菌のD値とZ値で評価され，後者はF値で評価される．本項では食品の殺菌工程でよく用いられる加熱殺菌工程を例に説明する．なお，本項で示す細胞死滅に関する反応速度論は，常に十分な殺滅能力が確保されている場合に有効であり，雑菌剤などの殺滅能力が大きく変動する場合には適用できない．また，微生物細胞の耐性が処理中一定であることも重要な条件となる．

● 細胞死滅の反応速度論

増殖に適した条件で培養した微生物細胞を，生育できない十分に高い一定温度で加熱処理すると細胞の死滅が観察される．この死滅状態を生き残った細胞（生残細胞）数で評価すると，経験的に図1の実線になる[1]．この死滅曲線（実際には生残曲線を意味するが）を数式で表すと，

$$\frac{dN}{dt} = -kN$$

となる．Nは生残細胞数，tは処理時間，kは死滅速度定数を示す．一般にk値が大きい微生物細胞ほど，使用した処理法（加熱処理の場合は処理温度）で死滅しやすい細胞となる．また，処理前の細胞数（N_0）が既知の場合，t時間処理後の生残細胞数（N_t）は

$$N_t = N_0 \cdot e^{-kt}$$

または

$$\log N_t = \log N_0 - (k \cdot \log e) \cdot t$$
$$\log N_t = \log N_0 - (k/2.303) \cdot t$$
$$\ln N_t = \ln N_0 - k \cdot t$$

と表すことができる．ここで示す log は常用対数，ln は自然対数，eは自然対数の底（ネイピア数）を示す．これらの式を変形すると，生残細胞数を1/10に減少させるのに必要となる処理時間D値（decimal reduction time）が算出され，

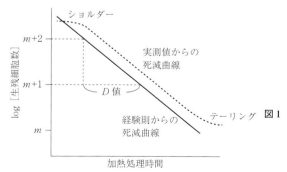

図1 加熱殺菌処理（一定温度）中の微生物細胞の死滅（生残）曲線．実線は経験則から予想される曲線，点線は実測値から得られる曲線．

$$D = 1/(k \cdot \log e) \text{ または } 2.303/k$$

と表される．この D 値は"微生物細胞の耐性指標"として活用されている．さらに，加熱処理温度 T℃での D 値を D_T としてその関係をグラフに表すと経験的に図2の熱耐性曲線が得られ，

$$\log \frac{D_T}{D_{(T-Z)}} = 1$$

となる．ここで示す Z 値は，"微生物細胞の熱死滅における処理温度依存性"を示す指標となる．熱殺菌においては，Z 値が小さい微生物細胞ほど高い温度での熱死滅効果が強く，Z 値が高い微生物細胞では高温での加熱処理効果が限定的になる．

● 殺菌処理工程の能力評価

加熱殺菌処理工程の殺菌能力を示す指標として微生物細胞の死滅レベルを簡単に示す指標である不活化ファクター（IF）や減少指数（n）が用いられる．

$$IF = 10^{(t/D)} = 10^n$$

この IF 値は対象となる微生物細胞によって変動するため，殺菌工程の能力評価では標準化されたものが用いられる．基準温度で一定数の細胞を死滅させるのに要する時間を F 値と定義し，湿熱環境での加熱殺菌処理工程の殺菌処理能力（F_0 値）を，Z 値10℃の微生物細胞を基準温度121℃（あるいは121.1℃）で殺菌した場合の処理時間として表される．一般的な加熱殺菌工程では，処理温度が時間とともに変動するため，各温度での致死割合（L 値）を算出し，処理時間中の積分値として F_0 値が設定される．

$$L = 10^{(T-121)/Z}$$

$$F_0 = \int L dt$$

一方で，乾熱条件では基準となる微生物の Z 値を20℃，基準殺菌処理温度は170℃と設定される．

● 殺菌工程における反応速度論の活用と問題点

汚染微生物細胞の死滅曲線が図1の実線で

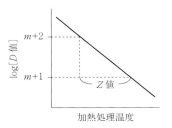

図2 熱耐性曲線

示される場合，死滅反応は1分子反応に従うと仮定できる．この場合，活性化エネルギーを E_a，気体定数を R，加熱処理の絶対温度 T_a，頻度因子を A とすると，死滅速度定数 k はアレニウスの式に従い，

$$k = A \cdot e^{(-E_a/RT_a)}$$

となり，死滅反応の活性化エネルギーより，微生物細胞の耐熱性も議論することが可能である．また，これら反応速度論による解析は殺菌処理工程の能力評価や死滅細胞（生残細胞）量の予測などの強力なツールにもなる．一方，食品汚染などで観察される微生物細胞の耐熱性を実際に評価すると，図1の点線で示される場合が多い．つまり，処理開始時から死滅開始までの遅れ（ショルダー）と処理後半の生き残り細胞の存在（テーリング）が観察され，1分子反応から逸脱する．この要因の詳細は明らかでないが，多様な（熱）耐性の微生物細胞が混在しているためと予想される．例えば，芽胞（胞子）や persister cell[2] は栄養細胞に比べて非常に耐性の高い細胞であり，注意が必要となる．〔松村吉信〕

参考文献

1) 土戸哲明ら．2002．微生物制御　科学と工学．pp.44-80．講談社サイエンティフィク．
2) 松村吉信，中田訓浩．2011．生物工学会誌．**89**：739-743．

3-29

非加熱殺菌法

圧力，オゾン，電解水，ミニマムプロセス，
ハードルテクノロジー

　微生物制御においては，加熱殺菌が一般的であるが，生鮮物には対応できないことや一般の食品加工においても品質の保持と殺菌の確実性のバランスを保つことが困難なケースもある．通常の加熱処理で熱劣化が生じるような対象物について，殺菌の必要がある場合には，古くからガスや液体・固体薬剤を用いた殺菌処理が行われ，紫外線やγ線を用いた放射線殺菌とともに非加熱殺菌法と分類されていた．1980年代に登場した数百MPa程度の静水圧を利用した食品の殺菌・加工技術は，今までにない非加熱殺菌法として注目され，多くの研究や新規食品の開発が行われてきた．

　超高圧加工技術は装置のコストや処理能力の点から製造コストが高く，当初は付加価値の高い限定した食品への利用が主であったが，現在では，装置の改善などが進み，野菜などの冷惣菜（アボカドをベースにしたガッカモーレなど）や果汁，生ガキなどの殺菌処理への展開が進み，さらに生ハムなどの畜肉製品への利用が進んでいる．高圧処理のほかに，特に電気や光などの物理的エネルギーを熱変換しないで利用する方法での殺菌や加工処理が，従来の加熱加工や薬剤などの化学的処理とは異なる処理として，食品の高品質化と環境保全の面から注目されている．

● 非加熱殺菌の特徴

　最大の特徴は，文字通り加熱操作を伴わないことである．多くの食品素材においては，加熱処理で得られる効果と加熱処理で生じる品質劣化とのバランスを考慮しながら，処理条件を決定している．特に野菜や果実関連の食品においてビタミン類や色素の劣化，素材の軟化などの品質劣化を抑えるため，劣化速度と殺菌に必要な加熱条件を考慮することで高温短時間処理が用いられたりしているが，非加熱殺菌法では変質しやすいビタミン類や色素などの保持効果が高いといえる．

　もう1つの特徴としてはエネルギー消費の面からは従来の加熱操作に比べて，省エネルギー的操作であるということがあげられる．加熱自体が加熱殺菌に必要な素材温度の引き上げを目的としている場合，食品の加熱では水分が多く比熱が大きいため，相当量の熱エネルギーを必要とする．さらに素材の水分減少を期待する場合，蒸発潜熱に使用されるエネルギーはさらに大きい．また加熱処理のほとんどが間接加熱方式のために，周囲への熱の放出によるロスを見込まなければならず，周囲の作業環境の健全化のためにも熱エネルギーの回収・効率利用について十分に考慮しなければならない．非加熱操作の場合，例えば電界操作においては対象物へのエネルギー処理時の効率が高いことや殺菌作用が電界強度によることで，高電圧を使用しても消費電力量はさほど大きくはならないなど，操作に用いるエネルギーは概ね小さいと見込まれている．

　ただし導入装置コストや前後の工程の変更の費用などが必要となることが想定されるので，非加熱処理による付与効果と使用時の通常工程と比べた経済的評価から実際の利用が決定されなければならない．

● 非加熱殺菌の研究動向

　非加熱殺菌法は，高品質化のキーワードとなっているminimum process（ミニマムプロセス：最小加工），hurdle technology（ハードルテクノロジー：多段階・併用技術）に対応する技術として注目されている．さらに積極的な食品の高品質化として機能性成分なども評価に入れた考え方が出てきており，殺菌においてもsynergistic inactivation（非侵襲的殺菌）という医学治療法などで注目されているシナジー効果という考え方も登場している．併用処理の目的として，殺菌効果の向上と殺菌時の品質劣化抑制の2つの目的があ

げられ，加熱処理との併用が一般的に検討されている．これは加熱処理が殺菌操作として一般的で制御しやすくかつ信頼性が高いこと，また加熱処理の条件が食品の品質に影響を与えやすいという理由からであり，非加熱処理との併用で同様な殺菌効果を発現するのに，加熱処理単独の条件から温度あるいは処理時間の低減につながれば，品質劣化が防げて，かつ効率的な処理ができるためである．これらの効果は，高圧処理，高電界パルス処理，電解水処理などで報告されている．他の併用処理としては，化学物質（抗菌剤やpH調整剤）と高圧処理や高電界パルス処理の併用が多く検討されている．これらの理由としては，対象微生物の耐圧性がpHなどに依存して変わること，あるいは逆に高圧処理で微生物の化学成分に対する感受性が変わり，低濃度でも殺菌効果の向上が期待できることなどがあげられる．

● **主な非加熱殺菌と今後の課題**

表1において，実用化している熱エネルギー以外の光，圧力，電気を用いた5つの殺菌技術について，その特徴を示した．

これらの非加熱殺菌処理の導入にあたっては食品衛生法などの規制への対応が大きな課題となっている．現状ではほとんどの食品において微生物的安全性を確保するための加熱条件が規定されているが，この加熱処理に準じる処理という形で，新たな殺菌方法の導入についての可能性を残しているものの十分に安全性を担保するためには非加熱操作で十分な殺菌効果を得るための最適条件でのデータの蓄積が必要である．また非加熱殺菌処理における殺菌効果の予測や定量化についても予測微生物学などを利用した検討が必要である．

〔五十部誠一郎〕

表1 主な非加熱殺菌処理の特徴

処理名	処理方法	殺菌機構	品質への影響
超高圧	圧力容器内に対象食品素材を入れて，高圧下で所定温度・所定時間の処理を行う	圧力下での生体膜（脂質二重層）の流動性の低下などによる機能不全，高分子成分の変性，加圧・除圧時の構造破壊など	低分子成分の分解や蒸散などは少ない．果実などの食材には向いている
交流高電界	電極間に液体試料を充填して，交流の高電圧を極短時間通電させる．殺菌効果の確保には一定の加熱処理が必要であるが，加熱履歴が非常に小さい	高電界での生体膜など・構造破壊や機能不全，熱や圧力と電界強度での相互作用	加熱処理を伴うが，果汁中の成分劣化や加熱物質の生成は少ない
光パルス	対象試料表面に高エネルギー（数J/cm^2）の光パルスを照射する	周波数の広い光パルスを用いており，紫外線の殺菌効果のみならず，長波長域での熱効果も示唆されている	表面での酸化反応による品質劣化や素材への着香の懸念あり
オゾン水	オゾンガスを水中に混濁させたり，希薄水溶液での電気分解処理で直接発生させたもので野菜などの洗浄処理を行う	オゾンの酸化反応による．マイクロバブル水においてはオゾンの殺菌効果が持続することが言及されている	オゾンの分解速度が速く残留性なし．酸化反応による品質劣化の懸念あり
電解水	希薄食塩水の電気分解処理で次亜塩素酸を含む酸性水を生成し，野菜などの素材の洗浄処理を行う	次亜塩素酸の酸化反応による．低pHでの微生物への増殖抑制効果もある	品質への劣化はあまりない

3-30
微生物由来の保存料

ナイシン，ポリリジン，ナタマイシン，
保存料，微生物制御

　食品に利用される保存料は，食品の腐敗や変敗を引き起こす微生物の発育を抑制し，食品の保存性を高めるために使用される．同様な目的で利用される「日持ち向上剤」と呼ばれるものも存在するが，日持ち向上剤の微生物抑制効果は保存料よりも弱い．保存料には，安息香酸類，ソルビン酸類，パラオキシ安息香酸類，プロピオン酸類，ヒノキチオール，プロタミン（しらこタンパク質）などがあるが，微生物由来のものは少ない．日本において食品添加物として利用可能な微生物由来の抗菌物質としては，有機酸類（酢酸，乳酸，プロピオン酸，クエン酸など）を除くとナイシン A (nisin A)，ポリリジン（ε-polylysine）およびナタマイシン（natamycin）があげられる．

● ナイシン A

　ナイシン A は，乳酸球菌 Lactococcus lactis subsp. lactis の特定株が産生するアミノ酸 34 残基のポリペプチド（分子量 3354.3, $C_{143}H_{230}N_{42}O_{37}S_7$, CAS 番号 1414-45-5）である．本抗菌ペプチドは，アメリカ食品医薬品局（FDA）から GRAS (Generally Recognized As Safe) 物質（FDA が一般に安全と認めた物質および添加物）として認可されており，世界 50 か国以上で使用されている食品添加物である．日本でも，2009 年に食品保存料として一部の食品への使用が認可された（表 1）．ナイシンにはナイシン A 以外にアミノ酸のいくつかが置換した類縁体（ナイシン Z, ナイシン Q など）が知られているが，食品添加物に登録されているのはナイシン A のみである．
　ナイシン A の抗菌スペクトルは，乳酸菌の産生するバクテリオシンの中では比較的広く，多くのグラム陽性菌に対して強い抗菌活性を示すため，食品におけるリステリア（Listeria monocytogenes）や黄色ブドウ球菌（Staphylococcus aureus）をはじめとするグラム陽性菌の制御に有効な抗菌物質である．特に，RTE（Ready-to-Eat）食品におけるリステリアの発育抑制には優れた効果を発揮するため，ナイシンの活用が期待できる．また，ナイシン A は高温や低 pH 下においても抗菌活性が失活しないため，レトルト食品における Bacillus 属やボツリヌス菌（Clostridium botulinum）を代表とする Clostridium 属などの芽胞形成菌に対して有効に作用するだけでなく，酸性食品で変敗菌となる耐熱性好酸菌（TAB 菌，Alicyclobacillus 属）に対しても有効である．一方，アルカリ域ではナイシン分子が不安定となること，塩分，デンプン質や脂質の多い食品ではナイシンの抗菌力が減弱する場合もあるため使用の際には注意が必要である．
　ナイシン A は，菌体表層に存在する Lipid II（細菌細胞壁の前駆体）に結合し，正常な細胞壁合成を阻害するとされている．さらに，ナイシン A は Lipid II に結合後，細胞膜に

表 1　ナイシンの使用基準
（厚労省行政情報食品添加物リストから抜粋）*

使用基準食品名	使用基準 (g/kg)（精製ナイシン A として）
チーズ（プロセスチーズを除く）	0.0125
プロセスチーズ	0.00625
卵加工品	0.005
食肉製品	0.0125
ホイップクリーム類 1	0.0125
洋菓子	0.00625
穀類およびデンプンを主原料とする洋菓子	0.003
ソース類 3, マヨネーズ, ドレッシング	0.001
味噌	0.005

*特別用途表示の許可または承認を受けた場合はこの限りではない．

小さな膜孔を形成し，膜電位の消失や細胞内物質の漏洩を引き起こすことが知られている[1]．したがって，ナイシンAの強力かつ迅速な殺菌作用はこれら2種類の作用機序の相乗効果によるものと考えられている．しかし，ナイシンAはグラム陰性菌に対して抗菌効果を発揮しない．これは，グラム陰性菌の菌体最外層に存在する外膜が障壁となってナイシンAが細胞膜まで到達できないことに起因する．しかし，EDTAなどのキレート剤や界面活性剤によって外膜に損傷を与えれば，グラム陰性菌に対してもナイシンが有効に作用する．

● ポリリジン

ポリリジンは，アミノ酸の1つであるL-リジンが直鎖状に結合した抗菌ペプチドであり，放線菌 Streptomyces albulus の培養液から精製して得られる．ポリリジンは，かびに対する抗菌性は弱いが，グラム陽性菌，グラム陰性菌および酵母など広範囲な微生物の発育を抑制する効果は強い．ポリリジンは，比較的熱に強く，各種食品加工処理に対しても活性を失うことが少ないため，加熱加工食品で問題となる芽胞形成菌の発育抑制のためにも有効である．実際には，他の添加物と組み合わせた製剤として米飯，惣菜（煮物），菓子，麺類などデンプンの多い食品や麺つゆなどへ利用されている．また，使用基準の設定はない．なお，2004年にはFDAによってGRAS物質として認められている．

ポリリジンは，プラスに荷電した塩基性のペプチドであるため，細胞膜の負に荷電したリン脂質へカーペット状に結合し発育を阻害する[2]．

● ナタマイシン

ナタマイシンは，放線菌 Streptomyces natalensis が産生する抗菌物質で，かびや酵母に対して発育抑制効果をもつ分子量665.7（$C_{33}H_{47}NO_{13}$）の化合物である（図1）．世界各国では以前からナタマイシンを食品添加物として登録し，チーズ製造時にその使用が許

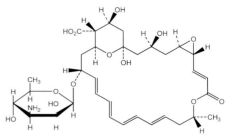

図1　ナタマイシンの構造

可されていた．日本においては，2005年にチーズ表面におけるかび毒（マイコトキシン，mycotoxin）産生性の Penicillium 属，Aspergillus 属などの発育抑制を目的に製造用剤としての使用が許可された．その使用基準は，ナチュラルチーズ（ハード，セミハードチーズ）の表面部分に限り，被覆剤との組み合わせあるいは噴霧／浸漬により0.020 g/kg未満となっている．なお，このナタマイシンは，食品添加物への認定以前から「ピマリシン（pimaricin）」という呼称で，角膜真菌症の治療薬（外用剤）として使用されていたものである．

ナタマイシンは，構造的な特徴からナイスタチン（nystatin）やアムホテリシンB（amphotericin B）と同類のポリエンマクロライド系抗生物質に分類され，微生物の細胞膜に存在するステロール類に結合し，細胞膜機能に傷害を与えることによってかびの発育を抑制する[3]．

〔山﨑浩司〕

参考文献

1) I. Wiedemann et al. 2004. J. Bacteriol. **186**：3259-3261.
2) M. Hyldgaard et al. 2014. Appl. Environ. Microbiol. **80**：7758-7770.
3) Y. M. te Welscher et al. 2008. J. Biol. Chem. **283**：6393-6401.

3-31
最新迅速検査法

各種検査法,MALDI,検出,同定

● 食品の微生物検査の種類

食品の微生物検査は,目的や意味合いの違いにより2つに大別される.

1つは法律上の規格基準に適合しているかを判断する公定法の検査(食品衛生法に示されている告示法,行政機関から出される文書に示されている通知法など)である.公定法は,培養法を基本とした試験方法が主に採用されている.

もう一方は,食品製造における工程管理や食品固有の品質劣化を招く微生物を対象とした日常の自主検査である.自主検査では,様々な技術進化により,培養をせずにあるいは培養しても目視では認識できない小さなコロニーの段階で,迅速・簡便に微生物の情報を得ることができる迅速検査法が適用できる.

迅速検査法を適用するにあたっては,食品固有の物性,すなわちpHや水分活性,栄養分,液体か固体か,また流通形態(常温・冷蔵・冷凍)などにより,品質劣化を招くと考えられる微生物が異なるため,すべての食品の検査に万能といえる方法はなく,それぞれの食品や目的に応じた方法を選択しなくてはならない.さらに近年,食品の安全性への関心が高く,国際的な試験機関で認証を受けた試験方法を選択することで信頼性を担保するなどの工夫が必要と考えられる[1].

以上を前提として,いくつかの例をご紹介したい.

● 迅速検査法(検出と同定)

迅速検査法には,対象とする微生物が「一定数以上いるか,いないか」を調べる迅速検出と,「どんな微生物がいるか」を調べる迅速同定,さらにそれらを両立させた方法がある.

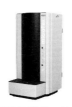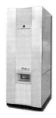

図1 MALDI装置.(左)ブルカー・ダルトニクス株式会社microflex,(右)シスメックス・ビオメリュー株式会社VITEK MS.(左右写真の倍率は同一ではない)

迅速検出の方法としては,ATP法,インピーダンス法,フローサイトメトリー法,デジタル顕微鏡法,蛍光染色法などがあげられる.迅速同定の方法としては,生理生化学的手法,16S rRNA遺伝子を対象としたDNAシークエンス法,MALDI-TOF MS(以下,MALDI)などがあげられる(図1).検出と同定を両立させた方法としては,選択培地法,合成酵素基質培地法,免疫学的検出法,蛍光染色法,リアルタイムPCRなどがあげられる.

選択する際には,食品そのものや添加物の影響で反応機構に阻害が起こっていないか,また検出感度(何個/mlを検出できるか),さらに微生物の種類によっては,うまく反応しない場合もあるので,検出対象の微生物が正確に検出されているかなどを検証しなくてはならない.それぞれの手法の詳細については,専門書が数多く出版されているため,参照してほしい[2].

ここで出てくる「同定」と,一般に使われる「分類」は異なる概念であることに注意してほしい.「同定」とは,培養した微生物が,既知のどの微生物と類似しているかを照合する作業である.それに対して「分類」とは,主に学術分野において形態学的観察や生理生化学的性状・化学分類学的性状・遺伝子情報などの分類指標に基づいて総合的に判断する

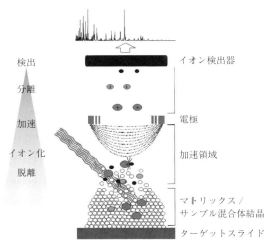

図2　MALDI-TOF MS の基本原理（シスメックス・ビオメリュー株式会社より）

ものである．

つまり，「同定」は「分類」ほどの精度を必要としない場面（対外的に発信するのではなく，組織内における判断に使うなど）で，比較的気軽に使うことができる．

● **食品分野での迅速同定のニーズ**

IT 技術や流通基盤の強化により，各々の食品事業において事業に関わる意思決定をより迅速に行うことが求められるようになった．特に，製品や工程の検査で微生物が検出されたときに，どのように対処するかの重要な判断を行うためには，短い時間でたくさんの情報を得ることが有益である．こういった場面で迅速に微生物を同定することが価値を生む場合がある．

しかしながら，同定で微生物の名前を決めるだけではメリットは少ないが，名前が決まることで，製品やヒトへの危害性，熱や殺菌剤への耐性の情報が紐づいている場合，大いに役立つと考えられる．

例えば，食品の製造工場では，自主検査で規格外の微生物が検出された場合，製造や出荷を停止する場合がある．ロスを小さくするため，早く原因を突き止めて殺菌洗浄したいと考える．そこで，まず危害性のある微生物であるかを同定により判断する．さらには工程周辺を広く検査し，同じ微生物が存在するかを調査する．汚染箇所を特定できれば，その微生物を死滅させる条件で殺菌洗浄条件を決めることができる．つまり，「同定」により微生物の特徴がわかれば，次のアクションを選択する科学的な根拠，判断材料とすることができるのである．

● **迅速同定法**

現在最も主流な同定方法の1つは，16S rRNA 遺伝子を対象とした DNA シークエンス法であるが，作業に早くても1日かかり，専門性を有する作業であった．一方で 2004 年頃には，微生物同定用として初めて MALDI の販売が始まり，2011 年頃から病院など臨床領域をメインターゲットとして浸透してきた．

近年，MALDI を用いた微生物の迅速同定技術が，迅速・簡便・ランニングコストが比較的安いことから食品微生物の分野で活用されつつあるのでご紹介したい．

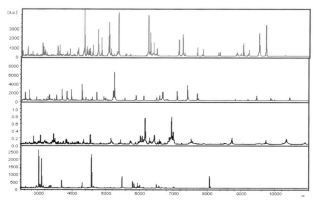

図3 微生物種のMSスペクトル（ブルカー・ダルトニクス株式会社より）．上から大腸菌，バチルス菌，カンジダ，アスペルギルスのスペクトル．

● 同定の原理

MALDI-TOF MS (Matrix-Assisted Laser Desorption Ionization time of Flight Mass Spectrometry) を用いた微生物同定法は，質量分析法により得られた微生物特有のリボソームタンパク質を主成分とした分子のマススペクトルパターンを指紋のように使い，既知の微生物菌株データベースと検索・照合し，微生物の名前を同定する手法である[3, 4]．

MALDI とは，マトリックス支援レーザー脱離イオン化法の略称である．イオン化が難しい生体高分子をマトリックスと混合することでソフトにイオン化する方法である（図2）．TOF MS とは，飛行時間型質量分析法の略称である．レーザー照射によってできたイオンが電位差のある検出器までを飛行するが，質量電荷比 m/z 値の違いでイオンの飛行時間が異なることを利用して質量分析を行う方法である．

マトリックスは，サンプルと混合することで結晶を形成し，レーザー照射によるサンプルの分解を防いだり，レーザーエネルギー伝達によりイオン化を仲介する．サンプルに応じた適切なマトリックスを選択する必要があり，微生物の同定では主に CHCA（α-シア

ノ-4-ヒドロキシケイ皮酸）が適している．

マススペクトルパターンは，培養条件（培地や培養温度）などで多少は影響を受けるが，データベースのパターンは比較的安定して得られる特徴的なスペクトルを指標にして作製されるため，大きな支障はないと考えられている（図3）．

サンプルの調製法としては，バクテリアの場合，コロニーを爪楊枝で少量とり，専用のターゲットスライドに塗布する．その後，塗布した菌体のうえにマトリックスをスポットし，乾燥すればよい．

酵母やかびなど殻の固い微生物は，ギ酸抽出法（メーカー推奨の方法がある）や，菌体を塗布したうえに70％ギ酸をスポットし，さらにマトリックスを重層するなどの方法がある．

● メリット／デメリット

MALDI を用いた微生物の同定法は，他の同定手法でも完全なものがないのと同様に，メリット／デメリットがある．それらを理解したうえで，うまくつきあうことが使いこなすコツといえる．

まずメリットは，迅速・簡便・ランニングコストが比較的安いということである．寒天

培地上にコロニーがあれば，コロニーから菌体を一部とり，直接塗り付ける方法で1サンプルあたり10分もあれば分析できる．ギ酸抽出法をとった場合でも30分あれば可能である．水など夾雑物の少ない液体中で単一種だけの存在である場合には，遠心回収した菌体からでも同定可能である例が報告されている[5]．

簡便という表現は，従来法と比べて格段に専門的な作業のステップが少ないことを意味する．このため，100検体を超すような多量の検体から目的の微生物をスクリーニングすることも可能になった．

ランニングコストとしてかかる費用は，キャリブレーション用の標準試薬やマトリックス，使い捨てにする場合はターゲットスライドなどである．

一方，デメリットはデータベースが限られているため，登録されていない微生物は同定できないことである．一部の微生物種では登録が遅れている．この理由は，微生物の生活環の違いでスペクトルが異なることや，そもそもスペクトルを得るのが難しい場合があることである．データベースの拡充は，各メーカーとも自家データベースを作る仕組みを整えているため，自分たちの努力でいくらかは補完できる．ここで気をつけるべき点は，データベースの質を落とさないよう作成基準を決めておくことである．

ほかのデメリットとしては，作業は簡単であるが，結果の読み取り方に注意を払わなくてはならないことがあげられる．DNAシーケンス法でもあるように，他人の空似を完全に否定できないため，装置が出す照合結果だけでなく，コロニーや顕微鏡観察と合わせて総合的に判断しなくてはならない．また，装置が出す結果の1位だけを見るのではなく，2位以下の結果も見て，まったく異なる微生物種があがってきていないか，高いスコアで別の微生物種があがっていないかなどを広く見ることをお勧めする．

デメリットとしてあげた部分は，現在も国内外で研究が盛んに行われているので，今後の成果に期待したい．また，デメリットを正しく理解して使用することで落とし穴を回避できるものと考える．

● 迅速検査法の展望

MALDIによる同定法だけでなく，迅速検査法すべてに共通していえることだが，1つの手法に100%傾倒することは避けるべきだと考える．あくまでも意思決定をするための1つの情報源として，他の手法と組み合わせてバランスよく使いこなすことが必要になる．微生物は目に見えない相手であり，人間の思う通りにはならない生き物である．科学技術が進歩しても，生き物である以上，人間の想定を越えた挙動を示す可能性があることを念頭において，最適な手法を選ぶことが重要である．

微生物と人間は，切っても切れない関係であり，微生物のすべてが悪者であるわけではないことに周知の事実である．それゆえに，食品業界で求められているニーズは，注意すべき危害微生物であるかどうかを，「限られた時間の中で，少ない細胞数の状態から，できるだけ多くの情報を得て判断する」ことといえる．

〔戸上敬子〕

参考文献

1) 伊藤 武, 佐藤 順. 2002. 食品微生物の簡便迅速測定法はここまで変わった！, サイエンスフォーラム.
2) 公益社団法人 日本食品衛生協会. 2015. 食品衛生検査指針 微生物編.
3) K. Teramoto and K. Satou. 2011. *J. Mass. Spectrom Soc. Jpn.* **59**：85-94.
4) F. J. Pineda, M. D. Antoine, P. A. Demirev et al. 2003. *Anal. Chem.* **75**：3817-3822.
5) J. E. Barreiro et al. 2012. *Proteomics.* **00**：1-7.

3-32
食中毒微生物の検出

指標微生物,培養法,PCR法,損傷菌

● 食中毒微生物とは

　食中毒微生物(microorganisms causing food borne disease)とは,食中毒を引き起こす原因微生物のことであり,食品とともに摂取した微生物が体内で増殖するまたは食品内で著しく増殖した微生物が直接体内で作用する感染型と,微生物が食品内で増殖する際に産生した毒素を食品とともに摂取することにより起こる毒素型に大別される.比較的少量で感染症を引き起こすコレラ菌(Vibrio cholera),赤痢菌(Shigella),チフス菌(Salmonella enterica serovar Typhi),腸管出血性大腸菌(Enterohemorrhagic Escherichia coli),ノロウイルス(Norovirus)などや,比較的大量摂取により惹起されるサルモネラ(Salmonella),腸炎ビブリオ(Vibrio parahaemolyticus),ウエルシュ菌(Clostridium perfringens)などが感染型の代表例であり,ボツリヌス菌(Clostridium botulinum),セレウス菌(Bacillus cereus),黄色ブドウ球菌(Staphylococcus aureus)などは毒素型の代表例である.

● 食中毒微生物検査の特徴

　食品中の微生物検査は,食品の安全性を評価するうえで重要な手段であり,その手法も多数報告されている[1,2].食品衛生法では食品の成分規格の中に対象とする微生物ごとに検査方法が規定され,いわゆる公定法と言われている.公定法における食中毒微生物の検査は,比較的感度や特異性に重点がおかれるため高度な技術や機器類,煩雑な操作が定められている場合もある.そのため,行政の用途以外の自主的な日常検査では簡易・迅速検査法が積極的に活用されている.

　また,食品衛生学的な検査では,衛生指標微生物(indicator organisms)を検査することにより比較的簡便な方法で食中毒微生物汚染のリスクを回避する手法が採られている.糞便汚染の指標として大腸菌群,E. coli(糞便系大腸菌群),腸球菌などがあり,一般的な衛生状態を把握する指標として一般細菌(生菌数),低温細菌,耐熱性菌,嫌気性菌などが用いられている.

● 食中毒微生物の検査手法

　食中毒微生物の検査手法として,培養法(増菌培養,分離培養),免疫学的検査法,遺伝子検査法,顕微鏡法などがある.
　表1に主な食中毒微生物検査手法を示す.また,図1に検査フローの一例として腸管出血性大腸菌の検査法(厚生労働省医薬食品局食品安全部監視安全課長通知)[4]を示す.

　培養法　培養法は目的とする食中毒微生物を生きたまま分離同定する手法であり,検査の基本である.目的菌の特性をうまく利用して夾雑菌の中から目的菌を選択的に増やし鑑別する方法である.そのため,目的菌に有利な温度や酸素の有無,栄養成分,培地のpH変化,ガスの産生,選択剤,特異酵素を利用したコロニーの発色など様々な手段を駆使した培地と培養方法により,目的菌を増殖分離する.

　免疫学的検査法　菌体抗原に対する特異的抗体を利用する方法.簡易検出方法として,免疫学的手法を用いニトロセルロース膜上で陽性ラインを確認するイムノクロマト法や,目的菌を濃縮して検出する方法として磁気ビーズの表面に抗体を標識した磁気ビーズ法などがある.

　遺伝子検出法　目的微生物の特異的なDNAまたはRNAの配列を増幅して遺伝子の存在を確認する方法で,培養できない,あるいは難培養微生物の検査には有用な方法である.しかし感染性の有無や不活性化の有無とは無関係であることを注意する必要がある.PCR(polymerase chain reaction)法,リ

表1 主な食中毒微生物の検査手法[2]

対象菌	増菌培地	分離培地	免疫学的検出法	遺伝子検出法
下痢原性大腸菌（Diarrheagenic Escherichia coli）	mEC ノボビオシン加 mEC	CT 加ソルビトールマッコンキー寒天培地 CT 加ラムノースマッコンキー寒天培地 CT 加ソルボースマッコンキー寒天培地 酵素基質培地（XM-EHEC ほか）	免疫磁気ビーズ法 イムノアッセイ 逆受身ラテックス凝集反応	VT 遺伝子 O 抗原特異遺伝子
サルモネラ（Salmonella）	EEM ブイヨン BPW ラパポート・バシリアディス培地 テトラチオネート培地 セレナイトシスチン培地	MLCB 寒天培地 DHL 寒天培地 XLD 寒天培地 BGS 寒天培地 酵素基質培地　ほか	免疫磁気ビーズ法 イムノアッセイ	*invA*
エルシニア（Yersinia）	PBS	CIN 寒天培地 酵素基質培地		*VirF* *ail* *inv*
腸炎ビブリオ（Vibrio parahaemolyticus）	アルカリ性ペプトン水	TCBS 寒天培地 酵素基質培地	免疫磁気ビーズ法 逆受身ラテックス凝集反応	*tdh* *trh*
カンピロバクター（Campylobacter）	プレストン培地 ボルトン培地	mCCDA 培地 スキロー寒天培地 バッラー寒天培地	イムノアッセイ	*cdt genes*
黄色ブドウ球菌（Staphylococcus aureus）	食塩ピルビン酸ナトリウム加 TSB	卵黄加ベアードパーカー寒天培地 卵黄加マンニット食塩培地	イムノアッセイ 逆受身ラテックス凝集反応	エンテロトキシン遺伝子
リステリア（Listeria）	half-Fraser 液体培地 Fraser 液体培地	ALOA 培地などの酵素基質培地 Oxford 寒天培地 PALCAM 寒天培地	イムノアッセイ CAMP 試験	*iap, hly, prefA*
セレウス菌（Bacillus cereus）	ポリミキシン加トリプチケースソイブイヨン	NGKG 培地 MYP 寒天培地 酵素基質培地　ほか	逆受身ラテックス凝集反応	毒素遺伝子
ボツリヌス菌（Clostridium botulinum）	変法クックドミート培地 クックドミート培地 TYG 培地 TPYG 培地	卵黄加 GAM 寒天培地 卵黄加クロストリジウム寒天培地 卵黄加 CW 寒天培地		毒素遺伝子

ウエルシュ菌 (*Clostridium perfringens*)	TGC 培地 クックドミート培地	TSC 寒天培地 卵黄加 GAM 寒天培地 卵黄加 CW 寒天培地 ハンドフォード改良培地		毒素遺伝子
赤痢菌 (*Shigella*)	BPW ノボビオシン加シゲラブロス	マッコンキー寒天培地 DHL 寒天培地 XLD 寒天培地 Salmonella Agar acc. To Onoz Hektone Enteric Agar SS 寒天培地		*invE, ipaH*
チフス菌,パラチフス A 菌 (*Salmonella enterica* serovar Typhi, Paratyphi A)	セレナイト-シスチン培地 テトラチオネート培地	Heltone enteric 寒天培地 XLD 寒天培地 亜硫酸ビスマス寒天培地	血清型別	
コレラ菌 (*Vibrio cholera*)	アルカリ性ペプトン水	TCBS 寒天培地 酵素基質培地	逆受身ラテックス凝集反応	毒素遺伝子
クロノバクター (*Cronobacter*)	BPW mLST/バンコマイシン培地	酵素基質培地(XM-sakazakii ほか)		*CronoF, InCF* ほか
真菌 (Mold)		ポテトデキストロース寒天培地 サブロー寒天培地 DRBC 寒天培地 M40Y 寒天培地 ほか	蛍光抗体法 酵素抗体法	特定遺伝子

アルタイム PCR 法,DNA プローブ法,等温遺伝子増幅法などがある.

顕微鏡法 グラム染色や芽胞染色,鞭毛染色などにより,光学顕微鏡を用いて菌の形態や配列,大きさなど目的微生物の貴重な情報を簡単に得ることができる.ウイルスの検出には電子顕微鏡を用いる.

真菌検査法 かびや酵母集落が目視で確認される場合には,生育した部分から真菌を直接釣菌し,観察用プレパラートを作製して,光学顕微鏡で形態観察する.検査対象とする食品の特性を考慮して分離培地を選択し,平板塗抹により,適正温度で培養する.菌種同定には,形態観察のほか,分子生物学的手法もある.

ウイルス検査法 食中毒のウイルス検査は PCR 法,リアルタイム PCR 法の併用を原則とする.両者は信頼性の高い方法であるとともに,PCR 法で遺伝子的な異同の比較ができ,リアルタイム PCR 法で定量的に検出することができる.

損傷菌 食品中の微生物は製造工程などにおいて加熱,冷凍,食品成分などによりストレスを受け,いわゆる損傷菌(injured microorganism)として存在している可能性がある.損傷状態となっている目的菌を検出する場合,いきなり選択性の強い培地を用いると発育できず偽陰性となる可能性がある.そのため,まず非選択培地などで損傷菌の回復を図った後,選択培地を使用するなど,損傷菌を考慮した検査の工夫が必要である[3].

〔水落慎吾〕

参考文献
1) 日本食品衛生協会.2015.食品衛生検査指針 微生物編,pp.116-772.

2) 工藤由起子，小沼博隆．2009．食品安全の事典（日本食品衛生学会編），pp.410-148．朝倉書店．
3) 水落慎吾．2006．防菌防黴．34：801-810．
4) 食安監発1120第1号．平成26年11月20日．厚生労働省医薬食品局食品安全部監視安全課長通知．

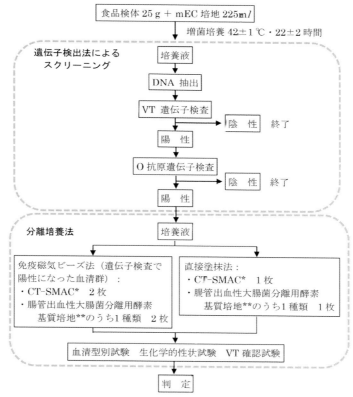

図1 腸管出血性大腸菌 O 26，O 103，O 111，O 121，O 145，および O 157 の検査法について（食安監発1120第‐号）[4]
＊：O 26 では CT-RMA も可，O 111 では CT-SBMAC も可．
＊＊：CT-クロモアガー STAC，CIX，XM-EHEC，Vi EHEC，CT-クロモアガー O 26/O 157，CT-クロモアガー O 157，CT-BCMO 157，CT-Vi RXO 26，CT-レインボーアガー O 157．

3-33 遺伝子の塩基配列を利用した微生物の同定法

遺伝子，塩基配列，微生物同定

遺伝子の塩基配列を利用した微生物の同定では，リボソームRNA遺伝子のDNA塩基配列（rDNA）が広く用いられる（図1）．リボソームは，すべての生物の細胞に存在するタンパク質の合成を担う器官である．原核微生物である細菌（シアノバクテリアを含む）およびアーキアでは，小サブユニット（SSU）の16S rDNAが用いられる．また，真核微生物のうち，菌類（かび・酵母）では5.8S rDNAを含むITS（internal transcribed spacer）領域や，大サブユニット（LSU）である28S（26S）rDNAのD1/D2領域を対象とし，微細藻類ではSSUの18S rDNAが一般的に用いられる．

いずれの微生物種においても，リボソームに関連する遺伝子のDNA塩基配列で多くの種の同定が可能であるが，分類群によっては種の識別が難しく，候補菌種の列記にとどまる場合がある．このような場合には，より進化速度の速い特定のハウスキーピング遺伝子の1つ，あるいは，複数（～7遺伝子程度）を用いた解析（multi-locus sequence analysis）が行われる．解析に用いる遺伝子は分類群によって異なり，対象とする遺伝子の選択には，分類の知識が必要である．また，菌種によって塩基配列データが登録されていないなどに注意が必要であるが，正確な種の同定，またはそれ以下（亜種など）の分類階級での同定が可能となる．

● 遺伝子の塩基配列を用いた同定の流れ

純粋培養された被検菌株から，核DNAを抽出・精製し，PCR（polymerase chain reaction）法により対象の遺伝子領域を増幅する．得られたPCR増幅産物を精製し，蛍光標識を経てシーケンサーにより塩基配列を解読する．得られた塩基配列は，塩基配列データベースに対して相同性検索を行い，既知の菌種との類似性を確認する．また，被検菌株の塩基配列と高い類似性を示す既知種の塩基配列との多重アライメントから分子系統解析を行い，既知種との系統（類縁）関係から，被検菌株を同定する．

遺伝子の塩基配列を用いた解析では，一般に世界最大の公的なDNAデータバンクである，DDBJ/ENA（EMBL）/GenBankからなる国際塩基配列データベースが用いられる．微生物の同定では，①命名規約で承認された学名で，かつ，②基準株やタイプ由来株の塩基配列データと比較することが望ましい．しかし，国際塩基配列データベースは誰でも無償で自由に利用できる反面，データの登録は利用者（登録者）の責任によるところが大きく，登録情報に誤りのあるデータも少なくない．正しい同定結果を導くためには，検索された塩基配列の登録情報を精査し，比較する必要がある．

原核微生物（細菌・アーキア）

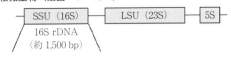

真核微生物（菌類・微細藻類）

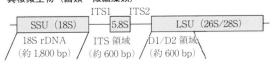

図1 微生物の同定に用いられる遺伝子領域

具体的な実験・解析の方法は，成書[1]を参考にされたい．

● **原核微生物（細菌・アーキア）の同定**

細菌・アーキアの学名は，国際原核生物命名規約（International Code of Nomenclature of Prokaryotes）の下で管理される．最新の学名および分類体系，基準株の情報はLPSN-List of Prokaryotic names with Standing in Nomenclature[2]やStrainInfo[3]などにわかりやすくまとめられている．2013年8月時点[4]で，2,001属，10,599種の学名が記載され，年間で600種以上の新しい学名が記載されている．

細菌・アーキアでは，ほぼすべての既知種の基準株の16S rDNA塩基配列データが登録されている．同一種の境界として16S rDNAの相同率が98.7～99.0％以上の範囲にあることが示されており[5]，これを下回る場合には別種といえる．その一方で，相同率がほぼ100％の関係にある，非常に近縁な一部の菌種の識別は，16S rDNAでは難しい場合もある．また，亜種レベルでの同定には，16S rDNAは塩基置換率が低く，適用が難しいとされている．

● **真核微生物（菌類・微細藻類）の同定**

真核微生物の学名は，国際藻類・菌類・植物命名規約（International Code of Nomenclature for algae, fungi, and plants）の下で管理される．特に菌類では，これまで二重命名法（有性世代と無性世代で異なる学名を用いること）が採用されてきたため，塩基配列データベースには同じ菌種に対して2つの学名で登録されている場合がある．命名規約の変更に伴い，2013年1月1日より二重命名法が廃止されたことからこの点は解消されると思われるが，菌種の同定には，分類の背景を十分に理解しておく必要がある．菌類の学名は，現在約10万種が記載されており，Index Fungorum[6]やMycoBank[7]などにまとめられている．また，微細藻類の学名は，Algaebase[8]にまとめられている（シアノバクテリアの学名を含む）．

菌類の中でも，かびやきのこでは，種レベルでの同定の指標となる遺伝子が分類群によって異なる．そのため，ある1つの遺伝子の塩基配列データがすべての菌種で共通して登録されているわけではなく，用いる指標（遺伝子）によっては塩基配列データの登録がなく，種を同定できない場合がある（科レベルの同定にとどまるなど）．さらには，同一種と判断できる基準（塩基配列の種内多様性の範囲）は一律ではなく，分類群によって異なる点にも注意が必要である．一方で，酵母は26S rDNAのD1/D2領域で基本的に種の同定が可能であり，ほぼすべての既知種の基準株の塩基配列データが登録されている．基準株と比較して0～3塩基の相違の範囲であれば，例外はあるものの，概ね同種または姉妹種といえる[9]．

微細藻類の同定には，主に18S rDNAが用いられるが，菌類のかび・きのこと同様に，同一種と判断できる一律の基準はない．また，分類群によっては18S rDNAのほかに，チトクロムC酸化酵素（COI）遺伝子や光合成関連遺伝子（RubisCO）の塩基配列が用いられる場合がある．　　　　〔半田　豊〕

参考文献

1) 鈴木健一朗ら編．2001．微生物の分類・同定実験法．シュプリンガー・フェアラーク東京．
2) http://www.bacterio.net/
3) http://www.straininfo.net/
4) A. C. Parte. 2013. *Nucl. Acids Res.* **42**：D613-D616.
5) E. Stackebrandt and J. Ebers. 2006. *Microbiol. Today.* **33**：152-155.
6) http://www.indexfungorum.org/
7) http://www.mycobank.org/
8) http://www.algaebase.org/
9) C. P. Kurtzman and C. J. Robnett. 1998. *Antonie Van Leeuwenhoek.* **73**：331-371.

3-34
凍結融解と微生物

凍結，浸透圧，氷結晶

食品中の微生物は冷凍によってある程度のダメージを受け，解凍直後には生菌数が減少することが知られている．一方で，微生物は保護物質ともに凍結保存される．いずれにせよ，微生物は凍結融解によってダメージを受け，死滅あるいは損傷菌となる．

その原因は，凍結により，微生物の周囲の環境水分の氷結晶化あるいは，自身の体内の水分の氷結晶化が引き金となって諸々のダメージを与える．以下では，微生物の死滅，損傷に及ぼす因子について述べる．

● 凍結速度と微生物生残数の関係

微生物の種類によるが，一般に凍結冷却スピードは解凍後の死滅割合に影響することが知られている．

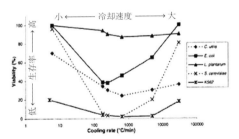

図1 種々の菌の生残率に及ぼす凍結速度の影響

図1は，一般的な実験結果を示している．凍結スピードが非常に遅い場合は，菌の生残数が非常に高い．逆に，凍結スピードが非常に速い場合も，生残数が比較的高い．ところが，中間的な冷却スピードになると，微生物は死滅する．しかし，種類によってもその傾向は異なることがわかる．

● 冷却速度と細胞内外凍結

図2は，前述した微生物の生残率に凍結速

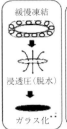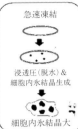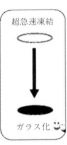

図2 凍結速度と細胞内外凍結

度が影響する理由について整理したイラストである．緩慢に凍結した場合は，微生物の細胞の周りの水分が先に凍結するが，微生物の内部は凍結が起こらない状況が発生する．この場合，微生物周囲の濃縮現象が起こり，微生物内外の浸透圧バランスの大きな変化が起きる．そのため微生物内の水分が外部に移行して，微生物は脱水され微生物の体内の濃度が高くなり，凝固点降下を起こし，最終的には温度が下がることによって，微生物の内部がガラス状態になる．ガラス状態になると，ほぼオルガネラは安定に保たれる．復元するときは，また水が戻り活動を開始する．

一般的な凍結スピードより少し速い程度の急速凍結のレベルでは，微生物周囲の凍結とともに微生物内もある程度脱水されるが，脱水が十分進む前に細胞の中に氷が発生すると考えられている．

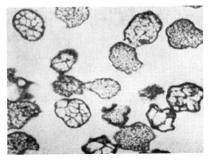

図3 大腸菌の細胞内凍結の電顕像[1]

図3は，大腸菌の中で生成した氷結晶の証拠写真である．世界的に見ても，電子顕微鏡で撮られた唯一の証拠といわれている．大腸菌の中にある白い粒子が氷結晶であり，これによって微生物が死滅する．ただ，この写真からすると大腸菌の寸法が約 1 μm であるため，その中に氷結晶が 10 個程度みられる．すなわち，氷の直径は約 0.1 μm ということになる．通常の凍結状態で 0.1 μm の氷結晶生成はできないため，特殊な条件化での状態であるとも考えられる．細胞の中に氷結晶生成が起きると，微生物や細胞は致命的な損傷を受け，復元性を失うといった説が，一般的な説である．一方，液体窒素などに浸漬させるなど極端に早いスピードで凍結した場合は，脱水は起こらず，微生物内部はそのままの状態で一気にガラス状態になると考えられている．物理化学的に水溶液が凍結する場合，氷と他の成分が分離するが，超急速冷却の場合，そのような現象が起きず，溶液状態のままで固まる．この現象をガラス化という．ジメチルスルホキシド（DMSO）などの凍結保護物質は微生物内に浸透し，微生物内部のガラス化を促進する役割を果たす．

　すなわち，一般的な凍結過程では微生物が懸濁している場合，微生物外でまず氷結晶ができ，氷結晶が微生物を圧迫する．図4は微生物ではないが赤血球の氷による圧迫例を示す写真である．

　さらに，この過程で物理的圧迫以外にも脱水による細胞膜へのストレスが生じる．これらによって微生物の膜での機能障害が起こる．次に，微生物内で氷結晶ができることによって構造破壊が起こる．さらにタンパク質の変性，あるいは内膜構造の変化が起こると考えられている．一方，過冷却状態では微生物はほとんどダメージを受けないが，表1に示すように酵母などでは，過冷却でも，ある程度ダメージを受けることが報告されている．しかし過冷却状態は液体状態であり－10℃の過冷却状態の場合，一般的に微生物の生存率は非常に高く，凍結すると，表1のように急激に生残数が減少する．

表1　微生物の過冷却状態と凍結状態での生残率（荒木と根井，1962）

微生物	温度（℃）	生存率（％）	
		過冷却	凍結
酵母	－10	97～105	50～70*
	－13	98～100	40～60*
大腸菌	－5	80～100	3～5
	－10	95～100	2～4

*凍結速度による差．

● 融解過程

　融解の過程では，ガラス化凍結された微生物内で氷結晶が再生成する可能性も指摘されているが，詳細な条件は十分調べられていない．むしろ，微生物の周囲の解凍に伴う急激な濃度変化による浸透圧ストレスを考慮すべきであると考えられる．しかし，微生物に与える融解過程の条件については未知なことが多く，物理化学的な今後の解明応用を期待したい．　　　　　　　　　　〔鈴木　徹〕

参考文献
1) 酒井　昭．1982．植物の耐凍性と寒冷適応，pp.24-28．学会出版センター．
2) 僧都　博．1987．凍結保存―動物・植物・微生物（酒井　昭編），pp.24．朝倉書店．

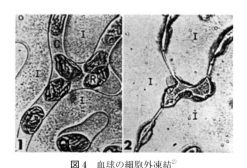

図4　血球の細胞外凍結[2]
1：－3℃左図は凍結前の血液，2：－15℃右図は凍結後の状態．R：血球，I：氷．

3-35
圧力と微生物

微生物の不活性化,圧力耐性・感受性,殺菌

● 高圧処理による食品の殺菌

1895年,大腸菌(*Escherichia coli*)と黄色ブドウ球菌(*Staphylococcus aureus*)が,室温条件で約290 MPaの高圧(高静水圧)下で死滅(不活性化)することがRogerにより報告された.それ以来,非熱的な殺菌技術としての高圧処理の利用は,食品の保存期間の延長および安全性の確保の観点から関心を集めてきた.1990年頃から,高圧処理の技術的発展とともに実用化が進み,概ね200~800 MPaの圧力領域における食中毒微生物や腐敗微生物の不活性化についての研究が精力的に進められてきた.高圧処理は,加熱などの高温処理と比べると食品の香気成分や栄養成分の損失が少ない.したがって,できるだけ新鮮な状態を維持したまま食品中に潜む微生物を殺菌したい場合,特に大きなポテンシャルをもつと考えられる.

高圧処理による食品の殺菌の実用化事例の1つに高圧加工肉製品がある.高温処理(一次殺菌)を施し,包装後に高圧処理による二次殺菌を施すことで,食品添加物を加えずに保存期間の延長を可能としている.また,各種果汁に高圧処理を施し,生の風味を残しつつ保存性を高めた高圧処理ジュースも,欧米,韓国,台湾等では市場規模を拡大している.

● 芽胞の圧力不活性化

高圧処理により微生物の栄養細胞は効果的に不活性化されることがわかり,食品の殺菌技術への応用が期待された.しかし,枯草菌(*Bacillus subtilis*),セレウス菌(*Bacillus cereus*),ボツリヌス菌(*Clostridium botulinum*)などの細菌が形成する胞子(芽胞)は,高温耐性だけでなく圧力耐性にも優れていることが示され,室温条件での高圧処理では不活性化が難しいことが多くの研究により明らかにされてきた.その結果,高圧処理による食品の非熱的な殺菌技術に対する期待が一時減退した.それに代わり,121℃の高温処理を0.2 MPa(約2気圧)の圧力でサポートするオートクレーブ殺菌技術が実用化され,レトルト食品の製造などに用いられている.しかし一方,高圧処理により芽胞の発芽が誘導され耐熱性が低下する発見に基づいて,高圧処理を施した後,高温処理を組み合わせる手法の有効性が研究されている.また,高温条件で高圧処理を行う手法などが芽胞の不活性化にも有効であることを示す研究成果も得られてきた.こうして,芽胞の,より低温での圧力不活性化は高圧技術の殺菌への応用の観点から,再び大きな関心を寄せられている.

● 微生物の圧力不活性化機構

一般に,室温において概ね50 MPaの圧力を微生物に施すと,増殖が抑制され,そして100 MPaを超える圧力により不活性化が生じる.微生物の集団を高温にさらした場合の高温殺菌と同様,高圧処理を施した場合も,すべての微生物が一斉に不活性化するわけではない.特に,短い高圧処理時間においては,多くの微生物が化学反応における一次反応に従う形で,処理時間に伴い生存率を減少させながら不活性化する.

微生物の圧力不活性化メカニズムとして,圧力による細胞膜およびオルガネラ膜系の構造および機能の障害が大きな原因の1つであると考えられている.脂質二重膜が概ね100 MPa以上で相転移すること,そして多くの微生物が100 MPa以上の条件で顕著に不活性化することがその根拠となっている.また,出芽酵母(*Saccharomyces cerevisiae*)の核膜が200 MPaで損傷を受けるという電子顕微鏡による観察結果,塩濃度・浸透圧などの外的環境により*E. coli*の圧力不活性化挙動が敏感に影響を受けること,*S. cerevisiae*のアミノ酸輸送膜タンパク質の機能が圧力によ

り損なわれることなどの報告が，さらにその原因を裏づけている．

さらに，細胞骨格を形成するタンパク質複合体，異常なフォールディングを起こしたタンパク質の修復・分解システムの圧力による損傷も不活性化の原因と考えられている．

● 微生物の圧力耐性・感受性

微生物の圧力不活性化機構を究明するための研究と連動して，微生物の圧力耐性・感受性についての知見も蓄積されてきた．

細胞膜およびオルガネラ膜の成分であるエルゴステロール合成に関与する遺伝子の欠損変異株が顕著に圧力感受性を示すこと，細胞内トレハロースによる細胞膜の保護により圧力耐性が増大することなどが報告されている．これらの結果は，微生物の圧力不活性化メカニズムの解明に向けて重要な知見を提供すると同時に，圧力耐性・感受性微生物の作出の可能性をも示唆した．また，異常タンパク質の修復・分解システムの圧力による損傷による不活性化の知見から，微生物に熱ショックを施し，タンパク質の修復を司る熱ショックタンパク質の発現を誘導することにより圧力耐性が増加することが示されている．

最近，S. cerevisiae の圧力感受性変異株の解析の結果，好気呼吸を担うミトコンドリアの機能が欠損することで顕著に圧力に感受性を示し，それがシトクロム c 酸化酵素のサブユニット1をコードする COX1 遺伝子の欠失によって生じることが報告された．このことから，圧力による細胞損傷を回復するためのエネルギー供給機能が S. cerevisiae の圧力耐性・感受性に強く影響する可能性も考えられている．

● 圧力感受性酵母を用いた発酵制御技術

発酵食品の製造には発酵工程に寄与する微生物による品質の劣化，いわゆる過発酵を抑制するため，「火入れ」などの高温処理により発酵微生物を不活性化する発酵制御技術が必要である．高温処理の代わりに高圧処理による発酵微生物の不活性化が可能となれば，高温処理による栄養成分などの劣化を低減できる．この可能性を実用化するためには，できるだけ低い圧力で発酵微生物を不活性化することが，食品の品質保持ならびに高圧処理装置の設備にかかるコストの面からも重要である．そこで，圧力感受性微生物を用いた発酵食品の製造と，高圧処理による不活性化工程を組み合わせた醸造技術が提案されている．この技術の実用化が成功すれば，「生酒」「生味噌」などの生の風味に近い発酵食品の保存期間の延長や，流通範囲の拡大が可能となる．

〔重松　亨〕

参考文献

1) 重松　亨，西海理之監修．2013．進化する食品高圧加工技術―基礎から最新の応用事例まで―，エヌ・ティー・エス．
2) C. Michiels, D. H. Bartlett and A. Aertsen eds. 2008. *High-pressure microbiology*, ASM Press.
3) Ö. Tokuşoğlu, G. Barry and B. G. Swanson eds. 2014. *Improving food quality with novel food processing technologies*, CRC Press.
4) K. Akasaka and H. Matsuki eds. 2015. *High pressure bioscience, basic concepts, applications and frontiers*, Springer Science + Business Media B. V.
5) K. Nomura *et al.* 2015. *J. Food Sci.* **80**：M1051-M1059.
6) 山本和貴．2015．食品と容器．**56**：540-549．

3-36
酸に強い微生物

有機酸，耐酸性

● 酸に対する食品汚染微生物の挙動

　水素イオン濃度（pH）は，生化学反応の進行に重要なパラメータの1つであり，多くの微生物はpH 5～9に至適増殖を示す．低いpHでは，タンパク質の変性が起こるが，これらに耐性のある耐酸性（あるいは好酸性）の微生物が知られている．食品の汚染に関係する酸に強い微生物や好酸性の微生物は，増殖の下限がpH 2～2.5くらいであり，代表的なものとして$Alicyclobacillus$属の細菌が相当する．一般の食品汚染微生物，大腸菌，$Enterobactor$属そして$Bacillus$属などは増殖の下限pHは大体4.0であるが，乳酸菌の下限pHは3.0近くまで，酵母やかびになるとpH 1.7という報告もある．酸によるストレスに対する微生物の挙動や対応についての研究は古くから行われており，報告も多い．酸は有機酸，無機酸に分けられ，さらに強酸，弱酸に分けられる．ここでは主として食品に使用される酸ということで，有機酸の微生物に対するストレスとその挙動について述べる．

　大部分の食品は酸性領域にある食品が多い．特にpHは4.5以下のものが多く，一般の微生物は死滅する場合が多い．しかし，時には一部の細菌，多くの乳酸菌，比較的多くの酵母およびかび類はこのpH 4.5以下でも増殖する[1]．かつて食中毒菌も，一般には酸性領域では増殖できないと考えられていたが，死滅しにくい食中毒菌が現れた．腸管出血性大腸菌O 157やサルモネラの発生事例がある．

● 有機酸の特性と微生物へのストレス

　各種の有機酸を同じ濃度で使用してもその抗菌性は異なることから，それぞれの有機酸には抗菌性に差があることが知られている[2]．有機酸には解離している状態と非解離の状態がある．解離状態と非解離の状態がそれぞれ50％のときのイオン濃度を解離定数といい，有機酸にとって固有の値であり，微生物への酸のストレスのメルクマールとなる．50％解離のpHが高い順に並べるとプロピオン酸，ソルビン酸，酢酸，安息香酸，乳酸，ギ酸，リンゴ酸，クエン酸，コハク酸の順となる．それらの示すpH値より酸性側になると非解離の比率が多くなる．いくつかの有機酸の特徴について，松田[2]によると，例えば，乳酸は①乳酸菌や一般細菌に対して3％以下の濃度で抑制する，②pH 5.0以上では培地pHの影響をあまり受けないで細菌類を抑制する，③かび・酵母に対しては無効であることなどが特徴としてあげられている．そのほか酢酸やクエン酸などについても述べられている．一般に，非解離の有機酸は細胞膜を通して細胞内に侵入しやすく，解離した有機酸は細胞内に侵入するのを阻止されるという．酸性環境下では有機酸は非解離の比率が多いため，細胞に侵入し細胞内で解離して細胞内のpHを下げ，細胞を致死的に破壊すると考えられる（図1）．

● 酸ストレスに対応する細菌の挙動と耐酸性機構

　一般の細菌に対する酸によるストレスよりも耐酸性がある微生物の耐酸性機構について述べたい．

　好熱性好酸性の$Alicyclobacillus$属細菌[3]の場合，細胞内に流入してきたプロトンをポンプで細胞外へ排出する機構と細胞膜あるいは外膜に酸性域で陽イオンを電気的に反発させることによる流入を阻止している機構が考えられている．これらの菌も非解離の有機酸は細胞膜を通して細胞内に侵入しやすく，解離定数の高い酢酸などの有機酸には解離定数の低い有機酸よりは耐性が低い．

　乳酸菌や酢酸菌の例[1]をみてみたい．乳酸菌の場合，乳酸菌は発酵によるエネルギー獲得の方法しかなく，細胞膜に存在するプロトンATPaseの働きによりATPをADPに分

解して得られるエネルギーを利用し、細胞内プロトンの排出を行う。これにより細胞内の酸性化（プロトンの増大）を防止しているとみられている。主生産物である乳酸の解離定数 pK_a は 3.86 である。さらに pH が低下したときには非解離の乳酸が菌体内に流入することになる。

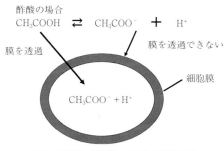

図1　有機酸（酢酸）の解離と細胞侵入

一方，酢酸菌の場合は酢酸耐性を向上させる ABC トランスポーター *AatA* 遺伝子による酢酸耐性の向上がある。この遺伝子を大腸菌に導入した場合にも大腸菌が酢酸耐性を獲得するといわれている。さらにプロトン駆動力依存性ポンプにより酢酸の排出を行うこともわかっている。また体内に流入した酢酸を TCA 回路により消費し，ストレスに対応していると考えられる。細胞膜のタンパク質が大腸菌に比べ塩基性であることや，酢酸濃度が高くなるに伴い，細胞膜の脂質組成が変化し，ホスファチジルコリンの含有量が増大してくることなどが酢酸菌の耐酸性機構に関与していることがわかってきた。

以上の例から推察すると，一般の細菌の酸に対する対応は次のようなことが考えられる。
①酸の細胞内侵入の防止
②細胞内に侵入した酸の排除
③酸の中和
④酸の利用
⑤細胞膜の酸耐性増強
⑥酸ショックタンパク質の生産

非解離型有機酸は細胞膜を通過するが，解離している状態だと侵入できない。弱酸は解離しにくい酸であるため，強酸よりも細菌にとって静菌的または致死的に働くことが考えられる。

● **有機酸による細菌の生育制御**

食生活の変化や健康面から低酸度・低食塩濃度の食品が求められている現代では，有機酸のみによる微生物制御には当然限界がある。その中で，有機酸の塩による抗菌作用も利用できる。有機酸のうち抗菌性の高いのは酢酸であるが，そのナトリウム塩も抗菌性が知られている。そのほかには日持ち向上剤の併用，温度との併用などが考えられる。また塩類，糖類，エタノールなど浸透圧を調整する作用がある物質の併用も有効であると思われる。

〔中西弘一〕

参考文献
1) 清水　潮. 2005. 食品微生物の科学改訂2版, 幸書房.
2) 松田俊生. 1998. 微生物制御の科学, 幸書房.
3) 藤井建夫監修. 2004. 好熱性好酸性菌―*Alicyclobacillus* 属細菌, 建帛社.

3-37
好塩微生物

塩ストレス耐性, 塩蔵, 浸透圧

● 食塩と食文化

　海洋ミネラルの結晶である食塩は調味料として私たちの食卓に欠かせない存在である．さらに先人の知恵により，腐敗しやすい魚介類や肉，野菜など生鮮食品を塩漬けにすることで長期間保存することを可能とした塩蔵によりつくられた，塩魚，塩蔵海藻，塩辛，ハム，漬物などの塩蔵食品に見られるように，食塩と食文化は歴史的にも関係が深い．塩蔵の手法には，生鮮食品に食塩を直接添加するふり塩法（または，まき塩法）と，食品を食塩水の中に浸漬する立て塩法（または，塩水漬法）とがある．どちらの手法によっても，高濃度の食塩が引き起こす高浸透圧の作用により生鮮食品の細胞中から水分を追い出すと同時に，食品に付着した食中毒や腐敗の原因となる悪性微生物の細胞を脱水状態にして増殖を抑えることにより，優れた品質保存効果が発揮される．それに加えて，塩蔵食品は長期間の保存期間中に自己消化酵素による反応や高塩環境に適応した発酵微生物の働きにより，食品中の炭水化物やタンパク質から有機酸類やアルコール類，アミノ酸類などが生産されるため，塩味以外にも食品の風味や栄養価を高める効果がある．さらに，発酵微生物の働きによる自然発酵が塩蔵中に進行して醤となり，味噌，醤油，魚醤などの発酵調味料が誕生した．私たちは，食塩の恵みにより，食品の微生物汚染と戦いながら，豊かな食文化を育んできたが，特に，好塩微生物は塩蔵食品の品質を左右する重要な存在となっている．

● 好塩微生物の分類

　食塩と関係が深い好塩微生物は，どのような微生物に分類されるのであろうか？
　一般的な好塩微生物の分類は，1978年にKushner[1]により提案された最適増殖食塩濃度による微生物の分類法に従い，非好塩菌，低度好塩菌，中度好塩菌，高度好塩菌の4つのカテゴリーに分類される（表1）．

表1　Kushnerの好塩菌分類法

分類	最適増殖食塩濃度	環境
非好塩菌	0～1.2%	土壌環境
低度好塩菌	0.2～2.9%	海洋環境
中度好塩菌	2.9～15%	塩類集積環境
高度好塩菌	15～30%（飽和）	極限環境

　Kushnerの分類法により，塩ストレスにより増殖が阻害される大部分の土壌環境微生物や大腸菌（*Escherichia coli*）や腐敗微生物などは，非好塩菌に分類される．高塩濃度の自然環境としては，海水中の3%程度の塩濃度が地球上の大部分を占めるが，塩濃度が恒常的な海洋環境に適応した海洋細菌は，高塩濃度に適応できない低度好塩菌が大半を占める．一方，天日塩田や発酵肉の製造に用いられるかん水などの塩類集積環境に由来する*Halomonas elongata*に代表される中度好塩菌は，比較的に広範囲の塩濃度に適応可能な広塩性を示す．そして，飽和食塩濃度に近い極限環境では，*Natronobacterium gregoryi*などの高い塩要求性を有するアーキアが大半を占める．このKushnerの分類法には，微生物の特性である食塩濃度の適応範囲が反映されていないため，同じ分類の好塩菌であっても，塩に対する生理的な応答が異なるという短所がある．例えば，高度好塩菌に分類される*N. gregoryi*の増殖可能な食塩濃度範囲は12～30%（最適食塩濃度17.5%）である一方，*Bacillus saliphilus*の増殖可能な食塩濃度範囲は1～25%（最適食塩濃度16%）であり，下限の食塩の要求性にみられる差は1%と12%となり，極めて大きい．

　そこで，食塩に対する生理的な応答による分類法が，2010年に亀倉[2]により提案され

た．亀倉の分類法により，塩ストレスにより増殖阻害を受ける *E. coli* などは嫌塩菌に分類され，塩を含まない培地で増殖し，10～20％の塩濃度に耐える黄色ブドウ球菌（*Staphylococcus aureus*）などは耐塩菌に分類される．また，塩による増殖抑制度に応じて，腸炎ビブリオ（*Vibrio parahaemolyticus*）などは好塩菌に，*B. saliphilus* や *H. elongata* などは高度好塩菌に分類される．また，下限の塩依存度に応じて，*Kushneria indalinina* は嗜塩菌に，*N. gregoryi* は極度嗜塩菌に分類される（表2）．

● **好塩微生物の塩ストレス耐性機構**

好塩微生物の塩ストレス耐性機構として，エクトインやグリシンベタインなどの適合溶質と称される水溶性の低分子有機化合物の生合成機構および輸送機構が存在する[3]．適合溶質を十分量生合成できない非好塩菌（嫌塩菌）に，高塩濃度環境中では過度の脱水により，細胞膜が損傷して死滅する．その一方で，高度好塩菌（極度嗜塩菌）は，高塩濃度環境中で適合溶質を生合成して適応できるが，低塩濃度（低浸透圧）環境に適応できないため，細胞外よりも浸透圧が高い細胞内に過剰量の水が流入して細胞が破裂死する．一方，中度好塩菌（高度好塩菌）は，高塩濃度（高浸透圧）環境中で適合溶質を生合成して適応し，低塩濃度（低浸透圧）環境中では細胞内に蓄積した適合溶質を速やかに排出して適応している（図1）．よって，中度好塩菌（高度好塩菌）は，動的な塩ストレスに適応した広塩性を示すのである．　　〔仲山英樹〕

表2　亀倉の好塩菌分類法

分類	食塩に対する生理応答	例
嫌塩菌	食塩の添加により増殖が抑制される	*E. coli*
耐塩菌	食塩に依存しないが，塩による抑制が弱く，10～20％の塩濃度にも耐える	*S. aureus*
好塩菌	食塩を好む菌．生理的食塩水程度の微量の塩で増殖するが，塩の添加により増殖が抑制される	*V. parahaemolyticus*
高度好塩菌	高濃度の食塩を好む菌．微量の塩でも増殖するが，10％以上の塩濃度で最適に増殖する	*B. saliphilus*, *H. elongata*
嗜塩菌	食塩に依存する菌．微量の塩濃度では増殖せず，海水程度以上の塩濃度（3～3.5％）を要求する	*K. indalinina*
極度嗜塩菌	特に塩依存度が強く増殖に10％以上の塩濃度を要求する．それ以下の塩濃度で死滅するものが多い	*N. gregoryi*

参考文献

1) D. J. Kushner. 1978. *Microbial life in extreme environments* (D. J. Kushner ed.), pp.317-368. Academic Press.
2) 亀倉正博．2011．極限環境生物学会誌．**9**：57-60．
3) 仲山英樹．2012．生物工学会誌．**90**：696-700．

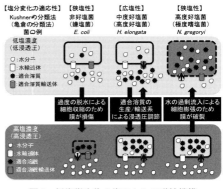

図1　好塩微生物の塩ストレス耐性機構

3-38
休眠細胞

VBNC，損傷菌，パーシスター，
トキシン-アンチトキシン

　細菌は必ずしも常に増殖可能な状態ではなく，増殖が停止した休眠状態となる場合がある．一部のグラム陽性菌は胞子を形成し熱や乾燥に耐久性を有している［→ 3-39 内生胞子・芽胞］．一方，胞子を形成しない細菌においても休眠状態に移行することが知られており，サイズが小さくなる細菌もいれば，形状を変化させずに休眠状態に移行する細菌も存在する．食品中における食中毒原因細菌の特定には一般的な培養に基づいた検査が行われるが，休眠状態の細菌は増殖しないことから病原菌が分離されない問題が起きている．そのため，休眠細胞の理解とその対策が今日求められている．

● 生きているが培養できない細菌

　自然界には多種多様な細菌が存在するが，その大部分は培養できない状態にある．1898年にWinterbergはサンプル中の微生物数と寒天培地上のコロニー数が異なることを発見した[1]．後に様々な研究により，多くの微生物で培養法が確立されたが，現在でも99%の細菌種は実験室レベルの培地では生育できないといわれている．その後1982年にXuらはコレラ菌の発生地でも当細菌の分離できないことを発見し[2]，生きているけれども培養できない菌はviable but non-culturable (VBNCまたはVNC) と定義された．広義のVBNCには培養できない細菌全般が含まれるが，培養法が確立されていない細菌は将来研究が進むにつれ培養できる可能性を秘めている．狭義のVBNCは，培養法が確立されているものの何らかの要因によって休眠状態となり増殖できない細菌を指す．VBNC状態は特に環境ストレスによって引き起こされることが多く，そのような細胞は損傷菌と呼ばれる．

　VBNC状態の細菌は海水や河川水で最初報告されたが，その後食品中や様々な環境中でその存在が報告されている[3]．食品の細菌においては，加熱や冷凍によってVBNC状態になると考えられる．また，自然界では低温，貧栄養，殺菌剤，浸透圧，紫外線などのストレスによって細菌がVBNC状態に移行する．これまでに腸管出血性大腸菌やコレラ菌，腸炎ビブリオ，レジオネラ菌，カンピロバクター，赤痢菌などの病原菌がストレス環境下でVBNC状態に移行することが報告されている[3]．VBNC状態の細菌は，様々な刺激によりその休眠状態が打破され，再び増殖可能な状態に蘇生する．その要因は細菌種により異なるが，抗酸化剤，あるいは鉄・マグネシウムなどの栄養補助因子が存在することにより，増殖可能な状態に回復する．

● 抗生物質に耐え抜く細菌

　細菌は環境ストレスがない状態でも集団の一部を休眠状態に移行する性質を有している．1944年にBiggerはスタフィロコッカス属細菌を培養すると一部の細胞が抗生物質存在下でも生残することを発見した[4]．その後の研究から，抗生物質に耐え抜いた細菌は何らかの遺伝子に変異の入った自然変異株ではなく，増殖が停止した休眠細胞であることが明らかとなった．このような休眠細胞は抗生物質存在下でも生き残ることから，パーシスターと呼ばれている．パーシスターの出現は多種多様な細菌で発見されており，スタフィロコッカス属細菌のほかに大腸菌やサルモネラ菌，緑膿菌などでその出現機構に関する研究が現在盛んに行われている．

　パーシスターは殺菌性の抗生物質に耐え抜く性質を有しているが，その休眠状態には複数の種類が存在する[5]．増殖していない細胞は細胞壁の合成が停止しているため，アンピシリンなどのβ-ラクタム抗生物質存在下でも殺菌されない．一方，DNA合成が停止した細胞は，DNAジャイレースを標的とするキ

ノロン系抗生物質に耐久性を有している。タンパク質合成が停止した細胞においては、リボソームの30Sに結合するアミノグリコシド抗生物質に対して生残性を有している。タンパク質合成が停止した細胞は通常DNA合成ならびに増殖も停止しているため、上記のすべての抗生物質に対して生残する性質を有しており、深い休眠状態と考えられる。

● **休眠と覚醒を引き起こす因子**

休眠細胞が出現する機構の1つとして、トキシン-アンチトキシン（TA）システムがあげられる[6]。TAシステムは安定なトキシン（タンパク質）と不安定なアンチトキシン（RNAまたはタンパク質）で構成されている。トキシンはメッセンジャーRNAの分解を行うが、通常アンチトキシンによりその作用が阻止されている。アンチトキシンの分解などによりこれらのバランスが崩れると、トキシンが作用し休眠細胞が出現する。例えば大腸菌K12株はタンパク質性アンチトキシンで構成されたTAシステムを10組有しており、それらが休眠化に関与している。しかし、すべての休眠細胞がTAシステムによって引き起こされるとは限らず、これまでにTAシステムを有さない細菌においてもパーシスターの存在が見つかっている。また近年急速に発達したメタゲノム解析によると、腸内細菌の3割はTAシステムをコードする遺伝子群を有しているものの、海洋性細菌では2％程度でしかない[7]。海洋では休眠状態の細菌が多いことが知られており、TAシステム以外の別の因子によって細胞の休眠化が起きていると考えられる。一部の細菌においてはアミノ酸欠乏などによる緊縮応答や、クオラムセンシング［→4-32 クオラムセンシング］によって細胞の休眠化が制御されることも知られている。

一方、休眠細胞が通常の細胞に復活する際の因子の1つとして、Rpf（resuscitation promoting factor）タンパク質がある[8]。Rpfホモログは多くの細菌に保存されており、細胞外に分泌されたRpfはペプチドグリカンの加水分解活性を有している。このように休眠から細胞を覚醒させる因子に関する研究のさらなる発展により、分離培養可能な細菌の増加や、抗生物質で殺菌されない休眠細胞の対処が今後期待される。　　　　〔田代陽介〕

参考文献

1) H. Winterberg. 1898. *Zeitschr. F. Hyg.* **29**: 75-93.
2) H. S. Xu, N. Roberts, F. L. Singleton et al. 1982. *Microb. Ecol.* **8**: 313-323.
3) D. Pinto, M. A. Santos and L. Chambel. 2015. *Crit. Rev. Microbiol.* **41**: 61-76.
4) J. W. Bigger. 1944. *Lancet.* **244**: 497-500.
5) Y. Tashiro, K. Kawata, A. Taniuchi et al. 2012. *J. Bacteriol.* **194**: 1169-1176.
6) T. K. Wood, S. J. Knabel and B. W. Kwan. 2013. *Appl. Environ. Microbiol.* **79**: 7116-7121.
7) J. T. Lennon and S. E. Jones. 2011. *Nature Rev. Microbiol.* **9**: 119-130.
8) G. V. Mukamolova, A. S. Kaprelyants, D. I. Young et al. 1998. *Proc. Natl. Acad. Sci. USA.* **95**: 8916-8921.

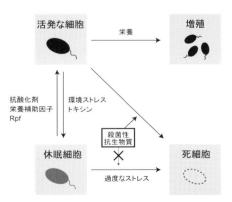

図1　細菌における休眠細胞移行の概念図

3-39
内生胞子・芽胞

飢餓応答，発芽，熱耐性

微生物の中には飢餓状態や特定の条件下におかれると栄養細胞（vegetative cell）内に内生胞子（endospore）と呼ばれる固い殻の構造物を形成するものがある．細菌が形成する胞子は芽胞とも呼ばれ，種々のストレス（高温，低温，乾燥，放射線，化学薬品など）に高い耐性を有するようになることが知られている．これらの細菌は芽胞（胞子）形成細菌と呼ばれる（図1）．芽胞は耐熱性があるため，100℃の加熱殺菌でも死滅しない場合がある．さらに芽胞は生育に有利な環境下におかれると発芽（germination）して栄養細胞として再度生育するため，芽胞形成細菌は食品や飲料の主要な危害微生物となっている．芽胞形成細菌は酸素存在下で増殖できない偏性嫌気性細菌であるか否かで大別することができる．好気性菌では Bacillus 属が，嫌気性菌では Clostridium 属が代表的であり，それぞれの属にはセレウス菌（B. cereus）およびウエルシュ菌（C. perfringens）やボツリヌス菌（C. botulinum）など食中毒の原因となる細菌種が存在している．現在では新属の発見や再分類によって，約90属ほどが芽胞形態および芽胞様形態をとる細菌として報告されている．

● 芽胞（胞子）形成細菌のライフサイクル

上述のように芽胞形成細菌が形成する芽胞は高い耐久性をもつが，芽胞の形成を防止する，もしくは芽胞を強制的に発芽させることができれば，通常の加熱殺菌プロセスによって除去が可能である．さらに芽胞が形成されていたとしても，発芽を防ぐことができれば細菌としての毒性を示すことはなく，食品汚染のリスクは低くなる．つまり，芽胞の形成と発芽メカニズムの詳細が明らかとなれば，芽胞の除去に有用な情報となる．

芽胞形成細菌のライフサイクルを図2に示す．芽胞形成細菌は生存に適さない特定の環境下（高温，乾燥，栄養条件の悪化など）において芽胞形成を開始する．芽胞形成細菌は膜上のセンサータンパク質によって周囲の環境を認識している．芽胞形成過程では細菌は通常の栄養細胞の増殖で見られる等分裂とは異なり，大小の2種類の細胞に分裂する（不等分裂）．大きい細胞である母細胞は小さい細胞を抱え込み（エンガルフメント），将来的に芽胞となる前胞子（forespore）を形成す

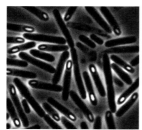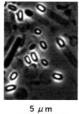

図1 ウエルシュ菌（C. perfringens）の芽胞（胞子）
白い球体が前胞子（左図），および成熟胞子（右図）．

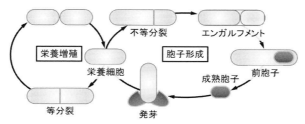

図2 芽胞（胞子）形成細菌のライフサイクル

る．やがて芽胞成熟に伴って，母細胞は溶けてなくなり，母細胞内部に形成された成熟胞子が放出される．このような芽胞形成過程は段階的な遺伝子発現の制御によって厳密に順序だって行われる．

芽胞は栄養細胞が生育に有利な環境下におかれると，植物の種が発芽して芽が伸びるように，芽胞構造の殻を破り発芽する．一般的に発芽は芽胞が有する発芽受容体によって発芽誘因物質（germinant）が感知されることによって開始する．発芽誘因物質はアミノ酸，糖，ヌクレオチド，無機イオンなど様々であるが，芽胞から発芽した栄養細胞が生育に好む環境下に多く含有されているものとなっている．例えば病原細菌であるディフィシル菌（C. difficile）の芽胞はグリシンと胆汁酸塩であるタウロコール酸塩によって発芽が誘導されるが，タウロコール酸塩はディフィシル菌が広く在住するヒトや動物の小腸に多く存在している．

● **芽胞（胞子）の構造と耐久性メカニズム**

成熟した芽胞は休眠状態であり，高い耐性を有する．芽胞は多層構造を有しており，細胞の内側から，DNAを含むスポアコア（spore core），胞子内膜（inner spore membrane），発芽細胞壁（germ cell wall），コルテックス（cortex），胞子外膜（outer spore membrane）そしてスポアコート（spore coat）で形成されている（図3）．ある種の芽胞では最外層にエキソスポリウムやクラストと呼ばれる構造で覆われており，それぞれ細菌の病原性や芽胞表面の親水性に関与すると考えられている．

芽胞の最内部層であるスポアコアは染色体DNAと低分子酸可溶性胞子タンパク質（small acid-soluble spore protein：SASP）を含む．SASPの中にはDNAと結合し，DNAをストレス環境下で保護する役割を有するタイプが存在している．また，ジピコリン酸カルシウム（DPA-Ca）を多く含み，芽胞の乾燥重量の25％を占めており，スポアコ

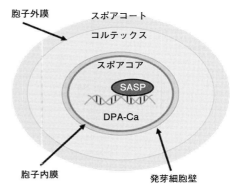

図3 芽胞（胞子）の構造

アは高度に脱水されている（25〜50％）．これによって芽胞は熱や放射線に対する耐性を得ている．胞子内膜には発芽レセプターと呼ばれるセンサータンパク質が局在し，発芽細胞壁に発芽後の栄養細胞の細胞壁となる．コルテックスはペプチドグリカンからなる芽胞特有の厚く堅い壁であり芽胞内部構造を包んでいる．スポアコートは複数のタンパク質から成り，溶菌酵素や化学物質から芽胞を守る役割を果たしている．

芽胞は上述のような厚い多層構造を有し，内部の代謝活動が停止した休眠状態であり，さらに内部は自由水のほとんどない水分活性が低い状態であるため，熱・紫外線・放射線などの物理的処理，薬剤や溶菌酵素といった化学的処理に対して著しく高い耐性を有すると考えられている．さらに芽胞の耐久性は芽胞が形成された環境条件にも影響されることが知られている．つまり，実験室で形成させた芽胞だけでなく，より実環境に近い条件下で形成された芽胞の耐久性も検討する必要がある．

〔尾花　望〕

3-40
バイオフィルム

付着，細胞外マトリクス，耐性化

実環境中において多くの微生物は単独で生きているわけではなく，物質表面に付着してバイオフィルム（biofilm）と呼ばれる集団を形成して生活している．実環境中では90%以上の微生物がバイオフィルムを形成しているとの報告もあり，バイオフィルムは微生物の自然界における主要な生活様式と考えられる．川の中の石のぬめりや，口の中の歯垢，排水溝のぬめり，納豆のネバネバなどはバイオフィルムの代表例といえる．バイオフィルム中の微生物は，自由に浮遊する状態浮遊状態と比較して，熱や薬剤といった物理的および化学的ストレスに対する耐性が向上するため，バイオフィルムは微生物の生き残り戦略あるいは環境適応の1つと考えられている．食品の腐敗，変敗の原因となる食品危害微生物もまた，生鮮原料や食品製造ラインなどの表面でバイオフィルムを形成している．

バイオフィルムはその名称からフィルム状のような構造であるととらえられがちであるが，微視的には凹凸のある三次元構造を形成している．バイオフィルム内部は単純な構造でなく，細長い空洞が観察され，水路のような構造が内部の物質循環に寄与していると考えられている．さらにバイオフィルムの内部の微生物は役割分担して，あたかも多細胞生物のように振る舞うことも明らかとなりつつある．これらのバイオフィルム構造形成や役割分担は微生物の細胞間コミュニケーションによって能動的に制御されている．

バイオフィルムは食品分野での腐敗・変敗や発酵のみならず，医療分野における感染症の難治化や慢性化と深く関係している．一方で，工学分野ではバイオフィルムの水処理やバイオマスエネルギー生産などへの応用利用が検討されている．このようにバイオフィルムは様々な産業に関与しており，バイオフィルムの理解および制御は重要な課題である．

● バイオフィルムのライフサイクル

上述の通り，バイオフィルムは人間生活に正負の両面で関与しており，その形成を制御する必要がある．そのためにはバイオフィルムのライフサイクルを理解することが不可欠である（図1）．

バイオフィルムの形成は微生物が固体表面に付着することから始まり，付着した微生物が増殖しマイクロコロニーを形成する．微生物は鞭毛や細胞表層タンパク質などのメカニカルセンサーによって物質表面を認識しており，付着に適した環境か否かの判断は，c-di-GMPやcAMPといった低分子細胞内シグナルを介して伝達され，様々な遺伝子群が制御される．その結果，微生物がその場に付着してバイオフィルム化するのか，浮遊状態に戻るのかが決定される．成熟したバイオフィルムの内部環境は比較的富栄養かつpHが安定

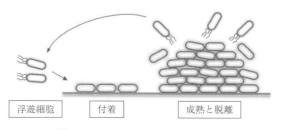

図1 バイオフィルムのライフサイクル

した環境であり，水分がほとんどを占めることがわかっている．

成熟したバイオフィルムからは一部の微生物は脱離し，浮遊状態へ戻る．脱離した微生物は新たなバイオフィルム形成環境に向けて放浪する．脱離にはせん断力などによる受動的脱離と，遺伝子発現を介した能動的脱離に分けられる．能動的脱離では温度変化や代謝産物の蓄積，栄養の枯渇などの環境変化に微生物が応答することによって，運動性の増強やバイオフィルムの分解が引き起こされる．また，ある種の細菌では細胞間コミュニケーションによって脱離が誘導されることが示されており，バイオフィルムを制御するツールとしての応用が期待される．

● **細胞外マトリクス**

バイオフィルム中の細胞は細胞外重合体物質（extracellular polymeric substance：EPS）と呼ばれる細胞外マトリクスによって覆われつなぎ止められている．成熟したバイオフィルムは微生物が作り出した粘性の細胞外マトリクスによって複雑な三次構造をとっている．つまりEPSはバイオフィルム構造の屋台骨にあたる．EPSは核酸やタンパク質，多糖によって形成され，保水性の高い高分子物質を含むことから，乾燥に対する耐性付与に寄与している．EPSはバイオフィルム内部の細胞の盾としても働いており，大きな分子の侵入を防いだり，電荷をもった抗菌物質やイオンなどを吸着したりしている．さらに炭素源，窒素源として栄養の貯蔵庫としても機能していると考えられている．バイオフィルムを構成する微生物種や環境によってEPSの構成成分は大きく異なり，微生物は環境に応答して様々な物質をつくり出し，バイオフィルム化している．

● **バイオフィルムの耐性メカニズム**

バイオフィルムは物理的および化学的ストレスに対して高い耐性を示しており，微生物による汚染を引き起こす原因となる．バイオフィルムの耐性獲得メカニズムはいくつかの理由が考えられている．バイオフィルム内側の細胞は外側の細胞によって防御されており，さらに細胞外マトリクスを含むバイオフィルム構造は化学物質の浸透性を低下させている．これによって薬剤などの様々なストレスが内部の細胞まで到達するには猶予が与えられており，内部の細胞はストレスに対して適応することが可能となる．また，バイオフィルム中の浸透性の低下は，バイオフィルム内部での栄養や代謝産物といった様々な物質の濃度勾配を生じさせる．栄養が枯渇した中心部では抗菌物質への耐性が高い休眠状態の細胞（persister cell）が出現することが知られている．さらにバイオフィルム内部では突然変異株の出現頻度が上昇することが知られており，このようなバイオフィルム内部の細菌の不均一性・多様性も外部のストレスに対する耐久性が生じる要因の1つとして考えられている．このようにバイオフィルムに対して薬剤などの殺菌処理を与えた場合でも，バイオフィルム全体の細胞を死滅させるのは難しく，バイオフィルムの内部に生きた細胞が残存する場合がある．食品微生物制御の観点では，浮遊状態のみならず，バイオフィルム状態の微生物を考慮に入れた薬剤の評価や制御・除去法も検討することが重要であると考えられる．

〔尾花　望〕

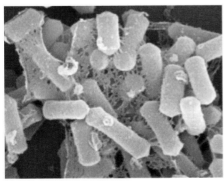

図2 微生物がつくるEPS

第 4 章

食とヒト常在微生物

4-1
ヒト常在微生物

マイクロバイオーム，口腔，胃，腸，皮膚

● ヒトの身体に棲む微生物

　微生物は様々な環境に適応し，地球上のほとんどすべての環境中に生息している．ヒトの身体も例外ではなく，細菌，真菌，ウイルスといった多くの微生物が生息し，共生関係を築いている．ヒトの身体を構成する細胞数はおよそ37兆個と推測されている一方，ヒトの皮膚，口腔，鼻腔，消化管などに常在する微生物は合わせて数千種，数百兆個以上といわれている（図1）．つまり，常在する微生物数はヒト細胞数をはるか凌駕すると考えられており，身体に常在する微生物も身体の構成成分と仮定すると，我々ヒトの身体の大半は微生物からなっているともいえる．2000年のノーベル生理学・医学賞学者であるLederberg博士は，ヒトを微生物と合体した集合体である「超生命体」として捉える概念を提唱している[1]．我々の健康，生活には超生命体を構成する微生物が密接に関連しており，ヒト常在微生物叢（ヒトマイクロバイオーム）を知り，理解することは今後の重要な課題である．

　これまでのヒト常在微生物の研究は単離した個々の微生物を扱うことが主流であった．しかし，近年，次世代シーケンサーをはじめとする新しい機器の登場や技術革新の結果，（メタ）ゲノム，トランスクリプトーム，プロテオーム，メタボロームといったDNAやRNA，タンパク質，代謝産物分子全体を網羅的に解析し，生命現象を包括的に調べるオミクス解析が確立されたことによって，ヒト生体内における微生物の挙動や機能の全体像が明らかになりつつある．

● 食とヒト常在微生物

　ヒトが食物を食する場合，その食物はまず口腔に入り，咽頭，食道を通って，胃に到達し，その後小腸，大腸を通過し，排泄される．当然のことながら，食するという行為はヒトの消化管に影響を与え，そこに常在する微生物と宿主であるヒトの相互作用にも関与することは明白である．さらに直接食物の消化に関わらないような器官である鼻腔や皮膚についても，そこに常在する微生物が食物に接触，混入することがあり，食中毒などの原

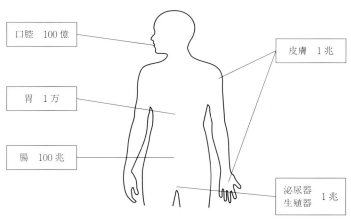

図1 ヒトの身体に棲む微生物の数

因の1つにもなりうる．つまり，すべてのヒト常在微生物は我々の食と関連性があるといえる．

本章「食と常在微生物」では食物がヒト体内を通過する順番で，各器官における食とヒト常在微生物の関係性を様々な視点から解説していく．消化管および呼吸器の末端である口腔には多種多様な微生物が存在している［➡ 4-2 〜 4-12］．それぞれの微生物が協調的もしくは競合的に相互作用し，さらに口腔の免疫にも影響を受けながら，歯，舌，頬粘膜といった様々な部位で口腔微生物叢を形成している．口腔における二大疾患であるう蝕（虫歯）と歯周病はそれぞれ特定の口腔微生物によってもたらされる．近年，う蝕原菌や歯周病原菌は口腔疾患のみならず，全身の健康とも関連があることが明らかになりつつある．口腔ケアおよび適切な口腔微生物叢の形成は，食事と関連するQOL（quality of life）を左右する重要なファクターであり，口腔微生物をコントロールする食品添加物や機能性食品は口腔ケアの1つとして関心が高まっている．

胃の中は胃酸の影響で低pHであり，生物の生息が難しい環境である一方，胃の中に生息する微生物も発見されており，特にピロリ菌は急性および慢性胃炎やがんとの関連がある［➡ 4-13 食と胃内微生物，胃の中に棲む微生物］．

腸内は微生物にとって特に生育しやすい環境であり，高密度の多種多様な微生物が生息している［➡ 4-14 〜 4-26］．腸内微生物の活性は腸内における代謝や免疫に影響を与えることが近年の研究から明らかになっており，全身の健康に深く関与している．腸内細菌叢と健康との関連性が広く認知されたことに伴い，プロバイオティクスを代表とする腸内細菌叢によい影響を与える食品素材への関心は高まっており，さらに近年では食べる抗体や飲むワクチン，そして腸内微生物叢の移植といったヒト常在微生物叢をコントロールする新しい試みも提唱され始めている．［➡ 4-30 〜 4-35］．

またヒトの表層（皮膚）にも多くの数の微生物が生息しており，衛生面や病原微生物の伝播の点から食との関わりがある［➡ 4-27 〜 4-29, 4-36］．

ヒトに常在する微生物の多くは細菌であるが，細菌に感染するウイルス（バクテリオファージ）や真菌（かび）も様々な部位に生息しており，ヒトと微生物が合体した集合体である「超生命体」は様々な生物から構成されることを示している．

前述した次世代シーケンサーを用いたメタゲノム解析より，多種多様な人々の常在微生物叢の情報を得ることが可能となり，生活習慣，食生活，居住地域，年齢など様々なファクターが口腔微生物や腸内微生物叢に実際に影響を与えていることが明らかとなってきている．今後，網羅的解析のみならず，微生物とヒトとの相互作用の詳細な解析が進むことによって，生きるために必須な行為であるとともに，ヒトの生活の楽しみでもある「食」との関連性がより明らかになることが期待される．　　　　　　　　　　　〔尾花　望〕

参考文献

1）J. Lederberg. 2000. *Science*. **288**：287-293.

4-2
食生活と口腔微生物

食生活，糖質，う蝕

う蝕（虫歯）は古代より現代に至るまで人類にみられる疾患であり，その痕跡は発掘された様々な年代の人骨に残されている．古くは20万年前のホモサピエンス・ネアンデルターレンシスとされるものや，日本では縄文時代（約1万2000年～2300年前）や弥生時代（約2300年前～3世紀なかば頃）の人骨からう蝕が見つかっている．

う蝕を「単糖・二糖類および多糖類を基質として口腔細菌が産生した有機酸により歯が脱灰された状態」と規定すると，その病態は酸産生の基質となる糖質の性状に強く影響される．口腔細菌による有機酸の産生に関与する基質として，グルコース，フルクトース，スクロースなどの単糖・二糖類およびデンプンなどの多糖類がある．

う蝕が摂取する糖質により異なる病態を示すことから，その時代における食生活とう蝕の間には強い関係がみられる．文明と感染症は密接な関連があるが，文明の1つの形である食生活と感染症であるう蝕との関連について見ていきたい．

● **加熱デンプンによるう蝕**

人類は極めて長い期間，狩猟・採取社会により生活を営んでいた．日本人の場合，狩猟・採取民であった縄文人は残された糞石の解析で，栄養学的に摂取量およびバランスにおいて非常に多様かつ豊かな食生活を送っていたこと，農耕は始まっていなかったにもかかわらず炭水化物の摂取量が多かったことが報告されている．また，クリ，クルミなどのデンプンなどに天然酵母を加え焼いた「縄文クッキー」が発掘されており，このような食物は歯面への停滞性が高く，う蝕の原因となっていたと考えられる．さらに，縄文人のう蝕発生部位は歯の咬合面には少なく，隣接面や頬側面に多く，エナメル質からなる歯冠部よりも象牙質，セメント質からなる歯頸部や歯根部に多いことが報告されている．このことは縄文人のう蝕は歯周病で歯根が露出した部位に起こりやすく，歯周病の続発症として起こることを意味する．酸産生において，多糖類であるデンプンはグルコースに分解される過程が必要な分だけ有機酸の産生が遅れる．つまり，エナメル質を脱灰するような急速に進行するう蝕ではなく，歯周病に罹患後に比較的石灰化の程度が低いセメント質を緩徐に脱灰するタイプであったと考えられる．

狩猟・採取は不安定かつ報酬が少ない労働であることから，人類の生活様式は農耕・牧畜へとシフトしていく．いわゆる農業革命であり，日本においても2,300年前の弥生時代に始まった．弥生時代に始まった稲作は狩猟・採取生活よりも単位面積当たりの食糧生産を増大させ，人類の定住および人口増加をもたらした．これまでのバランスのとれた多様な食生活は穀物に偏ったものになり，歯面への付着性の高い加熱デンプンが歯頸部，歯根部にさらに停滞するようになったことは想像に難くない．このように農耕生活の始まりは縄文時代よりいっそう多くのう蝕をもたらした．また，この時代にはわずかではあるが乳歯う蝕がみられるようになった．これまでの歯周病の続発症としてのう蝕以外にも乳歯にもう蝕を発生させたということは，う蝕の進行が速くなり，より強力なタイプになったことを意味する．

● **精製砂糖によるう蝕**

農業革命による穀物の大量生産は人口増加およびう蝕の増加をもたらしたが，16世紀にはカリブ海など西インド諸島を中心としたサトウキビのプランテーションが行われた．イギリスから鉄砲や織物を載せた貿易船がこれらの物資と引き替えに黒人奴隷をアフリカ西海岸で載せ，西インド諸島に黒人奴隷を降ろしサトウキビの大量栽培のために必要な人材

を調達した．黒人奴隷を降ろした船は砂糖をはじめ，タバコ，コーヒーなどを載せイギリスに戻り，いわゆる三角貿易が行われ莫大な利益をもたらした．それと同時にサトウキビプランテーションと砂糖精製工業は人類史上かつてない量の精製砂糖を，ヨーロッパをはじめとした全世界にもたらすことになる．また，イギリスにおける植民地で生産された穀物の国内への輸入を制限する「穀物法」があり砂糖も制限を受けていたが，1846年に穀物法が廃止されると大量の砂糖がイギリス本国に輸入されるようになり，穀物法が適用されていた頃の1人当たり年間砂糖消費量が10 kg程度であったのに対し廃止後は40 kgに急増した．また，ランカシャーの頭蓋骨の研究から，19世紀前半と後半の間に劇的なう蝕の増加があったことが報告されている[1]．このことは砂糖消費量の増大とう蝕の増加を関連づけるデータである．

砂糖の全世界的流通はう蝕のパンデミックを引き起こす．また，スクロースを基質としたう蝕は加熱デンプンのう蝕と異なり，歯周病が起こる前の若い年齢からエナメル質の脱灰を引き起こす，非常に急速進行かつ強力なタイプである．エナメル質の平滑面や小窩裂溝など加熱デンプンでは起こらない部位にう蝕を起こすのもこのタイプのう蝕の特徴で，1924年 J. K. Clarke により本疾患の原因菌として *Streptococcus mutans* が提唱された．

スクロースを基質として粘着性の高いグルカンを産生し，歯面に強固に付着して有機酸を産生しエナメル質を脱灰する，砂糖によるう蝕は近代型のう蝕であり，加熱デンプンによるう蝕とはまったく性格を異にする（表1）．このことは感染症が文明のあり方と密接な関連をもつことの1つの証左といえよう．

〔吉田明弘〕

参考文献
1) M. E. Corbett and W. J. Moore. 1976. *Caries Res.* **10**：401-414.
2) 竹原直道．1995．日歯評論．**638**：115-127.

表1 食生活からみたう蝕の特徴（参考文献2）を改変）

	加熱デンプンによるう蝕	精製砂糖によるう蝕
歴史	縄文時代，農耕開始後増加	砂糖の食品化（300〜150年前）から
酸産生の基質	加熱デンプン	精製砂糖
原因菌	糖発酵能をもつすべての口腔細菌	ミュータンスレンサ球菌
好発部位	歯頸部，歯根部（セメント質）	小窩裂溝・隣接面・平滑面（エナメル質）
歯周病との関連	歯周病の続発症	歯周病との関連なし
発症年齢	成人	小児
進行の速さ	緩徐	急速

4-3
年齢によって変化する口腔微生物叢

加齢,口腔レンサ球菌,歯周病原性細菌,
口腔カンジダ菌

口腔は消化管の最上部であると同時に呼吸器の末端でもある.外部環境に直接つながるため,皮膚,尿道,膣などとともに体内・体外の分類では体外とされる.体外には腸内細菌に代表されるようにそれぞれの場所に特徴的な常在微生物が存在し,これらはヒトから栄養源を得る一方で外来微生物の定着や増殖を阻止するといったヒトとの共生関係を構築している.口腔は可動粘膜,非可動粘膜,歯とその支持組織といった複雑な構造物と常時多量に分泌されている唾液の存在によって種々の微生物に対し特有の生息部位(ニッチniche)を提供している.そのため口腔内には未同定の細菌を含め,約700種類もの細菌が存在するといわれている.しかし,口腔内の環境は,年齢や口腔疾患,歯の喪失などによって大きく変化するため,口腔のニッチの変化に伴い口腔微生物叢もまた大きく変化する.

● 胎生期から乳児期の微生物叢

胎生期の口腔は微生物が存在しない無菌的な状態と考えられている.出産で膣を通過するとき,母親の膣常在菌が新生児の口腔に供給される.近年,経膣分娩と帝王切開による出産では,新生児の口腔細菌の構成が異なり,経膣分娩による母親からの細菌の供給が,健全な口腔細菌叢の形成に寄与することが示唆されている[1].新生児の口腔に初めて定着,増殖する細菌は pioneer bacteria と呼ばれ,多くの場合 Streptococcus salivarius がその役割を担う.pioneer bacteria の代謝産物は口腔環境を変化させ,他の細菌が定着する条件を整える.新生児期から乳児期にかけて口腔から検出される細菌は Streptococcus mitis, S. oralis といったレンサ球菌類や Staphylococcus, Villonella, Neisseria, Lactobacillus などが優勢である.

● 幼児期から青年期の微生物叢

その後,歯の萌出により口腔環境は大きく変化する.口腔内に粘膜ではない歯面という固相面(solid surface)が存在することにより,微生物の新たなニッチを提供する.solid surface 上にはバイオフィルム(biofilm)と呼ばれる膜状の微生物の凝集塊が形成される.これは歯垢(dental plaque)の本態でもある.その中で最も優勢なのはレンサ球菌類である.しかし,口腔清掃状態が不良な場合,歯垢バイオフィルムはその厚みが増し,深層と表層の酸化還元電位や口腔からの糖供給量などの分布差が生じる.さらに Fusobacterium のように異種菌体どうしの凝集を媒介する細菌の存在により,成熟した歯垢は放線菌や嫌気性グラム陰性球菌,さらにはスピロヘータのような運動性らせん状菌や偏性嫌気性桿菌といった多種多様な細菌種から構成される.歯垢以外に口腔細菌が多く分布するのは舌背である.舌背上で細菌は歯垢同様に剝離上皮や唾液成分を含む多量の凝集塊として存在し,これを一般に舌苔(tongue coating)と称する.歯垢と舌苔から検出される細菌種の検出頻度は幼児から歯の喪失が少ない成人期まではほぼ同等であり,歯垢から検出された場合には舌苔からも検出される場合が多い.これは舌背と歯肉溝が唾液を介在して相互に細菌の受容-供給(reservoir-acceptor)関係があるためと考えられている.また Fusobacterium は歯垢と舌苔の両方の形成過程において,それらの全菌量増加に比例して増加することが観察されている[2].このことから同菌種が歯垢のみならず舌苔の形成にも重要な役割を担っていると推察される.歯科の二大疾患であろう齲蝕と歯周病の病原性細菌として最も有力なのは前者が Streptococcus mutans と S. sobrinus からなるミュータンスレンサ球菌であり,後者は Porphyromonas gingivalis, Tannerella forsythia, Treponema *denticola* のいわゆるレッドコンプレックス菌群である．ミュータンスレンサ球菌は歯の萌出前には口腔内に存在せず，生後 19 ～ 31 か月の間に主として母親を由来とした垂直的伝播により口腔内に定着する[3]．これに対し，歯周病原性細菌の分布は配偶者間で近似することが報告されており，青年期から成人期に，家族や恋人など頻繁に接触する個人間で水平的に伝播すると考えられている．しかし，いずれの伝播においても，口腔環境が，それら細菌を定着に至らしめるかを左右する．すなわちミュータンスレンサ球菌であれば乳児期の糖摂取状況であり，歯周病原性細菌であれば口腔清掃状態さらには喫煙などの環境要因が，持続的な定着に関連する要因となる．

● **成人期から老年期の微生物叢**

口腔環境は永久歯列完成期から青年期にかけてはほぼ安定した状態にあり，その後歯周病の状況が顕著になると歯周ポケットという新たなニッチが現れる．歯周ポケットは嫌気性が高くかつ慢性炎症に伴う歯肉溝滲出液が常時存在することから，糖非発酵性のグラム陰性嫌気性菌の生息に好適である．*P. gingivalis* に代表されるこれらの細菌は先に記した口腔局所間の細菌の受容-供給関係により，舌背など他部位にも高頻度に生息するようになる．一方で歯周病が進行し，歯の欠損が多くなると，歯周ポケットは減少し，歯周病原性細菌は生息部位を失っていくものと考えられる．実際，無歯顎者では舌苔からの歯周病原性細菌の検出頻度が著しく低下する（図1）[3]．

口腔常在微生物には真菌も存在する．カンジダ菌は幼年期から約 10％ の者の口腔から検出され，健全成人では 40 ～ 60％ の舌または頬粘膜から検出される．その最も優勢な種は *Candida albicans* である．高齢や疾病あるいはその後遺症などにより全身の免疫力が低下すると *Candida albicans* は日和見感染的に義歯性口内炎や口腔カンジダ症の原因となる．また，*Candida* 菌はカンジダ菌血症の起因菌

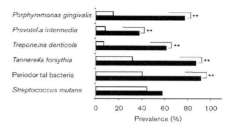

図1 無歯顎と有歯顎の高齢者の舌苔からの歯周病原性細菌と *S. mutans* の検出頻度
□：無歯顎者，■：有歯顎者．いずれの歯周病原性細菌も無歯顎者では有意に低い検出率である．

としても知られている．口腔カンジダ菌の口腔粘膜試料からの検出頻度や検出量は高齢になると多くなる．これは唾液減少や有床義歯の使用が口腔カンジダ菌の生息に有利に働くためと考えられている．

以上のように口腔微生物叢は年齢による口腔環境の変化により様々な変動を呈する．しかし，どのような年齢にあっても口腔レンサ球菌を主とする健全な口腔細菌叢を維持することは健全な食生活や口腔の清潔の維持，早期の歯科保健・医療的介入などによりある程度可能である．それは口腔疾患の予防に有効であり，ひいては全身の健康に寄与するものと考えられる．　〔岸　光男〕

参考文献
1) P. Lif Holgerson *et al.* 2011. *J. Dent. Res.* **90**：1183-1188.
2) M Matsui, *et al.* 2014. *BMC Oral Health.* **14**：4.
3) P. W. Caufield, G. R. Cutter and A. P. Dasanayake. 1993. *J. Dent. Res.* **72**：37-45
4) M Kishi, *et al.* 2010. *J. Med. Microbiol.* **59**：1354-1359.

4-4
う蝕（虫歯）と口腔バイオフィルム

ミュータンスレンサ球菌群（mutans streptococci），不溶性グルカン，スクロース

我が国において，口腔衛生に関する国民の意識が向上し，近年う蝕（虫歯）は減少傾向にある．しかしながら，厚生労働省が発表した2011年度歯科疾患実態調査[1]によると，13歳以上でのう蝕の有病者率は90％を超えており，う蝕は現在においてもいまだ国民的な疾患であるといっても過言ではない．

● う蝕の原因細菌

レンサ球菌のうちミュータンスレンサ球菌群（mutans streptococci）と呼ばれるグループに属するものがう蝕原性細菌とされ，ヒトから分離される同群には，Streptococcus mutans および Streptococcus sobrinus が知られている．これらの細菌は，ヒトの口腔以外で単離されることはほぼない．一般に，Streptococcus sanguinis などの歯面に定着してデンタルプラークを構成する常在性レンサ球菌は，生後約9か月頃（乳歯の萌出後）に口腔内に定着するが，S. mutans および S. sobrinus は生後約18か月以降に定着する[2]．この時期は，ミルクや離乳食の食事を終え，様々な食品を口にする時期で，スクロース（砂糖）含有の食品を積極的に食べ始める頃と一致する．

エナメル質が脱灰される際に S. mutans または S. sobrinus が大きな役割を担っているが，病巣が象牙質にまで及ぶと，乳酸桿菌，放線菌，種々の嫌気性菌など，多くの口腔細菌が象牙質の有機物を分解して，う蝕の進行に関与する[3]．

● 初期付着

歯面は通常口腔内を満たす唾液によって覆われている．唾液に含まれる様々なタンパク質や糖タンパク質は歯面に吸着され，獲得皮膜（acquired pellicle）と呼ばれる厚さ0.1～1.0 μmの薄膜を形成する．その後，S. mutans および S. sobrinus は獲得皮膜に吸着される．この反応は可逆的であるが，一部の菌体は獲得皮膜上に不可逆的に固相化される．これを初期付着と呼ぶ．初期付着に関わる菌体表層に局在する付着分子として，タンパク質，レクチン様分子，リポタイコ酸などがあげられる．とりわけ，菌体表層タンパク質抗原であるPAcやPAgなどのポリペプチドは，疎水性の相互作用によって唾液成分と結合する．

一方，獲得皮膜と結合して付着する細菌は S. mutans および S. sobrinus のみではなく，歯垢（デンタルプラーク）として多数の菌が，歯面に付着している．S. mutans および S. sobrinus がそれらの菌と異種菌間結合をすることによって，結果的に，歯面上にバイオフィルムを形成することもある．

● 歯面への固着

不可逆的に初期付着した S. mutans および S. sobrinus は，スクロース存在下において，非常に強固なバイオフィルムを形成し，歯面に固着する．これは，粘着性の多糖を菌体外に合成するからである．これらの細菌が合成する多糖として，多量の α-1,3 結合したグルコースと少量の α-1,6 結合したグルコースから構成される多糖である不溶性グルカン，多量の α-1,6 結合したグルコースと少量の α-1,3 結合したグルコースから構成される多糖である水溶性グルカン，および β-2,1 結合したフルクトースから構成される多糖である水溶性フルクタンが知られており，それらは複雑に絡み合った三次元的な網目状の構造をとる．これらの多糖は，いずれもがスクロースを基質として，それぞれの多糖に特異的な糖転移酵素によって合成される．S. mutans の場合，グルカンを合成する3種類の酵素とフルクタンを合成する1種類の酵素が報告されている．

多糖のうち，最もう蝕原性の高いのは，不溶性グルカンである．不溶性グルカンによって形成されたバイオフィルムは，水で激しく

洗浄しても容易に剥離しない（図1）．S. mutans および S. sobrinus 以外の口腔常在性のレンサ球菌の多くは水溶性多糖を合成することができるが，不溶性グルカンを合成することができない．不溶性グルカンを合成することができるかどうかが，う蝕原性を決定する主要な要因である．

一方，う蝕は，発生する部位によって，平滑面う蝕，小窩裂溝う蝕，および根面う蝕に大別される．高い粘着性をもつ不溶性グルカンが有利に働くのは，平滑面う蝕である．歯の咬合面の小窩や裂溝に発症するう蝕においては，その形態の複雑さが菌体の定着に有利に働き，不溶性グルカンの非産生株も，う蝕を起こすという報告もある[4]．

● バイオフィルム内での歯面の脱灰

S. mutans および S. sobrinus は，嫌気条件において，グルコース，スクロース，ラクトース，さらにマンニトールやソルビトールなどの一部の糖アルコールを代謝して，乳酸，ギ酸，酢酸などの酸を多量に産生する．一方，酸素存在条件では，乳酸のみを産生する．これは，ギ酸および酢酸の産生に関与する代謝酵素が，酸素感受性であることに起因する．

不溶性グルカンによって保護された強固なバイオフィルム内では，外部との気体の交換が遮断されることによって嫌気性に保たれ，乳酸のみならず，ギ酸や酢酸も産生される．さらに，産生された酸が蓄積され，低い pH を維持し，その結果，硬組織は脱灰する．以上のように，う蝕の原因となるバイオフィルムは，単に菌体の固着のみならず，その代謝活動をも制御する．S. mutans および S. sobrinus は，他の口腔細菌よりも耐酸性能が高く，エナメル質が脱灰される pH 5.5 以下の環境において生育できるので，バイオフィルム内の低い pH 環境は，S. mutans および S. sobrinus にとって有利な環境といえる．長時間このようなバイオフィルムが維持され，エナメル質の脱灰が進行し，象牙質にまで及

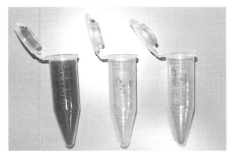

図1 S. mutans のバイオフィルムの染色像．（左）スクロース添加培地で培養した野生株．（中）グルコース添加培地で培養した野生株．（右）スクロース添加培地で培養した不溶性グルカン非産生株．［カラー口絵19参照］

ぶと，嫌気性菌を含む様々な細菌によって有機質も分解され，う蝕はさらに深部へと進行する．　　　　　　　　　　　　　　〔吉田康夫〕

参考文献

1) http://www.mhlw.go.jp/toukei/list/62-17z.html
2) P. W. Caufield et al. 1993. J. Dent. Res. **72**：37-45.
3) F. E. Martin et al. 2002. J. Clin. Microbiol. **40**：1698-170.
4) Y. Yamashita et al. 1993. Infect. Immun. **61**：3811-3817.

4-5
歯　周　病

レッドコンプレックス，バイオフィルム，
糖尿病，誤嚥性肺炎

● 歯周病とは

　歯周病（periodontal diseases）は，細菌感染による歯周組織の慢性炎症疾患であり，成人が歯を失う最大の原因となっている．歯周病は進行の程度により，歯肉の炎症に限局した「歯肉炎（gingivitis）」と，歯根膜や歯槽骨に炎症や破壊が進んだ「歯周炎（periodontitis）」の大きく2つに分類される．歯周病（すなわち歯肉炎と歯周炎の合計）の罹患率は成人の約8割にのぼる．歯周炎はさらに，成人以降に発症し歯周炎の大部分を占めている慢性歯周炎（chronic periodontitis）と，若年者において発症し急速な歯槽骨破壊を特徴とする侵襲性歯周炎（aggressive periodontitis）などに分類される．2011年度の歯科疾患実態調査[1]によれば，歯周炎の罹患率は40，50，60歳代で，それぞれ約25，40，50％となっている．一般に歯周病は，炎症の増悪と緩解を繰り返しながら徐々に歯周組織を破壊していき，さらに重症化すると歯牙は動揺し最終的には脱落する．歯牙を失えば，口腔の重要な機能（咀嚼，嚥下，構音，審美性など）は著しく低下する．

● 歯周病の病因

　歯周病は多因子性疾患であるが，その主な原因は，歯周ポケット（periodontal pocket）内部の歯垢や歯石である．歯垢はデンタルプラーク（dental plaque）とも呼ばれ，多種多様な細菌と細菌が産生するEPS（extracellular polymeric substance）からなる集合塊である．歯石は，その歯垢が石灰化したものである．歯垢や歯石のように，細菌どうしがEPSを介してスクラムを組むように形成するコミュニティを総称して，バイオフィルム（biofilm）と呼んでいる．バイオフィルムは生体の免疫系や抗菌薬などに高い抵抗性を示す．バイオフィルム中の歯周病原細菌（periodontopathic bacteria）は複数の病原因子を巧みに用いることで，宿主への定着侵入，免疫機構からの回避，組織傷害などを介して疾病を進展させていく[2]．例えば，線毛やある種の外膜タンパクは，細菌間あるいは細菌-宿主間の結合を介して宿主に定着侵入する．また，莢膜多糖をまとう，白血球毒素を産生する，補体系を不活化するなどして宿主免疫機構から回避する．リポ多糖，タンパク質分解酵素などは宿主細胞に直接，あるいは免疫応答を介して間接的に作用して傷害する．

　また歯周病はバイオフィルム以外にも，全身と局所の修飾因子により増悪する．例えば，歯牙，歯周組織の解剖学的な因子，咬合性外傷，免疫学的・内分泌学的因子なども複合的に作用して歯周病の発症や進展に影響する．また特に，喫煙や食生活といった生活習慣に起因する因子が歯周病を悪化させることから，歯周病は生活習慣病の1つとして認知されている．

● 歯周病原細菌

　歯周病原細菌（図1参照）として，レッドコンプレックス（red complex）やオレンジコンプレックス（orange complex）と呼ばれる複数種からなる細菌群が知られている．これは160人の歯周病患者と25人の健常者の歯肉縁下歯垢のDNAベースでの比較解析により明らかにされた[3]．特にレッドコンプレックスは歯周病患者の歯周ポケット底部に高頻度に検出されるものであり，*Porphyromonas gingivalis*，*Tannerella forsythia*，*Treponema denticola* の3つの歯周病細菌が含まれる．その他にも *Aggregatibacter actinomycetemcomitans* や *Fusobacterium nucleatum* などが歯周病に関与する細菌として知られている．これらはいずれも嫌気性のグラム陰性桿菌であり，歯周ポケット内とい

う特殊な環境下でバイオフィルムを形成し生息している.しかしながら,口腔内には700種以上の細菌が生息し,その多くがまだ培養不可能な細菌である.歯周病は単独の口腔細菌による感染症ではなく,様々な口腔細菌が複雑に関わりながら発症すると考えられている.その中には,現在未同定の細菌や培養不能な細菌も含まれるものと考えられる.今後,歯周ポケット内細菌叢の網羅的解析や歯周病原因子の解析などの研究が蓄積され,厳密な歯周病原細菌の特定や歯周病発症機構の全容解明に向かうことが期待される.

● **食と歯周病**

食と歯周病には密接な関係がある.例えば,糖尿病は歯周病のハイリスク因子であり,過剰なカロリー摂取などの悪しき食生活により糖尿病のコントロールが不良になれば,歯周病は悪化する[4].また食物を咀嚼するという行為自体,歯牙と口腔粘膜表面を物理的に摩擦・自浄するため,口腔の微生物環境は改善される.また,摂取する食品の種類も口腔微生物叢に影響する.粘着性の食物や柔らかい食物は自浄作用が低く,口腔内でバイオフィルムが形成されやすい.したがって臨床的には,種々の重症病態などにより流動食の摂取や経管栄養を余儀なくされるケースにおいて,口腔の微生物環境は著しく悪化する.通常の食事を摂取することができず不衛生になった口腔は,歯周病に限らず様々な口腔感染症を引き起こすリスクがある.さらに歯周病などの病巣に由来する口腔細菌が誤嚥性肺炎(aspiration pneumonia)を引き起こす.また歯周組織の炎症に伴い口腔粘膜上皮のバリヤーが失われると,口腔細菌やその由来物質が血管内へ侵入し心内膜炎や動脈硬化など,遠隔臓器における様々な疾患発症を惹起することが示唆されている. 〔中尾龍馬〕

参考文献

1) 厚生労働省 平成23年度歯科疾患実態調査. http://www.mhlw.go.jp/toukei/list/62-23.html
2) R. J. Lamont, G. N. Hajishengallis and H. F. Jenkinson. 2013. *Oral Microbiology and Immunology*. ASM press.
3) S. S. Socransky, A. D. Haffajee, H. A. Cugini *et al*. 1998. *J. Clin. Periodontol.* **25**:134-144.
4) 日本糖尿病学会. 2013. 科学的根拠に基づく歯周病診療ガイドライン. 11 糖尿病と歯周病. pp.141-149. 南江堂.

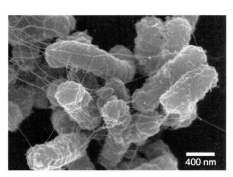

図1 歯周病細菌 *Porphyromonas gingivalis* の電子顕微鏡像

4-6 口腔微生物叢と口腔微生物の相互作用

バイオフィルム，初期付着菌，後期付着菌，共凝集，口腔微生物叢

● 口腔の常在微生物

口腔は，腸管と並び人体において最も複雑な微生物叢が構築されている部位の1つであり，これまでに存在が報告された細菌種は700種を超える．これらの微生物は口腔の内表面にバイオフィルムを形成し定着している．ただし一口に内表面といっても歯面，歯肉縁，歯肉溝内，歯肉表面，舌背，頬粘膜，口蓋といった部位ごとで局所環境は大きく異なることから（図1），それぞれの部位に形成される細菌群集の構成には差違が認められる．各部位の細菌群集は唾液や飲食物の通過，ブラッシングなどによる破壊と形成および成熟を繰り返している．

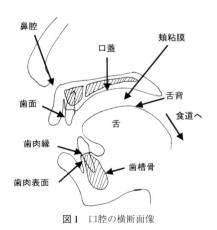

図1 口腔の横断面像

● 歯面の細菌群集

多様な口腔バイオフィルムそれぞれの動態についてはいまだ不明な点も多いが，歯面に形成されるデンタルプラーク（dental plaque，歯垢）については数多くの知見が得られている．というのも口腔の二大疾患であるう蝕（虫歯）と歯周炎（歯周病，歯槽膿漏）がともにデンタルプラークに起因する疾患であり，歯科医学において極めて重要な意味をもっているからである．デンタルプラークはおよそ70％を細菌が占めており，成熟したプラークには1g当たり10^{11}個ともいわれる細菌が含まれている．付着したプラークはブラッシングを行えば取り除くことができるが，数時間後には再び形成される．

● デンタルプラークの形成と遷移

デンタルプラークの形成は，唾液に浸された歯面にペリクルと呼ばれる被膜が形成されるところから始まる[1]．ペリクル自体は厚さ1μm程度の無色透明な有機性の被膜であり細菌を含まないが，唾液由来の高プロリンタンパク質，スタセリン，シアル化ムチン，アミラーゼなどの成分が細菌表層に存在する付着因子と特異的に結合することで歯の表面に細菌を付着させる．ペリクルに対する結合能をもつ Streptococcus 属，Actinomyces 属などの細菌は，初期付着菌（アーリーコロナイザー）と呼ばれ，初期プラークを構築する．

初期付着菌が増殖し歯面を覆うと，ペリクルに直接結合できなかった細菌も先に付着した菌を介してデンタルプラークに付着することが可能になる．この現象は共凝集と呼ばれ，異種の菌どうしを線毛やレクチン様リガンドといった細菌表層に存在する共凝集素が結合させることでデンタルプラークの構成細菌を増加させる．共凝集によってプラークの成熟とともに付着するようになる細菌は後期付着菌（レイトコロナイザー）と呼ばれる．共凝集における菌と菌の組み合わせは特異的であるため，プラーク細菌群集の構成菌種はある程度決まった順序で追加されていくと考えられている．また Fusobacterium nucleatum をはじめとする複数の凝集素をもつ菌種は多様な細菌と共凝集することでデンタルプラークの複雑化に重要な役割を担っているとされる．さらに，デンタルプラークの構成細菌の

中には粘着性物質を産生することで細菌の付着をより強固にするものも存在する．特にミュータンスレンサ球菌はグルコシルトランスフェラーゼを分泌することでスクロースを基質として不溶性のグルカンを産生し，細菌を凝集させるとともにデンタルプラークに含嗽や水流に対する抵抗性を与える．これにより細菌群の歯面への長期間の付着と成熟が可能になる．

このような過程を経て多種の細菌が付着したデンタルプラークはそれらの増殖に伴う内部環境の変化とともに細菌構成を遷移させながら成熟していく[2]．一般的にプラーク内部では嫌気度が高まることから通性菌である *Neisseria* や *Rothia* といった細菌の構成比率は時間の経過とともに減少していく．初期付着菌である口腔レンサ球菌 *Streptococcus* も最も高い割合を維持し続けるものの成熟とともに減少傾向となる．一方で初期プラークではそれほど優勢ではない *Veillonella*, *Fusobacterium*, *Prevotella*, *Porphyromonas* といった嫌気性菌はデンタルプラークの成熟とともに大きな割合を占めるようになっていく．

以上は健全な平滑歯面における成熟プラークに向けての遷移であるが，う蝕や歯周炎の病巣上に存在するプラークでは多少様相が異なる．う蝕病巣では宿主が糖を高頻度に摂取することでプラーク中での酸産生が活発になり，耐酸性の弱い細菌が淘汰される．これにより耐酸性をもつミュータンスレンサ球菌や乳酸菌が優勢な酸産生能の高いプラークにシフトすることでプラーク内部，すなわち歯面表層に低pH環境が長期間維持され歯の脱灰・破壊が起こると考えられている[3]．一方，歯周炎を引き起こすプラークはより嫌気度の高い歯肉縁および歯肉溝内に形成されるものであり，そもそも嫌気性菌の占める比率が高い．特に *Porphyromonas gingivalis*, *Tannerella forsythia* やスピロヘータなどが多く認められるプラークは歯周炎との関連が

強いことが知られている[4]．歯周炎が進み歯槽骨の破壊が起こると歯周ポケットが深くなり，より嫌気的な環境が作り出される．さらに炎症歯肉からの出血および血液由来の歯肉溝浸出液による細菌への栄養供給が細菌構成に大きな影響を与える．それゆえ歯周炎の進行とともに細菌群集の構成も変化していく．

● **プラーク内での細菌間相互作用**

デンタルプラークは多種の細菌からなる複雑な細菌群集であり，プラーク内では前述のプラーク形成の際の共凝集だけでなく，様々な細菌間相互作用が起きている．例えば，細菌の中にはバクテリオシンと呼ばれる抗菌性のペプチドにより競合する細菌の増殖を抑制することで自身の生育を有利にするものが存在する．また，プラーク内では細菌どうしがペプチド性のシグナルを介したクオラムセンシングと呼ばれる情報伝達を行い，増殖速度などを制御していると考えられている．とはいえ100種を超える細菌が複雑に作用し合う口腔細菌群集を試験管内で完全に再現することは難しく，よく研究されているデンタルプラークにしてもいまだ解明されたとはいいがたいのが現状である．今後口腔微生物叢の動態解明が進み，多菌種バイオフィルムのモデルケースとなることを期待したい．

〔竹下　徹〕

参考文献

1) P. E. Kolenbrander *et al.* 2010. *Nature Rev. Microbiol.* **8**：471-480.
2) T. Takeshita *et al.* 2015. *Sci. Rep.* **5**：8136.
3) P. D. Marsh. 2006. *BMC Oral Health.* **6**：S1．
4) S. S. Socransky *et al.* 1998. *J. Clin. Periodontol.* **25**：134-144.

4-7
子どもの口腔微生物

S. mutans, 母子伝播, バイオフィルム, 歯の萌出

● 新生児の口腔内

無菌状態の胎児は，出生時に産道を通過する際に菌の曝露を受けるといわれている．口腔内の細菌の出現については，生後24時間以内にヒトの口腔内常在菌叢の主要構成員であるStreptococcus属を中心とする細菌が急速に出現すると報告されている．また，新生児の口腔内細菌叢と母親の腟内細菌叢について出生時から1か月間の変遷を調べた結果，1か月の間に菌の優勢は大きく変化したと報告されている[1]．母親の腟内や出生時の口腔内にはあまり優勢ではなかったStaphylococcus epidermidisは生後1か月児の口腔内では最も優位だった．同じように生後1か月児の口腔内では最も優位だったStreptococcus salivariusは腟内ではまったく検出されていなかったと述べている．一方，Staphylococcus aureusは，母親の腟内においても出生時の口腔内においても優勢であるが，生後1か月児の口腔内においてはあまり検出されない．このように，出生時の産道通過は新生児の口腔に影響を及ぼしてはいるが，その後の口腔内細菌の定着に関しては様々な因子が関与してくる．

● 乳幼児の口腔内

新生児には歯は生えておらず，生後6〜8か月頃に下顎の乳前歯が生えてくるのが一般的である．歯が萌出してくるということは，今まで軟組織しか存在しなかった口腔内に初めてバイオフィルム（biofilm）の足場となる歯という固層面が存在し始めるということであり，口腔内においては劇的な変化である．

図1[2] 上段は，口腔内常在菌叢であるStreptococcus属における優勢度を示している．ヒトの口腔内においては，S. mitis, S.

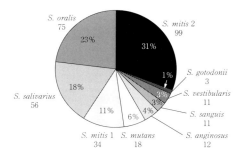

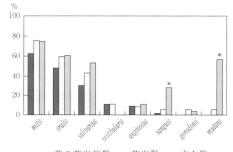

図1 歯の萌出前後における口腔内常在菌叢の優勢度．（上）121人の被験者から検出した321の口腔レンサ球菌の検出率．菌名下の数字は検出数．%は総レンサ球菌数における比率を示している．（下）4.3 ± 0.2 か月児の歯の萌出前群，1.8 ± 0.1 歳児の萌出群，29.5 ± 0.9 歳の成人群における口腔レンサ球菌の保菌者率．

salivarius, S. oralis が優勢であることがわかる．また，下段は歯の萌出前群（乳児），萌出群（幼児），そして成人の各ステージにおける優勢度を示している．上記3菌に大きな差は認められないが，S. sanguis（S. sanguinis）とS. mutansは成人の口腔内において優位に検出された．また，S. gordonii とS. mutansは歯の萌出前群の口腔内からは検出されていない．

成人になると口腔内細菌叢に大きな変化は見られなくなるといわれているが，歯が萌出している時期は口腔内の変化に伴い口腔内細菌叢も変化していることがわかる．

● う蝕（虫歯）の原因菌の感染時期

　口腔の二大疾患のうちの1つであるう蝕の主な原因菌といわれているS. mutansはショ糖（スクロース）を基質としてグルコースの多糖類であるグルカンを合成し，不溶性グルカンは粘着性があるため菌体を強固に歯表面に付着するのを助ける．このS. mutausは，出生直後には検出されない．なぜなら，S. mutansは歯表面に付着してバイオフィルムを形成することにより初めて口腔内に定着することができるからである．しかし，歯の萌出開始時期はまだ離乳食が開始されたばかりで，ショ糖を摂取している乳児はあまりいないため検出されづらい．25～75％の子どもの口腔内からS. mutansが検出され始めるのが，生後19～31か月であり，この期間は"感染の窓"（図2）と呼ばれている[3]．生後19か月とは初めての奥歯である第一乳臼歯が生えている時期であり，生後31か月とは乳臼歯の萌出が終わり乳歯列（20本）が完成してくる時期であることを考えると，歯の萌出とS. mutansの口腔内への定着が密接に関わっていることをうかがい知ることができる．しかし，実験技術が向上した近年では，乳歯萌出前からS. mutansが検出でき，歯の表面ではなくても唾液の流れがない部位（軟組織の窪み）があれば定着が可能であるという報告[4]もある．

　では，このS. mutansは，どこから伝播するのか．実は，残念ながら約50％以上は母親の口腔内から子どもの口腔内へ伝播していることが分子疫学的手法からわかっている[5]．それ以外のS. mutansは父親の口腔内から伝播しているものや同胞，保育園のクラスメートから水平感染しているという報告もある．

　萌出直後の歯は結晶レベルでは未成熟のためう蝕（S. mutansにより産生される酸により歯が脱灰される状態）になりやすい．しかし，萌出に伴い唾液と接することで徐々に結晶が成熟することにより耐酸性が向上しう蝕になりづらくなる．したがって，S. mutansの感染時期が早ければ早いほど，う蝕罹患率が高くなるため，S. mutansの感染時期は口腔内においてはとても重要である．

〔茂木瑞穂〕

参考文献

1) S. Hegde and A. K. Munshi. 1998. J. Clin. Pediatr. Dent. **22**：317-321.
2) A. P. Tappuni and S. J. Challacombe. 1993. J. Dent. Res. **72**：31-36.
3) P. W. Caufield, G. R. Cutter and A. P. Dasanayake. 1993. J. Dent. Res. **72**：37-45.
4) A. K. L. Wan, K. Seow et al. 2001. J. Dent. Res. **80**：2060-2065.
5) M. Motegi, Y. Takagi, H. Yonezawa et al. 2006. Appl. Environ. Microbiol. **72**：6277-6287.

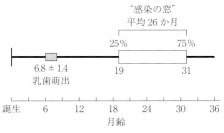

図2　感染の窓．被験児38人の保菌者のミュータンス菌の平均初感染は生後26か月．最初の乳歯萌出は，生後6.8±1.4か月．

4-8 摂食嚥下障害と誤嚥

摂食嚥下障害, 誤嚥性肺炎, 窒息

● 摂食嚥下障害とは

「摂食」とは食べ物を認知し，手にとって口に運び，咀嚼し，飲み込み，胃まで食塊が到達するまでの一連の過程を指す．「摂食障害」は拒食症や過食症などの精神障害による摂食の問題であるのに対して，摂食の行為や機能の障害は「摂食嚥下障害」もしくは「摂食機能障害」と呼ぶ．摂食機能は5期に分けて考えられており，食べ物を認知し（先行期），咀嚼により食塊形成し（準備期），口から咽頭への送り込み（口腔期），咽頭から食道への送り込み（咽頭期），食道から胃への送り込む（食道期）機能として定義づけられる[1]．

● 摂食嚥下障害よって生じる問題

摂食嚥下障害によって生じる問題は大きく分けて4つあげられる．

誤嚥性肺炎 摂食嚥下障害の主な兆候の1つに誤嚥（飲食物や唾液があやまって気管内に入ること）があるが，誤嚥物が原因で起こる肺炎を誤嚥性肺炎という．誤嚥性肺炎の原因は，①食事中の飲食物の誤嚥，②夜間の唾液誤嚥（mirco aspiration），③胃食道逆流による嘔吐物の誤嚥（Mendelson's syndrome）がある．誤嚥物中（特に唾液）の細菌が繁殖し，肺炎を引き起こす．

窒息 不慮の事故による死亡数は現在窒息が交通事故を超えて第1位となっている．窒息の定義は鼻や口の閉鎖，異物による気道の閉鎖，溺死，生き埋め，空気中の酸素欠乏などであるが，摂食嚥下障害患者では食物や痰などによる気道の閉鎖が起こりうる．咽頭の嚥下機能低下がベースにあった状態で，認知機能の低下や咀嚼機能の低下により，食塊形成（食物を嚙んですりつぶして粉砕し唾液と混ぜ合わせ飲み込みやすい形態にすること）が不十分なままに飲み込んだ結果，咽頭・喉頭を閉塞させてしまう．

低栄養・脱水 嚥下機能が低下している状態で，特に食事調整や代替栄養摂取法の適応がなされない場合，食事摂取量，飲水量が減少する．むせてしまうから食べたくないという心理が働くと推察される．また，嚥下反射惹起が遅延している患者は，水分に関してとろみ剤を付加することによって，誤嚥の頻度が減る場合があるが，とろみ剤は味を変えてしまうため，人によっては「まずいので飲まない」といって水分摂取量が減ってしまう場合もあるので注意が必要である．

食べる楽しみの喪失 食事は単に栄養摂取だけの意味があるわけではない．施設入所している高齢者を対象に行ったある調査では，施設での関心事の1位は食事であった．食事はQOL（quality of life）を左右する重要なファクターとなる[1]．

● 摂食嚥下障害の病態

前述の摂食機能の5期分類（先行期，準備期，口腔期，咽頭期，食道期）のいずれか，または複数にわたって障害され，日常の社会生活に支障をきたした状態を摂食嚥下障害という．すなわち食事中にむせているだけが摂食嚥下障害ではない．それぞれの病態の具体例を以下にあげる．

先行期障害 拒食，異食（食べ物でないものを食べてしまう），食べ物のもてあそび，詰め込み食べなど．

準備期障害 咀嚼障害，食塊形成不良．歯の欠損や咀嚼筋の異常，舌・頬・口唇の運動障害，口腔乾燥による唾液の減少などによって食塊形成が不良となる．

口腔期障害 口から咽頭への食塊送り込みが不良となる．飲食物の口腔内残留や，口角から漏出などの症状があげられる．

咽頭期障害 咽頭から食道への移送に障害が起こる．誤嚥，喉頭内侵入（飲食物や唾液が喉頭内に入るが気管内には入らないこ

と），嚥下後の咽頭残留，窒息が主な症状としてあげられる．

食道期障害　症状として，嘔吐，胃食道逆流があげられる．嘔吐を繰り返すと胃酸により逆流性食道炎になってしまうことがある．経管栄養による栄養管理をしている場合でも，嘔吐物による誤嚥により誤嚥性肺炎になることがある[1]．

● **摂食嚥下障害の原因**

摂食嚥下障害の原因となる疾患を表1に示す．実際には加齢や廃用症候群（過度の安静による機能低下）によっても摂食嚥下機能は低下するため，原因を単一に特定するのは難しい．

表1　摂食嚥下障害の原因

1. 中枢神経障害
　・脳血管障害（脳梗塞，脳出血，くも膜下出血）
　・神経変性疾患（筋萎縮性側索硬化症，パーキンソン病，脊髄小脳変性症など）
　・認知症（アルツハイマー型，脳血管性，レビー小体型，混合型）
　・頭部外傷
　・炎症（脳炎，多発性硬化症など）
2. 末梢神経障害（末梢神経麻痺，ニューロパチーなど）
3. 神経筋接合部・筋疾患（重症筋無力症，筋ジストロフィーなど）
4. 解剖学的異常（先天性・顎顔面手術後など）
5. 薬剤による影響（向精神薬など）
6. その他

誤嚥とは　飲食物や唾液が喉頭を通過し声門を越えて気管内に流入することを誤嚥と呼ぶ．

誤嚥の分類

①タイミングによる分類

嚥下前誤嚥：嚥下反射前に起こる誤嚥．嚥下反射が惹起せずに起こる嚥下運動不全型誤嚥と嚥下反射は惹起するものの咽頭流入よりも遅延したために起こる喉頭挙上期型誤嚥がある．

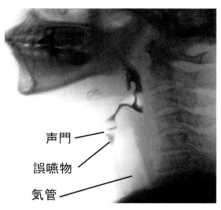

図1　誤嚥像（嚥下造影検査）

嚥下中誤嚥：嚥下反射と咽頭流入のタイミングは合っているが，喉頭挙上や喉頭閉鎖が不十分なために起こる誤嚥．喉頭挙上期型誤嚥とも呼ばれる．

嚥下後誤嚥：嚥下反射後に咽喉頭に残留した飲食物が吸気によって気管に流入すること．喉頭下行期型誤嚥とも呼ばれる．

②咳反射による分類

顕性誤嚥：誤嚥直後，咳反射による誤嚥物の喀出が認められる誤嚥．

不顕性誤嚥（silent aspiration）：咳反射の減弱・消失により誤嚥後も咳反射がない誤嚥．

実際には以上に分類した状態が複合的に混在した病態が観察されることが多い[1]．

〔飯田貴俊・岩渕博史〕

参考文献

1) 才藤栄一ら．2007．摂食・嚥下リハビリテーション第2版，pp.32-88．医歯薬出版．

4-9
食品添加物の代謝と口腔微生物

代用甘味料, キシリトール, 塩化亜鉛,
抗菌性ペプチド

● 食品添加物とは

　食品添加物は, 食品の製造過程で食品の加工および保存の目的で添加されるものである. その種類は保存料, 甘味料, 着色料, 香料など多岐にわたり, 2013年3月現在, 指定添加物（432品目）, 既存添加物（365品目）, 天然香料（約600品目）, 一般飲食物添加物（約100品目）の合計約1,500種類が食品添加物に指定されている. 本項では, これらの添加物と口腔微生物との関係について述べていきたい.

● 口腔微生物から見た食品添加物

　これらの食品添加物の中には, 口腔微生物にとって栄養源となるものもあれば, 逆に代謝抑制や殺菌など負の作用を受ける物質も含まれる. 今回は特に, 代用甘味料, または代謝抑制的に働く添加物との関係について記述する.

　食品添加物として認可されている甘味料は数多く存在する. 代表的なものとして, アスパルテーム, アセスルファムカリウム, キシロース, キシリトール, グリチルリチン酸二ナトリウム, ステビア, サッカリン, スクラロース, ソルビトール, マンニトールなどがあげられる.

　これらのうち, 口腔微生物との関わりにおいて, しばしば取り上げられる甘味料は, う蝕（虫歯）の予防を目的とした代用甘味料である. う蝕の主因の1つは, 口腔微生物の糖代謝により産生される酸による歯質の脱灰（歯の結晶の溶出）である. そのため, う蝕予防を目的とした場合, 口腔微生物によって代謝されない, あるいはされにくい甘味料が求められる.

● キシリトールと口腔微生物

　そのような甘味料のうち, 最もよく知られているものとしては, キシリトールがあげられる. 糖アルコールの1つであり, 図1のような構造をもち, 果実などに含まれる天然甘味料としても知られる. 日本における食品添加物としての歴史は比較的浅く, 1997年に認可されたばかりである. 現在, 小売店などで販売されているチューインガムやキャンディの多くに使用されている.

　一般的に, 口腔微生物は発酵性糖質（グルコース, フルクトース, スクロースなど）を栄養源として菌体に取り込み, さらにそれを解糖系で代謝する際にエネルギー（ATP）を獲得し, 代謝産物として乳酸などの酸を産生する. 微生物は糖の取り込みの際にATPを消費するが, 解糖系での糖代謝において, 取り込みに要したよりも多くのATPを獲得できるため, 結果として微生物にとって有益となる.

　一方, 口腔微生物がキシリトールを誤って取り込んでしまうと, 解糖系で代謝することができないため, 結果的に酸も産生されず, う蝕の原因となりえない. このことが, キシリトールが今日, う蝕の原因にならない甘味料として頻用されている理由の1つである. さらに, 口腔微生物にとっては, キシリトール取り込みの際に使用したATPを, 解糖系で回収できないため, エネルギー収支はマイナスとなる. その結果, 細菌そのものの代謝活性が奪われ, 他発酵性糖質の代謝や菌の増殖などに影響することが示唆されており, キシリトールがう蝕予防に付加的な貢献をして

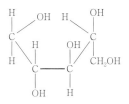

図1　キシリトールの構造

いるのではと考えられてきた．

しかし，このような効果は代表的な口腔微生物の培養細菌を用いた研究結果から得られた知見がほとんどであり，何百種の微生物の集合体である実際の口腔内プラークにおいては，その効果が異なることも予想された．しかし，実験試料として使用できる口腔内プラークはごく微量であるため，その研究は困難であった．近年，実験技術の向上により，微量の口腔内プラークを用いた代謝研究が可能となりつつあり，2011年のTakahashiらの研究結果[1]では，口腔内プラーク中では，キシリトールが酸産生の基質にはならないが，共存する他発酵性糖質の代謝に対する影響は，ほとんどないことが示唆されている．また，2015年に「キシリトールはう蝕の原因にはならないが，摂取することによるそれ以上の抗う蝕効果をもつことについては，現存の研究結果だけでは根拠が不十分であり，言い切れない」とするCochrane Review[2]が出され，キシリトールの口腔内における真の効果については，今後のさらなる研究結果が期待されるところとなっている．

● **他の代用甘味料と口腔微生物**

キシリトール以外にもソルビトール，マンニトールなどの糖アルコールが食品添加物として名を連ねている．これらも基本的には口腔微生物の酸産生基質にはなりにくいが，キシリトールと異なり一部の*Streptococcus*属によって代謝可能であることが示されている．しかし，その代謝はグルコースなどと比較してかなり緩やかなものであるため，う蝕の要因としては極めて小さいものと認識されている[3]．

一方，一般に販売されている清涼飲料や様々な食品には，スクラロース，アセスルファムカリウム，アスパルテームなどの非糖質系甘味料も広く利用されている．これらもまた，口腔内微生物によって代謝されにくく，う蝕の原因にはなりにくい．また，非糖質系甘味料は，我々の体内でも代謝・吸収されにくいため，低カロリーの甘味料としてもよく知られている．

● **抗菌作用をもつ食品添加物**

食品添加物の中には，食品の保存のため，抗菌力をもった化合物も含まれ，口腔微生物に対してもその効果が及ぶことが示唆されている．殺菌剤として添加される次亜塩素酸や亜硝酸ナトリウムなどの化合物はもちろんのこと，それ以外にも，塩化亜鉛は口臭の主成分である揮発性硫黄化合物の発生抑制効果が報告されており[4]，また，様々な植物抽出液なども，口腔微生物の代謝に影響することが報告されている．

さらに，乳酸菌が産生する抗菌性ペプチドであるナイシンも，抑制的に働く添加物として知られており，口腔微生物に対する抗菌効果も複数報告されている[5]．1920年代に発見され，海外では食品添加物として長く利用されてきたが，日本では2009年に認可されたばかりである．

このように，食品添加物のいくつかは代謝抑制的な作用をもち，う蝕や歯周病など，口腔微生物代謝に由来する疾患の予防に寄与する可能性がある．

〔鷲尾純平〕

参考文献

1) N. Takahashi and J. Washio. 2011. *J. Dent. Res.* **90**：1463-1468.
2) R. Philip *et al*. 2015. Cochrane Library.
3) O. Fejerskov and E. Kidd eds. 2013. デンタルカリエス その病態と臨床マネージメント．医歯薬出版．
4) H. Gu *et al*. 2012. *Arch. Oral Biol.* **57**：369-375.
5) Z. Tong, L. Ni and J. Ling. 2014. *Peptides.* **60**：32-40.

4-10
食と口腔保健

生物機能性食品，ブラッシング，口腔疾患，歯周病菌，う蝕細菌，スクロース，バイオフィルム，プロバイオティクス

　口腔細菌叢の構成は，唾液の分泌量およびその抗菌物質の濃度，誘導された抗体の性状，咀嚼運動など，口腔の生理的機能の影響を受けている．二大口腔疾患としてう蝕と歯周病があるが，いずれも口腔病原性細菌の特異的増殖を伴う．その背景に，常用する食品によっても特定の細菌を選択的に増加させたり抑制するものがある．ミュータンスレンサ球菌とスクロース（ショ糖）による特異的バイオフィルム形成と，発酵食品の元となる乳酸菌群が正常細菌叢を維持する働きについて述べる．

● 遊離糖（糖類）と口腔保健

　う蝕症は，歯の硬組織が細菌の働きで糖類が代謝されて生成した有機酸により溶解することで形成される．

　う蝕細菌は，主として糖質をエネルギー源として代謝を行う菌群である．

　う蝕細菌の代表ミュータンスレンサ球菌は，グルカン合成酵素であるグルコシルトランスフェラーゼ（glucosyltransferase：GTF）により，二糖類であるスクロースを基質としてグルコースとフルクトースをつなぐ α1β2 結合を切断し，グルコースを α1.3 結合させてその重合体である不溶性（非水溶性）グルカンと呼ばれる多糖類を合成する[1]．

　これが，歯面に強固に付着して歯面上バイオフィルムを構成する．このバイオフィルムが，歯面から唾液を遮断し，その内部に有機酸を蓄積することで歯を脱灰する．非水溶性グルカン主体の口腔バイオフィルムは，スクロースを常用する者に顕著であり，通常のブラッシングでの除去は非常に困難である．

　したがってスクロースは，う蝕の原因である不溶性グルカンの基質にも，有機酸の元にもなるがゆえに，ミュータンスレンサ球菌を選択的に増加させる．最もう蝕誘発能が高い遊離糖といえる．甘味料の種類と特徴を表1に示す．

　口腔保健の維持には，"甘いものを控える"のではなく，スクロース（＝砂糖）を代用糖に，もしくは他の糖類に置き換えていく行動が重要である．

表1　甘味料の種類と特徴（**太字**表記は代用糖）

分類	甘味料	う蝕予防との関連		スクロースを100とした場合の相対甘味度
		酸産生	グルカン産生	
単糖類	グルコース（ブドウ糖）	○	×	70
	フルクトース（果糖）	○	×	120〜150
二糖類	ラクトース（乳糖）	○	×	15〜40
	スクロース（ショ糖）	○	○	(100)
	マルトース（麦芽糖）	○	×	32
オリゴ糖	**パラチノース**	×	×	42
	カップリングシュガー	×	×	50
糖アルコール	**エリスリトール**	×	×	80
	キシリトール	×	×	100
	ソルビトール	×	×	54
非糖質系	**アスパルテーム**	×	×	10,000〜20,000

● **プロバイオティクスと口腔保健**

　口腔正常細菌叢は，グラム陽性の球菌主体の乳酸発酵菌群であり弱酸性の環境で発育する．

　これに対し歯周病菌はグラム陰性の桿菌であり，宿主の血球成分やタンパク質をエネルギー源としており，弱アルカリの環境で発育する．

　ブラッシングにて口腔清掃が有効に実施されている場合には，グラム陽性の球菌主体の好気的歯垢の状態が維持されるが，そうでない場合には，バイオフィルム付着後の時間経過に伴い，嫌気的となり歯周病菌群の比率が高まり，LPS（lipopolysaccharide）など炎症を起こす物質を多く含む病原性の高い状態となる．

　歯周組織に慢性持続性炎症が生じ，歯肉出血，歯槽骨の分解，歯の動揺，耐えがたい口臭などの症状を呈する．

　また，局所から産生される炎症性物質や血管に侵入した細菌やLPSによって代謝反応が阻害されることで，非感染性疾患（NCDs）を加速させる．

　こうした病原性口腔細菌叢に対し，ある種の乳酸菌群が拮抗的に作用することが報告されている．プロバイオティクスは，その組織に有益な作用を有する細菌群を積極的に定着させることで病原細菌の感染増殖を予防し健康になるとする，1989年にFullerにより提唱された概念である．

　発酵源となる乳酸菌群が，産生する乳酸によって定着環境のpHを酸性側に維持することによって，口腔では弱アルカリで発育する歯周病菌群を，発酵食品群では他の病原性微生物を，それぞれ抑制し細菌叢の良質化を可能にしている[2]．

　食品の中でもヨーグルト，漬物（ピクルス，キムチ，ぬか漬け），納豆，味噌などが発酵食品として知られている．

　口腔に用いられるプロバイオティクスには，いずれもヒト口腔由来の乳酸桿菌である *Lactobacillus salivarius* TI2711（LS1），口腔 *Streptococcus salivalius*（K12）が知られている．

　スクロースの頻繁な摂取により，非水溶性グルカンが歯面に付着すると，歯周病菌などの他の菌群を巻き込んで成熟バイオフィルムが形成される．バイオフィルム存在下では，乳酸は時として歯の脱灰に関与する場合があるが，機械的にバイオフィルムが破壊されている環境では，浮遊細菌となった病原細菌に抑制的に作用する．　　　　　〔武内博朗〕

参考文献

1) N. Hanada. 2000. *Japanese Journal of Infectious Diseases*. **53**：1-5.
2) 松岡隆史ら．2006．日歯周誌．**48**：315-324.

4-11
口腔における免疫

自然免疫, 獲得免疫, 唾液, 口腔常在菌, 粘膜免疫

　免疫には自然免疫と獲得免疫があり，口腔にも両免疫が大きく関わり，口腔の健康の維持に役立っている（表1）．両者をよりよく働かせる大きな役割を担っているのは唾液である．この唾液に含まれる様々な成分が，自然免疫や獲得免疫として，外から口腔への細菌やウイルスなどの微生物感染を防いでいる．もし唾液が出にくくなると病原体の感染が増え，口腔疾患の発症につながっていく．唾液以外にも，口腔粘膜上の分泌物質が自然免疫として，様々な抗菌，抗ウイルス物質を有し，粘膜感染を防御している．また，歯と歯肉の隙間から歯肉溝分泌液が放出され，その中に含まれる物質も感染を防いでいる．口腔は外への玄関として，微生物と接触する機会が多く，そのため様々な抗菌，抗ウイルス物質が放出され，口腔の健康を司っている．

表1　口腔免疫に関わる因子

- 自然免疫：非特異的に作用し，微生物の増殖を抑えたり，死滅させたりする
　リゾチーム，ラクトペルオキシダーゼ，ラクトフェリン，ヒスタチン，シスタチン，ムチン，SLPI，アグルチニン，βディフェンシン，カルプロテクチン，多形核白血球，補体
- 獲得免疫：抗原に対して抗体が特異的に作用し，微生物に直接結合しオプソニン化，活性阻害，増殖抑制などを起こす
　sIgA，IgG
- 口腔常在菌
- 粘膜バリア

● 唾液に含まれる抗菌・抗ウイルス物質
　リゾチーム　ムコ多糖類を加水分解する酵素である．細菌の細胞壁を破壊し，細菌を死滅させる働きをもつ．抗ウイルス作用も有する．

　ラクトペルオキシダーゼ　チオシアン酸塩を酸化する酵素である．この酸化チオシアン酸塩は細菌の代謝を抑制し，その結果，細菌の増殖を抑える．抗ウイルス作用も有する．

　ラクトフェリン　細菌に対して静菌作用を起こすタンパク質である．強い鉄結合能を有する物質で，鉄栄養要求性細菌の周囲から鉄イオンを奪うことで，菌の増殖を阻害する．免疫機能の増強にも関わる．抗ウイルス作用，骨形成促進効果，創傷治癒促進効果などの多機能を有する．

　ヒスタチン　高ヒスチジンペプチドで，酵母菌，真菌の細胞膜に結合することによって，強い抗菌作用および抗真菌作用を有する．

　シスタチン　システインプロテアーゼの阻害物質であり，骨吸収や組織の炎症などを抑制する．抗真菌・抗ウイルス作用も有する．

　ムチン　糖タンパク質の一種で，粘性をもつ基本物質の総称である．粘膜の保護，保湿，抗菌，異物除去など多様な効果を有する．抗菌効果としては，菌を凝集させ，菌塊として，口内から菌を排出する効果を有する．

　SLPI（secretory leukocyte protease inhibitor）　白血球のプロテアーゼ阻害剤で，抗ウイルス作用をもっている．特に，HIVの感染増殖に対する阻害効果が有名である．

　アグルチニン　唾液中に存在するタンパク質であり，菌を凝集させ，菌塊として，口内から排出する効果を有する．一方，口腔連鎖球菌との結合能を有し，常在菌として口腔への口腔レンサ球菌の定着に寄与する．

　分泌型IgA　唾液分泌型IgA（二量体）は，唾液に大量に含まれていて（唾液中免疫グロブリンの85％以上），外界から侵入してくる細菌やウイルスと結合し，その侵入および感染を防ぐ．免疫細胞に抗原が記憶され，病原体の二次感染の際に，その抗体が短時間で産生される．粘膜免疫により誘導され，将

来的な口腔感染症に対する粘膜ワクチンにより誘導される抗体として注目されている．

● 口腔粘膜から放出される抗菌・抗ウイルス物質

分泌型 IgA　　上述と同様である．

βディフェンシン　　システインに富んだ 3～4 kDa の陽イオンペプチドである．強く陽性荷電しているため，陰性に荷電した菌体膜に挿入されて小孔を形成し，抗菌活性を示す．口腔粘膜表面での初期防御に関与する．抗酸化作用，抗炎症作用ももつ．

カルプロテクチン　　粘膜上皮細胞で産生されるペプチドである．分子量の異なる 2 つのペプチドの複合体より構成される．カルシウム結合性を有する．免疫調整作用，サイトカイン産生調節作用，抗アレルギー作用および抗炎症作用を有する．

● 歯肉溝から放出される抗菌・抗ウイルス物質

多形核白血球　　細菌やウイルスに対して殺菌効果がある顆粒を作り出し分泌することができる顆粒球の 1 つである．ウイルス，細菌・真菌などの微生物を貪食し殺菌する作用を有している．炎症時に歯肉溝に遊出し，微生物を貪食し，感染防御の主要な因子として働いている．

補体　　炎症性細胞の遊出や活性化，細菌のオプソニン化や貪食・融解などを活性化する作用があるタンパク質である．しかし，不安定で，温度・pH などの影響を受けやすい．

カルプロテクチン　　上述と同様である．

IgG　　二次免疫応答として分泌される抗体である．菌に対しては特異的に結合することによりオプソニン化し，その菌体を好中球などの食細胞が貪食し，これを排除する．細菌やウイルスの毒素とも結合して中和する能力も有する．ワクチンにより主に誘導される抗体である．

● 常在菌による口腔感染防御

口腔には 100 億個の微生物が存在するといわれている．これらの微生物は，口腔免疫に排除されず，常に一定の微生物量で口腔を満たしている．微生物が常在できる理由は，免疫寛容が起こり，口腔微生物に対する除外抗体が産生されなくなっている，抗菌物質が逆に口腔常在菌と結合して，口腔常在菌の定着を助けているなどが考えられるが，そのメカニズムは完全にわかっていない．常在菌は，外界から口腔への微生物感染を防いでいる．この口腔常在菌の存在も，一種の口腔免疫と考えることができる．

● 粘膜バリア

口腔粘膜では重層の上皮細胞がバリアを構築し，病原体が口腔組織に侵入しないように生体防御に積極的な役割を果たしている．唾液成分や口腔常在菌はこの上皮細胞に存在し機能を果たす．上皮細胞に病原体が感染したとしても，重層の上部の細胞は剥がれるため，下部から感染していない上皮細胞が上がってくる．それらの結果，口腔感染は防がれる．

口腔免疫に関わる因子は，上述のように様々である．しかし，これらの因子をしっかりと働かせるには，口腔機能が発達していないといけない．咬む，飲み込むといった口腔機能が働いてこそ，上述の因子が活性をもって機能する．口腔機能が発達，維持されるには，食，口腔清掃のみならず運動，睡眠などの生活習慣のバランスをとり，口腔および全身の成長を促すことが重要である．日々の生活習慣が，後々の口腔免疫に影響を与えていくと考えられる．

〔泉福英信〕

4-12
う蝕病原性細菌と全身疾患

感染性心内膜炎，脳出血，腸炎，肝炎

う蝕（虫歯）と歯周病は，歯科における二大疾患として知られており，それぞれに起因する口腔細菌種が明らかになっている．近年，様々な細菌学的研究や疫学的研究により，これらの口腔細菌が血液中に侵入すると，感染性心内膜炎をはじめとしたいくつかの全身疾患に影響を及ぼす可能性が示されている．本項では，主要なう蝕病原性細菌であるミュータンスレンサ球菌（Streptococcus mutans）に焦点をあてて述べていきたい．

● S. mutans の菌体表層抗原

血清型特異多糖抗原 S. mutans の菌体表層にはラムノースポリマーの主骨格にグルコースポリマーの側鎖が結合する構造の血清型特異多糖抗原が存在し，側鎖の結合様式の違いにより c, e, f および k の4型に分類される．健常者の口腔に存在する株では，c 型が約70〜80%，e 型が約20%の頻度であるのに対し，f 型と k 型はそれぞれ5%以下とされている．このような分布は，日本人だけでなくフィンランド人やタイ人でも同様の傾向を示している．

コラーゲン結合タンパク S. mutans の菌体表層には分子量約120 kDaのコラーゲン結合タンパク（CnmおよびCbm）が存在する株があり，このタンパクが軟組織への付着に関与することがわかっている[1]．また，健常者の口腔では，Cnm陽性菌株は約10〜20%の頻度で存在し，f 型もしくは k 型に分類されるものが多い．一方で，Cbm陽性菌株は約2%の頻度で存在し，k 型に分類されるものが多い．CnmとCbmは互いに高い相同性を示すうえに，様々な全身疾患の原因菌となる黄色ブドウ球菌におけるコラーゲン結合タンパクであるCnaとも高い相同性を示す．

● S. mutans と感染性心内膜炎

S. mutans は，古くから感染性心内膜炎の原因細菌の1つとしても知られている．これまでに，感染性心内膜炎患者から摘出された心臓弁検体から k 型の S. mutans 株のDNAが高頻度で検出されており，心臓弁から検出される S. mutans の血清型分布は，健常者の口腔におけるものとはまったく異なることが示されている．また，コラーゲン結合タンパク陽性株は，血管内皮細胞への高い付着侵入能を有するとともに（図1），ラット感染性心内膜炎モデルにおいて強い病原性を示す[2]．

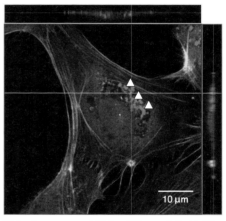

図1 S. mutans の血管内皮細胞への付着（矢頭）（共焦点レーザー顕微鏡像）［カラー口絵20参照］

● S. mutans とその他の全身疾患

最近になって，コラーゲン結合タンパク陽性の S. mutans 株が感染性心内膜炎だけでなく，ある種の全身疾患の悪化にも関連している可能性が示されている．それぞれの詳細なメカニズムは明らかではないが，これまでに得られている知見を以下に示す．

脳出血 マウスの中大脳動脈に人工的に傷害を与えた脳出血モデルにおいて，コラーゲン結合タンパク陽性株を頸静脈より投与すると，傷害部位に菌が付着することで血小板

凝集を阻害し出血を持続させることが明らかになった（図2）[3]．また，同部に局在した菌が血管内皮におけるマトリックスメタロプロテアーゼ9（MMP-9）の発現を亢進させることで，脳出血を増悪化させる可能性が示唆された．実際に，脳出血および出血性脳梗塞を発症した患者の口腔内のコラーゲン結合タンパク陽性株の保有率は，健常人と比較して有意に高いことがわかった．さらに，健常者を対象とした脳ドック検診のデータを分析すると，口腔内にコラーゲン結合タンパク陽性株を保有する者では，MRIスキャンにおいて脳内微小出血が検出される頻度が有意に高いこともわかっている．

潰瘍性大腸炎 炎症性腸疾患は主として消化管に原因不明の炎症を起こす慢性かつ難治性の腸疾患の総称で，クローン病と潰瘍性腸疾患とに分類される．前述のマウス脳出血モデルの研究において，コラーゲン結合タンパク陽性株を投与したマウスの多くに，腸管の異常出血が認められた．そこで，低濃度のデキストラン硫酸溶液を飲料水に混入し摂取させることにより軽度の腸炎を誘発させる腸炎マウスモデルを用いて検討したところ，コラーゲン結合タンパク陽性株を頸静脈より投与すると，体重減少や生存率の低下が生じ腸炎の病態が著しく悪化することがわかった[4]．このモデルにおいて，腸組織からは投与した菌は検出されなかったが，菌が肝臓実質細胞に取り込まれて，炎症性サイトカインの産生を引き起こすことで病態の悪化を誘発していることが示唆された．

非アルコール性脂肪肝炎 近年，アルコール非摂取者において過剰栄養摂取で生じる非アルコール性脂肪肝炎が注目されている．高脂肪食を与えることにより軽度の肥満を誘発した脂肪肝炎マウスモデルにおいて，コラーゲン結合タンパク陽性株を頸静脈より投与すると，通常48週程度経過しないと認められない脂肪肝の所見が，8週程度という極めて短期間で認められるようになることが明ら

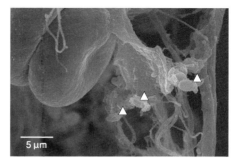

図2 傷害を受けた脳血管内皮に付着した S. mutans（矢頭）（走査型電子顕微鏡像）

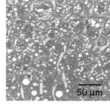 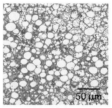

コラーゲン結合タンパク　　コラーゲン結合タンパク
陰性株を投与　　　　　　　陽性株を投与

図3 S. mutans 投与8週後の肝臓の病理組織像（Masson's-Trichrome染色像）

かになった（図3）[5]．このモデルにおいて，肝臓に局在した菌が酸化ストレスや炎症誘発に関連するサイトカインの発現を上昇させることで，脂肪肝炎の病態の悪化を誘発している可能性が示された．〔野村良太・仲野和彦〕

参考文献

1) R. Nomura et al. 2012. Mol. Oral Microbiol. **27**：308-323.
2) R. Nomura et al. 2014. Infect. Immun. **82**：5223-5234.
3) K. Nakano et al. 2011. Nat. Commun. **2**：485.
4) A. Kojima et al. 2012. Sci. Rep. **2**：332.
5) S. Naka et al. 2014. Oral Dis. **20**：700-706.

4-13
食と胃内微生物
―胃の中に棲む微生物

ピロリ菌,胃炎,胃がん,口腔内細菌

● 胃 と は

ヒトに摂取された飲食物は,口そして食道を経由して胃に入る.その後胃に数時間程度とどまり,その間に食べ物に含まれる細菌は胃酸によって殺菌される.さらに酸およびペプシンと呼ばれる消化酵素により消化される.このような細菌にとって,至極過酷な環境である胃にも,棲みつく細菌が存在する.一方,我が国において胃がんの頻度は高く,また胃潰瘍,胃炎などに悩まされている患者も多い.急性の胃病変の原因は,薬剤や食品由来やストレスも原因となるが,生物学的因子,特に胃に生息する細菌によるものが多い.

● 胃に存在する細菌とは

胃は口腔より絶えず唾液が流入する.1日当たり1.5 l もの唾液が分泌され,それらは食道を経て胃へと流入する.唾液中には1 ml 当たり億にものぼる細菌が含まれており,それら細菌は唾液とともに胃へと入り込む.こうした口腔内細菌は胃に棲みつくことができるのか.強酸性環境であり,分泌型 IgA を主体とする宿主免疫機構,ラクトフェリンやリゾチームといった抗菌物質が存在するような厳しい環境下で,分裂・増殖できるのか.これらの答えはまだはっきりとしていない.しかし,1984年以前までは胃には細菌は存在しないという説が一般的であった.ドイツの研究者が1875年にヒトの胃にらせん状の細菌が存在していることを報告しているものの,詳細な記録は残されてはいない.1893年にイタリアの Bizzozero がイヌの胃内よりらせん状の細菌を発見し報告している[1].また1899年ポーランドの W. Jaworski がヒトの胃よりらせん状の細菌の存在を,ポーランドの著書にて提唱している.

● 胃内は無菌状態?

胃内細菌についての精力的な研究・報告がなされるも,「胃の中の細菌」を分離培養できず,1954年アメリカの病理学者である E. D. Palmer が1,000を超える胃生検標本を分析し,細菌の存在は認められなかったと発表したことで,胃内細菌の存在は完全否定された.以後,約30年は胃には通過する細菌が一時的には存在することはあっても,胃酸の殺菌作用によりそこに定着する細菌は存在しない,いわば無菌状態であるという考えが主流となった.また胃の病変は,胃酸が原因で起こると結論づけられた.

● 胃を住処にする細菌の発見

しかし一部の研究者は,それでもやはり胃の中に細菌は存在し,何かしら胃病変と関連があると考えていた.そしてオーストラリアの病理医の Warren と内科医 Marshall により,ピロリ菌(発見時は *Campylobacter pyloridis* と命名され,後に *Helicobacter pylori*(図1)に改名)が発見された[2].

ピロリ菌の発見にはいくつかのエピソードがある.1977年,ヒトの下痢症の原因となるカンピロバクターの低濃度酸素と二酸化炭素下における培養方法が確立され,本方法を試してみることとなった.さらに彼らはそれまで通常の細菌と同様に48時間培養を行い発育の確認をしていたが,オーストラリアで5日間続くイースター祭の間休暇をとり,その間放置された培地に発育したコロニーを見つけるという偶然の幸運からピロリ菌は分離培養されたのである.また Marshall は胃炎患者由来のピロリ菌を飲み,数日後に吐き気を催し,約2週間後に嘔吐,腹部不快感などの症状を呈した.内視鏡による生検よりピロリ菌が認められ,ピロリ菌が急性胃炎の原因菌であることを自らの身をもって証明した.その後ニュージーランドの医学研究者 Morris も同様にピロリ菌を飲み,急性胃炎から慢性胃炎へと症状は進行した.こうした研究によりピロリ菌は,急性および慢性胃炎の原因菌

であることが明らかとなった．

　胃がんとの関連性については，疫学調査によりグループ1発がん物質（確実な発がん物質）として認定されている．現在ピロリ菌は急性および慢性の胃潰瘍の原因，胃・十二指腸潰瘍の再発因子，胃がんのリスクファクター，胃MALTリンパ腫（リンパ系の組織より発生する腫瘍）発症の原因に加えて，特発性血小板減少性紫斑病（血小板減少をきたす出血性の疾患）や鉄欠乏性貧血（鉄分の欠乏に伴う貧血）など胃外疾患との関連性も指摘されている．

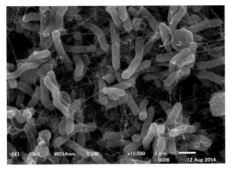

図1　ピロリ菌の電子顕微鏡像

● ピロリ菌はなぜ胃に棲みつけるのか

　ピロリ菌はヒトの胃の中で生息していることから，酸に強い細菌であると思われがちであるが，実際は酸に弱く発育可能なpHは6〜8であり，その範囲外では死滅してしまう．ヒトの胃酸は空腹時にはpH 1〜1.5，食後はpH 4〜5となるが数時間で空腹時pHに戻る．このような強酸下でピロリ菌を生息可能にしているのはピロリ菌が産生するウレアーゼという酵素である．ウレアーゼはヒト胃上皮細胞由来の尿素を利用してアンモニアを作る．アンモニアはアルカリ性であり，ピロリ菌周辺の胃酸を中和し適切な環境を作り出すことで，ヒトの胃の中で棲み続けられる．

● ピロリ菌以外の胃内細菌

　胃の中は強酸性環境であるため，基本的には定着・増殖するような細菌は，ピロリ菌以外は存在しないと考えられる．しかしピロリ菌の定着が長期間にわたると，胃の中の環境は変化する．ピロリ菌は胃粘膜に傷害をあたえ，胃液の分泌量が減り，胃の中の酸性度は中性側に傾く．その結果，普通なら定着できない細菌が胃の中から検出されるようになる．*Streptococcus*属細菌，*Fusobacterium*属細菌，*Prevotella*属細菌など口腔内に存在するような細菌の数が増加する．残念ながらこうした細菌は，胃の中で生き続け・増殖しているのかについてはまだ議論が分かれるところである．しかしピロリ菌感染者の胃の中の大多数の細菌はピロリ菌である．

　最後にヒトの体に定住する細菌は，外来病原性細菌の侵入・定着を防いだり，ヒトが作り出せないようなアミノ酸を生成したり，ヒトにとって有益な役割をしているものが多い．一方でピロリ菌をはじめとした胃内細菌の役割についてはまだ何も明らかとなっていない．もちろんピロリ菌は，ヒトにとっては病気を起こす細菌であるものの，そこにピロリ菌がいることで，何かヒトに役立つ役割をしている可能性も否定はできない．そうした観点からの胃内細菌の存在に関する研究に興味がもたれる．　　　　　　　　　　〔米澤英雄〕

参考文献
1) G. Bzzozero. 1893. *Arch. fur Mikr. Anat.* **42**：32-152.
2) B. J. Marshall and J. R. Warren. *Lancet.* **16**：1311-1315.

4-14
腸内常在細菌叢

部位における細菌叢の変化，偏性嫌気性菌，通性嫌気性菌，腸内細菌叢の研究法，培養

● 腸内に常在する細菌叢

我々は膨大な数の生物と共生しながら生きている．この中には細菌や真菌，ウイルス，時によって原虫や寄生虫が含まれるが，最も数が多く宿主と密接な関係をもつのは細菌である．ウイルスも数は多く検出されるが，その多くは細菌に感染するウイルス（バクテリオファージ）であって，細菌の病原因子の伝達などに関与しているとはいえ，宿主に与える影響という点では圧倒的に細菌が重要である．常在細菌は，1～2 kg，数百兆個以上といわれているが，その数，種類ともに最も豊富なのは消化管であり，ヒトの常在細菌の90％が生息している．

● 腸内常在細菌叢と年齢

出生後初めて排泄される胎便から細菌は検出されないが，出生後数時間のうちに一過性に環境由来の好気性菌が出現した後，まず酸素の有無にかかわらず発育できる大腸菌や腸球菌といった通性嫌気性菌が定着する．その後，酸素があると生育できない偏性嫌気性菌が登場し，その菌数を急速に増やす．特にビフィズス菌（Bifidobacterium）は生後数日から1週間ほどで菌数が 10^{10}～10^{11}/g に達し，離乳まで腸内細菌叢の大半を占める．通性嫌気性菌群は偏性嫌気性菌群よりはるかに低い菌数で安定する．

離乳期を過ぎると，腸内細菌叢の構成も大人のものへと変化する．Bifidobacterium は偏性嫌気性菌群からなる優勢菌叢の一部となり，菌種も乳児に多い菌種から成人型の菌種に移行する．老人になると Bifidobacterium はさらに減少し，個体によっては検出されなくなる．総菌数もやや減少する．加齢とともに増加するのは Clostridium perfringens や大腸菌のようないわゆる腸内腐敗のもととなる菌群で，これまでにいくつもの疫学的な研究が，これらの菌群を抑えて Bifidobacterium が優勢な菌叢を保つことが，老化防止や健康維持に重要であることを示唆している．

● 消化管各部の常在細菌叢

消化管内の細菌叢は，胃から大腸まで一様に存在しているわけではなく，消化管の各部で構成が異なる．口腔には唾液1 ml 当たり 10^8 個以上の細菌が検出され，しかも意外と偏性嫌気性菌も多い．しかし，胃に入るとその強力な酸性環境のために菌数は減少し，内容物中の細菌数は食事直後でも 10^5～10^7/g，空腹時には 10^3/g 以下しか存在しない．十二指腸から小腸上部にもごくわずかの細菌しか定着していないが，小腸下部に向かって菌数は上昇し，大腸に達するとその菌数は急激に上昇して 10^{11}/g 以上にのぼり，構成もほぼ糞便の細菌叢となる．Bacteroidaceae，Bifidobacterium，Eubacterium，Clostridium，Peptococcaceae などの偏性嫌気性菌が優勢菌叢を構成し，大腸菌，Enterococcus，Lactobacillus などの通性嫌気性群は総菌数の 1/1,000 以下の菌数にとどまる．

● 腸内常在細菌叢と宿主

腸内常在細菌叢はその数や種類が膨大なだけでなく，活発な代謝を行ってその代謝産物や時には菌体そのもので，宿主に大きな影響を与えている．影響は，宿主にとって有益な場合もあれば有害な場合もある．腸内細菌叢は定着の場や栄養素の競合，抗菌性物質の産生などによって，外来病原体に対するバリアとして働くことが知られているが，抗生物質投与や宿主側の要因などで特定の菌が過剰に増殖したり，体内に移行してしまったりすれば様々な疾患の原因となる．ビタミンや短鎖脂肪酸など宿主にとって有用な物質を作る一方，腸内腐敗産物や二次胆汁酸など有害な物質も作る．変異原物質や発がん物質を分解や不活化などで除去してがんの予防に働くこともあれば，それらを生成したり活性化したり

表1 腸内常在細菌叢の研究に用いられる手法

分子生物学的手法	in vitro モデル	in vivo モデル
FISH　T-RFLP	試験管内培養	投与経路の違い
DGGE　TGGE	培養槽内培養	抗生物質処理動物
クローンライブラリー	連続流動培養	無菌動物
定量的 PCR		ノトバイオート
DNA マイクロアレイ		
次世代シーケンサー		

して発がんを促進する可能性も指摘されている.

近年では腸管局所における影響だけでなく,全身的な影響も報告されている.腸内細菌叢は免疫系の正常な発達に重要な役割を果たしており,宿主の免疫を刺激して防御能を上げる一方で,過剰なあるいは不適切な炎症が起こらないように制御している.肥満やメタボリックシンドロームに深く関わることを示す研究も次々に発表されている.自閉症やうつなどの精神疾患や情動行動,学習などの脳機能にも関わっていることを示唆する研究も報告されるようになってきている.このように,現在では腸内細菌叢と宿主の関係はこれまで考えられていたよりもはるかに複雑でしかも広範囲にわたっていることが広く認められている.

● 腸内常在細菌叢の研究法

現在,腸内細菌叢の研究には分子生物学的な手法が盛んに用いられている.分子生物学的な手法は,主として細菌の遺伝子,特に16S リボゾーム RNA をコードする遺伝子 (16S rDNA) の塩基配列の違いを検出することを基礎としたものである (表1).培養法に比べて労力や時間が削減され,菌が生きている必要がないので,試料の採取や輸送,保存にも制約が少ない.さらに近年,新しい原理に基づくいわゆる「次世代シーケンサー」が登場し,それまでのシーケンサーの数万倍もの能力で遺伝子情報解析の速度,経済性を飛躍的に進歩させて腸内細菌叢の網羅的解析を可能とした.

一方,培養を基礎とした研究法が不要になったわけではない.これまで in vitro および in vivo の様々なモデル (表1) が使われてきたが,腸内細菌叢が宿主に及ぼす影響やその代謝活性の研究などには生きた細菌が重要であるし,プロバイオティクス候補の探索や有害菌を制御する手段を探る研究などにおいては,遺伝子配列の情報だけでなく,菌株として細菌を培養することが不可欠である.かつて誤解されていたように腸内細菌叢の構成菌の大半は培養できないというわけでもない.高度な嫌気環境などの腸内の特殊な環境を実験室内で再現することは難しく,すべての細菌が培養できるわけではないものの,99%以上の菌が培養不可能な土壌などの他の環境細菌叢に比べればはるかに多くの菌が培養可能である.とはいえ,少ない菌数でしか存在せず,優れた選択培地が開発されていない菌を培養法で検出することは,困難で莫大な労力が必要な作業であることは間違いない.例えば,腸内細菌叢のうちの0.1%を占める菌 (それでも 10^8/g 以上) を培養で検出するためには1,000以上の集落を分離・同定しなければならない計算となる.培養を基礎とした研究手法においても,分子生物学的手法における次世代シーケンサーのような画期的な技術革新が期待される.　〔平山和宏〕

4-15
腸内微生物の代謝

不飽和脂肪酸，飽和化，水酸化，共役化

食品成分の代謝・変換には，ヒト自身の代謝のみならず，腸内微生物による代謝が少なからず関わっている．したがって，腸内微生物による食品成分の代謝を把握し，代謝産物が健康に与える影響を評価することが重要である．この観点から，特に腸内細菌を対象に，食品成分に由来する特異な代謝産物の生理機能研究が展開され，ビフィズス菌などによる有機酸発酵産物である酢酸・酪酸などの短鎖脂肪酸に，腸管バリア保護機能，脂質代謝改善機能，抑制性免疫細胞活性化機能などが報告されている[1]．

本項では，腸内微生物による脂質，特に不飽和脂肪酸の代謝についての例を詳しく紹介する．

食用油脂中に広く含まれる不飽和脂肪酸は炭素鎖長18のリノール酸やα-リノレン酸であり，魚油には炭素鎖長20のエイコサペンタエン酸（EPA）などが含まれている．

好気性微生物による脂肪酸代謝は，主にβ酸化が主流であるが，嫌気環境下で生息する腸内微生物では特異な不飽和脂肪酸代謝が存在する．

● 乳酸菌の不飽和脂肪酸飽和化代謝

乳酸菌 *Lactobacillus plantarum* は，図1に示す複雑な経路でリノール酸の二重結合を1つ飽和化（二重結合を単結合に変換）する．本代謝には4つの酵素（水素脱水酵素（CLA-HY），酸化還元酵素（CLA-DH），異性化酵素（CLA-DC），エノン還元酵素（CLA-ER））が関与している．リノール酸は，CLA-HYにより9位の二重結合に水分子が導入されHYAとなる．HYAは，CLA-DHにより水酸基が酸化されKetoAとなり，KetoAは，CLA-DCにより12位の *cis* 型二重結合が11位の *trans* 型二重結合へと移動しKetoCとなった後，CLA-ERにより二重結合が単結合へと飽和化されKetoBとなる．KetoBは，CLA-DHによりカルボニル基が還元されHYBとなった後，CLA-HYにより水分子が遊離しオレイン酸と *trans*-10-18 : 1 となる．これらの一連の反応が進行することにより，

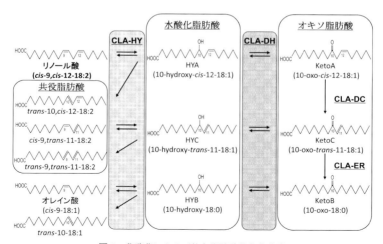

図1 乳酸菌による不飽和脂肪酸飽和化代謝

リノール酸の二重結合が1つ飽和化される．また，KetoCは，CLA-DHによりHYCとなり，さらにCLA-HYにより共役脂肪酸である*cis*-9, *trans*-11-および*trans*-9, *trans*-11-18：2へと変換される．本代謝は，リノール酸のみならず，α-リノレン酸やγ-リノレン，ステアリドン酸を出発原料とした場合でも同様に進行する[2]．

● 乳酸菌の不飽和脂肪酸水和代謝

乳酸菌 *Lactobacillus acidophilus* や *Pediococcus* sp. は，リノール酸を複数の水酸化脂肪酸へと代謝する（図2）[3]．本代謝には，2つの水和酵素（9位の二重結合を認識して10位に水酸基を導入するCLA-HYと12位の二重結合を認識して13位に水酸基を導入するFA-HY）が存在し，リノール酸は各酵素の作用によりHYAや13-hydroxy-*cis*-9-18：1，さらに10,13-dihydroxy-18：0へと変換される．本代謝は，リノール酸のみならず，α-リノレン酸やγ-リノレン酸，ステアリドン酸を出発原料とした場合でも同様に進行する．

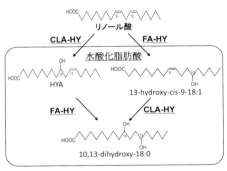

図2　乳酸菌による不飽和脂肪酸水和代謝

● 腸内細菌の不飽和脂肪酸飽和化代謝

Clostridium bifermentans は，魚油に含まれるEPAの二重結合を異性化し共役脂肪酸へと変換した後，さらに二重結合を飽和化することにより部分飽和脂肪酸へと変換する（図3）．本菌は，脂肪酸のω6位とω9位（メチル基末端側から数えて6番目と9番目の炭素原子）の二重結合を認識し，ω6位の二重結合をω7位へも異性化することによりω7，ω9共役脂肪酸が生産され，さらにω9位の二重結合を飽和化することにより部分飽和脂肪酸が生産される．本代謝は，EPAのみならず，リノール酸やα-リノレン酸，γ-リノレン酸を出発原料とした場合でも同様に進行する[4, 5]．

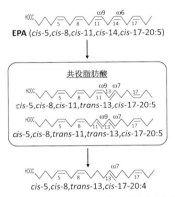

図3　*C. bifermentans* による不飽和脂肪酸飽和化代謝

以上，様々な不飽和脂肪酸代謝を紹介したが，各代謝の代謝中間体に注目していただきたい．生理機能が期待できる共役脂肪酸や水酸化脂肪酸，オキソ脂肪酸が代謝中間体として存在することから，腸内微生物が作り出すこれらの脂肪酸が宿主にどのような影響を及ぼしているか大変興味深い． 〔岸野重信〕

参考文献

1) I. Kimura *et al.* 2010. *Proc. Natl. Acad. Sci. USA.* **108**：8030-8035.
2) S. Kishino *et al.* 2013. *Proc. Natl. Acad. Sci. USA.* **110**：17808-17813.
3) A. Hirata *et al.* 2015. *J. Lipid Res.* **56**：1340-1350.
4) J. Ogawa *et al.* 2012. *Eur. J. Lipid Sci. Technol.* **114**：1107-1113.
5) H. Sakurama *et al.* 2014. *J. Lipid Res.* **55**：1855-1863.

4-16 世界各国に暮らす人々と腸内常在細菌叢

エンテロタイプ，肥満，食習慣，民族

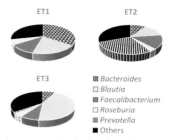

図1 各エンテロタイプの細菌組成．参考文献2）のデータを円グラフに示した．ET3 は *Ruminococcus* ではなく *Blautia* が優占属になっている．

● エンテロタイプと F/B

複雑で多様な腸内細菌叢の中にも，ある一定のパターンが見られることが，近年の俯瞰的腸内細菌叢研究から明らかにされてきている．ヨーロッパ人，アメリカ人，日本人の計33人の糞便細菌 16S rRNA 配列をサンガー法により配列解析し，得られた各サンプルの菌叢データを主成分分析した結果，3つの独立したクラスターが形成されることが見出された[1]．この傾向は，85人のデンマーク人のメタゲノムデータ，そして154人のアメリカ人の 454 ゲノムシーケンサーによる 16S rRNA データ[2]（図1）を用いても同様に見られ，人類に普遍的に存在する表現型のバリエーションの1つと考えられた．各クラスター内のサンプルは *Bacteroides* 属（ET1），*Prevotella* 属（ET2），*Ruminococcus* 属（ET3）をそれぞれ優占菌とする固有の細菌コミュニティーを有しており，論文[1]の著者らはこれらをエンテロタイプと提唱した．エンテロタイプは国や body mass index（BMI），年齢，性別などには依存しないとしている．

一方，さらに俯瞰的に腸内細菌叢を傾向分析すると，最も主要な門である *Firmicutes* と *Bacteroidetes* のバランス（F/B 比）が肥満と相関する[2]．興味深いことに，世界の人の腸内細菌叢データから F/B 比を分析すると居住地の緯度と比例する[3]．これは，恒温動物が体温を維持するため寒冷地ほど大きくなるというベルグマンの法則に一致しており興味深い．

● 地域と腸内細菌叢

MetaHIT や HMP などの世界的な規模での腸内細菌叢研究が進展する一方，国や地域レベルでの腸内細菌叢コホート調査も進展している．広大な国家ロシアの調査では，都市部では MetaHIT や HMP のサンプルと似た菌叢を示したのに対し，人の出入りが少ない西アジアから中央アジアにかけての3地域（Omsk, Tatarstan, Tyva）に住む人々は，それぞれ *Prevotella*, *Firmucutes* そして *Bifidobacterium* を優占菌とする特有の腸内細菌叢を有していた[4]．

東アジアと東南アジア計10か国の共同研究プロジェクトである AMP（Asian Microbiome Project）では，多様な民族が固有の文化を維持しながら共存するアジア諸国に暮らす人々に注目し，腸内細菌叢データを収集している[5]．7～11歳の児童計303人の解析結果では，アジア人には平均的にビフィズス菌が多く，特に日本の児童は平均10％を超えており，欧米の子どもたちとは明らかに異なっていた．また，クラスタリング解析から，アジアの児童の腸内細菌叢は，*Prevotella* 属が優占種として宿るタイプの菌叢（P タイプ）と，*Bifidobacterium* 属あるいは *Bacteroides* 属が優占種として宿るタイプの菌叢（BB タイプ）の2つにタイプ分けされることが示されている．日本人，中国人，台湾人の多くは BB タイプであり，インドネシアとタイの地方都市コンケンの子どもは P タイプであった（図2）．タイの首都バンコクの子どもは BB タイプのほうが多く，同じ国で

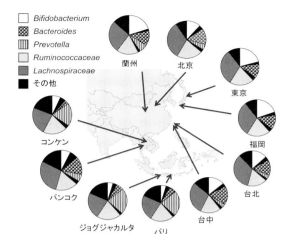

図2 アジアの子どもの腸内細菌叢[5].
都市ごとの平均を示した.

も地域により腸内細菌叢タイプが異なるこの事実は，後天的な食要因が大きく腸内フローラに影響していることを示唆している．

● 食習慣と腸内細菌叢の関係

食とエンテロタイプの関連性に着目し，98人の食習慣と腸内細菌叢を調査した結果，タンパク質や動物性脂肪を多く含む食事は Bacteroides 型と相関し，炭水化物を多く含む食事は Prevotella 型と相関していた[6]．次に，10人の被験者をランダマイズし，10日間にわたり高脂肪／低繊維食または低脂肪／高繊維食を摂取させ，糞便中の細菌叢変化を調べた．結果，若干の菌叢変化が見られたもののエンテロタイプのシフトは観察されず，エンテロタイプは食に対して逐次反応するものではなく，長期の食習慣に適応しながら形成されていくものであることが示唆された．

モンゴルの研究では，遊牧民が多く居住する Khentii において，季節による食の変動を反映して腸内細菌叢も変化することが示されているが，エンテロタイプのシフトは見られなかった[7]．また，ベジタリアンにおいて Prevotella 型が多いことや，韓国の研究において Prevotella 型の被験者が食物繊維をより多く摂取していること，食事から炭水化物を除くことにより Prevotella 型が消滅することが示されており，高炭水化物や高食物繊維の食が Prevotella 型を誘導すると考えられている．イタリアとブルキナファソ[8]，アメリカとマラウイ・ベネズエラ[9]といった先進国と発展途上国の腸内細菌叢比較研究でも発展途上国側に決まって Prevotella 型が見られる．近代化がもたらす何かが，Prevotella 型から Bacteroides 型へのシフトの駆動力となっていると示唆される．それが食要因であるか，他の環境要因によるものか今後の研究に期待される．

〔本田倫子・中山二郎〕

参考文献

1) M. Arumugam et al. 2011. Nature. **473**：174-180.
2) P. J. Turnbaugh et al. 2009. Nature. **457**：480-484.
3) T. A. Suzuki et al. 2014. Biol. Lett. **10**：1037
4) T. V. D. Aleeev et al. 2013. Nat. Commun. **4**：2469.
5) J. Nakayama et al. 2015. Sci. Rep. **5**：8397.
6) G. Wu et al. 2011. Science. **334**：105-108.
7) J. Zhang et al. 2014. Sci Rep. **4**：5001.
8) C. de Plippo et al. 2010. Proc. Natl. Acad. Sci. USA. **107**：14691-14696.
9) T. Yatsunenko et al. 2012. Nature. **486**：222-227.

4-17
腸内微生物の年齢による変化

腸内細菌叢，加齢，ヒトミルクオリゴ糖，
ビフィズス菌，アレルギー

● **新生児期から乳幼児期の腸内細菌叢**[1, 2)]

　ヒト腸管への細菌の定着は胎児期にすでに始まっているという報告があるが，本格的な菌叢形成は出生を期に始まる．まず，母親の腟や皮膚など口から入り込む種々雑多な環境菌が一時的に増殖する．その後すぐに，大腸菌群やStreptococcus属，Enterococcus属などの通性嫌気性菌が定着を始める．そして，数日から数週間で母乳中のオリゴ糖（Human milk oligosaccharide：HMO）を優先的に資化するビフィズス菌を主体とするビフィズスフローラが形成されていく．出産時あるいはその直後に感染症予防の観点から抗生物質を新生児に投与することは一般的に行われているが，その場合はビフィズスフローラの形成が遅れる[3)]．近年，母乳にわずかなら含まれる細菌が注目されている．母親の腸内細菌が腸管から腸間膜リンパ節を介して母乳に到達していることを示すデータがある一方[4)]，乳児の口腔細菌が乳腺に伝播し定着することを示すデータもある．

　現代では人工乳にHMOに代わるガラクトオリゴ糖（Galactooligosaccharide：GOS），フルクトオリゴ糖（Fructooligosaccharide：FOS）やラクチュロースなどが添加されており，人工乳栄養児でもビフィズスフローラは形成される．しかし，ビフィズス菌量をはじめ母乳栄養児と人工乳栄養児の腸内細菌叢に依然差が見られるという報告は多い．乳児に定着するビフィズス菌はBifidobacterium breve，Bifidobacterium bifidum，Bifidobacterium longumなど，HMOを積極的に分解し資化する能力を有する種である．これらのビフィズス菌は離乳後には減少し，成人型のビフィズス菌であるBifidobacterium catenulatum，Bifidobacterium pseudocatenulatum，Bifidobacterium adolescentisなどに代わる．また，Bifidobacterium longum subsp. longumはHMO資化に加えてアラビノガラクタンなど植物由来の難消化性糖質の資化に関連する遺伝子群も有しており，乳児だけでなく成人にも定着することが知られている．

　乳幼児期の腸内細菌叢の発達が宿主の免疫系の発達に非常に重要であることは，無菌マウスにおいて免疫系の発達が極端に欠落することから紛れもない事実である．特に，免疫寛容の成立に必須の働きをする制御性T細胞が，Lactobacillus属，Bifidobacterium属，Bacteroides属，Clostridium属，Streptococcus属などの細菌の定着により分化誘導されることが示されている．ヒトにおいても乳幼児期の腸内細菌叢のバランスが免疫系の正常な発達に重要である．実際に，乳児期の抗生物質の使用により後の喘息や湿疹，アトピー性疾患のリスクが高まることが知られている．また，乳児期の腸内細菌叢と後のアレルギー発症との関連性の調査研究も盛んに行われている．1990年代後半にBjörksténらは，先進国のスウェーデンの子どもは発展途上国のエストニアの子どもと比べてアレルギーの発症率が高いことに着目し，乳幼児期の腸内細菌叢との関係を疑い，両国の児童の腸内細菌叢を調査するプロジェクトを始めた[5)]．その結果，エストニアの子どもには乳酸桿菌が多く，後にアレルギーを発症する子どもには乳幼児期のビフィズス菌量や乳酸桿菌量が少ないことを報告している．しかし，類似の前向き研究が各国で追試されているが統一した結果は得られていない．ただし，この約半世紀の間に特に先進国で急増する子どものアレルギー罹患率は，激変した育児環境の影響が大きいことを暗に示しており，さらには環境変化がもたらした腸内細菌叢の偏倚が関連していることが強く疑われる．

　生後半年ほど経過すると，一般的に母乳以

外の固形食の摂取が徐々に開始され，離乳期を迎える．そして，ビフィズスフローラが Firmicutes 門および Bacteroidetes 門の細菌に侵食され始める．そして生後2年から3年頃には，この2門の細菌が優占する成人型の安定した菌叢が形成される．

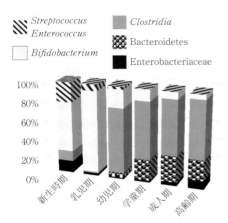

図1　年齢による腸内細菌叢の変化
（筆者ら調査より）

● 成人期の腸内細菌叢

成人したヒトの腸管内には約 10^{14} 個，数百種もの微生物が生息し，その総量は 1.5 kg にも及ぶ．成人期の腸内細菌叢は，食事やストレス，生活習慣，抗生物質などの影響を受け変動するものの，定常状態では安定している．この成人期の腸内細菌叢は Firmicutes 門と Bacteroidetes 門を主体とする．Firmicutes 門は多岐に分類される Clostridia 綱細菌で主に構成される．一方，Bacteroidetes 門では Bacteroides 属と Prevotella 属が拮抗しており，どちらかが優占して存在する．ヒト成人の腸内細菌叢は3つのタイプ"エンテロタイプ"に分かれるといわれているが，Clostridia 綱の主要属である Ruminococcus 属と Bacteroides 属および Prevotella 属の3属が各エンテロタイプコミュニティーのコアとなる．エンテロタイプはヒトの健康に直接関連しないといわれている一方，Firmicutes 門と Bacteroidetes 門の比率は肥満と相関することが知られている．

● 老年期の腸内細菌叢

老年期になると消化管の生理機能が低下していく．その結果，食成分の消化吸収能が低下し，腸管に入り込んでいく栄養素が変化し，腸内細菌叢の構成も徐々に変化していく．特に，ビフィズス菌が減少し，腸内細菌科が増加することが知られている[2]．また，食物繊維の不足により腸内細菌による短鎖脂肪酸の産生量が減少し，その結果，腸管内の pH が上昇しミネラル吸収率が低下するだけでなく，病原菌の感染リスクが上昇する．さらには，腸管上皮細胞の粘液産生の減少や蠕動運動などの腸管機能の低下が生じ，便秘症状が慢性化し，クロストリジウム菌などによってアンモニア　硫化水素といった腐敗産物や発がん物質が産生されやすくなる．総じて，腸管に生息する微生物種数すなわち細菌叢の多様性が加齢に伴い減少していく．また高齢者においては抗生物質療法を受ける機会が増えるが，抗生物質の種類と投与量によっては腸内常在細菌叢が破壊され，その影響が数か月間続くという報告もある．

〔山本麻寿紗・田中　優・中山二郎〕

参考文献

1) M. P. Francino. 2014. *Pathogens.* **4**：769-790.
2) 光岡知足．2002．腸内細菌学雑誌．**15**：57-89.
3) S. Tanaka et al. 2009. *FEMS Immunol. Med. Microbiol.* **56**：80-87.
4) P. F. Perez et al. 2007. *Pediatrics.* **119**：e724-732.
5) B. Björkstén et al. 1999. *Clin Exp Allergy.* **29**：342-346.

4-18 プロバイオティクスとプレバイオティクス

乳酸菌, ビフィズス菌, 口腔常在菌, ビフィズス菌増殖促進因子

● 歴史的背景

プロバイオティクス（probiotics）の概念は，20世紀初頭のMetchnikoffによる「不老長寿説」に端を発している．MetchnikoffはLactobacillus bulgalicusを含んだヨーグルトを摂取することによって腸内腐敗を抑制し，自家中毒を防ぐことが健康増進に役立つと主張した．その後，1989年にFullerによって，「腸内菌叢のバランスを改善し，宿主に対して有益な効果を示す生きた微生物」と定義された．さらに，WHO/FAO合同のワーキンググループ会議において，「適当量を摂取したときに，宿主に利益をもたらす生きた微生物」という，より広義な解釈での定義が採択されている[1]．

一方，プレバイオティクス（prebiotics）は1995年にGibsonらによって，「腸内に既に存在している有益菌の成長（増殖）や活性を選択的に促進したり，あるいは悪玉菌の増殖を抑制することで，腸内浄化作用によって宿主の健康を改善する難消化性食品成分」と定義されている[2]．また，プロバイオティクスとプレバイオティクスを組み合わせて用いる「シンバイオティクス（synbiotics）」という概念も提唱されている．

● プロバイオティクスの種類・機能・性質

代表的なプロバイオティクスとして，乳酸菌，ビフィズス菌，プロピオン酸菌，枯草菌，酵母，かびなどが知られている（表1）．ただし，プロバイオティクスの機能性や安全性は，属種レベルではなく菌株レベルで検証・評価しなければならないことに注意しなければならない．

プロバイオティクスの機能性として，腸内環境改善作用，便性改善作用，消化吸収改善

表1 プロバイオティクスの例

乳酸菌		
	Lactobacillus 属	L. acidophilus, L. gasseri, L. rhamnosus, L. reuteri
	Lactococcus 属	L. lactis
	Enterococcus 属	E. faecalis, E. faecium
	Streptococcus 属	S. thermophilus
ビフィズス菌		
	Bifidobacterium 属	B. breve, B. longum, B. animalis, B. infantis
プロピオン酸菌		
	Propionibacterium 属	P. freudenreichii
枯草菌		
	Bacillus 属	B. subtilis, B. coagulans
酵母		
	Saccharomyces 属	S. cerevisiae, S. boulardii
かび		
	Aspergillus 属	A. oryzae, A. niger

作用，血圧降下作用，免疫調節・賦活作用，発がん抑制作用，アレルギー抑制作用などがあげられる．また，オーラルケアへの利用例として，口腔常在菌（Streptococcus salivarius）の菌周病原因菌（Porphyromonas gingivalis）に対する増殖抑制作用やう蝕原因菌（Streptococcus mutans）に対するバイオフィルム形成阻害作用などが知られている．

プロバイオティクスには，以下にあげるような性質が求められる[3]．

①胃酸・胆汁酸などに耐性をもち，生きて腸に到達できる．
②消化下部（腸内）において増殖が可能である．
③宿主に対して明らかな有用効果（腸内菌叢のバランス改善，腸内腐敗の抑制など）を示す．
④安全性が高い．

なお，実用化レベルでは食品などの形態で有効な菌数が維持できること，安価かつ容易に取り扱えることなども併せて要求される．

● プレバイオティクスの種類・機能・性質

代表的なプレバイオティクスとして，難消化性オリゴ糖（フラクトオリゴ糖，ガラクトオリゴ糖，キシロオリゴ糖，ラクチュロース，ラクト-N-ビオースなど）や一部の食物繊維（イヌリン，ポリデキストロースなど），κ-カゼインのトリプシン分解物，グリコペプチド，アミノカルボニル化合物やパンテテイン系物質などが報告・利用されている．これらは主にビフィズス菌や乳酸菌に対する選択的な栄養源として増殖を促進する．

また，ビフィズス菌の増殖を促進するキノン系物質として，1-hydroxy-2-naphthoic acid，2-amino-3-carboxy-1,4-naphthoquinone（ACNQ），1,4-dihydroxy-2-naphthoic acid（DHNA）などがある（図1）．特に，スイスタイプチーズのスターターである *Propionibacterium* 属が生産するDHNA は，ビタミンKの生合成上に存在する中間生産物であることが判明しており，オリゴ糖のようにビフィズス菌のエネルギー源として作用するのではなく，炭水化物の代謝過程において生成するNADHを効率的にNAD$^+$に再生する際の電子伝達メディエーターとして機能することが示唆されている[4]．また，DHNAにはヒト大腸炎の抑制・改善作用やピロリ菌の生育抑制作用があることも確認されている．プロピオン酸菌による乳清発酵物は，米国食品医薬局（FDA）から一般的には安全な食品（GRAS）に認定されている．

プレバイオティクスには，以下にあげるような性質が求められる．
①消化管の上部で分解・吸収されない．
②腸内有益菌の選択的な基質となり，有益菌の増殖や代謝を促進する．
③腸内環境を健常状態に改善し，人の健康増進・維持に役立つ．

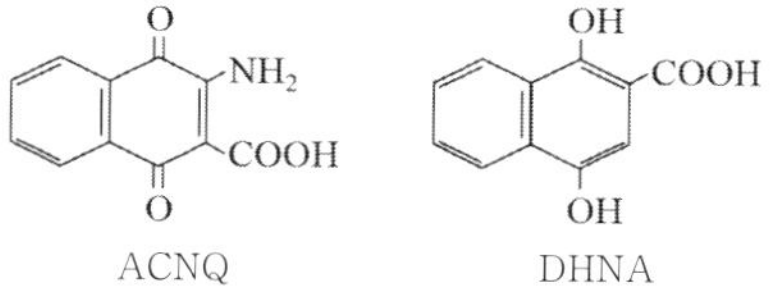

● バイオジェニックス・イムノバイオティクス・イムノジェニックス

1998年，東京大学名誉教授の光岡によって，「直接，あるいは腸内フローラを介して免疫賦活，コレステロール低下作用，血圧降下作用，整腸作用，抗腫瘍効果，抗血栓，造血作用などの生体調節・生体防御・疾病予防・回復・老化制御等に働く食品成分」をバイオジェニックス（biogenics）とすることが提唱されている．バイオジェニックスには，生理活性ペプチド，植物フラボノイドや菌体成分（生菌・死菌は問わない），ビタミンなどが該当する[5]．

2003年にはClancyによって，「特に腸管免疫系に働きかけて免疫を賦活する作用に優れたプロバイオティクス」がイムノバイオティクス（immunobiotics）として提唱された．さらに，その対象をプロバイオティクスから「菌体内外の種々の免疫刺激性機能成分」にまで発展させたイムノジェニックス（immunogenics）という概念が，東北大学の斎藤・北澤らによって提唱されている[6]．

〔髙屋朋彰〕

参考文献

1) 梅崎良則．2011．腸内細菌学雑誌．**25**：157-164．
2) 光岡知足．2011．日本乳酸菌学会誌．**22**：26-37．
3) 辨野義己．2011．モダンメディア．**57**：277-287．
4) 日本乳酸菌学会．2010．乳酸菌とビフィズス菌のサイエンス．pp.360-365．495-559．
5) 細野明義．2013．乳酸菌ニュース．**480**：春季号．
6) 北澤春樹，齋藤忠夫．2005．乳業技術．**55**：34-44．

図1 ビフィズス菌増殖促進因子の構造[4]

4-19
プロバイオティクスを生きたまま腸まで届けるシームレスカプセル

ビフィズス菌，耐酸性，腸溶性，カプセル化

軟カプセルに分類される継ぎ目のない球形のシームレスカプセルは滴下式製法で調製されるが，その皮膜の多層化が可能であり，皮膜に特徴をもたせることによって胃では溶けずに腸で溶けるいわゆる腸溶性カプセルが開発されている．このカプセルを用いることで内容物を胃酸から保護したり，腸で選択的に放出させたりすることが可能になった．特に，胃酸に弱いビフィズス菌を耐酸性の腸溶性カプセルに包んだ製剤は，ビフィズス菌が生きて腸に届くことにより，死菌では認められないような整腸作用や生理活性を示し，機能性食品や医薬品に応用展開されている．シームレスカプセルの例を図1に示す．

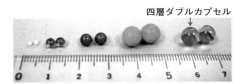

図1　シームレスカプセルの例［カラー口絵21参照］

● シームレスカプセルの製法

シームレスカプセルは，サイズの多様性と量産性に優れた液中滴下式製法で調製される．液中滴下法は，流下する冷却したキャリアー液（冷却油）中に同心多重ノズルの先端を浸け，充填物質と皮膜液を同時に吐出して界面張力によって充填物質を皮膜物質で完全に包み込み，カプセル滴形成と皮膜液の硬化をキャリアー液中で連続的に行う方式である．これにより継ぎ目のない球形の多層カプセルが得られる．多層シームレスカプセルにおいて，層間の境界面を明確に形成するには，エマルジョン形成と同様に二層であればoil-in-water（O/W）に，三層であればW/O/Wのように界面張力が交互に作用する組み合わせにする．この方式で従来の硬カプセルや軟カプセルで困難であった親水性の物質を内容液とする三層カプセルを調製することが可能となった．外皮膜素材としては，流動性をもった状態（ゾル）から，固体状態（ゲル）に転移することが必要であり，食品や医薬品では主にゼラチンが用いられてきたが，寒天やデンプンを主成分とする植物性の素材も皮膜素材として開発されている．

カプセルの直径や皮膜の厚さは，ノズルの径と吐出する液量とキャリアー液の流下速度を適宜調節することで広範囲に設定が可能であり，粒径は量産レベルで0.3～10 mmとなっている．皮膜も薄くでき，従来のロータリー方式で調製される継ぎ目のあるオブロング型のカプセルよりもカプセル当たりの内容液の量を多くすることが可能である．

● 生きたビフィズス菌のカプセル化

ビフィズス菌は酸に弱く，従来のカプセルでは経口的に摂取しても胃酸（pH 1.2）の影響を受けるため，生きたまま腸に届けることは困難であった．そのため，ビフィズス菌が生きて腸に届くように皮膜を二重にした三層のシームレスカプセルが調製された（図2）．

ビフィズス菌（*Bifidobacterium longum* JBL01）の凍結乾燥菌末を加温溶融した低融点の硬化油脂に均一に懸濁して内容液とし，内皮膜は硬化油脂だけの層とし，外皮膜には耐酸性高分子（ペクチンなどの多糖類）を配合したゼラチンが用いられた．2種の内外の皮膜液はそれぞれのタンクから定量ポンプで同心三重ノズルに送られる．キャリアー液は0～10℃に冷却した液状油が用いられ，矢印の方向に沿って循環している．三重ノズルの内ノズルから内容液，中間ノズルから内皮膜液，最外ノズルから外皮膜液が三層ジェットとして同時にキャリアー液中に吐出される．吐出された三層ジェットは界面張力により内容液を内包した球となり，形成管中を流下し

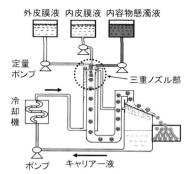

図2　三層シームレスカプセル製造機模式図

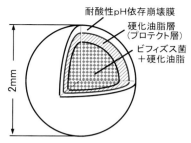

図3　ビフィズス菌の腸溶性カプセル模式図

ていく過程で二重になっている内外皮膜液が冷却され固化する．皮膜が固化して形成されたシームレスカプセルは分離器でキャリアー液体と分離され，脱油乾燥後，選別の工程を経て製品化される．この三層カプセルの粒径は飲みやすいように2 mmに設計されている（図3）．

pH 1.2の人工胃液中で2時間撹拌するという耐酸性試験では，裸のビフィズス菌末の生残率は0.0001％以下であったが，こうして得られたカプセル化されたビフィズス菌では90％以上であり，著しく高い生残率を示した．

このように，このカプセルの外皮膜は低pHの胃では溶解せず，内皮膜の硬化油脂は胃酸の侵入を防ぐプロテクト層となり耐酸性を示す．さらに，中性の腸では外皮膜は溶解し，内皮膜の硬化油脂も胆汁酸とリパーゼの作用で崩壊してビフィズス菌が放出される．胃酸の虐待を受けていない生きたビフィズス菌は，腸内の水分により復水し，活発に増殖して代謝を行い，酢酸や乳酸，ビタミン類を産生する．

● ビフィズス菌カプセル摂取効果

このカプセル化された生きたビフィズス菌の摂取により，便中のビフィズス菌数の増加，アンモニア量の低減，便秘気味の人では，腸内菌叢の改善による顕著な排便回数の増加が認められ，下痢気味の人では排便回数の減少が認められている[1]．

慢性腎不全の患者では，このカプセル化ビフィズス菌の摂取により，腎不全の進行が遅くなることが認められており[2]，透析に入るまでの期間を延ばすことが期待されている．血液の人工透析を行っている患者では，このカプセル化ビフィズス菌の摂取により，便秘の改善だけでなく，血清中のインドキシル硫酸，ホモシステイン，中性脂肪，アンモニアなどの尿毒症物質の低減と葉酸濃度の増加が認められ[3]，さらに血清中のリン値の低下も認められている[4]．これらの作用は死んだビフィズス菌やカプセル化された生きた乳酸菌の摂取では認められず，本カプセルによって生きたビフィズス菌が腸まで届けられたときだけに認められた知見であり，死菌と生菌を区別する所以である．

〔浅田雅宣〕

参考文献

1) 河野奈実子ら．2004．腸内細菌学雑誌．**18**：87-92．
2) 安藤康宏ら．2003．日本腎臓学会誌．**45**：759-764．
3) 丹羽利充．2006．プロバイオティクス・プレバイオティクス・バイオジェニックス，pp.226-229．日本ビフィズス菌センター．
4) T. Ogawa *et al.* 2012．*Clin. Kidney J.* **5**：373-376．

4-20
腸内微生物と免疫

腸内共生菌，IgA抗体，経口免疫寛容，
Th17細胞，制御性T細胞，アレルギー

我々の腸内には400種類，100兆個ともいわれる腸内細菌が共生している．腸内共生菌は免疫系に大きな影響を与えている．

● 腸内共生菌と腸管免疫系の発達

腸内共生菌は，腸管免疫系の組織，器官の発達に大きな影響を与える．腸内共生菌をもたない無菌マウスでは，主要な免疫器官の1つであるパイエル板が未発達となり，また腸管上皮細胞のMHCクラスII分子の発現が低下し，腸管上皮内リンパ球数も低下するなど，腸管免疫系の発達不全が報告されている．

● 腸内共生菌と腸管免疫応答

腸内共生菌は，腸管免疫応答にも大きな影響を与える．腸管免疫系は，病原微生物の侵入に対処するほか，腸内共生菌，そして異物である食品に常にさらされているため，これに対応するため特徴的な免疫応答が誘導される．具体的には，病原微生物や腸内共生菌に対応するためにIgA抗体が分泌され，また食品成分に対しての過剰な免疫応答を防ぐ，タンパク質抗原に対する免疫寛容「経口免疫寛容」が誘導される．IgA抗体応答，また経口免疫寛容いずれも無菌マウスでは，その誘導が不全であることが知られている．無菌マウスにおけるIgA抗体応答の低下は，小腸ではセグメント細菌（segmented filamentous bacteria：SFB）を定着させることによって大腸では*Bacteroides*を定着させることによって回復する．また無菌マウスでは，経口免疫寛容誘導時にTh2応答が十分低下しないが，*Bifidobacterium infantis*の定着により正常化する．

● 腸内共生菌とT細胞分化

T細胞の機能的分化が特定の腸内共生菌に大きく依存していることが近年の研究より明らかになってきた．マウスの実験において，腸管バリア機能に重要なTh17細胞には，前述のSFBに依存していることが示されている．また，*Clostridium*が大腸における免疫制御機能を有する制御性T細胞の誘導活性が高いことが示されている．

● 腸内共生菌とアレルギー

アレルギーの発症と，腸内細菌叢の構成が相関することが以前より明らかとなっている．先進国におけるアレルギーの増加が衛生状態の改善と関係することを示唆する疫学調査より，環境における微生物の減少が，アレルギー増加の要因となったとする「衛生仮説」として提唱された．その後，アレルギー患者と非アレルギー患者を比較し，腸内細菌叢の構成が異なることが多くの報告で示され，衛生仮説を支持する結果となっている．また炎症性腸疾患も，腸内細菌叢が重要な役割を有することが知られ，例えば無菌マウスでは発症が低減する．前述の*Clostridium*による制御性T細胞誘導は，炎症性腸疾患治療への利用が期待されている．

〔八村敏志〕

表1 腸内共生菌の免疫・アレルギー応答における役割

・腸管免疫系の発達
・免疫応答：IgA抗体産生，経口免疫寛容，Th17誘導，制御性T細胞誘導
・アレルギー発症

4-21
腸内細菌叢と食品の作用

腸内細菌叢，難消化性オリゴ糖，プロバイオティクス，プレバイオティクス

我々の腸内には400種類100兆個ともいわれる腸内共生菌が生息し，腸内細菌叢を構成している．そして，摂取している食品が腸内細菌叢に影響し，さらには，腸内細菌叢の変化を介して体に対して種々の効果があることが知られる．

● 難消化性オリゴ糖，食物繊維，プロバイオティクスと腸内細菌叢

ビフィズス菌の健康増進効果が注目されるとともに，ビフィズス菌を増加させる効果を有する食品成分として，フラクトオリゴ糖，ガラクトオリゴ糖，ラフィノースなど難消化性オリゴ糖が知られるようになった．また，消化酵素により消化されない成分の総称である食物繊維は腸内細菌叢により発酵される．また，健康に有用な効果を有する生きた微生物であるプロバイオティクス（probiotics）として利用される乳酸菌やビフィズス菌も，腸内細菌叢に影響を与える．

● 食品の腸内細菌叢を介した機能性

腸内細菌叢は，代謝によりビタミン，胆汁酸など重要物質を生産し，代謝産物である短鎖脂肪酸は，エネルギー源となる．また，競合やpHの低下により，有害微生物の増殖を抑制する．一方で，有害な発酵産物も産生される．上記のような食品は，腸内細菌叢を介して，生体に様々な影響を与える．腸内細菌叢を介して有益な効果を示す食品成分（微生物を除く）は，プレバイオティクス（prebiotics）と称され，前述の難消化性オリゴ糖が代表格である．有益な効果としては，整腸効果，腸管における抗体（IgA抗体）分泌の増強効果，アレルギー抑制効果があげられる．フラクトオリゴ糖については，動物実験，ヒト試験ともに報告されている．多くの食物繊維も，プレバイオティクス効果を有するが，一方で，有害代謝物の産生もありうる．

表1　腸内細菌叢に影響する食品成分（微生物も含む）

難消化性オリゴ糖・乳酸菌・ビフィズス菌，食物繊維

表2　食品の腸内細菌叢を介した機能性

・整腸作用
・感染防御能増強
・抗炎症・アレルギー抑制作用

● 食事と腸内細菌叢

摂取している食品が，腸内細菌叢の構成に影響を与えることは明らかであるものの，腸内細菌叢の具体的な変化の詳細については，十分明らかにされていなかった．これに対し，近年のメタゲノム解析により，海藻由来多糖を分解する酵素遺伝子が，海藻を摂取する日本人の腸内共生菌に存在することが示され，注目された．さらに，人類の腸内細菌叢の構成パターンがいくつかの「エンテロタイプ（enterotype）」に分かれることが示され，食事との関係が注目されるところとなっている．

〔八村敏志〕

4-22

腸内微生物と健康

メタボロゲノミクス，腸内代謝物質，
腸管関連疾患，代謝疾患

● もう1つの臓器

メタボロゲノミクス（metabologenomics）とは，腸内細菌叢遺伝子を網羅的に解析するメタゲノミクスと，腸内代謝物質を網羅的に解析するメタボロミクスとを組み合わせた研究アプローチである．腸管内には，数百種類以上でおよそ100兆個にも及ぶ腸内細菌が生息している．この数は我々の体を構成するおよそ37兆個の体細胞数をはるかに凌ぐ数である．腸内細菌叢は腸管細胞と相互作用することで複雑な生態系，すなわち「腸内エコシステム」を形成している（図1）．腸内エコシステムは通常はこれら異種細胞間の絶妙なバランスのもとにその恒常性を維持しているが，遺伝的あるいは過度の外的環境要因によりその恒常性が破綻すると，最終的には炎症性腸疾患（IBD）や過敏性腸症候群（IBS）といった腸管関連疾患のみならず，アレルギーや代謝疾患といった全身性の疾患につながることが知られている[1]．したがって，腸内エコシステムの破綻に起因するこれらの疾患を正しく理解し制御するためには，腸内細菌叢を体内のもう1つの臓器として捉え，腸内細菌叢と腸管細胞とのクロストークといった統合的な観点から理解する必要がある．

● 腸内エコシステムの破綻と腸管関連疾患

腸内エコシステムのバランスの破綻と腸管関連疾患については，特にIBDやIBSとの関係について複数報告されている．IBDでは，生体側の遺伝的要因として，種々の一塩基多型（SNP）が報告されているが，マウスモデルにおいて生体の遺伝子異常のみでは腸炎は自然発症しないことから，腸内細菌叢やウイルス感染などの環境因子の関与も腸炎発症には重要であることが示唆されている．事実，健常者とIBD患者における腸内環境の相違が報告されており，IBD患者では特に主要な腸内細菌群の1つであるクロストリジウム目細菌群が減少していることが示唆されている．また，IBD患者の腸内細菌叢はその多様性が低下するが，逆にバクテリオファージの多様性は増加することも報告されている．クロストリジウム目細菌群は腸管粘膜において免疫応答の抑制に寄与する制御性T細胞（T_{reg}細胞）の分化誘導を促すことが報告されており，これはクロストリジウム目細菌群が腸管内で産生する代謝物質の1つである酪酸が関与していることも明らかになっていることから[2]，こういった腸内細菌叢の変化がIBD発症と深く関係すると考えられる．

機能性消化管障害に分類され，便通異常や腹痛を伴うIBSでは，ストレスによって生じる腸内細菌叢の変化が粘膜局所における微弱な炎症を誘発し，その結果消化管の蠕動運動を司る自律神経系の異常や消化管知覚閾値の低下を伴うイオン輸送能および粘膜透過性の上昇を誘発することが報告されている．腸内細菌叢の刺激によって腸管の内分泌細胞から産生されるセロトニンや，免疫細胞から産生される副腎皮質刺激ホルモン放出ホルモンが消化管蠕動運動に重要な役割を果たしていると考えられている．近年の報告で，芽胞形成性の腸内細菌が腸管内で産生する二次胆汁酸をはじめとするいくつかの代謝物質により，腸管の内分泌細胞からのセロトニン産生が促

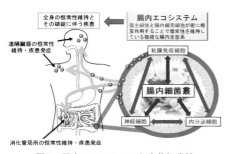

図1　腸内エコシステムと生体恒常性

され，血小板機能や腸管蠕動運動の改善がもたらされることも報告されている．

● 腸内エコシステムの破綻と代謝疾患

近年増加の一途をたどっている肥満や糖尿病，動脈硬化といった代謝疾患についても腸内エコシステムの乱れが深く関与していることが報告されている[3]．欧米人の双子の腸内細菌叢を用いた研究では，双子のうち一方が肥満型，もう一方がやせ型のペアのヒト腸内細菌叢を無菌マウスにそれぞれ定着させて通常飼料で飼育した場合，マウスはそれぞれのドナーの体型を反映することが明らかとなった．興味深いことに，これらのマウスに低脂肪・高繊維食を与えた場合，やせ型腸内細菌叢を定着させたマウスはそのままの表現型だったが，肥満型腸内細菌叢を定着させたマウスはやせ型の腸内細菌叢に近づき，体型もやせる傾向にあったことから，宿主の代謝表現型は腸内細菌叢と食事との組み合わせによって制御可能である可能性が示唆された．他にも，肥満マウスや肥満のヒト腸内細菌叢解析から，「やせ菌」として *Akkermansia muciniphila* や Christensenellaceae 科細菌が報告されており，これらをマウスに経口投与することで，実際に肥満に伴って生じるインスリン抵抗性や脂肪蓄積といったメタボリックシンドローム症状改善や体重低減を促すことが示唆されている．したがってこれらの菌は，ヒトにおいても代謝疾患の予防や治療に有用かもしれない．

中国人の2型糖尿病患者における腸内細菌叢のメタゲノム研究も報告されており，50個の腸内細菌マーカー遺伝子群に基づいて，2型糖尿病発症リスクが判別可能であることが報告されている．同様の2型糖尿病コホート研究がヨーロッパでも実施されているが，興味深いことにヨーロッパ人の2型糖尿病発症リスク判別因子は中国人のコホート研究で見出した50個の腸内細菌マーカー遺伝子群とは異なっていたことから，腸内細菌叢プロファイルに基づく2型糖尿病発症リスクの予測モデルを構築するには，人種や年齢などの宿主因子や地域差といった環境要因も考慮する必要が示唆されている．

食事の欧米化が生活習慣病のリスクを高めていることも以前より知られているが，レシチンなどの食事由来のコリンや赤身肉中に多く含まれる L-カルニチンを摂取すると腸内細菌によりトリメチルアミン（TMA）に代謝され，吸収された TMA がさらに肝臓でトリメチルアミン-N-オキシド（TMAO）に代謝されることで，アテローム性動脈硬化を促進することが，マウス実験やヒト血清のメタボローム解析より明らかとなっている．また近年その使用が増加しているサッカリンなどの人工甘味料が，腸内細菌叢の変化を介して耐糖能の悪化を招くことや，食品添加物の一種である乳化剤の摂取がやはり腸内細菌叢の変化を介して，マウスモデルにおいて肥満や血糖値上昇といったメタボリックシンドローム症状を引き起こすことも報告されている．

● 腸内細菌叢を標的とした健康維持戦略

腸内細菌叢のバランスの乱れが種々の疾患につながることが続々と明らかになっていることから，腸内細菌叢を含む腸内エコシステム全体を包括的に理解し，その制御技術を確立することが，健康維持や疾患予防につながることに明白である．腸内細菌叢は食習慣に影響されることが報告されているから，腸内細菌叢のバランスを考えた食習慣を続けることが，究極の予防医学になるのかもしれない．

〔福田真嗣〕

参考文献

1) S. Fukuda and H. Ohno. 2014. *Semin. Immunopathol.* **36**：103-104.
2) Y. Furusawa et al. 2013. *Nature*. **504**：446-450.
3) W. Aw and S. Fukuda. 2015. *Semin. Immunopathol.* **37**：5-16.

4-23
ストレスと腸内微生物

ストレス，腸内細菌叢，脳腸相関

● ストレスとは

ストレスは一般に悪いものとして認識されているが，もとは「生体の恒常性を障害する刺激に対する生物学的反応」などと定義される生体反応を意味する言葉である．ストレスによりアドレナリンやコルチゾールなどの種々のストレスホルモンが分泌されるが，これらは糖代謝を亢進させるなど生体の恒常性を維持し，ストレッサーから回避行動をするために重要な役割を果たす，生命維持になくてはならない反応である．しかし，ストレスが継続するとホルモンバランスが乱れ，内分泌系や血管系，免疫系の異常が生じて様々な疾患の発症要因となる．したがって，適正を逸脱した慢性的なストレスは回避しなければならない．

ストレスは腸管機能にも大きな影響を及ぼす．脳と腸には双方向のシグナル伝達機構があり，これを脳腸相関という．近年，脳腸相関において腸内細菌が腸から脳へのシグナル伝達とストレス応答に重要な役割を果たしていることが明らかになりつつある．

● ストレスは腸内環境を悪化させる

ストレスによって慢性または急性の下痢になったり，慢性的な便秘になったりする．これは自律神経系や内分泌ホルモンにより，腸管の蠕動運動の低下や痙攣，または異常な活性化が生じるためである．下痢を起こすと食物が消化不良となり，栄養吸収が阻害され体力が低下する．一方，便秘になると腸内に腐敗産物が滞留する時間が長くなり，血中へ移行して細胞毒性や肝臓の解毒機能負担の増加，または肌機能の低下などの原因になる．

さらに，ストレスによって腸内菌叢が変化することも多く報告されている．例えば，ラットを過密状態で飼育すると，黄色ブドウ球菌や，結核菌が属する *Corynebacterium*，*Bacteroides* などが回腸または糞便中で著しく増加することが認められている．同様の菌叢変化は，強いストレスを受ける宇宙飛行士でも報告されている．その菌叢は宇宙飛行前から変化を見せ始め，飛行中にはさらに異常が認められ，*Lactobacillus* 属乳酸菌およびビフィズス菌の減少と大腸菌群およびウエルシュ菌が増加したことが報告されている．概して，ストレスにより乳酸菌などの善玉菌が減少し，大腸菌やその他の悪玉菌が増加しているといえる．

この機序は，ストレスによって胃酸や小腸における粘性物質ムチンなどの分泌物の低下，または酸化ストレスの増加により腸内環境が変わるためと考えられる．また，大腸菌 O 157：H7 株では，アドレナリン／ノルアドレナリンがその増殖促進に関与することが報告されている．O 157：H7 株はクオラムセンシング機構の自己増殖誘導因子としてホルモン様物質の Autoinducers-3（AI-3）を産生する．アドレナリン／ノルアドレナリンは AI-3 に構造が類似しており，AI-3 受容体に認識されて大腸菌の増殖を促進する．さらに，AI-3 は増殖を促進するだけでなく毒素遺伝子の発現や腸管への付着も亢進し，病原性を高めることも報告されている．したがって，このような機序によってストレスに応じて特定の菌が増殖し，腸内菌叢のバランスが乱れて腸内環境が悪化する．

● 腸内環境の改善によるストレス軽減

逆に，腸内細菌がストレス応答に影響を及ぼすことも報告されている．大腸菌などの病原性細菌は，感染や毒素によって腸管に炎症を引き起こし，コルチゾールを誘導する．そもそも，細菌やウイルスの感染は生物学的なストレッサーであり，感染によりストレスが引き起こされる．さらに，このコルチゾールは腸管上皮の細胞間密着結合（バリア機能）を低下させ，透過性を亢進させる作用も報告

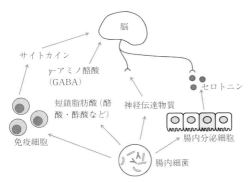

図1 腸内細菌が脳に影響する推定メカニズム
(参考文献[4]を改変)

されている[1]．したがって，感染によるストレスによって，生体に腸内細菌や未消化の食物成分に由来するアレルゲンが侵入してさらに炎症状態が悪化し，これがコルチゾールを誘導するという悪循環を招くと考えられる．

また，非病原性の腸内共生細菌でもストレス応答に影響を及ぼすことが報告されている．須藤らは，ストレス応答を担うシグナル伝達経路の発達または成熟に外界因子の1つとして，生直後から定着してくる常在細菌叢の影響を検討している[2]．無菌マウスに人工的に様々な菌叢を移植したマウスを作成し，そのストレス反応性を無菌マウスと比較した．その結果，無菌マウスは通常飼育したマウスと比較して，拘束ストレスによるコルチコステロンの上昇反応が有意に亢進していた．さらに，単一細菌のみで構成された人工菌叢マウスでは，*Bacteroides* 単一マウスのストレス負荷によるコルチコステロン上昇反応は無菌マウスと同一であったが，ビフィズス菌単一マウスでは，通常飼育したマウスと同程度まで反応性が減弱していたことも報告されている．このことから，成長期におけるビフィズス菌などの特定の細菌の腸管からの刺激は，ストレス応答機構の発達を促し，過剰なストレス応答を低減する役割があることが明らかになった．

一方で，成長したマウスでも乳酸菌を経口的に投与することでストレスが軽減されるとの報告もある．ある種の乳酸菌をマウスに投与してストレス負荷実験を行うと，不安行動が軽減され，この時，抑制性神経伝達物質である γ-アミノ酪酸（GABA）に対する脳内受容体の発現量が遺伝子レベルで変動していた[3]．この影響は迷走神経を切断したマウスでは観察されないことから，本モデルでの脳へのストレス応答の情報伝達は迷走神経を介したものであると考えられている．

腸内細菌が脳に影響を及ぼすメカニズムはまだ不明瞭な点が多くあるが，免疫系，神経系，あるいは内分泌系を介した，腸内菌叢から脳へのシグナル伝達機構があると考えられている（図1）．

身体の健康に整腸が重要であることはいうまでもないが，心の健康のためにも良好な腸内環境を維持することの意義は大きいと考えられる． 〔指原紀宏〕

参考文献
1) K. Matsuo *et al.* 2008. *Brain Behav. Immun.* **23**：108-115.
2) N. Sudo *et al.* 2004. *J. Physiol.* **558**：263-275.
3) J. A. Bravo *et al.* 2011. *Proc. Natl. Acad. Sci. USA.* **108**：16050-16055.
4) J. F. Cryan *et al.* 2012. *Nat. Rev. Neurosci.* **13**：701-712.

4-24
抗生物質と腸内微生物叢

dysbiosis, 偽膜性腸炎, *C. difficile*,
プロバイオティクス, プレバイオティクス

● **dysbiosis と疾患**

ヒトの腸内には約1,000種類,100兆を超える腸内細菌が存在しており,バランスのとれた腸内細菌叢を形成している.このバランスが崩れた状態は dysbiosis と呼ばれ,炎症性腸疾患や大腸がん,過敏性腸症候群などの腸疾患以外にも,喘息,肥満,糖尿病,多発性硬化症,自閉症など,様々な疾患との関連が指摘されている.dysbiosis の原因は様々であるが,病原性のある細菌の侵入や加齢,精神的ストレスのほか,抗生物質によるものがある.最近の報告では,抗生物質投与により生じた dysbiosis では細菌由来の代謝物の構成が正常に比べ大きく変化していること[1]や,dysbiosis による真菌の増加がマウスの肺胞マクロファージを活性化しアレルギー性気道炎症を増強していることが判明した[2].また,幼少期の抗生物質投与は炎症性腸疾患の頻度を上げることも報告されている[3].

● **抗生物質による dysbiosis**

経口投与または経静脈投与された抗生物質は腸内から直接または血流を介して腸管粘膜から分泌されることにより腸内の細菌へ影響を及ぼす.抗生物質投与後の下痢は最もよく見られる副作用で,腸内細菌叢のバランスが変化したことが原因である.これはどの抗生物質でも一定の割合で生じる(表1)ため,日常臨床では抗生物質を投与する際,下痢の予防として抗生物質耐性の乳酸菌製剤(ビオフェルミンR®,ラックビーR® など)が処方されることがある.

抗生物質の投与法による下痢の頻度の差は薬剤によって異なる.例えばシプロフロキサシンの場合は経口投与で0.16%,点滴投与で0.17%とほぼ同等であるが,セフォチアムの場合は経口投与で0.32%,点滴投与で0.11%と経口投与のほうが高い.また,薬剤の種類により体内への吸収率も大きく異なる.アミノグリコシド系抗生物質のカナマイシンは体内にほとんど吸収されず,直接殺菌作用が強い.大腸菌,赤痢菌,腸炎ビブリオによる感染性腸炎に用いられるほか,肝硬変による肝性脳症に使われることもある.これは腸内細菌を殺菌することにより,産生されるアンモニアを減少させることを目的としている.

● **抗生物質起因性腸炎としての偽膜性腸炎**

抗生物質投与後に生じる重篤な腸炎として偽膜性腸炎がある.本疾患では dysbiosis により腸内腐敗菌である *Clostridium difficile* (*C. difficile*) が優位となり産生される毒素により腸炎を生じる.最近,この dysbiosis の機序として抗生物質により胆汁酸代謝に重要な働きのある常在菌の *Clostridium scindes* が減少し,二次胆汁酸による *C. difficile* の増殖抑制効果が減弱することが報告された[4].

表1 抗生物質の種類と下痢の頻度(各種薬剤添付文書より筆者作成)

作用機序			代表薬一般名	下痢の頻度
細胞壁合成阻害	βラクタム系	ペニシリン系	アモキシシリン	2%
		セフェム系	セファレキシン	2%
		ペネム系	ファロペネム	2.5%
タンパク質合成阻害	アミノグリコシド系		硫酸カナマイシン	5%未満
	マクロライド系		クラリスロマイシン	2.7%
	テトラサイクリン系		塩酸ミノサイクリン	5%未満
核酸合成阻害	キノロン系		レボフロキサシン	0.24%
	ST合剤		サルファメソキサゾール/トリメトプリム	5%未満

偽膜性腸炎はその名の通り，大腸の中でも特に直腸からS状結腸にかけて偽膜と呼ばれる特徴的な所見を呈する（図1）．偽膜を生じない場合もあるため difficile 腸炎と呼ばれることもある．高齢者や免疫力の低下した者（免疫抑制剤使用者や AIDS 患者など）に発症しやすく，これらの患者に抗生物質投与10〜20日後に水様性下痢，腹痛がみられた場合に本疾患を疑う．抗生物質の経静脈的，経口投与のいずれでも起こりうる．重症例では発熱，血便，ショック，腸管穿孔を生じ死亡することもある．治療は，原因抗生物質の中止とメトロニダゾールやバンコマイシンの投与により C. difficile を減少させる．近年，difficile 腸炎に糞便移植が有効であるということが報告され，注目されている[5]．[➡ 4-35 食べる微生物叢]

● プロバイオティクスとプレバイオティクス

腸内細菌叢を良好な状態に保つには，いわゆる「善玉菌」の乳酸菌やビフィズス菌を積極的に摂取する方法がある．これをプロバイオティクス（probiotics）と呼び，腸内有用菌である Lactobacillus や Bifidobacterium を増加させ，腸内腐敗菌である Clostridium や大腸菌を減少させる．一方，小腸で吸収されずにそのまま大腸まで到達し有用菌の栄養源となることでこのような有用菌の増殖を促進する食物成分をプレバイオティクス（prebiotics）と呼ぶ．プレバイオティクスとして消化性オリゴ糖や水溶性食物繊維がある．消化性オリゴ糖にはフルクトオリゴサッカライド，オリゴフルクトース，トランスガラクトオリゴサッカライドなどがあり，タマネギ，アスパラガス，ゴボウ，ニンニク，麦などの野菜類に含まれている．水溶性食物繊維には，タマネギ，ゴボウ，ニンニク，キクイモに含まれるイヌリンのほか，トウモロコシから合成されるポリデキストロースがある．さらにプロバイオティクスとプレバイオティクスを一緒に摂取することをシンバイオティクス（synbiotics）と呼び，例えば乳酸菌とオリゴ糖を

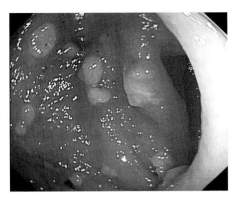

図1 偽膜性腸炎の内視鏡像（筆者提供）
［カラー口絵22参照］

同時に摂取することで相加効果が期待できる．また入院食などでも，オリゴ糖や水溶性食物繊維が含まれるリンゴにヨーグルトを組み合わせて出す例がある． 〔鈴木英雄〕

参考文献

1) C. M. Theriot *et al.* 2014. *Nat. Commun.* **5**：3114.
2) Y. G. Kim *et al.* 2014. *Cell Host Microbe.* **15**：95.
3) A. Hiviid *et al.* 2011. *Gut.* **60**：49.
4) C. G. Buffie *et al.* 2015. *Nature.* **517**：205.
5) E. van Nood *et al.* 2013. *N. Engl. J. Med.* **368**：407.

4-25
腸内のウイルス

バクテリオファージ，ファージ分類・生態，
ファージ汚染，ファージセラピー

● ファージの分類，生活環

ウイルスの中で，細菌とアーキアを宿主とするものを細菌ウイルスあるいはバクテリオファージ（bacteriophage）（以後ファージ）と称する．ファージは，宿主，形態，核酸種，脂質やエンベロープの有無などにより，17科に分類されている（表1）．自然界から分離されるファージの96％は，20面体の頭部と尾部とからなる尾部保有ファージ（tailed phage）であり，これに対応する3科を合わせて Caudovirales 目が設けられている．

ファージの多くは，核酸とタンパク質のみで構成されているが，上述のように脂質やエンベロープを保有するものも存在する．ファージのサイズは，尾部保有ファージの頭部と球形ファージでは，直径が25～170 nmほどであるが，繊維状ファージでは長さが3,700 nmに及ぶものもある．

ファージの感染は，まず細菌表層への特異的吸着に始まり，核酸の細菌細胞質への注入，核酸の複製，複製された核酸のビリオン前駆体への注入，細菌細胞壁の破壊，そして子ファージの放出で完結する．T2，T4，T6ファージなどは，この溶菌サイクルのみを有しており，溶菌ファージと称される．またある種のファージは，この溶菌サイクルに加え，DNA注入後溶菌に向かわず，そのDNAを宿主菌ゲノムに挿入した状態（溶原サイクル；例λ），あるいは細菌細胞質にエピゾームとして存在する状態（偽溶原サイクル；例P1）で細菌と共存する生活環を合わせもつものも存在する．またM13などの繊維状ファージは，ssDNAを注入後，相補鎖を合成しdsDNAとなり，ローリングサークル様式で

表1 ファージの分類[1]

科名 (Family)	形状	宿主	核酸	ファージ
Myoviridae	尾部保有	B, A	dsDNA	T4
Siphoviridae	尾部保有	B, A	dsDNA	λ
Podoviridae	尾部保有	B	dsDNA	T7
Corticoviridae	球状（L）	B	dsDNA	PM2
Tectiviridae	球状（L）	B	dsDNA	PRD1
Plasmaviridae	不定形（LE）	B	dsDNA	L2
Globuloviridae	球状（L）	A	dsDNA	PSV
Ampullaviridae	楔状	A	dsDNA	ABV
Bicaudaviridae	紡錘状	A	dsDNA	ATV
Fuselloviridae	紡錘状（L）	A	dsDNA	SSV-1-Ss
Guttaviridae	水滴状	A	dsDNA	SNDV-NZ
Lipothrixviridae	繊維状（LE）	A	dsDNA	TTV-1
Rudiviridae	棒状	A	dsDNA	SIRV1
Inoviridae	繊維状	B	ssDNA	M13
Microviridae	球状	B	ssDNA	φX174
Cystoviridae	球状（LE）	B	dsRNA, seg	φ6
Leviviridae	球状	B	ssRNA	MS2

Myoviridae：収縮性尾部，*Siphoviridae*：柔軟性尾部，*Podoviridae*：短尾部，A：アーキア，B：細菌，ds：2本鎖，ss：1本鎖，seg：分節，L：脂質あり，E：エンベロープあり．

複製したファージssDNAとビリオンタンパク質を膜で重合させ，菌体を破壊することなく射出や出芽と称する様式で子ファージを放出する．

● ファージの生態

ファージは，その宿主である細菌やアーキアが生息する海水，淡水，土壌などの自然環境や動植物体に存在している．水圏には1 ml当たり10^6～10^8個，土壌中には1 g当たり10^7～10^8個ものファージが存在しているといわれている．地球上におけるファージの総数は約10^{31}と推計されており，ファージは個体数としては地球上で最多の生命体と考えられている．水圏に存在する細菌の20～40％が，

毎日ファージ感染により死滅していると推計されている．このように，ファージは環境中の細菌数の増減に大きく関与し，結果的に地球上の炭素，窒素などの物質循環にも関与していると考えられている[2]．

また，ヒトの口腔や腸管にも莫大な数の細菌が常在しているが，それらに感染するファージも大量に存在していると考えられている．ヒト腸管全管などにおいては，10^{15} 個のファージが存在しているとの試算もある．その大部分は尾部保有ファージであるが，Microviridae 科に属するファージも若干含まれている．腸管のファージ相は，年齢，食生活，疾病の有無などにより変動することが知られている．腸内細菌叢は，ヒトの健康状態と密接に関係しているが，ファージはこの腸内細菌叢の構成細菌の数や性状を変化させ，結果的にヒトの健康状態に影響を与えている可能性がある[3]．

● ファージと食品工業

発酵食品工業においては，ファージ汚染が大きな問題となる．チーズ・ヨーグルト，納豆，食酢などは，それぞれ乳酸菌，納豆菌，酢酸菌による発酵で生産されるが，ファージが発酵用培養器内へ混入すると，これらの発酵細菌が殺菌され，生産物の量，品質がともに低下する．また外部からの混入に加え，発酵細菌自体に内在する溶原ファージのゲノムに溶原化不能変異が生じ，この変異ファージが菌体外に放出され，培養全体を溶菌する可能性も考慮する必要がある．

これとは逆に，食中毒防止のための安全な菌種特異的除菌剤としてファージを利用する試みがなされている．Listeria monocytogenes，Salmonella 属菌，Escherichia coli などによる食中毒の防止のためのファージ食品添加物が実用化されている．

● ファージと医学

ある種のファージはゲノム上に細菌毒素遺伝子などの病原性関連遺伝子をコードしており，それが溶原サイクルに入ることにより，宿主菌に病原性を発現させる．その例として，大腸菌 O 157 のベロ毒素遺伝子を保有する λ 様ファージ，ジフテリア毒素遺伝子を保有する β ファージ，コレラ毒素遺伝子を運ぶ CTXφ ファージなどがよく知られている．

また，食中毒などにおける原因菌種・菌株の鑑別法として，ファージの宿主特異性を利用するファージ型別（phage typing）がある．この方法では，宿主域の異なる複数の標準ファージに対する対象菌株の感受性パターンを比較し，各菌株の異同を判定する．Staphylococcus aureus，Salmonella 属菌などの菌株鑑別に利用されている．

ファージの溶菌活性を抗菌薬の代替として利用する細菌感染症治療法，すなわちファージセラピー（phage therapy）は，ファージ発見者の一人である d'Hérelle により 1920 年前後に開始された．しかし，1940 年代の抗生物質の実用化成功に伴い，現在のグルジア，ポーランド，ロシアなどを除いていったん中断されたが，病原細菌の抗菌薬耐性化の問題が深刻になってきた 1980 年代に，欧米諸国でも本法の研究が再開された．ファージセラピーは抗菌薬療法と比較し，多剤耐性病原細菌にも有効である，宿主特異的感染性のゆえに常在菌叢を乱さない，自己増殖性のゆえに投与回数が少なくてすむ，ファージ耐性菌出現への迅速対応が可能などの利点があるとされている[4]．

〔松﨑茂展〕

参考文献

1) A. M. Q. King, M. J. Adams, E. B. Carstens et cl. eds. 2012. *Virus Taxonomy*, Academic Press.
2) C. A. Suttle. 2005. *Nature*. **437**：356-361.
3) M. Dalmasso, C. Hill and R. P. Ross. 2014. *Treads Microbiol*. **22**：399-405.
4) E. Kutter et al. 2014. *Phage therapy* (J. Borysowski, R. Międzybrodzki and A. Górski eds.), pp.257-288. Caister Academic Press.

4-26
無菌動物とノトバイオート動物

無菌動物, ノトバイオート動物, ビニールアイソレータ, 腸内菌叢, 実験動物

● 無菌動物・ノトバイオート動物とは

実験動物をその微生物学的統御の状態によって分類すると，コンベンショナル動物（conventional animal），SPF動物（specific pathogen free animal），無菌動物（germ-free animal）およびノトバイオート動物（gnotobiote animal）に分けることができる．コンベンショナル動物は，経済性を優先してオープン方式の施設で飼育される動物で，もっている微生物や寄生虫に関して情報がないものを指す．SPF動物は，あらかじめ定められた病原体について保有していないということが定期的なモニタリングで証明されている動物で，滅菌・消毒を厳重に行うバリア施設で飼育される．一般的に我々が繁殖業者から入手する実験動物は多くがSPF動物である．SPF動物は指定された微生物，寄生虫がいないことは確認されているが，指定以外のものについての保障はない．

これらに対し，無菌動物とノトバイオート動物はもっている（もっていない）微生物や寄生虫について明確な情報がある動物である．無菌動物は微生物や寄生虫が全く検出されない動物，ノトバイオート動物は無菌動物に1ないし複数の既知の菌株のみを定着させた動物であり，いずれもビニールアイソレータ（図1）などの外界の微生物と完全に隔離できる装置を用いて無菌操作の下で飼育しなければならない．

● 無菌動物の歴史

無菌動物の歴史は，1890年代にモルモットを無菌化する試みとしてスタートした．モルモットは出生時における新生子の成熟度が高く，人工保育が比較的容易であるため，早くから無菌動物研究に用いられたが，その後

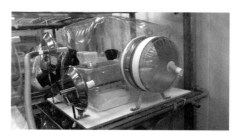

図1　ビニールアイソレータ

1940年頃にかけてモルモットのほかヤギやニワトリなどで無菌動物を作出する試みが続いた．その結果，1940年代から50年代にかけてアメリカやスウェーデンの研究グループがラットやニワトリを無菌環境下で長期に飼育することに成功した．また，この頃に開発されたビニールアイソレータはその後の無菌動物の開発や研究の進展に大きく貢献した．わが国でも1950年代に，他の研究グループが達成できなかったモルモットの長期無菌飼育に成功した．

現在最も広く用いられている無菌動物は，通常の実験動物としても一般的に用いられているマウスとラットである．無菌ウサギの作出はモルモットよりも困難であり，ハムスターでは無菌化が極めて難しい．実験小動物だけでなくブタ，ヤギ，ヒツジ，ウシ，ウマといった家畜でも無菌動物の作出が成功している．これらの家畜は，出生後早期に自分で採食することができるようになるために人工保育が比較的容易であり，サイズが大きいので血液などの試料を頻繁に，あるいは大量に採取できるという利点をもつ．しかし，逆にその大きさのために成体まで飼育することは困難であり，無菌状態のまま繁殖させることにも成功していない．ニワトリは卵の表面を滅菌することが可能であり，アイソレータ内で孵化させれば人工保育の必要もなく無菌化することができる．ニワトリは孵化直後から精製飼料を与えることができ，成長も早いので代謝関係の研究に適しているが，その大きさ

のために無菌状態での長期の飼育は困難であることが多い．よりサイズの小さなウズラでは長期の研究が可能であり，アイソレータ内での繁殖の報告もある．

● **無菌動物・ノトバイオート動物の応用**

初期の無菌動物研究の目的は動物の無菌飼育そのものであり，動物を無菌化することにより，腸内菌叢が動物の生存に不可欠であるか，あるいは有害であるかを解明することを目指していた．現在では，マウス・ラットを中心に多くの無菌動物のコロニーが確立され，生理学，栄養学，感染症研究など様々な分野の研究に応用されている．最近では免疫学や肥満，メタボリック・シンドロームなどの研究にも盛んに利用されている．無菌動物はSPF動物を作り出すためにも用いられる．

無菌動物とコンベンショナル動物，すなわち腸内菌叢をもたない動物ともつ動物を比較することにより，腸内菌叢の代謝活性や，宿主の生理，健康，疾病などに腸内菌叢がどのような影響を与えているかを知ることができる．ビタミンをはじめとする栄養素の合成のような宿主に有益な働きや，発がん物質の生成や胆汁酸代謝のように宿主に有害な作用が明らかにされてきた．また，近年の遺伝子改変技術の進歩などにより，様々な特性や病態を発現するモデル動物が次々と開発されているが，これらの中には無菌化することにより発症が抑制あるいは促進されたり，症状やその特性が変化したりするものがある．無菌化することにより，腸内菌叢の影響を受けていないその動物そのものの特性を研究することが可能になる．現在では，無菌動物のコロニーが確立されているので，既存の無菌動物を里親とすることにより，煩雑な人工保育をすることなく比較的容易に新たな系統の動物の無菌化が可能である．

無菌動物に特定の菌（群）のみを定着させたノトバイオート動物を用いると，その菌（群）が宿主に与える影響を個別に研究することができる．また，腸内菌叢をもったコンベンショナル動物に投与しても定着や感染，発症などが成立しない病原細菌であっても，無菌動物にその細菌のみを投与したノトバイオート動物では容易に定着や感染が成立することがあり，病原細菌の発病や病態に関して興味深い知見を得ることができる．プロバイオティクス菌株などの特定の菌株を同時に定着させれば，その菌株の感染抑制効果や病原細菌との相互作用を研究する *in vivo* モデルとすることもできる．近年では，細菌だけでなくウイルス感染についても，無菌動物を用いた研究によって腸内菌叢が感染を抑制したり逆に増悪したりすることがあることが明らかとなりつつある．

ただし，無菌動物は形態的・機能的にコンベンショナル動物と大きく異なる面もあることには十分留意しなければならない．例えば，盲腸は著しく膨大し，腸絨毛は伸長する．腸内菌からの刺激がないために免疫学的にも未熟である．また，限られた数の菌株しか定着していないノトバイオート動物では腸内菌叢を構成する他の菌群との相互作用がないため，投与した菌株の作用や動態が本来の腸内での姿とは異なる可能性にも注意が必要である．

無菌動物やノトバイオート動物は完全に外界の微生物から隔離する必要があるため，維持・繁殖や実験に多大な労力とコストが必要となる．しかし，その特性を正しく理解して利用することにより，非常に有用なツールとなる．

〔平山和宏〕

4-27
傷口の微生物

黄色ブドウ球菌,食中毒,創部感染症,
免疫異常,軟部組織感染症

ヒトの皮膚には様々な細菌が常在菌として存在する[1]. 健常な皮膚において細菌感染を起こすことは少ないが,外傷,手術,免疫異常の状態では,常在菌による感染や通常では起炎菌となりえないような細菌による創部感染が起こりうる.

● 外傷による創部感染症

外傷による創部感染の多くは黄色ブドウ球菌(*Staphylococcus aureus*)が起炎菌である. 発熱などの感染兆候が確認された場合は,抗菌薬の内服や点滴による治療を行う. 創部の治療に加え,土壌に存在する破傷風菌(*Clostridium tetani*)による破傷風の予防のため,ワクチン接種が行われる場合もある. 手指で起こった感染は食中毒の原因となる可能性がある. 黄色ブドウ球菌による食中毒は,本菌が産生する耐熱性の外毒素によるものが多く,注意が必要である. 症状は悪心,嘔吐,腹痛などであるが,数時間で軽快する場合が多い.

● 咬傷による創部感染症

咬傷による創部感染の主な起炎菌は,ヒトの場合,口腔常在菌である viridans streptococci や皮膚常在菌である *Corynebacterium* sp. および黄色ブドウ球菌などである. 動物咬傷(主にイヌやネコ)では,口腔常在菌である *Pasteurella multocida*, *Pasteurella canis*, *Capnocytophaga* sp. などが起炎菌である[2]. 特にネコの咬傷は創部が深い場合があり,注意が必要である. 咬傷はいずれも好気性菌と嫌気性菌の混合感染が多い. 感染が成立している場合や免疫異常がある場合は,抗菌薬を用いた積極的な治療が必要である. さらに,創部に対する十分な洗浄と感染巣の切除を行う. 創によって美容が損なわれる場合を除いて,原則的に一次縫合は行わない. いずれの場合も破傷風ワクチン接種歴や傷の程度に応じ,ワクチン接種,あるいはグロブリン投与を行う. 狂犬病は特に国外での危険性が高い(図1)[3]. 海外渡航中の咬傷や輸入直後(10日以内)の動物による咬傷では,狂犬病が存在しない地域,曝露後免疫が安全に行える地域を除き,狂犬病ワクチンの接種が必要である.

● 手術による創部感染症

手術創に起因する創部感染症は,創部の直接的な汚染によるものだけでなく,手術創から離れた感染巣からの血行性感染も考えられる. 創部感染の代表的な起炎菌は黄色ブドウ球菌であり,術後数日が経過してからの感染が多い. 一方,レンサ球菌 *Streptococcus* sp. や *Clostridium* sp. による創部感染は,例外的に術後48時間以内の感染成立が多く,早急な治療が必要である[4]. 糖尿病,腎・肝不全などの免疫異常,喫煙,肥満,人工物の使用(人工関節など),手術時間の長さなどは創部感染のリスクを高めると考えられる.

● 免疫異常による創部感染症

糖尿病による免疫の低下,血流の低下は軟部組織感染症を引き起こす. 表皮の炎症から蜂巣炎,骨髄炎と波及する場合があり,注意が必要である. 起炎菌として,黄色ブドウ球菌やレンサ球菌が多い. さらに,嫌気性菌や腸内細菌も感染に関与する場合がある. 四肢の切断に至る症例では,虚血がひどく,蜂巣炎や骨髄炎に至っており,混合感染を伴っていることが多い. 比較的軽症の場合の起炎菌は,主に黄色ブドウ球菌である.

● その他の創部感染症

A群β溶連菌(*Streptococcus pyogenes*)による軟部組織感染症は,わずかな皮膚の障害から感染することで発症する. A群β溶連菌は非常に病原性が強く,急激に症状が進行する場合が多い. 感染初期は蜂巣炎との区別が難しい. 強い自覚症状,血液学的異常が認められる場合は,壊死性筋膜炎の存在が示唆

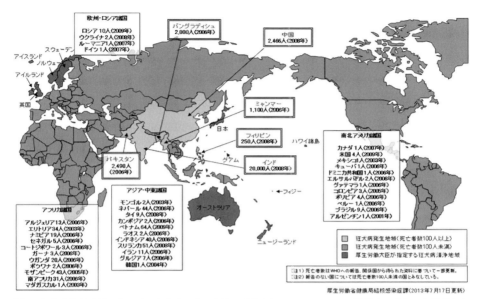

図 1 狂犬病流行地域．東アジアを中心に広い地域で感染が起こっている．ほぼ世界中で感染の危険性がある．

される．重症化した場合は，病変周囲の壊死が認められ，高い死亡率を呈する．A 群 β 溶連菌感染症の治療には，集中治療室での全身管理，抗菌薬の投与，広範な感染巣の切除が必要となる．糖尿病などの基礎疾患をもったヒトに発症することが多い．

Vibrio vulnificus による軟部組織感染症は，蜂巣炎と典型的な壊死を伴う水疱性病変を呈する［カラー口絵 23 参照］．壊死性筋膜炎を合併することもあり，重症化した場合は，敗血症へと進行する．この菌は海水中の細菌叢の一部であるが，肝障害や腎障害などの基礎疾患を有する人に対して，日和見感染症を引き起こすことがある．免疫不全者が本菌に感染した場合，健常人に比べて死亡率が高い[5]．カキなどの海産物を摂取し，腸管から感染する場合や，汽水域で汚染された水を介して創部から感染する場合がある．本菌による感染症の治療には，全身状態の管理，抗菌薬の使用，壊死組織の切除が必要である．

〔米本圭吾・杉本真也〕

参考文献

1) E. A. Grice and J. A. Serge. 2011. *Nat. Rev. Microbiol.* **9**：244-253.
2) D. A. Talan *et al.* 2003. *Clin. Infect. Dis.* **37**：1481-1489.
3) 厚生労働省ホームページより　http://www.mhlw.go.jp/bunya/kenkou/kekkaku-kansenshou10/（平成 27 年 9 月 4 日閲覧）
4) D. L. Stevens *et al.* 2005. *Clin. Infect. Dis.* **41**：1373-1406.
5) 厚生労働省ホームページより　http://www.mhlw.go.jp/topics/bukyoku/iyaku/syoku-anzen/qa/060531-1.html（平成 29 年 2 月 10 日閲覧）

4-28
鼻腔と咽頭の微生物

鼻腔, 咽頭, 誤嚥性肺炎, 黄色ブドウ球菌

● 鼻腔と咽頭

鼻腔は鼻前庭部と固有鼻腔に分けられ、呼吸器入口として外界に面している。鼻腔の内腔は狭く、粘膜は静脈に富んでおり、通過する空気を温め湿気を与え、肺でのガス交換を行いやすくさせている。

咽頭は鼻腔後方に位置し、上咽頭（鼻咽腔）、中咽頭、下咽頭の3つの領域に分類され、食道入口まで続く12〜16 cmの管である[1]（図1参照）。咽頭は、鼻腔とともに上気道の一部を構成しているほか、食道へつながる消化管としても機能している。

● 鼻腔, 咽頭における微生物

鼻腔や咽頭は呼吸器として外界と交通があるため病原微生物の進入門戸であり、多様な細菌が定着している。

鼻前庭には *Staphylococcus epidermidis* が常在しているほか、健康な人の20〜30%で黄色ブドウ球菌（*Staphylococcus aureus*）が検出される。鼻前庭の後方の固有鼻腔には、*Staphylococcus* 属のほかに、*Corynebacterium* 属などが存在しているが、病原微生物が侵入し一時的に定着することもある。

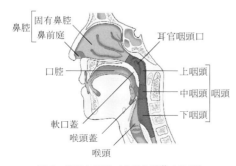

図1 鼻腔と咽頭（参考文献[1]を改変）

上咽頭では、様々な細菌が定着・増殖・消失を繰り返しながら、上咽頭細菌叢を形成している。生後直後には、viridans streptococci などの病原性の低い細菌により常在細菌叢が形成される。その後、病原性細菌としてはまず *Moraxella catarrhalis* が細菌叢を形成する。続いて、*Streptococcus pneumoniae* や *Hemophilus influenzae* が定着する。これらの細菌は、おおむね3歳頃までに定着し、上咽頭細菌叢を形成している[2]。

気管や気管支では、上皮細胞の線毛の運動によって細菌は排出される。一方、肺胞では肺胞マクロファージにより細菌は処理される。そのため、気管〜肺胞までの下気道には細菌の定着は少ないとされている。

鼻咽頭における代表的なウイルス感染症にインフルエンザがあげられる。インフルエンザはインフルエンザウイルスが鼻咽頭の粘膜に付着し、気管（支）や肺で増殖することで症状が引き起こされる。潜伏期間は約1〜3日で、38℃以上の高熱や全身倦怠感、頭痛などが出現する。さらにウイルスは飛沫感染によってほかのヒトの鼻咽頭の粘膜に付着し、感染が拡大する。

● 嚥下と誤嚥性肺炎

咽頭は消化管として、特に食物を飲み込む際に重要な役割を果たしている。食物は口腔内で咀嚼され、飲み込みやすい大きさの食塊となる。続いて、食塊は舌によって咽頭に送り込まれ、咽頭から食道に達するまで、約1秒と短時間の間に連続的な反射運動が引き起こされる。すなわち、食塊が咽頭粘膜に触れると、反射的に軟口蓋が挙上し鼻腔と咽頭の間が閉じられ（鼻咽腔閉鎖）、舌骨・喉頭が挙上して食塊が咽頭を通過する。さらに、喉頭蓋が下方に反転し、気管の入口を塞ぎ一時的に呼吸が停止し、咽頭が収縮して食道入口部が開大する。

この食物を飲み込む一連の動作を「嚥下」といい、この嚥下動作が正しく働かないことを「嚥下障害」という。さらに、食べ物や唾

液などが誤って気管や気管支内に入ることを「誤嚥」という．この誤嚥に続いて発症する誤嚥性肺炎は，細菌が唾液や胃液とともに肺に流れ込んで生じる肺炎である．

誤嚥性肺炎はとりわけ高齢者に多くみられる肺炎で，*Peptostreptococcus* 属，*Prevotella* 属，*Fusobacterium* 属などの口腔内の嫌気性菌が重要な起炎菌であり，その他に腸内細菌群や黄色ブドウ球菌なども関与しうる[3]．これらの細菌は食物とともに咽頭に移動し，誤嚥の際に下気道に落下して肺炎を発症する．誤嚥性肺炎は嚥下機能が低下した患者では繰り返し発症し，経過中の抗菌薬投与によって耐性菌が出現することがある．

このように誤嚥性肺炎は再発を繰り返し徐々に難治化することから，発症を防ぐための予防が非常に重要となる．予防策としては，①嚥下の意識づけや誤嚥予防の体位を保つ（食後すぐには横にならず，2時間程度座位を保つ），②口腔ケア（口腔の雑菌を減らし嚥下反射を改善させる），③咳反射を亢進させる薬剤の服用，などがあげられる．

● 常在菌の黄色ブドウ球菌による食中毒

食中毒は有害物を含む飲食物，あるいは器具や容器包装を介して有害物が混入した飲食物により生じる健康被害である．病因物質により，微生物（細菌，ウイルス，その他原虫など）による食中毒，自然毒による食中毒，化学物質による食中毒の3群に分類されている．さらに細菌性食中毒は感染型と毒素型に分類され，感染型は食品中の細菌が主に腸管内で増殖し，腸管粘膜上皮細胞に侵入することで生じる食中毒である．一方，毒素型は食品中の細菌によって産生された毒素を経口摂取することで発生する．

鼻腔や皮膚などに定着している黄色ブドウ球菌は，ブドウ球菌エンテロトキシン（SEs：*Staphylococcus aureus* Enterotoxins）と呼ばれるタンパク質毒素を産生し，毒素型食中毒による集団食中毒を引き起こすことから食品衛生上，重要視されている．黄色ブドウ球菌は調理する人の手を介して料理に付着することが多く，特に手指に傷や化膿創がある場合，多量の黄色ブドウ球菌が創部で増殖しているため注意を要する．また鼻腔に黄色ブドウ球菌が常在していると，調理中に手で鼻を掻いたり，咳やくしゃみをしたりすることで，料理に細菌が混入し食中毒を引き起こすこともある．

SEsは耐熱性であり加熱程度では毒素は不活化できない．そのため，細菌の増殖とともに毒素が産生されると，その後食品が加熱処理されても食中毒は発生しうる．SEsは腸管より吸収され嘔吐中枢に作用して激しい嘔吐や，腹痛，下痢などの消化器症状を引き起こす．毒素型の食中毒であるため発熱を伴うことはまれである．潜伏時間は3～6時間と短い．発生した際には脱水に注意する必要があるが，症状は比較的軽いことが多く1～2日で軽快する．

〔吉井　悠・奥田賢一・杉本真也〕

参考文献

1) 伊藤正男．2009．医学大辞典第2版 web 版，医学書院．
2) H. Faden *et al.* 1991. *Ann Otol Rhinol Lcryngol.* **100**：612-615.
3) A. A. El-Solh *et al.* 2003. *Am J Respir Crit Care Med.* **167**：1650-1654.

4-29
ヒトに常在する真菌

Malassezia, *Candida*, 日和見感染症

ヒトには多種多様な微生物（細菌と真菌）が常在しており，その部位は皮膚，口腔，腸管および膣に及ぶ．常在量や常在菌種数は細菌よりも真菌のほうが少ないが，真菌もヒトの健康増進あるいは疾病に密接に関連している．

● **皮膚での常在真菌**[1]

皮膚の表層は皮脂膜で覆われており，この皮脂が皮膚微生物の主な栄養源となる．皮脂自体は，栄養素とはなりえないため，皮膚微生物が産生するリパーゼにより，皮脂をトリグリセリドに分解する．これをさらに遊離脂肪酸（パルミチン酸やオレイン酸など）とグリセリンに分解し，皮膚微生物の栄養とする．皮膚微生物は主に皮膚の表層から角質層に分布するが，汗腺，皮脂腺あるいは毛幹にも存在している．微生物環境としての皮膚は，皮脂腺が発達している脂漏部位（頭頸部，体幹部），湿部（足底部，腋窩，臀部）と乾燥部（手指，前腕）に大別できる．足底あるいは足趾間部以外は，いずれの部位でも*Malassezia*が大部分を占める（図1）．これは，部位によりあるいは個人により著しい多様性を示す細菌叢との大きな違いである．ただし，種レベルでは部位によりその分布は異なる．頭皮や頭頸部は，*M. restricta*, 背部は *M. globosa*, 四肢は複合的に，*M. restricta/M. globosa/M. sympodialis* が優位となるが，足底あるいは足趾間部は相対的に *Malassezia* の構成比率が低下し，*Aspergillus*, *Penicillium*, *Rhodotorula* や *Cryptococcus* が検出される．

皮膚の真菌叢の大部分は *Malassezia* で構成されているが，これは本菌の性状に起因している．*Malassezia* は自ら脂肪酸を合成できないため，これを菌体外から得なければならない．このため他の真菌よりも多くのリパーゼ遺伝子をゲノム中に保有している．ゲノムは 9 Mbp 以下であり，この大きさは *Aspergillus* の 1/3〜1/4, 細菌である緑膿菌とほぼ同じ大きさであることも特徴である．なお，環境中には存在せずに，哺乳類の皮膚環境を好んでいる．

本菌は脂漏性皮膚炎，癜風やマラセチア毛包炎など様々な皮膚疾患を引き起こす．*Malassezia* のリパーゼにより皮脂が分解され，その分解産物の1つであるオレイン酸が過剰に産生されると，皮膚に直接炎症を惹起する．これを脂漏性皮膚炎と呼ぶ．癜風は，鱗屑が付着し淡褐色斑を呈するが，強い痒みは伴わない．好発部位は前胸部であり，夏季に男性に多くみられる．マラセチア毛包炎は，毛包中に本菌が異常増殖して発症する炎症であり，細菌であるアクネ菌を原因とする尋常性痤瘡との鑑別が重要となる．また，皮膚バリア機能が低下しているアトピー性皮膚炎患者では，本症の増悪因子となり，患者血清中には *Malassezia* 抗原に対する特異 IgE 抗体を検出することができる．

真菌による皮膚疾患では，白癬（いわゆる"水虫"）が最も一般的である．*Trichophyton rubrum* や *T. mentagrophytes* を主要起因菌として，足，手，爪，体部や頭部などあらゆる部位に発症する．本菌は常在菌ではないが，環境中には存在せずにヒトからヒト（まれに，動物から）に感染していく．皮膚のケラチンを自身のケラチナーゼで分解しながら角質層へ侵入し，そこで増殖しながら痒みを伴う炎症を引き起こす．

Malassezia 以外では，*Candida* も高頻度で検出される．留置カテーテルから侵入しカテーテル感染を引き起こす．

● **腸管内の真菌**[2]

ヒトに最も微生物が常在している部位は腸管であるが，その大部分はいわゆる腸内細菌であり真菌の存在量は全微生物の約 0.1% 程度

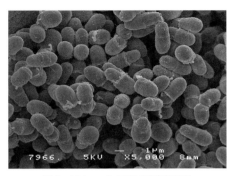

図1 *Malassezia* の電子顕微鏡写真

にすぎない．糞便1gから，10^3 CFUの真菌を培養できる．真菌叢の大部分は，子嚢菌酵母である *Candida* と *Saccharomyces* で形成されている．メタゲノム解析からは *Malassezia*, *Aspergillus* や *Penicillium* も検出されているが，これは皮膚あるいは環境由来の真菌が経口的に侵入したと考えるのが妥当である．*Candida* 属では，*C. albicans* や *C. glabrata* が最も優位に存在する．本菌は通常は無害であるが免疫の低下した，いわゆる易感染性宿主では腸管から血行性に移行し真菌血症（カンジダ血症）を発症することがある．また，腎臓，脾臓や肺などの臓器へ播種することもある（播種性カンジダ症）．重篤な基礎疾患を有する患者に発症することから，死亡率は約40%で予後は不良である．*Candida* は皮膚にも存在するが，その菌叢の構成比率は決して高くない．一方で腸管，口腔および膣内の真菌叢では *Candida* が優位となる．感染が成立するには宿主細胞への接着が必要であるが，これにはアグルチニン様タンパク質である接着因子がその役割を担い，接着後は分泌性アスパラギン酸プロテアーゼやホスホリパーゼを分泌しながら宿主の細胞・組織を破壊する．また，細胞壁由来の多糖がバイオフィルムを形成することもある．

なお，下痢症の改善といった腸管に対するプロバイオティクス効果が証明されているのは，*Saccharomyces boulardii* のみである．

● **口腔内の真菌**[3]

口腔は食物の影響を受けるので報告により結果は異なるものの，*Candida*, *Cladosporium*, *Alternaria*, *Aspergillus* や *Fusarium* が共通して検出される．*Candida* 以外は環境由来真菌が経口的に侵入したと考えられる．腸管の *Candida* と同様に易感染性宿主に日和見感染症として口腔カンジダ症が発症することがある．

● **膣内の真菌**

膣内の微生物叢の多くは乳酸菌（*Lactobacillus*）で構成されており，これらの細菌が産生する乳酸により膣内環境は酸性に保持されている．これにより外来微生物の侵入が阻止されている．したがって，膣内は他の部位（腸管，口腔や皮膚）に比べれば微生物叢の多様性は低い．真菌では，*Candida albicans* と *C. glabrata* が常在しており，これら以外の真菌はほとんど検出されない．免疫低下あるいは妊娠により膣内の *Candida* が優位となるとカンジダ膣炎を発症することがある．

〔杉田　隆〕

参考文献

1) K. Findley *et al.* 2013. *Nature.* **498**：367-370.
2) M. J. Suhr and H. E. Hallen-Adams. 2015. *Mycologia.* **107**：1057-1073.
3) A. K. Dupuy *et al.* 2014. *PLoS One.* **9** (3)：e90899.

4-30
常在微生物の付着機構

付着因子,ムチン,乳酸菌

● 生き残り戦略としての腸管付着

ヒトは固有の腸内フローラ(菌叢)をもっているが,細菌の総数は100兆個といわれ,ヒトの全細胞数より多い.また,以前は100種類といわれていた腸内細菌の種類は,遺伝子解析技術の発達により,現在では500～1,000種類といわれるようになってきた.食物は摂取後,消化・吸収されやがて糞便として排出される.多くの腸内細菌もこの糞便に含まれているが,常に一定レベル腸管内に残存し,複雑な細菌叢を維持している.それは細菌が何らかの物質に付着し,増殖しているからにほかならない.特に乳酸菌やビフィズス菌のような運動性のない細菌は,腸管付着が必要不可欠である.では,そのような腸内常在菌はどのように腸管内にとどまっているのだろうか.

腸管は,ムチン層と呼ばれる粘液に覆われている.ムチンは分子量100万を超える高分子量の糖タンパク質であり,その厚さは数百μmにもなる.多くの腸内細菌は,このムチン層に付着していると考えられている.その他,腸管上皮細胞,その下部にあるコラーゲン,ラミニン,フィブロネクチンといった細胞外マトリックスにも付着特性があることが知られている.また,興味深い事例としてムチン糖鎖の非還元末端に発現している血液型抗原を認識し,付着性を示す菌が一定の割合で存在することがわかっている.ABO式血液型抗原は赤血球のみならずムチンにも発現していることが知られている.その発現率は各消化器官でも異なっており上部消化管のほうが高い.ピロリ菌,大腸菌,ブドウ球菌などで血液型抗原への付着性が報告されており,コレラ菌では,感染すると,他の血液型に比べO型の方が症状がひどくなる傾向があることがわかっている.また,急性胃腸炎を引き起こすノロウイルスや,下痢症を引き起こす毒素原性大腸菌のエンテロトキシンも血液型抗原を認識して付着する.一方,善玉菌の代表である乳酸菌においても血液型抗原を認識する菌株が複数発見されており,これら乳酸菌を用いた上記の病原菌などへの競合的な付着阻害の可能性が示されている[1].

● 付着因子(アドヘシン)

細菌が菌体表層にもつ付着因子のことをアドヘシン(adhesin)という.グラム陰性菌に幅広く存在する付着因子としては,線毛があげられる.例えば,大腸菌ではF2(CFA/I),F3(CFA/II),F4(K88),F5(K99),F6(987P),F18,F41などの付着線毛を介して腸管上皮に付着し,病原性を発揮する.乳酸菌は従来,線毛をもたないと考えられてきたが,*Lactobacillus johnsonii* NCC533で線毛をコードする遺伝子群が初めて報告され,その後,*L. rhamnosus* GG(LGG)で実際に菌体表層に発現していることが確認された[2].LGGの線毛はSpaA,B,Cの3つのサブユニットからなり,先端のSpaCがムチンへ付着することが報告されている.また,興味深いことに*L. rhamnosus*における*spaCBA*遺伝子は,ヒト由来のサンプル(血液,膣,口腔,腸管など)から分離された菌株では平均で40%の検出率であったが,腸管だけ見ると,56%と非常に高かったと報告されている.一方,チーズ由来の菌株では13%程度であり,Spa線毛と腸管付着性の関連が強く示唆されている.

上記の血液型抗原認識性細菌においても一部付着因子が同定されている.ピロリ菌はBabAと呼ばれるタンパク質を介して血液型抗原に付着する.乳酸菌では,*L. brevis* OLL2772では,SlpAがA抗原に付着する付着因子として,*L. plantarum* LA318では,グリセルアルデヒド-3-リン酸脱水素酵素(GAPDH),*L. mucosae* ME-340では,

ABCトランスポーターとの類似性の高いLam29が，AおよびB型抗原認識性の付着因子として同定されている．これらのタンパク質は糖鎖を認識するレクチン様の性質を有していると考えられている．その他にも多くの菌体表層タンパク質，菌体外多糖，リポテイコ酸などが付着因子として知られており，アドヘシンは多様性に富んでいる[1]．

● ムーンライティングプロテイン

最近，新たな付着因子としてムーンライティングプロテイン（moonlighting protein：MP）が注目されている．「moonlighting」とは「副業」を意味する英語であるが，従来知られていた機能性を「本業」とした場合，他の場所における別の働きを「副業」として捉え，そのような多機能性タンパク質を指してMPと呼ぶ．付着因子として同定されるMPは，細胞質タンパク質であることが多く，例えば，ハウスキーピングタンパク質として有名な上記のGAPDHは代表的なMPである．GAPDHは，細胞内では解糖系の酵素として働いており，菌体表層では多くのリガンドに対して付着性を示すアドヘシンとして働いている（表1）．表層GAPDHは，病原菌や乳酸菌など多くの細菌から見つかっており，プラスミノーゲンに結合し，組織プラスミノーゲン活性化因子（tPA）を活性化することで血栓溶解に関わることから，ビルレンスファクター（病原因子）と考えられている．安全性の高い乳酸菌の表層GAPDHも病原菌と同様の効果が見られるが，病原性との関連は明らかになっていない．また，エノラーゼにもプラスミノーゲンへの結合，tPAの活性化のほか，フィブロネクチン，ラミニン，ムチンなどへの付着性が報告されている．さらに，グルコースリン酸イソメラーゼ，トリオースリン酸イソメラーゼ，ホスホグリセリン酸キナーゼなどの多くの解糖系の酵素が付着因子として報告されている．その他には，ヒートショックプロテインのGroELやDnaK，翻訳に関わる伸長因子であるEF-Tu，ABCトランスポーターのサブユニットも腸管付着因子として報告されているMPである[3]．これらMPの機能性や腸内細菌の定着性についてはまだ十分に解明されておらず，今後さらなる研究の進展が期待される． 〔木下英樹〕

参考文献
1) 日本乳酸菌学会編．2010．乳酸菌とビフィズス菌のサイエンス，pp.463-493．京都大学学術出版会．
2) M. Kankainen et al. 2009. Proc. Natl. Acad. Sci. USA. 106：17193-17198.
3) B. Henderson and A. Martin. 2011. Infect. Immun. 79：3476-3491.

表1 有用乳酸菌における菌体表層GAPDHの発現株とターゲットリガンド

属	種	株	ターゲットリガンド
Enterococcus	faecalis	Symbioflor®	アクチン
Lactobacillus	gasseri	Lv19	ブタ胃ムチン
	casei	BL23	フィブロネクチン，コラーゲン
	crispatus	ST1	プラスミノーゲン，リポテイコ酸
	jensenii	CECT4306	不明
	plantarum	423	Caco-2細胞
		LA 318	ヒト大腸ムチン，ヒトABO式血液型抗原
		BMCM12	フィブロネクチン，ムチン
		Li69	ブタ胃ムチン
		Li70	ブタ胃ムチン
		299v	ムチン，プラスミノーゲン，フィブロネクチン，Caco-2細胞
	rhamnosus	GG	不明
Lactococcus	lactis	IL1403	インベルターゼ（マンノプロテイン）
Oenococcus	oeni	CR1	不明

4-31
耐性菌と耐性獲得機構

抗生物質耐性，腸内細菌，多剤耐性，
遺伝子の水平伝播

●「ポスト抗生物質時代」

微生物が産生する抗生物質は，20世紀に発見され，それまで人類を苦しめてきた感染症に対する特効薬として，大きな貢献をしてきた．しかし近年，抗生物質の濫用・誤用によって，複数の抗生物質に対して耐性を示す多剤耐性菌が出現し，これまで有効であった抗生物質が効かなくなる症例が世界各国で生じている．2014年4月に世界保健機構（WHO）は，ごくありふれた感染症や怪我でも致命的となる，「ポスト抗生物質時代」の到来（あるいは「プレ抗生物質時代の再来」）を警告した．ここでは，これまでに知られている抗生物質耐性菌についてと，微生物が耐性遺伝子をどのように獲得するのかについて述べる．

● 耐性菌と耐性遺伝子

微生物が産生する抗生物質は，微生物どうしの生存競争の中で，限られた資源を他の微生物よりも有利に得るために，何億年も前から地球上に存在したと考えられている[1]．抗生物質産生菌は，自身が作り出す抗生物質に対して耐性をもつ必要があるため，どの抗生物質に対しても耐性機構が存在する．その機構は，抗生物質自体を不活性化する酵素によるもの，抗生物質の作用するタンパク質を変異によって変えてしまったもの，抗生物質をポンプによって細胞外に排出してしまうなど様々で，耐性遺伝子（群）によってもたらされる．したがって，抗生物質には，必然的に耐性遺伝子があると考えられることから，耐性遺伝子全体を指す「resistome」という言葉がWrightによって提唱された[2]．

● 耐性遺伝子の水平伝播

抗生物質の耐性能は，ある遺伝子の突然変異の蓄積によっても得られるが，その多くは，耐性菌から非耐性菌へと，世代交代を経ずに個体間の耐性遺伝子の授受を行うことで得られる．このような現象を遺伝子の水平伝播現象と呼び，短期間での耐性菌の出現に深く寄与する．本現象は，可動性遺伝因子によって引き起こされ，特に個体間の遺伝子の伝播は，形質転換（transformation），形質導入（transduction）および接合伝達（conjugation）によって生じる（図1）．

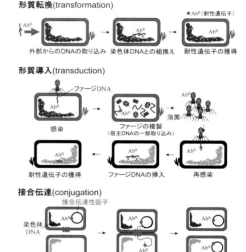

図1　主要な遺伝子の水平伝播機構

形質転換は，微生物が細胞外DNAを取り込み，外来DNA上の遺伝子発現によって新たな形質を生じる．形質導入はバクテリオファージが異なる微生物細胞に感染するに伴い，ファージに由来しない遺伝子を伝播することで生じる．接合伝達は，微生物細胞間の接触に伴い，伝達性のプラスミドや，integrative and conjugative element（ICE）が細胞間を移動し，その遺伝子が伝播する．またこうした因子間を移動（＝転移）可能なトランス

ポゾンも遺伝子の拡散に寄与する.

● **自然界における耐性獲得機構**

上述した遺伝子の水平伝播現象は,土壌や河川・湖沼の底泥,活性汚泥など様々な環境で生じると考えられている.特に,ヒトを含む動物の腸内環境は,種々の微生物が,バイオフィルムと呼ばれる,細胞と細胞外多糖やタンパク質・DNAからなる構造体を形成している.バイオフィルム内では,細菌が高い密度で存在するため,遺伝子の水平伝播現象が生じやすい.特にプラスミドの接合伝達は,最も普遍的に生じている現象と考えられており,事実,様々な環境から,微生物間を伝播可能な抗生物質耐性遺伝子を有するプラスミドが見出されている[3].

● **ヒトの腸内細菌と耐性遺伝子**

ヒトの大腸内には1 ml 当たり 10^{11} 〜 10^{12} もの細菌が存在する[4].近年の塩基配列解読技術の進歩により,ある環境中の全DNA(メタゲノム)配列を得ることが可能になり,腸内にどのような微生物が生息するのか,またどのような resistome が存在するのかが明らかになってきた.それによれば,腸内細菌は,主に *Bacteroidetes* 門と *Firmicutes* 門に属する偏性嫌気性細菌と,*Proteobacteria* 門の,*Enterobacteriaceae* 科や *Enterococcaceae* 科に属する通性嫌気性細菌からなる.特に *Enterococcaeae* 科は,近年,多剤耐性菌として問題を引き起こしている.*Escherichia* 属,*Klebsiella* 属,*Enterococcus* 属を含む[3].一方,抗生物質耐性遺伝子については,そのデータベース Antibiotic Resistance Genes Database[5] が存在し,240以上の抗生物質に対し,23,000を超える遺伝子配列が登録されている[6].また,275のヒトの腸内細菌のメタゲノムデータから,既存の53の抗生物質に対する耐性遺伝子が見出された[7].

● **ヒト腸内における耐性獲得機構**

ヒト腸内の個々の微生物のゲノム解析から,耐性遺伝子の多くがプラスミドやトランスポゾン,ICE 上に存在することが判明し,水平伝播によって腸内で拡散していることが示唆された[3].腸内細菌からは,複数の抗生物質耐性遺伝子をもつ接合伝達性のプラスミドやICEが見出されており,これらのプラスミドが腸内での耐性能の伝播を担っていることが強く示唆されている.また,耐性遺伝子の周囲からは,トランスポゾンも見出されており,耐性遺伝子を含む領域が,接合伝達性の遺伝因子上に転移し,さらに他の菌株へと伝播する可能性も示唆された.

しかし,こうした遺伝因子が一過的に腸内に存在するのか,あるいは普遍的に存在するのか,また resistome のうちどの遺伝子がどのように伝播するのか,その時期や場所(体内・体外)などの条件については,不明な点が多く,いっそうの研究が必要である.多剤耐性菌のこれ以上の蔓延を防ぐには,正しい抗生物質の使用法を遵守するとともに,耐性遺伝子の伝播の仕組みを明らかにすることが重要であろう.

〔新谷政己〕

参考文献

1) J. Davies and D. Davies. 2010. *Microbiol. Mcl. Biol. Rev.* **74**:417-433.
2) G. D. Wright. 2007. *Nat. Rev. Microbiol.* **5**:175-186.
3) W. van Schalik. 2015. *Phil. Trans. R. Soc. B.* **370**:20140087.
4) I. Seikov *et al*. 2010. *Physiol. Rev.* **90**:859-904.
5) http://ardb.cbcb.umd.edu/
6) B. Liu and M. Pop. 2009. *Nucleic Acids Res.* **37**(suppl. 1):D443-D447.
7) T. S. Ghosh *et al*. 2013. *PLos One*. **8**:e83823.

4-32
クオラムセンシング

アシルホモセリンラクトン (AHL), AIP,
AI-2

かつて細菌はお互いに独立して我関せずに生活していると思われていたが，低分子化合物を介してお互いを認識することが明らかとなっている．細胞外に生産された化合物（以下，シグナル物質）は特異的な受容体を介して，周囲の細菌に認識される．その結果，受容体が活性化されて最終的には様々な遺伝子発現が制御され，細菌どうしで情報交換できるようになる．このようなシグナルの生産，認識，応答の一連の流れによって，情報伝達が成り立つ．

一般的に，それぞれの受容体は種固有のシグナル物質を認識するため，同種間で情報伝達が起こる．細菌間の情報伝達を総称して細菌間あるいは微生物間コミュニケーションと呼ぶが，その中でも特に，シグナル物質がある一定の濃度（閾値）に達すると遺伝子発現制御が行われるものをクオラムセンシング (quorum sensing：QS) と呼ぶ[1]．シグナル物質濃度の閾値は環境依存的であり，必ずしも一定ではない．

QSによって制御される形質は，バイオフィルム，病原性，バイオサーファクタント，コンピテンス能，接合伝達など多岐にわたる．また，菌種によっては数百種類の遺伝子が制御されることもある．多くの場合，シグナル物質は自身の生産も誘導することから，オートインデューサーと呼ばれる．

細菌は大別すると，グラム陽性細菌とグラム陰性細菌に分かれるが，それぞれ用いるQSシステムが異なる．また，グラム陽性細菌と陰性細菌で共通するシステムも存在する．

● グラム陽性細菌の QS システム

グラム陽性細菌で使用されるシグナル物質は，一般的に数個から数十個のアミノ酸残基からなる直鎖状，あるいは環状ペプチド，autoinducer peptide（AIP）である（図1）．最初にペプチドシグナルが発見された *Streptococcus pneumoniae* などの *Streptococcus* 属細菌においては，DNA 取り込み能（コンピテンス能）を活性化することから，competence stimulating peptide（CSP）と呼ばれる．

AIP はその前駆体が切断，環状化といったプロセッシングを受けて成熟型となり，トランスポーターを介して菌体外に輸送される．

細胞外に放出された AIP は二成分制御系のヒスチジンキナーゼによって認識され，レスポンスレギュレーターを介して標的遺伝子の発現を調節する．菌種によって AIP のアミノ酸配列が異なり，それぞれが特異的なヒスチジンキナーゼによって認識されることで，QS の種特異性が生じる．

● グラム陰性細菌の QS システム

グラム陰性細菌においては，ホモセリンラクトン（HSL）類が代表的なシグナル物質であり，多くのプロテオバクテリアが生産する．多くの場合，HSL はアシル化されており（アシル HSL：AHL），アシル基の種類によって種特異性がもたらされる（図1）．アシル基の代わりに *p*-クマル酸のようなアリル基の側鎖を有する HSL 類も発見されている．HSL 類は LuxI ファミリーと呼ばれる一群の合成酵素に合成され，その受容体は LuxR ファミリーに属する．基本的には，1種類の LuxR 受容体は1種類の HSL を認識するが，数種類の HSL を認識する LuxR 受容体も存在する．*Vibrio harveyi* のように，二成分制御系によ

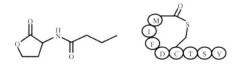

C4-HSL　　　　　　　　　AIP-I

図1　シグナル物質の一例

ってAHLが認識されて，細胞内にシグナルが伝達される例もある．

HSL類以外には，*Pseudomonas aeruginosa*が生産するキノロン系のシグナル物質，*Pseudomonas* quinolone signal（PQS）が報告されている．PQSは疎水性が高く，細菌膜からなる膜小胞（メンブランベシクル）によって運搬される．

● グラム陽性細菌，グラム陰性細菌の共通言語：AI-2

AI-2は4,5-dihydroxy-2,3-pentanedione（DPD）を前駆体としたシグナル分子である．DPDの合成酵素，LuxSをコードする遺伝子はグラム陽性細菌，陰性細菌を含めた500菌種以上で推定されている．したがって，AI-2は多くの種が利用する共通言語であると考えられる．AI-2受容体は何種類か存在し，それぞれDPDの異性体を認識するとされている．

● 腸内におけるQSの役割

腸内細菌叢のバランスは我々の健康と密接に関係している．しかしながら，腸内細菌叢の形成・維持にどのような細菌間相互作用が関わっているのか，ほとんど解明されていない．腸内細菌叢の正常化や病原性細菌の制御に対するQSの役割も注目され，AI-2について研究が進んでいる．

例えば，急性胃腸炎を引き起こす*Vibrio cholerae*においては，AI-2によってその病原性を制御できる可能性が示唆された．*V. cholerae*のQSシステムは通常とは異なり，シグナル物質が存在しない場合に受容体が活性化し，病原性因子を誘導する．したがって，AI-2の存在下では病原性が低下する．AI-2制御下の病原性因子には腸壁への付着を促進する線毛（TCP）も含まれる．*V. cholerae*に感染した患者の回復期を調べると，便からAI-2合成遺伝子（*luxS*）を有する*Ruminococcus obeum*が同定される[2]．*R. obeum*と*V. cholerae*を混合培養することで，線毛を含めた病原性因子の発現が*V. cholerae*で低下し，*R. obeum*では*luxS*の発現が上昇する．さらに*R. obeum*の*luxS*を発現させた*Escherichia coli*をマウスに接種すると，*luxS*を発現させていない株を接種した場合に比べて，感染した*V. cholerae*の数（CFU）が低下する．

腸内細菌のうち9割は*Bacteroidetes*類と*Firmicutes*類に属するが，興味深いことに，Bactercidetes類はその17％，Firmicutes類はその83％もの菌種が推定*luxS*遺伝を保持していることがゲノム解析より明らかとなっている．健常なマウスの腸内において*Bacteroidetes*類と*Firmicutes*類がおよそ1：1で存在し，抗生物質（ストレプトマイシン）投与によって腸内細菌叢のバランスが著しく崩れる．その結果，*Bacteroidetes*類が腸内細菌全体の9割以上を占めるようになる．しかしながら，AI-2を生産する*E. coli*をマウスに接種したうえでストレプトマイシン投与を行うと，*Firmicutes*類の割合がコントロール群に比べて数倍上昇する[3]．

上記の例のようにQSは腸内細菌叢の正常化に関与する可能性があり，今後はQSのプレバイオティクス，あるいはシグナル物質生産菌のプロバイオティクスへの応用が期待される．
〔豊福雅典〕

参考文献

1) W. C. Fuqua, S. C. Winans and E. P. Greenberg. 1994. *J. bac.* **176**：269-275.
2) A. Hsiao *et al.* 2014. *Nature.* **515**：423-426.
3) J. A. Thompson *et al. Cell Rep.* **10**：1861-1871.

4-33
食べる抗体

鶏卵抗体（IgY），ピロリ菌，歯周病原性細菌，機能性食品

鶏卵には発生する生命を病原性細菌やウイルスから守るシステムが備わっている．特に，卵黄には鶏卵抗体（IgY）が存在し，雛の生体防御には欠かせないものである．本項では，ニワトリへ病原性細菌を免疫することにより鶏卵中に特異的抗体を蓄積させ，それを食べることで健康を維持できる機能性食品素材「食べる抗体」の開発例を紹介する．

● 鶏卵抗体（IgY）とは

抗体とは，体内に侵入した細菌やウイルスに特異的に結合し，無毒化し排除するタンパク質（Immunoglobulin：Ig）であり，生体防御システムの中心的役割をもつ．鳥類は，親鳥が獲得した血液中の抗体を，卵黄に選択的に移行・蓄積させるシステムにより雛に伝える．卵黄中の抗体は"Yolk"にちなみ IgY と呼ばれ，哺乳類 IgG に相当する．特異的抗体の作製法は，抗原をウサギなどの哺乳動物に免疫し，血液中から調製する方法が一般的である．しかし，全採血を行っても得られる抗体は少量であり，利用も研究試薬などに限られる．一方，ニワトリの場合，卵黄1個当たり約 150 mg の IgY を含む[1]ので，1羽が1年間で生産する抗体量は約 40 g となる．これはウサギ約 30 羽から得られる抗体量に相当する．ニワトリは大量飼育も容易で，ニワトリ病予防の目的で連続的な免疫操作もシステム化されているため，ニワトリの免疫システムを利用することにより，動物の命を犠牲にせず特異的抗体を大量かつ安価に生産することが可能である（図1）．

IgY は「特異性」を有する点が最大の特徴である．そのため，標的の病原性細菌（悪玉菌）に対し「ピンポイント」で効果を発揮する．また，卵由来のため安全性も高く，さらに液卵・粉卵へ加工可能で様々な食品に配合可能である．IgY は血中で作用する医薬品とは異なり，食品として通過する口腔，消化管が最適な仕事場であり，局所で悪玉菌を特異的に標的とすることができる．

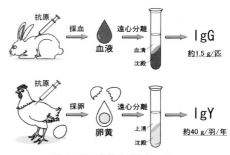

図1　特異的抗体採取法の違い

● 胃のケア（ピロリ菌 IgY）

ピロリ菌（*Helicobacter pylori*）は，1982年に胃内から発見された，胃潰瘍や胃がんなどの消化器疾患と深い関わりをもつ細菌である．日本での感染率は 40 歳以上で約 80％であり先進国の中では非常に高い[2]．日本では抗生物質を用いた除菌治療が実施されているが，耐性菌，副作用の問題も懸念されており，IgY は代替医療の1つとして期待されている．我々は，ピロリ菌体外膜上の接着因子を IgY でブロックすることで，ピロリ菌が胃粘膜に定着できずその結果，除菌可能になると考えた．そこで，ピロリ菌の接着因子を含む菌体抗原を調製し，産卵鶏に免疫した．続いて，ピロリ菌 IgY の抗体力価が上昇した卵黄を配合したヨーグルトを作製し，ピロリ菌保菌者 16 人を対象に除菌試験を実施した．ヨーグルト1個に卵黄を 2.0 g 配合し，1日2個摂取させた．0，4，8，12 週目に尿素呼気試験（UBT）を実施し，胃内ピロリ菌数を測定した．また，体感アンケートも実施した．その結果，摂取後 8，12 週間で UBT 値が摂取前と比較して有意に減少した（$p < 0.001$）．

UBT値の低下は菌数減少を示唆するため，ピロリ菌IgYを配合する食品がピロリ菌を胃内から排除する効果を有することが確認された．アンケート結果でも「胃痛を感じる」ヒトが減少し，自覚症状の改善も認められた[3]．現在では，ピロリ菌IgYを配合したヨーグルトが国内外の大手乳業メーカーより販売されている．おいしく効果が体感できる抗ピロリ菌食品として注目されている．

● オーラルケア（歯周病原性細菌バイオフィルムIgY）

歯周病は細菌感染症であり，歯肉炎や口臭などの軽度な症状から，歯組織の炎症，さらには歯槽骨溶解を経て歯の喪失に至る．現在，日本人の約80％が罹患しているといわれている[4]．一般的なオーラルケアは，抗菌，殺菌剤を使用し，口腔内菌数を減少させるものであるが，善玉菌までも死滅しかねない．理想的には「善玉菌や常在菌に作用せず病原性細菌のみを抑制し，細菌叢の良質化を図ること」であり，IgYはまさに適切な素材といえる．歯周病は，歯周ポケット内で常在菌と歯周病原性細菌が影響し合い形成されるバイオフィルム（BF）が病巣となる．BFの拡大は歯周病の進行と強く関係しているため，IgYでBFの拡大を抑制することは歯周病予防につながる．我々はBF IgY作製のため，複数報告されている歯周病原性細菌の中から以下の4菌種を選抜した．$Porphyromonas\ gingivalis$（$P.\ g.$），$Fusobacterium\ nucleatum$（$F.\ n.$），$Prevotella\ intermedia$（$P.\ i.$），$Aggregatibacter\ actinomycetemcomitans$（$A.\ a.$）．これらを複合培養して得られる人工的BFを免疫し，BF IgYを作製した．次に，BF IgYを配合したタブレットを用い大学歯学部と共同でボランティア試験を実施した．歯周病原性細菌が検出された20人を対象とした．タブレット1粒当たりのBF IgY含有脱脂卵黄粉の配合量は50 mgとし，1日4粒，2週間，舐めて摂取させた．その結果，摂取2週間で唾液中の$P.\ g.$の割合が摂取前と比較して約1/2に減少すること（$p < 0.1$），炎症マーカーの遊離ヘモグロビンが約1/7に有意に減少することが確認された（$p < 0.05$）．同様に$F.\ n.$, $P.\ i.$, $A.\ a.$も減少した．アンケートの結果，「口中のネバネバ感」「口臭」が改善する自覚症状の改善も認められた[5]．BF IgYを舐めるだけで歯周病リスクの低減につながった．

本項では，ピロリ菌感染症，歯周病をIgYで緩和，予防する試みを紹介した．本項で紹介した2種のIgY（製品名：オボプロン™）は，いずれも世界中で実用化されている．抗体と聞けば医薬品を想像し，抗体を食品として食べるという概念はまだまだ浸透していないのが現状であるが，IgYは機能性食品素材としてポテンシャルは高い．抗原の選定により様々な抗体の作製が可能であるため，その開発ターゲットは尽きるところがない．高い安全性と，特異性を有した唯一の機能性食品素材として，IgYは今後益々，活躍の場を広げるであろう．
〔山下裕輔〕

参考文献
1) M. E. Rose et al. 1974. Eur. J. Immunol. 4：521-523.
2) M. Asaka et al. 1992 Gastroenterology. 102 760-766.
3) 山根哲郎ら．2003．日本農芸化学会大会講演要旨集，p.56.
4) 厚生労働省．2011．平成23年歯科疾患実態調査
5) 山下裕輔ら．2013．日本栄養・食糧学会大会講演要旨集，p.242.

4-34

飲むワクチン

飲むワクチン，粘膜免疫，分泌型 IgA，パイエル板，M 細胞

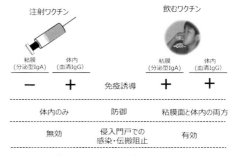

図1　飲むワクチンと注射ワクチンの比較

ワクチンは注射での投与が一般的である．注射により体の中に直接ワクチンが投与されることで，体内に病原体特異的な免疫応答が誘導され，呼吸器や腸管の粘膜面を介して，病原体が体の奥深くまで侵入してきたときには，体内の免疫系が活性化され，効果的にそれを排除する（図1）．しかし，いろいろな病原体が侵入する粘膜面では，免疫応答が効果的に誘導されず，病原体の侵入を許し，感染が起きている．つまり，病原体の侵入門戸である粘膜面は，注射型ワクチンでは防御されていない．

● 粘膜ワクチンとは

そこで，腸管に代表される粘膜で覆われている組織・臓器に存在する粘膜免疫システムの理解が進み[1)]，考えられたのが，同システムを駆使した「粘膜ワクチン」である[2-5)]．例えば，腸管の粘膜免疫を利用した「飲むワクチン」があり，そのワクチンに応答する腸管粘膜免疫系は機能的に誘導組織と実効組織から成り立っている[1-5)]（図2）．飲むワクチンによる抗原特異的免疫応答の誘導は，最初に腸管粘膜に散在している腸管関連リンパ組織（gut-associated lymphoid tissue：GALT）を介して開始される．

● 飲むワクチンによる免疫誘導

経口投与されたワクチンは，GALT の代表格として知られているパイエル板を覆う特殊な上皮細胞層（follicle-associated epithelium：FAE）に存在する抗原取り込み専門細胞である M 細胞を介して，パイエル板内に取り込まれる[2-5)]（図2）．M 細胞を介

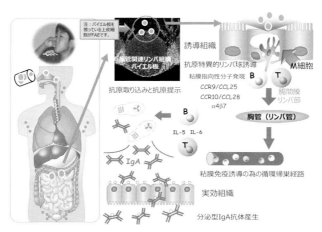

図2　飲むワクチンによる抗原特異的分泌型 IgA 誘導システム

して取り込まれた抗原は，直下・近傍に存在する抗原提示細胞（例：樹状細胞）により，直ちに捕捉・処理され，ペプチド抗原としてMHC class ⅠまたはⅡ分子を介してリンパ球に提示され，抗原特異的Tリンパ球（例：傷害性T細胞，ヘルパーT細胞）やIgA前駆Bリンパ球が誘導される．これらのリンパ球集団は，同時に免疫システムの郵便番号に相当する粘膜指向性分子群（例：α4β7，CCR9，CCR10など）を発現し，遠隔の実効組織に移動する準備が整う[2,3]．さらに，パイエル板からの移出のために，脂質メディエーター（例，S1P）の制御を受けるために同分子に対する受容体（S1P1）も発現する．これらの抗原特異的リンパ球は，パイエル板から腸管膜リンパ節に到達し，体内を循環して実効組織である腸管粘膜固有層に到達して，抗原特異的免疫応答を惹起する．例えば，パイエル板由来のIgA前駆Bリンパ球はTh2型サイトカイン（例：IL-5，IL-6，IL-10）により二量体以上のIgA抗体を産生するプラズマ細胞に最終分化する（図2）．産生された多量体のIgA抗体は，上皮細胞の基底膜側に発現しているpoly Ig receptor（pIgR）に結合し，分泌型IgA（SIgA）抗体として，上皮細胞を介して，粘液中に放出され，粘膜面において第一線のバリアに携わる抗体として作用する[1-5]（図2）．

● 「飲むワクチン」の有意性

このような腸管における粘膜免疫機構誘導制御の特徴を駆使して，粘膜面に効果的な免疫を誘導するワクチンとして「飲むワクチン」または「経口ワクチン」がある．「飲むワクチン」のさらなる利点は，注射器・注射針を使うことなく，注射型ワクチンで獲得していた全身免疫（例：抗原特異的血清IgG抗体）も誘導できることにある（図1）．つまり，宿主が有する粘膜免疫と全身免疫両方を有効に作動させることが可能なワクチンである[2-5]．すでに，ポリオウイルス，ロタウイルス，サルモネラ菌，コレラ菌に対する飲むワクチンが上市されている．

● 「飲むワクチン」今後の展開

これらの飲むワクチンは，一般的に弱毒化生ワクチン（生きた病原細菌やウイルスを弱毒化させたもの）であり，安全性という視点からは，精製抗原を使った飲むワクチンの開発が期待されている．そのためには，腸管の消化という生理的機能を考慮して，ワクチン抗原を安定的かつ効率よく，パイエル板をはじめとする腸管の粘膜免疫誘導組織に送達する抗原デリバリー技術の開発が重要となる．また，腸管の粘膜免疫機構を一過性に活性化して，経口投与された抗原に対して，効果的に抗原特異的免疫応答を誘導する粘膜アジュバントの開発も重要となる[2,3]．さらに，既存の飲むワクチンは弱毒化生抗原または不活性化抗原だが，冷蔵保存が不可欠であり，感染症対策の必要な発展途上国の社会的インフラ未発達状態を考慮すると冷蔵保存が不要なワクチン開発も現実的には推進する必要がある．つまり，「冷蔵保存と注射器・注射針不要なワクチン」として次世代型「飲むワクチン」の開発が嘱望されている．その目的達成に向けて，医学だけではなく，農学，植物学，工学などの異分野融合により，穀類（例：コメ）の長期常温安定性，食物由来免疫活性化物質探索，有用腸内共生細菌などに着目した飲むワクチン開発が進んでいる[2-4]．

〔清野　宏〕

参考文献

1) 清野　宏．2010．臨床粘膜免疫学，シナジー．
2) T. Azegami, Y. Yuki and H. Kiyono. 2014. *Irt. Immunol.* **26**：517-528.
3) A. Lamichhane, T. Azegami and H. Kiyono. 2014. *Vaccine.* **32**：6711-6723.
4) T. Takahashi, T. Nochi, Y. Yuki *et al.* 2009. *Curr. Opin. Immunol.* **21**：352-358.
5) J. Mestecky, H. Ngyuen, C. Czerkinsky *et al.* 2008. *Curr. Opin. Gastroenterol.* **24**：713-719.

4-35
食べる微生物叢

腸内細菌叢，糞便微生物移植

ヒトの腸内にはおよそ 10^{14} 個の微生物が存在し，その種類は1,000以上に及ぶとされている．腸内微生物は，エネルギーのもととなる栄養素を吸収する消化活動を助け，また微生物の代謝産物である短鎖脂肪酸は腸上皮細胞に栄養を供給し，さらには免疫系を賦活化して有害な微生物から宿主を守るなどの機能を有し，宿主と共生関係を築いている．腸内微生物の構成は年齢によって変化するだけでなく，生活習慣，抗生物質などの薬物の影響も受け，変化することが知られている．また腸内微生物の構成は疾患によっても変化し，*Clostridium difficile* 感染症（difficile 腸炎），炎症性腸疾患，過敏性腸症候群，自己免疫疾患，アレルギー，冠動脈疾患，脂質異常症，自閉症などの疾患では腸内微生物叢のバランスの変化が関連していることがわかってきた．

微生物を食べるという行為は発酵食品の摂取という形で古来より行われていた．従来の発酵の目的は主に保存であったが，メチニコフ（E. Metchnikoff）によりヨーグルトを摂取するブルガリアの人々が長寿であることが見出されたことを契機に，健康増進を目的として様々な発酵食品を摂取することが広まっていった．現在，これらは整腸剤という形で医療にも応用されている．しかし，整腸剤を用いた，上述の腸内微生物バランスの変化を伴う疾患に対する治療成績はあまり芳しくない．そこで近年，直接食べるわけではないが，健常人の糞便を移植することで健常な腸内細菌叢を体内に取り入れ，腸内微生物のバランスを是正することで様々な疾患を治療しようとする糞便微生物移植（fecal microbiota transplantation：FMT）という治療法が試みられている．本項では，近年注目を集めている糞便微生物移植について概説する．

● FMTの歴史

1958年に偽膜性腸炎の患者に対する治療として初めてFMTが行われて以降，様々な疾患の患者に対してFMTが行われた．2013年に再発性 *Clostridium difficile* 感染症の患者に対するFMTの有効性を調べるための無作為比較試験が行われ，*Clostridium difficile* 感染症の治療としてFMTの有効性が示された[1]．

● FMTの方法

ドナーの選定　FMTのドナーの選定においては確立された基準はないが，FMTは感染抗原の伝播のリスクとなりうるため選定は慎重に行う必要がある．一般的なドナーの選定基準としては腸管感染症や特定のウイルス感染症を有しない健常者であることが重要である．ドナーには配偶者や親族が選ばれるケースが多い．

糞便の調整　一例として当院で行っているFMTの糞便調整方法を紹介する．移植当日にドナーから採取した糞便50～300 gを生理食塩水 100～200 ml に懸濁し，滅菌したストレイナーで2回濾過し，最後に滅菌したガーゼで濾す方法をとっている（図1）．

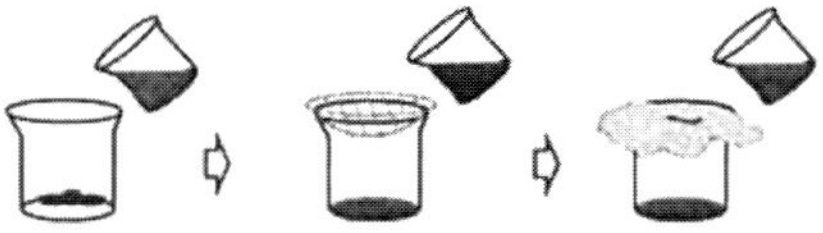

手順①　ドナーから糞便を採取して生理食塩水 100ml に懸濁する

手順②　滅菌したストレイナーを用いて懸濁した糞便を濾過する

手順③　滅菌したガーゼを用いて糞便を濾過する

図1　糞便の調整方法

レシピエントの準備　移植前にレシピエントの腸管に存在する病原微生物を減少させる目的で抗生物質を服用させるケースもある．

しかし，抗生物質により有益な腸内微生物も影響を受ける可能性があるため，抗生物質の服用に関しては議論がある．移植した微生物叢の生着率に与える因子については今後さらなる検討が必要である．

糞便の移植　糞便の投与経路としては経鼻胃管，経鼻十二指腸管，上部消化管内視鏡，下部消化管内視鏡，注腸を用いる方法がある．糞便の投与経路は疾患の種類や病変の部位によって選択される．*Clostridium difficile* 感染症に対する FMT のメタ解析における投与経路別の有効性の検討したサブ解析では，下部消化管への投与は上部消化管への投与と比較して有効性が高かったとしている[2]．

● **FMT の有害事象**

過去に行われた *Clostridium difficile* 感染症に対する FMT のシステマティックレビューでは，317 例中 8 例（2.5％）に有害事象と思われる症状（一過性の下痢，腹痛，便秘）を認めたが，重篤な有害事象は見られなかったとしている[3]．また，炎症性腸疾患に対する FMT では発熱や血清 CRP の上昇を認めた例があったが，いずれも一過性であり，FMT は基本的に安全な治療法と考えられている．

● **FMT の有効性**

2013 年に報告された *Clostridium difficile* 感染症に対する FMT の無作為比較試験での下痢の改善率および無再発治療率は，従来の治療であるバンコマイシン単独投与群で 13 例中 4 例（31％）であったのに対し FMT 群で 16 例中 13 例（81％）であり，FMT は従来の治療に比べて有意に高い有効性を示した[1]．近年のシステマティックレビューにおいても *Clostridium difficile* 感染症に対する FMT の奏効率は 94％ と報告している．

潰瘍性大腸炎に対する FMT の無作為比較試験では，プラセボ群に比して FMT 群が 7 週間後の寛解維持率が高かったとの報告がある[4]．しかし，ほかの二重盲検無作為比較試験ではプラセボ群と FMT 群間で寛解率に差がなかったと報告している[5] ことから，潰瘍性大腸炎への FMT の有効性の確立には今後も多くの無作為比較試験が待たれる．

本項では健康な微生物叢を体内に取り入れる治療である FMT について概説した．FMT の有効性についてはまだ議論の余地があるものの，様々な疾患に応用できる可能性のある治療として期待されている．今後，腸内微生物叢と宿主との免疫応答の仕組みについて研究が進み，様々な疾患の病態と腸内微生物叢との関連が解明されることで，さらに多くの疾患に対して FMT の適応が拡大可能であると考えられる．糞便微生物移植をより安全にかつ最も有効性が高い条件で行う方法の確立のため，さらなる検討が望まれる．

〔金井隆典・森　清人〕

参考文献

1) E. Van Nood *et al.* 2013. *N. Engl. J. Med.* **368**：407-415.
2) Z. Kassam *et al.* 2013. *Am. J. Gastroenterol.* **108**：500-508.
3) E. Gough *et al.* 2011. *Clin. Infect. Dis.* **53**：994-1002.
4) P. Moayyedi *et al.* 2015. *Gastroenterology.* **149**：102-109.
5) N. G. Rossen *et al.* 2015. *Gastroenterol.* **149**：110-118.

4-36
手洗いと表皮常在微生物

表皮細菌叢，菌叢解析，手指衛生

● 表皮常在微生物

皮膚は微細なひだや溝，毛包や脂腺や汗腺などの付属器が存在し，外界からの刺激に対する物理的な障壁となるだけでなく，触覚や痛覚などの感覚器といった多面的な機能を有する．そして，これらの構造物には様々な細菌，真菌，ダニなどの微生物が定着している[1]．ヒトはこのような微生物と相互に干渉しながら共生しているが，その多様性もあり，宿主への影響など未知の点が多い．

表皮に定着する微生物の解析，特に細菌に関しては，純粋培養を基本とした同定が試みられてきた．しかし，この方法では培養条件などの影響により，存在しているが培養できない細菌の同定はできなかった．近年，分子生物学的手法や情報解析法の発展により，細菌叢のメタゲノムの解析が行われるようになっている．この手法は細菌由来の核酸を利用するため，培養ができない細菌でも検出が可能である．

GriceとSegreらのグループは，生物種において塩基配列の保存性が高い16S ribosomal RNA（16S rRNA）を用いた生物種の同定により表皮細菌叢の解析を行った[2]．この報告では，健常人10人の各20か所よりサンプルを採取し，解析が行われた．その結果，表皮の細菌叢の大部分は Actinobacteria, Firmicutes, Bacteroidetes, Proteobacteria の4つの門に分類された．サンプルの採取部位を脂腺部（眉間，耳介など），湿潤部（臍部，腋窩など），乾燥部（手掌，臀部など）で分類した場合，脂腺部には Propionibacterium sp.，湿潤部位では Staphylococcus sp. と Corynebacterium sp. が多く，乾燥部位では4つの門の細菌が混合した状態であった（図1）．しかし，細菌叢の構成は常に一定でなく，ヒトのライフスタイルや基礎疾患の有無などにより大きく変化すると考えられる．

以上のように，16S rRNAによる菌叢解析は有用であるが欠点もある．この方法では，細菌の種レベルの同定までは可能だが，種における多様性についての解析は困難である．例えば，黄色ブドウ球菌において，メチシリンに対して耐性（MRSA）か感受性（MSSA）か，という点は抗菌薬の選択に関与するため重要であるが，このような違いを検出することはできない．また，死菌と生菌の区別もできないため，細菌叢の真の状態，つまりどの細菌がどの割合で実際に生存しているかということを解析することができない．このため，分子生物学的手法だけでなく，旧来から行われている培養法も組み合わせた細菌叢の解析も必要である．

● 手指衛生

ブドウ球菌などの常在細菌叢を構成する細菌だけでなく，病原性大腸菌やインフルエンザウイルスなどの病原微生物は，主に接触感染によって伝播していく．そのため，石けんによる手洗い，もしくは手指消毒（擦式アル

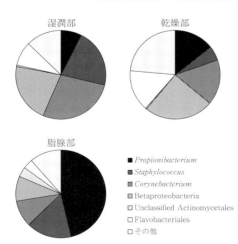

図1　表皮細菌叢のメタゲノム解析[2]．検体採取部位と同定された細菌の割合．

コール製剤の使用）による手指衛生はこのような伝播を予防するうえで簡便に行え，非常に有用な方法である．食品衛生において，ノロウイルスをはじめとする食中毒を予防するために厚生労働省が手洗いについて啓蒙を行っている[3]．また，WHO（世界保健機構）も医療現場での接触感染対策として手指衛生についてガイドラインを策定している[4]．詳細は各機関の啓蒙を見ていただきたいが，本項ではいくつかの点を強調したい．手指消毒と手洗いは，決められた手順通りに行うことで同程度の効果があるが，汚れが目に見える場合は，手洗いによる物理的除去が必要である（図2）．効果的な手洗いには十分な洗浄時間を必要とする（ガイドラインでは40秒以上を推奨）．また，手洗いのトレーニングを受けていない場合，自分ではできているつもりでも洗い残しを認めることがある．この部分は自覚しない限り，いつまでも洗い残し続けることになりかねない．このため，一度はトレーニングを受けて，手順を確認することが重要である．また，アルコールに耐性を示すノロウイルスや *Clostridium* sp. などに対しては手洗いの方が有効である．手が荒れている場合では，皮膚のバリア機能の低下もあり，常在細菌の異常増殖や一過性の細菌の定着が起こることもある．このため，手洗いを頻回に行うような環境下（医療従事者や飲食業関係者）では，スキンケアや手荒れが起こりにくい手指消毒をうまく組み合わせる必要がある．手指消毒でアルコールを使用する際は，消毒剤を塗りこんだ後は十分に乾燥させることが大切であるが，不十分量の消毒では乾燥時間が短くなり消毒効果の低下につながる．このため20秒以上，擦り込みながら乾燥させることが目安とされている．

〔千葉明生・杉本真也〕

参考文献

1) E. A. Grice and J. A. Segre. 2011. *Nat. Rev. Microbiol.* **9**：244-253.

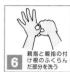

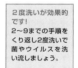

図2　手洗いの手順[3]

2) E. A. Grice *et al.* 2009. *Science.* **324**：1190-1192.
3) 厚生労働省．http://www.mhlw.go.jp/stf/seisakunitsuite/bunya/kenkou_iryou/shokuhin/syokuchu/index.html（平成27年9月1日閲覧）．
4) World Health Organization. 2009. WHO Guidelines on Hand Hygiene in Health Care, pp.1-270. WHO publishing.

コラム

腸内でアルコール発酵？

　アルコールを摂取していないのに，血中アルコール濃度が高く，時に酔っぱらった状態になる病気が知られている．「腸発酵症候群（gut fermentation syndrome）」「自家醸造症候群（auto-brewery syndrome）」「内在性エタノール発酵（endogenous ethanol fermentation）」「酔っぱらい病（drunkenness disease）」などと呼ばれ，1970年代には日本で見つかっており，世界各国でも症例が報告されている．症状のひどい患者では，血中アルコール濃度が0.4%にも達する．これは，一般に泥酔状態といわれる濃度で，日本の道路交通法の定める酒気帯び運転の基準値0.03%を大きく上回り，社会生活を営むうえで深刻な症状である．

　アルコール生成の機構は，この病名の通り，腸内で微生物がアルコール発酵している．病因と考えられている微生物としては，醸造用酵母として多用されている *Saccharomyces cerevisiae* のほかに，ヒト常在で日和見感染菌として知られる *Candida* 属酵母（*C. albicans*, *C. krusei*, *C. glabrata*, *C. tropicalis*, *C. kefyr* など）や *Torulopsis glabrata* などが報告されている．患者の年齢，性別も様々で，なぜこれらの酵母が過剰増殖するのか，といった発症原因は不明である．何らかの原因による腸内細菌叢の攪乱が関係していると予想されている．治療法としては，炭水化物や糖質の摂取を抑える食事療法と酵母に対する抗生物質や乳酸菌製剤の投与が効果的とされている．

　一見，酒客には受け入れたい症状のようでもあるが，宿主自らが制御できない腸内細菌叢が引き起こす危険な病である．腸内細菌叢や生活環境，遺伝的背景などとの関係が明らかにされることが期待される．

〔春田　伸〕

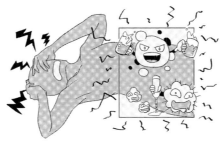

参考文献
B. Cordell and J. McCarthy. 2013. *Int. J. Clin. Med.* **4**：309-312.

第 5 章

食料生産と微生物

5-1
農業に関わる微生物

土壌微生物，植物病原菌，農業利用，歴史，環境問題

● 養分の循環と微生物

　農業は，生態系の自然の循環機能を活用した産業である．農作物は，太陽エネルギーと水，そして土壌からの養分供給に依存して生育する．作物の生育を支配する要因の1つである土壌からの養分供給は，土壌中に生息する無数の微生物の働きに依存している．太古から，農地における作物の生産を維持増強するために，緑肥・堆肥などの有機物の施用が行われ，また地力涵養のために休閑やマメ科作物などの栽培が行われてきた．これらはいずれも，有機物が微生物の働きによって分解し，その過程で有機物中に含まれる無機養分が放出される，という土壌中における炭素，窒素，リンなど養分の生物学的循環に基づくものである（図1）．

　これらの循環は，有機物を分解する細菌，菌類などの多様な微生物によって担われているが，ある特定の過程には特殊な微生物が関わっている．すなわち，アンモニアを硝酸へ酸化する硝酸化成菌，マメ科植物の根に共生して窒素固定作用をもつ根粒菌などである．これら微生物の多くは，19世紀末から20世紀初めにかけて，ヴィノグラドスキー（Winogradsky）やベイエリンク（Beijerinck）ら，いわゆる「微生物の狩人」たちによって次々と分離された[1]．現代に至っても硝酸化成アーキアなど，新たな微生物が分離され続けている．

　作物への養分供給についてみれば，マメ科作物の根に共生し窒素を固定する根粒菌，植物根内に生息する窒素固定性のエンドファイトなどを，また根に共生し土壌中のリン酸を吸収して作物へ供給する菌根菌や土壌中の難溶性リンを溶解し可給化するリン溶解菌など

の微生物が重要である．また，有機物を分解し有機物中に含まれる窒素，リンなどを無機化し放出することによって養分の供給に大きな役割を果たしている微生物の菌体そのもの（微生物バイオマス）も，養分の貯蔵プールとして土壌中の物質循環に大きな影響を及ぼしている．

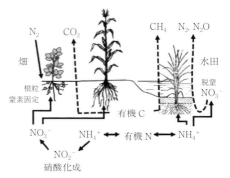

図1　農耕地土壌における炭素・窒素の循環（概略図）

● 作物の病気と微生物

　一方，作物の葉や根に侵入して病気を引き起こす微生物が存在する．作物病害は作物生産の大きな阻害要因であるが，19世紀末まで目に見えない微生物による病原の特定は困難であった．19世紀のアイルランドで主食であるジャガイモに大きな被害をもたらしたジャガイモ疫病による飢饉はアイルランドの人口を半減させたといわれているが，ド・バリー（de Bary）は，この病害がジャガイモ疫病菌（*Phytophthora infestans*）によって引き起こされること（1861年），すなわち植物の病気が微生物によって引き起こされることを明らかにした[1]．これは，感染症の病原を特定するために細菌学者コッホ（Koch）が「コッホの原則」（1876年）を提唱する前のことである．

　多くの植物病原菌は，特定の作物種や品種に感染して病害を引き起こす宿主特異性を示

す．宿主特異性は，病原菌と植物の間の複雑な相互認識を経て発現するものである．そのメカニズムは細胞，遺伝子，分子レベルで解明が進められており，病害の防除や抵抗性品種の育成などに活用されている．また，病原菌の増殖を拮抗的に抑制する細菌や菌類，害虫に寄生する昆虫寄生性菌類などを利用した微生物農薬も実用化されている．

● 環境問題と微生物

20世紀の初めにハーバー（Harber）とボッシュ（Bosch）によりアンモニア（NH_3）合成法が開発され，堆肥など有機物，マメ科作物による窒素固定などに依存していた窒素を，無尽蔵の大気中の窒素（N_2）から合成することが可能となった．そのことにより，農作物の生産性は飛躍的に上昇した．しかし，その結果，20世紀後半になると窒素肥料の過剰施用による水質汚染（地下水の硝酸汚染，水域の富栄養化）が顕在化した．また，作物の病虫害を抑制するために，殺虫あるいは殺菌，除草作用を有する合成化学薬剤が開発され，農薬として広く使用されるようになった．病害や雑草害が軽減され，農作物の生産性向上に大きく貢献してきた．一方，防除の対象外の生物への影響から合成化学農薬の使用が，生態系の生物多様性低下を引き起こす一因と指摘されてきている．

化学肥料，農薬に代表される近代農業技術は，作物収量の向上，労働生産性の向上に大きく貢献してきたものの，水質汚染や生物的多様性低下などの環境悪化の一因とも指摘されてきた．そのため，肥料・農薬の使用量を節減し，環境負荷を最小限にとどめる「環境保全型」農業技術の開発普及が求められるようになってきた．また，化学肥料・合成化学農薬をまったく使用しない有機農業も広がりつつある．一方，リン鉱石などの肥料原料価格は高騰し続けており，十分な肥料や農薬を使用することが難しい開発途上国も多い．

そのため，養分の作物への効率的な供給，農地生態系における物質循環の制御，病害虫の防除などのために微生物の機能を積極的に利用する作物栽培技術の開発が，世界的に求められている．

そうした目的のために，窒素固定菌や微生物農薬など有用な微生物を資材として施用する多くの試みがなされ，すでに普及している技術も多い．一方，接種微生物が目的通りの効果を発揮しない例も少なくない．これは，環境中にはすでに多種多様な微生物が生息しており，そこへ導入される接種微生物が定着できないことに一因がある．有用微生物の農業利用にとって微生物の接種技術の開発が極めて重要である．

地球温暖化やそれに伴う気象変動は農作物の生産に大きな影響を与えつつある．地球温暖化の原因となる温室効果ガスのうち二酸化炭素（CO_2），メタン（CH_4），一酸化二窒素（あるいは亜酸化窒素）（N_2O）は農林業と関わりが深い．CO_2は土壌炭素として貯蔵されている土壌有機物が分解する過程で大気へ放出され，CH_4は水田のような嫌気的な土壌環境やウシなど反芻家畜の消化管からのメタン発酵によって放出される．N_2Oは，土壌中でアンモニアが硝酸へ酸化される過程（硝酸化成）や硝酸が分子状窒素へ還元される過程（脱窒）で生成される．肥料や堆肥として施用された窒素成分の土壌中での形態変化とともにN_2Oが放出される．これら温室効果ガスの放出を軽減するための農業技術開発のためには，これらの過程を担う微生物への理解が欠かせない．

〔齋藤雅典〕

参考文献

1) 土壌微生物学会編．2003．新・土の微生物（10）研究の歩みと展望．博友社．

5-2
土壌バイオマスと土壌呼吸

物質循環, 有機物, クロロホルムくん蒸抽出法,
土壌バイオマス当たりの呼吸活性

● 畑の微生物

農業生産にとって, 土壌の化学性や物理性と同様に生物性も重要な要因と考えられている. 土壌微生物は, 土壌中の有機物の分解などにより土壌中の物質循環における主要な担い手となっている. 中でも, 土壌バイオマスは, 土壌の生物性の重要な量的指標と考えられており, 微生物体を通しての物質循環の量的解析が可能であることから, 土壌の肥沃性を把握するうえで, 土壌バイオマスの定量は必須となっている.

土壌中の微生物の数や活性は土壌中の有機物含量に非常に強く制限されている. 特に, 土壌微生物の量や活動は有機態炭素の量によって最も強く規制されており, 畑土壌に堆肥などの有機物を施用すると, その量に比例して微生物量が増加する.

一般的に, 畑には10a当たり生体重で約700 kgの土壌生物が生息しており, そのうち, 平均で20～25％が細菌, 70～75％が菌類（主として糸状菌類）および5％以下が土壌動物となっている. 土壌生物の生体構成成分としては, 10a当たり炭素が70 kg, 窒素が8 kgおよびリン酸が8 kgとされており, その中で, 糸状菌／細菌バイオマス比は約3となっている. 土壌微生物は分解者として土壌中の有機物分解を担っており, その過程で大気, 水圏および土壌圏などの環境中の炭素および窒素などの物質循環機能に重要な役割を果たしている.

畑では微生物による分解により土壌有機物のレベルが低下していく傾向にある. そのために, 堆肥などの有機物を施用し, 土壌生産力の長期的な持続を図る必要がある.

堆肥などの有機物を畑に施用することで微生物数の増加が認められ, その増加割合は堆肥の施用量に依存する傾向が認められているが, 通常の堆肥施用量の範囲では, 微生物の増加倍率は3倍程度以下である. 堆肥施用により, どのような微生物が増加するかは土着菌の影響と堆肥の種類, 質および施用量の影響を受けることが認められている.

緑肥などの新鮮有機物は堆肥に比べて糖類などの有機物を多く含むため, 施用により活発な土壌微生物の増殖が生じる. それに伴い, 土壌によっては窒素飢餓（C/N比が20以上の有機物）, 微生物による植物に対する有害物質の生成および *Mucor*, *Chaetomium*, *Phthium*, *Aspergillus* 属菌などの糖類糸状菌の爆発的な増殖が生じる. そのために播種は新鮮有機物施用の1か月以上後に行うことが望ましいとされている.

有機炭素を含まない化学肥料を基質として土壌微生物が増殖することはないが, 化学肥料で生育した作物根などの残渣が土壌に還元されるために, 化学肥料だけの施用によっても土壌微生物の数は安定し, 堆肥を施用した土壌よりも少ないが, 無肥料で管理した土壌の土壌バイオマスよりは増加する.

● 土壌バイオマス測定法

土壌バイオマスの測定方法として従来から行われてきた手法として, 希釈平板法と直接検鏡法があるが, 両手法を比較すると希釈平板法で得られた値が100～1,000倍程度低い値を示すことが多い. その理由として培養できない微生物が存在することが認められている. これに対し, 直接検鏡法は技術的に熟練を要するとともに労力も要するなど一長一短がある[1].

以上のような理由から, 生化学的な成分などを測定して土壌バイオマスを評価する手法として, クロロホルムくん蒸培養法, クロロホルムくん蒸抽出法, 基質誘導呼吸法, ATP法などが開発されてきている.

クロロホルムくん蒸抽出法は, 土壌をクロロホルムでくん蒸処理し, 死滅したバイオマ

スに由来する菌体成分をくん蒸後直ちに適当な抽出液を用いて土壌から抽出し定量する方法である．非くん蒸土壌からの抽出・定量も行い，くん蒸土壌の定量値から差し引いた後で一定の係数を乗じて算出する手法であり，現在広く用いられている．

基質誘導呼吸法（substrate-induced respiration (SIR) method）は，土壌にグルコースなどの易分解性基質を添加し，土壌微生物が増殖する前の誘導時間内の二酸化炭素発生速度を土壌バイオマスの指標とする手法である．自動炭酸ガス定量装置を用いることで短時間に解析可能であるとともに呼吸阻害剤としてストレプトマイシンなどの抗生物質を用いることで，細菌と糸状菌のバイオマスを区別して測定することができる．

ATP法は，ATPが生体中にしか存在しないことから生細胞の有効な指標として用いられている．土壌中よりATPを抽出し，ルシフェリンルシフェラーゼ反応による生物発光を利用して測定する．大腸菌O 157食中毒事件以降，食品関連の産業分野でATPを指標とした清浄度測定のための安価なキットが普及しており，そのキットを活用し，土壌バイオマスの簡易測定法が提示されている[2, 3]．

細胞膜成分であるリン脂質は易分解性であるため，土壌中のリン脂質は生菌由来であると推察され，その含量は土壌バイオマスとの相関が認められている．また，リン脂質脂肪酸組成は由来する微生物により異なるため，その組成は土壌微生物の種類を反映すると考えられる．そのため土壌中のリン脂質脂肪酸を測定することで，土壌バイオマスとフロラを推定することが可能である．

微少熱量計を用いて，微生物増殖に伴う熱生成のサーモグラムの速度論解析により，増殖速度や平均細胞分裂時間を評価することができる．また，微少熱量計を用いることで，有機物の微生物に対するエサとしての評価が可能である．

● 土壌呼吸測定法

土壌の呼吸速度の測定は，土壌中の微生物活性や有機物分解の指標として広く用いられてきている．土壌呼吸速度は，実験操作が簡単で安価な機器で測定できること，土壌条件の調整が不要なことおよび圃場のある野外（in situ 条件）でも測定できるなどの長所がある．そのため，in situ 条件下での土壌バイオマスを把握できる指標としては唯一のものとなっている[4]．

土壌バイオマス当たりの呼吸活性は，単位土壌・単位時間当たりの呼吸量をバイオマスで除した値であり，この呼吸活性を qCO_2（microbial metabolic quotient）と呼んでいる[5]．これは，土壌中の微生物の平均的な呼吸活性を現す指標であり，この指標は森林土壌などの微生物特性評価に広く用いられている．野菜土壌への適用例として，堀らの研究があり，堆肥連用などが土壌バイオマス当たりの呼吸活性に与える影響について報告している[6]．

〔浦嶋泰文〕

参考文献
1) 丸本卓哉．1984．土壌のバイオマス（日本土壌肥料学会編），pp. 115-140．博友社．
2) 青山正和．2011．土肥誌．**82**：305-308．
3) 浦嶋泰文ら．2007．土と微生物．**78**：187-190．
4) 坂本一憲，吉田冨男．1988．土肥誌．**59**：403-409．
5) J. P. E. Anderson and K. H. Domsch. 1978. *Soil Boil. Biochem.* **10**：215-221.
6) 堀　兼明ら．2012．土と微生物．**66**：3-11．

5-3 農地の窒素循環に関わる微生物反応

有機化, 無機化, 硝化, 脱窒, 窒素固定

窒素は, 核酸, タンパク質, 一部の糖といった, 生体の構造や機能をつかさどる生体高分子を構成する成分として, 相当量が必要とされる元素である. そのため, 農地においても窒素養分は制限要因となりやすく, 作物収量に大きく影響する. 一方, 農地に投入された窒素成分のうち, 作物に吸収されない余剰分は, 微生物反応により形態を変え, 地球温暖化, 流域の富栄養化, 土壌酸性化などの環境負荷を引き起こす. 窒素循環にはいくつもの微生物反応が関与しているが (図1), これらを理解し, 適正な肥培管理をすることが重要である.

● **同化 (有機化, 不動化 immobilization)**

同化とは, アンモニア態窒素 (NH_3-N) がアミノ酸に取り込まれ, 生体に固定されることである. ほとんどの場合, 生物は NH_3-N, もしくは硝酸態 (NO_3-N) の状態で窒素を取り込む. アミノ酸はその後, 様々な生合成反応により生体そのものであるバイオマスの窒素となる. 未熟な植物残渣の投入などで環境中のC/N比が高まり, 微生物の同化が作物の同化と競合すると, 窒素飢餓が起こる場合がある.

● **無機化 (mineralization, アンモニア化 ammonification)**

バイオマス, 生物由来の排泄物や滲出物, そして生物遺骸などに含まれる有機態窒素 (Org-N) は, 微生物により分解される過程で無機化され, NH_3-N となって作物に利用される. 微生物によって無機化される窒素を可給態窒素, 地力窒素と呼ぶ. リグニンなど難分解性の有機物から生成する腐植物質に含まれる Org-N は窒素養分としては緩効的に働くようになる.

● **硝化 (nitrification)**

硝化反応は, NH_3-N を亜硝酸態 (NO_2-N) に変換するアンモニア酸化と, 生じた NO_2-N

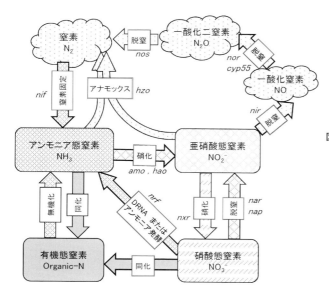

図1 窒素循環に関わる主な微生物反応. 各反応を表す矢印に反応名と既知遺伝子名を付した. このほかに, アナモックスに類似した共脱窒反応があり, 亜硝酸と他の形態の窒素 (有機態窒素やアンモニアなど) から, 窒素または一酸化二窒素を発生する. 共脱窒は経路が複雑なため, 図中では省略した.

を NO_3-N へと酸化する亜硝酸酸化の 2 段階の微生物反応である．化学合成独立栄養細菌の硝化菌は，呼吸によるエネルギー生産の電子供与体として，有機物の代わりに NH_3-N，NO_2-N を利用する．農地の代表的なアンモニア酸化菌は *Nitorosospira* 属細菌，亜硝酸酸化菌は *Nitrobacter* 属細菌だが，NH_3-N 濃度などの環境条件によっては，その他の属の細菌やアーキアのアンモニア酸化菌が主要な活性を担っている場合もある．硝化により余剰な NO_3-N が生じると，土壌生態系から溶脱して地下水汚染や河川の富栄養化の原因となる．また，アンモニア酸化の副産物として生じる一酸化二窒素（N_2O-N）は，温室効果およびオゾン層破壊の原因ガスである．

● 脱窒（denitrification）

脱窒反応は，窒素酸化物の NO_3-N，NO_2-N，一酸化窒素（NO-N），N_2O-N が酸化数の高いものから段階的に，最終的には窒素ガス（N_2-N）まで還元される 4 つの過程からなる．窒素酸化物を酸素の代わりに最終電子受容体として利用する嫌気呼吸の反応である．環境条件や微生物がもつ酵素の種類と組み合わせによって，部分的な過程のみが進行する場合も多い．嫌気不十分，あるいは酸性条件により最終段階の N_2O 還元過程が阻害されると，N_2O が放出される．脱窒を担う主要な微生物は，系統的に多様な従属栄養性細菌で，嫌気条件では呼吸を酸素呼吸から脱窒に切り替える．また，真核生物の糸状菌にも脱窒を行うものがいるが，N_2O 還元能は報告がなく，N_2O 発生の原因となっていることが懸念される．また，近年では好気的脱窒を行う細菌の報告もある．

● アナモックス（anammox）および共脱窒（codenitrification）

アナモックス反応は，アナモックス細菌による反応で，嫌気条件で NO_2-N によって NH_3-N を還元し，N_2-N を発生することでエネルギーを得る．農地では水田土壌での報告例が多い．また，アナモックスに類似した反応に糸状菌や細菌が行う共脱窒があるが，その土壌生態系における貢献度が注目されつつある．

● DNRA（異化的硝酸還元，dissimilatory nitrate reduction to ammonium）およびアンモニア発酵（ammonia fermentation）

DNRA 反応は NO_3-N を NH_3-N に還元する反応で，土壌有機物が豊富で NO_3-N 濃度が相対的に低い環境中で多様な微生物によって行われるとされている．また，アンモニア発酵は，嫌気条件の強い環境で糸状菌が行う反応で，NO_3-N から NH_3-N が生成されるが，DNRA と反応機構は異なる．

● 窒素固定（nitrogen fixation）

窒素固定反応は，大気中の N_2-N を，ニトロゲナーゼ酵素によって同化可能な NH_3-N に変換する反応で，ATP のエネルギーを大量に必要とする．窒素養分が乏しい農地では，窒素固定反応の果たす役割は大きい．単独で窒素固定を行う単性窒素固定菌としては好気性の *Azotobacter* 属細菌や，嫌気性の *Clostridium* 属細菌などがいる．また，宿主生物の光合成産物由来のエネルギーを利用しながら窒素固定を行う，共生窒素固定菌がいる．宿主との関係が密接で特異的な共生窒素固定系としては，マメ科植物と根粒菌の共生や，ハンノキなどの非マメ科植物と *Frankia* 属放線菌との共生がよく知られている．そのほかに，植物根圏でゆるい共生関係にある *Azospirillum* 属細菌などの協調的窒素固定菌，また，植物の体内の主に細胞間隙に生息して窒素固定を行っている *Herbaspirillum* 属細菌，*Clostridium* 属細菌などのエンドファイ、窒素固定菌もいる． 〔鮫島玲子〕

5-4 リン溶解菌によるリンの利用性向上

不可給態リン，リン鉱石，フィチン酸

● リンの利用性向上がなぜ必要か

リンは植物の三大栄養素の1つであり，収量を維持することが求められる農業においては，より多くのリンを作物へ供給することが必要とされるため，肥料としてリン酸化合物が施肥されてきた．しかしリン酸質肥料の作物による利用効率は5〜20%と他の栄養素に比べて極端に低い．これは土壌中に存在するリンの大部分が，植物が直接吸収し利用可能な可給態リン酸ではなく，そのままでは利用できない不可給態リンとして存在することによる．

その主な理由としては，①土壌中に存在するリンの3〜80%がそのままでは吸収できない有機態リン酸として存在すること，②リン酸は土壌環境において化学的な吸着や沈殿作用を受けやすく，無機態リン酸や有機態リン酸のほとんどが水に溶けにくい難溶性の形態として存在すること，③リン酸は土壌中での移動性が低いため植物は根から1 mm以内のリン酸しか吸収できないことがあげられる．こうした特性のため，作物はリン酸質肥料を効率的に利用することができない．特に北海道や東北地方のような地温の低い地域では，冷害時に根の発育が制限されるとリン酸吸収の著しい抑制へとつながり，初期生育の不良原因となることから，リン酸施肥が重要視されている．

リン酸質肥料は，現在枯渇に関する喫緊の課題を抱えてはいないものの，有限資源であるリン鉱石から高いコストのもと生産されている．また日本のリン酸施用水準はすでに十分高く，そのため作物に利用されず土壌に蓄積したリン酸が，降雨で表土が流出することなどにより，周辺水系に深刻な環境汚染を引き起こすことも懸念されている．これらの理由から，リン酸質肥料は肥効の改善が不可欠であるとされ，微生物の観点からも［5-8 植物と菌根菌との共生］に記載されている菌根菌や，本項で以下に記載するリン溶解菌の活用が求められている．

● リン溶解菌によるリンの利用性向上

リン溶解菌の活用を目指した取り組みとしては，自然界からリン溶解能をもった微生物を分離・増殖し，これを作物の種子や根に添加処理するバクテリゼーション（bacterization）と呼ばれる手法が広く行われてきた．その中でも，植物根の影響下にある領域である根圏（rhizosphere）に生息する細菌のうち，植物の生育に有用な植物生育促進根圏細菌（plant growth-promoting rhizobacteria）に含まれるリン溶解菌を活用しようとする取り組みが多く見られる．

先に述べた不可給態リンを植物が利用可能な可給態リン酸にする方策としては，①有機態リン酸を分解させること，②難溶性リンを溶解させること，③より広範囲のリン酸を吸収するため植物根量を増加させることがあげられる．リン溶解菌の研究においても，初期は有機態リン酸の分解に関する研究が中心であったが，難溶性リン酸の溶解に関する研究や，有機態リン酸の分解と難溶性リン酸の溶解という2つの機能を兼ね備えた細菌の探索，さらには植物の根量を増大させる効果をもつ植物ホルモン様物質の産生能を兼ね備えたリン溶解菌の探索も行われた．実際，植物ホルモンであるオーキシン様物質を産生するリン溶解菌や，土壌有機態リン酸の主要成分であるフィチン酸（phytic acid）の難溶性塩を溶解し分解できるリン溶解菌も単離され，その接種によるリンの利用性向上が示されている．

● リン溶解菌の実用化に向けて

リン酸質肥料の肥効向上を目指した取り組みの一環として，リン溶解菌を生物肥料として実用化しようとする試みは1930年代から行われており[1]，我が国でもリン溶解菌の効

能を表記した農業資材が販売されている（2016年執筆時点）．しかし，こうした資材の実用化に向けては，製剤化に伴う活性の低下やコスト，投与先土壌の水分やpHなどの土壌物理化学性に適した資材を選択しなければならないという技術的課題を解決する必要がある．さらに，1gに数千種類以上の微生物が存在する土着の土壌生態系における生存競争の中で，外来の微生物が十分な効果を発揮しうるかという微生物生態学的に大きな課題も残されている．これまでにも様々なリン溶解菌が単離されており，製剤化に適した菌や種々の環境条件に適した菌が特定されている．そのため，どのようにすれば土壌中でリン溶解菌の効果を高め，リンの利用性向上につなげることができるかを理解することが残された大きな課題である．

近年，環境中の細菌叢がどのような生物機能を有するかを探索するアプローチとして，超並列型シークエンサーを用いたメタゲノム解析（metagenomics）手法の有効性が示されてきた．そこで，どのようにしてリン溶解菌が環境中において機能を発揮しているかを明らかにすることを目的としたメタゲノム解析の例として，フィチン酸可給化能の高い土壌を選抜し，これをメタゲノム解析に供試することで，土壌蓄積フィチン酸の可給化に関わる土壌微生物生態系機能を調査した試みを紹介する．

本試験では，無菌栽培状態でフィチン酸をリン栄養源として利用できないマメ科植物ミヤコグサを用い，フィチン酸可給化能の高い土壌の選抜試験を行った．その結果，フィチン酸施与下において高いフィチン酸可給化能を示す土壌として，1914年からリン酸質肥料無施肥処理を施した連用試験圃場が選抜された（図1）．さらにメタゲノム解析の結果，フィチン酸可給化能を示す土壌では，難溶解性であるフィチン酸の可溶化と，フィチン酸の分解に寄与する遺伝子群の相対的存在比率が高まっていることが明らかとなり，またそれ

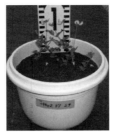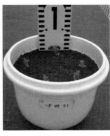

図1 ミヤコグサのフィチン酸添加栽培試験．（左）フィチン酸添加区，（右）無添加区．［カラー口絵24参照］

ぞれの遺伝子群は系統学的に異なる複数の細菌群に由来することが示唆された．これらのことからフィチン酸の可給化は，異なる機能をもつ種々のリン溶解菌が協奏的に機能を発揮することで行われることが示唆された[2]．

これらのことは，リン溶解菌を活用したリン利用性向上を目指すには，投与先の土壌生態系において，リンの利用性向上のために必要な機能のうち，どの機能が不足しており，それを補うためにはどのようなリン溶解菌を投与すればよいのかについて理解を深める必要性を示している．

今後，リン溶解菌が機能を発揮している事例を集めるとともに，リン利用効率が低い種々の土壌においてどのような機能が不足しているかを分析する方法を確立し，さらには投与先の土壌に適したリン溶解菌の選択や投与法を示せるようになることで，低コストかつ環境へのリスクの低い農業への寄与が期待される． 〔海野佑介〕

参考文献
1) R. Cooper. 1959. *Soils Fertil.* **22**：327-333.
2) Y. Unno and T. Shinano. 2013. *Microb. Environ.* **28**：120-127.

5-5
食品と植物共生微生物

植物共生微生物，病原微生物，食品微生物，
発酵食品，おいしさ

作物に共生する微生物群集の多様性や機能性は収穫後の農産物や加工食品の品質に大きな影響を与える．ここでは病原微生物も含めた広義の植物共生微生物と農産物・食品との関係について説明する．

● **食品や人体に有害な植物共生微生物**

一般的な農業環境下の作物は系統的・機能的に多様な微生物と共生状態にある．これらの共生微生物（symbiont）は植物の化学成分を代謝し，植物との相互作用を行うための多様な機能を有する．これらの微生物群には植物に共生や寄生する能力だけではなく，人体に対する病原性をもつ微生物群も多く含まれる（3章）．イネ科作物の重要病害の病原である麦類赤かび病（*Fusarium* spp.）は人体に対して強い毒性のあるデオキシニバレノール（DON），ニバレノール（NIV）やフモニシンなどのマイコトキシンを子実中に生産する．同様に多くのイネ科に寄生する麦角菌（*Claviceps* spp.）は麦角病の原因となるアルカロイドを生産する．生物起源の最も発がん性の高い物質であるアフラトキシンも硬実種子に寄生する *Aspergillus* spp. により生産される．幅広い作物種の根圏に生息する *Burkholderia cepacia* はタマネギ腐敗病を引き起こす植物病原細菌であると同時に，日和見感染菌でもある．

宿主に病害を引き起こさない植物共生系の常在菌の中にも，農産物・食品類の品質や人間の健康に大きな影響を与えたり，食品加工や医薬などに有用な酵素・化学物質を生産したりする，農業・食品分野において重要な微生物が多く存在する（2章）．植物に対して病原性を示さない共生細菌群の中にはヒトに対して病原性を有する菌群が多く含まれる．植物共生系ではグラム陰性細菌のアルファプロテオバクテリアとガンマプロテオバクテリアが優占化していることが多いが，アルファプロテオバクテリアでは *Methylobacterium* 属や *Sphingomonas* 属などの病原性の弱い日和見感染菌が幅広い作物の可食部に共生していることが知られている．一方，植物共生能をもつガンマプロテオバクテリアには腸内細菌科（Enterobacteriaceae）やシュードモナス科（Pseudomonadaceae）に属する多くの日和見感染菌や人体病原菌が含まれ，多様な農産物で検出されている．特に，近年の研究から大腸菌（*Escherichia coli*）やサルモネラ菌（*Sallmonera* spp.）などの食中毒細菌群が果物・野菜類などの農産物組織に対して高い共生能力を有していることが明らかにされている．上記以外の菌群として，グラム陽性細菌では *Bacillus cereus* や *Staphylococcus aureus* などの重要な食中毒細菌群が植物，特に根圏中での高い共生能を有することが報告されている．さらに，これら食中毒細菌の多くがエンドファイトとして農産物の組織内部に共生しうることも示唆されている．腸内細菌科の植物への感染レベルはアルファプロテオバクテリアなどの他の菌群と競合関係にあることも示唆されている[1, 2]．

● **食品や人体に有用な植物共生微生物**

食品の腐敗防止のために多くの植物共生微生物についてバイオプリザベーションとしての活用が検討されている（3章）．野菜類や果物には植物病原微生物などに対して拮抗能を示す *Lactobacillus* 属や *Lactococcus* 属などの乳酸菌類（lactic acid bacteria）が多く共生し，これらの乳酸菌類を活用した収穫後の農産物の病害防除や加工食品の腐敗防止なども試みられている．

植物共生細菌が農産物の風味に及ぼす影響としては，*Methylobacterium extorquens* がイチゴ果実の芳香成分の生合成系の一部に関与することが明らかにされている（表1）．また，多くの発酵食品の成分の生合成において

表1 農産物・食品の品質に対する植物共生微生物の有用効果

共生微生物	作物種と組織	有用効果
Acetobacter aceti	オオムギ種子	植物ステロール含量の増加
Azospirillum brasilense *Pantoea dispersa*	トウガラシ果実	低窒素栽培でのクエン酸含量の増加
Bacillus lentimorbus	各種野菜・果物	全フェノール化合物類と抗酸化活性の増加
Bacillus subtilis *Bacillus mucilaginosus*	ホウレンソウ葉身 トマト果実	硝酸態窒素の減少，ビタミンCやタンパク質含量の増加
Methylobacterium extorquens	イチゴ果実	芳香成分のフラノン類が増加
Pseudomonas fluorescens	イチゴ果実	アントシアニジンが増加
Pseudomonas fluorescens	ブラックベリー果実	糖度，全フェノール化合物類，フラボノイド類の増加
Rhizobium leguminosarum	トマト果実	栄養成分（N，P，K）の増加

も農産物中に生息する植物共生微生物の関与が報告されている．*Sporobolomyces roseus* や *Aureobasidium pullulans* などの植物共生糸状菌類が赤ワインの芳香成分の生産能を有することなども明らかにされている．*A. pullulans* は幅広い植物種の共生系における常在菌であり，植物病害防除能も有しているが，ブドウでは慣行栽培と比べて有機栽培で優占化することが報告されている．また，ワイン生産において有名な貴腐ブドウは植物病原糸状菌の一種である *Botrytis cinerea* がブドウの果実を腐敗することなく果実表面にのみ感染した場合に得られる．

また，β-カリオフィレンや，アセトアルデヒド，3-オクタノールなどの香気成分は甘味や酸味，辛味などの味覚にも強い影響を与えることが知られているが，これらの成分は *Phialocephala fortinii* や *Myrothecium inundatum* などの共生微生物により代謝されることが報告されている．さらに植物共生微生物を利用した新規の香気成分の探索や生産も期待され，*Penicillium solitum* によるベルベノンのような希少性の高い香気成分の生産なども試みられている．

さらに，従来は植物が生産すると考えられてきた薬用植物の有効成分についても共生微生物の起源であるという事例が増加しつつあり，特に，*Streptomyces* spp., *Acremonium* spp., *Aspergillus* spp., *Fusarium* spp. *Penicillium* spp. などの多くの植物内生微生物の二次代謝物が新規医薬品開発のための重要なリソースとして注目されている．

作物の栽培環境が植物共生系の微生物群の多様性や機能性に強い影響を及ぼすことも共生微生物群集の構造解析により解明され，そのような解析方法を利用した農産物・食品の品質の向上も試みられつつある．例えば，カリフォルニアワインについては産地，品種，生産年次などに特徴的な植物共生微生物群が特定され，ワインのテロワールのような，農産物の産地特有の風味や食味，おいしさのような従来技術では解析が難しかった食品の特性について微生物学的手法からの解明が期待されている[3]．

〔池田成志〕

参考文献
1) Leff and Fierer. 2013. *PLOS ONE* 8: e59310.
2) Ikeda *et al.* 2009. *The ISME J.* 4: 315-326.
3) Gilbert *et al.* 2014. *PNAS* 111: 5-6.

5-6
植物生育促進微生物の働き

植物プロバイオティクス，PGPR，PGPF，エンドファイト

　植物の体表や体内，根圏（rhizosphere）には様々な微生物が数多く生息している．例えば，根圏には非根圏土壌中の10〜100倍（10^{11} cells/g根）もの密度で微生物が存在する．そして，根圏微生物の種数は，細菌とアーキアだけでも 30,000 種以上にのぼると推定されている．また，葉表面には1 cm^2 あたり平均 10^6〜10^7 cells の細菌が生息する．植物の生育は，根圏微生物や表生微生物（epiphyte，エピファイト），内生微生物（endophyte，エンドファイト）との複雑な相互作用の上に成り立っている．それら微生物の大多数は機能未知であるが，植物に有益に働くものが存在することは古くから知られている．

　植物生育に好影響を及ぼす根圏細菌群は植物生育促進根圏細菌（plant growth-promoting rhizobacteria：PGPR）と称され，1970年代頃から盛んに研究されてきた．これまでに，*Pseudomonas* 属や *Azospirillum* 属，*Enterobacter* 属，*Rhizobium* 属，*Bacillus* 属などに属する多数の細菌種が PGPR として見出されている．また，根圏や土壌に棲む真菌にも同様の作用を示す菌がおり，PGPF（plant growth-promoting fungi）と呼ばれている．PGPF にも多様な菌種が含まれるが，特に *Trichoderma* 属や *Fusarium* 属，*Penicillium* 属，*Phoma* 属からの発見例が多い．PGPR や PGPF の中には植物体内に定着する能力をもつものがおり，エンドファイトとして分離される場合もある．最近では，PGPR や PGPF などの植物生育促進微生物を総称して植物プロバイオティクス（plant probiotics，以下 PP 菌）と呼ぶようになってきている．PP 菌が植物に与える好影響は，植物生長の加速やバイオマス量の増加だけでなく，各種ストレスに対する耐性の向上など多岐にわたる．これらの植物生育促進効果は，PP 菌による直接的作用と間接的作用のいずれか，あるいはそれらの複合的な作用（図1

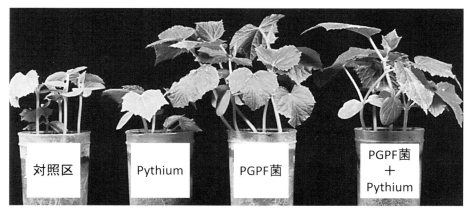

図1　PGPF によるキュウリの生育促進効果．対照区：滅菌土壌で栽培．Pythium：病原性 *Pythium* 菌を接種した土壌で栽培．PGPF 菌：PGPF である *Phoma* 菌を接種した土壌で栽培．PGPF 菌＋Pythium：*Phoma* 菌と病原性 *Pythium* 菌を一緒に接種した土壌で栽培．この *Phoma* 菌株は，土壌中の有機物を分解してアンモニア態窒素を植物に供給するとともに，免疫を活性化する作用をもつ．［カラー口絵25参照］

によりもたらされると推測されるが,そのメカニズムにはいまだ不明な点が多い.

● **直接的作用**

直接的作用としてまずあげられるのが,植物ホルモンの分泌である.PP菌の多くが,オーキシンやサイトカイニン,ジベレリンといった植物細胞の分裂や伸長を引き起こす植物ホルモンを分泌する.これらの植物ホルモンが作用し,植物の生長を促進すると考えられている.次に,養分吸収・利用性の増大があげられる.植物は大気中に存在する窒素ガスをそのまま利用することができない.*Azospirillum*属菌などは,窒素ガスをアンモニアに変換し,植物に窒素を供給する.また,土壌にはリン酸や鉄,窒素などの必須元素が含まれるが,その多くは植物が吸収利用できない不可給態の形で存在している.PP菌の中には,不可給態養分を有機酸や酵素,キレート化合物により可給態化し,植物の養分吸収を助けるものがいる.例えば,PGPRである*Pseudomonas fluorescens*は,鉄欠乏条件下でシデロフォア(鉄キレート物質)を分泌し,植物の鉄吸収を助けることが知られている.

植物は,環境ストレス(乾燥,塩害など)を受けると,情報伝達物質であるエチレンを体内で生成し,ストレス耐性機構を活性化する.一方,継続的なストレス条件下では,恒常的に生成されるエチレンの影響で生長が停滞してしまう.PP菌には,エチレンの前駆体(1-アミノシクロプロパン-1-カルボン酸,ACC)をACCデアミナーゼで分解し,エチレン生成量を減らすことで,ストレス環境下での植物生長を向上させる菌も多数存在する.

● **間接的作用**

植物は,周囲に生息する病原体の影響で少なからず生育が抑制されている.PP菌の多くが,病原体を不活化する抗生物質や分解酵素などを分泌する.このような菌が葉面や根圏で増殖すると,病原体の増殖や活動が抑制され,間接的に植物生長が促進される.有名な例では,抗菌物質2,4-ジアセチルフロログルシノールを産生する*Pseudomonas*菌が集積したコムギ畑では,コムギ立枯病の発生が抑制され,収量が増加することが知られている.また,免疫活性化を通じて植物を病原体から保護する場合もある.植物は,病原体の攻撃を受けると,免疫情報伝達系を介して免疫応答(抗菌物質の生産や細胞壁の強化など)を全身に誘起する仕組みを備えている.近年の研究から,多くのPP菌がこの免疫情報伝達系に適度な刺激を与え,いつでも病原体を迎撃できる状態(プライミング状態)にする能力をもつことがわかってきた.PP菌の菌体成分やタンパク質などがプライミング誘導の原因と考えられているが,詳細なメカニズムには不明な点が多い.

● **展　望**

化学肥料の原料枯渇や農薬耐性病原体の出現が世界的な問題となっている.これらを背景に,PP菌の利活用に向けた研究が急ピッチで進められており,PP菌を有効成分とする生物肥料(biofertilizer)や微生物農薬(microbial pesticide)の市場も急成長している.これまでは,分離培養が容易な*Pseudomonas*属などのProteobacteria門や*Bacillus*属を中心にPP菌探索が進められてきた.しかし,根圏・葉圏細菌相の非培養解析から,広範な植物で*Bacteroidetes*門や*Actinobacteria*門も*Proteobacteria*門と並ぶ優占度の高い細菌群であることが明らかとなってきた.今後は,これら細菌群にも範囲を広げたPP菌株探索が行われると推測される.さらに,植物がPP菌を選択的に誘引するメカニズムも徐々に解明されつつあり,PP菌活用技術への応用が期待される.

〔清水将文〕

5-7
マメ科作物と根粒菌との共生

マメ科植物,根粒菌,窒素固定,共生

マメ科植物は根または茎に土壌細菌である根粒菌（rhizobium）との共生器官である根粒（nodule）を形成し,共生窒素固定をする植物群である（図1）.マメ科植物は根粒の窒素固定により空中の窒素を直接利用できるため,土壌に窒素源が少ない条件でも生育することができ,パイオニア植物として繁茂することができる.また,マメ科作物は世界中で栽培されており,重要な食料供給源となっているだけでなく,マメ科植物を植えると土壌肥沃度が向上することが経験的に知られており,緑肥としても古くから利用されている.

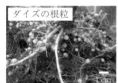 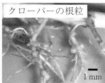

図1　根粒の形状［カラー口絵26参照］

● 根粒菌とは

根粒菌はα-プロテオバクテリアに分類され,ゲノムサイズは6〜9 Mb,大きさは1〜3 μm,グラム陰性で鞭毛をもち,単生状態では運動性があるとされる[1].一般的な根粒菌は酸素がないと増殖できない好気性を示し,土壌が還元状態（酸素がない状態）では生存が難しい.根粒菌は従属栄養生物なので,土壌中において単生で生存している場合は,土壌中の有機物を栄養源として生存・増殖している.根粒中では,宿主植物の細胞内で爆発的に増殖し,宿主植物から光合成産物（有機酸）を供給され,共生関係を営んでいる.宿主植物の枯死などにより根粒が崩壊すると,根粒中の根粒菌が土壌に放たれ,単生生活を始める.根粒菌は宿主特異性が高く,共生するパートナーは限定される（表1）.例えば,ダイズ根粒菌はダイズと共生できるが,クローバーとは共生できない.

● 共生の始まり

マメ科植物と根粒菌は,はじめから共生しているわけではない.土壌中に生存している根粒菌がマメ科植物の根に侵入して,共生関係が開始される.マメ科植物の根からは常時イソフラボノイド化合物が分泌されている.このイソフラボノイドは植物種により構造が異なっている.土壌中の根粒菌は特定のイソフラボノイド化合物を感知して,リポキチンオリゴサッカライド（Nodファクター）を合成し,菌体外に分泌する.このNodファクターの構造も根粒菌種により異なっている.パートナーである宿主植物の根にNodファク

表1　主な根粒菌とその宿主

根粒菌	主な宿主
Rhizobium leguminosarum bv. *viciae*	ソラマメ,エンドウ,ベッチ
Rhizobium leguminosarum bv. *trifolii*	クローバー
Rhizobium. leguminosarum bv. *phaseoli*	インゲン
Rhizobium tropici	インゲン,ギンネム,サイラトロ
Rhizobium etli	インゲン
Rhizobium galegae	ガレガソウ
Sinorhizobium (*Ensifer*) *meliloti*	アルファルファ
Sinorhizobium (*Ensifer*) *fredii*	ダイズ,ツルマメ
Mesorhizobium loti	ミヤコグサ
Mesorhizobium huakuii	レンゲ
Mesorhizobium ciceri	ヒヨコマメ
Bradyrhizobium japonicum (*Bradyrhizobium diazoefficiens*)	ダイズ,ツルマメ
Bradyrhizobium elkani	ダイズ,ツルマメ,サイラトロ
Bradyrhizobium sp.	ササゲ,ラッカセイ,熱帯マメ科
Azorhizobium caulinodans	セスバニア

ターが到達すると，根細胞表面の受容体により検知され，宿主植物は共生の準備にとりかかる．根の皮層細胞が細胞分裂を始め，根粒の基になる組織（原基）を作る．その原基付近の根毛が曲がり（カーリング），根毛の中にトンネルのような組織（感染糸）を形成する．根毛の先端に穴が開き，そこから根粒菌が侵入して感染糸内を通って根粒原基に到達する．一部のマメ科植物（セスバニアなど）には，根や茎の孔隙から根粒菌が侵入するものもある．根粒菌は根粒原基細胞に取り込まれ，その際に宿主植物由来の膜（ペリバクテロイド膜）に包まれる．宿主植物細胞内の根粒菌はバクテロイドと呼ばれ，細胞内で増殖し，根粒が成長するにつれて窒素固定を開始する（図2）．

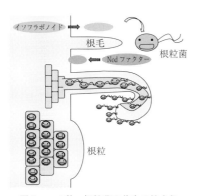

図2 マメ科―根粒菌の共生の始まり

● 窒素固定と窒素の流れ

根粒内の根粒菌は空中の窒素（N_2）をアンモニアに変換している（窒素固定）．その反応は以下のように表される．

$$N_2 + 8H^+ + 8e^- + 16ATP \longrightarrow 2NH_3 + H_2 + 16ADP + 16Pi$$

この反応を触媒している酵素は，ニトロゲナーゼである．ニトロゲナーゼは酸素が存在すると不可逆的に失活する性質をもつため，窒素固定活性を維持するためには感染細胞内を低酸素分圧に保つ必要がある．しかし，生物窒素固定には酸素呼吸から供給されるATPも大量に必要となり，酸素は窒素固定活性維持には不可欠である．この矛盾を解消しているのがレグヘモグロビン（Lb）である．Lbは赤色のヘムタンパク質であり，根粒の内部が赤いのはLbが存在しているからである．酸素とLbが結合することにより根粒内を低酸素分圧に保ち，ニトロゲナーゼを保護しながら酸素呼吸系に酸素を運搬している．根粒菌によって固定された窒素（アンモニア）は，直ちに植物細胞に渡される．植物細胞ではアンモニアをアミノ酸代謝系に取り込み，アミノ酸を合成する．その後の窒素の経路はマメ科植物種により異なり，アミノ酸やウレイド化合物（アラントイン，アラントイン酸の総称）として他の器官に輸送される．

● 根粒着生と窒素固定活性の制御

マメ科植物は根粒の着生数を最適に維持するために，根粒の成長を自ら抑制する自己制御機構（オートレギュレーション）をもっている．この制御機構は根粒菌の感染によって誘導され，シグナル伝達物質を介して地上部と地下部を情報伝達し，根粒原基の成長を抑制すると考えられている[2]．また，根粒形成や窒素固定活性は，土壌窒素（硝酸）により強く抑制される．土壌から硝酸を吸収するほうが窒素固定を維持するよりもエネルギー的に低コストであるため，宿主は根からの硝酸吸収を優先させ，根粒の窒素固定活性，根粒の成長を自己抑制すると考えられている[3]．

これらの根粒制御のメカニズムは不明な点が多く，今後これらが解明され，マメ科作物の生産性向上のために利用されることが期待される．　　　　　　　　　　　　〔佐藤　孝〕

参考文献

1) 南澤　究．2004．土と微生物．**58**：69-77.
2) 宮澤ヨ子太，山谷紘子，川口正代司．2011．植物の生長調節．**46**：120-127.
3) 佐藤　孝．2005．化学と生物．**43**：494-496.

5-8
植物と菌根菌との共生

アーバスキュラー菌根菌，共生，リン酸

● 菌根共生

多くの植物の根には菌類が共生しており，このような根を通常の根と区別して菌根（mycorrhiza）と呼んでいる．菌根を形成する菌類は広範な分類群に存在し，それらは総称して菌根菌（mycorrhizal fungus）と呼ばれている．菌根菌が根に感染すると植物にとっては養分吸収力が高まるなどのメリットが認められる．一方，菌根菌は植物の光合成産物に由来する糖を獲得し，それを成長や増殖に利用しており，両者は相利共生の関係にある．菌根共生には様々な種類が存在するが，本項では多くの作物で観察されるアーバスキュラー菌根について取り上げる．他の菌根については参考文献を参照していただきたい[1, 2]．

● アーバスキュラー菌根

アーバスキュラー菌根（arbuscular mycorrhiza）は Glomeromycota 菌類と植物が形成する菌根共生である．宿主植物の細胞内に樹枝状体（アーバスキュル arbuscule）と呼ばれる高次に分枝した菌糸構造が形成され，これがアーバスキュラー菌根の特徴となっている（図1）．植物はアーバスキュラー菌根を形成することで土壌中のリンや窒素などの多量必須元素とともに銅や亜鉛などの微量必須元素の吸収も促進され，生育や栄養が改善される．そのほかにも水ストレス耐性の増大や病害耐性の増大，土壌構造の安定化などの機能が知られている．これらの働きの中で最も顕著な機能がリン酸吸収促進作用である．日本の畑地の約半分は黒ボク土壌に立地しており，この土壌はリン酸固定能が高いために植物が利用できるリン酸が極めて低いという特徴がある．植物は，このような環境では，アーバスキュラー菌根菌と共生することが，植物の生存や生育にとって有利になっていると考えられる．

Glomeromycota 菌類は現在までに200種以上記載されている．有性世代を有するGlomeromycota 菌は見つかっておらず，菌種の分類は無性胞子の形態をもとに行われている[1]．この菌類は隔壁を形成しないことから，かつては接合菌類に分類されていたが，現在ではGlomeromycota 門として独立した分類群として認められている．現在では4目10科15属が知られている．アーバスキュラー菌根菌の宿主特異性は低く，様々な植物種に感染することが可能である．アーバスキュラー菌根を形成する植物は，被子植物，裸子植物，シダ植物，苔類，ツノゴケ類の広範な分類群にわたっている．作物に注目すると，イネ科やマメ科，キク科，ユリ科，ナス科，ウリ科の作物などはアーバスキュラー菌根を形成する植物であるが，野菜に多くみられるアブラナ科やアカザ科，タデ科は菌根を形成することができない．

● アーバスキュラー菌根の構造と機能

アーバスキュラー菌根菌は土壌に無性胞子を形成する（図1）．胞子が発芽し，菌糸を伸ばして植物根に到達すると菌糸は根内部に侵入する．根内部では植物の細胞間や細胞内を通って内生菌糸（intraradical hypha）を伸長させるとともに，根の皮層細胞内に樹枝状体を形成する．樹枝状体は宿主細胞の細胞膜を完全に貫通しているわけではなく，菌糸の

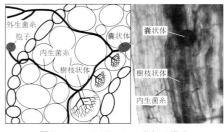

図1 アーバスキュラー菌根の構造

周りを宿主由来の膜構造（ペリアーバスキュラー膜）に覆われた状態で侵入する．このペリアーバスキュラー膜を介して植物と菌の間で養分交換が行われると考えられている．根内にはさらに囊状体（vesicle）と呼ばれる貯蔵器官が形成されるが，一部の菌にはこの構造は見られない．菌は植物から炭素源を獲得するとさらに土壌中に外生菌糸（extraradical hypha）を伸ばし菌糸ネットワークを形成する．

　土壌中の菌糸ネットワークは，植物根が届かない範囲のリン酸を吸収することができる．アーバスキュラー菌根菌が吸収できるリンは土壌溶液中に遊離しているオルトリン酸である．菌糸に取り込まれたリン酸は速やかにリン酸の重合体であるポリリン酸に合成され，液胞内に蓄積される．菌糸中のポリリン酸は根内の内生菌糸や樹枝状体まで運ばれることは知られているが，そこからどのように植物へリン酸が供給されているかはほとんどわかっていない．唯一わかっていることとしては，樹枝状体から放出されたリン酸は，植物側のリン酸トランスポーターによって吸収されることである．

● アーバスキュラー菌根の利用

　アーバスキュラー菌根菌の植物に対する生育促進効果は，実験室レベルでの接種実験では明らかである．しかし，圃場では土着のアーバスキュラー菌根菌が遍在しているため，無菌区を設けることができず，圃場レベルで菌根菌の効果を把握することは困難である．また，日本のように土壌改良によってリン酸レベルが高くなった圃場では，アーバスキュラー菌根菌の感染が抑制される．これらのことから，圃場レベルでの菌根菌の活用には課題が多い．しかし，一部の作物に対しては政令指定土壌改良資材として菌根菌が販売され利用されている．また，圃場レベルでの研究の一例として，輪作体系での土着菌根菌の利用がある[3]．トウモロコシを栽培する場合，その前年に非菌根性のテンサイ（サトウダイコン）を作付けした圃場と菌根性のヒマワリを作付けした圃場とでは，ヒマワリを栽培したあとのほうが高い収量を得られることがある．その原因の1つとして，前年に菌根性のヒマワリを作付けすることで土壌中の菌根菌密度が高まり，その効果によって翌年のトウモロコシ（菌根性）の収量が増加したと考えられている．輪作の際に土着菌を考慮することで，リン酸質肥料を3割ほど節約できる試算もある．もう1つの圃場での応用例として，ネギの菌根菌接種効果を取り上げる[4]．ネギの育苗時に市販の菌根菌資材を接種し，その後圃場に定植することで，ネギの収量が増大するとともに，リン酸質肥料の使用量を減らせることが報告されている．これは，接種効果の高い菌が根に優占的に感染することで，リン酸吸収活性が高まったためと考えられている．

　アーバスキュラー菌根菌は難培養性の微生物であり純粋培養系が確立していない．菌を増殖させるためには宿主植物に共生させる必要がある．最近，*Rhizophagus irregularis* のゲノムが解読されており，今後これらの情報をもとに培養技術や農業への応用の研究が進むことが予想される． 〔齋藤勝晴〕

参考文献

1) 小島知子，山田明義．2013．土壌微生物実験法（日本土壌微生物学会編），pp. 238-261. 養賢堂．
2) S. E. Smith and D. J. Read. 2008. Mycorrhizal Symbiosis, Academic Press.
3) 唐澤敏彦．2004．北海道農研研報．**179**：1-71.
4) 坂本一憲ら．2012．土肥誌．**83**：216-221.

5-9 「エンドファイト」とは？—歴史とともに変わった「ファイト」の含意と植物共生菌への認識

植物共生菌，内部共生，潜在感染

● エンドファイト＝植物共生菌？

「最近，エンドファイトと呼ばれる共生微生物が注目されています．エンドファイトは病気を引き起こさずに植物の体内にすんでいる微生物のことで，多くの植物の葉や根の中に住んでいることが分かってきました．」

これは，リンゴの無農薬栽培の実例を検討・考察した弘前大学・杉山修一教授の著書[1]の一節だが，近年，各種のメディアで取り上げられるこの単語の現代における含意・用法を示した例ともいえそうである．

今日，植物内部を解剖すると出てくる，あるいは，表面を殺菌処理した植物組織の内部から生えてくる（＝表層に付着していたのではなく，組織内部に生息していたと考えられる），糸状菌・細菌など，微生物全般が「エンドファイト」と呼称されている（図1）．こうした微生物は，植物と相利共生関係を進化させ，植物を植食昆虫や病害などから守ったり，生育を促進したりする場合があることから，特に農林業や園芸における植物保護との兼ね合いで注目されている．しかし，植物内部に生息している，病気を引き起こさない，といっても，菌根菌・根粒細菌のように，植物の外部で生育する部位・生活相も有する微生物や，病原性・腐生性の微生物が一時的に潜在感染している場合など，植物内部には非常に多様な微生物が存在しており[2]，こうした微生物も前述の観点からは，少なくとも生活史のある時点では「エンドファイト」として認識されうるので，「エンドファイト」がすべて「植物と相利共生している微生物」とは限らず，厳密な定義は難しいのが実状である．

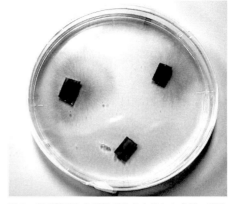

図1　表面殺菌した植物葉片から現れた各種の微生物．野外から採集したイネ科植物（オーチャードグラス：*Dactylis glomerata*）の葉片を表面殺菌し，素寒天培地上で培養した場合の一例．組織内に生息していたと考えられる各種の糸状菌・細菌などが培地上に生えてきている．

● いつの間にか Inside Out？

「エンドファイト（endophyte）」の語は，菌類学・植物病理学の始祖で，地衣類などの研究から「共生（symbiosis）」という概念・術語を提案したことでも知られるドイツの博物学・生物学者ド・バリー（H. A. de Bary, 1831-1888）の考案と考えられている．ギリシャ語の「endo（内部の）」と「phyte（植物）」から造語されたものだが，実は当時の含意は現在とは少々異なっていた．当時の博物学・生物学は生物界を動物・植物に二分して考える二界説の時代で，この枠組みでは糸状菌・細菌などの微生物は「植物」の仲間とされており，ド・バリーは「他の生物の内部に生息する糸状菌や細菌等の『植物』」への呼称として「エンドファイト（＝内部の植物）」を造語．当時の彼の著作では，哺乳動物の体内に感染・共生する微生物も「エンドファイト」として記述している．これにならうと，動物に感染する病原菌やルーメン微生物なども「エンドファイト」となるが，今

日，こうした用法は見られていない．糸状菌・細菌が動植物とは独立した生物界として扱われるようになったのに伴ってか，「エンドファイト」はいつの間にか「内部の植物」から「植物の内部（の微生物）」として捉え直され，含意・用法も変化したらしい．より詳しくは拙著[3]の関連のコラムなど，また，「エンドファイト」に感染した植物と植食昆虫との相互作用を中心に論じられた総説[4]の中にも若干の考察があるのでご参照いただきたいが，こうした含意・用法の変化がいつ頃，どういう経緯を経て生じたのかは，実のところ定かではない．

● お怒りごもっともではありますが…

「『エンドファイト』の使い方，絶対おかしいわよ！こんな単語は使用を中止したら？」筆者がイネ科草本植物の共生糸状菌（図2）の研究のためにアメリカ・ケンタッキー大学・C. L. Schardl 教授の研究室に客員研究員として滞在していた 2008 年，セミナー講師として来学した生物共生研究の大御所，マーギュリス（L. Margulis）博士が研究室一同に尋ねた．博士はミトコンドリア・葉緑体などの共生細菌起源説を提起したことで有名で，「共生」については非常なこだわりをおもちだったので，曖昧，また，ド・バリーによる原義からずれた含意・用法を見かねている様子であった．

が，その後も「エンドファイト」の語は世界中で使われ続けている．本項執筆時点（2015 年 9 月）での Google 検索（日本語版）でのヒット数は「エンドファイト」が約 874,000 件，「endophyte」が約 408,000 件，論文検索（Google Scholar）での「endophyte」をタイトルに含む論文のヒット数も，2000 年以降のものに限定しても約 2,500 件にのぼっている．

マーギュリス博士は，マサチューセッツ大学アマースト校の教授在任中の 2011 年に逝去されたが，晩年まで「共生」にこだわった執筆・講演活動を続けておられた[5]．「エンド

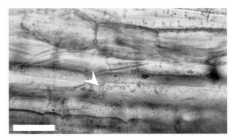

図2 植物組織中に観察されたエンドファイトの一例（イネ科草本植物の共生糸状菌：グラスエンドファイト）．イネ科牧草（メドウフェスク：*Festuca pratensis*）の葉の細胞間隙で観察された共生糸状菌（*Epichloë uncinata*）の菌糸（矢印，スケールバー：50 μm）．この菌群（グラスエンドファイト）の詳細は［5-11 エンドファイトによる植物への耐虫性賦与］を参照．

ファイト」ブームの継続・隆盛に，草葉の陰（エンドファイト？）で苦笑されているかもしれない． 〔菅原幸哉〕

参考文献

1) 杉山修一．2013．すごい畑のすごい土 無農薬・無肥料・自然栽培の生態学．pp.128-136．幻冬舎．
2) 金子 繁，佐橋憲生編．1998．ブナ林をはぐくむ菌類．pp.79-149．文一総合出版．
3) 菅原幸哉，柴 卓也．2005．畜産草地研究所研究資料．**7**：1-44．[http://agriknowledge.affrc.go.jp/RN/2010711729]
4) F. E. Vega and M. Blackwell ed.（梶村 恒，佐藤大樹，升屋勇人訳）．2007．昆虫と菌類の関係 その生態と進化．pp. 95-124．共立出版．
5) リン・マーギュリス（中村桂子訳）．2000．共生生命体の 30 億年．pp.1-202．草思社．

5-10
窒素固定を行うエンドファイト

窒素固定, エンドファイト, 細菌, サトウキビ, サツマイモ

● 窒素固定エンドファイトとは

　植物体内に生息する微生物はエンドファイト (endophyte) と呼ばれるが, それらの中で空気中の分子状窒素を固定し, 生育に利用できる細菌が窒素固定エンドファイトである. エンドファイトによる窒素固定は最初にサトウキビで報告された (図1). ブラジルのある地域では低肥沃な土壌にもかかわらず少ない肥料の投入で何十年もの間サトウキビの生産が続けられてきたが, 収量が減少しなかった. そこで, サトウキビにおける生物的窒素固定の研究が進められ, *Gluconacetobacter diazotrophicus* や *Herbaspirillum* spp. などの単生条件で窒素固定活性をもつ細菌が単離

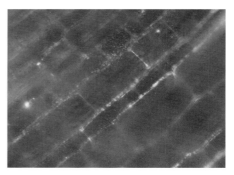

図2　サトウキビの茎に減圧浸透法で接種した窒素固定エンドファイト (*Herbaspirillum* sp. B501 gfp1) の蛍光顕微鏡写真 (宮崎大学　山本昭洋博士提供). 茎の細胞間隙で菌体が増殖している. [カラー口絵27参照]

されてきた[1] (図2). これらの細菌は, 細胞間隙や通導管などに $10^4 \sim 10^6$ cells/g (新鮮重) 程度生息し, 植物の炭水化物を直接利用して窒素固定をしているものと推定されている.

　その後, サトウキビ以外にも, サツマイモ (図3), パイナップル, トウモロコシのように糖分や有機酸に富む植物, ススキ, 野生イネ, イネ科牧草のように痩せ地でも育つ植物, 樹木など多岐にわたる植物群から数多くの窒素固定エンドファイトが分離されている. 内生する窒素固定細菌の種類は様々であり, 同一種の菌が複数の植物種から単離されていることからも, 窒素固定エンドファイトは宿主特異性が低いと考えられている. また, 一部の植物では, 窒素固定エンドファイトの接種によって生育量が増すことが報告されており, エンドファイトによる植物体の生育促進効果が期待されている. 接種効果の要因としては, エンドファイトにより固定された窒素の宿主植物への供給, エンドファイトにより産出された植物ホルモンによる生育促進, リン酸の供給, 必須元素の吸収促進などが報告されている. 他方, エンドファイトの接種により植物が様々な環境ストレスに対して耐性をもつ

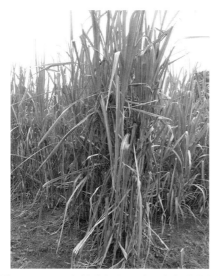

図1　サトウキビ (宮崎大学　山本昭洋博士提供). 茎葉部や根の内部において窒素固定エンドファイトの存在が確認されている.

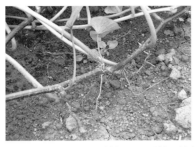 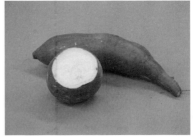

図3 サツマイモの蔓（左）および塊根（右）．蔓や塊根の内部において窒素固定エンドファイトの存在が確認されている．

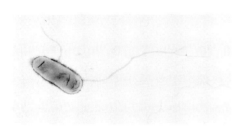

図4 サツマイモの塊根から分離された窒素固定エンドファイト（*Bradyrhizobium* sp. AT1）の電子顕微鏡写真（ネガティブ染色法）

ようになるとの報告もある．

● **サトウキビやサツマイモから分離された窒素固定エンドファイト**

これまでサトウキビやサツマイモから様々な窒素固定エンドファイトが分離されているが，最近マメ科植物の根粒菌として知られる*Bradyrhizobium*属細菌が分離された[2,3]．マメ科植物から分離される根粒菌は宿主特異性を示し，根に形成される根粒内でバクテロイドと呼ばれる特殊な形態に変化することにより初めて窒素固定を行う．また，窒素固定酵素であるニトロゲナーゼが活性を示すためには，植物側の遺伝子にコードされているヘモグロビンタンパク質によって低酸素分圧に保たれている必要がある．一方，サツマイモから分離された窒素固定エンドファイト*Bradyrhizobium* sp. AT1は，サツマイモ以外の多くの植物にも感染し，酸素分圧5％以下の微好気条件であれば，茎や根，塊根など様々な器官内で窒素固定をすることが可能である[2]（図4）．

また窒素固定エンドファイトによる植物への窒素固定寄与率は，マメ科植物の根粒菌による窒素固定寄与率ほど高くはないと考えられてきたが，圃場条件での窒素固定寄与率はサトウキビで最大60％程度，サツマイモでは最大40％程度と高い値も報告されている[4,5]．

農業生産技術の一環として窒素固定エンドファイトを活用するためには，エンドファイトと植物の親和性を高め，より効率的な接種技術を確立することが課題となる．

〔塔野岡（寺門）純子〕

参考文献

1) E. K. James and F. L. Olivares. 1998. *Crit. Rev. Plant Sci.* **17**：77-119.
2) J. Terakado-Tonooka et al. 2013. *Plant Soil.* **367**：639-650.
3) L. F. M. Rouws et al. 2013. *Env. Microbiol. Rep.* **6**：354-363.
4) T. Yoneyama et al. 1997. *Plant Soil.* **189**：239-244.
5) T. Yoneyama et al. 1998. *Biol. Fertil. Soil.* **26**：152-154.

5-11
エンドファイトによる植物への耐虫性賦与——グラスエンドファイトの特徴と功罪

イネ科牧草, 種子伝染, アルカロイド

● グラスエンドファイトとは？

イネ科植物のイチゴツナギ亜科（subfamily Pooideae：広義のムギ類）には，植物の穂を侵す「がまの穂病菌」と呼ばれる植物病原菌（麦角菌科の *Epichloë* 属菌，図1）から変異・進化した糸状菌が共生していることがある．糸状菌において有性世代の喪失はよく見られる現象であるが，この菌群の場合，有性世代を失うことで植物体内に潜在して暮らす生活相（無性世代 = *Neotyphodium* 世代）のみになり，さらに，感染植物の後代種子にも移行（種子伝染）することで，世代を超えて植物集団内に維持される内部共生菌（エンドファイト）となっているのが特徴である．従来，無性世代名を冠して「ネオティフォディウム・エンドファイト」と呼ばれてきたが，有性世代の有無の確認が必ずしも容易でないことから，有性世代をもつ菌（がまの穂病菌）も含める形で「エピクロエ・エンドファイト（epichloë endophyte）」と呼称することが提唱され[1]，加えて近年，糸状菌の有性・無性それぞれの世代に別の学名を付す慣行の廃止が提案され，*Epichloë/Neotyphodium* 属菌も，属名・種名の「*Epichloë* 属」への整理・統合が提案されている[2] こともあって，「*Neotyphodium*」から「*Epichloë*」への呼称の切り替えが進められている．簡単のために単に「グラスエンドファイト」と呼ぶこともある[3]．「エンドファイト」の語の含意と問題点などについては本書内の総論を参照されたいが，「グラスエンドファイト」は最もエンドファイトらしいエンドファイトとして知られる．

● 共生による植物への影響とその応用

イチゴツナギ亜科には重要な食用作物・牧

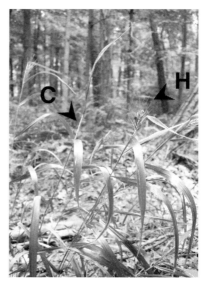

図1　グラスエンドファイトの祖先と考えられる「がまの穂病菌」による病徴．出穂茎（止め葉基部～幼穂）を取り巻く形で病原菌の繁殖器官（子座；choke disease，白色の菌糸塊）が形成され，穂の形成が妨げられる（矢印C），矢印H：同じ群落に見られる健全（無病徴）の穂．アメリカ・ケンタッキー州 Bernheim Arboretum & Research Forest にて撮影したイネ科野草．［カラー口絵29参照］

草・緑化植物が多数含まれることもあり，植物と一体化したとも見える特異な生態とも相まって，この菌群には学術・応用の両面から高い関心が寄せられてきた．菌の遺伝子配列などの比較から，このエンドファイトは多様ながまの穂病菌を祖先として進化したこと，また，異種間の雑種として成立している種（ハイブリッド：異質倍数体）が多いことなどが明らかになっている．植物体内に共生して外界から隔離されているとも見えるこの菌群に雑種が多い，という発見は当初，驚きをもって迎えられたが，現在では「①がまの穂病菌が有性世代を失い，植物体内に取り込まれた形になる．②取り込まれた菌は有性世代を失ったことでゲノムに有害な突然変異が集

積し，多くは死滅する．③しかし後から同じ植物体に重複感染した別のがまの穂病菌と体細胞融合・雑種化した菌は，ゲノムを補完・修復，また，新たな二次代謝系などの遺伝子を獲得でき，生存機会が増える．このため生き延びた共生菌には雑種が多い」と推察されている[4]．こうして獲得された多様な二次代謝産物には各種のアルカロイドなどの生理活性物質が含まれ[5]，中には昆虫や哺乳類に忌避性・毒性を示すものもあり（図2），食害からの保護，生育や耐乾性の向上など，植物との相互作用・相利共生の成立に大きく関与しているようである．

この菌群が注目される契機となったのは，実はこうした二次代謝物による草食家畜の中毒被害の発生で，1970〜80年代に顕在化したニュージーランドでのヒツジの中毒症状（ライグラス・スタッガー，図2），および北米で生じたウシの中毒症状（フェスク・トキシコーシス）が有名である[3]．菌の特性が明らかになると，ゴルフ場用の芝などでは早くから害虫対策として感染植物の選抜・利用が進められ，現在も盛んに用いられている．家畜毒性のない菌を選抜して牧草などの作物の栽培にも活用を，という着想も当初からあったが，菌・感染植物の取り扱いの難しさや二次代謝産物の多様性から，当初研究は困難であった．しかしその後，ニュージーランドの研究グループが，世界各地からの菌株の収集・選抜と，菌を分離培養して別の植物株に人工接種する手法の開発を進めて家畜毒性のない感染牧草を作出[3]．現在，関連の研究・開発は世界各地にも波及している．また，近年，ニュージーランドとオーストラリアの共同研究として，コムギなど食用のムギ類での利用の試みも始まった．エピクロエ・エンドファイトの感染が広く見られるイチゴツナギ亜科の植物でも，長年にわたる人為交配や高次の倍数化などを経ている食用のムギ類からは感染植物は認められておらず，作物化の過程で失われたと考えられている．このため，感染食用作物の作出には，近縁の野生種などから，生理的に適合し，かつ，人畜に安全な菌を探索・選抜して人工的に移植する作業などが必要と考えられ，高いハードルが予想されるが，成功した場合のインパクトは非常に大きく，今後が注目される． 〔菅原幸哉〕

参考文献

1) B. Scott. 2001. *Curr. Opin. Microbiol.* **4**：393-398.
2) A. Leuchtmann *et al.* 2014. *Mycologia.* **106**：202-215.
3) 大園亨司．2012．グラスエンドファイト―その生態と進化，pp.1-295．東海大学出版会．
4) K. Clay and C. L. Schardl. 2002. *Amer. Nat.* **160**（suppl.）：S99-S127.
5) C. L. Schardl *et al.* 2013. *PLoS Genet.* **9**：e1003323. doi：10.1371/journal.pgen.1003323

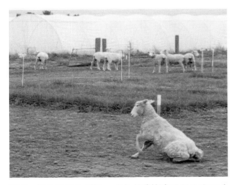

図2 グラスエンドファイトが分泌するアルカロイドによる動物への影響．家畜毒性を有するエンドファイトに感染した牧草の摂食で中毒症状を示し，歩行困難になったヒツジ．ニュージーランドの国設研究機関（AgResearch）での給餌試験での症例．

5-12
微生物資材の利用

バイオ肥料，根粒菌，リン／カリウム溶解菌，
植物生育促進微生物，発根促進

20世紀の農業は，無機化学肥料や化学農薬の使用により単位面積当たりの収量が飛躍的に増加し，人口増に見合う農作物の供給に大きく貢献した．しかしながら，化学肥料に過度に依存する農業は，農地の劣化や，水質汚染などの環境問題をアジア諸国でも広く引き起こし，持続的な農業推進の機運と有機農業への関心が高まり，減化学肥料，減化学農薬の取り組みが積極的に開始されている．

日本でも2006年に有機農業推進に関する法律が制定された．このような状況下で，減化学肥料を実現しながら農業生産力を低下させず，農家の農業収益を維持しながら，地球環境にもフレンドリーな新技術の出現が切望されている．この要求に応える1つの方法が，植物に特異的に養分を供給する微生物のバイオ肥料としての利用である．

● バイオ肥料とは

バイオ肥料は，「特性がわかった生きた微生物を含有し，種子や根の周りや土壌に接種した後，バイオ肥料に含まれる微生物が植物の根圏や内部で増殖し，宿主植物にNやPなどの必須養分の供給と有効利用を増大させ生育を促進する」[1]と定義されている．バイオ肥料とバイオ・オーガニック肥料（堆肥などにいろいろな微生物を添加した資材）とは明瞭に区別する．バイオ肥料は化学肥料と同じように，施用した目的とする栄養素の効果がシャープに判定できるもので，堆肥のように総合的な栄養供給で効果を出すものではない．現在農家の方が化学肥料を便利に使っている感覚で，バイオ肥料を化学肥料の代替え品として簡便に利用できるようにすることが最終目標となる．

● バイオ肥料の科学的背景

1970年代頃から，土壌微生物学分野の研究において，作物根圏に生息する一群の微生物が根の生育や生物窒素固定を含め様々な養分吸収を促進させ，作物の生産性向上に役立つことが明らかとなってきた[2]（図1）．

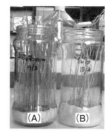

図1　*Azospirillum* 細菌を接種した水稲の生育促進効果．(A) *Azospirillum* 接種，(B) 無接種区．

これらの研究は，当初，収量増加を主目的としたものであったが，化学肥料削減による低コスト化や環境負荷軽減に資するものとして近年新たな注目を集めている．

これらの微生物は一般に植物生育促進微生物と総称されるが，その実用化の取り組みとして注目されるのは，アジア原子力協力フォーラム（Forum for Nuclear Cooperation in Asia：日本が主導する原子力平和利用協力の枠組み）が取り組んでいる農業協力「FNCAバイオ肥料プロジェクト」[3]である．このプロジェクトでは植物生育促進微生物をキャリアに保持させた資材をバイオ肥料と称しているが，その研究開発が東南アジアの国々で盛んに行われている．例えば，マレーシアでは2014年にリン溶解菌とカリウム溶解菌を含んだ液状のバイオ肥料を上市している（図2）．

図2　マレーシアで開発された新規のリキッドバイオ肥料

● バイオ肥料の問題点とその克服

　FNCAバイオ肥料プロジェクトの取り組みからわかってきたことは，生きた微生物を泥炭などのキャリアに混ぜ込んだバイオ肥料は，その品質維持が最も大切であるということであった．バイオ肥料は生きた微生物が入っており製品の輸送過程や貯蔵過程で，高温や乾燥にあうと製品中の微生物の生物活性が低下し，それを知らずに農家が使うとまったく効果が得られず，それを経験した農家は二度と使わないなどの問題があった．例えば *Azospirillum* 属細菌は，世界中で研究され，微生物としての窒素固定活性や発根作用は大きく化学肥料の代替えには最もよさそうに見えた．しかし，その製品の品質維持は非常に大変で，品質の確保に問題があった．フィリピンでは，*Azospirillum* 属窒素固定微生物を原体微生物とした水稲，トウモロコシ用のバイオ肥料「BIO-N」の開発に成功し，「BIO-N」を慣行施肥条件で追加施用すると収量を増加させることができ，25％の化学窒素肥料の減肥条件でも慣行収量が維持できることがわかった．現在，フィリピン政府が「BIO-N」の普及を図っている．

　BIO-Nは200gのパック5袋で1haをカバーし，2013年度の総出荷量は112,228袋とのことで，普及面積はのべ22,446haに上る．この普及には，フィリピン政府がフィリピン各地に150か所以上のミキシングプラントを設置し，できた製品を直接農家に配布する工夫が貢献している（図3）．

● 日本のバイオ肥料

　日本国内においては，出光興産がVA菌根菌資材としてバイオポンプ-P，北海道の十勝農協連合会がダイズやアズキ用の「根粒菌資材」，タマネギ用の「ネフエール」，前川製作所が，定植時の植え痛みを低減させる「イネファイター」などを販売している．しかし，東南アジア諸国がターゲットにしている水稲などへの化学窒素肥料の使用量低減や収量増加を特徴にしたバイオ肥料は日本では開発さ

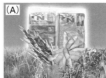 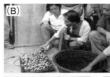
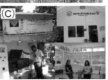 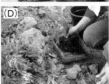

図3　(A) BIO-N，(B) ミキシングプラント，(C，D) BIO-Nの接種法（灌注と根への付着）．Cで処理している女性は開発者のガルシア名誉教授．

図4　*Bacillus* 属細菌芽胞を用いた新規の水稲用バイオ肥料

れていない．

● 水稲の増収減肥を目的にしたバイオ肥料の開発

　現在，東京農工大学の筆者らのグループは共同で，植物生育を促進する *Bacillus* 属細菌芽胞を有効成分とするバイオ肥料の利用で増収減肥栽培を実用化し，環境負荷を低減した水稲栽培技術が開発されている（図4）．

〔横山　正〕

参考文献

1) J. K. Vessey. 2003. *Plant Soil.* **255**：571-586.
2) T. Yoshida *et al.* 1971. *Soil Sci. Soc. Am. Proc.* **35**：156-157.
3) http://www.fnca.mext.go.jp/bf/introduction.html

5-13

植物の病原真菌

植物病害，食用植物の量的・質的被害，
植物-病原相互作用

植物の生育障害のうち，微生物が引き起こすものを病気（disease），その原因微生物を病原（pathogen）と呼ぶ．真菌，ストラメノパイル，細菌，線虫，ウイルスなどが病原となる．病気が植物栽培中・後に発生，人間に不都合を生じる場合，病害と呼ばれる．植物病害は，食用植物生産において，量的・質的な被害を及ぼす．病原真菌は，担子菌門，子嚢菌門に属するものが主である．以下に一部を紹介するが，詳細は，「日本植物病名データベース」[1]や植物病理学関連の教科書[2,3]を参照されたい．

● ツボカビ門

土壌中生息 *Olpidium viciae* が雨滴でソラマメなどに伝搬し，葉茎に火ぶくれ病を生じる．ツボカビ類による病気は他にはほとんど知られていない．一方，*O. brassicae* は，MLBVV など病原ウイルスの媒介者となる．

● 接合菌門（旧分類）

ケカビ（*Mucor* spp.）やクモノスカビ（*Rhizopus* spp.）などによるイネ苗立枯病などの病害を例示できる．

● 担子菌門

さび病や黒穂病はムギ類などの生産に大きな影響を及ぼす．コムギ黒さび病菌（*Puccinia graminis*）など，いくつかのさび病菌は，生活環（life cycle）の中で 2 種以上の宿主植物上で生活する（宿主交代）．この他，*Rhizoctonia* spp. などによる苗立枯病や，木材腐朽菌（いわゆる"きのこ"を含む）による樹木病害も知られている．黒穂病菌（*Ustilago maydis* や *U. esculenta*）に感染して異常肥大したトウモロコシ（ウィトラコチェ）やマコモの組織（マコモタケ）を食用にする場合もある．

● 子嚢菌門

Fusarium spp., *Alternaria* spp., *Colletotrichum* spp. など多種の植物病原が知られている．我が国の最重要病原であるイネいもち病菌 *Pyricularia oryzae* は，冷害と相まって過去に何度か飢饉などの大被害を引き起こした．最近では，1993 年の"平成の米騒動"の原因になった．灰色かび病菌 *Botrytis cinerea* は，トマトなど多種の植物を宿主（host）とする多犯性の病原であるが，一方，貴腐ワイン製造において，ブドウ貴腐果形成に寄与する．

● その他の病原

過去には菌類（卵菌類）とされた，ストラメノパイル（Stramenopiles）界の疫病菌 *Phytophthora* spp. も重要病原である．*P. infestans* によるジャガイモ疫病は，19 世紀にアイルランドなどで 100 万もの命を奪う大飢饉を引き起こしたことで知られている．

● ポストハーベスト病害

蔬菜や果物などは収穫後も生命活動を続け，保存や流通の過程や家庭でも病気によるロスが生じる．このような病気を，ポストハーベスト（post harvest）病害あるいは市場病害と呼ぶ．よく目にする *Penicillium digitatum* による柑橘類緑かび病，*Colletotrichum gloeosporioides* によるリンゴ炭疽（たんそ）病などは，子嚢菌による．

● 病原の伝搬

植物病原は同世代の植物に感染を拡大していく水平伝搬と，次世代の植物で発病する垂直伝搬の両伝搬様式をもつ．植物病原菌類は，土壌，植物残渣，種子などが感染源になり，風，雨滴，昆虫などによって媒介される．柑橘類緑かび病菌などは，圃場で果実に感染しており，果実の成熟などに伴って収穫後に発病する．

● 病原真菌の植物侵害戦略

植物は，先天的な静的防御能（クチクラなどの物理的防御とファイトアンティシピン phytoanticipin など化学的防御）と，外的因

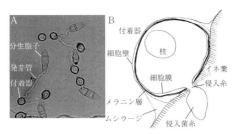

図1 イネいもち病菌の付着器とイネ葉への侵入．(A) いもち病菌分生子を人工基質（ポリカーボネイト板）上に置いて，12時間後に形成された付着器．(B) 付着器の縦断面とイネ葉への侵入の模式図（参考文献[3]から転載）

子を認識して発動する動的防御能（パピラや過敏感反応 hypersensitive reaction など細胞レベルの防御，ファイトアレキシン phytoalexin など化学的防御）によって自らを守る．植物組織に蓄積したファイトアレキシンが人畜毒性を示す場合がある．

これらの防御によって，ほとんどの微生物は排除されるが，植物病原真菌は，防御を打ち破る能力をもつ．病原真菌は，宿主認識，接近，付着，侵入，組織内進展，栄養摂取，発病，の全過程を完遂する能力を有し，そのどこかが不全だと病気を起こせない．イネいもち病菌は付着器内の高膨圧でイネのクチクラなどを貫通，組織に侵入する（図1）．また，ファイトアンティシピンやファイトアレキシンなどの代謝・無毒化によって宿主の防御を打破する病原真菌もある．

● 遺伝子対遺伝子説

病原真菌には，病気を起こせる植物品種の範囲が異なるレースが存在する場合がある．通常，レースと品種の関係は，Flor（1956）が唱えた「遺伝子対遺伝子説（gene-for-gene hypothesis）」に基づき，レースがもつ非病原力遺伝子（avirulence gene）と品種の抵抗性遺伝子（resistance gene）の組み合わせで説明できる．

● 病原性関連遺伝子と染色体

近年進歩したゲノム解析などによって，前述の非病原力遺伝子など病原性関連遺伝子が明らかになってきた．*A. alternata* や *F. oxysporum* では，生育に不要な小型染色体が確認されており，そのうえに病原性関連遺伝子が座乗する場合がある．

● かび毒

植物病原真菌がヒトの病原になる例は報告されていない．一方，真菌が産生する二次代謝物質が食用植物を汚染，人畜を害することがある．このような物質をかび毒（マイコトキシン mycotoxin）と呼ぶ．植物病原真菌でもかび毒を産生するものがある．麦角（ばっかく）病菌（*Claviceps purpurea*）が産生する麦角アルカロイドに汚染されたライムギを摂取したヒトが，神経・循環器系障害を生じることに古くから知られており，狼男伝説もその中毒にかかわる逸話とされる．近年では，ムギ類赤かび病菌など *Fusarium* spp. が産生するデオキシニバレノール，フモニシン，*Penicillium expansum* が産生するパツリンによるリンゴ果汁の汚染が問題となることがある．[➡ 3-7]

● 植物病原真菌の防除法

植物病害は，化学農薬で防除されるのが一般的である．しかし，化学農薬の食物残留や環境影響などの懸念，耐性菌出現リスクなどから，近年は生物農薬，物理的防除，耕種的防除などを組み合わせた総合防除を行うことが多くなっている．特に，有機農産物や特別栽培農産物の生産において顕著である．

〔有江 力〕

参考文献

1) 日本植物病理学会・農業生物資源ジーンバンク「日本植物病名データベース」http://www.gene.affrc.go.jp/databases-micro_pl_diseases.php
2) 眞山滋志，難波成任．2010．植物病理学，文永堂出版．
3) 佐藤仁彦，宮本 徹編．2003．農薬学，朝倉書店．

5-14 植物の病原細菌

細菌病，診断，分類，生態，防除

私たちの食材となる食用作物，野菜，および果樹などの農作物は，その生産にとっての阻害要因である植物病原体の攻撃に絶えずさらされ，その生育過程で様々な病気に罹る．

植物病原体の中で，細菌は糸状菌，ウイルス，ファイトプラズマ，ウイロイドなどと同様，重要な位置を占め，あらゆる植物の種類の病気の約10％が細菌病である．

● 植物細菌病の診断

細菌病の診断の手がかりとして，発病した宿主植物（host）の外観的異常である病徴（symptom）や，病原体自体が植物上に肉眼で認められる標徴（sign）がある．植物細菌病の病徴は壊死，腐敗，萎凋・枯死，肥大・増生，奇形および萎黄叢生などに分かれ，病気の種類ごとに固有である（表1）［カラー口絵30参照］．病徴観察は最も重要であり，宿主植物と病徴からほとんどの病原細菌の推定が可能である．主な作物細菌病としてイネでは白葉枯病，もみ枯細菌病，苗立枯細菌病，褐条病などがある．またムギ類黒節病，トウモロコシ倒伏細菌病，野菜類軟腐病，野菜類青枯病，アブラナ科黒腐病，キュウリ斑点細菌病，果樹類根頭がん腫病，カンキツかいよう病などがある．近年，ショウガ青枯病，スイカ果実汚斑細菌病およびキウイフルーツかいよう病など海外から病原細菌の新系統の侵入によるエマージング病害が大きな問題となっている．

● 病原細菌の分類

植物病原細菌も，基本的には他の細菌と同様，表現形質と遺伝子情報に基づく基準で分類され，系統分類学的に門，綱，目，科が設定されている．以前は培地上の集落形状，顕微鏡観察による菌の形や鞭毛の着生，およびグラム反応などの生理生化学的性質に基づいて分類がなされてきた．近年は，16S rRNA遺伝子などの塩基配列の比較に基づき，属（genus）より上位のグループの類縁関係が決定され，再分類が進んだ．同定においては，遺伝子の塩基配列の解析とともに各種の細菌学的性状から種（species）の決定を行う．

植物病原細菌の多くはグラム陰性細菌を含む Proteobacteria 門のうち，α，β，γ の 3 つの門に類別され，Acidovorax, Agrobacterium, Burkholderia, Erwinia, Pseudomonas, Ralstonia, Xanthomonas などの属がある．グラム陽性細菌では Actinobacteria 門に含まれる放線菌類の Streptomyces 属とコリネ型細菌である Clavibacter や Curtobacterium 属のほか細胞壁を欠くが，16S rRNA 遺伝子による分子系統解析から Firmicutes 門（Mollicutes 綱）に含まれる Phytoplasma 属がある．細菌の学名は，他の生物と同様，二名法で表し，例えば Pseudomonas syringae は Pseudomonas 属の syringae という 1 種の細菌を示す．また種以下の分類群としては亜種（subspecies）がある．植物病原細菌では，同一種内に，植物に対する病原性によって区別される菌群の分化がある場合，病原型（pathovar，略記 pv.）として表記する．例えば，P. syringae pv. glycinea では glycinea が病原型名であり，ダイズ斑点細菌病菌の学名を表す．また宿主植物の品種に対する病原性分化を示す系統をレース（race）と称する．さらに細菌系統の免疫学的性質や分子系統解析に基づく血清型（serovar），遺伝子型（genomovar），ファイロタイプ（phylotype）などに類別される．これらの分類における多様性は病原細菌の診断・検出・同定において重要な指標となる．

● 病原細菌の発生生態

植物病原細菌には，それぞれ固有の生活環や伝染環があり，細菌病の発生生態には各種の要因が関係する．被害茎葉や土壌などが病原細菌の生存場所や伝染源となり，降雨や灌

表1 主要な作物の細菌病とその病原細菌

病徴	病気の概要	病名	病原体学名(種・亜種・pathovarの例)	伝染法
斑点	葉,茎,果実などに小斑点を生じ,やがて外側に黄色い暈(halo)をもつ水浸状病斑を形成する	キュウリ斑点細菌病 ダイズ斑点細菌病 カンキツかいよう病	*Pseudomonas syringae* pv. *lachrymans* *Pseudomonas syringae* pv. *glycinea* *Xanthomonas citri* subsp. *citri*	種子 種子 土壌,降雨
枯損・葉枯	枝,花,芽などが褐変し,枯死する.葉では壊死病斑が融合,拡大して葉枯れ症状になる	イネ白葉枯病 ナシさび色胴枯病	*Xanthomonas oryzae* pv. *oryzae* *Erwinia chrysanthemi*	灌漑水(サヤヌカグサ) 風,雨滴
条斑	単子葉植物の茎・葉に線状の病斑を生じる	オオムギ・コムギ黒節病 イネ褐条病	*Pseudomonas syringae* pv. *japonica* *Acidovorax avenae* subsp. *avenae*	種子 種子
腐敗・軟腐	ペクチン質分解酵素などを分泌して細菌が増殖し,侵入部位から内部に拡大し,組織は軟化腐敗し,悪臭を放つ場合がある	ハクサイ軟腐病 レタス腐敗病	*Erwinia carotovora* subsp. *carotovora* *Pseudomonas marginalis* pv. *marginalis*	土壌 土壌
萎凋・枯死	病原が維管束部で増殖するため,水分上昇や養分供給が阻害され,植物全体または一部が萎凋,枯死する.罹病茎の切り口から菌泥が溢出する場合が多い	ナス科植物青枯病 イネ白葉枯病 トマトかいよう病	*Ralstonia solanacearum* *Xanthomonas oryzae* pv. *oryzae* *Clavibacter michiganensis* subsp. *michiganensis*	土壌 灌漑水(サヤヌカグサ) 種子,土壌
肥大・増生	侵入病原の刺激により,宿主細胞が異常分裂し,器官の一部肥大や,大小のこぶを生じる	カキ根頭がん腫病 ビワがん腫病	*Agrobacterium tumefaciens* *Pseudomonas syringae* pv. *eriobotryae*	土壌 降雨
奇形	組織の異常生長などによって奇形を生じる	ニンジンこぶ病 ジャガイモそうか病	*Rhizobacter dauci* *Streptomyces* spp.	土壌 土壌
萎黄叢生	茎葉に萎縮,黄化を生じる	クリ萎黄病	*Phytoplasma* spp.	昆虫

灌水による水媒伝染や土壌伝染,種苗伝染(細菌が感染,付着した種子や苗の移動),および病原菌の越冬雑草など,伝染経路は病原細菌の生態によって様々である[1]. 一方,植物病原細菌は,植物の表皮の自然開口部である傷口,気孔,水孔を利用して侵入し,柔組織の細胞間隙や導管中で増殖して,やがて発病に至る.

● **植物細菌病の防除**

作物の細菌病は,病原細菌,植物の感受性および環境の3つの条件がそろえば,急激に発生し大被害をもたらす.ほとんどの細菌病には有効薬剤がないために難防除病害とされている.したがって,現在の防除の基本は,①耕種的防除(輪作,肥培管理など),②抵抗性品種(台木)の利用,③物理的防除(加熱消毒など),④生物的防除(拮抗微生物),⑤薬剤防除(抵抗性誘導剤,化学農薬)などを合理的に組み合わせて,経済的にも安定した防除効果をあげる総合的病害虫管理(integrated pest management, IPM)の普及と実践が図られている[2]. 〔土屋健一〕

参考文献
1) 田部井英夫ら編. 1991. 作物の細菌病―診断と防除―. 社団法人 日本植物防疫協会.
2) 眞山滋志,難波成任. 2010. 植物病理学. 文永堂出版.

5-15
連作障害と土壌微生物群集

要因複合型障害，糸状菌バイオマス，糸状菌群集構造，バイオマーカー，生物性診断

連作障害（soil sickness due to continuous cropping）は，原則として畑状態で連作したすべての作物で起きるとされており，その原因も多岐にわたっている．特に，我が国においては，多くの野菜産地において少数の品目に特化した連作が一般化してきており，結果として，連作障害が大きな問題となっている．

特に，ホウレンソウをはじめとする葉菜類は，雨よけ栽培を含む施設化による周年栽培体系が志向されており，これまで以上に，連作障害による生育不安定化などの問題が生じている．

● 連作障害の要因

連作障害の原因としては，病害ないし病害らしいものが全体の85％を占めている．中でも土壌病害が断然多く61％を占めており，連作障害の主要因が病害であることが認められている[1]．

一方，土壌中におけるリン酸の蓄積，交換性マグネシウムの減少および交換性カリウムの飽和度の上昇に伴う Mg/K 比の低下などの化学性の悪化も連作により進行する．例えば，ホウレンソウ萎凋病発病株率が20％以上の多発圃場では，土壌の硝酸態窒素，有効態リン酸の過剰蓄積に加え，カリウム過剰などの土壌化学性の悪化も顕著になっているとの報告もある[2]．その他には，土壌物理性の悪化，植物体由来の有害物質の蓄積などの要因があげられている．

このように，連作障害は土壌伝染性の病害と土壌の化学性の悪化などが相まって生じており，連作障害は作物栄養条件（素因），土壌環境条件（誘因）および病原菌や寄生性線虫（主因）の三者が絡む要因複合型であるといわれている[3]．

駒田によると，野菜の連作障害で問題となっている土壌伝染性病害としては，あらゆる野菜で発生するフザリウム病，アブラナ科の根こぶ病，アブラナ科をはじめとする軟腐病，ナス科の青枯病，ウリ科をはじめとする疫病などがあげられている[3]．

このように，連作障害の主要因は，土壌病害であるが，連作に伴い土壌伝染性の病害虫だけではなく，土壌生物群集構造の全体が変化するといわれている[4]．

● 連作に伴う土壌微生物群集構造の変動

連作に伴う土壌微生物群集構造についての報告は，比較的同定の容易な糸状菌を対象としたものが主となっている．連輪作体系下における土壌中の糸状菌の種類は，当作付けにおける作物種の影響も受けてはいるものの，それ以上に前作の影響を受けているとされており，輪作畑の糸状菌の種類は連作畑の糸状菌の種類よりも相対的に多様であったとの報告がある．さらに，連作した陸稲根面の糸状菌のバイオマス量が非連作の陸稲根面の糸状菌バイオマス量よりも増加しているとの報告もある[5]．

これらの知見から，土壌や根圏の糸状菌群集構造には前作の残渣に付随した糸状菌が重要であり，連作するとともに，そのうちの宿主特異性の高い菌株が徐々に集積し，糸状菌の種類構成に偏りが生じると同時に，その菌株を主体として糸状菌バイオマス全体が増加すると推定されている[5]．

さらに，化学肥料のみで連作することにより，宿主特異性の高い糸状菌が作物残渣とともに非根圏土壌に集積し，そこから次作の植物体発芽直後の根に定着，根からの分泌物や脱離細胞のみならず根組織をも直接基質にして，作物の生育初期段階から糸状菌バイオマスは増加する．このことから，連作により，作物の生育初期から糸状菌バイオマス（Fm）＞細菌バイオマス（Bm）となり，生育段階の進行とともにその差は増大していくことが

報告されている[5]．そのために，連作の進んだ土壌においては，Fm/Bm値が増大していることが推察され，糸状菌バイオマスが相対的に多いかどうかは，微生物的に連作の影響が出始めていることの指標になると推察される．

このように連作に伴う土壌微生物群集構造の変動として，糸状菌群集構造の偏りと糸状菌バイオマスの増加というのが基本的なパターンであろうと推察される．しかしながら，実際の圃場においては，それに加え有機物施用などの各種土壌管理の影響を受けて土壌微生物群集構造が変動しているものと考えられている．

松口・新田は，テンサイ，ジャガイモ，アズキ，春播コムギおよびダイズの連作圃場において，いずれの作物においても連作3年目，5年目の生育中期における根の菌糸態糸状菌群集構造が連作に伴い単純化し，その程度は，連作障害の出にくいジャガイモや春播コムギよりも，連作障害の出やすいテンサイやマメ類で顕著であったことを報告している[6]．さらに，堆きゅう肥の施用は，連作に伴う糸状菌群集構造の単純化を軽減し，糸状菌群集構造の多様性指数（diversity index）と根重との間に正の相関を認めている[6]．

しかしながら，堆きゅう肥の効果については，近年，連作障害を軽減する機能を過大評価する風潮が強く，これに対する研究者側からの警告[7]もある．しかしながら，それらの風潮や警告はいずれも用いた堆きゅう肥の品質と施用効果との関係が十分に検討されておらず，この点に関しては今後の検討課題といえる．

● 今後の課題

これに対して，連作に伴う細菌群集構造の変動に関しては，これまでは細菌の同定が糸状菌ほど簡易ではなかったために，糸状菌の場合ほど研究は進展しておらず，今後の研究が待たれるところである．

このように，これまでの連作障害圃場における微生物群集構造解析については，培養法により分離した微生物について解析する手法が主であった．培養法ではすべての微生物種について解析することができないことが明らかになってきていることから，今後は土壌中のリン脂質脂肪酸，キノンおよびDNAなどのバイオマーカーの解析，さらに次世代シーケンサーを用いたメタゲノム解析により，詳細な土壌生物群集構造の変動解析が進行中である．これらの解析が進むことにより，連作障害発生を事前に診断するといった生物性診断の確立が期待される． 〔浦嶋泰文〕

参考文献

1) 野菜試験場．1984．最近における野菜・花きの連作障害の実態，研究資料，第18号．
2) 赤司和隆．1975．農業技術体系 土壌施肥編第1巻．土壌と根圏Ⅳ．pp.118-124．農文協．
3) 駒田亘，門間敏幸．1989．総合農業研究叢書 筑16号（連作障害総合防除システム開発の手引き）．pp.13-32．
4) 鈴木達彦．1980．農業および園芸．55：101-106．
5) 西尾道徳．1983．土肥誌．54：64-73．
6) 松口龍彦，新田恒雄．1987．土肥誌．58：661-670．
7) 駒田亘．1984．土と微生物．26：13-20．

5-16
微生物農薬
病害防除，抵抗性誘導，害虫防除，雑草防除

微生物農薬（biotic pesticide）とは有害動植物の防除に用いられる微生物であり，農薬の有効成分として微生物を製品化したものである．有害動植物（病害，虫害，雑草など）に対して防除に使用するためには，化学合成物質でなくても農薬登録が必要である．有効成分として用いられる微生物には，ウイルス（弱毒ウイルス，ワクチン），細菌，糸状菌がある．

● 微生物殺菌剤 （microbial fungicide）

糸状菌病害に対して効果を示す微生物殺菌剤のトリコデルマ アトロビリデ水和剤，タラノマイセス フラバス水和剤は，ばか苗病に対する水稲種子消毒剤として開発された．現在，ばか苗病だけでなく，苗立枯細菌病，もみ枯細菌病などに対しても農薬登録がなされている．これらの剤はこれまでの種子消毒剤と同じ方法で処理できることが利点である．灰色かび病に対してバチルス ズブチリス水和剤が登録されている．本剤の作用機作は葉面上での養分の競合であるとされている．本剤は予防効果が主体であるため，発病前から発病初期にかけて7～10日間隔で散布する必要がある．また，低温になると効果が低下するため施設内の温度を10℃以上に保つ必要がある．本剤はうどんこ病や葉かび病にも効果がある．

イチゴうどんこ病および炭疽病対象にタラノマイセス フラバス水和剤が開発されている．本菌は散布後，葉，葉柄，クラウンなどの植物全体にすみつき，病原菌の生息場所を奪うために発病を予防する効果があり，また，直接病原菌の進行を強く抑える効果もある．予防効果を中心にしており，早い時期からの散布が必要である．

非病原性フザリウム オキシスポラム水和剤（現在，農薬登録失効）は，サツマイモのつる割病に対して開発された．病原菌と同属・同種で病原性のないフザリウムを用いて，生きた菌体を大量に苗の切り口に接種することにより，病原菌に対する抵抗性を誘導させるものである．

細菌病に対する微生物殺菌剤として，前述したトリコデルマ アトロビリデ水和剤，タラノマイセス フラバス水和剤に加え，バチルス シンプレクス水和剤が水稲の種子消毒剤として用いられている．これらの剤に含まれている菌株はもみ枯細菌病や苗立枯細菌病の浸種時の増殖を防ぎ，栄養素をめぐる競合や拮抗で病原菌に打ち勝つ能力を備えている．

バラやナシなどの根頭がん腫病にアグロバクテリウム ラジオバクタ水和剤が効果を示し，野菜類の軟腐病に対して非病原性エルビニア カルトボーラ水和剤が卓効を示す．これら両剤に含まれている菌株の特徴として，バクテリオシンを産生し，非常に近縁種もしくは同種の病原菌と競合することにより生物防除の効果を現す．

シュードモナス フルオレッセンス水和剤はレタスの腐敗病に効果を示す．本剤に含まれる菌株はレタスの葉面に定着し，栄養素をめぐり病原菌と競合することにより病原菌の菌密度を低下させ，その結果として防除効果を示す．

根から感染する土壌伝染性病害においては，内生細菌が生物農薬として用いられている．内生細菌とは，「植物体内に感染および増殖することができるが，植物に病気を起こすことができず，表面殺菌を行った植物から分離ができる細菌」と定義される．内生細菌は種々の生理活性物質を産生し，これらの働きによって感染した植物の生育が促進されたり，病害に対して抵抗性になったり，環境ストレスに対して耐性になったりする．また，内生細菌は，同じ種類の植物でも，品種が変われば，定着や効果に大きく影響を受ける．内生

細菌には植物生育促進根圏細菌（PGPR）と呼ばれる植物の生育を促進する根圏細菌や，植物に全身抵抗性誘導を引き起こす誘導全身抵抗性（ISR）エージェントと呼ばれる菌株が存在する．これらの菌株を製剤化したのがシュードモナス フルオレッセンス剤（登録失効）である．本剤は育苗用の培土の中にこのISRエージェントを吸着させている．トマトの種子をその上に播種，発芽時に根にできる傷からISRエージェントが侵入し，根の細胞間隙で増殖，植物体に抵抗性を誘導する．防除機構が抵抗性誘導であるため，青枯病だけでなく，フザリウム病である根腐萎凋病にも効果を示す．この抵抗性誘導に関わるシグナル伝達経路は，ジャスモン酸およびエチレンが関与していることが解明されている．本剤は病害防除のみならず育苗期の伸長抑制効果を示す．

ウイルス病には，古くから弱毒ウイルスの干渉作用を利用した防除方法が行われている．これは植物がすでに感染しているウイルスと同じか，極めて近縁のウイルスには感染しにくいという現象を利用するもので，トマトのタバコモザイクウイルス，カンキツ類のトリステザウイルスに対して用いられた例がある．農薬としてキュウリズッキーニ黄斑モザイクウイルス弱毒株水溶剤，トウガラシマイルドモットルウイルス弱毒株水溶剤が登録されている．

● **微生物殺虫剤（microbial insecticide）**

害虫防除には，枯草菌の一種であるバチルス チューリンゲンシス（BT菌）水和剤が農薬登録されている．BT菌またはBT菌が産生する結晶タンパク質が原体となる微生物農薬の総称をBT剤とされている．BT菌が産生する結晶タンパク質は，強アルカリで分解され，毒性を発揮するようになる．そのため，ミツバチのように消化管の中が強アルカリ性でない昆虫や，胃液が酸性の哺乳類では毒性は発現しない．消化管内が強アルカリである昆虫において殺虫効力を示す．BT剤はその種類により，コナガ，モンシロチョウなどに効くもの，ハエ，カに効くもの，甲虫に効くものがある．

糸状菌が原体である微生物殺菌剤には，ボーベリア ブロンニアティ剤があり，桑や柑橘類の害虫であるカミキリムシ類を対象にしている．この微生物の胞子は，昆虫に付着すると発芽し，菌糸を昆虫の体内に侵入させ体液を養分として増殖する．その結果，昆虫は死滅する．その他に，メタリジウム アニソプリエ粒剤，ボーベリア バシアーナ乳剤，バーティシリウム レカニ水和剤，ペキロマイセス テヌイペス乳剤が登録になっている．特に，ペキロマイセス テヌイペス乳剤は，害虫だけでなく野菜類（施設栽培）のうどんこ病に対しても効果を示す．

昆虫に感染し，殺虫効果を示すウイルスを原体とする剤がある．ハスモンヨトウ多角体病ウイルス水和剤，チャハマキ顆粒病ウイルス・リンゴコカクモンハマキ顆粒病ウイルス水和剤がある．このように病原ウイルスの中から，標的以外の生物に悪影響を及ぼさないウイルスが選ばれ，殺虫剤として使われている．

● **微生物除草剤（bioherbicide）**

ザントモナス キャンペストリス液剤は，芝生の雑草，スズメノカタビラに対して開発された．本菌はスズメノカタビラの茎や葉の傷口から侵入し，水分や栄養を体内に運ぶ導管を目詰まりさせ，最終的には枯死させ除草する．また，ノビエに対してドレクスレラ モノセラス剤が登録されていたが，現在，2剤とも登録が失効している．

微生物農薬を使用する場合は，化学農薬と同様に，最新の農薬登録情報を確認する必要がある．　　　　　　　　　　〔相野公孝〕

5-17
農地から排出される温室効果ガス

二酸化炭素, 土壌炭素, メタン,
一酸化二窒素 (亜酸化窒素)

● 大気中の温室効果ガス濃度の増加

温室効果ガスには, 二酸化炭素 (CO_2) のほかにも, 微量大気成分であるメタン (CH_4), 一酸化二窒素 (亜酸化窒素：N_2O) や, ハロカーボン類などの人工ガスがある. 仮に大気中に温室効果ガスがまったく存在しない場合の地球の平均気温は $-19℃$ と推定され, 適量の温室効果ガスは生物の生存に必要である. しかし現在, 人間活動による温室効果ガス濃度の急増が地球温暖化を引き起こしつつあることが懸念されている[1]. 産業革命以降の各温室効果ガスの温室効果への寄与は, CO_2 が 63％, CH_4 が 18％, N_2O が 6％である. CH_4 および N_2O は, CO_2 のそれぞれ 25 倍および 298 倍の温室効果をもっているため, これらのガスの濃度増加は微量でも影響が大きい. また, N_2O は成層圏オゾンの破壊物質でもある.

CO_2 の主な人為的発生源は化石燃料の使用であるが, 土地利用の変化 (森林の減少等) も重要である (図1A). CH_4 の主な人為的発生源は化石燃料, 埋め立て地, 水田, 反芻家畜などである (図1B). N_2O の主な人為的発生源のうち最大のものは農業 (施肥土壌および家畜排泄物の処理過程) であり, その他にバイオマス燃焼 (森林火災や作物残渣の燃焼), 河川および海岸における人為的起源窒素の脱窒などがある (図1C).

● 土壌炭素貯留による地球温暖化の緩和

土壌は地球上で最大の炭素プールであり, 土壌炭素のわずかな増減が大気中 CO_2 濃度に大きな影響を及ぼす[2]. 土壌炭素貯留量を増加させることにより, 大気中の CO_2 を削減することができる. 農耕地土壌の管理方法の改善による土壌炭素の蓄積量の増加は, 地球温

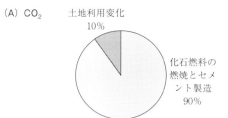

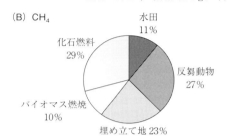

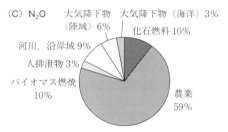

図1 地球全体の CO_2, CH_4 および N_2O の人為的発生源の内訳 (IPCC 第5次報告書[1] より作成)

暖化緩和策として大きなポテンシャルをもつと考えられている.

土壌炭素量の増減は土壌に投入される炭素の量と, 微生物により分解されて放出される量の差により決まり, 土壌は CO_2 の発生源にも吸収源にもなりうる. 土壌炭素貯留量を増加させる方法としては, 炭素の投入を増やす, または土壌炭素の分解を抑える管理法が考えられる. 炭素の投入を増やす方法としては, 作物残渣や堆肥などの有機物投入量の増加や

カバークロップの導入などが有効である[2]．土壌炭素の減少を抑える管理法としては，不耕起または省耕起が有効である[2]．

● **土壌における CH_4 の発生および吸収**

水田や湿地などの嫌気的な土壌中においては，メタン生成アーキア（methanogen）が稲わらや植物遺体，根からの分泌物などの有機物を分解する過程において CH_4 が生成されている．一方，草地や畑地などの好気的な土壌においては，メタン酸化細菌（methanotroph）により CH_4 が酸化されており，土壌は CH_4 の吸収源となっている．

● **水田からの CH_4 発生量の削減**

水田からの CH_4 発生量の削減においては，稲わらなどの有機物の管理と水管理が有効であると考えられている．

現在の日本では，収穫後の稲わらのほとんどが土壌にすき込まれている．この稲わらを持ち出せば CH_4 発生量も減るが，稲わらの全量持ち出しを毎年続けると土壌炭素量が減少してしまう．一方，稲わらのすき込み量は同じでも，稲わらを田植え前の春にすき込むよりも，秋の収穫後にすき込んだ場合には冬季に稲わらの好気的分解が進むために CH_4 発生量を削減できる．稲わらすき込み時期の変更により，世界の水田からの CH_4 発生量の16％が削減可能と試算されている[3]．

また，酸化的な水管理も CH_4 発生削減に有効である．日本の水田で慣行的に行われている「中干し」は，田植えから約1か月後に一時的に湛水を中断する作業であり，増収効果があるとされている．しかし，世界には中干しを行わない地域も多い．中干しの導入により，世界の水田からの CH_4 発生量の16％が削減可能と試算されている[3]．また，日本の中干し期間は一般に1～2週間程度であるが，地域の慣行よりも1週間程度延長すると平均で約30％の CH_4 発生量が削減されることが日本全国実証試験により明らかにされている[4]．

● **農耕地土壌からの N_2O 発生とその削減**

施肥土壌は，N_2O の最大の人為的発生源である[1]．土壌中では，主に硝化および脱窒の過程において N_2O が生成されており，硝化においては，アンモニア酸化細菌（ammonia oxidizing bacteria）およびアンモニア酸化アーキア（ammonia oxidizing archaea）が，脱窒においては，脱窒細菌（denitrifying bacteria）および脱窒かび（denitrifying fungi）が N_2O 生成に関与していると考えられている．

N_2O の発生削減技術として硝化抑制剤入り肥料および被覆肥料（樹脂などのコーティングにより肥料成分の溶出を遅くした肥料）が研究されている．世界の圃場試験データの統計解析によれば，硝化抑制剤入り肥料の N_2O 削減率の平均は38％であり，比較的安定した削減効果がみられた[5]．一方，被覆肥料の削減率の平均は35％であるが，土壌の種類により削減効果が大きくばらつくことが明らかになった[5]．

〔秋山博子〕

参考文献

1) IPCC (International Panel on Climate Change), Climate Change 2013. 2013. The Physical Science Basis. Fifth Assessment Report, Cambridge University Press.
2) R. Lal. 2013. *Carbon Manag.* **4**：439-462.
3) X. Yan *et al.* 2009. *Glob. Biogeochem. Cycles.* doi：10.1029/2008GB003299
4) M. Itoh *et al.* 2011. *Agri. Ecosyst. Environ.* **141**：359-372.
5) H. Akiyama *et al.* 2010. *Glob. Change Biol.* **16**：1837-1846.

5-18 微生物による環境修復

汚染，バイオレメディエーション，
有害化学物質，重金属

● 土壌汚染とその浄化

富山県神通川流域のカドミウム汚染によるイタイイタイ病の発生など，日本では有害化学物質によるヒトの健康被害が多く生じた．現在，日本の土壌汚染は重金属によるものが過半を占め，その件数は鉛，ヒ素の順となっている．また揮発性有機化合物（volatile organic compound：VOC）の場合では，トリクロロエチレン，テトラクロロエチレン，ベンゼン，シス-1,2-ジクロロエチレンの順に多い．2003年に土壌汚染対策法が施行されて以降，土壌浄化の市場規模が拡大した．日本では，重金属汚染土壌の浄化には掘削除去法が多く用いられ，VOC汚染土壌の浄化には，その場で浄化する原位置浄化法と掘削除去法とが同程度使用されている．

微生物を利用し汚染物質を浄化するバイオレメディエーション（bioremediation）は，低濃度で広範囲に広がる汚染の浄化に適している．また原位置での処理が可能で，比較的安価に実施できるといった利点がある．原位置処理と掘削処理のいずれにも適用できるが（表1），その実施件数はアメリカで土壌汚染浄化の約30％を占めるのに対し，日本ではわずか数％である．しかし近年，我が国でもその使用が徐々に増加しつつある．特にVOCや石油系有機物質により汚染された土壌・地下水の浄化への利用や，他の浄化法との併用が増えている．

● バイオレメディエーション

バイオレメディエーションは，バイオスティミュレーション（biostimulation）とバイオオーグメンテーション（bioaugmentation）に大別される．バイオスティミュレーションとは，汚染土壌・地下水に栄養塩類やエネルギー源などを加えることで，現場にもともと生息している微生物を増殖させ，浄化活性を高める手法である．他方，外来の浄化微生物を導入するのがバイオオーグメンテーションである．

日本で実施されているバイオレメディエーションの大部分は，在来微生物の活性を高めるバイオスティミュレーションである．本法はコスト的にも環境負荷的にも優れているが，対象とする汚染物質を浄化する能力を有する微生物が現場に生息していない場合には利用できない．バイオオーグメンテーションで使用する微生物は，当然ながら浄化能力を有しているが，汚染土壌に導入後，原生動物による捕食や他の微生物との競合により定着できない場合が多い．そのため，導入した微生物を適正な数で維持するとともに，微生物群集中でも適切に機能させる必要がある．このためには，単に使用微生物の機能や生理を調べるだけでなく，環境中での生態研究も不可欠である．また実際の汚染土壌は対象とする化学物質以外にも複数の化学物質で汚染されていることが多いため，それらに対する耐性も必須となり，各汚染土壌に適した微生物を選抜・活用することが肝要である．バイオオーグメンテーションで使用する微生物の安全性・浄化法を公的に認証し，その適用を促進する狙いで2005年に経済産業省・環境省により「微生物によるバイオレメディエーション利用指針」が告知された．しかしながら，バイオオーグメンテーションは現時点でもあまり普及していない．

● 塩素化エチレン類の浄化

重金属汚染土壌へのバイオレメディエーションの適用は技術的に難しいが，日本での汚染事例件数が多い塩素化エチレン類のバイオレメディエーションに関する研究は多い．テトラクロロエチレンとトリクロロエチレンは半導体産業やドライクリーニングなどで使用されてきた．好気性細菌によるトリクロロエチレンの酸化分解は共役代謝（コメタボリズ

表1 バイオレメディエーションの代表的な工法

工法	例	内容
原位置処理	バイオスパージング	地下の水飽和帯に空気を送り込む
	バイオベンティング	地下の水不飽和帯に空気と栄養塩を送り込む
掘削処理	ランドファーミング	掘削土壌を拡げ，栄養塩を添加して定期的に混合する
	バイオパイル	栄養塩を添加した掘削土壌を盛り立て，埋設した配管から空気を送る
	コンポスト化処理	掘削土壌に農業廃棄物などの有機物を加え，コンポスト化処理を行う
	スラリー処理	反応槽中で掘削土壌に水を加えてスラリー状にし，栄養塩を加えて撹拌する

ム：co-metabolism）によるもので付随的反応であり，トリクロロエチレンは栄養源あるいはエネルギー源としては利用されない．この代謝では有害なトリクロロ酢酸が生成し，またトリクロロエチレンは嫌気的環境で残留している場合が多いため，好気性細菌によるトリクロロエチレン分解はあまり利用されていない．なおトリクロロエチレンより塩素の置換基が1つ多いテトラクロロエチレンでは，好気性微生物による分解の報告例はない．一般に有機塩素化合物は，塩素の置換基が多くなると好気的条件では分解が進まなくなるのに対し，嫌気的条件では脱塩素反応が生じやすい．このためテトラクロロエチレンとトリクロロエチレンの脱塩素化には，嫌気性細菌やアーキアが利用される．この脱塩素反応は，塩素化合物を電子受容体として利用する嫌気的呼吸の1つであり，脱ハロゲン呼吸と呼ばれ，微生物はエネルギーを得ることができる．とりわけ Dehalococcoides 属細菌は無害なエチレンにまで脱塩素化する能力を有しており，この細菌を用いたバイオオーグメンテーションの実用化に向けた研究が進行している．

塩素化エチレン類汚染土壌・地下水にバイオスティミュレーションを適用する場合，生息する微生物種によっては，発がん性の塩化ビニルが中間代謝産物として蓄積する可能性がある．このため，在来微生物によって塩素化エチレン類が完全に無害化されることを事前に確認する必要がある．

近年塩素化エチレン類以外の人工有機化合物の分解においても，嫌気性微生物が注目されている．例えば従前には好気的条件でのみ起こると考えられていた芳香環の分解が，嫌気的条件下でも，水分子の酸素を利用した酸化分解により起こることが明らかとなっている．またこれまでまったくといってよいほど利用されてこなかった難培養性微生物の代謝能力を，メタゲノミクスにより活用する試みも進展している．

● ファイトレメディエーション

植物を利用し汚染物質を浄化するファイトレメディエーション（phytoremediation）は，特に重金属汚染土壌の浄化に適している．ファイトレメディエーションには，重金属集積植物を汚染土壌で栽培後に植物体を収穫することで重金属を除去するファイトエキストラクション，根域内の有害物質を不動化させ，侵食・土壌分散による汚染物質の拡散を防ぐファイトスタビライゼーションなどがある．ファイトレメディエーションにおいて大きな問題となるのが，汚染物質によるストレスにより植物から発生したエチレンが，根の成長を抑制することである．この解決法として有望視されているのが，エチレンの前駆体1-アミノシクロプロパン-1-カルボン酸を代謝する根圏細菌を活用したエチレン発生量の低減化である．またオーキシンなど各種植物ホルモンを生産する微生物が根圏に存在することで植物成長が増大し，浄化効率が高まることが報告されている．

〔國頭　恭〕

5-19
難分解性農薬分解に関わる微生物

POPs農薬，トリアジン系，分解代謝経路，分解酵素（遺伝子）

　我が国の農薬の登録有効性分数は570種類（2015年9月末現在）であり，作物保護や生産性向上のため環境中（農耕地）に放出される．放出された農薬は主として（土壌）微生物によって分解される．世界で有機合成農薬が大量に使用され始めたのは第二次世界大戦中のことで，有機塩素系殺虫剤DDT，BHC，ディルドリン，有機塩素系殺菌剤ヘキサクロロベンゼン（HCB）と除草剤2,4-Dなどであった．その後，有機リンやカーバメイト系殺虫剤，トリアジン系除草剤が開発・使用され，1990年代に入ってネオニコチノイド系殺虫剤やスルホニル尿素系除草剤が出回るようになった．

　DDT，ディルドリン，HCBなどの有機塩素系農薬はその残留性，生物濃縮性の高さから1970年代には先進国で製造・使用が禁止された．しかし，これらの化合物は水に溶けにくく，土壌と強く吸着するため，微生物に分解されにくい（＝バイオアベイラビリティーが低い）．そのため，現在でも環境や農作物の汚染が問題になっており，2001年のストックホルム条約でPOPs（Persistent Organic Pollutants）に指定され，各国は国際的枠組みの中で適正な管理・処理を進めることになった．農薬分解微生物は細菌，放線菌（グラム陽性細菌），糸状菌のいずれにも存在する．細菌としては，*Bacillus*，*Flavobacterium*，*Pseudomonas*属，放線菌としては*Nocardioids*，*Arthrobacter*，*Rhodococcus*属，糸状菌としては*Aspergillus*，*Penicillium*，*Tricoderma*属から多くの好気性農薬分解菌が単離されている．一方，嫌気性菌にも有機塩素系農薬を還元的に脱塩素分解できる細菌の存在が示唆されていたが，増殖が遅く培養条件が複雑であることから単離が困難であった．しかし，近年，ドイツの研究グループにより，嫌気条件下で芳香族塩素化合物を電子受容体として呼吸し，エネルギーを獲得するdehalorespiration（塩素呼吸）によって脱塩素化を行う*Dehalococcoides* sp. CBDB1株が単離され，HCBの嫌気的脱塩素分解経路の全貌が明らかになった[1]．HCBはCBDB1株により脱塩素化され，2塩素の1,3-ジクロロベンゼンと1,4-ジクロロベンゼンまで代謝されるが，無機化はされない．一方，HCBの好気性分解菌に関しては，筆者らにより，殺菌剤ペンタクロロニトロベンゼン（PCNB）を基質とした土壌・木炭環流法により集積・単離した放線菌*Nocardioides* sp. PD653株が世界で唯一の菌株（野性株）である[2]．PD653株はHCBを好気的に脱塩素し，ペンタクロロフェノール（PCP）に変換後，最終的にCO_2，Cl^-までに無機化するHCB資化性菌であることが明らかになった（図1）．

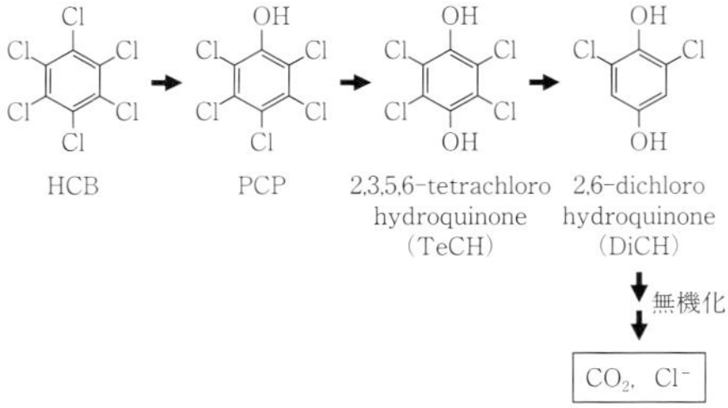

図1　PD653株によるHCBの好気的分解経路[2]

　微生物による農薬の主要分解反応には，酸化，還元，加水分解，抱合が知られている．酸化反応は，酸素ガス（O_2）に由来する酸素原子を水酸基の形で有機物（農薬）に導入する反応である．酸化酵素としては，1個の酸素原子を導入するモノオキシゲナーゼと2個の酸素原子を導入するジオキシゲナーゼがある．前者の代表例がP450であり，微生物から動植物まで生物界に広く分布する．細菌で

は樟脳（camphor）を資化する*Pseudomonas putida*から発見され，P450camと命名された．PD653株によるHCBの初発脱塩素反応は芳香環の水酸化であり，モノオキシゲナーゼが関与しているが，その分解酵素遺伝子は明らかになっていない．ジオキシゲナーゼは，芳香環に*cis*型に水酸基を導入し，開裂することができる．そのため，芳香環を部分構造として多く含む農薬の分解には重要である．還元反応は，嫌気条件下で電子を農薬に付加する反応であり，塩素などハロゲンを多く含む農薬には非常に重要な反応（還元的脱ハロゲン）である．しかし，嫌気性農薬分解菌としては前述のCBDB1株とPCP分解菌の*Desulfitobacterium frappieri* PCP-1株が単離されているだけで，その分解酵素（遺伝子）は明らかにされていない．加水分解は水分子に由来する水酸基が農薬に導入される反応である．1990年代欧米の地下水汚染で問題となった塩素化トリアジン系除草剤アトラジンの分解機構は，分解細菌*Pseudomonas* sp. ADP株を用いて詳細に研究されている[3]．初発の脱塩素反応は加水分解酵素（atrazine chlorohydrolase：AtzA）が触媒しており，無機化に至るすべての分解酵素遺伝子群（*atzABCDEF*）も明らかになっている．筆者らは，ディルドリンのアナログである殺虫剤エンドサンファンの連用土壌から単離・同定した糸状菌*Mucor racemosus* DDF株が高いディルドリン分解能を有すること[4]およびその分解代謝経路[5]を明らかにした（図2）．DDF株によるディルドリンのエポキシ基の開環は加水分解反応であり，生成したアルドリン-*t*-ジオールの水酸基のリン酸化は抱合反応である．農薬など薬物の抱合反応としては，メチル化や硫酸化が一般的である．微生物による薬物のリン酸抱合は知られておらず，DDF株によるリン酸抱合は世界初の報告である．

農薬の分解様式としては，微生物が農薬を基質として利用する異化代謝（カタボリズム）

図2　DDF株によるディルドリンの分解代謝[5]

と本来の基質（グルコースなど）を分解するときに付随的に農薬を分解する共役代謝（コメタボリズム）がある．自然界ではコメタボリズムによる分解様式が主流である．この様式は，完全分解ではないため代謝物が生成，残留する．しかし，これら代謝物は水酸基やさらに酸化されたカルボキシル基を有することが多いため親化合物より極性（水溶性）が増し，より生分解を受けやすく，環境に対する安全性は増す．一方，これらの代謝物が食品や飲料水を通じて体内に取り込まれた場合も，親化合物より体外に排出されやすいため，一般的に毒性は低下する．DDF株によるディルドリン分解はコメタボリズムであり，PD653株のHCB分解はカタボリズムである．

〔髙木和広〕

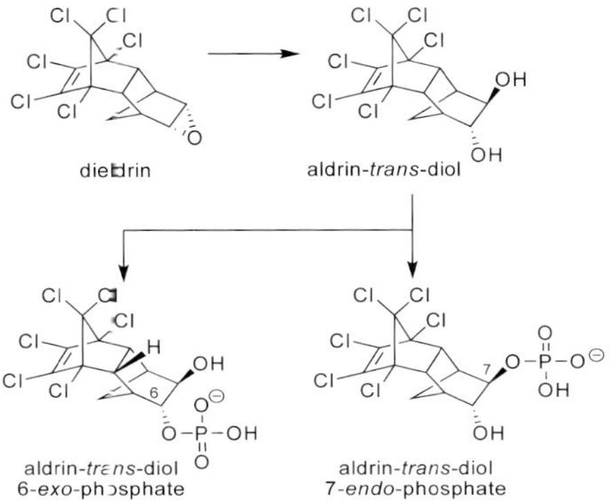

参考文献

1) G. Jayacham *et al.* 2003. *Arch. Microbiol.* **180**：411-416.
2) K. Takagi *et al.* 2009. *Appl. Environ. Microbiol.* **75**：4452-4458.
3) B. Martinez *et al.* 2001. *J. Bacteriol.* **183**：5684-5697.
4) R. Kataoka *et al.* 2010. *Environ. Sci. Technol.* **44**：6343-6349.
5) K. Yamazaki *et al.* 2014. *Int. Biodeterior. Biodegrad.* **92**：36-40.

5-20
きのこ —食べられる菌類

栽培,育種,菌床,原木,野生きのこ

「食と微生物」の様々な関係の中でも,純粋に微生物本体だけをそのまま食すという点では,きのこがほぼ唯一といえるだろう.今日,国内で食用とされるきのこのほとんどは栽培品である. 2013年時点の国内の食用きのこ生産量は46万t,卸売価格では2,250億円であり,国内で生産される農林水産物の中でも大きな存在価値を示している.食用きのこ(edible mushrooms)の世界的な生産量は2,000～3,000万tと見積もられており,粗放的な栽培や野生きのこの収穫も含めると,世界の食料事情を考えるうえでも無視できない.

日本人はきのこを好む民族として知られ,縄文時代の遺跡からも,食用きのこを型どったと推測される土器が多数見出される[1].また,全国的に食されてきた野生きのこには無数の方言が知られ,いかに野生きのこが身近な食材であったかがうかがえる.潜在的には,国内だけでも数百種に及ぶきのこが食用可能で(過半数は菌根菌 mycorrhizal fungi),未利用資源としての価値も少なくない[2].一方,野生きのこの利用に伴うきのこ中毒も身近な問題であり,医療技術の乏しかった時代には,大変多くの人命が奪われた.今日では,食用きのこに限らず毒きのこについても,創薬を目指した成分探索などの研究が進められている.

食用きのこの主な栄養価は,第一にミネラル類,次いでタンパク質といえる.食品化学的には野菜類の栄養価に似ている.葉物野菜よりもタンパク質含量が高いことや,きのこ特有の風味やうま味もあるため,一般の食材として広く用いられる素地を備えている.とりわけ,乾しいたけのうま味成分(グアニル酸)は,日本を含むアジア圏で古来より重宝されてきた.欧米で一般的なマッシュルームソースも,特有の旨味を有している.また,シイタケ(*Lentinula edodes*)でよく知られるように,きのこ類にはビタミンDが比較的多く含まれるため,栄養学的観点からも注目されている.さらに,きのこの細胞壁成分であるβ-グルカンが,ヒトの免疫細胞を賦活化させることも知られており,医学的な見地からの利用・研究も期待されている.大規模な疫学調査から,エノキタケ(*Flammulina velutipes*,図1)の摂食と胃がん発症率との間に有意な負の相関があることも知られている.

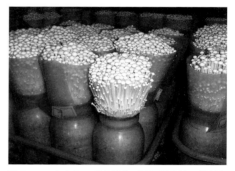

図1 エノキタケの菌床栽培(長野県農村工業研究所 清水宏幸氏提供)

国内で生産量が最も多い栽培きのこ(cultivated mushrooms)は,エノキタケである.次いでブナシメジ(*Hypsizygus marmoreus*),シイタケ,マイタケ(*Grifola frondosa*),エリンギ(*Pleurotus eryngii*),ナメコ(*Pholiota microspora*),ヒラタケ(*Pleurotus ostreatus*)の順である.この他にも様々な種が栽培対象となっており,2015年現在,32種が品種登録の対象である.これら栽培きのこの地域別生産では,長野県が総生産量の34%を占め1位,次いで新潟県の22%,以降は5%程度である.この地域別生産の歴史的経緯として,現在主流の菌床栽培技術が,積雪地での冬場の副業として発達してきたこ

とがある．世界全体の栽培きのこ生産量を見ると，ヒラタケ（oystar mushoorm）とその近縁種が最多で，次いでシイタケ（shiitake），ツクリタケ（button mushroom；通称マッシュルーム，Agaricus bisporus）とその近縁種，エノキタケ（enokitake）の順となっている．

栽培きのこのほとんどは，自然界では木材を分解して増殖する木材腐朽菌（wood-decay fungi）である．したがって，これらきのこの栽培技術は，オガコ（木粉）などの木質成分を主な基質とした菌床培地（sawdust medium）で効率的に菌糸体を増殖させ，温湿度を管理した最適な条件下で子実体を発生させる形をとっている．この栽培技術では，高度化や集約化が進み，空調施設の大規模化も進んでいる．また，新品種の開発では交配育種が行われており，菌糸体の生育速度（培地への菌接種から子実体発生までの期間），子実体の発生量，形態，味，耐病性（日持ち）などが，主な選抜基準となっている．近年は，これらに加えて，栄養学的価値を有する含有成分を指標とした選抜も行われている．なお，栽培きのこのうち，ツクリタケは例外的に牧草地の馬糞から自然発生するきのこである．このため，今日でも，堆肥を主な基質とした栽培技術が主体である．

菌床栽培技術の元にあたる伝統的な栽培技術は，シイタケ（図2）に代表される原木栽培（log cultivation）である．冬場から春先にコナラやクヌギなどの広葉樹を伐採・玉切りして原木とし，そこにドリルや専用の器具で穴をあけ，培養菌糸体（種菌，または種駒）を接種して「ほだ木」を作成する．このほだ木を林地などの自然条件下で管理して菌糸体を蔓延させ，子実体を発生させるものである．今日でも，高品質のシイタケはこの原木栽培で生産されており，特に子実体発生時には，ほだ木の水分や温度を人工的に制御し，子実体発生の効率化と均質化が図られる．この原木栽培技術は，ほだ木の作成工程までが

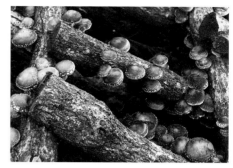

図2　シイタケの原木栽培（茨城県林業技術センター　小林久泰氏提供）

しっかりと行われていれば，その後はある程度粗放的な管理でも子実体発生が可能であり，今日でも山村地域では広く取り組まれ一定の経済収益が得られている．また，この技術は，ほとんどの木材腐朽菌に応用できるため，ナメコ，クリタケ（Hypholoma sublateritium）（図3），ヒラタケでも取り組まれている．さらに，産業的な栽培に限らず，家庭菜園感覚でのきのこ栽培にも用いられており，学校教育現場への導入例もある（森林資源の循環，分解者の役割を理解する目的）．

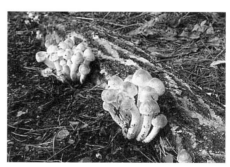

図3　クリタケの原木栽培（長野県林業総合センター　増野和彦氏提供）

これまで述べてきた栽培きのこ以外にも，たくさんの食用きのこが利用されている．このうち，マツタケに代表される菌根性の種に

ついては後述し，ここでは木材腐朽菌を中心とする腐生菌（saprotrophic fungi）について述べる．

国内で野生のきのこ食が特に盛んなのは，東北，北陸，中部地方など，主に東日本地域である．かつては，秋に収穫した大量のきのこを乾燥や塩蔵により保存し，冬場の食材としてきたが，今日でもこの食文化は続いている．この中には，ナラタケ（Armillaria mellea）とその近縁種，ヒラタケ，ウスヒラタケ（Pleurotus pulmonarius），エノキタケ，ムキタケ（Sarcomyxa serotina），クリタケ，ナメコ，ヌメリスギタケ（Pholiota adiposa），ヌメリスギタケモドキ（P. aurivella），スギタケモドキ（P. squarrosoides），チャナメツムタケ（P. lubrica），ムラサキシメジ（Lepista nuda），オシロイシメジ（Lyophyllum connatum），オオイチョウタケ（Leucopaxillus giganteus），ブナハリタケ（Mycoleptodonoides aitchisonii），マイタケ，トンビマイタケ（Meripilus giganteus），キクラゲ（Auricularia auricula-judae），アラゲキクラゲ（A. polytricha）などが含まれる．また，初夏や夏場のきのことして，タモギタケ（Pleurotus cornucopiae）やハナビラタケ（Sparassis crispa）なども広く利用されている．西日本でも，山村域では野生きのこの利用が比較的盛んであり，同様に多くの種が利用されている．沖縄では野生きのこの利用はそれほど盛んではないが，アラゲキクラゲの利用が広く知られている．

その他にも，比較的よく知られる食用きのことして，オトメノカサ（Cuphophyllus virgineus），マツオウジ（Neolentinus lepideus），トキイロヒラタケ（Pleurotus djamor），シロタモギタケ（Hypsizygus ulmarius），ハタケシメジ（Lyophyllum decastes），カヤタケ（Clitocybe gibba），ヌメリツバタケモドキ（Mucidula mucida），ヌメリツバタケ（M. mucida），オドタケ（Clitocybula esculenta），コムラサキシメジ（Lepista sordida），ニオウシメジ（Macrocybe gigantea），カラカサタケ（Macrolepiota procera），ハラタケ（Agaricus campestris），シロオオハラタケ（A. arvensis），コガネタケ（Phaeolepiota aurea），ササクレヒヨタケ（Coprinus comatus），イタチタケ（Psathyrella candolleana），ヤナギマツタケ（Agrocybe cylindrica），サケツバタケ（Stropharia rugosoannulata），キナメツムタケ（Pholiota spumosa），カンゾウタケ（Fistulina hepatica），サンゴハリタケ（Hericium coralloides），ヤマブシタケ（H. erinaceum）（図4），マスタケ（Laetiporus sulphureus），タマチョレイタケ（Polyporus tuberaster），チョレイマイタケ（P. umbellatus），キヌガサタケ（Phallus indusiatus），ハナビラニカワタケ（Tremella foliacea），シロキクラゲ（T. fuciformis），アミガサタケ（Morchella esculenta）などがあげられる．これらのうちいくつかの種については，すでに栽培技術も確立し，栽培品がわずかながら流通している．

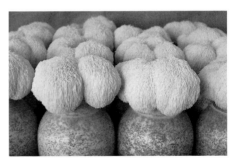

図4　ヤマブシタケの菌床栽培（長野県林業総合センター　増野和彦氏提供）［カラー口絵31参照］

海外で食されている主なきのことしては，全世界的に利用されているヒラタケやツクリタケ，中国や日本を含む東〜東南アジアで主に利用されているシイタケ，アジアの高温湿潤地域で広く利用されるフクロタケ（Volvariella volvacea）やゲガワタケ属菌 Panus，さ

らに熱帯の湿潤～乾燥域にわたる広域で利用されるオオシロアリタケ（*Termitomyces eurrhizus*）とその近縁種，ヨーロッパや北米で利用されるシバフタケ（*Marasmius oreades*），アミガサタケ（morel），トガリアミガサタケ（*Morchella conica*）などがあげられる．変わったところでは，中国を中心に食用・薬用とされる冬虫夏草類（多数の種），フィリピンやマレーシアで食されるスエヒロタケ（*Schizophyllum commune*），タスマニアやパタゴニアで食されるキッタリア属菌（*Cyttaria*）などがある．このうちシイタケとフクロタケ以外は，野生きのこの採取が主である．アミガサタケやトガリアミガサタケは疎林や草原の地表から発生する腐生菌で，商業的な栽培技術の開発が求められている．また，オオシロアリタケとその近縁種は，シロアリ（termites）の塚（巣）から発生する特有の生態を有しており，腐生菌でも培養が比較的難しく栽培化に至っていない（図5）．このオオシロアリタケ属には，世界最大の食用きのことして知られるアフリカ産の *T. titanicus* も含まれ（1本の子実体で重さ10～20 kgにも達する），現地では貴重なタンパク源となっている．

今日，きのこ栽培の多くは空調施設下でなされ，食品としての品質管理が徹底されている．一方，原木栽培のような露地栽培形式では，収穫した子実体で品質のばらつきを生じることもある．さらに，2011年3月に起こった福島原発事故により，東北一帯や北関東一円などでは，山林に置かれた原木栽培のほだ木が放射能汚染を被り[3]，生産・出荷の停止に追い込まれている市町村が少なくない（収穫した子実体の残留放射性セシウム線量が100 Bq/kg未満でなければならない）．さらに，原木の供給源であるナラ類の林分が放射能汚染を受け，新たな原木栽培のめどが立たない地域も散見される（原木の残留放射線量が50 Bq/kg未満でなければならない）．その一方で，安全な原木供給のための森林管理と安全な原木きのこ生産のためのほだ木管理のためのマニュアル策定や技術開発が継続的に進められている．その結果，原木きのこの生産・出荷の規制解除も少しずつではあるが進んでいる．

野生きのこを食用利用する際には，きのこ中毒に気をつけたい[4]．直売所などで販売されているきのこであっても中毒事例が知られており，特に初めて食すきのこの場合には，しっかりとした同定が不可欠である．「茎が縦に裂ければ毒はない」「ナスと一緒に煮ると無毒化する」などは，科学的根拠のない迷信である．

〔山田明義〕

参考文献

1) 国立科学博物館編．2008．菌類のふしぎ，東海大学出版．
2) 山田明義．2002．信州大学農学部紀要．**38**：1-17．
3) 山田明義，松田陽介．2012．日本きのこ学会誌．**20**：154-157．
4) 後藤哲久，佐藤吉朗，吉田充監修．2014．食品危害要因―その実態と検出法，pp.179-185．テクノシステム．

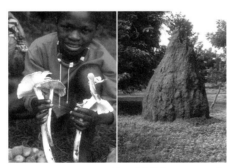

図5 オオシロアリタケ属の子実体とシロアリの塚（マラウイ共和国にて撮影）［カラー口絵32参照］

5-21
菌根性の食用きのこ

野生きのこ，マツタケ，トリュフ，きのこ中毒

　食用きのこは，腐生菌（saprotrophic fungi）と菌根菌（mycorrhizal fungi）に大別できる．一般に腐生性きのこは培養が比較的容易で，栽培技術の開発が古くから行われ，今日，スーパー生鮮コーナーの一角を担うまでになっている．一方，菌根性きのこ（mycorrhizal mushroom）は，マツタケ（*Tricholoma matsutake*）に代表されるように，いまだに高値の季節もの（野生）であり，日常的な食材とはいえない．しかし，菌根性きのこには，このマツタケ（matsutake）以外にも，ホンシメジ（*Lyophyllum shimeji*），トリュフ（truffle；セイヨウショウロタケ属 *Tuber* と他のいくつかの属のきのこの総称），ポルチーニ（porcini；ヤマドリタケ *Boletus edulis* とその近縁種）といった名だたる種が含まれており，食用きのこを語る際には欠かすことができない．

　菌根性きのこは，マツ科，ブナ科，カバノキ科などの樹木と共生関係にあり，外生菌根（ectomycorrhiza）を形成する．土壌中に広がる菌糸体が外生菌根において植物細胞に窒素やミネラルを供給し，代わりに光合成産物である糖類の供給を受ける．菌根性きのこの純粋培養は比較的難しく，一部の種で培養株が得られているにすぎないが，宿主植物との共培養により外生菌根を増殖させ，子実体発生に結びつけることは可能である．しかし，そのような形で子実体発生に成功した事例は，世界的にもまだ少なく，実用的な栽培技術に至った例は2～3種に限られる．

　菌根性の食用きのこのほとんどは野生の収穫物で，量的には栽培きのこに遠く及ばない．しかし，マツタケの国内市場規模が200億円あまりで，トリュフやポルチーニ，あるいはアンズタケ類（chanterelle；アンズタケ *Cantharellus cibarius* とその近縁種，ならびにクロラッパタケ *Craterellus cornucopioides* とその近縁種）では，それぞれ1,000億円の大台を超える世界市場規模を有している．とりわけ，マツタケやトリュフ類は高級食材として知られ，その特有の芳香が興味を引きつけている．これまで，トリュフ，ポルチーニ，アンズタケ類などは和食ではほとんど活用されていないが，食文化の垣根が低くなっている今日，新たな食材として価値が見出されつつあると思われる．同様に，マツタケの利用価値も増大する可能性があり，菌根性きのこの栽培化研究の必要性も高まると予想される．以下，それぞれの分類群ごとに概説する．

● **マツタケとその近縁種**

　マツタケ（図1）の芳香の主成分は，1-オクテン-3-オールと桂皮酸メチルであり，前者はいわゆるきのこ臭，後者がマツタケを特徴づけるといえる．食材「松茸」に合致するこの特有の芳香は，ブナ科の広葉樹林に発生するバカマツタケ（*T. bakamatsutake*）やニセマツタケ（*T. fulvocastaneum*）にも含まれ，それらの種は古くからサマツ，ニタリなどと呼ばれて食されてきた．国産マツタケが大変貴重な今日においては，バカマツタケやニセマツタケの利用価値は大きい．海外から輸入される「まつたけ」には，朝鮮半島・中国・ブータン産のマツタケのほか，北米産の近縁種である *T. magnivelare*，トルコやモロッコ産の近縁種である *T. anatolicum* がある．中国・ブータン産には，マツタケに混じってバカマツタケも散見される．マツタケは日本国内では北海道から九州まで分布し，アカマツ以外にも，クロマツ，ツガ，コメツガ，シラビソ，トドマツ，アカエゾマツ，ハイマツとも共生する．また，世界分布では，台湾（山岳域），中国，朝鮮半島，樺太，シベリア，ヨーロッパアルプス，スカンジナビア半島に及ぶ．マツタケでは，マツ実生に培

養菌糸を接種して菌根を形成させ小さなシロにまで発達させる技術は確立しているが,人工的な子実体発生は確認されていない.また,人工的に作出した菌根苗を野外に移植する試験は,まだほとんど取り組まれていない[1].

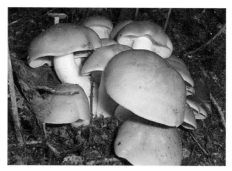

図2 ホンシメジ子実体(長野県で撮影)

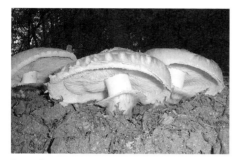

図1 傘の開いたマツタケ子実体(長野県で撮影)
[カラー口絵33参照]

● ホンシメジ

ホンシメジ(図2)は味のよいきのこの代名詞として知られ,野生の採取物は高値である.ホンシメジは,菌根きのこの中では例外的に菌床栽培技術が確立し,商業的な生産が可能である.ただし,生産コストなどもあり,腐生菌のエノキタケやブナシメジにとって代わることはなく,高付加価値を保った少量生産の状況である.また,菌床を林内の土壌に埋め込むことで林地栽培にも成功している.野生ホンシメジの収穫量はマツタケ以上に乏しく,林地栽培が定着すると山村での収入源として大変有望である.林地栽培の取り組み事例はまだ少ないが,今後,多くの地域で取り組まれると思われる.ホンシメジは,日本を含む東アジアに分布するとともに,スカンジナビア半島にも分布する.ホンシメジの近縁種には,シャカシメジ(*L. fumosum*)がある[2].

● トリュフ

トリュフは,外観から黒トリュフ(black truffle)や白トリュフ(white truffle),発生時期や発生場所から夏トリュフ(summer truffle)や砂漠トリュフ(desert truffle)などに類別される.それぞれの種ごとに特有の芳香を有しており,それを活かした形で様々な料理に活用されている.黒トリュフには,最も高価な *T. melanosporum* をはじめ,*T. uncinatum*,*T. aestivum*,*T. indicum* などが含まれる.とりわけ地中海沿岸域に自然分布する *T. melanosporum* で栽培化研究が盛んに行われており,胞子を宿主根系(ブナ科やハシバミ属など)にまぶして菌根苗を生産し,それを移植した大規模なプランテーション造成がフランスを中心に各地で行われている.また,近年,ニュージーランドやオーストラリアなど,元来これらの菌が分布しない地域に宿主とセットで導入し,競合菌のいない環境での栽培化が大規模に進められている.*T. melanosporum* の芳香として,2-メチル-1-ブタノール,イソアミルアルコール,2-メチルブチルアルデヒド,3-メチルブチルアルデヒド,ジメチルスルフィドなどの硫黄化合物が同定されている.黒トリュフのうち,日本国内には *T. indicum* の近縁種(図3)が分布し,食材としての利用価値があるため,栽培化についても検討され始めている.白トリュフには,世界で最も高価な食用きのことして知られる *T. magnatum* が含まれる.*T. magnatum* はイタリアの限られた地域だけに見つかっており,現状,栽培化は難しいよう

である．*T. magnatum* の芳香からは α-アンドロステロールを含む多様な揮発性化合物が検出されている．日本国内にも外観が白色系の *Tuber* 属菌は分布するが，*T. magnatum* とは別種であり，*T. magnatum* 様の芳香は有していないようである．

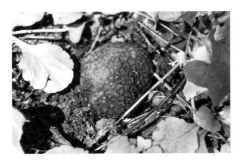

図3 *T. indicum* 近縁種の子実体（長野県で撮影）
[カラー口絵34参照]

● ポルチーニ

ポルチーニの主体であるヤマドリタケは北半球に広く分布し，日本国内でも本州の高標高地や北海道に分布する[3]．このほかにも，ヤマドリタケモドキ（*B. reticulatus*：本州低地に分布），*B. pinophilus*，*B. aereus* が含まれる．ポルチーニは肉質・大型で，味と食感が重宝される．栽培化研究では，菌根苗を作出する手法が確立しているが，苗を野外移植して子実体を発生させるには至っていない．その一方で，ニュージーランドでは，ヨーロッパから移植されたコナラ属の林分でヤマドリタケの発生が知られている．これまで日本国内で消費されているポルチーニは，輸入の乾燥品，水煮の缶詰，オリーブオイル漬けなど，いずれも加工品である．しかし，国内の林分で新鮮な子実体が入手できるため，今後，販路や持続的な収穫形態（山林の維持）について検討する価値が大いにある．

● アンズタケ類

アンズタケ類は，単価自体はトリュフほどではないが，総額では野生きのことして世界最大の市場規模をもつ．アンズタケ（図4）をはじめとするアンズタケ属の黄色系種（*C. roseocanus*, *C. formosus*）やミキイロウスタケ（*C. tubaeformis*），クロラッパタケ属のクロラッパタケ（black trumpet）などが含まれる．いずれも培養が難しく，野生収穫物に依存している．アンズタケとその近縁種は，独特の甘い果物臭を有し組織が鮮やかな黄色を呈しているため（カロテノイド含有），味と色彩を活かした料理で知られている．アンズタケ，ミキイロウスタケ，クロラッパタケのいずれも国内に分布するが，近年のDNA解析から，ヨーロッパに分布する種とは生物学的には別種である可能性が示唆されている．アンズタケ類もポルチーニ同様に，国内での新鮮な子実体の供給が可能である．

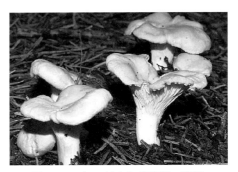

図4 アンズタケ子実体（長野県で撮影）

● ハツタケ類

ハツタケ属 *Lactarius* の子実体組織は球形細胞を有するため，ボソボソとした食感であるが，爽やかな芳香を有する種があり，食材として広く利用されている．ハツタケ（*L. hatsudake*）やアカハツ（*L. akahatsu*）は国内でも古来より吸い物などに利用されてきた．戦前には，房総沿岸で収穫したハツタケを東京に運ぶ臨時列車も運行されており，今日でもその人気は高い．また，アカモミタケ（*L. laeticolor*）や *L. deliciosus*（saffron milk cap）は，ヨーロッパではソテーやソースの

形で重宝されている．これらの種は培養可能であり，菌根苗の作出技術が確立している．ヨーロッパ産の *L. deliciosus* をニュージーランドで栽培化する試みも始まっている．

● **アミタケ類**

ヌメリイグチ属 *Suillus* のアミタケ（*S. bovinus*），ヌメリイグチ（*S. luteus*），ハナイグチ（*S. grevillei*），シロヌメリイグチ（*S. viscidus*），キノボリイグチ（*S. spectabilis*）などは，特有のぬめりとうま味をもつきのこであり，国内では人気があるが，欧米ではあまり利用されない．山林に広く自生するが，必ずしも単価が高いわけではないため，近年は中国産の加工品が多く出回っている．山林の整備も兼ねて，国産のこれらのきのこを収穫し利用する価値は大きい．

● **タマゴタケ類**

テングタケ属 *Amanita* に含まれるタマゴタケ類には，日本を含むユーラシアに分布するタマゴタケ（*A. caesareoides*），ヨーロッパの地中海沿岸域に分布する *A. caesarea*，東南アジアに分布する *A. hemibapha*，北米に分布する *A. jacksonii* などが知られる．いずれも鮮やかな赤〜黄色系の色彩で，特有の旨味をもつ．*A. caesarea* は，Caesar's mushroom（皇帝のきのこ）とも呼ばれる，象徴的なきのこである．生産量が限られるため市場規模は必ずしも大きくないが，世界的にも最も栽培化の望まれている菌根性きのこの1つである[4]．国内に分布するタマゴタケの近縁種にキタマゴタケ，チャタマゴタケなどがあり，いずれも同様に食用となる．

● **その他のきのこ**

食用となる種数は，腐生菌に比べて菌根菌で圧倒的に多い．国内でも潜在的に数百種，全世界では1,000種のオーダーに達する．国内で広く知られている種を列挙すると，サクラシメジ（*Hygrophorus russula*），キヌメリガサ（*H. lucorum*），シロシメジ（*Tricholoma japonicum*），シモコシ（*T. auratum*），シモフリシメジ（*T. portentosum*），モミタケ（*Catathelasma ventricosum*），ショウゲンジ（*Cortinarius caperatus*），オオツガタケ（*C. claricolor*），クリフウセンタケ（*C. tenujpes*），ムレオフウセンタケ（*C. praestans*），カワムラフウセンタケ（*C. purpurascens*），ヌメリササタケ（*C. pseudosalor*），アブラシメジ（*C. elatior*），ウメハルシメジ（*Entoloma sepium*），ウラベニホテイシメジ（*E. sarcopum*），ムラサキヤマドリタケ（*Boletus violaceofuscus*），アカジコウ（*B. speciosus*），イロガワリ（*B. pulverulentus*），アカヤマドリ（*Leccinum extremiorientale*），キンチャヤマイグチ（*L. versipelle*），ヤマイグチ（*L. scabrum*），シロハツ（*Russula delica*），カワリハツ（*R. cyanoxantha*），アイタケ（*R. virescens*），チチタケ（*Lactarius volemus*），ホウキタケ（*Ramaria botrytis*），カノシタ（*Hydnum repandum*），マツバハリタケ（*Bankera fuligineo-alba*），コウタケ（*Sarcodon aspratus*），クロカワ（*Boletopsis leucomelas*），ニンギョウタケ（*Albatrellus confluens*），ショウロ（*Rhizopogon roseolus*）などがある．

〔山田明義〕

参考文献

1) 山田明義．2015．JATAFFジャーナル．**3**：30-34.
2) 山田明義，増野和彦，福田正樹．2012．日本きのこ学会誌．**20**：9-15.
3) N. Endo *et al.* 2014. *Mycoscience*. **55**：405-416.
4) N. Endo *et al.* 2013. *Mycorrhiza*. **23**：303-315.

5-22
畜産と微生物

飼料，微生物叢，感染症，排泄物処理，畜産食品

畜産は哺乳類（ウシ，ブタ，ヒツジなど），鳥類（ニワトリ，ウズラなど）や昆虫類（ミツバチ）などの家畜から得られる畜産物（食料や毛，皮など）をヒトへ供給している．畜産物の生産は，飼料の生産，家畜の繁殖，幼畜・成畜の飼養，生産物の出荷と加工，排泄物の処理を含む一連の過程から成り立っている．これらの過程は微生物が存在する環境におかれ，個々の過程において，微生物は正または負の影響を畜産に及ぼしていると考えられる．

● **家畜の飼養に関わる微生物**

家畜の飼料は主に植物性原料から構成される．植物性原料は植物の子実部である穀物（濃厚飼料）と葉茎部（粗飼料）に大別され，家畜はこれらの飼料を消化・吸収することで栄養を得ている．飼料には微生物を利用することで調製される発酵飼料があり，飼料の貯蔵性や嗜好性を高める目的で利用されている．ウシの発酵飼料としては，粗飼料主体で作られるサイレージが知られている．近年，養分要求量を満たすように粗飼料，濃厚飼料，ビタミン，ミネラルなどを混合した飼料（total mixed ration：TMR）を発酵させた発酵TMRの利用も進んでいる．

家畜に摂取された飼料は消化管内微生物の作用を受ける．特に草食家畜では植物組織の主成分であるセルロースやヘミセルロースは消化管内微生物の発酵作用により分解される．反芻家畜では第一胃（ルーメン）が，単胃動物（ウマなど）では盲腸が発酵の場となっている．このことから，反芻家畜は前胃発酵動物に，ウマは後腸発酵動物に区分されている．ルーメン内の発酵作用で生じた短鎖脂肪酸などの有機酸はルーメン壁から吸収されてエネルギー源として，増殖した微生物細胞は第二胃以下の消化管で消化されてタンパク質源として反芻家畜に利用されることから，反芻家畜は高度な消化管発酵システムをもっていると考えられる．

これらの発酵の場（ルーメンや盲腸）にはセルロース分解菌をはじめとする様々な機能をもった多種多様な微生物が生息し，飼料分解に適した微生物叢が形成されている．この微生物叢内では，微生物は発酵産物の授受などで互いに密接に関係することで，結果的に安定した微生物叢が形成される．

草食家畜のルーメンや盲腸以外の腸管，あるいは草食動物以外の家畜の腸管にも常在微生物叢（正常微生物叢）としての消化管内微生物が生息し，病原微生物の侵入阻止，免疫刺激作用などの働きをする．家畜の常在微生物叢は腸管内だけでなく，気道や皮膚表面にも形成され，やはり一種のバリアシステムとして，また宿主の免疫機能に作用している．

家畜は群として飼養されることが多く，特に近年は多頭飼育が進んでいる．したがって，個々の家畜への対応だけでなく，群全体を健康に管理することで健全な畜産物の生産や収益性が保たれる．病原微生物が原因となる疾病は感染症と呼ばれる．感染症のうち，畜産に重大な影響を与えるものは家畜伝染病予防法により防疫措置がとられる．現在，28の家畜伝染病と71の届出伝染病が同法で定められている．

感染症による家畜の損耗を低減するため，特定の病原微生物が存在しないブタ（specific pathogen-free（SPF）豚）が生産されている．SPF豚では出生後から出荷まで豚舎内に病原微生物が侵入しないように維持・管理され，ブタの腸管内微生物叢を含めた常在微生物叢には特定の病原微生物がいない状態が保たれている．

正常な消化管微生物叢の機能が乱れると家畜の生産性が低下することが知られている．特に反芻家畜では濃厚飼料を多給した場合に

ルーメン内で有機酸の蓄積が進むことでルーメンの正常なpHの範囲を超える場合がある．この状態をルーメンアシドーシスと呼ぶ．ルーメンアシドーシスには食欲喪失，乳量激減，起立不能などの臨床症状を示す急性ルーメンアシドーシスと，顕著な臨床症状は示さないが，乾物摂取量の低下，蹄葉炎，肝膿瘍などを起こす亜急性ルーメンアシドーシスがある．

家畜が排出する糞尿（家畜排泄物）の処理も畜産にとって重要な問題である．家畜排泄物の微生物による処理としては，堆肥化・液肥化，活性汚泥法，メタン発酵法などがある．加えて，家畜排泄物を利用する微生物燃料電池の研究も始まっており，今後，家畜排泄物が，循環型農業の一部として，またエネルギー源として高度に活用されることが期待される．

● 畜産物と微生物

家畜から得られた乳肉などの畜産物は食品としての安全性が確保されなくてはならない．家畜とヒトの両方に感染する可能性ある微生物による感染症を人獣共通感染症（ズーノーシス zoonosis）と呼ぶ．人獣共通感染症が畜産物を介してヒトへ感染することを防ぐため，また畜産物の品質を維持するために畜産物は微生物に汚染されないように処理される．乳は超高温殺菌法や低温長時間殺菌法などの加熱法で処理されて出荷される．食肉となる家畜の筋肉は生体の段階ではほぼ無菌的な状態である．したがって，と畜場や食鳥処理場では微生物，特に消化管内容物が食肉を汚染しないように作業が行われる．

出荷された畜産食品（乳，食肉，卵など）はそのまま消費者に届けられるほか，食品原料として利用される．乳や食肉を原料とする発酵食品としては，チーズ，ヨーグルト，生ハム，発酵ソーセージなどがあり，保存性の向上と独特な食味・風味の付与が図られている．［➡ 1-43 ～ 1-46, 2-16］

● 物質循環と畜産

家畜が摂取した飼料は，消化管内で消化されて家畜の栄養となる．植物由来のセルロースなどの繊維成分の場合，消化管内微生物による分解で家畜が利用可能な低分子となる．家畜の排泄物（未消化の飼料を含む）は，土壌微生物により飼料作物などが利用できる形，あるいは活性汚泥微生物により処理される．これら一連の発酵では温室効果ガス（メタン，一酸化二窒素など）も発生し，大気中に放出される．このように，畜産をめぐる物質循環の諸所に微生物が関与し，家畜生産を支えるとともに畜産を取り巻く環境に影響を与えている．持続可能な循環型農業を目指すには，畜産に投入された資源を無駄なく畜産物とする方法や環境負荷をより減少させる技術が求められている[1]．

〔三森眞琴〕

参考文献

1) 日本学術会議 生産農学委員会畜産学分科会．2007．対外報告 わが国食料生産における資源循環型畜産技術の開発と地域活性化，日本学術会議．(http://www.scj.go.jp/ja/info/kohyo/pdf/kohyo-20-t46-2-1.pdf)

5-23
発酵飼料に関わる微生物

牧草，食品副産物，乳酸菌，サイレージ

牧草をはじめとする高水分の材料を，嫌気的に貯蔵した発酵飼料をサイレージ (silage) と呼ぶ．高水分といっても含水率には大きな幅があり，収穫直後の無予乾牧草のように含水率70〜80％で貯蔵されるものもあれば，イネソフトグレインのように含水率30〜40％で貯蔵されるものもある．サイロすなわち貯蔵する容器・施設も様々である．バンカーサイロ (bunker silo) は大規模調製に適しているが，上層と下層あるいは中央部と壁付近で圧密・密封の程度に差が生じやすい．ロールベール (round bale silo) やトランスバッグサイロ (transportable bag silo) は数百kg単位で貯蔵され，前者はラップフィルムで包装されるため表層部，後者は縛り口付近が嫌気状態を維持しにくい．収穫時期，栽培条件，製造ロットなどによる変動も大きい．そのため，同じ種類の材料を同じ形式のサイロで貯蔵しても，発酵貯蔵に関わる微生物が同じとは限らない．

飼料の発酵貯蔵もハードルテクノロジーを応用しているが，コスト面の制限は大きく，材料を洗浄・殺菌できないなど，食品とは大きな差異があることは意識されたい．

● 貯蔵初期

刈り取り直後の材料で生菌数が多いのは好気性細菌であり，*Flavobacterium* 属，*Microbacterium* 属，*Methylobacterium* 属，*Pseudomonas* 属，*Sphingobacterium* 属などの細菌が検出される（表1）．乳酸菌は好気性細菌より数オーダー少なく，*Enterobacter* 属，*Erwinia* 属，*Klebsiella* 属，*Morganella* 属，*Pantoea* 属といった腸内細菌科菌群のほうがしばしば数多く検出される．また，*Rhodotorula* 属，*Candida* 属などの酵母もし ばしば乳酸菌より数多く検出される．*Bacillus* 属や *Clostridium* 属は，土壌が付着した材料で多くなる．

表1 牧草にみられる微生物数の一般例

好気性細菌	$> 10^7$ CFU/g
乳酸菌	$10^{1〜6}$ CFU/g
酵母	$10^{3〜5}$ CFU/g
かび	$10^{3〜4}$ CFU/g
腸内細菌科菌群	$10^{3〜6}$ CFU/g
Bacillus 属	$10^{2〜3}$ CFU/g
Clostridium 属	$10^{2〜3}$ CFU/g

密封が適切に行われると，サイロ内の酸素が早期に消費されて，好気性細菌の活動は①のように抑制される（図1）．そのため，細断した材料を用い，圧密・密封を確実に行った発酵飼料で，好気性細菌の役割を強く意識することはない．一方，通性嫌気性の腸内細菌科菌群や酵母は，適切に密封されても②のように増加することがある．腸内細菌科菌群が増殖すると2,3-ブタンジオールが，酵母が増殖するとエタノールが発酵生成物として多くなる．

Aspergillus 属，*Fusarium* 属，*Penicillium* 属などのかびも材料中に検出されるが，その菌数は通常少なく，④のように菌数は低く抑えられる．微生物叢が変動するこの貯蔵初期は，通常数日から1週間程度である．低酸素環境が確保されれば，③のように乳酸菌が優勢になる．

● 発 酵 期

材料に十分な可溶性糖類が存在し，乳酸菌が活発に増殖すれば，発酵飼料の乳酸含量は原物当たり1.5〜2.0％に達する．pHが4.0以下となることも多く，低酸素環境に加え，pHおよび非解離型有機酸が微生物制御のハードルに加わる．含水率40〜50％の発酵飼料では非解離型有機酸の量が乏しいが，水分活性の低下が抗菌物質の不足を補うハードル

となる.

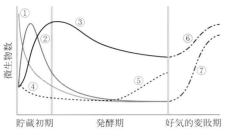

図1 発酵飼料における微生物数の変化

飼料の発酵貯蔵に関わる乳酸菌は,しばしば球菌と桿菌に分けて議論される.乳酸菌球菌は②のように貯蔵初期の増殖が活発であり,好気性細菌や腸内細菌科菌群を抑制するうえで重要である.発酵飼料に見出される主な乳酸球菌は Enterococcus 属,Lactococcus 属,Pediococcus 属,Leuconostoc 属,Weissella 属で,このうち前三者はグルコースから乳酸だけを生成するホモ発酵型(homofermentative)乳酸菌,後二者は乳酸以外に炭酸ガスを生成するヘテロ発酵型(heterofermentative)乳酸菌である.ある種の発酵飼料に特徴的な乳酸球菌が存在するという認識はない.乳酸球菌は一般に耐酸性に乏しいと考えられており,次第に乳酸桿菌中心の微生物叢に移行する.

発酵飼料に見出される乳酸桿菌は主に Lactobacillus 属であり,L. brevis,L. buchneri,L. casei,L. plantarum,L. rhamnosus といった多様な菌種が,材料にかかわらず検出される.乳酸球菌と同様に,ホモ発酵型とヘテロ発酵型に分けて論じられることが多い.飼料の発酵貯蔵は栄養素の保存が目的であり,炭酸ガスを生じるヘテロ発酵型菌種は,貯蔵中のエネルギー損失を大きくするので好ましくないからである.

含水率70%以上の高含水率サイレージで問題となることが多いが,発酵貯蔵が長期になると,偏性嫌気性菌の Clostridium 属が⑤のように増殖することがある.材料中の可溶性糖類が枯渇して乳酸菌が不活発になると,乳酸を代謝する C. tyrobutyricum やアミノ酸を脱アミノあるいは脱炭酸する Clostridium 属が活動を開始する.脱アミノや脱炭酸で生じるアンモニアやアミンは,発酵飼料の採食量や嗜好性を低下させる.

圧密・密封後1か月程度で発酵はおおよそ安定するが,屋外で貯蔵されるため外気温の影響を少なからず受ける.低温では乳酸菌を含む多くの微生物が不活発で,微生物制御も不確実になりやすい.

● 好気的変敗期

動物に給与するためサイロを開封すると,発酵飼料は再び空気にさらされる.好気性あるいは通性嫌気性の微生物が⑥あるいは⑦のように代謝・増殖を再開し,栄養素が酸化されて発酵飼料は発熱する.発熱した飼料ではすでに栄養価が低下しており,採食量や嗜好性も低下する.

好気的変敗を引き起こす微生物は,酵母,Bacillus 属,Acetobacter 属,腸内細菌科菌群などであるが,酵母の増殖がきっかけとなることが多い.通性嫌気性菌の酵母は発酵期でも一定の菌数を維持することがあり,開封時に $>10^5$ CFU/g レベルで酵母が存在する発酵飼料は変敗しやすい.Candida 属,Pichia 属,Saccharomyces 属などが好気的変敗に伴って増殖し,貯蔵中に生成した乳酸や飼料に残存する可溶性糖類を代謝する.ホモ発酵型乳酸菌が優勢する発酵が望ましいが,乳酸主体の有機酸組成を示す発酵飼料は開封後に変敗しやすい.真菌に抑制効果を示すのは酢酸をはじめとする短鎖脂肪酸である.そのため,変敗しやすい材料には,L. buchneri のようなヘテロ発酵型乳酸菌を添加剤として用いることがある. 〔西野直樹〕

5-24
反芻動物と微生物の共生

ルーメン,メタン,揮発性脂肪酸,
プレバイオティクス

● 反芻動物の栄養を支えるルーメン微生物

　反芻動物第一胃（ルーメン rumen）内微生物群集は，様々な種類の微生物—細菌，アーキア，プロトゾア（原生動物）—による多様な一団で構成されており，ルーメンを発酵タンクと見立てたときに微生物は発酵主体として機能している．ウシが摂取した飼料成分はこれらの微生物による発酵作用を受け，炭水化物からは酢酸，プロピオン酸，酪酸などの揮発性脂肪酸が生成され，吸収された後，ウシの主要なエネルギー源になる．また，これらの微生物は常に増殖し，その細胞は下部消化管に送られ，主要なタンパク質として利用される（図1）．

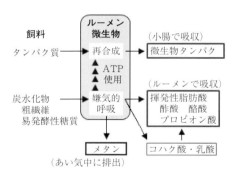

図1　ルーメン微生物による物質変換

　反芻動物のエネルギー獲得とタンパク質消化はこうしたルーメン微生物の働きに大きく依存しており，いわばその反応効率が家畜生産を左右する．乳牛では体内で利用できるタンパク質量が乳生産の制限要因となりやすく，ルーメンでの微生物合成量を高めるために，基質となる分解性タンパク質供給量とエネルギーとして必要な炭水化物のバランスをとる

ことが不可欠である．現在の主要な飼養プログラムは，そうした考え方に立脚している．飼料中の炭水化物は粗繊維と易発酵性糖質（デンプンなど）に二分され，さまざまな種類の微生物がこうした発酵基質を時に競合し，時に食べ分けるように自らの細胞に取り込んで代謝している．一定組成の飼料を給与している間はルーメン微生物群集は安定的であり，高い恒常性が保たれている．泌乳や成長に必要なエネルギーを補うため濃厚飼料を多給すると，急速な発酵によりルーメン液のpHが局所的に低下し，細菌が死滅してエンドトキシンが遊離され，血液に移行して直接あるいは炎症性サイトカインの生成を介して消化器病，乳房炎，肢蹄病，繁殖障害などの生産病を引き起こす（潜在性ルーメンアシドーシス；SARA）．個体差はあるが，過剰なデンプン供給とならないような栄養管理が重要である．

　ルーメン内は極めて嫌気的であり，微生物による嫌気発酵では有機物が完全に二酸化炭素と水まで分解されない．炭水化物酸化の過程で生じる還元等量（電子）は $2e^- + 2H^+ \rightarrow H_2$ の反応によって処理され，発生した H_2 はアーキアによってメタン生成に使われる．この結果ルーメン内 H_2 分圧を低く抑えられることから，嫌気発酵プロセスを効率的に進めるうえで重要な意味をもつ．一方で，有機物が本来もつエネルギーの相当部分がメタンとして排出されることは，反芻動物全体のエネルギー効率のうえでは損失となる．またメタンは地球温暖化ガスの1つであり，反芻動物第一胃は主要な発生源である．これらの背景から，各種素材の給与によるルーメンにおけるメタン発酵抑制の試みが多数行われてきた．こうした素材として以前は抗生物質（モネンシンなど）が主であったが，現在は天然の脂肪酸やタンニンなどが検討されてきている．

● 反芻動物消化管微生物群集の構成

　ウシルーメン微生物群集では，*Bacteroide-*

tes 門や Clostridium coccoides-Eubacterium rectale といった，腸内フローラでも主要な細菌グループがルーメン内でも大きな位置を占めている．一方で，ルーメン内の主要な繊維分解菌である Fibrobacter や，ルーメンに特徴的に存在する未培養の細菌群も数％程度で存在し，ルーメンの微生物機能を特徴づけている．なお，ルーメン微生物群集におけるアーキアの割合は通常 2〜10％である．またウシの場合，出生から離乳までの 6〜8 週間は，生理的，行動的に著しい成長を遂げる時期であり，ルーメン微生物群集だけでなく腸内細菌叢にも大きな経時的変化が見られる．

哺乳期間では，Bacteroidetes，C. coccoides-E. rectale，Atopobium，Faecalibacterium，Proteobacteria が主要なメンバーであるほか，Lactobacillus や Bifidobacterium もそれぞれ群集全体の 1％程度存在しており，ヒト腸内細菌叢にかなり近い．離乳後になると，Faecalibacterium，Atopobium，Bifidobacterium はほとんど検出されなくなり，入れ替わるように未培養ルーメン細菌群や Fibrobacter など，主要なルーメン細菌が検出されるようになる[1]．

このように，仔ウシは成熟した反芻動物になるまでの機能的，形態的な消化管発達と対応して，腸内細菌叢もまた，幼齢期非反芻動物のそれに近いものから，成熟とともに成牛の下部消化管細菌叢構成に近づくと考えられる．

● プレバイオティクスを利用した消化管微生物環境の改善

仔ウシの発育に伴う糞便細菌叢の変化で見過ごせないのは，下部消化管に生息し宿主の健康に寄与すると考えられている乳酸桿菌やビフィズス菌が，離乳時点でほとんど検出されなくなっており，個体の一生からみると非常に早い時期に群集から消滅していることである．そこで，プレバイオティクス（消化管内の有用細菌によって選択的に利用される難消化性炭水化物）給与に対する関心が高まっている．マンナンオリゴ糖やガラクトオリゴ糖など，単胃動物に対しても用いられるプレバイオティクスを仔ウシに給与すると，下部消化管内の有用細菌の増殖が促進され，有害細菌の排除と下痢発症抑制，成長促進の効果が示されている．

同一のプレバイオティクス給与でもそれがルーメンに到達した場合と下部消化管に到達した場合とでは利用のされ方が異なる．例えばセルロースの酵素分解物であるセロオリゴ糖を反芻家畜に給与すると，反芻胃内では多くの種類の微生物がまんべんなく利用するが，下部消化管に達した場合は C. coccides-E. rectale を選択的に増加させ，結果的に短鎖脂肪酸，特に酪酸生成量が増加する[2]．また，成牛に対しては，ルーメン内微生物群集の調節による飼料効率の改善を期待した補助飼料製品として実用化されているものが多い[3]．

プレバイオティクスの利用は，腸内細菌叢による自律的な変化をより望ましい方向へ誘導するための 1 つの手段といえる．家畜用飼料として流通している各種製品の中から適切なものを選択し継続的に用いることで，日常的な飼養管理による望ましい微生物群集の形成も可能であろう．　　　　〔上野　豊〕

参考文献
1) Y. Uyeno et al. 2010. Lett. Appl. Microbiol. **51**：570-577.
2) Y. Uyeno et al. 2013. Livest. Sci. **153**：88-93.
3) Y. Uyeno et al. 2015. Microbes Environ. **30**：126-132.

5-25
家畜感染症

人獣共通感染症（zoonosis），分類，防疫，予防

ウシ，ブタ，ニワトリなどの家畜に重篤な危害を及ぼす微生物要因には家畜病原細菌やウイルスなどがあるが，これらの病原体には，ヒトの健康にも影響を及ぼすものが多い．このような「自然な状況下でヒトと動物間で伝播する疾患あるいは感染症」を人獣共通感染症（ズーノーシス zoonosis）という．

家畜の伝染性疾病の発生の予防やまん延防止のため，家畜伝染病予防法で具体的に28種類の伝染性の疾病を家畜伝染病（法定伝染病）（表1）として定めており，これらの伝染病に感染している動物は，直ちに，あるいは，定められた期間内に殺処分が求められる．また，家畜が家畜伝染病以外の伝染性疾病に感染している場合には，都道府県知事にその旨を届け出なければならない．このような伝染性の疾病を届出伝染病といい，71種類の疾病が指定されている．家畜伝染病と届出伝染病を総称して監視伝染病という．家畜伝染病には，炭疽，ブルセラ病，結核，鼻疽，高病原性鳥インフルエンザなど，また，届出伝染病では，サルモネラ症，レプトスピラ症，豚丹毒（ヒトでは類丹毒）などの人獣共通感染症が含まれる．医療面においては，動物からヒトに感染した場合，極めて危険度の高い感染症は「感染症の予防及び感染症の患者に対する医療に関する法律（感染症法）」において，病原体の感染力や罹患した場合の重篤性に応じて1類〜5類感染症に類型されている．この中で，家畜からヒトへの感染でヒトの生命および健康に重大な影響を与えるとされる2類感染症に，鳥インフルエンザおよび結核が含まれる（表2）．

家畜の監視伝染病に対する予防対策は，ワクチンにより行われることが多いが，十分な予防効果は得られていない．結核に対する動物用ワクチンは開発されておらず，また，我が国では鳥インフルエンザに対するワクチンは防疫上，使用されない．狂犬病や結核を除くほとんどの人獣共通感染症に対して，ヒト用のワクチンはない．したがって，家畜に由来する病原体の感染を予防するには，感染した動物の取り扱いに十分に注意する必要がある．

また，家畜の腸管内には，通常，家畜の健康や生産性にはほとんど影響を与えないがヒトの健康に危害を及ぼす，腸管出血性大腸菌，カンピロバクター，ウエルシュ菌，E型肝炎ウイルスなどの病原体が存在するが，それらに対して家畜用のワクチンは開発されていない．これらの病原体は，家畜に対しても病原性を示すサルモネラやリステリア菌とともに重要な食中毒の原因となる．したがって，これらの病原体のヒトへの感染を防ぐには，畜産物の保存や取り扱い，衛生管理が重要になる．

〔下地善弘〕

表1　家畜伝染病

	疾病名	対象家畜
01	牛疫	牛，水牛，鹿，めん羊，山羊，豚，いのしし
02	牛肺疫	牛，水牛，鹿
03	口蹄疫	牛，水牛，鹿，めん羊，山羊，豚，いのしし
04	流行性脳炎	牛，水牛，鹿，馬，めん羊，山羊，豚，いのしし
05	狂犬病*	牛，水牛，鹿，馬，めん羊，山羊，豚，いのしし
06	水胞性口炎	牛，水牛，鹿，馬，豚，いのしし
07	リフトバレー熱*	牛，水牛，鹿，めん羊，山羊
08	炭疽*	牛，水牛，鹿，めん羊，山羊
09	出血性敗血症	牛，水牛，鹿，めん羊，山羊，豚，いのしし
10	ブルセラ病*	牛，水牛，鹿，めん羊，山羊，豚，いのしし

11	結核病*	牛, 水牛, 鹿, 山羊
12	ヨーネ病	牛, 水牛, 鹿, めん羊, 山羊
13	ピロプラズマ病	牛, 水牛, 鹿, 馬
14	アナプラズマ病	牛, 水牛, 鹿
15	伝達性海綿状脳症*	牛, 水牛, 鹿, めん羊, 山羊
16	鼻疽*	馬
17	馬伝染性貧血	馬
18	アフリカ馬疫	馬
19	小反芻獣疫	鹿, めん羊, 山羊
20	豚コレラ	豚, いのしし
21	アフリカ豚コレラ	豚, いのしし
22	豚水胞病	豚, いのしし
23	家きんコレラ	鶏, あひる, 七面鳥, うずら
24	高病原性鳥インフルエンザ*	鶏, あひる, うずら, きじ, だちょう, ほろほろ鳥, 七面鳥
25	低病原性鳥インフルエンザ	鶏, あひる, うずら, きじ, だちょう, ほろほろ鳥, 七面鳥
26	ニューカッスル病	鶏, あひる, 七面鳥, うずら
27	家きんサルモネラ感染症	鶏, あひる, 七面鳥, うずら
28	腐蛆病	蜜蜂

*人獣共通感染症.

表2 「感染症の予防及び感染症の患者に対する医療に関する法律」（感染症法）における人獣共通感染症（抜粋）

類型	病原体	感染症名	対象となる家畜（関係法規）
1類	ウイルス	エボラ出血熱	
1類	ウイルス	マールブルグ出血熱	
1類	細菌	ペスト	
2類	ウイルス	重症急性呼吸器症候群	
2類	ウイルス	鳥インフルエンザ (H5N1)	鶏など鳥類（家畜伝染病）
2類	細菌	結核	牛, 水牛, 鹿, 山羊（家畜伝染病）
3類	細菌	細菌性赤痢	
3類	細菌	腸管出血性大腸菌感染症	牛（ただし病気は起こさない）
4類	ウイルス	ウエストナイル熱（脳炎）	馬（家畜伝染病）
4類	ウイルス	馬脳炎	馬（家畜伝染病）
4類	ウイルス	狂犬病	
4類	ウイルス	鳥インフルエンザ (H5N1を除く)	鶏など鳥類（家畜伝染病）
4類	ウイルス	ニパウイルス感染症	馬, 豚, いのしし（家畜伝染病）
4類	ウイルス	日本脳炎	牛, 水牛, 鹿, 馬, めん羊, 山羊, 豚, いのしし（家畜伝染病）
4類	ウイルス	リフトバレー熱	牛, 水牛, 鹿, めん羊, 山羊（家畜伝染病）
4類	寄生虫（蠕虫）	エキノコックス症	
4類	細菌	炭疽	牛, 水牛, 鹿, めん羊, 山羊（家畜伝染病）
4類	細菌	鼻疽	馬（家畜伝染病）
4類	細菌	ブルセラ症	牛, 水牛, 鹿, めん羊, 山羊, 豚, いのしし（家畜伝染病）
4類	細菌	野兎病	馬, めん羊, 豚, いのしし（届出伝染病）
4類	細菌	類鼻疽	牛, 水牛, 鹿, 馬, めん羊, 山羊, 豚, いのしし（届出伝染病）
4類	細菌	レプトスピラ症	牛, 水牛, 鹿, 豚, いのしし（届出伝染病）
5類	細菌	破傷風	牛, 水牛, 鹿, 馬（届出伝染病）
5類	プリオン	変異型クロイツフェルト・ヤコブ病	牛, 水牛, 鹿, めん羊, 山羊（家畜伝染病）

5-26 微生物を利用した家畜排泄物処理

コンポスト化（堆肥化），汚水処理，悪臭低減，温室効果ガス低減，メタン

家畜排泄物処理の方法は多岐にわたる[1]．その方法は，対象家畜，飼養方法，経営規模，気候，地理条件などを勘案して決められるが，特に処理対象となる排泄物の形状が重要である．排泄物が液体として排出される場合は汚水処理，泥状の場合はスラリー処理またはラグーン処理，固形状の場合はコンポスト化（堆肥化composting）が主である．またいずれの形状の排泄物に対しても，メタン発酵法は可能である．

畜産で用いられる汚水処理方法は，主に活性汚泥法（activated sludge process）および生物膜法（biofilm process）である．

活性汚泥法には，標準活性汚泥法や酸化溝（オキシデーションディッチ）法などがある．

活性汚泥法は，一般に汚水に空気を吹き込む「ばっ気」操作を行って，好気条件下で行うが，ばっ気の稼働と停止を組み合わせた「間欠ばっ気」方式もある．ばっ気停止時には，水中の酸素が消費され，嫌気状態となる．好気条件下ではおもに好気性微生物，嫌気条件下ではおもに嫌気性微生物が働く．活性汚泥は，浮遊性の汚泥であり，細菌が生産する細胞外多糖体やタンパク質によって多数の微生物が凝集塊（フロック）として存在する．近年，遺伝子解析法により，活性汚泥には，*Proteobacteria*，*Bacteroidetes*や*Firmicutes*などの門に属する細菌が多く存在することが明らかにされているが，未分類の細菌も多種検出されており，微生物群集には不明な点が多く残されている．

汚水処理において微生物に求める機能は，有機物の分解や窒素成分の硝化・脱窒などである．有機物分解は多種の従属栄養細菌，硝化は独立栄養・好気性細菌である硝化菌，脱窒は従属栄養・通性嫌気性細菌である脱窒菌が担っている．

環境における窒素循環とそれに関わる微生物を図1に示す．

硝化は2段階の反応で，アンモニアは亜硝酸（NO_2^-）を経て硝酸（NO_3^-）に酸化される．前者はアンモニア酸化細菌，後者は亜硝酸酸化細菌によって行われる．両細菌種をまとめて，硝化菌と呼ぶ．

汚水処理過程でアンモニア酸化に関わる細菌の優占種は，流入汚水のアンモニア濃度に依存して決定されることが知られている（図2）[2]．また，近年，アンモニア酸化を行うアーキアの存在が明らかにされている．これらは水や土壌の環境に多数存在し，アンモニア

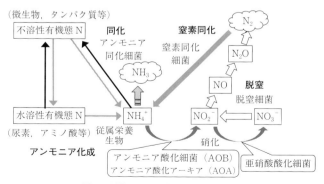

図1　環境における窒素循環と微生物

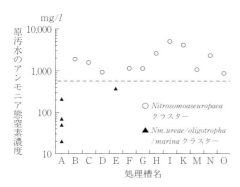

図2 畜産汚水処理施設における流入汚水のアンモニア濃度とアンモニア酸化細菌優占種の関係

酸化に関して,細菌以上の働きをしている場合がある.

生物膜(バイオフィルム biofilm)は,微生物が産生する細胞外多糖体などによって固体表面に形成される膜である.自然界では,河川の石の表面のぬめりなどとして広く存在する.汚水処理では,スポンジ製の浮遊担体や回転円板などを利用して,その表面に生物膜を形成させる.この方法を生物膜法と呼ぶ.生物膜内には,活性汚泥同様に多種の微生物が存在するが,活性汚泥中よりも生育が遅い微生物も生息できる.そのために食物連鎖が長くなって,一般に汚泥の生産量は少ない.

コンポストは,堆肥と同義であり,「有機性の資源・廃棄物から,好気的条件下で微生物の働きによって作られる固形の肥料や土壌改良材」と定義される[3].一般には,家畜排泄物などに通気や撹拌によって空気を供給し,一定時間をかけて有機物を分解し,安定な状態の固形物を得る.家畜排泄物は団粒状になりやすく,団粒内部への酸素供給は不十分となり,微細環境で見ると,コンポスト化は好気と嫌気の両方の状態が併存して進む.

コンポスト化過程では,微生物の呼吸熱によって温度が上昇し,70℃以上になることもある.家畜排泄物では,コンポスト化開始時および初期には,糞便由来の細菌が多数存在する.温度上昇に伴って,腸内細菌や病原細菌などを含む中温菌は殺滅され,高温期において高温菌が多数を占めるようになる.温度下降期では再び中温菌が優占種となる.しかし,この時の中温菌はコンポスト化初期の中温菌とは異なる種が主である.また,高温期に増殖した高温菌は,温度下降後においても多数生残する.

コンポスト化過程には,多種多様の微生物が存在し,硫黄酸化細菌やメタン産生アーキアなども検出されているが,特に新たに発見されたアンモニア酸化アーキアはコンポスト過程における硝化に重要な役割を果たすと考えられている[4].

畜産由来の悪臭物質で最も重要なものはアンモニアである.微生物によるアンモニアの除去は,アンモニア同化および酸化がある.細菌の生育にとって有害となる高濃度アンモニア存在下において,アンモニアを同化できる細菌が分離されている.これらの菌株を用いて,コンポスト化過程でのアンモニア揮散防止が可能であることが示されている[5].

一方,アンモニアを酸化することにより,揮散抑制を行うこともできる.既述のアンモニア酸化細菌およびアーキアを用いた除去法が検討されている.これらの菌によって,産生される亜硝酸はさらに酸化されて硝酸になり,脱窒細菌により,窒素ガスに還元されるため,無害かつ無臭化される.

糞中にはインドールやスカトールなどの微量でも強い悪臭源となる物質が存在する.これらを分解する細菌がコンポスト化過程から分離培養されており,好気性細菌から嫌気性細菌まで多様なものが検出されている.嫌気条件下でこれらの物質を分解する *Clostridium* が分離されており,イサチンに至る分解経路が明らかにされている[6].

硫化水素は,糞や嫌気状態におかれた汚水や汚泥などから発生する悪臭物質である.毒性が強く,硫化水素が充満した糞尿溜や下水管内での家畜や作業者の死亡例もある.硫化

水素を酸化する硫黄酸化細菌が単離されており，メタン発酵時に発生する硫化水素を除去する脱硫過程への応用が検討されている[7]．

家畜排泄物処理過程からは，二酸化炭素，メタン，一酸化二窒素（亜酸化窒素：N_2O）などの温室効果ガスが発生する．二酸化炭素と比べて，メタンは約25倍，N_2O は約300倍の温室効果をもつとされる．

N_2O は，硝化および脱窒の両行程で発生する．硝化過程では，アンモニアは，ヒドロキシルアミン（NH_2OH）を経て亜硝酸（NO_2^-）に酸化されるが，この過程において副生産物として N_2O が生成する．その原因として，アンモニア供給の過多や酸素供給の不足があげられる．一方，脱窒過程では，NO_2^- は，NO，N_2O を経て N_2 へと還元されるが，この過程で，NO の供給量が多すぎる場合や N_2O から N_2 への還元速度が遅い場合，N_2O が発生する．脱窒を行う微生物には，細菌，アーキア，真菌と広範囲に及ぶが，これらの中には，N_2 までの完全な還元を行わずに，N_2O を産生するものも存在する．

これらのことから，汚水処理やコンポスト化過程からの N_2O 発生を抑制するには，処理能力を超えた窒素含有有機物を投入しないこと，硝化過程を速やかに行わせるに十分な酸素を供給することなどが推奨されている．

メタンガスは，強力な温室効果ガスであるが，燃料に利用することができる．その高位発熱量は 55.5 MJ/kg であり，kg 当たりではプロパンやブタンなどより高い値をもつ．この熱を直接または水を温めることによって，畜舎などで利用することができる．また，ガスエンジンを用いて発電することも可能である．コジェネレーション（熱電併給）と呼ばれるガスエンジンで発電した場合，発電効率は約 25～35％，エンジンの熱を回収する熱回収率は 40～55％で，両者の合計の総合熱効率は 80～90％に達する．

メタン発酵の反応は，酸生成とメタン生成の 2 相からなり，前者には可溶化，加水分解，酸生成の 3 段階，後者には酢酸生成とメタン生成の 2 段階が含まれる．メタン発酵槽内では，有機物は多種の従属栄養微生物の働きにより，可溶化が行われた後，加水分解を受けて小さい分子量の成分に分解され，有機酸発酵により低級脂肪酸と水素に分解され，最終的にはメタン生成微生物によって二酸化炭素とメタンに転換される．メタン発酵に利用される低級脂肪酸としては，70～80％が酢酸，6～35％がプロピオン酸とされる．

メタン生成に関わる微生物は，アーキアに分類される偏性嫌気性微生物であり，「メタン生成アーキア」「メタン生成古細菌」「メタン生成菌」「メタン菌」などと呼ばれる．主なメタン生成経路には，酢酸を基質としてメタンと二酸化炭素を生成するもの（酢酸資化性の *Methanosarcina* 属など）と，二酸化炭素を水素によって還元してメタンを生成するもの（水素資化性の *Methanobacterium* 属）がある．

メタン生成菌の最適生育温度に合わせて，メタン発酵施設は中温（30～40℃）で行われるものと，高温（55～65℃）で行われるものがある． 〔中井　裕〕

参考文献
1) 中井　裕ら．2014．最新畜産ハンドブック，講談社．
2) K. Otawa et al. 2006. *Environ. Microbiol.* **8**：1985-1996.
3) 中井　裕ら．2015．コンポスト科学—環境の時代の研究最前線—，東北大学出版会．
4) N. Yamamoto et al. 2010. *Microb. Ecol.* **60**：807-815.
5) H. Sasaki et al. 2004. *Compost Sci. Util.* **12**：108-113.
6) C. Kohda et al. 1997. *J. Gen. Appl. Microbiol.* **43**：249-255
7) R. Asano et al. 2012. *J. Air Waste Manag Assoc.* **62**：38-43.

複雑微生物系の利用─合成微生物生態学─

　食品醸造をはじめとして，古くからの微生物利用技術では，多種類の微生物が混在する複雑微生物系を巧みに操ってきた．堆肥化，生物的廃水処理においても，自然界から得た微生物群集を利用している．微生物群集には，純粋分離した微生物では達成できない機能が期待できる．近年では，難分解性物質を分解できる微生物群集を集積培養した例も数多く報告されるようになっている．しかし，そのような複雑微生物系の取得・利用は，技術者の経験や感に頼る部分が大きい．そんな中，複雑微生物系の理解および活用に向けて，「合成微生物生態学」という分野が注目されている．

　合成微生物生態学は，生命システムを作り上げる（作り上げようとする）ことで，生物を系として理解しようとする「合成生物学」の考えに則っている．加減乗除のように微生物生態系を合成することで，その理解および利用性を高められないだろうか．

- 足し算：外来の微生物または微生物群集を混ぜる
- 引き算：特定の微生物（群）を排除する（例　抗菌剤，ウイルス，原生生物などの捕食者）
- 掛け算：特定の微生物（群）を活性化／抑制する（例　賦活化剤，クオラムセンシングなどの細胞外シグナル物質）
- 割り算：機能群ごとに分けてコンパートメント化する（例　バイオフィルム，バイオマット）

　これらは従来の集積培養技術の一部でもあるが，戦略的に進めることで非常に有効なアプローチを開発できる．ただし，そのためには複雑微生物系内の構成種やその役割に関する知見をさらに蓄積することが必要であろう．また，これら加減乗除の過程で起こっていることを体系的に調査することで，今まで解明されていなかった複雑微生物系の性質を明らかにできると期待される．

〔春田　伸〕

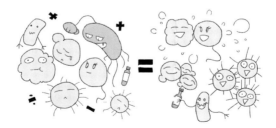

参考文献
J. Fredrickson. 2015. *Science*. **348**：1425-1427.

5-27
堆肥化に関わる微生物

コンポスト，温度，切り返し，好気性微生物

● 堆肥化とは？

堆肥化は，そのままの状態では腐敗しやすい有機性廃棄物を人為的なコントロールのもとで微生物分解し，取り扱いやすく，貯蔵性よい状態で有用な有機肥料に変換する処理方法である．堆肥（compost）の原料は，稲わらや野菜くずなどの作物残渣，家畜糞，おがくずや樹皮（バーク）などの農林畜産廃棄物から，下水汚泥や生ゴミなどの都市廃棄物まで多岐に及ぶ．有機性廃棄物を堆積し，通気や堆肥の攪拌を繰り返すことで有機物分解が進行し，その過程で70℃を超える高温を生じる．堆肥化により植物に対する生育障害物質が大幅に低減されるとともに，肥効成分や腐植物質に富んだ土壌改良効果の高い肥料を生産できることから，古くから有機肥料の生産方法として用いられてきた．

● 堆肥化に必要な条件

堆肥化は主として好気性微生物の活性によって進行する．よって適切な堆肥化を行うためには，これら微生物の活動に適した環境条件を整える必要がある．中でも重要な環境条件の1つとして，堆肥原料の水分があげられる．水分が高い場合には，通気性が低下し，堆肥内部が嫌気的になることで温度上昇が阻害され，有機物分解も緩慢になる．一方で水分が少ない場合には微生物の活性自体が低下し，時には堆肥への加水が必要となる．2つ目は，有機物の主要な分解者が好気性微生物であるため，堆積物中に空気の通り道である空隙が必要となる．水分調整材として堆肥原料に混合されるおがくずや稲わら，バークなどは，堆肥の嵩（かさ）を増やして堆積物の空隙を確保することにも役立っている．3つ目は堆肥原料に十分な微生物の基質が存在するかである．微生物が利用可能な炭素源や窒素源が不足する場合や両者の割合が適正でない場合には，堆肥温度が上昇しない，または高温が持続しない恐れがある．

堆肥化に必要な条件がそろっていたとしても，堆積物の内部では部位ごとに温度，通気性，水分などが異なるために有機物分解の進行にバラツキが生じる．そこで"切り返し"と呼ばれる堆肥の攪拌作業が必要になる．切り返しを行うことで分解の進んだ堆肥と未分解堆肥が混合され，さらに堆肥堆積物内部に空隙が作られることで，有機物分解が再び活発に進行していく．

● 堆肥化と微生物の遷移

堆肥化の進行は，その温度域の変遷により中温期（mesophilic phase），高温期（thermophilic phase）および腐熟期（curing phase）の3つに分けられる（図1）．

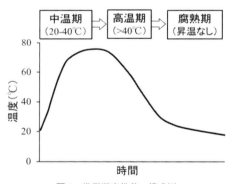

図1 堆肥温度推移の模式図

堆肥化開始時には気温と同程度の堆肥温度も，中温域を好む微生物群の呼吸によって熱産生が盛んになり，徐々に温度が上昇していく．堆肥温度が時に70℃を超えることもある高温期では，中温菌の活性が低下する一方で，高温菌による活発な有機分解が起きる．この高温期には *Firmicutes* 門の細菌が優占し[1]，*Bacillus* 属細菌に代表されるような，高温かつ好気条件で増殖し，様々な種類の有

機化合物を基質として利用可能な微生物群が活発に有機物分解を行う．またタンパク質や菌体などの有機窒素化合物の分解に伴い，アンモニアが発生することで堆肥のpHが上昇するとともに，温度上昇によって水蒸気が発生することで堆肥の水分は徐々に低下していく．原料中の様々な種類の基質が次々と分解・消費され，高分子化合物の低分子化が進行する中で，微生物が利用可能な基質も刻々と変化していく．この基質の変遷に加え，温度，pH，水分など微生物の増殖に大きな影響を与える物理的・化学的要因が劇的に変化していくために，堆肥中の微生物もそれら環境に適した集団へと遷移していく．原料中に存在した易分解性有機物のほとんどが消費され，微生物の呼吸による温度上昇も認められなくなった腐熟期には，リグノセルロースをはじめとした難分解性有機物が多くを占めるようになる．この腐熟期では，*Bacteroidetes* 門の細菌や，*Cladosporium* 属などの糸状菌が優占する[1]．同じ中温域での微生物代謝ではあるが，腐熟期では大部分の易分解性の基質が消費されていること，pHや水分が異なること，高温期を経験することで中温期の微生物の多くが失活することから，中温期の微生物叢は腐熟期それと異なる．また原料が異なる完熟堆肥中の微生物叢を比較した場合，原料の違いによって微生物叢も異なることから[1]，基質の組成は微生物叢の構成に影響を及ぼすと考えられる．

● 堆肥化のメリットと問題点

　堆肥化時に発生する高温は，原料中に存在した病原菌や寄生虫，雑草の種子などの失活にも効果を発揮する．家畜糞や下水汚泥は病原性大腸菌，*Salmonella* 菌，*Campylobacter* 属細菌のような病原菌に汚染されているケースもあることから，堆肥化は衛生面から見ても有用な処理であるといえる．堆肥化過程での病原菌の死滅を確実にするために，アメリカ合衆国環境保護庁では，堆肥化における高度な病原菌除去プロセスを提示している[2]（表1）．

表1　堆肥化における高度な病原菌除去プロセス
（Process to further reduce pathogens）

1）密閉型堆肥化および堆積通気型堆肥化処理 　55℃以上の温度で3日間保持すること．
2）ウインドロー式堆肥化処理 　55℃以上の温度を15日以上保持し，55℃以上の温度が維持されている期間内に少なくとも5回の切り返しを行うこと．

（参考文献[2]より抜粋）

　表1に示されているように，堆肥中の病原菌を死滅させるには，最高温度を高めるだけでなく，死滅に効果的な高温を可能な限り持続させることが重要になる．

　堆肥中で局所的に生ずる嫌気部分にはメタン生成アーキアが生息し，そこからメタンが発生する．堆肥の水分が高い場合にはさらにメタン生成量も多くなる傾向がある．また有機窒素化合物の分解過程で発生したアンモニアの一部は好気的環境にある堆肥表層部で硝化され，生成された硝酸が切り返し時に堆肥と混合されることで，脱窒反応が起きて一酸化二窒素（N_2O）が発生する．両者とも堆肥中の微生物代謝により生じる温室効果ガスであり，アンモニアや硫黄化合物などの悪臭とともに処理過程での低減が望まれる環境負荷物質である．

〔花島　大〕

参考文献

1) D. A. Neher *et al.* 2013. *Plos ONE*. 8：e79512.
2) USEPA. A Plain English Guide to the EPA Part 503 Biosolids Rule.

5-28
水産と微生物

赤潮，毒，物質循環

我が国の水産領域における微生物研究は主に第二次世界大戦前後にスタートした．戦後の食糧難や冷蔵庫の普及の遅れなどを反映し，初期の水産微生物研究の多くは食品の腐敗とその防止に関するものであった．また，当時は衛生状態も良好ではなく，腸炎ビブリオ菌（*Vibrio parahaemolyticus*），サルモネラ菌（*Salmonella* spp.），ボツリヌス菌（*Clostridium botulinum*），アレルギー様食中毒菌（*Proteus morganii*）などによる食中毒も頻繁に発生したことから，食中毒細菌に関する研究も実施されている．

また，これら食品関係の研究と並行して，漁網の腐朽や魚病など漁業や増養殖に関連した諸問題への対応として海洋細菌や魚病細菌などの研究が開始されている．その後，社会的に水質汚濁や赤潮，海洋開発などへの関心が高まるにつれ，水産微生物研究の大勢は食品微生物から海洋（水圏）微生物へと移り，今日に至っている[1,2]．

戦前から現在に至る微生物研究では，他の分野と同様に，寒天平板法やMPN法などの培養法が主な研究手法であった．その後，DAPIやアクリジンオレンジなどの蛍光色素と蛍光顕微鏡を組み合わせた直接計数法の確立や，分子生物学的方法の導入により培養に頼らない計数法などが開発され，新たな時代を迎えている．

以下では，水産領域における主な研究成果について概説する．

● 赤　潮[3]

赤潮（red tide）とは，水中の微小生物，特に微細藻類の大量増殖や集積の結果生ずる海水の着色現象である．陸上の工場や家庭から大量の排水が沿岸水域に流入するとともに，沿岸域で急速に広がった海面養殖場からも大量の有機物や栄養塩などが排出されることから，高度経済成長とともに沿岸水域では富栄養化が進行し，同時に赤潮も多発するようになった．さらに，有害赤潮によって養殖中の魚介類が死滅し，1972年には瀬戸内海で年間71億円の漁業被害が報告されている．その後の法律や規制の整備・強化などが奏功し，1990年代以降，瀬戸内海では赤潮発生の規模と期間は縮小傾向にある．

代表的な有害赤潮生物としては，*Chattonella marina*，*Heterosigma akashiwo*（以上，ラフィド藻），*Noctiluca scintillans*，*Gymnodinium mikimotoi*，*Heterocapsa circularisquama*（以上，渦鞭毛藻）などがあげられる．赤潮発生のメカニズム解明がこの分野の大きな関心となっており，単に窒素やリンなどの栄養塩が陸上から流入するだけでなく，水温上昇や降雨，シストの越冬，風による集積などが赤潮発生に大きく関わっていることが明らかにされている．

赤潮防除として，赤潮生物を殺藻する微生物の研究が盛んに行われるようになった．これらの微生物は赤潮藻との接触あるいは非接触で殺藻効果を示すものが知られているが，対象生物が異なると効果が低下するなど，微生物農薬特有の性質も観察されている．1994年には *Heterosigma akashiwo* を消滅させるウイルスHaVが発見され，注目を浴びた．

● 毒

貝毒（shellfish poison）[2,3]　　有毒微細藻類に起因する貝類の毒化現象の主なものとして麻痺性貝毒（paralytic shellfish poison：PSP），下痢性貝毒（diarrheic shellfish poison：DSP）などが知られている．PSPでは渦鞭毛藻の *Alexandrium tamarense*，*A. catenella*，*Gymnodinium catenatum* などを捕食することによって二枚貝に毒が蓄積される．一方，DSP毒は渦鞭毛藻の *Dinophysis fortii*，*D. acuminata*，*D. caudate* から検出されているが，貝の毒化メカニズムは

明らかになっていない．

フグ毒（puffer toxin）[4] 1964年にフグ毒テトロドトキシン（tetrodotoxin：TTX）の構造が決定されて以降，ヒョウモンダコ，ツムギハゼ，スベスベマンジュウガニ，オオツノヒラムシなどフグ以外の幅広い動物からTTXが検出されており，この毒がフグ科魚類に固有の毒ではないことが明らかになった．1986年にはスベスベマンジュウガニの腸管由来の*Vibrio fischeri*，紅藻*Jania* sp.由来の*Shewanella algae*，翌年にはショウサイフグの腸管由来の*V. alginolyticus*などの細菌がTTXを生産することが発見され，その後，多くのTTX生産細菌が分離されている（表1）．しかし，無毒フグにもこれらの細菌が存在するなど矛盾点も多く，現在では，海洋細菌が生産したTTXが食物連鎖を通じて濃縮され，それをフグが摂取して蓄積する食物連鎖説が有力となっている．また，これらの知見を応用し，海底から2m近く離れた生け簀に収容したフグにTTXを含まない配合飼料を投与することによって無毒フグを生産する方法も開発されている．

表1 主なフグ毒（TTX）生産細菌

Acinetobacter sp., *Aeromonas molluscorum*, *Aeromonas punctata*, *Aeromonas* sp., *Alcaligenes* sp., *Alteromonas tetraodonis*, *Alteromonas* sp., *Bacillus* sp., *Caulobacter* sp., *Enterobacter cloaca*, *Flavobacterium* sp., *Lysinibacillus fusiformis*, *Marinomonas* sp., *Microbacterium arabinogalactanolyticum*, *Micrococcus* sp., *Moraxella* sp., *Nocardiopsis dassonvillei*, *Plesiomonas* sp., *Providencia rettgeri*, *Pseudoalteromonas* sp., *Pseudomonas* sp., *Rahnella aquatilis*, *Raoultella terrigena*, *Roseobacter* sp., *Serratia marcescens*, *Shewanella alga*, *Shewanella putrefaciens*, *Shewanella* spp., *Vibrio alginolyticus*, *Vibrio fischeri*, *Vibrio parahaemolyticus*, *Vibrio shilonii*, *Vibrio* spp.

● **物質循環**[2]

水界では，太陽エネルギーを吸収して増殖した植物プランクトンを動物プランクトン，動物プランクトンを小型魚類，小型魚類を大型魚類が捕食する古典的食物連鎖が一般的であるが，これらの生物の遺骸や排泄物，脱皮殻などは分解者である細菌によって取り込まれ，さらに増殖した細菌を繊毛虫や鞭毛虫などの原生動物が捕食を繰り返したのち，再び古典的食物連鎖に組み込まれることから，これらの経路を微生物ループと呼んでおり，水界での微生物の重要な役割となっている．

また，深海底では熱水噴出口から熱水とともに硫化水素やメタンが多量に噴出しており，付近に生息するハオリムシ類やシロウリガイ類，シンカイヒバリガイ類に共生する硫黄酸化細菌やメタン酸化細菌などの微生物がこれらを利用して有機物を合成し，宿主に供給することによって深海底の熱水噴出口付近の生態系を支えていることが報告されている．

〔杉田治男〕

参考文献

1) 藤井建夫．2007．微生物の利用と制御—食の安全から環境保全まで（藤井建夫，杉田治男，左子芳彦編），pp.3-4．恒星社厚生閣．
2) 日本水産学会出版委員会編．1994．現代の水産学，pp.1-407．恒星社厚生閣．
3) 石田祐三郎，杉田治男．2011．増補改訂版 海の環境微生物学，pp.1-249．恒星社厚生閣．
4) 野口玉雄．1996．フグはなぜ毒をもつのか—海洋生物の不思議，pp.1-221．日本放送出版協会．

5-29
プランクトンと漁業

基礎生産，食物連鎖，湧昇域，地球環境変化

● **海からの恵み**

海は地球表面の70%を占め，その平均水深は3,700 mに及び，そこには地球上の水の97%が存在する生物圏（biosphere）である．海が吸収した太陽光エネルギーを使って植物は光合成により有機物を合成し，この変換された化学エネルギーがすべての生命活動のエネルギー源となっている．海の食物連鎖（food chain）を通した生物生産活動により，私たちは毎年約9,000万tの漁獲物を得ている．

● **豊かな海と貧しい海**

食物連鎖の出発点となる一次（基礎）生産者（primary producer）として，岸近くの浅海域では大型の海藻・海草類が重要であるが，海の圧倒的空間を占める漂泳層（pelagic zone）では単細胞の植物プランクトンが独占している．植物プランクトンはサイズを小さくすることで水に浮きやすくなり，光の届く有光層（euphotic zone）にとどまることができる．光量が十分存在すれば，植物プランクトンの光合成速度は窒素やリンなどの栄養塩濃度に依存するから，一次生産速度は栄養塩が豊富に存在する湧昇域（upwelling area）や沿岸域（coastal area）で高く，一方，栄養塩が常に希少である外洋域（oceanic area）で低い．基本的には，栄養塩の供給量の違いが各海域の食物連鎖構造の違いをもたらし，豊かな海や貧しい海などをかたちづくる．

● **小型生物から大型生物へ**

食物連鎖を構成する生物群として，独立栄養性（autotrophic）の植物プランクトンや従属栄養性（heterotrophic）の細菌や動物プランクトンのほかに，両者の性質をもった混合栄養性（mixotrophic）のプランクトンも存在する．これらはサイズによりピコ（0.2～2 μm），ナノ（2～20 μm），ミクロ（20～200 μm），メソ（0.2～2 mm），マクロ（2～20 mm），メガ（>20 mm）に分類される（図1）．植物プランクトンを出発点とする連鎖を生食食物連鎖（grazing food chain），細菌を出発点とする連鎖を微生物食物連鎖（microbial food chain）と区別するが[1]，実際には両連鎖が渾然一体として存在する．いずれの食物連鎖においても，捕食者のサイズは餌生物よりほぼ1桁大きくなり，またある栄養段階（trophic level）から隣接する上位の栄養段階への転送効率（transfer efficiency）は10～20%である[2]．

● **外洋・湧昇・沿岸域での食物連鎖構造**

北太平洋の真ん中にあるハワイの近海では，

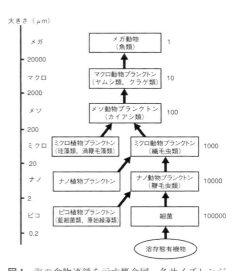

図1 海の食物連鎖を示す概念図．各サイズレンジにおける主要生物群とそれらの餌-捕食者関係．メガ動物の生産速度を1とした場合の相対生産速度を右側に示す．植物プランクトンから出発する連鎖を「生食食物連鎖」，細菌から出発する連鎖を「微生物食物連鎖」と分けるが，メソ動物プランクトンの栄養段階では両連鎖が完全にひとつに融合する．

ピコ植物プランクトンが卓越する．小さいと低濃度の栄養塩を効率的に細胞内に取り込むことができるからである．これらは鞭毛虫類などのナノ動物プランクトンに摂餌され，さらにより大型の動物プランクトンに順次捕食され，最終的にメガ動物である魚類に至る合計6栄養段階が存在する．各段階間の転送効率を10%と仮定すると，ピコ植物プランクトン生産量の10万分の1が魚類生産量に転送されるにすぎない．同様にピコサイズの細菌から出発する微生物食物連鎖も魚類生産には極めて効率が悪い．このように外洋域は漁業生産のほとんど上がらない貧しい海で，海全体の約90%を占めている．

北米カリフォルニア沖や南米ペルー沖では，高い栄養塩濃度の海水が深層から表層に向かって湧き上がり，同時に強烈な太陽光を受けて珪藻類（diatom）や渦鞭毛藻類（dinoflagellate）などのミクロ植物プランクトンが増殖する．これをカイアシ類（copepod）などのメソ動物プランクトンが摂餌し，さらにこれをカタクチイワシなどの小型魚が捕食する．ペルー沖のカタクチイワシ（アンチョベッタ）は植物プランクトンも直接餌として利用できるから，湧昇域は魚類生産にとって極めて効率のよい豊かな海である．しかし海全体の1%の面積でしかない．1960年代にアンチョベッタ単独で1,000万t以上の年間漁獲量があった．何と現在の日本の年間漁獲量約400万tの2倍以上にもなる．

瀬戸内海などのように比較的浅い沿岸域では，陸や河川から栄養塩が供給されるのでナノ植物プランクトンが優占する．ここには外洋域と湧昇域の中間的な食物連鎖が形成され，平均栄養段階数は4である．さらに海藻や海草を起源とするデトライタス（detritus）が多毛・貝・甲殻類などの底棲生物（benthos）の餌となり，底棲魚類の生産を支えるので，沿岸域は一般的に漁業生産の高い好漁場になっている．

● 地球環境と漁業

地球規模の気候・環境変動が海の食物連鎖構造を変え，漁獲量を変動させる．例えばエルニーニョが発生すると，ペルー沖での湧昇が弱まって一次生産速度は通常の1/3以下に低下し，アンチョベッタの漁獲量は激減する．地球温暖化は海水の鉛直混合による栄養塩供給を弱めるので，一次生産速度が低下し，漁獲量も低下する．陸上の人間活動の活発化に基づく沿岸域の富栄養化は，有害赤潮やクラゲ類大発生をもたらし，過剰な有機物は海底を貧酸素化させて魚類などの棲めないデッドゾーン（dead zone）を形成する．さらに行きすぎた漁獲活動（乱獲）は魚類資源を枯渇状態に追い込む．日本人になじみ深いウナギやマグロが食卓から消える日が来るかもしれない．

● 漁業持続性のために

世界の漁獲量はすでに1990年頃から頭打ちである．増加する世界人口を養うために食料資源の確保は益々重要であるにもかかわらず，今後漁獲量が増加することはないだろう．海はすでに使い尽くされており，未利用資源はほとんど残っていない．今の漁獲量を将来にわたって維持するためには，海が本来備えている生物生産機能を低下させないこと，そしてさらなる漁業管理の強化が求められる．

〔上　真一〕

参考文献
1) F. Azam *et al.* 1983. *Mar. Ecol. Prog. Ser.* **10**：257-263.
2) J. H. Ryther. 1969. *Science.* **166**：72-76.

5-30
増養殖環境における微生物

自家汚染,溶存酸素,硫酸塩還元細菌

● **魚介類の消費と生産**

世界の食用魚介類の一人当たりの消費量は,1961年の9.0 kgから2011年には18.9 kgへと増加している.国連食糧農業機関(FAO)は世界の水産物消費は引き続き増加し,2023年には20.9 kg/人/年に達すると予想している.また,2013年の世界の漁業・養殖業生産量は1億9,109万tであった.このうち漁船漁業生産が9,388万tであったのに対し,養殖生産量は9,720万tとなっている.養殖生産量が漁船漁業生産量を上回ったのである[1].水産物消費が増加する一方で,天然の資源量に依存する漁船漁業による漁獲量の増大には限界がある.水産物供給における養殖の重要性は今後ますます高くなるであろう.

● **養殖場における自家汚染**

養殖(aquaculture)には無給餌型と給餌型がある.前者にはノリなどの藻類養殖やホタテガイなどの貝類養殖がある.後者の代表格は魚類養殖である.海洋環境への負荷,特に有機物負荷は,給餌型養殖(以下,養殖)が圧倒的に高い.この養殖の給餌に端を発する環境問題が,自家汚染(self-contamination)である.自家汚染とは,養殖による海域の有機汚濁とそれに伴う様々な養殖場の環境悪化,海域の生産性の低下現象を指す(図1).

養殖場で発生する有機汚濁の特徴は,"易分解性"有機物が多いという点である.通常,養殖魚に投与した餌の最大約20%が残餌となり,環境に直接負荷され,残りを魚が食べる.しかし,魚が摂餌した有機物のうち,魚体の増加分になるのはさらにその約20%であり,残りは糞尿などの排泄物として環境に放出される.つまり,投餌量の大半が排泄物などとして環境に負荷されるのである.

残餌や排泄物が水中に放出されると,周囲に存在する従属栄養性の海洋細菌が付着し,分解・無機化を行う.この海洋細菌による分解・無機化の過程で無機栄養塩(NH_4^+, NO_3^-, PO_4^{3-}など)が生成される.この営みが過剰になると当該海域の富栄養化(eutrophication)につながる.海底に到達するまでに完全に分解・無機化される有機物もあるが,海底に堆積してしまう有機懸濁物も多い.これは日本における養殖用網生け簀の大半が,風波の影響の少ない内湾・浅海域に設置されるためである.養殖に由来する懸濁態有機物が水中に滞留する時間は短く,水中を沈降しながら分解を受け,養殖場の海底に到達し,堆積する.堆積した有機物は引き続き底泥の細菌群を中心とした微生物群により分解・無機化される.この過程で微生物群は酸素がある限り好気呼吸を行う.したがって,細菌群が順調に分解・無機化を推進するためには,底層の溶存酸素量(dissolved oxygen:DO)が重要になる.窒素循環で重要な硝化作用に注目すると,化学合成独立栄養性の硝化細菌は次のような反応でエネルギーを獲得し,その際にやはりDOが必要になる.

$$NH_3 + 3/2O_2 \rightarrow NO_2^- + H_2O + H^+$$
$$NO_2^- + 1/2O_2 \rightarrow NO_3^-$$

養殖場の底層への酸素の供給は,季節により変化する.冬季は海水の鉛直混合が起こり,養殖場の底層へも十分にDOが供給されており,底層でも好気的環境が維持されやすい.一方,夏季,表層の水が温められ,風波が弱くなり,養殖場水域に水温躍層(thermocline)が形成されて成層すると,表層から底層へのDOの供給が滞る.底層のDOが低下してくると,通性嫌気性の海洋細菌は好気呼吸から発酵的代謝に切り替える.発酵の結果,底泥には乳酸や酢酸などの有機酸が蓄積される.乳酸などの有機酸が蓄積され,貧酸素化すると硫酸塩還元細菌(sulfate reducing bacteria)の増殖が活発化する.偏性嫌気性

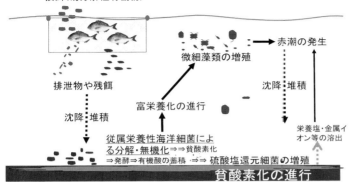

図1 給餌型養殖漁場の自家汚染

従属栄養性の硫酸塩還元細菌は，乳酸などを水素供与体とし，硫酸塩（SO_4^{2-}）を最終水素受容体として利用し，硫化水素（H_2S）を生成する．貧酸素化した海底泥は黒色をしているが，これはH_2Sが底泥中の鉄イオンなどと反応して黒色の硫化鉄（FeS）を生成するためである．また，底泥から溶出したH_2Sは，直上の海水中のDOと化学的に反応して消費し，底層の貧酸素化は急速に進行する（図1）．

底層が貧酸素化し嫌気的になると海底泥の酸化還元電位が低下し，海底泥からNH_4^+，NO_3^-，PO_4^{3-}，金属イオンなどが溶出しやすくなる．逆に好気的（酸化的）な環境が保たれていると，海底泥からのNH_4^+や金属イオンの溶出は抑制される．海底の貧酸素化に伴う金属イオンや栄養塩類の海水中への溶出は，海域の富栄養化をさらに促進し，赤潮の発生を助長する（図1）．

養殖場で発生した赤潮は新たな有機汚濁の原因となる．発生した赤潮が終息するとき，大量の微細藻類の遺骸は，懸濁態有機物として養殖場水域に負荷され，沈降し海底に堆積する．和歌山県白浜町地先の養殖場のマダイの生け簀下に水中沈降粒子捕集装置を設置し，隔月で年間を通して沈降粒子の解析を行ったところ，大半の時期は養殖由来の有機物であったが，赤潮の発生していた6月は養殖場に負荷される懸濁態有機物の半分以上が，微細藻類由来であった[2]．養殖場の海底泥を分析すると植物色素が比較的多く，養殖が遠因となった赤潮による有機汚濁も無視できないことがわかる．

● 環境に配慮した持続的な養殖

持続的養殖生産確保法という法律が1999年に制定された．これは自家汚染を軽減し，持続性の高い養殖場の利用を図るための法律である．水質項目として溶存酸素量，底質項目として硫化物量や多毛類の生息状況などの基準を設定し，飼育生物については条件性病原体（連鎖球菌および白点病）による死亡率の変化などの指標を設けている．養殖場環境のあり方を規定した画期的な法律といえる．法的な規制に加えて，養殖場の海洋細菌などの微生物群が果たす浄化能力を積極的に利用することが，環境共生型の魚類養殖の具現化につながる．

〔江口　充〕

参考文献

1) 水産庁編．2014．平成26年版　水産白書．農林統計協会．
2) T. Yoshikawa and M. Eguchi. 2013. Aquac. Environ. Interact. 4 : 239-250.

5-31 赤潮と被害

植物プランクトン，単細胞藻類，鞭毛藻，
珪藻，養殖，ノリ

赤潮（red tide）は単細胞藻類（≒植物プランクトン）の大量増殖による水面の着色現象であり，どのような単細胞藻類であっても条件さえ合えば赤潮を形成しうる．本項では「食」の生産に被害を与える赤潮に焦点をあてる．

我が国は四方を海に囲まれ海面養殖が盛んである．この養殖を脅かす要因の1つが赤潮である．養殖魚に被害を与える赤潮は，主に渦鞭毛藻（dinoflagellate）やラフィド藻（raphidophyte）などの遊泳性鞭毛藻類によって引き起こされる．富栄養化した海域では珪藻（diatom）による赤潮もよく見られる．珪藻赤潮のほとんどが無害であるが，食の生産に大きな被害を与える例としては，養殖ノリの色落ちがあげられる．以下では，特に我が国の魚類・ノリ養殖に被害を与える赤潮の例について述べていく．

● 魚類に被害を与える赤潮

いずれの単細胞藻類でも，赤潮になるほど大量に出現すれば，夜間や分解過程における酸素濃度低下で有害となりうる．以下に述べるのはそういった単純な要因ではなく，明らかに魚を殺す「キラー」たちである．

我が国の海面魚類養殖に最も多大な被害を与えてきたのはラフィド藻のChattonella属，特にChattonella marinaであろう（現在 C. antiquaとC. ovataの2種はC. marinaの変種とされるに至っている）（図1）．1969年に瀬戸内海で初めて現認されて以来，Chattonella赤潮はおよそ200億円相当に上る養殖魚を殺してきた[1]．これに加え，最近では2010年に九州西部海域で54億円相当の養殖魚を殺している．Chattonella赤潮と並び深刻な漁業被害をもたらすのは渦鞭毛藻のKarenia赤潮である．わが国ではK. mikimotoiが特に長崎県，大分県，愛媛県沿岸で発生し猛威を振るっている．2012年夏季には愛媛県で本種により12億円にも上る養殖魚被害が発生している．近年養殖が盛んなクロマグロはK. mikimotoiに対して脆弱らしく，赤潮とは呼べない数百細胞/mlの密度の出現により，400万円相当の養殖クロマグロが斃死した例がある．また，魚類のみならずアワビも本種の赤潮には弱いとされる．ChattonellaやKareniaは鞭毛を使い，昼間は水深の浅い層へ，夜間は深い層へと日周鉛直移動する．彼らが増殖する夏においては，海面〜中層水深までが日射により温められ，それ以深の低水温層と混合しにくくなる（成層化）．光の当たる浅い層では消費により栄養塩が枯渇するが，深い層には底層から供給された栄養塩も加わり豊富な栄養塩が残る．ChattonellaやKareniaはこの豊富な栄養塩を夜間に吸収し，競合生物（＝珪藻類）に打ち勝って爆発的に増加できる．

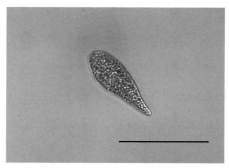

図1 *Chattonella marina* var. *antiqua*（Bar = 100 μm）[カラー口絵35参照]

渦鞭毛藻のCochlodinium polykrikoidesの赤潮も深刻な漁業被害を与える．2000年には九州八代海で39億円にも上る漁業被害を与えている．本種は山陰地方の日本海沿岸にも赤潮となって出現する．これは韓国沿岸から流れてきた「もらい赤潮」であるとされ，

海流による移動が人工衛星や数値シミュレーションによって捉えられている[2]．渦鞭毛藻の Heterocapsa circularisquama は魚類を殺さず二枚貝のみを大量斃死させる．アコヤガイやカキの養殖産地において大きな被害を出している．

これら被害額を見ただけでも，赤潮による魚貝類の生産へのダメージが深刻であることがわかる．被害を防止・軽減するには赤潮の出現予察を行い，早期の出荷や「餌止」（魚への給餌をやめ，魚類そのものの活性を抑え，赤潮への耐性を高める処置）を的確に実施する必要がある．我が国では海岸線をもつ都道府県が綿密な赤潮モニタリングを実施しており，結果はインターネット上の「沿岸海域水質・赤潮分布情報」[3]で即座に共有される．しかし根本的には有害赤潮が出ない海づくりが必要である．必ずしも富栄養化が有害赤潮に結びつくわけではなく，自然の河川からもたらされるバランスのよい栄養塩が多くあったほうが，珪藻などの「無害な赤潮」を誘導しその結果有害赤潮を抑制できる．下水処理の過程においてリンは窒素に比べ除去しやすいので，日本の海域は高窒素・低リン状態になっている．このような栄養塩バランスは，もともと低リン要求性で，しかも鉛直移動で底層のリンを吸収できる鞭毛藻類の増殖を招く．近年の酷暑による水柱の著しい成層化も有害赤潮にとっては有利に働いている．人工構造物などによる海水の滞留も有害赤潮の温床となる．

● ノリの色落ち

上でも述べたように，珪藻類は基本的には無害で，むしろ海洋の食物連鎖の基礎生産者として重要である．しかしノリの養殖時期に珪藻が高密度に出現し海域の栄養塩を多量に消費した結果，「ノリの色落ち」という漁業被害を与える．製品としての海苔は黒くつやのあるものが上等とされる．紅藻であるノリにはフィコビリンタンパク質が含まれており，黒い海苔ほどこのタンパク質が多くうま味や栄養が豊富だからである．しかしフィコビリンタンパク質の合成には高濃度の窒素が必要であり，窒素三態濃度（硝酸・亜硝酸塩＋アンモニウム塩）が海水中 $3\,\mu mol/l$ を下まわると，ノリの色が茶色に変化し，製品としての海苔の価格も下落する．

ノリの収穫期である冬季には，この時期の豊富な栄養塩を利用し，低温・低光量でも増殖可能で，鉛直混合によって表層に浮遊していられる大型の珪藻が出現する．このような珪藻として Coscinodiscus, Rhizosolenia, Eucampia の各属があげられる．特に Eucampia zodiacus は近年のノリ色落ち原因として最も注目される種である[4]．本種が，赤潮とは呼べないレベル（数百細胞/ml 程度）でも出現すると，海水中の窒素は速やかに減少しノリの色落ちを引き起こす．秋〜初冬に他の珪藻が出現せず，海域に栄養塩が多く残っている場合，また，冬季水温が高い場合に本種は出現しやすい．

一方で，冬季に出現するこれら大型の珪藻は，初春からの魚介類の生産を支える基礎生産者でもある．かつてノリの養殖地は栄養が豊富な海域であり，珪藻とノリの栄養塩競合という話は聞かなかった．「海の豊かさ」とは何かを考え直し，過剰に清澄で栄養塩の低い海を求める姿勢を見直す時期に来ているのかもしれない．

〔小池一彦〕

参考文献
1) 今井一郎．2013．シャットネラ赤潮の生物学．pp. 29．生物研究社．
2) G. Onitsuka et al. 2010. Harmful Algae. 9：390-397.
3) http://akashiwo.jp/
4) 西川哲也．2012．藻類ハンドブック．pp. 413-415．エヌ・ティー・エス．

5-32 魚病被害と微生物

魚介類の病原体，水産用ワクチン，選抜育種

● 我が国の水産業

　農林水産省の統計によると，我が国の2013年度の養殖業（貝類，藻類を含む）の生産量は，103万tであった．生産量だけをみると，世界1位の中国（約5,500万t）にはるか及ばないが，マグロやウナギの完全養殖に代表されるように，我が国の養殖技術や養殖魚種の多様さは世界屈指であることを疑う余地はない．養殖を行うにあたり，深刻な問題の1つに魚病（fish diseases）があげられ，年変動があるものの生産額に対して3～5％の被害をもたらしている．魚病には栄養性疾病，遺伝病，環境要因による病気も含まれるが，ここでは主に微生物によってもたらされる感染症を取り上げる．

● 魚介類の病原体

　病原生物を分類すると，小さいものから，ウイルス，細菌，真菌および寄生虫（原虫含む）に分類できる．大型の寄生虫を除くとすべての病原体は微生物となる．どのような魚種にどのような感染症が起こるのか，その詳細は専門書に譲るが，魚類も人間や植物，家畜と同様に病原体によって感染症が起こる．記憶に新しい大きな魚病被害としては，2003年に茨城県霞ヶ浦で発生したコイヘルペスウイルス病があげられる[1]．魚類ではないが，2007年から東北地方の特産物であるマボヤ（脊索動物）において，被囊軟化を特徴とする大量死が起きている．その後の研究により，斃死の原因は新属新種の鞭毛虫 *Azumiobodo hoyamushi* の寄生が原因であることが示された[2]．現在は，これらの感染症は沈静化しつつあるが，その他の感染症を含めて，養殖場では毎年のように何らかの感染症が起こっている．

● 魚類病原体の人間に対する病原性

　養殖魚類に大きな感染症が発生すると，食品であるがゆえに原因病原体のヒトへの感染に注目が集まる．結論からいうと，魚類の病原体のほとんどは人間に感染症を誘発することはない．これまでに魚類ウイルスがヒトに感染症をもたらしたという例は世界的にもない．寄生虫ではアニサキスなど一時的に人間に食中毒をもたらすものがあるが，ヒトの体内で増殖することはない．2011年以降，世間を賑わせているヒラメによる食中毒の原因虫クドア（*Kudoa septempunctata*：ミクソゾア門粘液胞子虫綱）も同様に，ヒトの体内で増殖することはなく，本虫が腸管に刺激を与えることで一過性の下痢が起こると推測されている．一方，細菌については，腸炎ビブリオで知られている *Vibrio parahaemolyticus* などいくつかの細菌が人魚共通で感染症を誘発することが明らかにされているが，まれなことである．魚類病原体が人間の体内で増殖しないのは，ヒトと魚類が系統的に離れていることや，体温が異なるため病原体の至適増殖温度から逸脱しているためであろう．

● 病原体の拡散ルート

　しばしば，養殖魚類に新しい感染症が発生するが，この病原体はどのようにもたらされるのであろうか．新規感染症が猛威を奮う原因の1つとして，生きた魚の輸入があげられる．例えば，安価な種苗を海外から購入し，日本で養殖すると種苗に感染していた病原体も一緒に輸入してしまうことになる．海外から我が国に持ち込んだと考えられている病原体には，サケ科魚類に感染する伝染性造血器壊死症ウイルス（アラスカからベニザケの汚染卵を輸入したことが疑われている）[3]，多様な海産魚類に感染するマダイイリドウイルス（南シナ海からの汚染種苗の導入が疑われている）[4]，マボヤに感染する *A. hoyamushi*（韓国から汚染稚ボヤの導入が疑われている）[5] などがある．これらの歴史をふまえて，我が国では安易に海外から種苗を導入することを規

制する法令が整備されつつある．

● **感染症対策**

　魚類の感染症対策としては，薬浴（薬剤を用いる場合や淡水または海水を用いる場合がある），抗生物質，ワクチン，耐病性魚の選抜育種などがある．薬浴の一例としては過酸化水素浴があげられ，主にハダムシなどの外部寄生性の寄生虫に対して用いられている．ヒラメのスクーチカ症の原因繊毛虫 *Miamiensis avidus* のような内部寄生性の寄生虫に関しては，このような薬剤は効果が低い．

　抗生物質に関しては，主にテトラサイクリン系のオキシテトラサイクリンが使用されているが，薬剤耐性菌の問題が懸念され，その使用量は著しく低下している．抗生物質が乱用されていた20年前には，斃死魚から多剤耐性菌が分離されることは珍しくなく，養殖業の大きな問題となっていた．そこで，次に着目されたのは，ワクチンを用いた予防である．

　我が国の水産用ワクチンについては2015年1月現在，細菌性疾病では，ビブリオ病，α溶血性連鎖球菌症，β溶血性連鎖球菌症，エドワジエラ症および類結節症のワクチンが市販されている．一方，ウイルス性疾病に関してはイリドウイルス病およびウイルス性神経壊死症のワクチンが商品化されている．これらのワクチンは安全性が高い不活化ワクチンとなっている．一方，寄生虫病に関しては世界的にも商品化された例はない．その理由としては，寄生虫は培養が困難であること，生活史が複雑であるものが多く，生活史ごとに抗原性が変化することなどが原因となっている．科学的なデータは示されていないものの，前述のウイルス性疾病および細菌性疾病の発生率は低下しており，ワクチンは感染症の制御に大きな役割を果たしていると考えられる．

　最後に近年注目を浴びている感染症対策として，耐病性魚の選抜育種があげられる．これは，遺伝的に耐病性を保持した魚類を選抜するもので，その子孫を種苗として販売しようというものである．現在のところ，リンホシスチス病に耐性なヒラメがすでに市販化されており，本症の発生予防に効果を上げている．ヒラメ以外にはハダムシに耐性のブリが実験的に作出されたことが報告されている[6]．これらの耐病性に関わる遺伝子については，精力的に研究が行われているところである．

　魚類養殖は海面に生け簀を浮かべるなど，自然環境そのものを利用するため，養殖魚は病原体が存在する水や病原体のベクターとなる生物と接触する機会が多い．そのため，効率よく養殖業を行うためには，頻繁に起こる感染症とうまく付き合うことが重要であろう．これまでに述べてきたように，感染症対策は抗生物質などを用いた"治療"から，ワクチンや耐病性魚による"予防"へと歩みを進めているところである．　　　　〔北村真一〕

参考文献

1) M. Sano *et al.* 2004. *Fish Pathol.* **39**：165-167.
2) E. Hirose *et al.* 2012. *Dis. Aquat. Org.* **97**：227-235.
3) M. Yoshimizu. 1996. *Rev. Sci. Tech. Off. Int. Epiz.* **15**：533-549.
4) C. Sudthongkong *et al.* 2002. *Arch Virol.* **147**：2089-2109.
5) A. Kumagai *et al.* 2011. *Dis. Aquat. Org.* **95**：153-161.
6) A. Ozaki *et al.* 2013. *PLOS ONE.* **8**：e6498.

5-33
貝毒と原因微細藻類

麻痺性貝毒，下痢性貝毒，サキシトキシン，
オカダ酸，渦鞭毛藻

● 貝毒とは

　濾過食性の二枚貝が餌とするプランクトンに含まれる毒成分を蓄積し，その二枚貝を食べたヒトが食中毒を起こす事象，または原因となる成分を貝毒と呼ぶ．国内で食中毒事例がある貝毒は麻痺性貝毒（paralytic shellfish poisoning）と下痢性貝毒（diarrheic shellfish poisoning）である．これ以外に海外では記憶喪失性貝毒（amnesic shellfish poisoning），神経性貝毒（neurotoxic shellfish poisoning），アザスピロ酸（azaspiracid）による貝毒がある．国内では貝毒による食中毒を防ぐため，原因プランクトンの増殖が認められる時期に生産者や都道府県が二枚貝への毒成分蓄積を調べ，国が定める基準値以上の毒化が認められた場合には出荷を自粛する．そのため，近年は市場に流通した二枚貝などで貝毒による食中毒は起こっていない．しかし，潮干狩りなどによる自家消費で散発的に食中毒が発生している．また，二枚貝に限らずプランクトンを餌とするホヤ類，貝毒成分を蓄積した二枚貝などを捕食する甲殻類や巻貝類にも貝毒成分の蓄積が認められることがあり，食用として漁獲されるものは検査の対象とされる[1]．

● 麻痺性貝毒と原因プランクトン

　麻痺性貝毒の原因成分はサキシトキシン（saxitoxin）とその同族体で，30種類以上の成分が見つかっている．また，成分間で毒力に100倍以上の差がある[2]．作用機序はフグ毒（テトロドトキシン tetrodotoxin）と同じく，ナトリウムチャネルを特異的に不活化し神経や筋肉の刺激伝達を阻害して麻痺症状を引き起こす．重篤な場合は呼吸困難となり，国内でも麻痺性貝毒による死亡例がある．一般的な調理の加熱でも不活化されない．国内で確認されている主な麻痺性貝毒原因プランクトン（表1）のうち，二枚貝毒化の主要な原因種は，*Alexandrium tamarense*，*A. catenella*，*Gymnodinium catenatum*，*A. tamiyavanichii* の4種であるが，2015年に初めて *A. ostenfeldii* を原因とした二枚貝毒化により出荷規制が生じた．*A. tamarense* は北海道沿岸から瀬戸内海まで，*A. catenella* はさらに九州南部まで広く出現例がある．一方，*A. tamiyavanichii* は主に瀬戸内海で，*G. catenatum* は瀬戸内海，山陰沿岸および九州沿岸など西日本で出現する．*A. ostenfeldii* は他種と異なり閉鎖性の強い汽水域でも増殖する．*A. minutum* は二枚貝の出荷自粛につながるような毒化を起こしたことはないが，国内の分布が確認されている．

● 下痢性貝毒と原因プランクトン

　下痢性貝毒の原因成分はオカダ酸（okadaic acid）とディノフィシストキシン（dinophysis toxin）群である．これらの成分は強い下痢原性を有するほか，発がん促進作用も知られている．下痢性貝毒は，1970年代にムラサキイガイやホタテガイを原因食品として東北地方で発生した下痢や嘔吐を症状とする食中毒を端に日本国内で初めて見つかった食中毒である[3]．細菌性の食中毒と同様の中毒症状を示すが，加熱調理された食品でも発症し，発症までの時間が短いことが異なる．国内で確認されている主な下痢性貝毒原因プランクトン（表1）のうち，二枚貝毒化の主要な原因は渦鞭毛藻 *D. acuminata* および *D. fortii* であり，この2種は全国的に広く分布が確認されている．これらの *Dinophysis* 属プランクトンは長年の研究にもかかわらずその培養法が確立されていなかった．しかし，2006年にPark ら[4]が動物プランクトンである *Mesodinium rubrum* を餌料として与えることで初めて培養に成功した．

● その他の貝毒

　記憶喪失性貝毒はドウモイ酸（domoic

表1 我が国で確認されている主な貝毒原因プランクトン[1]

下痢性貝毒（オカダ酸群が検出された種）[*1]
 Dinophysis fortii
 Dinophysis acuminata
 Dinophysis mitra
 Dinophysis norvegica
 Dinophysis lenticular
 Dinophysis tripos
 Dinophysis rotundata
 Dinophysis caudata
 Dinophysis infundibulus
 Dinophysis rudgei

麻痺性貝毒（麻痺性貝毒が検出された種）[*2]
 Alexandrium tamarense
 Alexandrium catnella
 Gymnodinium catenatum
 Alexandrium tamiyavanichii
 Alexandrium ostenfeldii
 Alexandrium minutum

[*1] 海藻などに付着生育する *Prorocentrum lima* も OA 群を生産するが，本種による二枚貝などの毒化は報告されていない．

[*2] 麻痺性貝毒原因プランクトンのうち *Alexandrium tamarense* および *A. catenella* については，参考文献[6,7]の論文で新たな分類，命名などが提案されている．

acid）を原因成分とする食中毒で，吐気，腹痛，下痢，頭痛などのほか，重症例で記憶喪失が認められる．この貝毒は 1987 年にカナダのプリンスエドワード島周辺で初めて発生し，珪藻の *Pseudo-nitzschia multiseries* が原因藻とされ，死者も出た[5]．ほかにドウモイ酸をつくる珪藻は *Pseudo-nitzschia* 属や，*Nitzschia* 属などに数種が知られている．神経性貝毒は渦鞭毛藻の *Karenia brevis* が産生するブレベトキシン（brevetoxin）類を原因成分とする食中毒で，四肢，顔面の疲れ，掻よう感，知覚異常，頭痛などの神経症状のほか，吐き気，腹痛，下痢などの消化器系症状を伴うこともある．アメリカのフロリダやメキシコ湾沿岸，ニュージーランドで貝類の毒化や食口毒が報告されている．風によって飛沫となった海水中に含まれる成分を吸い込むことにより沿岸域に生活する人間や動物に呼吸障害などの症状を起こすことも問題視されている．また，本種は濃密な赤潮を形成するため，魚類や海産哺乳類などの斃死の原因となることでも知られている．アザスピロ酸を原因とする貝毒は，主にヨーロッパで問題となっている．中毒症状は下痢性貝毒に似ており，吐気，嘔吐，腹痛，激しい下痢を起こす．渦鞭毛藻の *Azadinium spinosum* が原因種とされる．

国内でこれらの貝毒が食品衛生上の問題となったことはないが，ドウモイ酸をつくる珪藻が見つかっているほか，二枚貝からは微量のアサスピロ酸類の検出例がある．

〔及川　寛〕

参考文献
1) 農林水産省 消費・安全局 畜水産安全管理課長．2015．二枚貝等の貝毒のリスク管理に関するガイドライン．
2) Y. Oshima. 1995. *J. AOAC Int.* **78**：528-532.
3) T. Yasumoto *et al.* 1978. *Nippon Suisan Gakkaishi.* **44**：1249-1255.
4) M. G. Park *et al.* 2006. *Aquat. Microb. Ecol.* **45**：101-106.
5) E. C. D. Todd. 1993. *J. Food Prot.* **56**：69-83.
6) U. John *et al.* 2014. *Protist.* **165**：779-804.
7) U. John *et al.* 2014. *Taxon.* **63**：932-933.

5-34
食べられるシアノバクテリア

スイゼンジノリ，イシクラゲ，スピルリナ

シアノバクテリアは，光合成をすることから歴史的には藻類と位置づけられ藍藻（ラン藻）と呼ばれてきた．しかし，現在では原核生物であることから主にシアノバクテリアと呼ばれている．食用に供されるシアノバクテリアには，スイゼンジノリ，ネンジュモの仲間（アシツキ，イシクラゲ，カッセンベイ，ハッサイ），スピルリナ，アイミドリ，ノストコプシスなどがある．

● **スイゼンジノリ（*Aphanothece sacrum*）**[1-3]

緩やかな清流に生育する群体のシアノバクテリアで，水前寺海苔，川茸（かわたけ），壽泉苔（じゅせんたい）などという名称で販売もされている．熊本市水前寺公園近くの江津湖に自生していたためこの名がつけられ，江津湖の一部が産地として天然記念物に指定されているものの，江津湖をはじめ自然界では絶滅に近い状態である．現在は福岡県朝倉市や熊本県上益城郡嘉島町において自然湧水を利用して栽培されている．スイゼンジノリは，短径約4μm，長径6〜7μmの楕円形の単細胞が，弾力のある寒天質の細胞外多糖を分泌し，黒緑色の不定形な袋状の群体を形成したものである．梅雨の時期に川底に小さな塊として生じ，大きくなって浮上してくる．これを砕いて板海苔状あるいはゼリー状にしたものが流通している．

● **アシツキ（*Nostoc verrucosum*）**[1, 3, 4]

緩やかな清流の浅瀬の岩板の上や水生植物に付着して，大きな円い瘤状の膨らみをもった寒天質の群体を水中で形成する．大伴家持（おおとものやかもち）が越中国守の際に詠んだ歌が『万葉集』に登場するほど古くから知られており，富山県以外でも，滋賀のり（滋賀県），白川のり（京都府），貴船のり（京都府），加茂川のり（京都府），三徳のり（鳥取県）などと呼ばれ食用に供されていた．ただし，現在国内で商品として流通しているものはないようだ．アシツキは，幅3〜4μmの球形から樽型の細胞が連なった分岐をもたない糸状体からなる．糸状体は，群体内で屈曲し，直径5μm程度の球形または卵形の黄ばんだ異質細胞と幅7μm，長さ8μm程度の卵形の休眠細胞が点在する．

● **イシクラゲ（*Nostoc commune*）**[1-4]

陸生で，道路脇や草地，運動場や公園や校舎の中庭，寺の境内など，少し草の生えた土の上などによく見られる．乾燥時には板海苔をちぎったようなあまり目立たない黒色の薄板状であるが，降水時には急激に膨れ，表面が不規則に波打った黒緑色，青緑色，オレンジ色，さび色の平面に広がった寒天質の塊となる．大きいものでは30cm近くの塊になる．イワキクラゲや姉川クラゲ（滋賀県）とも呼ばれていた．沖縄本島ではモーアーサと呼ばれ宮廷料理にも登場する．八重山ではハノールと呼ばれ，市場に並ぶこともあるそうである．中国では，地被菜や地木耳と呼ばれて食用に供されている．イシクラゲは，約4〜6μmのほぼ球形の細胞が連なった分岐をもたない糸状体からなる．糸状体は，群体内で屈曲し，細胞の間に直径6〜9μm程度のほぼ球形の黄ばんだ異質細胞が点在する．日本産のイシクラゲには休眠細胞が観察されていない．

● **カッセンベイ（葛仙米，*Nostoc sphaeroides*）**[3]

水田や池などの止水面に生育し，数mm〜1.5cmのほぼ球形のブドウの粒のような形をしている．ペルーの山岳地域では"*lullucha*"と呼ばれ交易品となっている．日本では変種を含め2種が報告されているが，現存状況や食べられていたかどうかは不明である．日本産の記述では，群体は中実で分岐をもたない屈曲した糸状体が密に不規則に走っており，

糸状体は幅4〜5 μmのほぼ球形の細胞が連なり，短径6 μmの球形あるいは楕円球形の異質細胞と短径5〜6 μm，長径7〜8 μmの休眠細胞が点在している．

● ハッサイ（髪菜，*Nostoc commune* var. *flagelliforme*）[1, 3, 5]

中国の乾燥あるいは半乾燥の平原や荒地などで，背丈の小さい草木の根元の土の上に切った毛髪様の群体が絡まったように存在する．髪菜の発音が「財を成す」という意味の「発財」と同じであることから，特に慶事の珍味として食べられている．しかし，乱獲され急激に存在量が減ったため，2000年より中国国内での採集は現在禁止されている．空港などの土産物として販売されていることがあるが，巧みに作られた偽物であることが多い．ハッサイの群体は，太さ0.2〜1.0 mm，長さ50 cmの毛髪状で，幅4〜5 μm，長さ4〜6 μmの球形から樽型の細胞が連なり，その中心あるいは末端に一回り大きい異質細胞がある．

● アイミドリ（*Brachytrichia quoyi*）[1, 2]

中国や台湾において海雹菜と呼ばれ食用とされている．海産で，春から初夏にかけて海岸の高潮線あたりの岩に1〜2 cmほどの暗緑色の粘塊を形成する．これを採集し乾燥したものが販売されている．粘塊は皺のある袋状で中空である．糸状体は鞘をもち，細胞の大きさや形は，葉状体の部分によって異なっている．付着面に対して垂直に生育しV字（あるいはY字）状に分岐する．また，表層部に伸び方向に向かって細胞が細くなる．

● スピルリナ（*Arthrospira platensis* または *Arthrospira maxima*）[3]

健康食品，色素原料，飼料原料などとして大規模な商業生産が行われている．商業生産されている種は，*Sprirlina*属から*Arthrospira*属に移されているもののスピルリナが慣用名として用いられている．アフリカや中南米の熱帯地方のアルカリ性の湖沼に自生するものが周辺住民の貴重なタンパク質源として食用にされていた経緯をもち，良質な食糧として注目されて1970年代に大量生産が行われるようになった．スピルリナは，幅，長さともに5〜8 μmの屈曲したらせん型の細胞が，直径30〜70 μm，長さ300 μm〜1 mmのコイルばね状に連なっている．ガス胞をもつため浮遊して生育している．

● ノストコプシス（*Nostochopsis lobatus*）[6]

流れの緩やかな川の浅瀬の岩や石の上に，数cmの程度の暗緑色やさび色，オレンジ色の柔らかな寒天質の房状の塊として生じる．中実であるが，大きいものには中空のものもある．タイのメコン川流域では，Lon, Kai Hin, Dok Hinなどと呼ばれて食べられている．横方向への分岐をもつ糸状体で，細胞は，幅4〜6 μm，長さ4〜10 μmの樽型の細胞が連なり，先端の細胞は細長くなっている．分枝には，細胞が長く連なるものと1〜3細胞の短いものがある．直径3〜4 μmの球形または楕円球形の異質細胞は，分枝の根元や短い分枝の先あるいは糸状体に付着したような状態で存在する．　　　　〔宮下英明〕

参考文献

1) 星川清親，千原光雄．1970．食用植物図説，女子栄養大学出版部．
2) 岡村金太郎．1922．趣味から見た海藻と人生，内田老鶴圃．
3) 渡邉　信監修．2012．藻類ハンドブック，エヌ・ティー・エス．
4) 広瀬弘幸．1962．植物分類・地理．**20**：296-307.
5) E. Gao. 1998. *J. Appl. Phycol.* **10**：37-49.
6) Y. Peerapornpisal *et al.* 2006. *Science Asia.* **32** (Suppl. 1)：71-76.

コラム

天狗の麦飯

　長野県や群馬県の標高1,000 m以上の火山帯には，「天狗の麦飯」「飯砂」「粟飯」「餓鬼の飯」などと呼ばれる「食べられる土」が存在する．産地の1つである長野県小諸市の通称「味噌塚」は「天狗の麦飯」産地として天然記念物に指定されている．小諸とは別の産地の1つでは，裸地の乾いた砂状のものを除けるとその下から田舎味噌のような茶褐色の小粒状の「麦飯」が現れる（図1）．小粒には弾力がありにおいや味はない．指の上で擦り潰すと初め少しねっとりとしているものの，乾燥し始めるとサラサラとした感触になる．塊は乾燥すると黒ずんだ小さくカチカチに堅い塊となるが，水に戻すと再びボリュームと弾力を取り戻す．昔からよく知られたもののようで，俳人小林一茶の日記句集『七番日記』に，山に「飯」や「粟飯」を採りにいったことが記されているほか，江戸時代末期の地誌『信濃奇勝録』や旅行誌『善光寺道名所圖會』に，「餓鬼の飯」あるいは「飯砂」として紹介されている．

　伝説によりこれで飢えを凌いだ修験者がいたことが伝えられているが，積極的に食べられていたことをうかがわせる記録は見当たらず，あくまで奇怪な珍味あるいは，神聖な賜り物であったようである．また，昭和初期に帝国栄養研究所によって食糧応用を目的とした研究が行われたものの「寒天と同様」の価値しか認められないことから栄養学的な価値はないと判断されている．

　「天狗の麦飯」については，1916年に大野直枝（東京帝国大学）や川村多實二（京都帝国大学）によって，独立栄養的な生育をする複数の細菌の群集であるとする細菌塊説が発表されていたが[1, 2]，その後1926年に外国人招聘学者であったモーリッシュらによって「天狗の麦飯」には6種のシアノバクテリア（藍藻）とわずかに糸状菌が存在すると報告されたため[3]，長らくこの藍藻塊説が広く流布していた．近年の解析では「天狗の麦飯」にはシアノバクテリアがまったく含まれていないこと，α-プロテオバクテリア，γ-プロテオバクテリア，アシドバクテリア，クテノドノバクテリアに帰属する7～10種類程度の従属栄養細菌が優占する細菌塊であることがわかってきた．線虫が常に検出される一方で，アーキアは検出されない．これまでのところ，「天狗の麦飯」を構成する細菌の培養については成功していない．これらのことから，「天狗の麦飯」は，主に貧栄養環境に広く分布する従属栄養細菌が特殊な環境条件によって形成する微生物塊である，と考えられている．

〔宮下英明〕

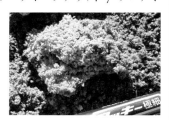

図1　「天狗の麦飯」の一例
　　〔カラー口絵36参照〕

参考文献
1) 大野直枝. 1916. 植物学雑誌. **30**：59-65.
2) 川村多實二. 1916. 植物学雑誌. **30**：59-65, 109-119, 133-151.
3) H. Molish. 1926. Planzenbiologie in Japan, pp.104-109. Jena.

事項索引

数字・欧文

16S rRNA 遺伝子　84, 294, 302, 347, 388, 418
2-メチルイソボルネオール　241
4-エチルグアイヤコール　39
4級アンモニウム塩　286
5-アミノレブリン酸　152

ABC トランスポーター　309
ACE 阻害ペプチド　59, 132, 143
AHL　380
AIP　380
ALA　152
ARA　128
ATP 法　294, 395
autoinducer peptide　380
A 型肝炎ウイルス　232
A 群 β 溶連菌　370

BHC　428
BT 菌　423

CaSR　177
Cell Reusing Process　209
competence stimulating peptide　380
CSP　380

DDT　428
DHA　129, 172, 205
DMDS　12
DMSO　305
DMTS　12
DNA シーケンス法　294
DO　456
DON　240
DTE　193
dysbiosis　364
D-アミノ酸　148
D 値　288

EHEC　226

EPA　128, 172, 205, 348
EPS　317, 328
E 型肝炎ウイルス　232, 444

F_0 値　289
F/B 比　350
FMT　386

GABA　59, 142, 363
GALT　384
GAPDH　376

HACCP　280, 282
HAV　232
HEV　232
HMO　352
HSL　380
HUS　226

ICE　378
IgA 抗体　358, 359, 385
IgG　341
IgY　382
integrative and conjugative element　378
IPM　419
ISR エージェント　423
ITS 領域　302
Izumoring　193

K7 グループ　8
K 値　221

LOH　9
LPS　339
L-アミノ酸　148
L 値　289

MALDI-TOF MS　294, 296
Mating-Type 遺伝子座　54
MEL　120
MLF　72, 275
MRSA　388

M 細胞　384

NIV　240
Nod ファクター　404
NoV　232

O 111　226
O 157　226, 301, 362
O 26　226
O-メチルトランスフェラーゼ　44

P450　428
pH 調整剤　159
pioneer bacteria　324
PSTG　213
PUFA　128, 172, 184

RoV　232
Rpf タンパク質　313

SAL　285
SASP　315
SaV　232
SE　229
Shemin 経路　152
SLPI　340
SMGC　31
SNP　65, 360
SPF 動物　368, 438

TAB 菌　219
TDH　228
TLR ネガティブレギュレーター　119

UHT 殺菌　252

VBN　220
VBNC　312

Z 値　289

α-EG　190

β-カロテン　166, 168
β-グルカン　430
β ディフェンシン　341
β-フルクトフラノシダーゼ　200

γ-アミノ酪酸　59, 142, 363
γ グルタミル-バリル-グリシン　177
γ-デカラクトン　81
γ-ドデカラクトン　81

ε-ポリ-L-リジン　170

$\omega 3$ 系脂肪酸　129, 172

あ

アイゴ　59
アイタケ　437
アイミドリ　465
アウレオバシジウム培養液　122, 125
青かびチーズ　87
アオミドロ　466
赤かび病（菌）　240, 400, 417
赤潮　452, 457, 458
アカジコウ　437
アカハツ　436
アカモミタケ　436
アカヤマドリ　437
アガラーゼ　196
アガロオリゴ糖　196
アガロース　196
赤ワイン　68
アクアヴィテ　74
アクティブドライイースト　66
アクネ　110
アグルチニン　340
アザスピロ酸　462
浅漬け　278
亜酸化窒素（一酸化二窒素）　393, 397, 424, 439, 448, 451
アシツキ　464
亜硝酸態窒素　396
亜硝酸ナトリウム　267
アジョン　110
アシルホモセリンラクトン　380
アスコルビン酸　166
アスタキサンチン　166, 168
アスパラギナーゼ　187
アスパラギン酸　144, 208

アスパルターゼ　208
アスパルティックプロテアーゼ　44
アスパルテーム　184, 208, 337
アセスルファムカリウム　337
アセテーター　42
アセトアルデヒド　86
アセト乳酸デカルボキシラーゼ　180, 182
圧力感受性　307
アテニュエーション制御　140
アドヘシン　376
アドレナリン　362
アナモックス　397
アニサキス　460
アーバスキュラー菌根　406
アブラシメジ　437
アフラトキシン　5, 240, 241, 400
甘酒　48
――の機能性　49
アマドリ化合物　33
アミガサタケ　432
アミタケ　437
アミノカルボニル反応　29, 41
アミノ酸　32, 144, 148
アミノ酸液　29
アミノペプチダーゼ　183, 184
アミラーゼ　18, 31, 40, 46, 48, 180, 182, 183, 186, 187
アラキドン酸　128
アラゲキクラゲ　432
アラニン　144
アラビノガラクタン　352
アラビノキシラン　202
アラビノース　202
荒節　44
アルカロイド　164
アルギニン　136
アルコール強化ワイン　69
アルコール耐性　15
アルコール発酵　2, 6, 26, 36, 174, 224, 390
アルツハイマー病　116
アルテミシニック酸　164
アルドース　192
アレニウスの式　262, 289
アレルギー　352, 359, 360
アレルギー様食中毒　264, 452
アロフィコシアニン　168
泡なし酵母　7

阿波晩茶　61
泡盛　22, 24, 26, 58
アワモリ菌　25
泡盛麹菌　18, 22, 24
アンカフラビン　169
アンジオテンシン変換酵素阻害ペプチド　59, 132, 143
アンズタケ　434, 436
アンセリン　141
アントシアニン　160
アントシアン　241
アントラキノン　241
アントラキノン誘導体　242
アンモニア　208, 218, 219, 447, 451
アンモニア酸化　425, 446
アンモニア態窒素　396

い

胃炎　344
硫黄酸化細菌　447, 453
イカ　56
胃潰瘍　344
いかなご醤油　56
胃がん　344
イクチオスポラ　173
胃酸　344
イシクラゲ　464
異質 2 倍体　8, 34
異質 4 倍体　64
いしり　57
いしる　56
いずし　54
イースト　66
イズモリング　193
異性化酵素　180
イソアミラーゼ　182, 184
イソアミルアルコール　10
イソ吉草酸　35
イソキノリンアルカロイド　164
イソフラボノイド　404
イソフラボン　160, 162, 175, 206
イソマルトオリゴ糖　200
イソ酪酸　35, 51
イタコン酸　159
一塩基多型　65, 360
萎凋　60
一酸化二窒素（亜酸化窒素）　393, 397, 424, 439, 448, 451
一般細菌　237, 246, 298

一般細菌数　236
遺伝子型　418
遺伝子組換え技術　186
遺伝子検出法　298
遺伝子対遺伝子説　417
遺伝子の水平伝播　378
胃内微生物　344
稲わら　50
イヌリン　83, 355
イノシトール　116
イノシン酸　156, 215
イムノクロマト法　298
イムノジェニクス　119, 355
イムノバイオティクス　119, 355
いもち病　416
色揚げ　168
イロガワリ　437
イワシ　56
インエッグ汚染　268
インスタントドライイースト　66
咽頭　372
インドール　219, 447
インピーダンス法　294
インフルエンザ　372
インベルターゼ　200

う

ヴィオラセイン　223
烏衣紅曲　22, 24
ウイスキー　74, 78, 80
ウイスキー酵母　79, 80
ウィトラコチェ　416
ウイルス　232, 366
ウイルス検査法　300
ウイルス性食中毒　232
ウェランガム　122, 124
ウエルシュ菌　230, 245, 298, 300, 314, 362, 444
魚醤油　56, 108
ウォーターサーバー　247
ウオッカ　82
ウォッシュチーズ　87
う蝕（虫歯）　201, 322, 324, 326, 330, 333, 336, 338, 342
ウスヒラタケ　432
渦鞭毛藻　173, 452, 455, 458, 462, 463
打瀬　14
うま味　32, 134, 156, 214
うま味性ヌクレオチド　156

うま味調味料　156
ウラベニホテイシメジ　437
うるち米　40, 48
ウレアーゼ　182, 345
ウレイド化合物　405
烏龍茶　60

え

エイコサペンタエン酸　128, 205, 348
衛生仮説　358
衛生指標菌（微生物）　236, 298
栄養塩　456, 459
栄養細胞　314
エキソスポリウム　315
液体麹　20
エクオール　162
エクトイン　311
壊死性筋膜炎　370
エステル交換　204
エチル-α-グルコシド　190
エチレン　403
エナメル質　327
エノキタケ　430
エピカテキン　211, 261
エピカテキンガレート　210, 261
エピガロカテキン　211, 261
エピガロカテキンガレート　210, 261
エピクロエ・エンドファイト　412
エピファイト　402
エピメラーゼ　193, 198
エピラクトース　198
エメンタールチーズ　87
エリシター　195
エーリッヒ経路　35
エリンギ　430
エール　62, 64, 75, 79
エルシニア　299
エルニーニョ　455
嚥下障害　334, 372
炎症性腸疾患　360
塩ストレス耐性機構　312
塩蔵　310
塩素化エチレン　426
塩素呼吸　428
塩素消毒　246
エンテロタイプ　350, 353, 359
エンテロトキシン　229, 253, 373,

376
エンドファイト　392, 397, 400, 402, 408, 410, 412

お

黄色ブドウ球菌　229, 252, 253, 260, 292, 298, 299, 306, 311, 362, 370, 372, 388
黄変米　240
オオイチョウタケ　432
オオシロアリタケ　433
オオツガタケ　437
オカダ酸　462
オキソ脂肪酸　127, 349
沖縄の発酵食品　58
オクラトキシン　18, 25, 241
オゴノリ　196
オーシスト　234
オシロイシメジ　432
オスモライト　145
オゾン水　279, 291
オートインデューサー　380
オートクレーブ　285, 306
オドタケ　432
オトメノカサ　432
オートレギュレーション　405
オピオイド　165
おり　29, 30
オリゴ糖　180, 184, 188, 196, 198, 200, 203
オルニチン　136
オルニチン回路　137
オレイン酸　205, 374
オレンジコンプレックス　328
オンエッグ汚染　268
温室効果ガス　393, 424, 439, 448, 451

か

カイアシ類　455
外生菌根　434
外生菌糸　407
貝毒　452, 462
界面活性剤　120
海洋細菌　310, 313, 452, 456
潰瘍性大腸炎　343
解離定数　308
カオマーク　112
化学肥料　393, 420
カキ　232, 459

カギイバラノリ　131
可給態リン　398
核酸発酵　156
獲得皮膜　326
加工助剤　178
果汁飲料　258
カタラーゼ　183
家畜伝染病予防法　438, 444
家畜排泄物　439, 446
かつお節　44, 156
かつお節かび　44
活性汚泥法　439, 446
活性酸素　284
葛仙米　464
カップリングシュガー　180, 184
カテキン　160, 175, 210, 260
加糖練乳　253
カードラン　122, 123
神奈川溶血毒　228
カナマイシン　364
加熱殺菌　284, 288, 290
カノシタ　437
かび　238, 354
　──の色素　241, 242
カビ　109
かび臭　241
かび毒　5, 18, 25, 30, 239, 240,
　　　241, 251, 293, 400, 417
過敏感反応　417
過敏性腸症候群　360
カプセル化ビフィズス菌　357
かぶらずし　54
カプロン酸エチル　7, 10, 26, 105
芽胞　223, 244, 254, 306, 314
芽胞殻　244
芽胞形成細菌　314
がまの穂病菌　412
被り　50
下面発酵　62
下面発酵酵母　64, 78
カヤタケ　432
カラカサタケ　432
カラギーナン　209
ガラクトオリゴ糖　352, 355, 359
ガラクトシダーゼ　182, 183, 200
ガラクトマンナン　123
ガラス化　305
カラムスチル　74
カルシウム感知性受容体　177
カルニチン　361

カルノシン　141
カルプロテクチン　341
カルボキシペプチダーゼ　183,
　　　184
カルボン酸　158
枯節　44
カロテノイド　166, 168, 223, 241
川茸　464
カワムラフウセンタケ　437
カワリハツ　437
柑橘青かび病　270
韓国焼酎　99
韓国醤油　100
韓国味噌　101
カンジダ菌　325, 375
監視伝染病　444
カンジャン　100
がん診断薬　131
感染の窓　8
乾燥酵母　70
カンゾウタケ　432
がん治療　153
缶詰　219, 254
寒天　196
官能検査　220
カンピロバクター　228, 299, 444
甘味料　336

き

記憶喪失性貝毒　462
キクラゲ　432
黄麹菌　4, 17, 18, 24, 58
ギ酸　88
キサンタンガム　122, 123
キサントモナシン　169
義歯性口内炎　325
基質誘導呼吸法　395
希少糖　180, 192
生醤油　29
キシラーゼ　184
キシリトール　203, 336
キシロオリゴ糖　355
キチナーゼ　184, 187
吉草酸　51
キッタリア　433
キトサン　279
キナメツムタケ　432
キヌガサタケ　432
キヌメリガサ　437
キネマ　51

機能性オリゴ糖　198, 200, 203
機能性甘味料　190, 195
機能性脂肪酸　126
機能性食品　382
機能性発酵食肉製品　151
機能性ペプチド　181
きのこ　430
揮発性塩基窒素　220
揮発性脂肪酸　442
揮発性有機化合物　426
貴腐ワイン　239, 401, 416
偽膜性腸炎　364
キムチ　100, 142
キモシン　186
生酛　2, 14
生酛系酒母　14
ギャバロン茶　142
牛乳　252
休眠細胞　312, 317
きょうかい酵母　6
共凝集　330
偽溶原サイクル　366
狂犬病　370, 444
凝集能　65
莢膜　122
莢膜多糖　328
共役脂肪酸　126, 349
共役代謝　426, 429
共役リノール酸　126
曲　103
極度嗜塩菌　311
魚醤　56, 108
魚病　460
ギラン・バレー症候群　228
切り返し　450
キレート作用　159
菌根　406
菌根菌　392, 398, 406, 430, 434
吟醸香　10
吟醸酒　2
菌床培地　431
菌体外多糖　118, 124
菌体繰り返し反応法　209
キンチャヤマイグチ　437

く

グアイアコール 219, 225, 258, 282, 244
グアニル酸 156, 215, 430
クエン酸 17, 18, 22, 26, 158
クオラムセンシング 51, 313, 331, 362, 380
ククルビタシン 241
古酒（クース） 23
クソニンジン 164
クチクラ 416
クドア 235, 460
クモノスカビ 159, 416
グラスエンドファイト 409, 412
蔵付き酵母 6, 8
グリアジン 66
グリコシダーゼ 190, 200
グリコシルセラミド 49
グリシテイン 162
グリシン 276
グリシンベタイン 311
グリセルアルデヒド-3-リン酸脱水素酵素 376
クリタケ 431
クリフウセンタケ 437
クリプトスポリジウム 234
グルカナーゼ 187
クルクミノイド 160
グルコアミラーゼ 180, 182, 186
グルコイソメラーゼ 187
グルコシダーゼ 180, 182, 184, 190, 200
グルコシルトランスフェラーゼ 184, 186, 338
グルコースイソメラーゼ 180, 182
グルコースオキシダーゼ 183
グルコノ-δ-ラクトン 159
グルコン酸 159
グルタチオン 176, 215
グルタチオン合成酵素 176
グルタミナーゼ 32, 183
グルタミン 32, 145
グルタミン酸 32, 134, 145, 156
グルテニン 66
グルテン 66
黒かび 18
クロカワ 437
クロコウジカビ 159

黒麹菌 4, 17, 18, 22, 24
黒酢 114
クロストリジウム 360
黒茶 60
黒トリュフ 435
クロノバクター 300
黒ボク土 406
黒穂病 416
クロラッパタケ 434, 436
クロレラ 166, 169
クロロゲン酸 224
クロロフィル 169
クロロホルムくん蒸抽出法 394
クローン病 343
クローンライブラリー法 57
グンドラック 52

け

蛍光染色法 294
経口免疫寛容 358
経口ワクチン 385
形質転換 378
形質導入 378
珪藻 455, 458, 463
桂皮酸メチル 434
鶏卵 268, 382
鶏卵抗体 382
ケカビ 416
化粧品 120
血圧降下 132, 142
血液型抗原 376
結核 444
結核菌 362
血清型 226, 418
血清型特異多糖抗原 342
ケトース 192
ゲニステイン 162, 175
ケフィア 94
ケフィアグレイン 94
ケフィラン 94
ケラチナーゼ 374
下痢原性大腸菌 299
下痢性貝毒 452, 462
減圧蒸留 17
嫌塩菌 311
嫌気性酪酸菌群 256
嫌気発酵 442
減少指数 289
原虫 234
原虫性食中毒 234

顕微鏡法 298
原木栽培 431

こ

コア α1-6 フコース特異的レクチン 131
碁石茶 61
コイヘルペスウイルス 460
高圧処理 291, 306
抗ウイルス作用 130
好塩性古細菌 57
好塩微生物 310
高温殺菌 255
高温性スターター 86
好乾性かび 238, 240, 251
好気性微生物 450
後期付着菌 330
抗菌作用 46, 130, 284, 337
抗菌スペクトル 276, 279, 292
抗菌物質 292
抗菌ペプチド 292
口腔カンジダ症 325, 375
口腔細菌 322, 332, 336
口腔微生物叢 330, 332, 336, 338
抗原提示細胞 385
光合成色素 168
抗酸化活性 46, 212
抗酸化剤 133
抗酸化作用 169, 197
好酸性 308
麹 2, 4, 16, 46
糀 46
麹菌 2, 4, 5, 30, 32, 46
――のゲノム 5
コウジ酸 4, 47, 49, 143
好湿性かび 238
麹添加法 56
耕種的防除 419
咬傷 370
合成酵素基質培地法 294
抗生物質 312, 364, 378, 461
酵素 4, 178, 180, 182, 186
紅藻類 196
酵素エステル交換 204
コウタケ 437
紅茶 60
後腸発酵動物 438
公定法 294, 298
高電界パルス処理 291
高度好塩菌 310

高度不飽和脂肪酸　128, 184
高度分岐環状デキストリン　180, 184
高尿酸血症　154
好熱性芽胞形成細菌　225
好熱性好酸性菌　258, 282
更年期症状緩和　162
後発酵茶　60, 175
高病原性鳥インフルエンザ　444
酵母　2, 6, 10, 22, 26, 53, 64, 66, 67, 100, 120, 165, 214, 224, 241, 256, 278, 306, 354
酵母エキス　183, 214
酵母細胞壁　122, 125
厚膜胞子　251
高マンノース型糖鎖特異的レクチン　130
交流高電界　291
好冷細菌　262
小エビペースト　109
誤嚥　335
誤嚥性肺炎　329, 334, 373
コガネタケ　432
呼吸活性　395
国菌　4
国際塩基配列データベース　302
国際原核生物命名規約　303
国際藻類・菌類・植物命名規約　303
コク味　176, 215
ココアバター代用脂　204
コジェネレーション　448
古酒　23
古酒香　27
枯草菌　50, 116, 124, 166, 254, 306, 354
固体発酵　104
コチュジャン　101
骨粗しょう症予防　198, 206
固定化酵素　199, 208
固定化微生物　208
コデイン　164
コハク酸　158
ゴマ　212
ゴマリグナン　212
コムラサキシメジ　432
米麹　46, 48
米酢　42, 114
コメタボリズム　426, 429
米味噌　38

コモン　110
コラゲナーゼ　184
コラーゲン結合タンパク　342
コルク臭　275
コルチゾール　362
コルテックス　315
コレステロール　59
コレラ菌　298, 300, 376, 385
根圏　398, 402, 420
混合ガス封入包装　266
昆虫細胞内共生菌　167
コンドル　273
コンビナトリアル生合成　160
コンブ　156
コンベンショナル動物　368
コンポスト化　446, 450
根粒菌　392, 397, 404

さ

サイカシン　59
細菌性食中毒　226
サイクロスポーラ　234
最終滅菌法　285
サイトイ菌　25
細胞外重合体物質　317
細胞外凍結　304
細胞外マトリクス　316
細胞内凍結　304
サイレージ　438, 440
サイロ　440
サキシトキシン　462
酢酸　158, 219, 442
酢酸イソアミル　7, 10, 105
酢酸菌　42, 275, 308
酢酸ナトリウム・グリシン製剤　277
サクラシメジ　437
酒粕　48, 132
酒粕由来ペプチド　132
サケツバタケ　432
ササクレヒトヨタケ　432
サッカラーゼ　200
殺菌　284, 288
殺青　60
殺虫剤　153, 428
砂糖　323, 326, 333, 338
サトウキビ　82, 410
砂漠トリュフ　435
さび病　416
サポウイルス　232

サーモフィラス菌　88
サーモリシン　184
サルモネラ　226, 298, 299, 385, 400, 444, 452
サワー種　67
サワーブレッド　67
サンガー法　350
サンゴハリタケ　432
酸ストレス　308
酸性カルボキシペプチダーゼ　46
酸性食品　255
酸性多糖　118, 122
酸性プロテアーゼ　46
酸性ホスファターゼ　183, 187
三段仕込み　3
酸菜（サンツァイ）　52
酸敗　218
産膜　35
産膜酵母　53, 274
酸味料　158

し

次亜塩素酸水　279
次亜塩素酸ナトリウム　233, 276, 286
ジアシルグリセロール　205
ジアセチル　63, 72, 81, 86
シアノコバラミン　166
シアノバクテリア（藍藻）　168, 464
シアバター　205
ジアルジア　234
シイタケ　430
ジェオスミン　241
ジェランガム　122, 124
嗜塩菌　311
塩麹　4, 47
塩耐性　34
自家汚染　456
自家醸造症候群　390
志賀毒素　226
時間温度勾配電気泳動法　39
色素　168
磁気ビーズ法　298
シクロデキストリン　182
シクロデキストリングルカノトランスフェラーゼ　186
シクロピアゾン酸　31
歯垢（デンタルプラーク）　316, 324, 326, 328, 330

自己消化酵素　56, 218, 310
脂質発酵生産　128
シジミ　136
歯周炎　328, 330
歯周病　324, 328, 330, 338, 342, 383
歯周病原細菌　328
歯周ポケット　325, 328, 331, 383
自主検査　294
シー汁　23
シスタチン　340
シスト　234
歯石　328
持続的養殖生産確保法　457
仕次ぎ　23
実験動物　368
湿水発酵速成法　61
質量分析法　296
シデロフォア　403
シトリニン　241
歯肉炎　328
子嚢菌　416
子嚢胞子　251
シバフタケ　433
ジピコリン酸　244
ジピコリン酸カルシウム　315
シプロフロキサシン　364
シームレスカプセル　356
ジメチルアミン　219
ジメチルジスルフィド　12
ジメチルスルホキシド　305
ジメチルトリスルフィド　12
死滅曲線　288
ジメルミン酸　59
シモコシ　437
シモフリシメジ　437
ジャガイモ疫病菌　392, 416
シャカシメジ　435
弱毒化生ワクチン　385
晒青　61
ジャム　240, 250
醤（ジャン）　106
重金属　426
シュウ酸　158
従属栄養細菌　237, 246
揉捻　60, 260
重要管理点　280, 282
宿主特異性　404, 406
熟成香　12
樹枝状体　406

手術創　370
酒石酸　69
壽泉苔　464
シュードプラスチック性　123
シュードモナス属菌　263
ジュニパーベリー　82
酒母　2, 14
酒薬　102
循環型農業　439
純粋培養酵母　70
純米酒　2
常圧蒸留　17
硝化　396, 448
硝化菌　397, 446
商業的無菌性　254
小曲　111
ショウゲンジ　437
紹興酒　102
常在菌　223, 370
常在真菌　374
常在微生物　320, 234, 330
硝酸化成　393
硝酸化成菌　392
硝酸還元菌　274
硝酸態窒素　396
ショウジョウバエ　43
醸造特性　6, 30, 65
焼酎　16, 20, 26
焼酎麹菌　18
消毒　233
上面発酵　62
上面発酵酵母　64, 75, 79, 80
縄文クッキー　322
生薬成分　164
醤油　28, 30, 32, 34, 36, 182
醤油麹菌　30
醤油酵母　34
醤油乳酸菌　36
蒸留酒　16, 22, 74, 82, 99, 103
ショウロ　47
初期付着菌　330
初期腐敗　221
除菌　285
食中毒　226, 232, 234, 252, 262, 279, 298, 370, 373
食中毒微生物検査　298
食肉　266
食肉製品　266
食品安全ハザード　280
食品衛生法　284, 294, 298

食品添加物　144, 158, 169, 177, 292, 336
食品廃棄物　202
食品腐敗　218
食品変敗　222
食品用酵素　178, 180, 182, 186
植物共生微生物　400
植物細菌病　418
植物生育促進根圏細菌　398, 402, 423
植物性エストロゲン　162
植物成長促進剤　153
植物病原細菌　400
植物病原性かび　239
植物病原体　392, 416, 418
植物プランクトン　454, 458
植物プロバイオティクス　402
植物ホルモン　403
食物繊維　359
食物連鎖説　453
食用きのこ　430
食用酵母　214
女性ホルモン様作用　162
除草剤　153, 428
しょっつる　56
飼料　438
飼料添加物　139, 141
脂漏性皮膚炎　374
白かびチーズ　87
シロキクラゲ　432
白麹菌　4, 17, 18, 24, 143, 190
白麹菌ゲノム　19
白トリュフ　435
シロハツ　437
白ワイン　68
ジン　82
真菌検査法　300
神経性貝毒　462
人獣共通感染症　229, 439, 444, 445
侵襲性歯周炎　328
迅速検査法　294
迅速同定法　295
浸透圧耐性　34
浸透圧調節物質　145
心内膜炎　329, 342
シンバイオティクス　365

す

酢　42

水温躍層　456
水酸化脂肪酸　127, 349
水産増養殖　456
スイゼンジノリ　464
垂直伝搬　416
水田　397, 425
水道水　246
水分活性　238, 250, 254
水平伝搬　416
スウェル　219
スウォーミング　50
スエヒロタケ　433
スカトール　219, 447
スギタケモドキ　432
スキンケア製品　120
スクガラス　59
スクシノグリカン　122
スクラーゼ　201
スクラロース　337
スクロース　323, 326, 333, 338
スコッチウイスキー　74
スサビノリ　168
ステアリン酸　205
スティルワイン　68
ステリグマトシスチン　241
ズトー　110
ストラメノパイル　416
ストレス　362
ズーノーシス　229, 439, 444, 445
スパークリングワイン　69
スピリッツ　16, 82
スピリロキサンチン　222
スピルリナ　168, 169, 465
スフィンガン　124
スプリンガー　219
すべり麹　274
スポアコア　315
スポアコート　315
スラリー処理　446
すんき　52

せ

ゼアキサンチン　168
ゼアラレノン　241
生活習慣病　328
製麹　38, 46
制御性 T 細胞　352, 358, 360
静菌　285
生菌数　236, 298
生菌数測定　220

静菌物質　276
清酒　2, 10, 12, 132, 182, 190, 274
清酒酵母　2, 6, 8, 10
生食食物連鎖　454
静置発酵法　42
生乳　252
製パン　180, 183
生物肥料　403
生物膜法　446
精米歩合　2
セイヨウショウロタケ　434
清涼飲料水　248
赤痢アメーバ　235
赤痢菌　298, 300
セグメント細菌　358
セサミノール　212
セサミノールトリグルコシド　213
セサミン　212
接合伝達　378
摂食嚥下障害　334
舌苔　324
セフォチアム　364
セミドライソーセージ　150
セミハードチーズ　87
セリン　146
セルフクローニング　186, 187
セルラーゼ　179, 181, 182
セルレニン　10
セルロース　96, 202
セルロース合成酵素複合体　97
セレウス菌　230, 252, 298, 299, 306, 314
セロトニン　360
セロビオース　189
セロビオース 2-エピメラーゼ　198
前胃発酵動物　438
洗剤　286
選択培地法　294
鮮度　221
前胞子　314
千枚漬け　143
線毛　376, 381

そ

象牙質　327
総合的病害虫管理　419
惣菜　276
相同性検索　302

増粘安定剤　122
創部感染　370
相利共生　406, 408, 413
藻類レクチン　130
速醸系酒母　14
速醸法　56
速醸酛　3
ソジュ　99
粗飼料　438
ソテツ味噌　59
ソトロン　12
ソムパ　109
ソルビトール　337
ソルビン酸　73, 279
損傷菌　300, 312

た

耐塩菌　311
耐塩性　36, 153
大曲　104, 111
耐酸性　308
耐酸性 α-アミラーゼ　20
代謝制御発酵　138
大豆　51, 58, 106, 174, 206
大豆イソフラボン　162
耐性遺伝子　378
耐性菌　378
ダイゼイン　162, 175
大腸菌　165, 237, 260, 306, 346, 362, 376, 400
大腸菌群　236, 298
耐熱性アミラーゼ　180
耐熱性かび　244, 251, 258
耐熱性芽胞　230
耐熱性好酸性菌　219, 244, 292
耐熱性細菌　244
耐熱性毒素　228
堆肥　392, 394, 431, 439, 447, 450
堆肥化　446, 450
代用甘味料　336
唾液　340, 344
タカジアスターゼ　4, 179
多価不飽和脂肪酸　172
暖気樽　15
多形核白血球　341
脱灰　322, 327, 331
脱酸素低温発酵　89
タッジ　113
脱脂加工大豆　28
脱窒　393, 397, 425, 448

474　事項索引

種麹　2, 28, 46
種もやし　4
食べる抗体　382
タマゴタケ　437
タモギタケ　432
樽熟成　76
垂れ味噌　28
短鎖脂肪酸　346, 386
単式蒸留　16
単式蒸留器　74
担子菌　174, 416
単性窒素固定菌　397
炭疽　444
炭疽菌　273
単糖　192
タンナーゼ　183, 210
タンニン　210

ち

チアミン　167
地球温暖化　424
畜産物　438
チーズ　86, 174, 183, 252, 293
チチタケ　437
窒素飢餓　394, 396
窒素固定　397, 404, 410
窒素循環　396
チフス菌　298, 300
茶　60, 260
チャナメツムタケ　432
中温性かび　239
中温性スターター　86
中鎖長鎖脂肪酸トリグリセリド　205
中性多糖　118, 122
中度好塩菌　310
腸炎ビブリオ　227, 298, 299, 311, 452, 460
腸管関連リンパ組織　384
腸管出血性大腸菌　226, 279, 298, 301, 444
腸管免疫系　358, 384
腸球菌　237, 298
超高圧　291
超生命体　320
腸内エコシステム　360
腸内細菌　346, 348, 350, 352, 358, 359, 360, 362, 364, 376, 379, 381, 386
腸内細菌科菌群　237

腸内常在細菌叢　346, 350, 352, 358, 359, 360, 364, 369, 376, 381, 386
腸内腐敗産物　346
腸発酵症候群　390
調味料　144
腸溶性カプセル　356
調理済み食品　233
チョコレート　43, 204
チョレイマイタケ　432
清国醤（チョングッチャン）　51

つ

通気発酵法　42
通性嫌気性菌　84, 346
痛風　154
ツクリタケ　431
漬物　52, 142, 278, 310
粒麹　98
ツボカビ　416
つぼ酢　114

て

テアフラビン　60
手洗い　388
テアルビジン　60
低温細菌　262
低温殺菌　255
低温性かび　240
低温流通食品　263
抵抗性遺伝子　417
抵抗性品種　419
低酸性食品　255
低度好塩菌　310
ディノフィシストキシン　462
ディフィシル菌　315
低分子酸可溶性胞子タンパク質　315
呈味ヌクレオチド　156
ディルドリン　428
デオキシニバレノール　240, 417
適合溶質　311
デキストラン　122, 124
テキーラ　83
鉄補給剤　133
デトライタス　455
テトラクロロエチレン　426
テトラピロール化合物　152
テトロース　192
テトロドトキシン　453, 462

テバイン　165
デフェリフェリクリシン　133
手酛　14
手指消毒　388
テラシ　109
テルペノイド　164
電解水　291
テングサ　196
天狗の麦飯　467
テンジャン　101
伝染性造血器壊死症ウイルス　460
デンタルプラーク（菌垢）　316, 324, 326, 328, 330
伝統的発酵乳　90, 92, 93
天然着色料　168
癜風　374
デンプン分解　182

と

糖1リン酸　188
トゥアナオ　51
糖アルコール　192, 203, 336
糖化　2, 18, 48, 63
稲芽　110
同化　396
銅クロロフィル　169
凍結速度　304
凍結融解　304
糖質　192
糖質加水分解酵素　19
糖質関連酵素　180
豆醤（トウジャン）　106
冬虫夏草　433
同定　294, 302
動的防御能　417
糖転移活性　200
糖転移反応　188
豆乳　175
豆乳凝固酵母　206
豆乳クリーム　206
豆乳チーズ　206
糖尿病　329, 361, 370
豆腐　159
動物プランクトン　454
豆腐よう　58
糖蜜　83
動脈硬化　329, 361
ドウモイ酸　462
トウモロコシ黒穂病菌　120

事項索引　475

トキイロヒラタケ　432
トキシン-アンチトキシンシステム　313
毒きのこ　430
トゲキリンサイ　130
ドコサヘキサエン酸　129, 172, 205
土壌汚染　426
土壌バイオマス　394
土壌バイオマス測定法　394
土壌微生物　392, 420
土壌有機物　394
届出伝染病　444
ドナリエラ　168
共麹　28
ドライイースト　66
ドライジン　82
ドライソーセージ　150
トランスクリプトーム解析　121
トランスグルコシダーゼ　46
トランスグルタミナーゼ　181, 183
トランス脂肪酸　204
トランスポゾン　378
トリアシルグリセロール　204
鳥インフルエンザ　444
トリクロロアニソール　275
トリクロロエチレン　426
トリコテセン　241
トリメチルアミン　218, 219, 263, 361
トリメチルアミンオキシド　220
トリュフ　434, 435
トルラ酵母　214
トレハロース　180, 184, 189, 244
豚丹毒　444
トンビマイタケ　432

な

内在性エタノール発酵　390
ナイシン　170, 292, 337
内生菌糸　406
内生胞子　314
苗立枯病　416
中干し　425
ナタデココ　96
ナタマイシン　293
ナチュラルオカレンス　187
納豆　50
納豆菌　50

納豆菌ガム　122, 124
納豆菌ファージ　50
夏トリュフ　435
ナノファイバー　96
生ハム　151
生野菜　270
ナメコ　430
ナラタケ　432
ナリンゲニンカルコン　160
なれずし　54, 108, 109
難消化性オリゴ糖　355, 359
軟腐病　270
ナンプラー　108

に

ニオウシメジ　432
煮切り　41
ニコチンアミド　167
二酸化炭素　393, 424, 448
二次汚染　276
二次仕込み法　16
二次代謝産物　164, 212
二次代謝産物生合成遺伝子クラスター　31
二次胆汁酸　360, 346, 364
二重命名法　303
二条大麦　62
ニセマツタケ　434
ニトロゲナーゼ　397, 405
ニバレノール　240, 400
日本酒（清酒）　2, 10, 12, 132, 182, 190, 274
二枚貝　232
乳化剤　121
乳酸　14, 34, 55, 57, 72, 159, 274, 308
乳酸菌　14, 23, 34, 36, 52, 67, 72, 80, 84, 99, 100, 118, 126, 142, 150, 154, 224, 267, 274, 276, 278, 308, 331, 339, 348, 354, 362, 375, 376, 400, 440
乳酸菌スターター　86
乳酸後発酵　80
乳製品　252
乳糖　86
ニューロスポレン　222
尿酸　154
尿素回路　137
ニョクマム　57, 108

ぬ

ぬか漬け　52, 142
ヌクレオシダーゼ　155
ヌクレオシド　157
ヌクレオチド　157
ぬめり　316, 447
ヌメリイグチ　437
ぬめり麹　274
ヌメリスギタケ　432
ヌメリスギタケモドキ　432
ヌメリツバタケ　432
ヌメリツバタケモドキ　432
ヌルク　98

ね

ネオアガロオリゴ糖　196
ネズミ様臭　73
熱水噴出口　453
ネト　263, 267
粘液胞子虫　235
粘膜指向性分子群　385
粘膜バリア　341
粘膜ワクチン　341, 384

の

濃厚飼料　438, 442
脳出血　342
嚢状体　407
脳腸相関　362
農薬　393, 428
農薬分解微生物　428
ノストコプシス　465
ノトバイオート動物　368
飲むワクチン　384
ノリ養殖　458
ノロウイルス　232, 298, 376, 389

は

灰色かび病　270
灰色かび病菌　416
パイエル板　384
バイオアベイラビリティー　428
バイオオーグメンテーション　426
バイオ界面活性剤　120
バイオコンバージョン　117
バイオジェニックス　355
バイオスティミュレーション　426

バイオ肥料　414
バイオフィルム　122, 246, 263, 287, 316, 324, 326, 328, 330, 332, 338, 379, 383, 447
バイオマス　202
バイオリファイナリー　203
バイオレメディエーション　426
白酒（パイチュウ）　103
培養法　298
ハウスキーピング遺伝子　84, 302
ハウスキーピングタンパク質　377
バカマツタケ　434
麦芽　62, 74, 110
麦曲　102
麦汁　63, 78
白癬　374
バクテリアセルロース　96
バクテリオシン　292, 422
バクテリオファージ　50, 366, 378
バクテリゼーション　398
バクテロイド　405
バゴン　109
ハサップ　280
パーシスター　312
破傷風菌　370
パスツラリゼーション　3
パーソム　109
バター　253
ハタケシメジ　432
ハタハタ　56
バタバタ茶　61
パターン認識受容体　119
ハチミツ酒　113
麦角菌　400, 412, 417
発芽玄米　142
発芽細胞壁　315
ばっ気　446
発酵　218
発酵型味噌　38
発光細菌　224
発酵食肉製品　150
発酵食品　439
発酵飼料　438, 440
発酵大豆　174
発酵茶　60
発酵調味料　40
発酵豆乳　175
発酵乳　88, 90, 92, 93
発酵梅　175

髪菜　465
ハツタケ　436
パツリン　239, 241, 417
パティス　108
ハードチーズ　87
ハードルテクノロジー　282, 290, 440
ハナイグチ　437
ハナビラタケ　432
ハナビラニカワタケ　432
バニリン　23, 27
ハニーワイン　113
ハノール　464
ハプト藻　173
バーボンウイスキー　76
パーム油　205
撒麹　2, 22, 111
ハラタケ　432
パラチノース　180, 184, 201
パルミチン酸　15
パン酵母　66, 214
バンコマイシン　365
反芻胃　438, 442
パントテン酸　166
反応速度論　288
ハンノキ　397
半発酵茶　60

ひ

非アルコール性脂肪肝炎　343
火入れ　3, 29, 275
ピオシアニン　223
火落菌　3, 73, 274
火落性乳酸菌　274
ビオチン　50, 134, 167
非加熱殺菌技術　290, 306
光パルス　291
鼻腔　372
飛行時間型質量分析法　296
微酸性電解水　276
醤（ひしお）　28
微少熱量計　395
ヒスタチン　340
ヒスタミン　140, 264
ヒスタミン生成菌　264
ヒスチジン　140, 364
微生物検査　294
微生物酵素　178, 180, 182, 186
微生物殺虫剤　423
微生物食物連鎖　454

微生物除草剤　423
微生物農薬　393, 403, 422
微生物バイオマス　392
微生物発酵茶　60
微生物ループ　453
微生物レンネット　183
鼻疽　444
ビタミン　166, 346
ビタミンA　166
ビタミンB_1　167
ビタミンB_2　166
ビタミンB_5　166
ビタミンB_7　167
ビタミンB_{12}　166
ビタミンC　166
ビタミンD　430
ビタミンK　166, 355
ピックル　267
非天然型ポリフェノール　160
非糖質系甘味料　337
ヒト常在微生物叢　320
ヒトマイクロバイオーム　320
ヒトミルクオリゴ糖　189, 352
ヒドロコドン　165
ビニールアイソレータ　368
老香（ひねか）　12
非病原力遺伝子　417
ビフィズス菌　84, 118, 151, 346, 350, 352, 354, 356, 359, 362, 376
尾部保有ファージ　366
肥満　347, 350, 353, 361
日持ち向上剤　279, 392
病原型　418
病徴　418
標徴　418
表皮常在微生物　374, 388
日和見感染症　223, 371, 375, 400
ヒラタケ　430
ヒラメ　235
非リボソーム型ペプチド合成酵素　170
微量拡散法　221
ビール　62, 78, 182, 275
ビール酵母　64, 214
ビール純粋令　62
ピルスナー　62
ビール余剰酵母　79, 80
ピログルタミルペプチド　33
ピログルタミン酸　29, 32

ピロリ菌　344, 376, 382
びん詰　254
びん内二次発酵方式　69

ふ

ファイトアレキシン　417
ファイトアンティシピン　416
ファイトエキストラクション　427
ファイトスタビライゼーション　427
ファイトレメディエーション　427
ファイロタイプ　418
ファーク　109
ファージ　366
ファージ汚染　367
ファージ型別　367
ファージセラピー　367
ファフィア酵母　168
普洱（プーアル）茶　61
フィコウロビリン　168
フィコエリスリン　168
フィコエリスロビリン　168
フィコシアニン　168
フィコシアノビリン　168
フィコビリンタンパク質　168
フィコビリン　168, 459
フィターゼ　182, 183
フィチン酸　116, 398
フィルター濾過滅菌　285
富栄養化　456, 459
フェオフィチン　169
フェオフォルバイド　169
フェスク・トキシコーシス　413
フェノール性オフフレーバー　71
フェリクリシン　132
フェリクローム　132
フェルラ酸　23
不可給態リン　398
不活化ファクター　289
複雑微生物系　449
フグ毒　453, 462
フグ毒生産細菌　453
フクロタケ　432
フコキサンチン　168
ブーザ　110
プシコース　193, 195
腐生菌　432, 434
腐造乳酸菌　274

付着因子　376
付着器　417
物質循環　392, 394
ブドウ球菌　376
ブナシメジ　430
ふなずし　54
ブナハリタケ　432
腐肉食　273
腐敗　218
不発酵茶　60
不飽和脂肪酸　348
フマル酸　208
フモニシン　18, 25, 241, 400, 417
不溶性グルカン　326, 333, 338
フラクトオリゴ糖　200, 355, 359
プラスミド　378
ブラチャン　109
ブラッシング　338
フラットサワー菌　245
フラットサワー現象　219, 225, 255, 257
フラットサワー様　255, 257
フラブス菌　5
フラボノイド　60, 160
プランクトン　454
フリッパー　219
プリン体　154
腐乳（フールウ）　58, 106
ブルガリア菌　88
フルクトオリゴ糖　352
ブルセラ病　444
ブルーチーズ　87
フルフラール　81
プルラナーゼ　186
プルラン　122, 125
フレッシュチーズ　86
プレバイオティクス　201, 354, 359, 365, 443
プレベトキシン　463
ブレンデッドウイスキー　75
フローサイトメトリー法　294
プロジギオシン　222
プロタミン　277
プロテアーゼ　30, 40, 46, 87, 179, 181, 182, 183, 187, 207
プロバイオティクス　118, 151, 154, 211, 339, 354, 356, 359, 365
プロピオン酸　442
プロピオン酸菌　87, 354, 355

プロリン　145
分解型味噌　38
分子系統解析　302
分泌型IgA　340
糞便系大腸菌群　236, 298
糞便微生物移植　386
分類　294

へ

並行複発酵　2, 17
ヘキサクロロベンゼン　428
ヘキソース　192
ペクチナーゼ　179, 180, 182, 203
ペクチン　202, 203
ペットボトル飲料　248
ヘテロ接合型　8
ヘテロ多糖　122
ヘテロ乳酸発酵　84, 224, 278, 441
紅麹　59
紅麹菌　22, 58, 169
紅麹色素　58, 169
ペプチダーゼ　32, 38, 87, 182, 183, 187
ペプチド　32
ヘマトコッカス　168
ヘミセルラーゼ　181, 182, 183, 187
ヘミセルロース　202
ヘモグロビン　45
ペリクル　330
ペリバクテロイド膜　405
ベルグマンの法則　350
ベルベリン　164
偏性嫌気性菌　346
ペントース　192
変敗　218, 222
鞭毛虫　234

ほ

黄酒（ホアンチュウ）　102
ホウキタケ　437
胞子　244, 306, 312, 314
胞子外膜　315
胞子虫　234
胞子内膜　315
放線菌　170, 293, 397
蜂巣炎　370
防腐剤　159, 170, 286
干ししいたけ　156
圃場性かび　238

ポストハーベスト病害　270, 416
ホスホリパーゼ　183, 187
ホスホリラーゼ　184, 188
保存料　170, 292
補体　341
ポットスティル　74, 81
ホップ　62, 275
ボツリヌス菌　219, 230, 245, 254, 292, 298, 299, 306, 314, 452
ボツリヌス中毒　54
ホモ接合型　8
ホモセリン　138
ホモセリンラクトン　380
ホモ多糖　122
ホモ乳酸発酵　84, 441
ポリ-γ-グルタミン酸　50
ポリオウイルス　385
ポリカチオン性　170
ポリグルタミン酸　125
ポリケタイド化合物　160
ポリデキストロース　355
ポリフェノール　160, 162
ポリフェノールオキシダーゼ　60, 183
ポリリジン　277, 293
ポリリン酸　407
ポルチーニ　434, 436
ポルフィラン　197
ホルムアルデヒド　59, 220
ホンシメジ　434, 435
本直し　40
ボンベ　110
本みりん　40
翻訳後修飾　21

ま

マイコトキシン　241, 251, 293, 400, 417
マイタケ　430
マグネシウム　169
マクロホモプシスガム　122, 125
マコモタケ　416
マスキング効果　41
マスタケ　432
マダイイリドウイルス　460
マツオウジ　432
マッコリ　98
マッシュルーム　431
マツタケ　434
マトリックス支援レーザー脱離イ

オン化法　296
麻痺性貝毒　452, 462
マムチュア　109
マメ科植物　397, 399, 404
豆味噌　38
マラセチア毛包炎　374
丸大豆　28
マルトオリゴ糖　78, 182, 190
マルトトリオース　79
マロラクティック発酵　72, 275
慢性歯周炎　328
マンニトール　244, 337
マンノシルエリスリトールリピッド　120
マンノース　202

み

ミエン　61
ミオ-イノシトール　116
ミオグロビン　45
ミキイロウスタケ　436
水虫　374
味噌　38, 174, 182
味噌塚　467
ミード　113
ミトコンドリア　307
　――の活性化　153
ミニマムプロセス　290
ミュータンスレンサ球菌　324, 326, 331, 338, 342
みりん　40, 190
みりん風調味料　40
みりん類似調味料　40

む

無機化　396
ムキタケ　432
麦味噌　38
無菌性保証水準　285
無菌動物　368
虫菌（う蝕）　201, 322, 324, 326, 330, 333, 336, 338, 342
ムチン　340, 362, 376
ムベゲ　110
ムラサキシメジ　432
ムーンライティングプロテイン　377

め

メイラード反応　29

メジュ　100
メタゲノミクス　360
メタゲノム　379, 388, 399
メタボロゲノミクス　360
メタボロミクス　360
メタン　393, 424, 439, 442, 448, 451
メタン酸化細菌　425, 453
メタン生成アーキア　425
メタン生成菌　448
メタン発酵法　446
メチオニン再生経路　13
メチシリン耐性黄色ブドウ球菌　388
メチルピラジン　51
滅菌　285
メート　113
メトロニダゾール　365
メバロン酸　3, 274
メバロン酸回路　242, 243
メラノイジン　29
メルカプタン　218, 219
メン　112
免疫　340, 347, 352, 358, 370, 382
免疫学的検査法　298
免疫学的検出法　294
免疫調節機能　118

も

モーアーサ　464
木材腐朽菌　416, 431
木質系バイオマス　202
餅麹　2, 22, 98, 111
もち米　40, 48, 102
酛　2, 14
モナコリンK　59
モナスコルブラミン　169
モナスコルブリン　169
モミタケ　437
モルヒネ　164
もろみ　3, 17, 29, 46

や

薬剤耐性　286
薬浴　461
野生きのこ　433
柳蔭　40
ヤナギマツタケ　432
ヤマイグチ　437
山卸し　3, 14

ヤマドリタケ 434, 436
山廃酛 3, 14
ヤマブシタケ 432

ゆ

有機塩素系農薬 428
有機酸 158, 308, 322, 327, 338
有機農業 393, 414
湧昇域 454
誘導全身抵抗性エージェント 423
誘導体 241
有胞子乳酸菌 245, 259
遊離残留塩素 246
優良清酒酵母 8
ユビキノン 166

よ

容器膨張 224
溶菌サイクル 366
溶血性尿毒素症候群 226
溶原サイクル 366
溶存酸素量 456
溶連菌 370
ヨーグルト 88, 90, 252
酔っぱらい病 390

ら

ライグラス・スタッガー 413
ライスビール 110
ライヒシュタイン法 166
ラオカーオ 112
酪酸 219, 442
酪酸エチル 105
ラクターゼ 183
ラクチュロース 352, 355
ラクト-N-ビオース 355
ラクトース 198
ラクトスクロース 200
ラクトフェリン 340
ラクトペルオキシダーゼ 340
ラグーン処理 446
ラセマーゼ 148
ラッカーゼ 183
ラッカセイ 239, 240
ラックスハム 151

ラビリンチュラ 172
ラフィド藻 452, 458
ラフィノース 359
ラペソー 61
ラム 82
ラムザンガム 122, 124
藍藻（シアノバクテリア） 168, 464

り

リアルタイム PCR 294, 298, 300
リガーゼ 176
リグニン 202
リグノセルロース 451
リジン 138, 293
リステリア 229, 252, 253, 292, 299, 444
リゾチーム 268, 340
リネンス菌 87
リノール酸 15, 126, 348
リパーゼ 181, 182, 183, 184, 186, 187, 204, 374
リポキチンオリゴサッカライド 404
リボソーム 302
リポ多糖 328
リボフラビン 166
硫化黒変 256
硫化黒変菌 219
硫化水素 218, 219, 447
硫酸塩還元細菌 456
竜舌蘭 83
緑茶 60, 210
緑茶抽出物 279
緑膿菌 223, 247
緑肥 392, 394
リン 398, 407
リンゴ酸 72
リンゴ酢 43
リン酸質肥料 398
リン酸トランスポーター 407
リン脂質 395
リン溶解菌 392, 398, 414

る

乳腐（ルウフー） 106

ルオネップ 112
ルシフェリン 224
ルテイン 168
ルテオスカイリン 241
ルパン 112
ルーメン 438, 442
ルーメンアシドーシス 439, 442
ルーメン微生物 438, 442

れ

醴 48
冷凍生地製パン法 66
レクチン 130
レグヘモグロビン 405
レシチン 361
レース 417, 418
レスベラトロール 160
レチノール 166
レッドコンプレックス 325, 328
レトルト食品 254, 292
レトルト処理 225
レバン 51, 122, 124
レプトスピラ症 444
レブリン酸 152
レンサ球菌 370
連作障害 420
連続式蒸留 16
連続式蒸留機 74, 82
レンネット 86

ろ

漏出説 135
六堡茶 61
ロゼワイン 68
ロタウイルス 232, 385
ロールベール 440

わ

ワイン 68, 70, 72, 275, 401
── の乳酸菌汚染 73
ワイン酵母 70
ワクチン 341, 384, 461
ワラギ 111

学名索引

A

Absidia 98, 102, 105
Acetobacter 105, 159, 219, 275, 441
　A. aceti 401
　A. pasteurianus 42, 93
Achromobacter 252
Acidovorax 418
　A. avenae 270
　A. avenae subsp. *avenae* 419
Acinetobacter 218, 248, 252, 266, 269, 271, 453
Acremonium 182, 401
Actinobacteria 403, 418
Actinomucor elegans 106
Actinomyces 330
Aeromonas 184, 269, 453
　A. caviae 184
　A. hydrophila 269
　A. molluscorum 453
　A. punctata 453
Agaricus
　A. arvensis 432
　A. bisporus 431
　A. campestris 432
Aggregatibacter actinomycetemcomitans 328, 383
Agrobacterium 122, 123, 271, 418
　A. radiobacter 153
　A. tumefaciens 96, 122, 419
Agrocybe cylindrica 432
Akkermansia muciniphila 361
Albatrellus confluens 437
Alcaligenes 124, 183, 218, 453
Alexandrium
　A. catenella 452, 462
　A. ostenfeldii 462
　A. tamarense 452, 462
　A. tamiyavanichii 462
Alicyclobacillus 244, 258, 292, 308
　A. acidiphilus 225
　A. acidoterrestris 219, 244, 258, 282
Alternaria 219, 238, 240, 242, 251, 272, 375, 416
　A. alternata 239, 417
Alteromonas 218, 220, 453
　A. agarilytica 196
　A. macleodii 183
　A. tetraodonis 453
Amanita 437
　A. caesarea 437
　A. caesareoides 437
　A. hemibapha 437
　A. jacksonii 437
Amylomyces 112
Aphanothece sacrum 464
Aplanochytrium kerguerense 173
Aquifex aeolicus 184
Armillaria mellea 432
Arthrinium phaeospermum 258
Arthrobacter 183, 184, 200, 252
　A. oxydans 145
　A. ramosus 184
Arthromonas agarilytica 183
Arthrospira
　A. maxima 465
　A. platensis 168, 169, 465
Asaia bogorensis 96
Ashbya gossypii 166
Aspergillus 98, 101, 105, 182, 183, 184, 210, 219, 238, 239, 240, 241, 243, 248, 251, 272, 293, 374, 394, 400, 401, 440
　A. aculeatus 182, 183, 184
　A. awamori 24
　A. ficuum 183
　A. flavus 5, 31, 240, 241
　A. fumigatus 61, 242
　A. glaucus 44
　A. itaconicus 159
　A. japonicus 183
　A. luchuensis 4, 17, 18, 22, 24
　A. luchuensis mut. *kawachii* 4, 17, 18, 20, 24, 98, 143, 190
　A. melleus 183
　A. niger 18, 24, 61, 99, 102, 106, 159, 182, 183, 184, 187, 239, 240, 354
　A. ochraceus 240
　A. oryzae 2, 4, 5, 17, 18, 24, 30, 32, 38, 42, 46, 58, 98, 101, 102, 106, 111, 178, 182, 183, 184, 354

A. parasiticus 31
A. penicillioides 239, 240
A. repens 44
A. restrictus 238, 239, 251
A. sojae 4, 30, 32, 106, 178, 182
A. terreus 159
A. usamii 182
A. versicolor 239, 240, 242
Atopobium 443
Aurantiochytrium limacinum 172
Aureobasidium 251
  A. pullulans 122, 125, 184, 249, 401
Auricularia
  A. auricula-judae 432
  A. polytricha 432
Azadinium spinosum 463
Azorhizobium caulinodans 404
Azospirillum 397, 402, 415
  A. brasilense 401
Azotobacter 397
Azumiobodo hoyamushi 460

B

Bacillus 56, 105, 107, 109, 182, 183, 184, 219, 223, 244, 248, 252, 266, 267, 268, 270, 276, 292, 314, 402, 415, 440, 441, 450, 453
  B. acidopulluliticus 182
  B. amyloliquefaciens 182, 183
  B. anthracis 273
  B. cereus 182, 230, 244, 252, 262, 269, 276, 298, 299, 306, 314, 400
  B. circulans 182, 183, 184, 255, 257
  B. coagulans 219, 225, 244, 255, 257, 354
  B. deramificans 182
  B. flexus 182
  B. ginsengihumi 225
  B. lentimorbus 401
  B. licheniformis 101, 182, 183, 187, 244, 254, 256, 257
  B. macerans 182, 184
  B. megaterium 182, 184, 276
  B. mucilaginosus 401
  B. polymyxa 101
  B. pumillus 184
  B. saliphilus 310
  B. sporothermodurans 256, 257
  B. stearothermophilus 183, 184
  B. subtilis 50, 101, 116, 122, 124, 125, 140, 157, 166, 182, 183, 187, 244, 254, 256, 257, 274, 306, 354, 401
  B. thermoproteolyticus 184
  B. thuringiensis 423
Bacteroidaceae 346
Bacteroides 268, 350, 352, 358, 362, 363
Bacteroidetes 350, 353, 379, 381, 403, 442, 451
Bankera fuligineoalba 437
Bifidobacterium 61, 151, 167, 346, 350, 352, 365, 443
  B. adolescentis 352
  B. animalis 354
  B. animalis subsp. *lactis* 118
  B. bifidum 352
  B. breve 118, 352, 354
  B. catenulatum 352
  B. infantis 354, 358
  B. longum 352, 354, 356
  B. pseudocatenulatum 352
Bjerkandera 249
Boletopsis leucomelas 437
Boletus
  B. aereus 436
  B. edulis 434
  B. pinophilus 436
  B. pulverulentus 437
  B. reticulatus 436
  B. speciosus 437
  B. violaceofuscus 437
Botrytis 219, 238, 251, 272
  B. cinerea 239, 270, 401, 416
Brachytrichia quoyi 465
Bradyrhizobium 404, 411
  B. diazoefficiens 404
  B. elkani 404
  B. japonicum 153, 404
Brettanomyces 73, 275
Brevibacterium 252
  B. linens 87
Brochothrix 218
Buchnera 167
Burkholderia 418
  B. cepacia 400
Byssochlamys 244, 245, 251, 258

C

Campylobacter 228, 299
  C. coli 228, 266
  C. jejuni 228, 262, 266
Candida 39, 91, 100, 105, 166, 219, 220, 248, 251, 272, 275, 374, 440, 441
  C. albicans 325, 375, 390

C. antarctica 184
C. colliculosa 92
C. cylindracea 183, 184
C. etchellsii 34
C. ethanolica 93
C. glabrata 375, 390
C. humilis 67
C. kefyr 92, 390
C. krusei 390
C. lusitaniae 92
C. pseudotropicalis 92
C. pulcherrima 241
C. rugosa 183
C. tropicalis 270, 390
C. utilis 214
C. versatilis 34, 92, 106
Cantharellus
C. cibarius 434
C. formosus 436
C. roseocanus 436
C. tubaeformis 436
Capnocytophaga 370
Carnobacterium 218
Catathelasma ventricosum 437
Caudovirales 366
Caulobacter 453
Cephalosporium caerulens 10
Chaetomium 243, 394
C. erraticum 182
C. gracile 182
Chattonella 458
C. marina 452, 458
Chlorella pyrenoides 169
Christensenellaceae 361
Chromobacterium 223, 252
Chryseobacterium proteolyticum 183
Chrysosporium 240
Citrobacter 210, 252, 270
Cladosporium 107, 238, 239, 240, 242, 243, 248, 251, 375, 451
C. cladosporioides 249
Clavibacter 418
C. michiganensis subsp. michiganensis 419
Claviceps 400
C. purpurea 417
Clavispora 272
Clitocybe gibba 432
Clitocybula esculenta 432
Clostridia 273, 353
Clostridium 148, 218, 219, 223, 244, 245, 252, 262, 270, 314, 346, 352, 358, 370, 389, 397, 440, 441, 447
C. bifermentans 349
C. botulinum 219, 230, 254, 255, 257, 262, 266, 292, 298, 299, 306, 314, 452
C. butyricum 256, 257
C. coccoides 443
C. difficile 315, 364, 386
C. histolyticum 184
C. pasteurianum 254, 256, 257
C. perfringens 230, 262, 266, 298, 300, 314, 346
C. sindens 364
C. sporogenes 255, 257
C. tetani 370
C. tyrobutyricum 441
Cochlodinium polykrikoides 458
Colletotrichum 219, 272, 416
C. gloeosporioides 416
Coprinus comatus 432
Cortinarius caperatus 437
C. claricolor 437
C. elatior 437
C. praestans 437
C. pseudosalor 437
C. purpurascens 437
C. tenujpes 437
Corynebacterium 107, 252, 271, 362, 370, 372
C. ammoniagenes 157
C. glutamicum 134, 136, 138, 140, 145
Coryneform bacteria 271
Coscinodiscus 459
Craterellus cornucopioides 434
Cronobacter 300
Crypthecodinium cohnii 173
Cryptococcus 272, 374
C. albidus 270
C. curvatus 92
Cryptosporidium hominis 234
C. parvum 234
Cuphophyllus virgineus 432
Curtobacterium 418
Curvularia 239
Cyclospora cayetanensis 234
Cytophage 252, 270
Cyttaria 433

D

Debaryomyces 220, 251, 272
D. hansenii 53, 151, 251
Dehalococcoides 427, 428

Desulfitobacterium frappieri 429
Desulfotomaculum nigrificans 219, 256, 257
Devriesia thermodurans 258
Dinophysis 462
　D. acuminata 452, 462
　D. caudate 452
　D. fortii 452, 462
Drechslera 240
Dunaliella salina 168

E

Enatmoeba 235
Endomycopsis 105
Enterobacter 96, 248, 252, 271, 278, 402, 440
　E. cloaca 453
Enterobacteriaceae 218, 268, 271, 379, 400
Enterococcaceae 379
Enterococcus 92, 93, 218, 267, 346, 352, 377, 379, 441
　E. avium 142
　E. durans 92, 93
　E. faecalis 92, 93, 100, 354, 377
　E. faecium 92, 93, 354
Entoloma
　E. sarcopum 437
　E. sepium 437
Epichloë 412
　E. uncinata 409
Epicoccum 240
Erwinia 219, 270, 271, 418, 440
　E. carotovora 270
　E. carotovora subsp. *carotovora* 419
　E. chrysanthemi 419
　E. persicina 223
Escherichia 252, 379
　E. coli 96, 139, 140, 153, 165, 176, 187, 226, 249, 260, 262, 266, 298, 299, 306, 367, 381, 400
Eubacterium 346
　E. rectale 443
Eucampia 459
　E. zodiacus 459
Eupenicillium 251, 258
Eurotium 238, 239, 240, 242, 251
　E. chevalieri 61

F

Faecalibacterium 443
Fibrobacter 443
Firmicutes 350, 353, 379, 381, 418, 450
Fistulina hepatica 432

Flammulina velutipes 430
Flavimonas 271
Flavobacterium 166, 252, 266, 269, 271, 440, 453
　F. odoratum 182
Frankia 397
Fructobacillus fructosus 85
Fusarium 167, 183, 238, 239, 241, 242, 272, 375, 400, 401, 402, 416, 417, 440
　F. culmorum 242
　F. graminearum 240
　F. oxysporum 240, 417
　F. semitectum 240
　F. solani 242
Fusobacteria 273
Fusobacterium 324, 331, 373
　F. nucleatum 328, 330, 383

G

Galactomyces geotrichum 93
Geobacillus stearothermophilus 219, 225, 245, 255, 257
Geotrichum 219, 240, 242, 272
　G. candidum 87, 93, 239
Giardia intestinalis 234
Gibberella fujikuroi 242
　G. zeae 242
Glomeromycota 406
Gluconacetobacter 96
　G. diazotrophicus 43, 410
Gluconobacter 159, 219, 275
Grifola frondosa 430
Gymnodinium
　G. catenatum 452, 462
　G. mikimotoi 452

H

Haematococcus pluvialis 168
Halobacillus 109
Halobacterium 57, 109
Halococcus 109
Halomonas elongata 310
Hamigera 251, 258
Hanfnia alvei 218
Hansenula 100, 101, 105, 219, 220, 275
Helicobacter pylori 344, 382
Hemophilus influenzae 372
Herbaspirillum 397, 410
Hericium
　H. coralloides 432
　H. erinaceum 432

Heterocapsa circularisquama 452, 459
Heterosigma akashiwo 452
Humicola 4
   H. insolens 182, 183
Hydnum repandum 437
Hygrophorus lucorum 437
   H. russula 437
Hypholoma sublateritium 431
Hypsizygus
   H. marmoreus 430
   H. ulmarius 432
Hytopthora 219

I

Isochrysis galbana 173
Issatchenkia orientalis 93

J

Janthinobacterium lividum 223

K

Karenia
   K. brevis 463
   K. mikimotoi 458
Kazachstania exigua 67
Klebsiella 252, 270, 271, 379, 440
   K. pneumoniae 182
Kloeckera 275
Kluyveromyces 91, 92
   K. lactis 183
   K. marxianus 92, 93, 94
Kocuria 248
Komagataeibacter europaeus 42
Kudoa septempunctata 235, 460
Kurthia 109
Kushneria indalinina 311

L

Lactarius 436
   L. akahatsu 436
   L. deliciosus 436
   L. hatsudake 436
   L. laeticolor 436
   L. volemus 437
Lactobacillales 84
Lactobacillus 101, 105, 159, 167, 210, 219, 248, 252, 262, 267, 268, 271, 324, 346, 352, 362, 365, 375, 377, 400, 441, 443
   L. acidophilus 85, 92, 93, 118, 349, 354
   L. brevis 53, 55, 67, 80, 92, 93, 99, 100, 142, 154, 376, 441
   L. buchneri 142, 441
   L. casei 53, 92, 93, 118, 183, 184, 274, 377, 441
   L. casei subsp. *casei* 92
   L. casei subsp. *plantarum* 92
   L. cellobiosus 53
   L. crispatus 118, 377
   L. curvatus 55, 151
   L. delbrueckii 118
   L. delbrueckii subsp. *bulgaricus* 88, 90, 92, 93, 118
   L. delbrueckii subsp. *delbrueckii* 53
   L. delbrueckii subsp. *lactis* 92, 93
   L. fermentum 53, 80, 91, 92, 93, 109, 154, 182
   L. fructivorans 73, 224, 274
   L. gasseri 155, 354, 377
   L. helveticus 87, 90, 92, 93
   L. helveticus subsp. *rosyjski* 118
   L. hilgardii 73, 274
   L. homohiochii 154, 274
   L. jensenii 377
   L. johnsonii 92, 376
   L. kefir 90, 93
   L. kefiranofaciens 93, 94
   L. kefirgranum 93
   L. lactis 176
   L. mali 154
   L. maltomicus 92
   L. mucosae 376
   L. otakiensis 148
   L. parabuchneri 53
   L. paracasei 80, 92, 99, 118
   L. paraplantarum 118
   L. pentosus 154
   L. pentosus 61, 154
   L. plantarum 53, 55, 61, 67, 72, 80, 90, 92, 93, 99, 100, 101, 106, 109, 118, 126, 151, 210, 274, 348, 376, 377, 441
   L. reuteri 354
   L. rhamnosus 92, 118, 151, 354, 376, 377, 441
   L. sakei 15, 53, 55, 93, 148, 151, 274
   L. salivarius 339
   L. sanfranciscensis 67
   L. senmaizukei 142, 143
   L. vaccinostercus 154
   L. xylosus 92
Lactococcus 252, 377, 400, 441
   L. cremoris 92
   L. garvieae 92, 163
   L. lactis 86, 92, 93, 183, 354, 377

L. lactis subsp. *cremoris*　90, 92, 93, 118
L. lactis subsp. *lactis*　92, 93, 142, 292
L. piscium　55
L. raffinolactis　92, 93
Laetiporus sulphureus　432
Leccinum extremiorientale　437
　L. scabrum　437
　L. versipelle　437
Lentibacillus　109
Lentinula edodes　430
Lepista
　L. nuda　432
　L. sordida　432
Leuconostoc　86, 93, 109, 219, 267, 271, 277, 441
　L. citreum　92, 100
　L. cremoris　93
　L. dextranicum　92
　L. gasicomitatum　55
　L. lactis　92, 93
　L. mesenteroides　15, 53, 92, 93, 100, 101, 122, 124, 267, 274
　L. mesenteroides subsp. *cremoris*　92, 93
　L. mesenteroides subsp. *dextranicum*　92, 93
　L. mesenteroides subsp. *mesenteroides*　92, 93
　L. paramesenteroides　92
Leucopaxillus giganteus　432
Listeria　252, 299
　L. monocytogenes　252, 262, 266, 292, 367
Lonepinella　210
Lyophyllum
　L. connatum　432
　L. decastes　432
　L. fumosum　435
　L. shimeji　434
Lysinibacillus fusiformis　453

M

Macrocybe gigantea　432
Macrolepiota procera　432
Macrophomopsis　122, 125
Malassezia　374
　M. globosa　374
　M. restricta　374
　M. sympodialis　374
Marasmius oreades　433
Marinomonas　453
Meripilus giganteus　432
Mesodinium
　M. rubrum　462
　M. ciceri　404

M. huakuii　404
Mesorhizobium loti　404
Methanobacterium　448
Methylobacterium　246, 271, 400, 440
　M. extorquens　400
Metschnikowia pulcherrima　71
Miamiensis avidus　461
Microbacterium　252, 440
　M. arabinogalactanolyticum　453
　M. imperiale　182
Microbulbifer themotolerans　197
Micrococcus　109, 218, 248, 252, 266, 267, 268, 274, 453
　M. luteus　106
　M. varians　151
Microviridae　367
Mollicutes　418
Monascus　105, 107, 251
　M. anka　169
　M. pilosus　169
　M. purpureus　58, 106, 169
Monilia sitophila　242
Moniliella　240
Monilinia　272
Moorella thermoacetica　219, 245, 255, 257
Moraxella　218, 266, 269, 453
　M. catarrhalis　372
Morchella
　M. conica　433
　M. esculenta　432
Morganella　440
　M. morganii　264
Mortierella　182
　M. alpina　128
Mucidula mucida　432
Mucor　28, 98, 101, 102, 105, 220, 240, 262, 394, 416
　M. flavus　107
　M. hiemalis　239
　M. javanicus　182
　M. miehei　182
　M. mucedo　106
　M. prainii　107
　M. purpureus　142
　M. pusillus　183
　M. racemosus　106, 429
　M. sufu　106
　M. wutungkiao　106
Myceliophthora thermophila　183
Mycoleptodonoides aitchisonii　432
Myrothecium inundatum　401

N

Natronobacterium gregoryi 310
Neisseria 324, 331
Neolentinus lepideus 432
Neosartorya 244, 245, 251, 258
Neotyphodium 412
Nigrospora 239
Nitzschia 463
Nocardioides 428
Nocardiopsis dassonvillei 453
Noctiluca scintillans 452
Norovirus 298
Nostoc
 N. commune 464
 N. commune var. *flagelliforme* 465
 N. sphaeroides 464
 N. verrucosum 464
Nostochopsis lobatus 465

O

Oceanobacillus 109
Oenococcus 377
 O. oeni 72, 148, 377
Oidiumaurantiacum 242
Olpidium
 O. brassicae 416
 O. viciae 416
Oospora 242

P

Paecilomyces 251
 P. variotii 258
Paenibacillus 213
 P. macerans 100, 256, 257, 270
 P. polymyxa 256, 257, 270
Pantoea 248, 440
 P. agglomerans 218
 P. dispersa 401
Panus 433
Pasteurella
 P. canis 370
 P. multocida 370
Pediococcus 72, 92, 101, 109, 267, 349, 441
 P. acidilactici 53, 93, 151
 P. cerevisiae 100
 P. halophilus 101
 P. pentosaceus 53, 85, 93, 151
Pelosinus fermentans 270
Penicillium 61, 87, 102, 105, 107, 183, 210, 219, 220, 238, 239, 240, 241, 242, 243, 248, 251, 272, 293, 374, 401, 402, 440
 P. camemberti 183, 187
 P. chrysogenum 151
 P. citrinum 156, 183, 242
 P. crysogenum 183
 P. decumbens 182
 P. digitatum 238, 239, 270, 416
 P. expansum 238, 239, 417
 P. islandicum 242
 P. italicum 239, 270
 P. nalgiovense 151
 P. oblatum 258
 P. olsonii 249
 P. rugulosum 242
 P. sabulosum 258
 P. solitum 401
Peptococccceae 346
Peptostreptococcus 373
Phaeolepicta aurea 432
Phallus indusiatus 432
Phialocephala fortinii 401
Pholiota
 P. adiposa 432
 P. aurivella 432
 P. lubrica 432
 P. microspora 430
 P. spumosa 432
 P. squarrosoides 432
Phoma 239, 240, 242, 402
Phomopsis 240
Photobacterium 269
 P. damselae 264
 P. phosphoreum 224, 264
Phthium 394
Phytophthora 416
 P. infestens 416
Phytoplasma 418, 419
Pichia 39, 100, 101, 220, 251, 272, 275, 441
 P. kudriavzevii 67
 P. membranaefaciens 53
Plesiomonas 184, 453
Pleurotus
 P. cornucopiae 432
 P. djamor 432
 P. eryngii 430
 P. ostreatus 430
 P. pulmonarius 432
Polyporus 183
 P. tuberaster 432

P. umbellatus 432
Porphyromonas 331
　P. gingivalis 324, 328, 331, 354, 383
Prevotella 331, 350, 353, 373
　P. intermedia 383
Propionibacterium 166, 259, 355
　P. freudenreichii 87, 354
Protaminobactor rubrum 184
Proteobacteria 379, 403, 418, 443
Proteus 269, 270
Proteus morganii 452
Providencia rettgeri 453
Psathyrella candolleana 432
Pseudoalteromonas 218, 453
Pseudomonadaceae 400
Pseudomonas 100, 109, 166, 218, 219, 248, 252, 262, 266, 269, 270, 271, 276, 278, 402, 418, 440, 453
　P. aeruginosa 223, 247, 263, 381
　P. amyloderamosa 182, 184
　P. dacunhae 144
　P. elodea（旧称）124
　P. fluorescens 263, 269, 270, 274, 401, 403
　P. marginalis 270, 419
　P. putida 429
　P. stutzeri 182
　P. syringae 418, 419
　P. viridiflava 270
Pseudonitzschia multiseries 463
Pseudozyma 120
　P. antarctica 120
　P. aphidis 120
　P. graminicola 120
　P. hubeiensis 120
　P. parantarctica 120
　P. rugulosa 120
　P. siamensis 120
　P. tsukubaensis 120
Puccinia graminis 416
Pyricularia oryzae 416

R

Rahnella 271
　R. aquatilis 453
Ralstonia 418
　R. insidios 247
　R. pickettii 247
　R. solanacearum 419
Ramaria botrytis 437
Raoultella
　R. planticola 264

R. terrigena 453
Rhizobacter dauci 419
Rhizobium 402
　R. etli 404
　R. galegae 404
　R. leguminosarum 96, 401, 404
　R. tropici 404
Rhizoctonia 240, 416
　R. solani 239
Rhizomucor miehei 183, 184
Rhizophagus irregularis 407
Rhizopogon roseolus 437
Rhizopus 28, 98, 101, 102, 105, 112, 183, 219, 239, 272, 416
　R. chinensis 106
　R. delemer 182
　R. ligusfaciens 107
　R. microspores var. *oligosporus* 142
　R. niveus 182, 183
　R. oryzae 159, 182, 183, 184
　R. stolonifer 238
Rhizosolenia 459
Rhodobacter sphaeroides 152, 153
Rhodococcus 167
Rhodothermus marinus 199
　R. obamensis 184
Rhodotorula 223, 241, 248, 262, 272, 374, 440
Roseobacter 453
Rothia 331
Ruminococcus 350, 353
　R. albus 198
　R. obeum 381
Russula cyanoxantha 437
　R. delica 437
　R. virescens 437

S

Saccharomyces 83, 91, 93, 100, 105, 107, 219, 272, 275, 375, 441
　S. awamori 26
　S. bayanus 71, 206
　S. bayanus var. *uvarum* 71
　S. boulardii 354, 375
　S. cartilaginosus 93
　S. cerevisiae 2, 6, 8, 16, 23, 42, 63, 64, 66, 71, 79, 92, 93, 94, 98, 102, 122, 125, 165, 176, 182, 183, 184, 214, 251, 270, 306, 354, 390
　S. cerevisiae var. *diastaticus* 79
　S. dairnensis 93
　S. eubayanus 64

S. lactis 93
S. oviformis 71
S. pastorianus 63, 64, 92, 214
S. unisporus 93
Salinicoccus 109
Salmonella 262, 266, 268, 298, 299, 367, 400, 452
　S. enterica subsp. *enterica serovar Typhi*（*S. enterica serovar Typhi*）298, 300
　S. enterica subsp. *enterica serovar Typhimurium*（*S. enterica serovar Typhimurium*）140, 249
Saprolegnia diclina 129
Sarcodon aspratus 437
Sarcomyxa serotina 432
Schizochytrium aggregagum 173
Schizophyllum commune 433
Schizosaccharomyces 83, 105, 107, 275
　S. pombe 110
Sclerotinia 219
Scopulariopsis brevicaulis 61
Selenomonas 210
Serratia 252, 271
　S. liquefaciens 218
　S. marcescens 107, 141, 222, 269, 453
Shewanella 218, 220, 453
　S. algae 453
Shigella 300
Sinorhizobium（*Ensifer*）
　S. fredii 404
　S. meliloti 404
Sparassis crispa 432
Sphaeroforma arctica 173
Sphingobacterium 440
Sphingomonas 122, 246, 400
　S. elodea 122, 124
Sporobolomyces 241
　S. roseus 401
Sporolactobacillus 259
　S. inulinus 245, 256, 257
Sporosarcina 223
Sporotrichum 242
Spyrogyra 218
Staphylococcus 56, 109, 218, 248, 252, 266, 267, 269, 324
　S. aureus 229, 252, 260, 262, 266, 292, 298, 299, 306, 311, 332, 367, 370, 372, 400
　S. carnosus 151
　S. epidermidis 332, 372
　S. xylosus 151
Stenotophomonas 271
Streptococcus 61, 103, 159, 210, 219, 248, 252, 268, 330, 331, 352, 370
　S. acidominus 92
　S. agalactiae 92
　S. bovis 92
　S. equinus 124
　S. gordonii 332
　S. mitis 92, 324, 332
　S. mutans 201, 324, 326, 332, 342, 354
　S. oralis 324, 332
　S. pneumoniae 372, 380
　S. pyogenes 370
　S. salivalius 92, 339, 324, 332, 354
　S. salivarius subsp. *thermophiles* 142
　S. sanguinis 326
　S. sanguis（*sanguinis*）332
　S. sobrinus 324, 326
　S. thermophilus 86, 88, 90, 92, 93, 354
Streptomyces 166, 184, 401, 418, 419
　S. albulus 170, 293
　S. aureus 156
　S. griseus 182
　S. lividans 187
　S. murinus 182
　S. natalensis 293
　S. phaeochromogenes 182
　S. rubiginosus 187
　S. violaceoruber 183, 187
Streptoverticillium mobaraense 183
Stropharia rugosoannulata 432
Suillus 437
　S. bovinus 437
　S. grevillei 437
　S. luteus 437
　S. spectabilis 437
　S. viscidus 437
Sulfolobus acidocaldarius 184

T

Talaromyces 244, 245, 251, 258
Tannerella forsythia 324, 328, 331
Termitomyces
　T. eurrhizus 433
　T. titanicus 433
Tetracoccus sojae 106
Tetragenococcus 56
　T. halophilus 29, 36, 39, 53, 85, 106, 109
　T. muriatius 109
Thalassomonas agarivorans 196
Thermoanaerobacter 182, 184
　T. mathranii 245

T. thermohydrosulfuricus 245
T. thermosulfricus 219
Thermoanaerobacterium thermosaccharolyticum 219, 256, 257
Thermoascus 251, 258
Thermococcus 148
Thermomyces 184
Torula 83
Torulaspora 272
　T. delbrueckii 71
Torulopsis 100, 101, 219, 220
　T. glabrata 390
　T. versatilis 106
Trametes 183, 248
Tremella
　T. foliacea 432
　T. fuciformis 432
Treponema denticola 324, 328
Trichoderma 182, 184, 243, 402
　T. harzianum 182, 184
　T. longibrachiatum 182
　T. reesei 182
　T. viride 182
Tricholoma
　T. anatolicum 434
　T. auratum 437
　T. bakamatsutake 434
　T. fulvocastaneum 434
　T. japonicum 437
　T. magnivelare 434
　T. matsutake 434
　T. portentosum 437
Trichophyton
　T. mentagrophytes 374
　T. rubrum 374
Trichosporon 272
　T. brassicae 92
　T. cutaneum 270
　T. sericeum 92
Trichothecium roseum 239, 241
Tuber 434
　T. aestivum 435
　T. indicum 435
　T. magnatum 435
　T. melanosporum 435
　T. uncinatum 435

U

Ustilago
　U. esculenta 416
　U. maydis 120, 416

V

Veillonella 331
Vibrio 218, 453
　V. alginolyticus 453
　V. cholerae 262, 298, 300, 381
　V. fischeri 224, 453
　V. parahaemolyticus 227, 262, 298, 299, 311, 452, 453, 460
　V. shilonii 453
　V. vulnificus 371
Villonella 324
Volvariella volvacea 432

W

Wallemia 238, 240
　W. sebi 240, 251
Weissella 441
　W. hellenica 93
　W. kimchii 100
Wolbachia 167

X

Xanthomonas 219, 270, 271, 418
　X. campestris 122, 123
　X. citri subsp. *citri* 419
　X. oryzae 419
Xanthophyllomyces dendrorhous 168
Xeromyces 251
　X. bisporus 240, 251

Y

Yarrowia 272
Yersinia 271, 299

Z

Zygosaccharomyces 272
　Z. japonicus 101
　Z. major 101
　Z. microellipsoid 92
　Z. rouxii 29, 34, 36, 39, 101, 106, 223, 251
　Z. salsus 101
　Z. soya 101

資　料　編

―掲載会社索引―

（五十音順）

アサヒビール株式会社 ………………………………………………………… 1
株式会社テクノスルガ・ラボ ………………………………………………… 2
八海醸造株式会社 ……………………………………………………………… 3
株式会社樋口松之助商店 ……………………………………………………… 4

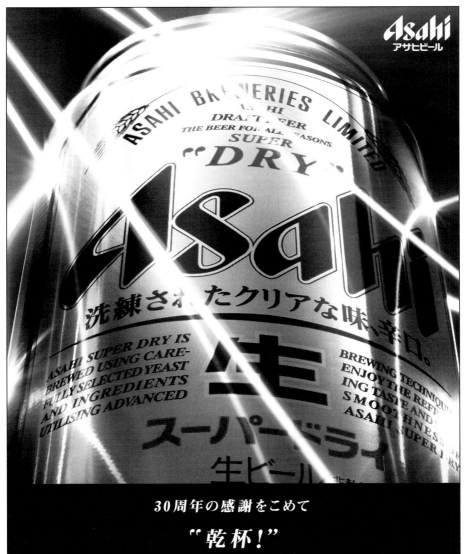

テクノスルガ・ラボの
微生物試験・研究の受託サービス

土壌、植物、食品など、様々な試料からの微生物分離、分離菌株の分類・同定、微生物群集構造の解析など、テクノスルガ・ラボが微生物研究をお手伝いします。

微生物の分離

細菌、放線菌、カビ、酵母を対象として、ご指定の培養条件にて分離します。

- 各種条件： 好気条件、嫌気条件、指定培地や指定温度による培養など
- 菌数測定： CFU法、PMN法など
- 分離菌株の抗菌性試験： ペーパーディスク法、MIC法など

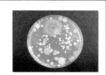

微生物の同定試験・分類学的研究

細菌・放線菌・カビ・酵母の帰属分類群や近縁菌群を調べる試験です。DNA塩基配列解析や形態観察を組合わせることにより、高い精度で種や近縁種が推定できます。

- MALDI微生物同定試験
- DNA塩基配列解析／分子系統解析： 16S rDNA、28S D1/D2、ITS-5.8S など
- 形態およびコロニー性状の観察、生理・生化学性状試験
- 化学性状試験： 菌体脂肪酸組成、細胞壁アミノ酸組成、キノン類、G+C含量など
- DNA-DNAハイブリダイゼーション試験、PFGE、技術セミナー

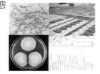

微生物の保存用アンプルの作製

アンプルの状態で微生物を保存すれば、凍結や乾燥に弱い一部の微生物を除き、一般の冷蔵設備で30年以上の保存が可能です。 アンプルによる微生物株の保存は、特許微生物の寄託機関でも採用されています。

- L-乾燥アンプル作製（3本より）
- アンプルカッター販売
- スラント作製
- 凍結保存品作製（グリセロールストックなど）

微生物群集構造解析

汚泥や土壌検体より直接抽出した混合DNAを解析することで、多様な生物種が混在する微生物群集の構造を解析します。

- PCR-DGGE／RT-PCR-DGGE： 細菌、アーキア、菌類
- 次世代シーケンサーによるアンプリコンシーケンス解析： 細菌、細菌・アーキア一括、菌類
- リアルタイムPCR／特異プライマーPCR： 細菌、アーキア、菌類、環境中の特定微生物群、腸内・口腔内フローラなど
- 蛍光染色法による菌数計数： DAPI、SYBR Green、CFDA、F420

学術研究や特許寄託など、幅広い用途でご利用いただいています。
論文投稿応援サポートもありますので、お気軽にお問合せください。

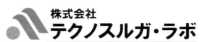

株式会社 テクノスルガ・ラボ

〒424-0065　静岡県静岡市清水区長崎330番地
Tel: 054-349-6211　　Fax: 054-349-6121
E-mail: tsl-contact@tecsrg.co.jp　URL: https://www.tecsrg-lab.jp/

テクノスルガ・ラボ

八海山だから、できる味わい。

酒造りで培った技術の麹を使った、
上品な甘さのあまさけ。
酒粕を含まずノンアルコールだから
お子様にもおすすめです。
冷蔵庫の新定番、あまさけ習慣、
はじめましょう。

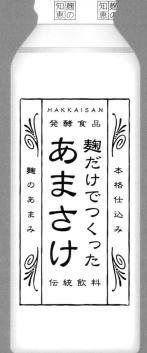

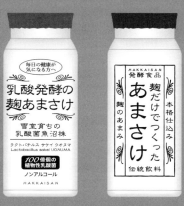

118g　　118g　　825g

「麹だけでつくったあまさけ」には、グルコースを主成分として、オリゴ糖（ニゲロース,マルトース,ソホロース,コージビオース,トレハロース,イソマルトース,ゲンチオビオース,ラフィノース,パノース,イソマルトトリオース,未知三糖2種）、アミノ酸全20種類、ビタミンB1(チアミン), B2(リボフラビン), B3(ニコチン酸), B5(パントテン酸), B6(ピリドキシン), B7(ビオチン), B9(葉酸), シトルリン, オルニチン, GABA, ベータアラニン, カルニチン, エルゴチオネイン等350物質以上が含まれることを確認しています。
(*Oguro et al., J. Biosci. Bioeng. (2017) (in press) DOI:10.1016/j.jbiosc.2017.03.011)

HAKKAISAN
www.hakkaisan.co.jp/sake/amasake

銘醸之素

ヒグチモヤシ®

種 麹 製 造 販 売

株式会社
樋口松之助商店

〒545-0022 大阪市阿倍野区播磨町1丁目14番2号
URL www.higuchi-m.co.jp
TEL 06-6621-8781 FAX 06-6621-2550

編集代表略歴

北本勝ひこ（きたもとかつひこ）

1950年　神奈川県に生まれる
1972年　東京大学農学部農芸化学科卒業
現　在　日本薬科大学特任教授
　　　　東京大学名誉教授
　　　　農学博士

食と微生物の事典　　　　　　　　　定価はカバーに表示

2017年7月25日　初版第1刷
2018年4月20日　　第2刷

編集者　北本勝ひこ（きたもとかつひこ）
　　　　春田　伸（はるたしん）
　　　　丸山　潤一（まるやまじゅんいち）
　　　　後藤　慶一（ごとうけいいち）
　　　　尾花　望（おばなのぞむ）
　　　　齋藤　勝晴（さいとうかつはる）

発行者　朝倉誠造
発行所　株式会社　朝倉書店
　　　　東京都新宿区新小川町6-29
　　　　郵便番号　162-8707
　　　　電話　03(3260)0141
　　　　FAX　03(3260)0180
　　　　http://www.asakura.co.jp

〈検印省略〉

© 2017〈無断複写・転載を禁ず〉　　新日本印刷・渡辺製本

ISBN 978-4-254-43121-6　C 3561　　Printed in Japan

JCOPY ＜(社)出版者著作権管理機構 委託出版物＞

本書の無断複写は著作権法上での例外を除き禁じられています．複写される場合は，そのつど事前に，(社)出版者著作権管理機構（電話 03-3513-6969，FAX 03-3513-6979，e-mail: info@jcopy.or.jp）の許諾を得てください．

日本微生物生態学会編

環境と微生物の事典

17158-7 C3545　　　　A 5 判 448頁 本体9500円

生命の進化の歴史の中で最も古い生命体であり、人間活動にとって欠かせない存在でありながら、微小ゆえに一般の人々からは気にかけられることの少ない存在「微生物」について、近年の分析技術の急激な進歩をふまえ、最新の科学的知見を集めて「環境」をテーマに解説した事典。水圏、土壌、極限環境、動植物、食品、医療など8つの大テーマにそって、1項目2～4頁程度の読みやすい長さで微生物のユニークな生き様と、環境とのダイナミックなかかわりを語る。

筑波大 渡邉　信・前千葉大 西村和子・筑波大 内山裕夫・
玉川大 奥田　徹・前農生研 加来久敏・環境研 広木幹也編

微 生 物 の 事 典

17136-5 C3545　　　　B 5 判 752頁 本体25000円

微生物学全般を概観することができる総合事典。微生物学は、発酵、農業、健康、食品、環境など応用にも幅広いフィールドをもっている。本書は、微生物そのもの、あるいは微生物が関わるさまざまな現象、そして微生物の応用などについて、丁寧にわかりやすく説明する。〔内容〕概説―地球・人間・微生物／発酵と微生物／農業と微生物／健康と微生物／食品（貯蔵・保存）と微生物／病気と微生物／環境と微生物／生活・文化と微生物／新しい微生物の利用と課題

日本菌学会編

菌 類 の 事 典

17147-1 C3545　　　　B 5 判 736頁 本体23000円

菌類（キノコ，カビ，酵母，地衣類等）は生態系内で大きな役割を担う生物であり，その研究は生物学の発展に不可欠である。本書は基礎・応用分野から菌類にまつわる社会文化まで，菌類に関する幅広い分野を解説した初の総合事典。〔内容〕基礎編：系統・分類・生活史／細胞の構造と生長・分化／代謝／生長・形態形成と環境情報／ゲノム・遺伝子／生態，人間社会編：資源／利用（食品，産業，指標生物，モデル生物）／有害性（病気，劣化，物質）／文化（伝承・民話，食文化等）

東北大 齋藤忠夫・明治 伊藤裕之・前森永乳業 岩附慧二・
雪印メグミルク 吉岡俊満編

ヨ ー グ ル ト の 事 典

43118-6 C3561　　　　B 5 判 440頁 本体15000円

ヨーグルト（発酵乳）は数千年前から利用されてきた最古の乳製品の一つであり、さらに数ある乳製品の中でも、今なお発展を続けているすぐれた食品である。本書はそのヨーグルトについて、企業や大学の第一線の研究者の執筆によって、総合的な知見を提供するものである。〔内容〕ヨーグルトの歴史と種類／ヨーグルトの基礎科学／ヨーグルトの製造方法／発酵に使用される乳酸菌とビフィズス菌の微生物学／生理機能と健康／ヨーグルトをめぐる新しい動き

日本伝統食品研究会編

日 本 の 伝 統 食 品 事 典

43099-8 C3577　　　　A 5 判 648頁 本体19000円

わが国の長い歴史のなかで育まれてきた伝統的な食品について、その由来と産地、また製造原理や製法、製品の特徴などを、科学的視点から解説。〔内容〕総論／農産：穀類（うどん、そばなど）、豆類（豆腐、納豆など）、野菜類（漬物）、茶類、酒類、調味料類（味噌、醬油、食酢など）／水産：乾製品（干物）、塩蔵品（明太子、数の子など）、調味加工品（つくだ煮）、練り製品（かまぼこ、ちくわ）、くん製品、水産発酵食品（水産漬物、塩辛など）、節類（カツオ節など）、海藻製品（寒天など）

上記価格（税別）は 2018 年 3 月現在